U0378214

实用尿流改道与尿路重建手术学

主编 李胜文 韩瑞发

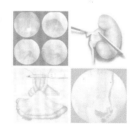

清华大学出版社

北京

内 容 简 介

本书系统介绍了尿流改道与尿路重建手术的发展历史、术式演变进程以及尿流改道与尿路重建手术领域许多新的理念、新的技术、新的术式、新的评估与评价方法，是一部基础与临床紧密结合、经典与微创外科术式兼容并蓄的实用专著。本书详细介绍了开放手术与腹腔镜、机器人辅助腹腔镜技术的非可控性与可控性尿流改道、尿流复道、膀胱重建、输尿管先天畸形和输尿管损伤的修复和重建手术方法，对每一种尿流改道与尿路重建的术式选择、术前评估、手术路径、操作技巧、手术评价、并发症预防与处理、围手术期处理要点与护理原则，以及随访治疗计划等进行了系统描述。另外，本书也介绍了组织工程技术在尿路重建中的研究进展。本书适合泌尿外科医师、研究生及相关专业人员阅读。

图书在版编目（CIP）数据

实用尿流改道与尿路重建手术学 / 李胜文，韩瑞发主编 . —北京：清华大学出版社，2022.3
ISBN 978-7-302-58450-6

Ⅰ . ①实… Ⅱ . ①李… ②韩… Ⅲ . ①尿道疾病—泌尿系统外科手术 Ⅳ . ① R699.6

中国版本图书馆 CIP 数据核字（2021）第 123280 号

责任编辑： 李　君
封面设计： 何凤霞
责任校对： 李建庄
责任印制： 宋　林

出版发行： 清华大学出版社
　　　　　网　　址： http://www.tup.com.cn，http://www.wqbook.com
　　　　　地　　址： 北京清华大学学研大厦 A 座　　　　**邮　　编：** 100084
　　　　　社 总 机： 010-83470000　　　　**邮　　购：** 010-62786544
　　　　　投稿与读者服务： 010-62776969，c-service@tup.tsinghua.edu.cn
　　　　　质量反馈： 010-62772015，zhiliang@tup.tsinghua.edu.cn
印 刷 者： 北京博海升彩色印刷有限公司
经　　销： 全国新华书店
开　　本： 185mm×260mm　　　**印　　张：** 39.5　　　**字　　数：** 948 千字
版　　次： 2022 年 4 月第 1 版　　　**印　　次：** 2022 年 4 月第 1 次印刷
定　　价： 498.00 元

产品编号：069181-01

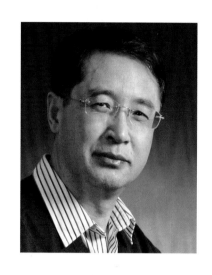

　　李胜文 德国美茵兹大学医学博士，美国弗吉尼亚大学博士后，吴阶平泌尿外科医学奖获得者（1996），清华大学二级教授、博士研究生导师，清华大学第一附属医院泌尿医学中心主任，吉林大学兼职教授。曾任白求恩医科大学第三临床学院泌尿外科副主任、首都医科大学附属北京同仁医院泌尿外科副主任、清华大学第一附属医院泌尿外科主任、清华大学第一附属医院外科教研室主任。从事泌尿外科工作近 40 年，长期致力于尿路修复、重建和整形技术，专长于尿流改道、原位膀胱重建技术、输尿管整形重建技术、螺旋膀胱瓣全长输尿管重建术等复杂尿路整形与重建技术。成功实施国内第 1 例 Bricker 术后的尿流复道（TU-Pouch），帮助患者摘掉了腹壁尿袋，恢复正常的生活状态。在国内首先开展乙状结肠直肠膀胱术，并形成了原位膀胱重建 - 乙状结肠直肠膀胱术 - 腹壁造口的尿流改道选择模式。兼任《微创泌尿外科杂志》编委、中国医疗保健国际交流促进会泌尿生殖专业委员会常委、中国医师协会中西医结合医师分会泌尿外科专家委员会委员、中国中西医结合学会泌尿外科专业委员会委员、北京医学会泌尿专业委员会委员、北京医师协会理事、北京医师协会泌尿外科专科医师分会理事、北京中西医结合学会泌尿外科专业委员会委员。原中华医学会吉林省分会泌尿外科专业委员会常委、《中国实验诊断学杂志》编委、《现代泌尿外科杂志》编委。

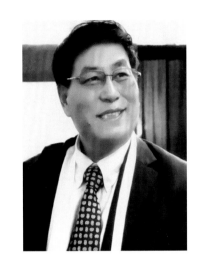

韩瑞发　医学博士，美国哈佛大学博士后，天津医科大学二级教授、博士研究生导师，国务院特殊津贴专家，天津市泌尿肿瘤生物治疗授衔专家。曾任天津市泌尿外科研究所所长，天津市泌尿外科基础医学重点实验室主任，国家重点学科泌尿外科学学科、国家"211工程"重点建设泌尿外科学学科带头人等。先后承担国家"863计划"子项目、国家科技部"十一五"重大创新药物专项、国家自然科学基金项目、国家博士点基金项目、国家教委重大项目、天津市科技发展重大攻关项目、天津市科委重大攻关项目、天津市抗癌重大专项研究项目等22项。获国家科学技术进步奖二等奖1项、天津市科技进步奖3项，中国抗癌学会、中国中西医结合学会科技进步奖二等奖各1项，中华医学会科技进步三等奖1项。天津市"九五""十五"科技立功奖章。国家发明专利4项。发表论文200余篇，其中SCI论文30篇，最高影响因子12。主编专著10部，主译专著2部；参编、参译专著8部。培养硕士29名、博士28名、博士后2名。兼任中华医学会泌尿外科学分会委员，美国泌尿外科学会、美国基础泌尿外科研究学会、欧洲泌尿外科学会会员，中国中西医结合学会理事，天津市中西医结合学会常务理事。曾兼任中国中西医结合学会泌尿外科专业委员会主委，现为名誉主委；天津市中西医结合学会泌尿外科专业委员会首任主委。先后担任过国家自然科学基金项目二审评审专家，国家科技进步奖、教育部科学技术进步奖、中华医学科技奖评审专家。

《实用尿流改道与尿路重建手术学》
编委会

名誉主编 郭应禄 马腾骧
主　　编 李胜文 韩瑞发
副 主 编 李学松 王建伟
编　　委 （按姓氏拼音排序）

顾汉卿 天津市泌尿外科研究所
关　勇 天津市儿童医院
韩瑞发 天津市泌尿外科研究所
郝　瀚 北京大学第一附属医院
胡帼颖 天津市泌尿外科研究所
黄　晨 北京市健宫医院
黄广林 北京积水潭医院
李　喆 应急总医院
李胜文 清华大学第一附属医院
李学松 北京大学第一附属医院
李文平 河北医科大学第三医院
林相国 哈尔滨医科大学第四附属医院
刘佳梅 吉林大学白求恩医学部基础医学院
刘利维 天津医科大学第二医院
满立波 北京积水潭医院
孟庆娅 天津市儿童医院
曲　鹏 大连大学医学院
沈海山 天津医科大学朱宪彝纪念医院
瓦斯里江·瓦哈甫 首都医科大学附属北京朝阳医院
王　欣 天津市儿童医院
王剑松 昆明医科大学第二附属医院
王建伟 北京积水潭医院
王建峰 中日友好医院

吴建臣　清华大学第一附属医院

吴小侯　重庆医科大学第一附属医院

邢念增　中国医学科学院肿瘤医院

徐　勇　天津医科大学第二医院

杨永涛　清华大学第一附属医院

张　建　北京老年医院

张　鹏　应急总医院

张东亚　清华大学第一附属医院

张志宏　天津医科大学第二医院

周辉霞　解放军总医院第七医学中心附属八一儿童医院

朱　铮　浙江中医药大学附属第二医院

朱宏建　北京市健宫医院

编　　者（按姓氏拼音排序）

鲍正清　北京积水潭医院

蔡宇坤　中国医学科学院整形外科医院

曹华林　解放军总医院第七医学中心附属八一儿童医院

陈　彪　中国科技大学附属第一医院

丁光璞　首都医科大学附属北京友谊医院

郝宇辉　北京市大学第一医院

黄炳伟　应急总医院

李世海　清华大学第一附属医院

刘　靓　北京健宫医院

马立飞　解放军总医院第七医学中心附属八一儿童医院

秦艳花　清华大学第一附属医院

宋志强　清华大学第一附属医院

唐　琦　北京大学第一医院

陶　天　解放军总医院第七医学中心附属八一儿童医院

王明帅　北京朝阳医院

王帅军　清华大学第一附属医院

王文佳　清华大学第一附属医院

魏　来　北京市健宫医院

吴　勇　天津市儿童医院

武　昊　上海市金山医院

杨昆霖　北京大学第一医院

张佳伟　清华大学第一附属医院

周晓光　解放军总医院第七医学中心附属八一儿童医院

学术秘书　王文佳　何宇辉　沈海山

序　言

　　尿流改道与尿路重建手术是泌尿外科的重要组成部分和临床上新兴的泌尿外科亚专业领域。依据浸润性膀胱癌的临床分期、病理分级、患者的年龄和健康状况等，评估与选择不同的尿流改道与尿路重建手术方式与路径，以患者个体化为中心，安全有效地选择与实施尿流改道和尿路重建手术，保留或恢复患者的排尿生理功能，提高患者的生存与生活质量，已成为根治性膀胱切除 - 尿流改道与尿路重建手术的基本原则与目的。

　　21 世纪的今天，我国新一代泌尿外科医生在腹腔镜、机器人辅助腹腔镜等微创手术领域做出了许多创新性工作与贡献。在根治性膀胱切除 - 尿流改道与尿路重建手术微创治疗领域，实现我国泌尿外科 2035 年达到亚洲领先、世界一流的战略目标。

　　由清华大学第一附属医院李胜文教授、天津市泌尿外科研究所韩瑞发教授主编的《实用尿流改道与尿路重建手术学》一书，系统介绍了尿液转流与尿路重建手术的发展历史、术式演变进程以及尿流改道与尿路重建手术领域许多新的理念、新的技术、新的术式、新的评估与评价方法，是一部基础与临床紧密结合、经典与微创外科术式兼容并蓄的高水平专著。该书详细介绍了开放手术与腹腔镜、机器人辅助腹腔镜技术在非可控性与可控性尿流改道、尿流复道、膀胱重建、输尿管先天畸形和输尿管损伤的修复和重建手术方法，对每一种尿液转流与尿路重建的术式选择、术前评估、手术路径、操作技巧、手术评价、并发症预防与处理、围手术期处理要点与护理原则，以及随访治疗计划等相关问题作了系统介绍。我相信，该书的出版对泌尿外科医师、专业研究生和专科护理人员的临床工作必将帮助良多。

中国工程院院士　郭应禄

2021 年 9 月 20 日

前　言

　　尿流改道与尿路修复重建技术历史悠久，术式众多繁杂。在尿流改道与尿路修复重建技术发展的历史进程中，每一种术式的创建与应用都基于降低手术尿流改道的并发症，改善和提高术后患者的生活质量。临床实践和时间是评价每一种尿流改道术式与尿路修复重建手术是否使患者长期获益的"金标准"。20世纪50年代以来，腹壁造口非可控尿流改道的Bricker术式是迄今仍被泌尿外科医生和患者接受的主要尿流改道术式，但已很少应用在80年代后盛行20多年的腹壁造口可控性尿流改道术中。

　　进入21世纪，随着腹腔镜、机器人辅助腹腔镜技术的快速发展与应用，根治性膀胱切除术后尿流改道与尿路重建技术在手术路径与方法、治疗理念与术式选择、术前评估与并发症防治、围手术期处理原则与中西医结合、加速康复理念等方面均产生了重大变化与进展。据统计，欧美国家每年根治性膀胱切除术达3万例，其中，男性中的80%患者、女性中的65%患者接受了原位膀胱重建手术，该术式已成为根治性膀胱切除的"金标准"。由于病变或损伤情况的不确定性以及尿路本身缺乏可用于修复的组织，尿路修复与重建手术成为泌尿外科最复杂的修复重建手术与技术。鉴于此，笔者组织国内该领域临床经验丰富、学术造诣颇深的专家学者编写了本书，以推动尿流改道与尿路修复重建亚专业事业的规范与发展。

　　本书共设5篇32章。第1篇：①系统介绍了尿流改道与膀胱重建每一种术式的创建、应用与演变，以及作为每一历史阶段主流术式的应用和技术更替；②对相关组织胚胎学和解剖学知识做了简明扼要的介绍，以便增强读者对用于尿流改道和尿路重建肠管的解剖结构、组织生理功能特点的认识与选择；③结合专家共识，重点对尿流改道与膀胱重建的适应证患者的术前评估与准备、术式选择与术后管理要点、术后生活质量指导评价等相关知识做了详细的描述。第2篇：①重点介绍了非可控尿流改道和原位膀胱重建技术，包括经典的Bricker回肠导管、输尿管皮肤造口、Stunder回肠原位膀胱术，以及改良创新的结肠原位膀胱和乙状结肠直肠膀胱术的手术适应证、操作要点与手术技巧、术式评价、围手术期处理原则和中医药在尿流改道与膀胱重建术后加速康复中的应用；②膀胱癌综合治疗的发展使患者术后无瘤生存时间更长，对部分尿流改道的患者通过尿流复道重建手术，使尿流改道复道的患者可获得更好的生活质量，但尿流复道重建手术在手术适应证与技术操作等方面有更广阔的空间尚待探索；③鉴于腹壁造口可控尿流改道操作技术的复杂性、术后并发症较多，我国很少应用，故在本书中不再赘述。第3篇：重点介绍输尿管先天性畸形、炎症和损伤造成的输尿管狭窄或缺损等情况下的尿路修复和重建技术，解决复杂输尿管狭窄和长段输尿管缺损重建手术的创新术式、重建方法、操作要点与技巧等临床疑难问题，为读者提供在临床工作中可借鉴的实用技术和经验。第4篇：回顾尿道修复与重建的发展历程，尿道先天性畸形、复杂尿道损伤等经典术式，尿道修复经典与创新技术。第5篇：重点叙述了组织工程学在尿路修复与重建手术中的研究现状与展望，对组织工程化输尿管、膀胱和尿道修复与重建的组织工程材料的研究进展与未来应用前景做了系统的介绍。

本书主要为泌尿外科医生和专业研究生临床常规的尿流改道、输尿管和尿道修复手术等实践工作提供参考。复杂的尿路修复与重建，对医生的专业理论、手术技术、临床经验、职业和心理素养都有很高的要求，本书对资深泌尿外科医生的临床工作和技术探索也具有借鉴和参考作用。《实用尿流改道与尿路修复重建手术学》是一部术式演变、博采众长、经典与进展兼容并蓄的泌尿外科亚专业专著。本书文字简练通达、图文并茂，每一种术式的关键步骤和操作技巧直观、详细、实用。业内资深专家的点评有助于读者对手术适应证、术式选择、操作要点、术式评价和围手术期处理要点的理解和掌握。

真诚感谢郭应禄院士的激励和鞭策，并为本书作序；感谢所有参编专家的艰辛努力和奉献；感谢清华大学出版社为本书出版所做的辛勤工作。由于编写时间较短，涉猎内容广泛，书中难免有疏漏之处，希望同道批评指正。

李胜文　韩瑞发

2021 年 8 月 18 日

目 录

第1篇 尿流改道与尿路重建总论

第 2 篇　尿流改道与膀胱重建手术

第 3 篇　输尿管修复与重建

目
录

第 4 篇　尿道修复重建手术

第 5 篇　展望

目录

xv

第 1 篇

尿流改道与尿路重建总论

第 1 章

尿流改道与膀胱重建的历史

第 1 节 概　　述

尿流改道（urinary diversion，UD）是泌尿外科一个古老的话题，也是至今泌尿外科领域继续探索和研究的重要课题之一。一个半世纪以来，泌尿外科的学者为此付出了很多的努力。尿流改道的目标由最初的解决排尿问题逐步发展到保护上尿路功能，提高生活质量，直至达到在膀胱切除后近似生理状态的原位膀胱重建。目前形成了非可控性尿流改道、可控性尿流改道、原位膀胱重建三类方法。每种方法既保留着最初基本技术痕迹，也创造了众多的术式，体现了泌尿外科学者对相关技术的不断探索和改进。在尿流改道的发展历史中，每一个时期都有体现当时新理念的主流术式。经历了 19 世纪 50 年代至 20 世纪 50 年代的肛门可控尿流改道、20 世纪 50 年代至 80 年代的非可控尿流改道、20 世纪 80 年代至 90 年代的腹壁造口可控性尿流改道、20 世纪 90 年代至今的原位膀胱重建几个阶段。

至今，尿流改道与膀胱重建方法的选择、肠管的选择以及输尿管肠吻合方法的选择还存在着很多争论。但是，对于可控性尿流改道的基本原则达成了共识：肠道去管状化形成的低压力、大容量储尿囊，输尿管与储尿囊抗反流、防狭窄吻合，可控制排尿的输出道 / 括约肌（尿道括约肌、肛门或腹壁造口）。目前，原位膀胱重建逐渐成为医生和患者在膀胱癌根治术后的第一选择。它的储尿功能和输尿管抗反流吻合技术不断改进，保护排尿和控尿功能的技术趋于不断完善。但是，完全达到生理意义的膀胱重建尚有许多问题需要探索。

厘清尿流改道与膀胱重建的发展和历史演变，正确认识当前主要尿流改道与膀胱重建方法的合理性和存在的问题，可以为临床手术方式的选择及进一步探讨新的改进和创新性研究提供参考和借鉴。

第 2 节　经肛门可控尿流改道的发展与演变

早在 1851 年英国伦敦圣托马斯医院的外科医生 Simon 首先报道了输尿管直肠吻合术[1]，由肛门同时控制排尿和排便，这是最早的可控尿流改道方式。之所以选择肛门作为排尿通道，一方面因为肛门括约肌受正常人体自主控制，另一方面是外科医生们受到鸟类以及许多爬行类动物的启发。这些动物在进化过程中由于没有分化出直肠以及膀胱而导致尿便合流，即经泄殖腔一同排出体外。此外，复杂的手术使感染风险和死亡率增加，在没有抗生素的时代更是如此。诸多原因促使外科医生倾向以简单高效的手术方式治疗膀胱外翻以及肿瘤患者，以达到控制排尿的效果。早期的术式有很多的并发症，经过一百余年的发展与变迁，经肛门排尿这种古老的尿流改道方式也得到了不断改进，最终成为操作简单、并发症少且效果良好的乙状结肠直肠膀胱术。目前许多医学中心仍把它作为可供选择的尿流改道方式之一。

1. **输尿管乙状结肠吻合术**　为解决膀胱外翻患者的排尿问题，Simon 医生于 1851 年成功为 13 岁的膀胱外翻患儿实施了输尿管直肠吻合术（图 1-1），这是首例见于报道的尿流改道术。Simon 医生曾经历了多次失败的动物实验，他设计制作出银制导管，借此使两条缝线穿行于直肠与外翻膀胱的输尿管开口之间。严格来讲，这种手术方式称之为造瘘术更准确，因为输尿管并未与直肠很好地吻合，而是与直肠之间建立一个通道，尿液通过输尿管在直肠的开口进入直肠。当时手术本身是很成功的，但由于抗生素尚未问世，术后感染难以控制，一年后患儿死于败血症。此后不久，Lloyd 对一名膀胱外翻患者进行了类似的手术，术后 1 周患者死于腹膜炎。1892 年，Chaput 用此方法治疗了一例输尿管阴道瘘的患者，使输尿管乙状结肠吻合术在临床上第一次获得了成功。此后，外科医生逐渐认识到，将输尿管吻合到肠管不只是简单的连接，而是连接后的输尿管肠吻合口既不狭窄又不会出现尿液向上尿路反流，这样才能有效

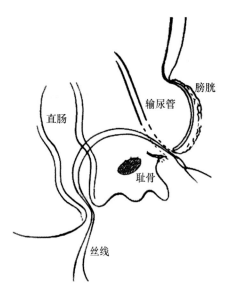

图 1-1　第一例输尿管直肠吻合术

保护患者的肾功能。在此后相当长的时期，外科医生不断探索抗反流的输尿管肠道吻合方法。1911 年，Coffey 首次成功将输尿管穿过肠壁隧道吻合到完整的远端结肠，在此后的 20 年间，Coffey 对抗反流吻合进行了广泛的临床研究，形成了输尿管与肠道吻合的抗反流的基础技术（图 1-2）。虽然会出现电解质紊乱、酸碱代谢失调、肾功能损害、输尿管肠吻合口狭窄、反流及吻合口部位继发恶性肿瘤等并发症，在 Bricker 术式推广之前，输尿管乙状结肠吻合术作为主要的尿流改道方式应用了一百余年，至今仍有少数医生对不能接受复杂手术的患者采用这一原始的尿流改道方法。

2. **直肠膀胱＋乙状结肠会阴或腹壁造口术**　在 1894 年和 1895 年，Giordano 和 Mauclaire 分别报道了在动物和尸体上进行直肠膀胱＋乙状结肠腹壁造口术的实验，将输尿管吻合到游离的直肠，乙状结肠断端腹壁造口[2]

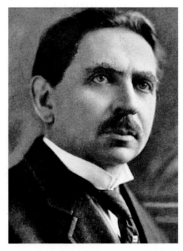

图 1-2　Mitte R. Coffey 开创抗反流输尿管肠吻合术

（图 1-3）。1906 年 Ramedi 首次将此技术用于临床，此后该术式在相当长的一段时间内得到了较为广泛的应用。主要方法是在输尿管乙状结肠吻合术基础上通过乙状结肠腹壁造口获得尿便分流。手术大致步骤为在与直肠交界处切断乙状结肠，乙状结肠腹壁造口。缝合直肠残端，双侧输尿管以黏膜对黏膜的方式做抗反流吻合到直肠。其主要目的是解决输尿管乙状结肠吻合术尿液吸收产生的代谢性酸中毒和电解质紊乱，也可作为输尿管乙状结肠吻合术失败后的挽救性治疗。该术式虽达到了尿便分流，可防止尿路感染，但结肠腹壁造口给患者带来了不便，年轻人以及社会活动较多的患者不易接受。

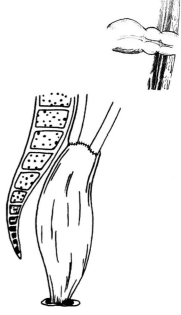

图 1-3　直肠膀胱＋乙状结肠腹壁造口

1898 年，Gersuny（维也纳）最先提出并报道了同时保持尿液和粪便可控的尿流改道技术[3]，即直肠膀胱＋乙状结肠会阴造口术。他将膀胱三角区与直肠吻合，直接将乙状结肠近端在直肠前面穿过肛门括约肌。这样，肛门括约肌可以同时控制直肠膀胱和乙状结肠会阴造口（图 1-4A）。1912 年，来自巴黎的 Heitz-Boyer 和 Hovelacque 改良了 Gersuny 技术，他们将乙状结肠从直肠后方穿过，这样可以更好地被肛门内外括约肌控制（图 1-4B）。1953 年，Lowsley 及其同事总结了尸体解剖以及手术经验，使得该术式得到了一定改进，因此该术式也被称为 Gersuny-Lowsley 术。该术式在操作上较为困难和复杂，术中分离时可能损伤肛门括约肌导致术后尿便失禁发生率升高。虽然直到 20 世纪 80 年代还有医生在应用，但是临床效果很不理想。

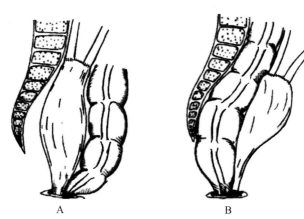

图 1-4　直肠膀胱＋乙状结肠会阴造口

A. Gersuny 术式；B. Heitz-Boyer 和 Hovelacque 术式

3. 输尿管乙状结肠吻合＋乙状结肠直肠吻合术　输尿管乙状结肠吻合术的改进原则：①防止输尿管肠道吻合口狭窄或反流；②尽可能达到尿便分流。基于此共识，学者们曾尝试过各种办法，输尿管乙状结肠吻合＋乙状结肠直肠吻合术即是其中的一种。

1903 年，Borelius 在输尿管乙状结肠吻合术的基础上尝试在输尿管结肠吻合口下方，直肠与乙状结肠毗邻处做一侧侧吻合通道，以此达到相对的尿便分流（图 1-5A）。1909 年，Descomps 报道直接离断远端乙状结肠，在输尿管乙状结肠吻合处下方行乙状结肠直肠端侧吻合术（图 1-5B），但当时该术式并未引起学者们注意。1962 年，Modelski 也曾行该术式，他当时试图行乙状结肠会阴造口，由于结肠系膜较短无法下拉至会阴遂改行结肠直肠端侧吻合。此后该术式一度盛行。但由于术后易发生逆行感染、肾积水、电解质紊乱及酸碱失衡、夜间尿失禁等并发症，此后该术式没有得到广泛应用。

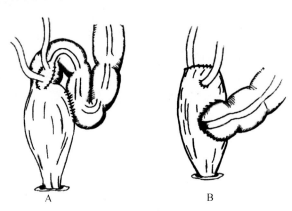

图 1-5 输尿管结肠吻合＋结肠直肠吻合

A：Borelius 术式；B：Descomps 术式

4. 乙状结肠直肠套叠可控尿流改道术 1988 年，Kock 在动物实验中探索了一种新的直肠尿流改道方法，即回肠补片直肠膀胱术[4]。他随后报道了 19 例该术式的临床应用结果。这种方法通过乙状结肠直肠交界处的套叠瓣防止尿液反流至乙状结肠。另外，切取的回肠远端大部剖开作为补片与直肠吻合以增加直肠储尿囊之容量，保留输入端部分回肠完整性做套叠瓣达到抗尿液反流的效果（图 1-6）。必要时行横结肠造口 6～8 周，以保证吻合口的愈合。作者随访 3～14 个月，结果显示所有患者术后控尿良好，日间排尿 3～5 次，夜间排尿 2～3 次。1989 年，Skinner 和他的同事对该术式进行了改进，他们将去管化的回肠储尿囊下缘与直肠吻合，以达到扩大容量和减少尿失禁的目的，但缺乏长期的随访报告。

1993 年，Sundin 报道了 15 例套叠瓣 S 形乙状结肠直肠可控性尿流改道术。随访 3～24 个月（平均 11 个月），所有患者在白天和夜间排尿间隔 3～6 小时。术后仅 1 例有轻度高氯性酸中毒，无腹胀或便秘。通过肛门注入造影剂（对比剂）的影像研究表明，肠套叠阀功能良好，1 例患者尿液反流到近端结肠，经过再次手术修复。尿动力研究显示储尿袋容量为 400～900 mL（平均 600 mL），腔内压力 22 cmH$_2$O（1 cmH$_2$O＝0.098 kPa），最

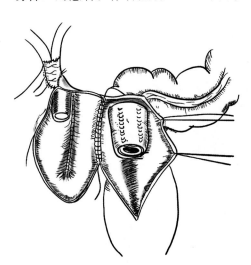

图 1-6 乙状结肠直肠套叠

大充盈时 10～34 cmH$_2$O。S 形直肠乙状结肠膀胱术与回肠补片直肠膀胱术相比，无须使用回肠片而同样达到了大容量，低压力储尿囊的效果，使手术更简单，易于操作。

5. 乙状结肠直肠膀胱术 乙状结肠直肠膀胱术（Mainz pouch Ⅱ）由 Fisch 及 Hohenfellner（图 1-7）于 1991 年设计应用[5]，是应用肠道去管状化原理，在输尿管乙状结肠吻合术基础上形成的低压可控尿流改道方式。该术式将部分乙状结肠及直肠去管化，以形成一种低压、高容量的储尿袋，并利用肛门控制排尿。实现了尿便相对分流的尿流改道方式，较好地解决了储尿、控尿和保护上尿路的相关问题。术中只需在肠管对系膜缘沿结肠袋纵行剖开乙状结肠和直肠，共 20～24 cm，再做侧侧吻合，双侧输尿管经黏膜下隧道进行抗反流吻合。避免了分离肠系膜、切断肠管及肠端端吻合术，技术难度大大降低。该术式的优点是，操作简单、并发症少、储尿控尿效果好。是一种可以选择的低压可控尿流改道方法。

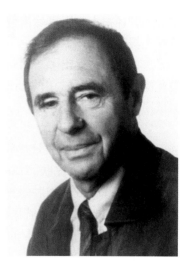

图 1-7 Rudolf Hohenfellner，德国美因茨大学医院泌尿外科教授，设计了 Mainz Pouch 系列尿流改道和膀胱重建术式

6. 总结 以输尿管乙状结肠吻合为基础的尿流改道，直肠的储尿量和肛门括约肌的控尿功能具有很大的吸引力。尿便完全合流的尿流改道因发生电解质紊乱和输尿管吻合口肿瘤等较严重的并发症，促使外科医生探索新的手术方式。尽管尿便完全分流的直肠膀胱术能够解决这样的问题，但腹壁造口患者需要佩戴粪袋，导致患者的生活质量明显降低；而会阴造口术会使尿便的控制能力降低，一旦括约肌受到损伤或功能下降，则可能会导致患者术后的尿便失禁，给患者的健康与生活质量带来很大影响。部分尿便分流的尿流改道在良好保护控尿功能的同时，尿液接触肠黏膜的范围也减少，使尿液重吸收产生的代谢紊乱及尿便混合刺激吻合口继发肿瘤的发生率均明显降低。

以输尿管乙状结肠吻合术为代表的经肛门可控尿流改道术在历史发展变迁中经历 3 次重要时期，首先是 19 世纪 50 年代至 20 世纪 50 年代，由于没有更好的选择，成为主要的尿流改道方法。术后难以克服的并发症困扰着患者和医生。20 世纪 50 年代至 80 年代回肠通道（Bricker）手术成为尿流改道的金标准，输尿管乙状结肠吻合术的使用率逐步下降。20 世纪 80 年代原位尿流改道手术的出现，此时经肛门可控尿流改道手术几乎被遗弃。在肠道去管状化的低压可控原理得到公认后出现的 Mainz Pouch Ⅱ 使得利用肛门控制排尿的优势再次引起泌尿外科医生的关注。虽然经肛门可控尿流改道术并非膀胱外翻或膀胱切除术后尿流改道术式的首选，但对于无法行原位膀胱重建手术患者是一种较为理想的尿液改道方法。

第 3 节 非可控尿流改道的发展与演变

最早的尿流改道是简单的输尿管皮肤造口。虽然可以解决尿液排出问题，但输尿管本身的管径很小，很容易出现造口狭窄。解决狭窄的方法就是扩大造口。1911 年，Zaayer 就率先报道了回肠膀胱术，当时并没有引起学者们的关注。1935 年，德国医生 Seiffert 推广了这项技术并提出了"回肠输出道"的概念，但经皮输出道手术直到 20 世纪 50 年代才被广泛使用。除了常用的 Bricker 手术和输尿管皮肤造口外，几乎消化道的每个部分都被尝试用于非可控尿流改道。

1. 输尿管皮肤造口术　输尿管皮肤造口是最早的非可控性尿流改道方法。1856 年 Gignon 首次提出了输尿管皮肤造口的理念。1969 年，Simon 在妇科手术中意外损伤输尿管后将输尿管缝合至皮肤。1881 年，Hayes Agnew 率先描述了选择性输尿管皮肤造口术。1889 年，Le Dentu 对因肿瘤梗阻导致无尿的患者进行了第一例选择性输尿管皮肤造口术。1913 年，Papin 首次为膀胱癌根治术的患者实施双侧输尿管皮肤造口。1920 年，Legueu 和 Papin 在广泛的动物和尸体实验后，改良了输尿管造口术，使得该术式及其收集装置的操作变得更加容易。尽管相较于当时的输尿管乙状结肠吻合术以及回肠输出道手术而言，输尿管皮肤造口术没有代谢方面的并发症和死亡率较低，但是末端输尿管狭窄甚至挛缩、坏死等问题没有得到解决，所以未被广泛使用。早期的报道主要限于儿童患者，并且以非永久性手术方式居多。1957 年，Hanley 曾在一篇文献中评述："…it may well be that cutaneous ureterostomy will return to favor if the problem of stricture formation can be overcome"。[6] 针对该并发症学者们做了各项研究和相应的技术改进，并认识到输尿管末端狭窄等并发症主要由缺血所致。1967 年，Roth 首先报道大网膜袖状包裹输尿管皮肤造口术，现已得到广泛使用，其他诸如 Shinagel 乳头瓣法、V 形皮瓣造口、Z 形皮瓣造口、H 形皮瓣造口、O 形皮肤切除造口等术式，目前临床应用均较多。总之，各种方法设计的原则都在于尽可能保证输尿管血供，避免术后出现狭窄甚至坏死。

2. 胃输出道手术　在做了大量胃输出道动物实验证实该术式的可行性和安全性后，1956 年 6 月 30 日，美国芝加哥外科 Sinaiko 医生首次使用一段胃窦为一名 38 岁患转移性膀胱肿瘤的尿毒症女性患者做了胃输出道手术[7]，在该患者的造口位置留置一个永久性导管通向胃储尿囊。术后该患者的肾功能和静脉肾盂造影恢复正常，体重增加了 3.6 kg，患者存活 18 个月后死于肿瘤转移，但她的肾功能仍然正常而且术后没有发生有症状的尿路感染。后来 Sinaiko 医生改良了该术式[8]，通过沿胃大弯切取一段胃底来重建输出道，以左侧胃网膜动脉为血供来源，将左、右输尿管分别通过左、右结肠系膜引入腹腔，造口置于脐水平旁正中切口。1978 年，来自香港的外科 Leong 医生报道 21 例患者成功接受胃输出道手术，在胃新膀胱和胃膀胱成形术建立丰富经验的基础上，Leong 使用左侧胃网膜动脉供血的整个胃幽门窦，通过横结肠系膜开口，将造口置于右髂窝位置。术后所有患者未见血清电解质异常。其中 1 例患者死于膀胱切除时直肠撕裂，2 例患者死于肠梗阻，术后 6～18 个月 6 例患者死于继发肿瘤。2 例失随访，剩下的 10 例患者随访 1.5～4 年生存良好。

3. 空肠输出道手术　1935 年，Seiffert 对 2 例患者施行了空肠输出道手术，其中 1 例患者存活 3 年，另 1 例患者死于肾衰竭[9]。空肠输出道手术在 20 世纪 60 年代开始流行，主要应用于既往接受盆腔肿瘤放射治疗或患有肠道疾病的患者，因该肠段在放疗期间很少受损。1997 年，Fontaine 报道 1976—1994 年间，50 例患者接受空肠输出道手术，其中 18 例患者有盆腔放疗史[10]。截取 10～12 cm 空肠袢做输出道，术后中位随访 26 个月（3～204

个月），其中 22 例患者随访超过 5 年（平均 86 个月）。并发症包括肾结石（12%）、造口疝（6%）、肾盂肾炎（4%）、输尿管空肠吻合口梗阻（4%）、造口脱垂（2%）。2 例患者出现电解质失衡，口服碳酸氢钠后纠正。因空肠输出道手术患者可能出现严重的电解质紊乱（低氯低钠性酸中毒），该术式现在很少使用。

4. 回肠输出道手术　1911 年，Zaayer 报道了 2 例回肠膀胱术的结果[11]。尽管第一例患者于术后 11 天死于宫颈癌转移，但手术是成功的，第二例患者术后 6 天死于腹膜炎。1927 年，Bollman 和 Mann 进行了回肠输出道手术的动物实验，但这些动物术后均死于电解质紊乱，被认为可能由于所取肠管过长所致。

1950 年，外科医生 Bricker（图 1-8）改良并推广了该种尿流改道术式。此前 Haffner 医生在一次术中因做盲肠储尿囊失败，被迫使用回肠来补救。Bricker 首先报道了 2 个月内为 4 例接受盆腔脏器切除的女性患者行回肠输出道手术的结果。手术中采用了 Cordonnier 医生在输尿管乙状结肠造口术中描述的简单的黏膜对黏膜技术来进行输尿管回肠吻合。相对于其他尿流改道方法，该术式操作简单，用时较少，短期并发症亦较少，易于推广。20 世纪 50 年代至 21 世纪初，Bricker 技术被作为尿流改道术式的"金标准"。至今在世界范围内仍是使用最多的尿流改道术式。对回肠膀胱术患者进行短期随访发现，高氯性代谢性酸中毒及肾盂肾炎的发生均少于输尿管乙状结肠吻合术。但长期随访发现，回肠膀胱术也存在严重并发症。输尿管肠吻合口狭窄、输尿管梗阻、肾盂肾炎、结石、肾损害等在长期随访时逐渐显现，这被认为与感染性尿液反流导致上尿路感染有关。关于输尿管吻

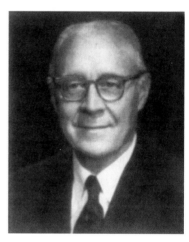

图 1-8　Eugene M.Bricker，1950 年改良并推广了输尿管回肠吻合、回肠腹壁造口的尿流改道手术，此后该术式作为尿流改道的金标准被命名为"Bricker"

合是否需要抗反流问题一直存在争论，多数学者认为在非可控尿流改道中，输尿管肠吻合口以不发生狭窄为主要原则。

5. 回盲肠输出道手术　1950 年，Bricker 和 Eiseman 报告 2 例成功的回盲肠输出道手术资料。1947 年，他们将一位 68 岁男性直肠癌患者的输尿管吻合到游离的回盲肠段的回肠末端，并做了永久性盲肠造口（图 1-9A），患者通过该造口用导管持续引流。这里主要利用回盲瓣起到抗反流的作用。一年之后，他们又为一位 48 岁的女性直肠癌患者做了回盲肠输出道手术，该患者的输尿管被吻合在盲肠端，并在腹中线行回肠造口（图 1-9B）。这 2 例患者都保留了阑尾。设计的初衷是利用回盲瓣做可控性输出道，但后来 Bricker 发现回盲瓣并不能有效控尿，因此放弃了这一复杂术式转而选择回肠通道。1975 年，Zinman 和 Libertino 再次报道了回盲肠输出道手术[12]，术后最长随访时间 5 年，影像学检查证实回盲瓣可承受 40～60 mmHg（1 mmHg＝0.133 kPa）的压力，所有患者均无肾功能减退。回盲瓣虽在生理上可以防止肠内容物的反向流动，但用于尿流改道后的抗反流和可控性输出道效果均不理想。

6. 横结肠输出道手术　与空肠输出道类似，新辅助放射治疗在 20 世纪 60 年代～70

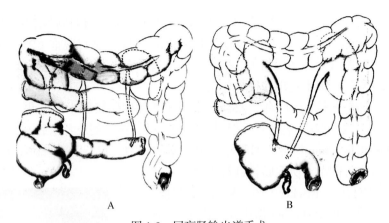

图 1-9　回盲肠输出道手术

A：输尿管与末端回肠吻合，盲肠造口、结肠造口；B：输尿管与盲肠吻合，回肠造口、结肠造口

年代治疗盆腔恶性肿瘤的普及使得需要在尿流改道中使用相对无辐射损伤的肠段。1975年～1980年，已有关于横结肠输出道手术的报道。该术式最早可能是 Morales 和 Golimbu 开展的，此后 Schmidt（爱荷华州）推广了这一技术[13]。目前对于盆腔接受放疗的患者，横结肠输出道手术仍然是一种可行的选择。

7. 乙状结肠输出道手术　1940 年，Bricker 给 4 例接受盆腔脏器切除的患者做了乙状结肠输出道手术。他将输出道造口放在开放性结肠造口附近，结果显示只有 2 例患者度过围手术期。1959 年，Turner-Warwick（伦敦）改进了 Bricker 的技术，他将结肠造口置于左腹部，而将乙状结肠输出道造口置于右腹部，尽管对该术式描述详细，但没有报道这种简化术式的临床结果。1965 年，Mogg 推广了此项技术，使用该术式治疗 50 例继发于神经源性膀胱的尿路异常儿童，将输出道造口置于左下腹，术后随访显示上尿路功能良好。10 年后，来自波士顿的 Hendren 继续在小儿泌尿外科推广使用乙状结肠输出道。Richie 和 Skinner 报道，在接受盆腔放疗或膀胱切除术的患者中，肠道缺血可能是乙状结肠输出道手术的并发症。直肠上动脉是腹下动脉的一个分支，有时会在术中被结扎，对于骨盆受辐射的患者，由于较小的侧支血管受到辐射损伤，远端结肠和直肠可能供血不足。同样，由于在膀胱切除术中有时会切断腹下动脉，乙状结肠输出道术后直肠的血供可能会受到损害。然而，如能仔细选择患者和术中注意保护肠道的血液供应，可以避免这一并发症的出现，乙状结肠输出道手术仍是一个可接受且有益的选择。

第 4 节　皮肤造口可控尿流改道的发展与演变

1. 胃储尿囊　1977 年，Rudick 及其同事用犬胃建立了一个可控性储尿囊[14]。该术式用一大段楔形胃底来重建储尿囊，血供来源于胃网膜左动脉。如果胃网膜左动脉有问题，也可以使用胃网膜右动脉。他们采用 Paquin 技术做输尿管胃储尿囊吻合，并用改良 Janeway-Depage 管状瓣膜胃造瘘做可控性造口。虽然术后储尿囊的初始容量只有

200 mL，但到 2 周时，储尿囊的容量便可超过 1 L。随访 6 个月后可实现完全控尿。1996 年，Nguyen 和 Mitchell 报道 12 例可控性胃储尿囊手术[15]，采用阑尾或输尿管构建可控性造口。术后平均随访时间 54 个月（16～108 个月）。尽管所有患者在术后早期都能达到较为满意的尿控效果，但长期随访发现控尿结构经常需要修复，这一并发症也是所有经皮可控尿流改道术面临的共性问题。正是基于此原因，该术式未广泛应用。

　　胃段更多用于做膀胱扩大术以及原位新膀胱术。用胃段做储尿囊有理论上的优势。首先，胃和膀胱都是低压储存、间歇性排空的肌性器官，有相似的储存及排空功能，以胃做储尿囊可获得近似生理状态下的储尿功能，这一点无论对经皮可控术还是原位手术而言无疑都是有利的。另外，在储尿囊中使用胃段会大大减少电解质重吸收，因此胃段可作为有代谢性酸中毒或肾功能不全患者的储尿囊。再者，胃液的酸性也能降低细菌繁殖的风险。胃段做储尿囊的缺点包括严重的代谢性碱中毒、脱水和血尿 - 排尿困难综合征。Castellan 等人在 2012 年报告了 29 例患者行胃储尿囊的数据，平均随访 13.9 年，并发症发生率为 52%，包括血尿 - 排尿困难综合征（24%），与尿失禁或肾积水相关的容量或顺应性下降（9.5%），膀胱或储尿囊肿瘤（10%）以及结石（3%）。和胃原位膀胱重建一样，胃做储尿囊的可控膀胱并没有得到广泛的应用。

　　2. 回肠储尿囊　用回肠重建的可控性储尿囊的术式很多。20 世纪 50 年代后期，来自瑞典的 Giertz 和 Franksson 注意到去管化肠管可以降低囊内压力[16]，这有利于减少反流和提高控尿能力，引起了更多泌尿外科医生的关注。1958 年，Goodwin（图 1-10）和同事报道了 U 形回肠膀胱扩大术，进一步证明了去管化肠管的优势。1967 年，Kock（图 1-11）和同事设计了低压回肠储尿囊用于直肠切除后回肠造口的患者。1972 年，由于不满意术后控尿结果，他们采用了套叠回肠乳头瓣技术，这是 Watsuji 于 1899 年做胃造口时设计的方法。1982 年，Kock 等首先报道了 12 例回肠储尿囊手术用于尿流改道的结果[17]，中位随访 32 个月，其中 7 例需要再次手术修复输出袢乳头。该技术使用 60～70 cm 远端回肠，

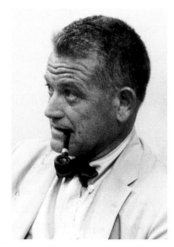

图 1-10　Willard E. Goodwin，加州大学洛杉矶分校泌尿外科创始主任，设计了 Goodwin 黏膜下隧道

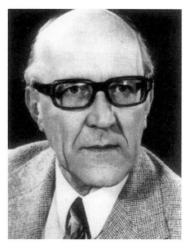

图 1-11　Nils G. Kock 和同事一道设计了低压回肠储尿囊作为可控性尿流改道和原位膀胱重建技术

中间两段 20~22 cm 肠段用来重建去管化储尿囊。两端 15~17 cm 形成套叠乳头用作输入袢和输出袢,分别用于抗反流和控尿,最后将远端回肠行腹壁造口。1982 年~1985 年,Skinner 及同事在 250 例患者中使用该术式行尿流改道[18],短期随访(10~44 个月)再次手术率较高(23%),主要是输出道乳头修复,以达到控尿或解决造口旁疝、导尿困难等问题。这一术式的最大优势在于可以控尿,患者无需佩戴尿袋,可自行插管以及利用腹压辅助排尿。但缺点在于该术式难度较大,术后造口相关并发症也较多,目前在世界范围内应用甚少。

3. 回盲肠-升结肠储尿囊 提到盲肠这一结构时我们会自然联想到阑尾,事实上在以盲肠升结肠做储尿囊的可控尿流改道手术中,阑尾曾一度扮演不可替代的角色。1980 年,法国外科医生 Mitrofanoff 成功将带有血管蒂的阑尾制成可控性尿流输出道用于神经源性膀胱疾病的治疗,并提出了 Mitrofanoff 原则:①可控性输出道于腹壁造口以便插管导尿;②用黏膜下隧道技术将输尿管植入储尿囊以达到抗反流目的;③建立容量大、压力低的储尿囊。事实上在许多年前,阑尾就用于重建泌尿外科。早在 1908 年比利时医生 Verhoogen 就设计出以阑尾为输出道的可控盲肠储尿囊(图 1-12A),后由 Makkas 和 Lengemann 应用成功。使用阑尾控尿结构方法有多种,主要基于 Mitrofanoff 原则所设计,如在 Penn 储尿囊中将游离阑尾旋转 180°,然后以抗反流方式移植于储尿囊,同时构建可导尿的腹壁造口乳头以达到可控目的。Winslow 和 Jordan 将游离的阑尾切除再移植于回盲瓣。Issa 及其同事将阑尾在原位套叠制作控尿结构。Riedmiller 等人于 1990 年报道的阑尾可控设计后被称之为 Riedmiller 技术,具体方法为保留阑尾于盲肠,在结肠带内做出宽阔的隧道,从阑尾基底部延伸 5~6 cm。在阑尾系膜的血管之间开窗。阑尾向头侧折叠进入隧道,经阑尾系膜窗进行浆肌层缝合完成隧道。切断阑尾尖端,将其拉到固定造口处。

但使用阑尾有时会面临炎症或者解剖长度是否足够等问题。1949 年,Gilchrist 使用盲肠升结肠做储尿囊(图 1-12B),基于回盲瓣固有作用做可控机制,但当时 Gilchrist 术式的间歇导尿概念并没有被学者们接受。直到 1974 年,来自诺维奇的 Ashken 重燃对可控性回盲肠储尿囊的兴趣(图 1-12C),他分离了右结肠和 15 cm 末端回肠,用袖套乳头技术将输尿管吻合到回肠末端,另外再分离 20 cm 回肠,用肠套叠方式缝合到盲肠的开口处。1977 年,Zingg 和 Tscholl 将 12 cm 末端回肠拉入回盲瓣并用丝线缝合成套叠乳头,完成了盲肠可控性尿流改道(图 1-12D)[19]。同年 Mansson(Lund,Sweden)也报道了可控回盲肠尿流改道术,他们也使用套叠的回盲瓣作为可控结构,同时应用吻合器固定套叠的回肠乳头,升结肠做去管化处理后再成形储尿囊。

1983 年,Mainz 的 Thüroff 等人设计了去管状化联合回盲肠的可控性尿流改道技术,并于 1985 年做了相关报道,在该术式中自然的回盲瓣在回肠去管状化时失去了功能,改用套叠回肠做控尿结构,被称之为 Mainz 储尿囊。1988 年他们发现回肠套叠仍然有问题,Thüroff 改进了回肠套叠的固定方法[20],用吻合器不仅将套叠乳头固定在肠壁上,并可进一步固定在保留的回盲瓣上。1985 年,Rowland 等人报告了他们用折叠的回肠而非套叠的回盲瓣做可控输出道。最初他们使用非去管化右半结肠做储尿囊,后被称之为 Indiana 储尿囊。他们很快发现去管化的必要性,因为结肠的集团蠕动可造成尿失禁,故改为使用回肠联合去管化升结肠做储尿囊,也就是现在所使用的 Indiana 储尿囊技术。目前可控性

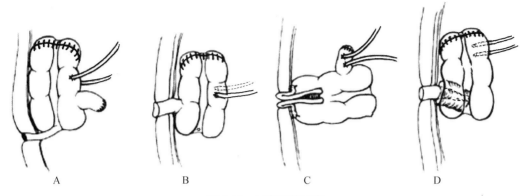

图 1-12　回盲肠储尿囊

A：Verhoogen 回盲肠可控性储尿囊，阑尾造口（1908）；B：Gilchrist 可控性回盲肠储尿囊（1949）；
C：Ashken 可控性回盲肠储尿囊（1974）；D：Zingg 和 Tscholl 可控性回盲肠储尿囊（1977）

回盲肠储尿囊的相关报道中，以 Mainz 储尿囊以及 1984 年根据 Gilchrist 理论发展而来的 Indiana 储尿囊居多。二者主要区别在于，Mainz 储尿囊截取较长的回肠折叠，联合剖开的盲升结肠做储尿囊，而 Indiana 储尿囊主要以较长的盲升结肠设计储尿囊，所需回肠段较短，无须折叠而是直接制作成可控输出道，必要时可以用回肠或乙状结肠补片扩大储尿囊容积。

我国梅骅等人于 1998 年在 Alcini 术式原理（切断结肠带）基础上进行改进，设计了去带盲升结肠储尿囊，切断结肠带不仅降低了肠壁张力从而减少了结肠带本身收缩及其引起的内环层肌活动，同时增加了肠管的半径和长度。相关报道结果显示这是一种安全可行的术式。

4. 横结肠储尿囊　1989 年，Bihrle 等报道了横结肠可控尿流改道的动物实验资料。将一段横结肠去管状化，输尿管用 Leadbetter 技术做抗反流吻合，将右胃网膜动脉供血的一部分胃段缝合成管状，用隧道法吻合到结肠袋上，建立新的抗流出结构。该技术主要用于接受过盆腔放疗且希望行可控性尿流改道的患者。1991 年，他们将此技术用于 4 例患者，术后随访 1 年以上，效果良好，最主要的并发症是胃炎，经 H_2 受体阻滞剂治疗后恢复良好。

1988 年，Bejany 和 Politano 制作结肠储尿囊，同时将回肠袢缝合成锥形达到了可控性排尿的目的。与此同时迈阿密大学医学院 Lockhart 等人也展开了这方面的研究，他们使用右半结肠联合部分横结肠制作储尿囊，同时将末端回肠袢制成锥形，并于回盲瓣处折叠缝合回肠以加强控尿效果。与此法稍有不同的右半结肠横结肠膀胱术被称为 Florida 储尿囊。

Leissner 于 2000 年报道了一种新的术式，即使用横结肠联合升结肠（transverse-ascending pouch，TAP）或降结肠（transverse-descending pouch，TDP）上部设计倒 U 形储尿囊，结肠一端裁剪为细管状并埋植于结肠浆膜层之间，最后于脐部造口，该术式也叫 Mainz-Pouch Ⅲ 储尿囊。Leissner 等最初将该术式应用于 44 例曾接受盆腔放射治疗的女性患者，其中 36 例使用 TDP 术，8 例使用 TAP 术。术后平均随访 52.2 个月，尽管有 6 例患者术后出现造口狭窄，但总体结果满意。由于此段肠管未在盆腔放射区域内，因此适用于术后需接受盆腔放射治疗的患者。

第 5 节　原位膀胱重建的发展与演变

　　1988 年，来自博洛尼亚的外科医生 Guido Tizzoni 和 Alfonso Poggi 首次报道了成功重建原位新膀胱的动物实验结果，他们使用狗的小肠进行两阶段的手术。第一阶段，他们分离 7 cm 小肠段构建成一个环状结构，1 个月后，他们将输尿管吻合到该肠段，并将该肠段与膀胱颈吻合（图 1-13A）。术后狗排尿可控且成功怀孕 3 次。动物在术后 30 个月时死亡，尸检显示肾脏解剖结构正常。1912 年，来自布鲁塞尔的 Georges Lemoine 医生为 1 例男性癌症患者进行了膀胱切除术并将输尿管吻合到直肠。然而，由于术后反复出现肾盂肾炎，他随后将直肠向前移位并将其吻合至尿道，然后将乙状结肠与肛管吻合。虽然患者在术后第 18 天死于败血症，但 Lemoine 被认为可能是第一位进行人类原位膀胱替代代式的医生。

　　1. 胃新膀胱　1972 年，Leong 等人首先报道了膀胱全切后使用胃窦部重建新膀胱的动物实验，26 条狗中有 10 条手术成功。他们报道已经做了 3 例人的胃新膀胱，第一例是在 1969 年完成的。1978 年，Leong 等报道 1969～1975 年 9 例膀胱癌根治术后使用幽门窦行胃新膀胱的结果，其中男性 8 例，女性 1 例。胃窦段由左胃网膜动脉供血，网膜仍保持完整。肠道吻合采用 Billroth-I 胃十二指肠吻合方法。使用 3-0 肠线做胃尿道吻合，输尿管吻合用 Leadbetter 黏膜下隧道技术。随访结果显示 2 例患者术后很快死亡（1 例死于麻醉并发症，另 1 例死于嗜铬细胞瘤），3 例在术后数月分别死于支气管癌、肠梗阻和持续的胃尿道吻合口漏尿。其余患者均存活，排尿通畅，很少有残余尿，新膀胱最初容量为 100～150 mL，随访 18 个月后容量平均可达 300 mL，没有关于尿失禁的报道。国内胡礼泉于 1985 年首先报道胃新膀胱术的实验研究与临床应用。其团队于 2010 年报道 11 例腹腔镜下胃新膀胱术，结果显示 5 例患者有暂时性尿失禁以外，其余患者尿控均满意，每次尿量平均 370 mL（260～550 mL）。2000 年，Lin 等报道了 8 例进行胃新膀胱术的男性患者及其尿流动力学情况，平均随访 43 个月，并将此结果与进行回肠新膀胱术的患者进行比较，发现胃新膀胱术组平均膀胱容积较小，顺应性较低，尿失禁率较高，并由此得出结论：胃新膀胱术尿动力学参数不良，不建议常规行此种原位尿流改道术。

　　胃作为肠的替代物有几点优势：①胃可分泌氯离子和氢离子，这对肾衰竭或肾功能不全的患者有益。因而，理论上应用胃段引起的代谢紊乱相对较轻，不至引起高氯性代谢性酸中毒；②黏液生成量少，这减少了新膀胱导尿及冲洗的需要；③酸性的分泌物减少了尿路感染的可能性；④胃的肌壁较厚，更容易应用输尿管吻合的抗反流机制。胃新膀胱术仍有一些重要的缺点，包括血尿和尿痛综合征。也可能发生其他电解质紊乱，已有报道进行原位胃代膀胱术的肾功不全患者中发生了低钠血症及低氯性碱中毒。原位尿流改道术中胃段可能更适合联合其他肠段应用于肾衰竭或短肠患者。

　　2. 回肠新膀胱　1951 年，继 Lemoine 的直肠新膀胱之后 40 年，法国巴黎圣路易斯医院 Couvelaire 首次报道为一例 45 岁男性患者膀胱切除后行 U 形回肠新膀胱术，手术分两期进行（图 1-13B）。首先缝合肠袢一端，在对系膜缘做回肠 - 前列腺尿道吻合，肠袢另一端做腹壁造口作为安全阀门。二期行造口关闭术。随访结果显示患者能够在不使用导管的情况下排空。1955 年，Pyrah 和 Raper 报告了 3 例 U 形回肠袢的结果（图 1-13C），术后 2 例患者存活，并且在日间可完全控尿。来自法国的 Camey 医生被认为是推广回肠新膀胱的人。1959 年他完成了 Camey- I 回肠新膀胱术，该技术使用 35 cm 完整回肠，中点对系膜侧与尿道吻合，此技术是对 4 年前 Pyrah 和 Raper 技术的改进。

　　早期回肠新膀胱（图 1-13A）使用的是未剖开的肠管，肠管内压力会随着蠕动以及尿液的增加而迅速上升，最终导致尿失禁，尤其是夜间尿失禁。其实学者们早已认识到这一问题，Scheele 曾于 1923 年设计环形膀胱（ring baldder），即将截取的回肠两残端行端 - 端吻合。在 20 世纪 50 年代，Tasker 和 Giertz（瑞典）等人提出了将肠环形纤维切断的方法，这是建立低压储尿囊重要的一步。1957 年，Giertz 和 Franksson 报道了 19 例回肠新膀胱的成功经验。最初的一例为简单的 U 形回肠新膀胱，其余 18 例回肠均行去管化处理并行两次折叠（图 1-13D）。患者借助腹压排尿，没有明显的残余尿和反流现象。所有患者日间控尿良好，夜间尿失禁率为 50%。可以说 Giertz 和 Franksson 是首先用去管化肠管重建新膀胱的医生。

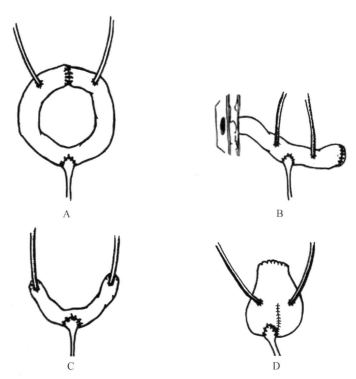

图 1-13　回肠新膀胱

A：Tizzoni 和 Poggi（1888）；B：Couvelaire（1951）；C：Pyrah 和 Raper（1955）；D：Giertz 和 Franksson（1957）

　　1987 年，来自德国乌尔姆大学的 Hautmann（图 1-14）和同事报道了 11 例患者行回肠新膀胱术的结果[21]。他们使用 60 ～ 70 cm 远端回肠，去管化后做 M 或 W 形肠袋并与尿道吻合，输尿管与储尿囊吻合采用 Le Duc-Camey 技术。同年 Ghoneim 和 Kock 等人也报道了 16 例男性膀胱前列腺切除患者行回肠新膀胱术的结果，采用的是 Kock 可控性回

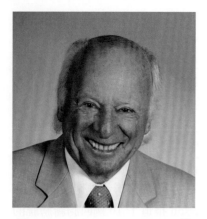

图 1-14　Richard E. Hautmann，德国乌尔姆大学泌尿外科系教授，名誉主席，开创"Hautmann 新膀胱"

肠膀胱的改良术式，效果良好[22]。美国医生 Skinner 后来推广了此项回肠新膀胱术式，并于 1991 年报告了 126 例患者的资料，结果令人满意[18]。1996 年，他们又报告了 295 例手术，效果依然良好。但值得注意的是，Kock 回肠新膀胱存在三个主要并发症：①狭窄；②结石；③回肠套叠脱垂。这是导致再手术率高的几项关键因素。正因如此，不断有学者对传统的 Camey 以及 Kock 术式进行改良，各种回肠去管化储尿囊层出不穷，如 T-Pouch 术（Stein 及其同事于 1998 年报道），其独特之处在于能够产生可靠的"瓣 - 阀"系统，另外因为储尿囊内没有使用金属钉，减少了术后结石的形成，同时也减少了套叠相关并发症。再比如 Studer 术式，由 Studer（图 1-15）于 1983 年设计使用，这是一种采用长输入道、单向蠕动、去管化回肠段的回肠新膀胱术，它结合了 Kock 低压储尿囊的优点以及 Camey 术利用括约肌控尿的优点，也是目前常用的原位膀胱重建术式之一。其他回肠新膀胱术有 Stanford 大学医学院泌尿外科设计的 Stanford 膀胱以及 Maryland 大学医学院于 1983 年在 Kock 术式基础上设计的 Maryland 膀胱。总之，相关改良术式繁多，一般而言在选择以及设计新膀胱手术时均要考虑以下问题：①肠管去管化后如何再成形以设计新膀胱；②是否采用抗反流结构或装置，如果使用怎样才能有效抗反流。对于尿流改道技术成熟的单位，只要符合相关手术适应证，以上术式均是理想的选择。

3. 回盲肠、右结肠新膀胱　1965 年，Hradec 和 Gil-Vernet 分别报道了回盲肠新膀胱术的经验。Hradec 做了 10 例回盲肠新膀胱手术[23]，取盲肠和部分回肠，将左侧输尿管吻合到回肠段，右侧输尿管吻合到结肠上，最后将盲肠与尿道残端吻合（图 1-16A）。而 Gil-Vernet 的技术是将输尿管均吻合至回肠[24]，用回盲瓣起到抗反流作用，将尿道吻合在结肠近端或侧面（图 1-16B、C），但相关报道并不多见。

1975 年，Khafagy 等报告了 10 例膀胱癌患者在根治性膀胱切除术后行回盲肠新膀胱手术的结果，他们将盲肠下端与前列腺尿道或膀胱颈吻合，输尿管与回肠吻合（再次利用回盲瓣抗反流）。1987 年，他们对 130 例（其中 22 例女性）患者进行了该手术，死亡率为 15.3%，11 例患者发生了 20 种并发症，术后 6 个月有 5 例患者持续存在耻骨上瘘。他们建议尽可能保留膀胱颈以改善尿失禁。1988 年，来自罗马的医生 Alcini 及同事报道了 26 例患者接受回盲肠新膀胱术的资料，日间控尿率 100%，夜间尿失禁率 100%。1982 年 Kock 等对肠管去管化处理行进一步

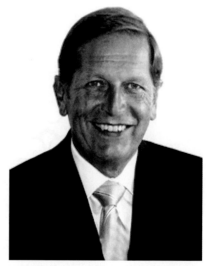

图 1-15　Urs E. Studer，瑞士伯尔尼大学医院泌尿外科专家顾问，开创"Studer 原位新膀胱"

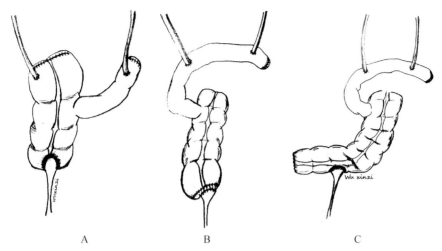

图 1-16　1965 年报道的回盲肠新膀胱

A：Hradec；B、C：Gil-Vernet

尝试和改进，推动了肠管包括盲肠、结肠等在原位尿流改道术中应用的发展，比较有代表性的术式有 Mainz 新膀胱以及后来的改进型 Le Bag 膀胱。Thüroff 等的 Mainz 新膀胱用 10～15 cm 近端右结肠，25 cm 末端回肠，剖开的肠管行 N 形重建，不用套叠的回盲瓣做输出道，而是用阑尾残端直接与尿道吻合。Le Bag 膀胱由美国得克萨斯州外科医生 Light 和 Englemann 报道，他们使用至少 20 cm 的升结肠以及等长的末端回肠制作储尿囊，于对系膜缘剖开选定的盲结肠和回肠，保留近端 5 cm 完整回肠与尿道残端吻合。最初的 4 例患者效果较为满意，3 例患者可控尿，其中有 2 例使用了人工尿道括约肌，另外 1 例患者日间尿控良好，平均 4 小时排尿一次，夜间需要 1 片尿垫。而最后 1 例患者因为自身尿道括约肌问题尚需进一步手术治疗。值得指出的是，Le Bag 膀胱还可用于经皮可控储尿囊的构建以及膀胱扩大成形术。Indiana 可控性尿流改道经过改良后也可用于原位新膀胱。1987 年，Rowland 等报告 3 例 Indiana 新膀胱，2 例膀胱外翻儿童和 1 例成年男性患者。直接将锥形化的回肠输出端与尿道吻合。这种形式的尿流改道因结肠黏膜产生大量的黏液现在较少使用。

　　以色列医生 Goldwasser 首先使用去管化右半结肠做尿流改道。1986 年他曾于梅奥诊所行 7 例此项手术，截取整段右半结肠，包括近端横结肠，使用 Heineke-Mikulicz 法重建去管化结肠，近端 5～8 cm 的盲肠保持管状结构。输尿管以 Goodwin 黏膜下隧道技术抗反流再植于储尿囊，最后行尿道结肠吻合。Goldwasser 和同事在超过 40 例男性患者中使用了该术式[25]，如果这些患者每隔 2～3 小时起床排尿一次，那么 2/3 的患者夜间可控尿。2005 年，D'Orazio 等报道 38 例患者用去管化右结肠和盲肠构建新膀胱的结果，37 例患者术后即达到日间控尿，另 1 例术后 30 天达到完全日间控尿，36 例患者夜间完全控尿，平均最大尿流率大于 26 mL/s。

　　4. 乙状结肠新膀胱　1956 年，Palken 成功使用一段 20 cm 的乙状结肠为 1 例 57 岁男性患者行膀胱替代术（图 1-17A）。1957 年，Giertz 和 Franksson 报道了回肠新膀胱和乙状结肠新膀胱的结果[16]，他们注意到回肠新膀胱的并发症发生率低于乙状结肠新膀胱，实际上，4 例乙状结肠新膀胱患者中也只有 2 例在术后存活。1959 年，Bourgue（Montreal）报告了 25 例乙状结肠新膀胱的良好结果（图 1-17B）。Gil-Vernet（Barcelona）完善了根治性膀胱前列腺切除术后使用乙状结肠重建新膀胱的方法。他和 Gosalvez 报道了 1957—1962 年间完成的 41 例乙状结肠新膀胱的经验。他们的非去管化乙状结肠新膀胱术常常出现日间尿频和夜间尿失禁。由于非去管化的乙状结肠压力高、容量低引起一系列并发症，目前不建议用做可控尿流改道。1991 年，Reddy 报道为根治性膀胱前列腺切除的患者行去管化乙状结肠新膀胱术[26]。术中处理膀胱左侧韧带时避免结扎腹腔下动脉以维护直肠血液供应，随访结果显示日间控尿满意。国内刘春晓教授于 2000 年开展去带乙状结肠原位膀胱重建手术。选取 15～22 cm 乙状结肠，将两条结肠带（对系膜缘带、独立带）以及两条结肠带之间的浆肌层完整连续剥除，仅保留黏膜下层。最初的报道显示新膀胱容量平均可达 370 mL。

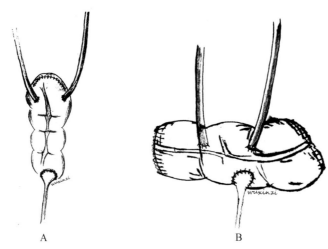

图 1-17　乙状结肠新膀胱
A：Palken（1956）；B：Bourgue（1959）

作为膀胱替代物，乙状结肠具有以下优点：①其位于骨盆中心位置，非常适合新膀胱重建，简化了与输尿管和尿道的吻合；②毗邻膀胱，神经同源，蠕动节律及压力近似；③就功能方面而言乙状结肠新膀胱排空较回肠有力；④乙状结肠黏膜仅吸收水、钠和氯，术后代谢性并发症较少。对于符合手术适应证的患者不失为一种理想的手术方式。

第 6 节　腹腔镜和机器人尿流改道与尿路重建

1780 年，维也纳外科医生 Billroth 使用手术刀打开了患者的腹腔，完成了人类历史上首例外科手术。当麻醉、无菌术、抗生素、输血等重大外科理念和技术被一一探索应用。外科学发展迅猛，伴随着腹腔镜以及机器人辅助外科手术系统的临床应用，外科学尤其是泌尿外科学便开启了微创时代。

1991 年，Clayman 等应用腹腔镜设备成功开展肾脏切除手术，开创了腹腔镜泌尿外科手术的先河。此后美国学者 Parra 于 1992 年报道了首例腹腔镜下良性膀胱切除手术。患者为 27 岁截瘫女性，该患者曾因神经源性膀胱而行开放式经皮造口尿流改道术，此次因化脓性膀胱炎不得已切除废弃之膀胱。手术时间为 130 分钟，术后 5 天患者出院，住院时间远低于其他 5 例接受非腹腔镜膀胱切除的类似患者（20.6 天），Parra 认为腹腔镜膀胱切除术是一种可行的、微创手术替代开放膀胱切除术的方法[27]。同年 Kozminiski 和 Partamian 等首次完成了腹腔镜下根治性膀胱切除（laparoscopic radical cystectomy，LRC）＋回肠通道术（Bricker）。同样是在这一年，Valdivia 在实验猪动物模型上开展了腹腔镜输尿管乙状结肠吻合术。1995 年，Sanchez 也报道了 1 例腹腔镜下膀胱根治性切除＋回肠通道术，他们将膀胱从 4 cm 长腰部切口取出，并在此切口取出肠管行输尿管肠管吻合[28]。随着技术的发展和不断改进，研究者们将目光投向了全腹腔镜下尿流改道技术。Potter 等人于 1995 年最先报道了完全腹腔镜下回肠通道术，他们为 1 例 28 岁男性神经源性膀胱患者施行该手术，随访 5 年患者尿流输出道无反流以及梗阻，肾功能未受损伤。2000 年，Inderbir Gill 和他的团队也完成了 2 例全腹腔镜下膀胱切除＋回肠通道术[29]。并随后于 2001 年报道了首例完全腹腔镜下根治性膀胱切除术＋原位回肠代膀胱术，他们使用 65 cm 回肠构建 Studer 储尿囊，效果良好[30]。此后腹腔镜辅助尿流改道技术得到了长足发展，目前在国内外广泛应用。值得一提的是，在 20 世纪 90 年代学者们曾探索使用手辅助腹腔镜系统，美国 FDA 于 1996 年批准了第一款可应用于临床的手辅助腹腔镜设备，在当时得到了广泛应用。但其缺点不容忽视，即漏气或溅血会影响手术操作，这可能是近年来相关应用和报告较少的原因。

腹腔镜下乙状结肠直肠膀胱术（Mainz-pouch Ⅱ）的开展时间也比较早。Anderson 等于 1995 年首先报道在 9 例实验猪模型上完成腹腔镜辅助 Mainz-pouch Ⅱ 手术[31]，平均用时 122 分钟，其中 8 例存活，储尿囊容量平均 360 mL，囊内压均小于 20 cmH$_2$O（1 cmH$_2$O＝ 0.098 kPa）。术后的随访结果显示有 11% 的右侧输尿管以及 33% 的左侧输尿管发生输尿管肠管吻合口狭窄或梗阻。另外 44% 的动物在钛钉处发现了结石。Turk 等报道了 5 例全腹腔镜下膀胱根治＋乙状结肠直肠膀胱术，他们认为该术式可缩短患者术后下床活动时间以及住院时间，但该报道无长期随访结果[32]。Deger 等为 12 例患者行全腹腔镜 Mainz-pouch Ⅱ 手术，平均用时 485 分钟，随访 33 个月，所有患者日间尿控满意，1 人夜间有尿失禁[33]。作者将本组患者肿瘤学相关资料与开放式手术患者资料对比后认为，腹腔镜下乙状结肠直肠膀胱术后患者围手术期结果以及肿瘤学结果与开放式手术相当，但文章并没有报道术后功能学结果的对比。

美国 Menon 教授与埃及 Abol-Enein 和 Ghoneim 教授合作，于 2003 年率先开展并报道了首例机器人辅助腹腔镜下根治性膀胱切除（robotic assisted radical cystectomy，RARC）术[34]。他们对 17 例（14 例男性，3 例女性）患者行膀胱全切＋腹腔外尿流改道术，其中 3 例为回肠通道，其余为原位膀胱。膀胱切除、回肠通道、原位新膀胱的平均操作时间分别为 140、120、168 分钟。平均出血量小于 150 mL。大约在同一时间 Beecken 等报道了 RARC ＋体内 Hautmann 原位新膀胱术，用时 510 分钟，术中出血量 200 mL。随着外科医生操作技术的成熟，RARC ＋尿流改道手术时间也在普遍缩短。综合近年来文献，RARC ＋腹腔外尿流改道手术时间为 260～308 分钟，时间差异主要取决于尿流改道方式，如选用 Bricker 回肠通道还是 Hautmann 亦或是 Studer 原位新膀胱，而手术失血量一般≤150 mL。膀胱全切后有关机器人手术行腹腔内尿流改道术（intracorporeal urinary diversion，ICUD）的应用报道尚不多见。Balaji 等于 2004 年报道 3 例 RARC＋完全腹腔内尿流改道手术，手术用时 630～830 分钟，住院时间为 5～10 天[35]。由于完全腹腔内尿流改道仍需做腹部切口取出标本，并未减少机体损伤，反而增加了手术时间和难度。因此，完全体内尿流改道的机器人手术其安全性及疗效有待进一步比较验证，或者更适合于女性患者，因为可以经阴道取出切除标本。目前的研究报道多选择 RARC＋腹腔外尿流改道。近几年文献报道显示，RARC＋腹腔内原位尿流改道（intracorporeal orthotopic neobladder，ICNB）手术用时 120～780 分钟，术中失血量自 40～1 200 mL。目前机器人辅助膀胱根治切除＋尿流改道技术尚处于发展早期，病例数量不多，另外缺乏长期随访资料。但目前相关短期研究结果显示，机器人手术在围手术期结果、术后早期并发症等方面，与开放式根治性膀胱切除术（open radical cystectomy，ORC）＋尿流改道以及传统腹腔镜下根治性膀胱切除（laparoscopic radical cystectomy，LRC）＋尿流改道术效果接近或无劣势。总体而言其优势在于可显著减少术中出血，降低输血率及术后早期并发症发生率，同时缩短术后住院时间。缺点是手术时间较开放及传统腹腔镜手术时间长，当然这和手术者的经验以及操作技术有一定关系。

第 7 节　问题与展望

最早的尿流改道主要解决先天性膀胱外翻患者的排尿问题，自 1887 年第 1 例膀胱癌根治术完成后，膀胱癌根治术成为尿流改道的主要适应证。此外，还有膀胱的炎症性疾病（如间质性膀胱炎），神经损伤（如神经源性膀胱），先天性脊柱裂等患者都需要做尿流改道。尿流改道与尿路重建始终是泌尿外科医生面临的严峻挑战。自输尿管乙状结肠吻合术问世以来，胃肠道用于尿流改道已经有 150 多年的历史，到目前为止，形成了以回肠通道为代表的非可控尿流改道、原位肠代膀胱、腹壁造口的可控性尿流改道、乙状结肠直肠膀胱术等术式。虽然自 19 世纪初，人类首次探索改变尿液流出道至今 150 多年里，外科医生们解决了尿流改道的一个又一个难题。但是，要完全达到生理意义上的代膀胱还有许多问题没有解决。第 1 例输尿管乙状结肠吻合术似乎解决了如何收集、储存、可控排尿的所有问题。针对肾积水和逆行感染，当时最难解决的问题是输尿管吻合技术，即如何使吻合以后的输尿管即通畅又不出现反流。这个问题通过黏膜下隧道、浆膜下隧道、乳头法、回肠套叠等方法得到了解决。一个多世纪以来泌尿外科医生们穷尽智慧不断探索尿流改道的手术方式，可谓百家争鸣，针对当前应用的手术方式存在的问题，不断有改良的新术式出现。虽然没有尿流改道方面的临床指南，但是基本形成了原位膀胱和非可控性尿流改道两类方案，腹壁造口的可控性尿流改道因手术复杂、并发症多应用越来越少，而部分尿便分流的肛门可控性尿流改道被越来越多的医生和患者接受。关于原位乙状结肠膀胱的报道屡见不鲜，作为膀胱替代物，大肠的共同缺点在于顺应性较差，储存尿液后腔内压力较高，肠道去管状化较好地解决了这一问题。另外大肠也是肿瘤好发部位，但其优点也不容忽视：①其距离尿道膜部近，利于原位膀胱再造；②毗邻膀胱，神经同源，蠕动节律及压力近似；③就功能方面而言乙状结肠新膀胱排空较回肠有力；④黏液分泌少，吸收有限。与回肠新膀胱相比，二者难度相当，术后效果接近，但乙状结肠新膀胱操作较为容易，手术时间以及术后恢复时间也较短，术后并发症也相对较低，对于符合手术适应证的患者不失为一种理想的手术方式。每一种手术方式都有其相应的适应证和禁忌证，因此如何个性化地选择设计最适合某一位患者的尿流改道方式将是泌尿外科医生为之钻研的重要课题。

近20年来组织工程研究为人体器官替代和组织修复提供了新的途径，组织工程在尿流改道当中应用的研究也在不断深入。目前组织工程通道以及膀胱的相关研究均已取得令人瞩目的进展。2006年，Atala等首次报告了组织工程膀胱应用于临床的研究，他们成功再造了有3层细胞组织结构的组织工程膀胱[36]。7例伴发膀胱功能异常的脊髓脊膜膨出患者在植入自体细胞来源的组织工程膀胱后，经过2~5年的追踪随访结果显示，组织工程膀胱的功能和形态均获得了持续改善，活检显示组织工程膀胱具有移行上皮、黏膜下层和肌层的正常结构。随后相关的组织工程膀胱产品Tengion Neo-bladder Construction于2009年被应用于膀胱扩大成形，并进入临床Ⅱ期试验。相信在不久的将来，有望用于膀胱癌患者膀胱切除后的膀胱重建。虽然组织工程膀胱在动物实验和临床研究已经取得成功，并显示出巨大的应用潜能。其优势诸多，如可以避免肠代膀胱带来的诸多并发症。但是，目前组织工程膀胱的研究和应用仍然面临着许多挑战，主要包括种子细胞来源受限、缺乏理想的支架材料和生物反应器、组织工程膀胱血管化不足、膀胱功能恢复欠佳以及面临着医学伦理学的冲突等。目前尚不能在临床上广泛应用。笔者利用腹膜重建膀胱黏膜，在肠代膀胱动物实验中成功地构建了被覆尿路移行上皮的膀胱黏膜。这种在体内直接完成的尿路上皮膀胱黏膜重构克服了体外组织工程关于种子细胞诱导，支架材料、细胞因子毒性等障碍。有希望成为组织工程进行组织修复和器官重建的新途径。相信随着科技进步，人造组织工程膀胱会有突破性的进展，在不久的将来，人造组织工程膀胱将会广泛应用于临床。

众所周知，外科学总是伴随着科学技术的进步而发展，随着腹腔镜技术的广泛应用，外科学已经迎来了微创时代，加之达芬奇机器人外科系统的初步应用，在尿流改道方面越来越多的泌尿外科医生探索应用微创尿流改道技术，即LRC/RARC＋尿流改道术代替传统的OPC＋尿流改道。目前已报道文献证实了腹腔镜以及机器人外科系统在尿流改道应用中的诸多优势，在客观看待二者不足之处的同时我们有理由相信，不久的将来随着技术的改进必将进一步扩大腹腔镜以及机器人手术系统的应用广度以及提高其使用效果，结合尿流改道和尿路重建领域的深入基础和临床研究，最终达到使患者获得最佳外科治疗效果的目标。

（李胜文　陈　彪　王帅军　武　昊　吴新姿）

参 考 文 献

[1]　SIMON J. Extropia vesicae (absence of the anterior walls of the bladder and pubic abdoinal parietes);

operation for directing the orifices of the ureters into the rectum; temporary success; subsequent death [J]. autopsy, 1852, ii 568-569.

[2] GIORDANO D. Sulla questione se si possano trapiantare gli ureteri nel retto: note critico-sperimentale [J]. Clin Chir (Milan), 1894 (2): 80.

[3] GERSUNY R. Cited by Foges. Officielles protokol der Gesellschaft der Aerzte in Wien [J]. WienKlin Wochenschr, 1898 (11): 989-990.

[4] KOCK N G, GHONEIM M A, LYCKE K G, et al. Urinary diversion to theaugmentedand valved rectum: preliminary results with a novel surgicalprocedure [J]. J Urol, 1988, (140): 1375-1379.

[5] FISCH M, WAMMACK R, MCKER S C, et al. The Mainz pouch II (sigma rectum pouch). [J]. Aktuelle Urologie, 1993, 24 (S 1): 258-263.

[6] HANLEY H G. Recent Advances in Urology [M]. Boston: Little, Brown & Co., 1957.

[7] SINAIKO E S. Artificial bladder in man from segment of stomach [J]. Surg Forum, 1957, (8): 635-639.

[8] SINAIKO E S, Walker L, Necheles H. Artificial bladder from stomach pouch [J]. Am J Physiol, 1954, (179): 3.

[9] SEIFFERT L. Die Darm-siphon-blase [J]. Arch Klin Chir, 1935, (183): 569-574.

[10] FONTAINE E, BARTHELEMY Y, HOULGATTE A, et al. Twenty-yearexperience with jejunal conduits [J]. Urology, 1997, 50 (2): 207-213.

[11] ZAAYER. Discussion. Intra-abdominale plastieken [J]. Ned Tijdshr Geneesk, 1911, 65: 836.

[12] ZINMAN L, LIBERTINO J A. Ileocecal conduit for temporary and permanent urinary diversion [J]. J Urol, 1975, (113): 317-323.

[13] SCHMIDT J D, HAWTREY C E, BUCHSBAUM H J. Transverse Colon Conduit: A Preferred Method of Urinary Diversion for Radiation-Treated Pelvic Malignancies [J]. J Urol, 1975, 113 (3): 308-313.

[14] RUDICK J, SCHONHOLZ S, WEBER H B. The gastric bladder: a continentreservoirfor urinary diversion [J]. Surgery, 1977, 82 (1): 1-8.

[15] NGUYEN D H, MITCHELL M E, HOROWITZ M, et al. Demucosalized augmentation gastrocystoplasty with bladder autoaugmentation in pediatric patients [J]. J Urol, 1996, 156 (1): 206-209.

[16] GIERTZ G, FRANKSSON C. Construction of a substitute bladder, withpreservation of urethral voiding, after subtotal and total cystectomy [J]. Acta Chirurgica Scandinavica, 1957, 113 (3): 218.

[17] SKINNER D G. In search of the ideal method of urinary diversion [J]. J Urol, 1982, 128 (3): 476.

[18] SKINNER D G, BOYD S D, LIESKOVSKY G, et al. Lower urinary tract reconstruction following cystectomy: experience and results in 126 patients using the Kock ileal reservoir with bilateral ureteroileal urethrostomy [J]. J Urol, 1991, 146 (3): 756-760.

[19] ZINGG E, TSCHOLL R. Continent cecoileal conduit: preliminary report [J]. J Urol, 1977, 118 (5): 724-728.

[20] THÜROFF JW, ALKEN P, ENGELMANN U, et al. The Mainz pouch (mixed augmentation ileum 'n zecum) for bladder augmentation and continent urinary diversion [J]. Eur Urol, 1985, 11 (3): 152-160.

[21] HAUTMANN RE, EGGHART G, FROHNEBERG D, et al. [The ileal neobladder] [J]. J Urol, 1988, (139): 39-42.

[22] GHONEIM MA, KOCK NG, LYCKE G, et al. An appliance-free, sphincter-controlled bladder substitute: the urethral Kock pouch [J]. J Urol, 1987, 138 (5): 1150-1153.

[23] HRADEC EA. Bladder substitution: indications and results in 114 operations [J]. J Urol, 1965, 94 (4): 406-417.

[24] GIL-VERNET JM JR. The ileocolic segment in urologic surgery [J]. J Urol, 1965, 94 (4): 418-426.

[25] GOLDWASSER B, BARRETT DM, BENSON RC JR. Bladder replacement with use of adetubularized

right colonic segment: preliminary report of a new technique [J]. Mayo Clin Proc, 1986, 61 (8): 615-621.

[26] REDDY PK, LANGE PH, FRALEY EE. Total bladder replacement using detubularized sigmoid colon: technique and results [J]. J Urol, 1991, 145 (1): 51-55.

[27] PARRA RO, ANDRUS CH, JONES JP, et al Laparoscopic cystectomy: initial report on a new treatment for the retained bladder [J]. J Urol, 1992, (148): 1140-1144.

[28] SANCHEZ DE BADAIOZ E, GALLEGO PERALES JL, RECHE ROSADO A, et al. Laparoscopic cystectomy and ileal conduit: case report [J]. J Endourol, 1995, (9): 59-62.

[29] GILL IS, FERGANY A, KLEIN EA, et al. Laparoscopic radical cystoprostatectomy with ileal conduit performed completely intracorporeally: the initial 2 cases [J]. Urology, 2000, (56): 26-29.

[30] GILL I S, KAOUK J H, MERANEY A M, et al. Laparoscopic radical cystectomy and conduit orthotopic ileal neobladder performed completely intracorporeally: the initial experience [J]. J Urol, 2002, (68): 13-18.

[31] ANDERSON K R, FADDEN P T, KERBL K, et al Laparoscopic assisted continent urinary diversion in the pig [J]. J Urol 1995, (154): 1934-1938.

[32] TURK I, DEGER S, WINKELMANN B, et al. Laparoscopic radical cystectomy with continent urinary diversion (rectal sigmoid pouch) performed completely intracorporeally: the initial 5 cases [J]. J Urol, 2001, 165 (6 pt1): 1863-1866.

[33] DEGER S, PETERS R, ROIGAS J, et al. Laparoscopic radical cystectomy with continent urinary diversion (rectosigmoid pouch) performed completely intracorporeally: An intermediate functional and oncologic analysis [J]. Urology, 2004, 64 (5): 935-939.

[34] MENON M, HEMAL A K, TEWARI A, et al. Nerve-sparing robot-assisted radical cystoprostatectomy and urinary diversion [J]. BJU Int, 2003, 92 (3): 232-236.

[35] BALAJI K C, YOHANNES P, MCBRIDE C L, et al. Feasibility of robot-assisted totally intracorporeal laparoscopic ileal conduit urinary diversion: initial results of a single institutional pilot study [J]. Urology, 2004, 63 (1): 51-55.

[36] ATALA A, BAUER S B, SOKER S, et al. Tissue-engineered autologous bladders for patients needing cystoplasty [J]. Lancet, 2006, 367 (9518): 1241-1246.

[37] BIVALACQUA T, STEINBERG G, SMITH N, et al. 178 Pre-clinical and clinical translation of a tissue engineered neo-urinary conduit usingadipose derived smooth muscle cells for urinary reconstruction [J]. J Urol, 2014, 13 (1): e689.

[38] BODIN A, BHARADWAJ S, WU S, et al. Tissue-engineered conduit using urine-derived stem cells seeded bacterial cellulose polymer in urinary reconstruction and diversion [J]. Biomaterials, 2010, 31 (34): 8889.

[39] CARR M C, MITCHELL M E. Continent gastric pouch [J]. World J Urol, 1996, 14 (2): 112-116.

[40] CHOPRA S, LUIS DCAA, BERGER A K, et al. Evolution of robot-assisted orthotopic ileal neobladder formation: a step-by-step updateto the University of Southern California (USC) technique [J]. Bju Int, 2017, 119 (1).

[41] CLARK S S. High urinary diversion by retroperitoneal jejunal conduit: technic and rationale [J]. Rev Surg, 1973 (30): 1.

[42] DUNN M, ROBERTS J B M, SMITH P J B. et al The long-term results of ileal conduit urinary diversion in children [J]. Br J Urol, 1979 (51): 458-461.

[43] ELTAJI O M, KHATTAK A Q, HUSSAIN S A. Bladder reconstruction: The past, present and future [J]. Oncol Letters, 2015, 10 (1): 3-10.

［44］ 黄健. 根治性膀胱切除术——从开放到腹腔镜到机器人 [J]. 中华泌尿外科杂志, 2017, 38 (8): 564-567.

［45］ ISMAIL A, ZAMER J E, HAMAD B. Continent Gastric Pouch Bladder Replacement [J]. Qatar Med J, 2002, 11 (2): 71-73.

［46］ JOHNSON S C, SMITH Z L, SACK B S, et al. Tissue Engineering and Conduit Substitution [J]. Urol Clin North Am, 2018, 45 (1): 133-141.

［47］ KNOX A J, JAGO R H. The value of intestinal valves in urinary diversion—an experimental study [J]. Br J Urol, 1975, 47 (4): 391-397.

［48］ KOZMINISKI M, PARTAMIAN K O. Case report of laparoscopic ileal loop conduit [J]. J Endourol, 1992, (6): 147-150.

［49］ LIGHT JK, ENGELMANN UH. Le bag: total replacement of the bladder using an ileocolonic pouch [J]. J Urol, 1986, 136 (1): 27-31.

［50］ LOCKHART J L, POW-SANG M, PERSKY L et al. Acontient colonic urinary reservoir: the Florida pouch [J]. J Urol, 1990 (144): 8764-8767.

［51］ LOCKHART J L. Remodeled right conlon: an aleternative urinary reservoirl [J]. J Urol, 1987, (138): 730-734.

［52］ MAKKAS M. Zur Behandlung der Balsenekktopie umwandlung der ausgeschalteten Coecum zur Blase und der Pppendix fur Urethra [J]. Contralbl Chir, 1910 (37): 1073-1076.

［53］ MANSSON W, COLLEEN S, SUNDIN T. Continent cecal reservoir in urinary diversion [J]. Br J Urol, 1984, 56 (4): 359-365.

［54］ MATSUI Y, KANEMATSU A, NEGORO H, et al. [Urinary diversion in patients treated with pelvic irradiation: transverse colon conduit revisited] [J]. Hinyokika Kiyo, 2014, 60 (8): 365-370.

［55］ QASUM M, HEYMAN S N, KHATEEB J, et al. Severe hyperkalemia following ureteroileostomy: A case report and literature review [J]. 2018, 5 (1): 30.

［56］ SINAIKO E. Artificial bladder from segment of stomach and study of effect of urine on gastric secretion [J]. Surg Gynec Obst, 1956 (102): 433.

［57］ STARK G B, DORER A, WALGENBACH K J, et al. The creation of a small bowel pouch by tissue expansion--an experimental study in pigs [J]. Langenbecks Arch Chir, 1990, 375 (3): 145-150.

［58］ STUDER U E, ACKERMANN D, CASANOVA G A, et al. Three years' experience with an ileal low pressure bladder substitute [J]. Br J Urol, 1989, 63 (1): 43-52.

［59］ SUNDIN T, MANSI M K. The valved S-shaped rectosigmoid pouch for continent urinary diversion [J]. J Urol, 1993, 150 (3): 838-842.

［60］ TYRITZIS S I, HOSSEINI A, COLLINS J, et al. Oncologic, functional, and complications outcomes of robot-assisted radical cystectomy withtotally intracorporeal neobladder diversion [J]. Eur Urol, 2013, 64 (5): 734-741.

［61］ VERHOOGEN J. Neostomie uretero-Caccale: formation d for nouvelle pouche vesicale et det d nouvel urete [J]. Assoc Franc dFranc, 1908-1909, 12: 361-365; Folia Urol, 1909, 3: 629-673.

［62］ 中国机器人辅助根治性膀胱切除术专家协作组. 中国机器人辅助根治性膀胱切除术专家共识 [J]. 中华泌尿外科杂志, 2018 (1).

第2章

尿路的胚胎发育与先天畸形

第1节　肾盂输尿管的发育与先天畸形

一、胚胎发生

泌尿系统的主要器官均发生于间介中胚层。胚胎第 4 周初，间介中胚层头段呈节段性生长，称生肾节，是前肾的原基。尾段增生形成从头侧至尾侧的左右两条纵行索状增生，称生肾索，是中肾和后肾的原基。第 4 周末，生肾索继续增生，形成胚体后壁中轴两侧对称的一对纵行隆起，称为尿生殖嵴。而后，尿生殖嵴上出现一纵沟，将其分为外侧粗而长的中肾嵴和内侧短而细的生殖腺嵴[1-3]。

（一）肾的发生

人胚肾的发生可分为三个阶段，即前肾、中肾和后肾，前肾和中肾是生物进化过程的重演，后肾是人的功能肾，终身存在。

1. 前肾（pronephros）　发生最早，人胚第 4 周初，在生肾节内，从头端至尾端先后出现 7～10 对横行的细胞索，继而索的中央出现管腔成为小管，称前肾小管（pronephric tubule）。前肾小管内侧端开口于胚内体腔。外侧端与头尾走向的前肾管（pronephric duct）相通（图 2-1）。前肾在人类无泌尿功能。第 4 周末，前肾小管相继退化，而前肾管大部分保留并向尾部延伸。

2. 中肾（mesonephm）　发生于第 4 周末（图 2-1）。当前肾退化时，中肾开始发生。在前肾尾侧，相继出现约 80 对横行小管，为 S 形，称中肾小管（mesonephric tubule）。其内侧末端膨大并凹陷形成杯状的肾小囊，内有从腹主动脉分支而来的毛细血管球，构成肾小体；外侧端通入正向尾侧延伸的前肾管，此时的前肾管改称为中肾管（mesonephric duct）。中肾管继续向尾侧延伸，从背外侧通入泄殖腔。人的中肾在后肾出现之前可有短暂功能。至第 2 个月末，除中肾管和尾端的少数中肾小管保留外，中肾大部分退化。

3. 后肾（metanephros）　又称永久肾。发生于第 5 周初，源于输尿管芽与生后肾组织相互诱导，共同分化而成。人胚第 5 周时，中肾管尾侧，在其向泄殖腔开口处附近，向背外侧长出一个盲管，即输尿管芽（ureteric bud）（图 2-1）。输尿管芽伸入中肾嵴的尾端，诱导周围的间充质细胞向其末端聚集、包绕，形成生后肾组织（metanephrogenic tissue）。生后肾组织先分化为中空小泡，称后肾小泡（metanephric vesicle）。后肾小泡伸

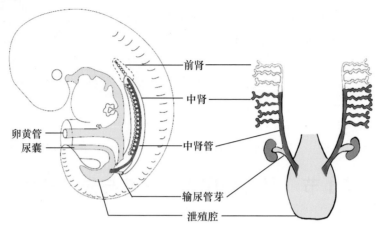

图 2-1　前、中、后肾的发生

长成 S 形小管，称后肾小管（metanephric tubule）。后肾小管逐渐增长，分化成为肾单位（nephron），即肾小管（renal tubule）和肾小体（renal corpuscle）。

（二）输尿管的发生

在胚胎发育时期，肾实质来自生后肾组织，而肾盂及输尿管由输尿管芽发育而来。人胚第 5 周时，中肾管尾侧，在其向泄殖腔开口处附近，向背外侧长出输尿管芽。输尿管芽向胚体背、颅方向延伸，伸入生后肾组织内，输尿管芽顶端膨大成为肾盂（pulvis），其主干发育为输尿管。肾盂顶端长出 2～4 条分支管，扩展为肾大盏（major calyx）。每个肾大盏顶端长出许多分支管，吸收扩展为 7～10 条肾小盏（minor calyx）（图 2-2）[2]。由肾小盏长出许多反复分支的小管称集合小管（collecting tubule）。许多条集合小管汇集在一起，凸向肾小盏，呈圆锥状，称乳头（papilla）。一个肾小盏承接 1～3 个乳头。在乳头开

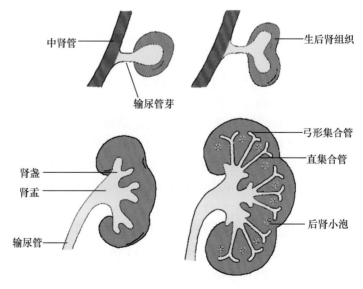

图 2-2　后肾的发生

口的集合小管称乳头管（papillary duct）。乳头管最初几次的分支是直集合小管（straight collecting tubule）。直集合小管顶端出现膨大（ampulla），生后肾组织的一部分间充质，集结在这膨大的外表。直集合小管膨大部的上端，放射状地向上方长出 2～5 条新一代的直集合小管分支，其顶端也出现膨大，表面也覆盖有生后肾组织。同时，在膨大的下端，放射状地长出 2～5 条弓形集合小管（arched collecting tubule）。在弓形集合小管末端，连接有来自生后肾组织形成的后肾小管。

在先天性异常疾病中，泌尿生殖道的异常最常见，占 10%。其中某些异常无临床指征，如重复输尿管畸形；某些先天异常可伴有输尿管功能不全、梗阻或伴有肾发育不良。一些病变是多种先天异常综合征的组成部分，或伴有染色体异常（如染色体子体综合征），或具有家族性，且多种输尿管先天畸形常同时并发。

二、组织学

输尿管黏膜形成多条皱襞，管腔呈星形。输尿管管壁由黏膜层、肌层和外膜组成，而黏膜由变移上皮和固有层构成。输尿管上皮较厚，有 4～5 层细胞，扩张时可变为 2～3 层，固有层为结缔组织。输尿管上 2/3 段的肌层为内纵行、外环行两层平滑肌，下 1/3 段增厚，为内纵、中环和外纵三层。输尿管外膜为疏松结缔组织，与周围结缔组织相移行。输尿管斜穿膀胱壁，开口处黏膜折叠成瓣。当膀胱充盈时，输尿管壁和瓣膜受压封闭，可防止尿液反流。

三、肾盂输尿管先天畸形

（一）重复输尿管与重复肾

重复输尿管（duplicated ureters）及双叉输尿管（bifurcation ureter）是最常见的输尿管畸形，常与重复肾盂畸形合并发生。重复输尿管是一个肾有两个肾盂，各连一条输尿管，在膀胱处具有两个输尿管口。双叉输尿管多为上段分离而下段合并呈 Y 形进入膀胱。重复输尿管是由于在输尿管芽即将完成时，其主干出现分叉所致（图 2-3）[3]。

重复肾（double kidneys）又称额外肾，一种少见的肾发育异常，是由于后肾在发育过程中一侧的输尿管芽分叉，在同侧发生两个输尿管芽，形成两条输尿管和两个肾盂。在两个输尿管芽的诱导下，其顶端各集结生后肾组织，最终在一侧形成两个肾。

重复肾为游离的附属器官，通常位于正常肾的下方，多发生在单侧。一般其体积较正常肾小，罕有超过正常肾者。外形如正常肾的蚕豆形，也有呈球形或外形不规整者。由于额外肾的输尿管有长短及走行异常，约有半数发生梗阻及感染，常以发热、疼痛、腹部肿块就诊。如并发输尿管开口异位，则有尿失禁。

（二）肾盂输尿管连接部梗阻

先天性肾盂输尿管连接部梗阻[4-5]（ureteropelvic junction obstruction）是小儿肾积水的

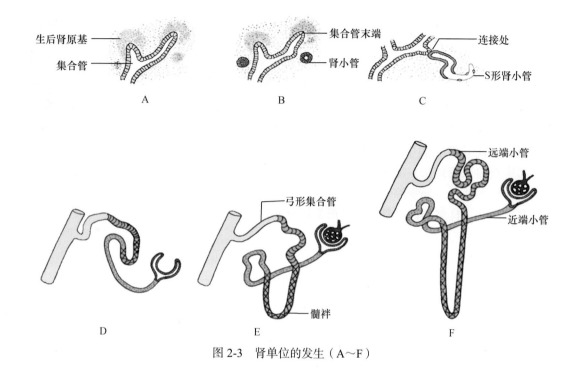

生后肾原基

集合管

集合管末端

肾小管

连接处

S形肾小管

远端小管

近端小管

弓形集合管

髓袢

图 2-3　肾单位的发生（A～F）

常见原因，发生率为 0.13%～0.16%[1]。本病多见于男性，在新生儿中约 2/3 病变在左侧，而双侧病变发生率为 10%～40%。其他病因有肾盂输尿管连接部瓣膜、息肉、迷走血管或副血管压迫肾盂输尿管连接部[2]。超过 1/3 的先天性肾盂输尿管连接部梗阻病例中存在动脉血管直接进入肾下极现象。这些肾下极的血管被称为迷走血管。迷走血管或副血管跨越输尿管使之受压，产生梗阻[3]。

（三）原发性巨输尿管症

原发性巨输尿管症（congenital megaureter）是两侧或一侧输尿管膨胀、变粗、变僵，易于使尿淤积，从而易于感染（图 2-4）。原发性巨输尿管症可能是近膀胱 0.5～4 cm 节段的输尿管不蠕动导致。很少发现真正的狭窄，但输尿管组织结构有异常，包括肌肉错位、肌肉发育不全、肌肉增生以及纤维化。组织切片中经常可见过多的胶原纤维沉积。

（四）输尿管口异位

输尿管开口位置异常，称输尿管开口异位（ectopia of ureteral orifice），由中肾管输尿管芽发生部位过高或过低引起。异位的输尿管口可位于膀胱内，如正常输尿管口的尾侧或内、外侧；也可位于膀胱外，如女性异位输尿管口可位于尿道、前庭、阴道与子宫颈，常在尿道括约肌控制之外，除正常分次排尿外，常有持续滴尿现象，站立活动时更加明显；男性异位输尿管口可位于尿道、射精管、精囊等处，因受外括约肌的控制，故无滴尿现象（图 2-5）。输尿管口定位于膀胱内或膀胱外的异位程度越高，则其对应的肾单位发育不良的可能性越大。

临床症状取决于患者的性别和输尿管口位置，可有尿滴沥、引道溢液、睾丸附睾炎等症状，由于输尿管口异位，常有梗阻或反流，故相应的肾、输尿管可有不同程度的扩张后积

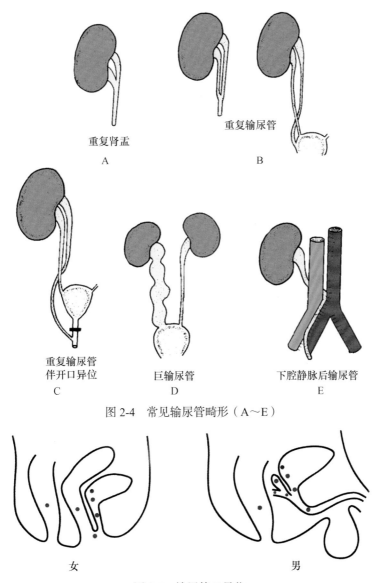

重复肾盂

A

重复输尿管

B

重复输尿管
伴开口异位

C

巨输尿管

D

下腔静脉后输尿管

E

图 2-4　常见输尿管畸形（A～E）

女　　　　　　男

图 2-5　输尿管口异位

水；常伴有泌尿系统感染、发热、腰痛等症状。若存在反流或梗阻，则可伴有肾盂肾炎。

（五）原发性膀胱输尿管反流

原发性膀胱输尿管反流[6]（primary vescioureteral reflux）由膀胱输尿管连接部的功能不全引起。此病发病男性较少见。男∶女＝1∶5，其原因可能是男性前列腺与精囊对膀胱的机械运动具有辅助作用。患者在婴幼儿时期患有泌尿系统感染，并常有肾脏的瘢痕形成（反流性肾病）。反流可为单侧或双侧，且约 1/3 的患者其兄弟姐妹中有类似的泌尿系统异常。

本病的形态学改变是输尿管膀胱壁内黏膜下部分过短，或该段的纵行肌纤维减少，或两者都有。

第 2 节　膀胱的发育与先天畸形

一、膀胱胚胎发育

在人胚第 4～7 周时，尿直肠隔（urorectal septum）将泄殖腔（cloaca）分隔为背侧的原始直肠（primitive rectum）和腹侧的尿生殖窦（urogenital sinus）两个部分。尿生殖窦自头端至尾端又分为三段：上段为膀胱部（vesical part），中段为骨盆部（pelvic part），下端为初阴部（phallic part）。膀胱部较大，发育为膀胱，顶端与尿囊相接，连接膀胱与脐之间的尿囊部分缩窄称脐尿管（urachus），胎儿出生前脐尿管闭锁并纤维化，称为脐中韧带（median umbilical ligament）。随着尿生殖窦扩大，左、右中肾管的尾端输尿管芽开口处以下并入尿生殖窦后壁，于是输尿管与中肾管分别开口于尿生殖窦（图 2-6）。左右输尿管开口的位置，分别逐渐向两侧外上方移动；这样在左右输尿管开口与相距很近的左右中肾管开口之间，形成三角。这个三角形区域相当于以后的膀胱三角和尿道上端后壁部分。在此开口的中肾管，在男性将形成射精管，在女性则退化消失。

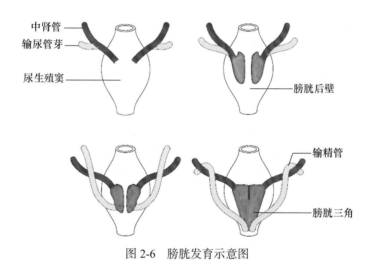

中肾管
输尿管芽
尿生殖窦
膀胱后壁
输精管
膀胱三角

图 2-6　膀胱发育示意图

二、组织学

膀胱壁由黏膜、肌层和外膜组成（图 2-7）。黏膜由上皮和固有层构成。黏膜上皮是变移上皮，现更确切的称为尿路上皮。尿路上皮的厚度与膀胱充盈的状态有关，空虚时由 6～7 层上皮组成，充盈时仅 2～3 层细胞。尿路上皮可分为表层、中层和基层。表层细胞为大的立方形、具有丰富嗜酸性胞质，常有双核，可覆盖几个中间层细胞称为盖细胞。中间数层细胞呈多边形，基层细胞为矮柱状或立方形。有人观察到所有上皮细胞均向深部伸出长脚状突起，附着于基膜上，故认为变移上皮是假复层上皮。固有层由疏松结缔组织组成，含有丰富的血管和淋巴管网，并有少量的弹性纤维、动脉和静脉。

肌层由内纵、中环、外纵三层平滑肌组成。在膀胱尿道口周围的环形平滑肌形成膀胱括约肌。

膀胱外膜大多为疏松结缔组织，仅在膀胱顶部为浆膜，即结缔组织外被覆单层扁平上皮。

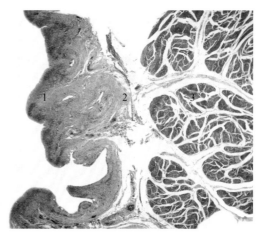

图 2-7　膀胱光镜照片 HE 染色
1. 上皮；2. 固有层；3. 肌层

三、膀胱畸形

（一）重复膀胱

重复膀胱（duplicated bladder）为膀胱发育异常所致，极为少见。根据重复程度不同可分为完全重复和不完全重复。膀胱完全重复是由两个独立分开的膀胱和各自的输尿管及尿道组成，也称双膀胱（double bladder）；不完全重复则由两个未能完全分开的膀胱构成，各有一输尿管，但双方共有一个尿道。

（二）真性膀胱憩室

膀胱憩室（bladder diverticulum）较为常见，多数是由于尿道或膀胱颈部部分梗阻引起膀胱内压升高，导致膀胱壁相对薄弱的部位出现膀胱黏膜疝。男性梗阻常因前列腺结节性肥大所致。有的患者则是由于膀胱肌层的先天性局部缺损引起。

憩室最常见于膀胱三角区上后壁的输尿管膀胱入口附近，易引起输尿管阻塞及膀胱尿液反流并诱发感染。憩室与膀胱连接部位一般较宽，但有的憩室仅有一很小的开口与膀胱相通。扩张的憩室壁常由结缔组织纤维构成，其肌层甚薄或完全缺失。伴有憩室炎时，黏膜上皮常出现鳞状上皮化生。膀胱憩室常伴有结石，少数可发生鳞状细胞癌或尿路上皮癌。大多数膀胱憩室较小，无症状，不需要手术治疗。当超室位于隐匿部位时，可形成巨大囊室。

（三）膀胱外翻

在胚胎第 3 周，由原条迁移的间充质细胞，分布于内外胚层之间，构成中胚层。随着胚盘的纵向折卷，胚盘的泄殖腔膜之后的部分，折转至腹侧，成为将来胎儿的下腹部。这部分的中胚层间充质将分化构成下腹壁正中部与膀胱前壁的结缔组织与肌组织。若来自原条的间充质细胞未迁移到此部位，就会导致下腹壁正中部与膀胱前壁的结缔组织和肌组织

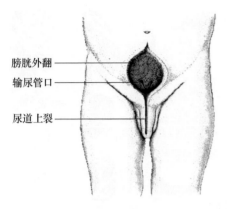

膀胱外翻 ——
输尿管口 ——
尿道上裂 ——

图 2-8　膀胱外翻示意图

缺损，致使下腹壁正中部与膀胱前壁薄而破裂，破裂后的下腹壁裂缘与膀胱壁裂缘相愈合，成为膀胱外翻[7]（exstrophy of the bladder），膀胱三角和输尿管口外露，尿液间断渗出（图 2-8）。这种畸形，男性多于女性。

膀胱外翻同时患者常伴有泌尿生殖道的其他畸形，其中合并尿道上裂最为多见，即膀胱和尿道都翻向体表。

严重的腹壁缺失导致泄殖腔外翻（exstrophy of cloaca），这是在三胚层胚盘发生时，间充质未进入泄殖腔膜之后的范围较大部位，则膀胱外翻、尿道上裂还可伴有阴茎或阴蒂有裂隙，乃至在男性阴囊有裂隙，在女性左右阴唇的间隙较宽。

由于膀胱后壁黏膜通过前腹壁缺口直接暴露在外，长期受污物刺激而反复感染，并可引起上行性尿路感染。久而久之外翻的膀胱黏膜发生鳞状化生及腺性化生，进而可导致癌变。出生时即患此病的成年人肿瘤的发生率为 17.5%～38%。肿瘤主要为腺癌，部分可伴有鳞状细胞癌成分。

膀胱外翻患儿应及早采用手术治疗，分期修复腹壁与膀胱，使之能自主控制排尿，保护肾功能及在男性重建阴茎。如不及时治疗，患者多数因尿路感染及肾功能不全而死亡。

（四）脐尿管残留

脐尿管是位于膀胱顶和脐之间的胚胎期结构，由尿囊导管和泄殖腔退化形成，长 5～6 cm。在胚胎发育过程中，脐尿管将膀胱和尿囊连接在一起。出生后，脐尿管闭锁、退化变成纤维条索，成为脐中韧带，但其尾部管腔仍存在于膀胱壁内并与膀胱腔相连，管壁被覆移行上皮和柱状上皮。

脐尿管从膀胱到脐完全开放，尿液可从脐部流出，称脐尿管瘘（urachus fistula）；如残留脐尿管仅有一端开口形成不完全开放的盲管，可通到脐部皮肤（脐 - 脐尿管窦，umbilico-urachal sinus），或通到膀胱（膀胱 - 脐尿管窦，vestico-urachal sinus）；如果两端闭锁，中间一段残留没有闭锁，称脐尿管囊肿（urachal cyst）（图 2-9）。

脐尿管瘘或脐尿管囊肿继发感染时可造成脐尿管脓肿（urachal abscess）。脓液进入腹腔内会引起重度腹膜炎。病原菌除普通化脓菌外，少数可为结石性或棘球属寄生虫或放线菌。

残留脐尿管上皮可发生癌变，大部分为高分化黏膜腺癌，也可见印戒细胞癌、尿路上皮癌和鳞状细胞癌。多数脐尿管癌发生于脐尿管膀胱部并长入膀胱壁内。有的肿瘤发生在脐和膀胱顶部之间的前腹壁腹膜下，癌细胞从腹膜下浸润到膀胱肌层。由于脐尿管癌早期症状不明显，不能及时确诊，预后较差。患者同时伴有脐尿管开放或囊肿是诊断的有力根据之一。

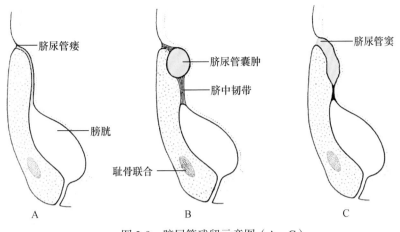

图 2-9　脐尿管残留示意图（A～C）

第 3 节　尿道的胚胎发育与先天畸形

一、胚胎发育

尿生殖窦的中段为骨盆部，较狭窄，保持管状，在男性则成为尿道的前列腺部和膜部，在女性形成尿道的大部分。初阴部尾端有尿生殖膜（urogenital membrane）与外界相隔。在男性初阴部将形成尿道阴茎部；在女性小部分成为尿道下段，大部分扩大成阴道前庭（图 2-10）。男性尿道的阴茎头部则来自表面的外胚层，一部分外胚层增殖，进入阴茎头部，先为细胞索，以后中空成管，与尿道阴茎部连通。

二、组织学

尿道壁由黏膜、肌层和外膜组成（图 2-11），不同部位上皮不同。

（一）男性尿道

男性尿道可分为三部分：前列腺部、膜部和海绵体部（阴茎部）。

尿道前列腺部穿过前列腺。内衬移行上皮细胞，黏膜有许多前列腺导管、前列腺囊和成对的射精管的开口。

在尿道膜部延伸只有 1～2 cm，此段穿过会阴膜（尿生殖膈）。大部分为复层柱状上皮，其中点缀着一片片的假复层柱状上皮。有一环行横纹肌构成的括约肌，称为尿道外括约肌，由意识控制。

尿道海绵部（阴茎部）穿过阴茎，是尿道最长的部分（长 15 cm）。黏膜上皮大部分为复层柱状上皮，其中点缀着一片片的假复层柱状和未角化复层扁平上皮。舟状窝为未角

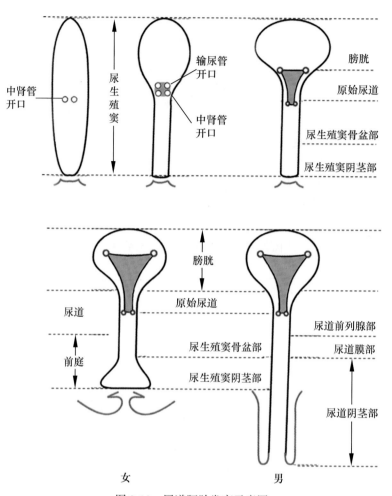

图 2-10　尿道胚胎发育示意图

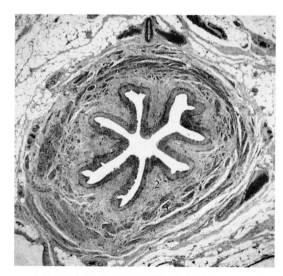

图 2-11　尿道光镜照片 HE 染色

1. 上皮；2. 固有层；3. 肌层

化复层扁平上皮。

固有层由疏松结缔组织构成，有丰富的血管，黏液性尿道腺。尿道腺是黏液腺，分散于整个尿道，集中于前尿道海绵体，有些腺体分泌部直接与尿道上皮相连，有一些腺体有分泌导管。分泌的黏液润滑尿道。

（二）女性尿道

女性尿道长 4～5 cm，直径 5～6 mm。它从膀胱延伸到尿道外口上方和前阴道的开口。除了在排尿时通常情况下，管腔内折叠。膀胱附近的尿道上皮为移行上皮，其他部分为未角化的复层鳞状上皮。散在着一块块的假复层柱状上皮。黏膜有拉长的褶皱，固有层中有弹性纤维，有较多黏液腺。肌层与膀胱连续，由内环外纵的两层平滑肌组成。女性尿道的中间部分包围着由骨骼肌组成的括约肌。

三、尿道畸形

（一）尿道下裂

尿道下裂见于男性胎儿，在阴茎腹侧面出现裂口，与尿道的阴部相通，此裂口称尿道下裂（hypospadiasis）（图 2-12）。裂口在阴茎头腹侧的称阴茎头尿道下裂（glandular hypospadiasis），在阴茎头冠腹侧的称冠尿道下裂（coronal hypospadiasis），这两种尿道下裂都是阴茎头顶部外胚层增殖进入阴茎头内的上皮细胞索（阴茎头板）缺损或有阴茎头板而未中空成管，或未与尿道的阴茎部接通所致。尿道裂口在阴茎体腹侧的称阴茎尿道下裂（penile hypospadiasis），是由左右尿生殖褶愈合缺损所致。尿道裂口在阴茎阴囊交界处的称阴茎阴囊尿道下裂（penoscrotal hypospadiasis），是由左右尿生殖褶及阴唇阴囊隆起相接处愈合缺损所致。尿道裂口在阴囊靠近会阴部位的称会阴尿道下裂（perineal hypospadiasis），是由靠近会阴处左右阴唇阴囊隆起愈合缺损所致。尿道下裂患者的阴茎向腹侧弯曲，勃起时出现疼痛，称痛性勃起（chordee）。如尿道下裂范围大，阴茎发育差，伴有隐睾，很难从外生殖器确定其性别，成为男性假半阴阳。导致尿道下裂的原因尚不明确，有人认为可能是由于胎儿时期雄激素分泌不足所致。有些尿道下裂病例有家族史，因此与遗传有关，但其与染色体确切的关系尚不明确。

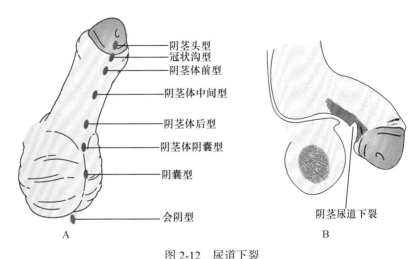

阴茎头型
冠状沟型
阴茎体前型
阴茎体中间型
阴茎体后型
阴茎体阴囊型
阴囊型
会阴型
A
阴茎尿道下裂
B

图 2-12　尿道下裂

A：尿道下裂 Barrcat 分型；B：有尿道下裂的向腹侧弯曲，出现痛性勃起的阴茎

（二）尿道上裂

尿道上壁有一个或几个裂隙在阴茎或阴蒂背面开口，称尿道上裂（epispadias）。造成此畸形的原因是由于胚盘由二胚层演变为三胚层时，进入泄殖腔膜尾侧胚盘的间充质轻度缺如，

使尿生殖窦初阴部前壁缺少间充质。当尿生殖膜破裂时，初阴部前壁由于缺少间充质，随之出现裂隙，在阴茎或阴蒂上面开口。如进入泄殖腔膜尾侧胚盘的间充质缺少范围较大，则尿道上裂伴有膀胱外翻。男性较多，约3万个婴儿中有一例。男性尿道上裂有三种类型：①阴茎头型（最少见），在阴茎头上方有一裂缝，其基底可暴露在尿道远端，临床上无尿失禁；②阴茎干型，在阴茎干和阴茎头上方尿道裂开，根据膀胱颈括约肌发育与缺损程度不同，可有或无尿失禁；③完全型（阴茎耻骨型），整个阴茎尿道全长呈裂开状态，其范围可向上扩展到耻骨后或膀胱壁的一部分。此型患儿均有膀胱括约肌发育缺陷而持续性尿失禁。

（三）尿道瓣膜

尿道瓣膜分为后尿道瓣膜（post-urethral valve）和前尿道瓣膜（anterior urethral valves）。后尿道瓣膜是由于中肾管尾侧扩展被吸收入尿生殖窦时出现异常所致。通常位于前列腺尿道的远端，瓣膜为黏膜皱褶，外形像一层很薄的膜。仅见于男性。分三个类型（图2-13）：Ⅰ型瓣膜从精阜延伸入尿道侧壁并扩大，阻断尿液外流，可能是皱褶过度生长和中肾管异常吸收造成的。Ⅱ型瓣膜从精阜的上边缘向后延伸而不引起阻塞。Ⅲ型瓣膜在精阜呈隔膜状。Ⅰ型和Ⅲ型可造成梗阻。胎儿尿是妊娠中、后期羊水的主要来源。后尿道瓣膜的胎儿因尿道梗阻，排尿少，导致羊水减少。羊水过少妨碍胎儿胸廓的正常活动及肺在子宫内的扩张，造成肺发育不良，生后患儿常有呼吸困难、发绀、呼吸窘迫综合征、气胸及纵隔气肿，可死于呼吸衰竭。由于尿路梗阻，膀胀压力增高，使输尿管抗反流机制失调，形成膀胱输尿管反流及肾、输尿管扩张积水，使肾小管内压力增高而造成肾发育异常。而上尿路压力增高可破坏肾的集合管系统，造成肾小管浓缩功能障碍，即获得性肾性

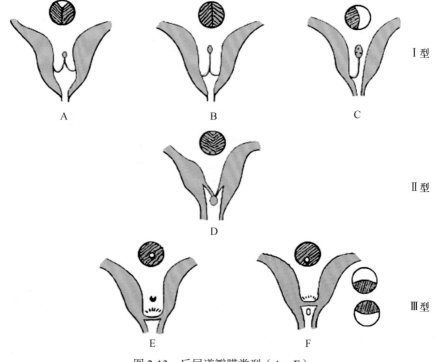

图2-13　后尿道瓣膜类型（A～F）

多尿症或肾性糖尿病，尿量增加，从而又加重输尿管扩张，同时也增加了膀胱容量，形成恶性循环。后尿道瓣膜的膀胱为克服排尿的阻力，逼尿肌收缩肥厚，随之胶原纤维沉着，反使膀胱逼尿肌收缩功能下降，造成膀胱功能异常。

前尿道瓣膜是男性患儿中另一较常见的下尿路梗阻原因，可伴有尿道憩室。本病较后尿道瓣膜少见。前尿道瓣膜的胚胎发生是有争议的。其可能是重复尿道失败的结果，尿道近端和远端组织残留，成为了尿道之间的瓣膜，或先天性尿道周围腺体囊性扩张导致片状瓣膜，或胚胎期尿道板融合不全，也可能为尿道海绵体发育不全使局部尿道缺乏支持组织，造成尿道黏膜皱襞肥大而产生瓣膜。这些瓣膜可以位于前尿道的任何地方，40% 位于尿道球部，30% 在阴茎阴囊交界处，30% 在阴茎部尿道。很少发生在尿道舟状窝。

（四）重复尿道

重复尿道（duplication of urethra）少见，成因不明。其分型有多种方法，目前国际上应用较多的是 Effmann 等提出的分类标准，即把重复尿道分为三个类型（图 2-14）。Ⅰ 型外口位于阴茎部，近端为盲端，与正常尿道不相通。重复尿道常见分泌物流出，无滴尿。Ⅱ 型分为 3 个亚型，Ⅱ A1 型即为重复尿道内口开于膀胱，外口开于阴茎部；Ⅱ A2 内口开于正常尿道，外口开于阴茎部（如果外口开于会阴部或直肠，又称为 Y 形重复尿道，排尿时常见肛周排尿或会阴部滴尿），大多数 Y 形重复尿道主道多为先天性狭窄，副尿道即为功能尿道，可以出现双股尿线；Ⅱ B 型内口开于膀胱，外口开于正常尿道内，由于重复尿道外口容易堵塞，可引起尿道脓肿。Ⅲ 型为双膀胱双尿道。

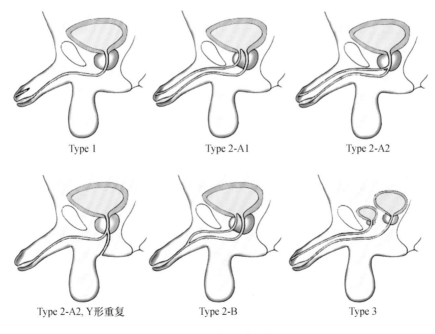

Type 1　　　　　Type 2-A1　　　　　Type 2-A2

Type 2-A2, Y形重复　　　　Type 2-B　　　　Type 3

图 2-14　重复尿道示意图

（刘佳梅　刘　颖）

参 考 文 献

［1］ 刘斌, 高英茂. 人体胚胎学 [M]. 北京: 人民卫生出版社, 1996.

［2］ SADDLER T W. Lang man's Medical Embryology [M]. 12 th Edition. Philadelphia, DA: Lipincott William & Wilkins, 2012.

［3］ MOORE K L, PERSAND T, TORCHIA M G. The Developing Human. Clinically Orientad Embryology [M]. 8 th Edition, 2013.

［4］ 谢向辉, 黄澄如, 孙宁, 等. 小儿先天性肾盂输尿管连接部梗临床和病例特点 [J]. 首都医科大学学报, 2007, 28 (1): 121-123.

［5］ NGUYEN H T, KOGAN B A. Upper urinary tract obstruction: experimental and clinical aspects [J]. BrJ Urol, 1998, 81: 13-21.

［6］ 黄澄如. 实用小儿泌尿外科学 [M]. 北京: 人民卫生出版社, 2006.

［7］ 许孝纯, 赵升田. 临床泌尿外科 [M]. 济南: 山东科学技术出版社, 2007.

第 **3** 章

尿流改道与尿路重建相关解剖学

第1节　肾与输尿管的解剖结构

一、肾的解剖结构

肾的形态

1. **肾的外部形态**　**肾**（kidney）是实质性器官，贴附于腹后壁，左右各一，形如蚕豆，肾的表面光滑，新鲜肾呈红褐色。正常成年男性肾平均长约 10 cm（8～14 cm），宽约 6 cm（5～7 cm），厚约 4 cm（3～5 cm），重量 134～148 g。一般情况下男性肾略大于女性肾，左肾重于右肾。肾可分为上、下两端，前、后两面和内、外两缘。一般肾的上端宽而薄，下端窄而厚。前面较隆凸，朝前外侧；后面较平坦，紧贴腹后壁。外侧缘隆凸，内侧缘中部凹陷，称**肾门**（renal hilum），是肾的血管、淋巴管、神经和肾盂出入肾的门户。出入肾门的这些结构被结缔组织包裹在一起，总称为**肾蒂**（reanl pedicle）。肾蒂中主要结构的排列关系是：由前向后依次为肾静脉、肾动脉和肾盂；从上向下依次为肾动脉、肾静脉和肾盂（图 3-1）。右侧肾蒂较左侧短，故临床上右肾手术较为困难。肾门向肾实质内凹陷形成的腔称为**肾窦**（reanl sinus），窦内有肾动脉、肾静脉的主要分支和属支、肾大盏、肾小盏、肾盂、神经、淋巴管和脂肪组织等。

2. **肾的内部结构**　在肾的冠状切面上，可将肾分为肾皮质和肾髓质两部分（图 3-2）。

肾皮质（renal cortex）主要位于肾实质表层，厚 0.5～1.0 cm，富含血管，新鲜标本呈红褐色，主要由肾小体和肾小管组成，肉眼可见密布的红色点状颗粒为肾小体。肾皮质深入肾髓质的部分称**肾柱**（renal column）。**肾髓质**（renal medulla）位于肾皮质深部，约占肾实质的 2/3，血管较少，呈淡红色，由许多密集的肾小管组成。肾髓质形成 15～20 个**肾锥体**（renal pyramids）。肾锥体的基底

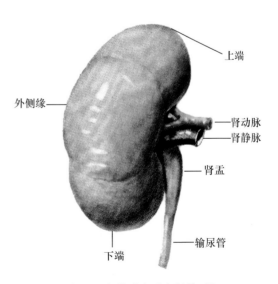

图 3-1　肾的形态（右肾前面）

（图中标注：上端、外侧缘、肾动脉、肾静脉、肾盂、输尿管、下端）

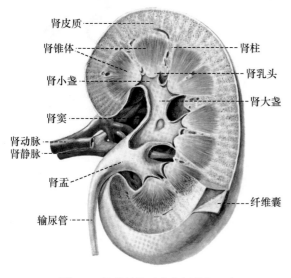

图 3-2　肾的结构（右肾冠状切面）

朝向皮质，较宽大，成为锥体底，其尖端圆钝，朝向肾窦，称**肾乳头**（renal papillae），突入肾小盏内。有时 2～3 个肾锥体合并为一个肾乳头。每侧肾有 7～12 个肾乳头。肾乳头上有 10～30 个小孔，称为**乳头孔**（papillary foramina），为乳头管的开口。肾内生成的尿液经乳头孔流入肾小盏。每个肾锥体及其周围相连的皮质，总称为**肾叶**（renal lobes）。

肾窦内有 7～8 个呈漏斗状的**肾小盏**（minor renal calices），包绕肾乳头。有时 1 个肾小盏可包绕 2～3 个肾乳头，故肾小盏的数目少于肾乳头。相邻的 2～3 个肾小盏合成一个较大的膜管，称为**肾大盏**（major renal calices）。每个肾有 2～3 个肾大盏，再汇合成一个前后扁平的约呈漏斗状的扁囊，称为**肾盂**（renal pelvis）。肾盂出肾门后，弯行向下，逐渐变细，平肾下端移行为输尿管。

3. 肾的被膜　肾的表面由外向内依次由肾筋膜、脂肪囊和纤维囊包裹。

（1）**肾筋膜**（renal fascia）　分前层与后层，它们共同包被肾上腺和肾。肾筋膜前层除覆盖肾及肾上腺外，尚跨越腹主动脉和下腔静脉的前方与对侧续连；肾筋膜后层经肾的后面，贴腰大肌和腰方肌向内侧附着于腰椎体。在肾和肾上腺上方以及肾外侧缘处，肾筋膜前、后层互相融合，向上与膈下筋膜相连，向外侧与腹横筋膜相续。在肾下方，肾筋膜前层消失于髂窝的腹膜外筋膜中，肾筋膜后层向下与髂腰筋膜相愈着，从而肾筋膜前、后两层之间形成向下开放的囊口，使肾下垂或感染蔓延成为可能，同时还可在骶骨前方经直肠后隙作腹膜后隙的充气造影。肾筋膜与深面的纤维囊之间有大量纤维束相连，对维持肾的正常位置有一定作用。

（2）**脂肪囊**（adipose capsule 或 fatty renal capsule）　为脂肪组织，其厚度因人而异，在肾的后面和下端尤其发达。脂肪囊的脂肪组织经肾门进入肾窦，填充肾窦内间隙。临床上做肾囊封闭时，即将药物注入此囊内。脂肪囊有支持和保护肾的作用，也称**肾床**。

（3）**纤维囊**（fibrous capsule）　又称肾包膜，为肾的固有膜，薄而坚韧，贴附于肾实质表面。正常肾的纤维囊易于从肾表面剥离，与肾实质分开，有病变的肾则不易分离。肾外伤或肾部分切除时只缝合纤维囊，避免缝合肾实质造成损伤（图 3-3）。

二、肾的血管神经及淋巴

（一）肾的血管

1. 肾的动脉与肾段　**肾动脉**（renal artery）于第 1～2 腰椎之间椎间盘的高度起自腹主动脉，右侧的长于左侧。肾动脉入肾门前分为前、后两干。前干在肾窦内行于肾盂前

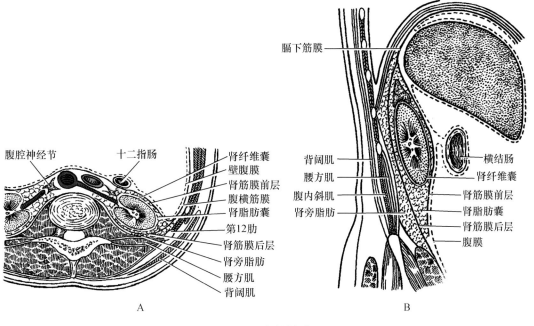

图 3-3　肾的被膜

A：横切面；B：纵切面

方，分为上、上前、下前和下 4 支段动脉；后干绕肾盂上缘转至后面延为一支后段动脉，此 5 支段动脉分别供应肾的相应区称**肾段**。肾段动脉之间缺乏吻合，故当一支肾段动脉的血流受阻时，该动脉供应区的肾实质可发生缺血性坏死（图 3-4）。

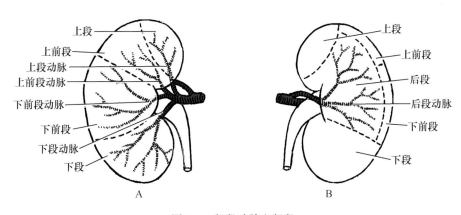

图 3-4　肾段动脉和肾段

A：前面；B：后面

2. **肾静脉**（renal veins）　肾静脉在肾内与动脉的分布不同，无分段形式及规律性，但具有广泛的吻合，故结扎单支静脉不影响血液回流。左肾静脉跨越腹主动脉前面注入下腔静脉，较右肾静脉长，并接受左肾上腺静脉与睾丸（卵巢）静脉。右肾静脉明显较左侧短，故右肾手术难度更大一些，术中注意不要误伤下腔静脉。

（二）肾的神经

肾的交感神经纤维组成属于腹腔丛的肾丛，形成肾丛的节后神经纤维来自腹腔神经节、主动脉肾节等处，沿肾动脉分支入肾，分布于肾内血管、肾小球、肾小管。肾的副交感神经沿肾蒂入肾，一般认为仅分布于肾盂平滑肌。肾亦有内脏感觉神经纤维分布，伴随交感神经纤维或副交感神经纤维走行。

（三）肾的淋巴

肾内淋巴管可分为浅组和深组。浅组位于肾纤维囊下，与肾脂肪囊的淋巴管丛有广泛的交通，引流肾脂肪囊和肾被膜的淋巴。深组淋巴管丛围绕肾小管，引流肾实质的淋巴。两组淋巴管互相吻合形成4～5条集合淋巴管，注入肾盂后方的肾门淋巴结，汇集至主动脉旁淋巴结。

三、肾的位置与毗邻

（一）肾的位置

肾位于脊柱腰段两侧，左肾位于第11胸椎体下缘至第2腰椎体下缘之间，右肾位于第12胸椎体上缘至第3腰椎体上缘之间。右肾低于左肾约半个椎体，第12肋斜跨右肾后面的上部、左肾后面的中部（图3-5）。肾的位置受呼吸，也受体型、性别、年龄差异等因素影响。由于椎体越往下越大，脊柱两侧的腰大肌亦越往下越粗、越向外下倾斜，故肾的纵轴从内上斜向外下，横轴从前内斜向后外，肾的前、后面实际是肾的前外侧面和后内侧面。

在距后正中线两侧2.5 cm和7.5 cm处各作一垂线，通过第11胸椎和第3腰椎棘突各作一水平线，肾即位于此纵横标志线所组成的四边形内。肾门的体表投影为第1腰椎棘突下缘外侧5 cm处，此处正相当于第12肋下缘与竖脊肌外侧缘的交角处，此角称为脊肋角或肾角。肾有病变时，此区可有压痛或叩击痛。

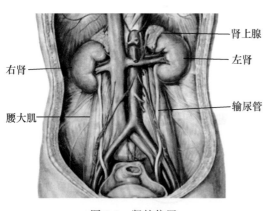

图3-5　肾的位置

右肾　左肾　肾上腺　腰大肌　输尿管

（二）肾的毗邻

肾上端借疏松结缔组织与肾上腺相连。内下方以肾盂续输尿管。左肾内侧有腹主动脉，右肾内侧有下腔静脉。左肾前面的上部与胃及脾相邻，中部有胰尾横过，下部邻接空肠袢与结肠左曲；右肾前面的上部邻贴肝右叶，中部内侧份与十二指肠降部相贴，下部与结肠右曲和小肠相邻。肾的后面，第12肋以上部分与膈邻贴，隔着膈与肋膈隐窝（肋膈窦）相邻；第12肋以下部分与肋下神经、肋下血管、腰大肌、腰方肌、腹横肌、生殖股神经、髂腹下神经和髂腹股沟神经相邻（图3-6）。

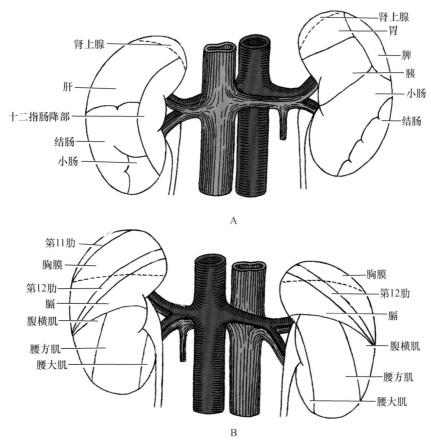

图 3-6　肾的毗邻
A：前面；B：后面

四、输尿管的解剖结构

（一）输尿管（ureter）

是位于腹膜外的肌性管道。平第二腰椎上缘起自肾盂末端，下端止于膀胱，全长 25～30 cm，管径平均 5～10 mm，最窄处管径只有 2～3 mm。管壁有较厚的平滑肌层，可进行节律性的蠕动，使尿液流入膀胱。全长可分为输尿管腹部、输尿管盆部和输尿管壁内部（图3-7）。

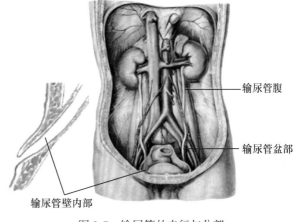

图 3-7　输尿管的走行与分部

（二）输尿管腹部（abdominal part of ureter）

位于腹后壁，起于肾盂下端，沿腰大肌前面下行至其中点附近，与睾丸血管或卵巢血管交叉，通常位于血管的后方走形，至小骨盆上口处，左、右输尿管分别跨过左髂总动脉的末端和右髂外动脉的起始部的前面，进入盆腔移行为盆部。

（三）输尿管腹部（pelvic part of ureter）

起自小骨盆入口处，沿盆侧壁，髂内血管、腰骶干和骶髂关节前方下行，跨过闭孔神经血管束，达坐骨棘水平，然后转向前内达膀胱底。男性输尿管走向前、内、下方，经直肠前外侧壁与膀胱后壁之间下行，在输精管后外方与之交叉；在女性，距子宫颈外侧2.5 cm处，有子宫动脉从外侧向内侧越过输尿管前方，行向下内至膀胱底穿入膀胱壁内。故当行子宫切除术处理子宫动脉时，应注意区别，以免误伤输尿管（图 3-8）。

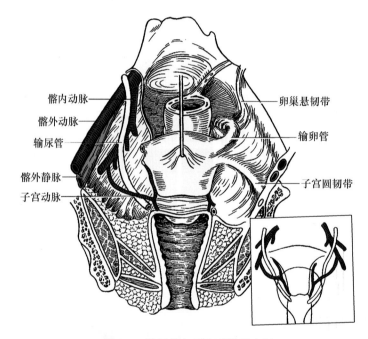

髂内动脉　　　　　　　　　　　　　　　　卵巢悬韧带

髂外动脉

输尿管　　　　　　　　　　　　　　　　　输卵管

髂外静脉

子宫动脉　　　　　　　　　　　　　　　　子宫圆韧带

图 3-8　输尿管与子宫动脉的走行

（四）输尿管壁内部（intramural part of ureter）

为输尿管斜穿膀胱底的部分，长 1.5～2.0 cm，以输尿管口开口于膀胱内面，当膀胱充盈时，膀胱内压力增高挤压壁内部，使管腔闭合，防止尿液反流入输尿管。由于输尿管的蠕动，尿液仍可不断的流入膀胱。

输尿管全长有三处生理性狭窄：①**上狭窄**（superior stricture）：肾盂与输尿管移行处；②**中狭窄**（middle stricture）：在小骨盆上口与髂血管交叉处；③**下狭窄**（inferior stricture）：在输尿管壁内部。这三个狭窄常是输尿管结石易滞留之处。

输尿管的走行并不垂直，全长有 3 个弯曲，第 1 个弯曲在肾盂与输尿管的移行处，第 2 个弯曲在骨盆上口处，第 3 个弯曲在骨盆腔内。

五、输尿管的血管及神经支配

输尿管的血管

1. 输尿管的动脉　输尿管的动脉供应来源很广，肾动脉、肾下极动脉、腹主动脉、骶中动脉、第一腰椎动脉、睾丸动脉（女性为卵巢动脉）、髂总动脉、髂内动脉、膀胱上动脉、膀胱下动脉及子宫动脉等均有分支供应相应水平的输尿管（图 3-9）。输尿管腹部主要有肾动脉的分支分布，每侧有 3～9 条，平均 5 条，右侧略多左侧。输尿管腹部虽长，但接受动脉的分支数少于输尿管盆部。除肾盂附近以外，动脉分支大多经输尿管的内侧进入输尿管壁。输尿管盆部的动脉分支男女来源有所不同，男性多来自附近动脉和睾丸动脉，而女性则来自卵巢动脉和子宫动脉的分支。大约 48.63% 的动脉分支从输尿管内侧进入输尿管壁。而 40% 则从外侧进入。从输尿管前面进入者占 8.64%，而后侧进入者仅占 2.73%。髂总动脉、髂内动脉的分支均从输尿管的内侧进入输尿管壁。膀胱上、下动脉的分支则多数从输尿管的外侧进入。输

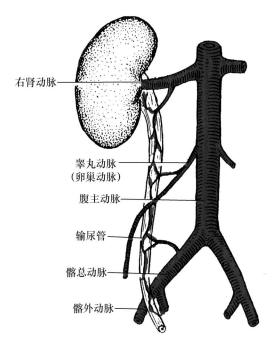

右肾动脉

睾丸动脉
（卵巢动脉）

腹主动脉

输尿管

髂总动脉

髂外动脉

图 3-9　输尿管的动脉来源

尿管的下段吻合支少时游离后可能会出现坏死现象。膀胱下动脉经常发出分支，分布于输尿管下部和膀胱三角的大部分。

2. 输尿管的静脉与淋巴　输尿管的静脉汇入上述的同名动脉，最后一般回流入肾静脉、睾丸静脉（女性则为卵巢静脉）和髂内静脉等。输尿管的淋巴回流始于黏膜下、肌层和外膜的淋巴丛。这些淋巴管网相互吻合，输尿管上部的淋巴管与肾淋巴管相连，或直接注入主动脉旁（腰）淋巴结，输尿管腹部的其余部分注入髂总淋巴结，输尿管盆部则注入髂总、髂外和髂内淋巴结。

3. 输尿管的神经支配　输尿管神经丛由肾丛、主动脉丛、肠系膜上丛和肠系膜下丛的神经纤维组成。这些神经纤维的中枢位于第 10、11、12 胸髓，第 1 腰髓和第 2～4 骶髓。

六、输尿管的毗邻

左侧输尿管腹部的前方为十二指肠空肠曲，并有左结肠血管、左睾丸（卵巢）血管、

乙状结肠系膜越过，分离或切断乙状结肠系膜时，应注意保护输尿管。右侧输尿管上段的前方有十二指肠降部、以下有右结肠和回结肠血管、肠系膜根和右睾丸血管跨越；下段的外侧与盲肠及阑尾相邻。右髂窝脓肿及盲肠后位阑尾炎均可累及输尿管，尿中出现异常。

男性输尿管盆部经输精管后外方，再经输精管壶腹和精囊之间达膀胱底。女性输尿管盆部由后向前内，经子宫阔韧带基部至子宫颈外侧约 2 cm 处（恰在阴道穹侧部的上外方），有子宫动脉从外侧向内侧横越其上前方（图 3-9）。

第 2 节　膀胱与前列腺的解剖结构

一、膀胱的解剖结构

（一）膀胱的形态

膀胱（uninary bladder）为贮尿的囊状肌性器官。其形状、大小、位置及壁的厚薄均随尿液的充盈程度不同而异。通常正常膀胱的平均容量为 350～500 mL，超过 500 mL 时，因为膀胱壁张力过大而产生疼痛。膀胱最大容量可达 800 mL，新生儿膀胱的容量约为成人的 1/10。老年人由于肌的紧张力降低，容积增大。女性膀胱容量较男性为小（图 3-10）。

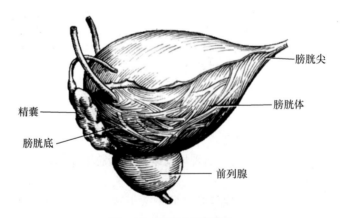

膀胱尖

膀胱体

精囊

膀胱底

前列腺

图 3-10　膀胱（侧面观）

膀胱空虚时呈三棱锥体形，可分为尖、体、底、颈四部。**膀胱尖**（apex of bladder）细小，朝向前上方，由此沿腹前壁至脐之间有一皱襞称为**脐正中韧带**（median umbilical ligament）。**膀胱底**（fundus of bladder）近似三角形，朝向后下方。膀胱尖与膀胱底之间的部分为**膀胱体**（body of bladder）。膀胱的最下部称**膀胱颈**（neck of bladder），以**尿道内口**（internal urethral orifice）与尿道相接。膀胱各部之间无明显界限。膀胱充盈时呈卵圆形。

（二）膀胱的内面结构

膀胱内壁被覆黏膜，当膀胱空虚时，膀胱壁的内面，由于肌层的收缩而形成许多黏膜皱襞称膀胱襞（vesical plica），当膀胱充盈时，皱襞可全部消失。但在膀胱底部的内面有一个三角形区域，位于两输尿管口与尿道内口之间，称**膀胱三角**（trigone of bladder）。由于此区内缺少黏膜下层，黏膜与肌层紧密相连，无论膀胱空虚或充盈，黏膜均保持平滑状态，不形成皱襞。膀胱三角是肿瘤、结核和结石的好发部位，膀胱镜检时要特别注意。两输尿管口之间的横行皱襞，称**输尿管间襞**（interureteric fold）。在活体呈苍白色，是临床上做膀胱镜检查寻找输尿管口的标志，在男性尿道内口后方的膀胱三角处，受前列腺中叶推挤形成纵崤状隆起处称**膀胱垂**（vesical uvula）（图 3-11）。

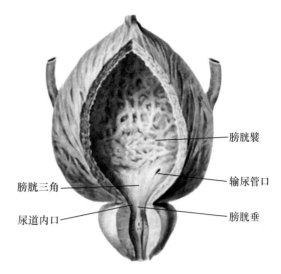

图 3-11　膀胱内面结构

二、膀胱的血管及其神经支配

（一）膀胱的血管和淋巴

1. 膀胱的动脉

（1）膀胱上动脉　发自脐动脉近侧段，分布于膀胱上、中部。

（2）膀胱下动脉　发自髂内动脉，分布于膀胱底、精囊及输尿管盆部下份等处（图 3-12，图 3-13）。

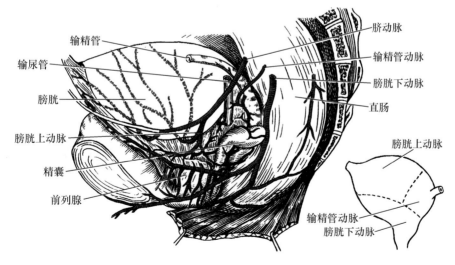

图 3-12　膀胱的动脉（一）

2. 膀胱的静脉　膀胱的静脉在膀胱和前列腺两侧形成膀胱静脉丛，汇成膀胱静脉，注入髂内静脉（图 3-14）。

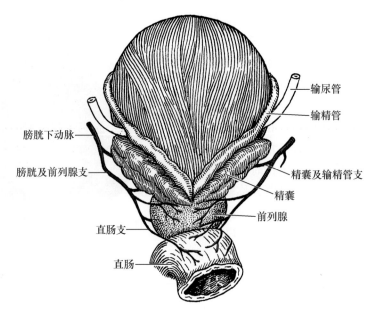

图 3-13　膀胱的动脉（二）

3. 膀胱的淋巴　膀胱前部的淋巴管注入髂外淋巴结；膀胱三角和膀胱后部的淋巴管大部注入髂外淋巴结，亦有少数沿膀胱血管注入髂内淋巴结（图 3-14）。

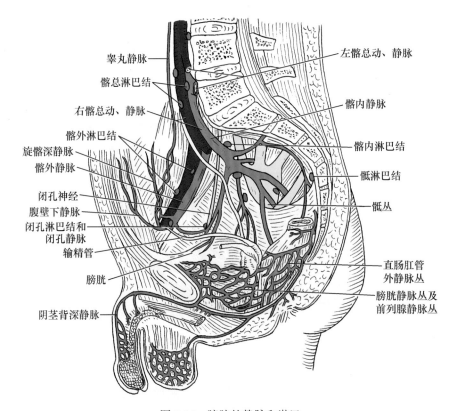

图 3-14　膀胱的静脉和淋巴

膀胱的交感神经来自脊髓第11、12胸节和第1、2腰节，经盆丛至膀胱，分布于膀胱三角。膀胱的副交感神经为来自脊髓第2～4骶节的盆内脏神经，支配膀胱逼尿肌，抑制尿道内括约肌，是与排尿有关的主要神经。与意识性控制排尿有关的尿道括约肌（女性为尿道阴道括约肌），则由阴部神经（属于躯体神经）支配。膀胱排尿反射的传入神经通过盆内脏神经传入；膀胱痛觉纤维伴随盆丛中的交感神经传入，而膀胱三角的痛觉纤维则由盆内脏神经传入（图3-15）。

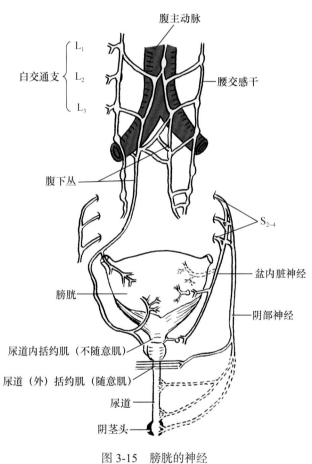

图3-15　膀胱的神经

三、膀胱的位置和毗邻

（一）膀胱的位置

膀胱位于耻骨联合及耻骨支的后方。膀胱空虚时位于骨盆腔内，充盈时则上升至耻骨联合上缘以上。婴儿的膀胱位于腹腔内，儿童的膀胱空虚时也达耻骨联合上缘以上。因此在做婴幼儿下腹部手术时，虽然膀胱排空，仍应特别注意避免损伤膀胱（图3-16）。

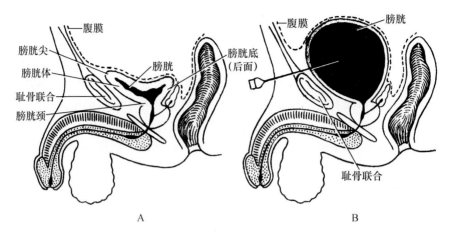

图 3-16 膀胱和腹膜的关系（正中矢状切面）
A：膀胱排空；B：膀胱充盈（示膀胱穿刺）

（二）膀胱的毗邻

膀胱下外侧面的前部与耻骨联合、耻骨支接触，但隔以耻骨后间隙，间隙内充填有疏松结缔组织及脂肪，并有静脉丛。在膀胱的下外侧面与肛提肌及盆壁之间有膀胱旁组织，其中有至膀胱的动脉、神经丛等。男性膀胱的上面和底的上部有腹膜覆盖，因而膀胱底上部借腹膜返折形成的直肠膀胱陷凹与直肠隔开。在腹膜返折线以下膀胱底与输精管壶腹和精囊为邻。膀胱底下部，连同输精管壶腹、精囊和前列腺一起，与直肠之间有直肠膀胱隔。女性膀胱底后面有子宫颈及阴道前壁，其间隔以膀胱阴道隔。男性膀胱上面与小肠襻相邻；女性则与子宫为邻。膀胱空虚时为腹膜外位器官，充盈时则成为腹膜间位器官，覆于其上面的腹膜返折线也随之上移，以致无腹膜覆盖的膀胱（下外侧面）高出于耻骨联合上缘以上，而与腹前外侧壁相贴。男性膀胱颈与前列腺接触，并借尿道内口与尿道相通；女性膀胱颈则直接与尿生殖膈接触，故尿道内口较男性低（图 3-13、图 3-17）。

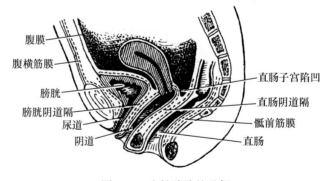

图 3-17 女性膀胱的毗邻

四、前列腺的解剖结构

前列腺（prostate）为不成对的实质性器官，呈前后稍扁的栗子形，重 8～20 g，质韧，淡红色。上端宽大称前列腺底，邻接膀胱颈；下端尖细，称前列腺尖。体的后面较平坦，中间有一纵行浅沟，称**前列腺沟**（sulcus of prostate），活体直肠指诊可扪及此沟，患前列腺肥大时，此沟消失。近前列腺底的后缘处，有一对射精管穿入，斜向前下方，开口于尿道前列腺部的精阜上。前列腺的输出管开口于尿道前列腺部后壁尿道嵴两侧（图3-18）。

前列腺分为五叶。前叶细小，缺乏腺组织，介于尿道和左、右叶之间。中叶在尿道后方、两侧叶及射精管之间，又称**前列腺峡**。左、右叶位于后叶前方，在前叶和中叶的两侧，紧贴尿道侧壁。后叶位于

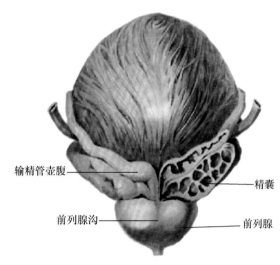

图3-18　精囊、前列腺（后面观）

中叶及左、右叶的后下面，射精管的后下方。后叶是前列腺肿瘤的好发部位。盆脏筋膜包裹前列腺形成**前列腺鞘**，而前列腺表面则由结缔组织和平滑肌构成**前列腺（固有）囊**。囊与前列腺之间有前列腺静脉丛。前列腺的排泄管开口于尿道的前列腺部，前列腺的分泌物经16～32条排泄管排至尿道前列腺部（图3-19）。

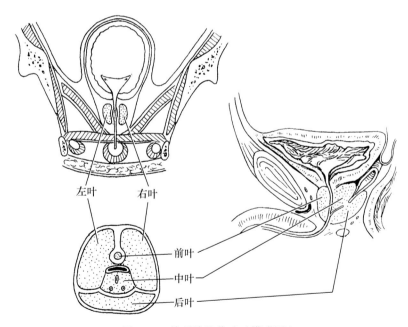

图3-19　前列腺的分叶（模式图）

小儿的前列腺较小，腺组织不发达。性成熟期腺组织迅速生长。中年以后腺组织逐渐退化，结缔组织增生。老年人因激素平衡失调，前列腺结缔组织增生，如增生过多过快则引起前列腺肥大。

五、前列腺的血管及神经支配

（一）前列腺的血管和淋巴

前列腺的动脉血液供应主要来自膀胱下动脉、输精管动脉、直肠下动脉、髂内动脉的前干以及脐动脉等。其中膀胱下动脉是前列腺的主要血液供应来源。膀胱下动脉在进入前列腺前又分为 2 支，即前列腺被膜动脉和尿道前列腺动脉。前列腺外腺组织的血供，主要由前列腺被膜动脉承担；尿道周围的腺体组织和前列腺深部组织，由尿道前列腺动脉供给。这些血管通常沿腺体后外侧、膀胱与前列腺之间进入腺体实质。

前列腺的静脉丛位于前列腺鞘和囊之间，汇入髂内静脉。前列腺静脉与骶骨、腰椎和髂骨翼的静脉有交通，因此，前列腺癌有腰骶部和髂部转移时，为早期转移表现。前列腺静脉还可通过直肠上静脉汇入肝门静脉，因此，前列腺癌也可向肝内转移。

前列腺血供十分丰富，前列腺手术彻底止血尤为重要（图 3-13）。

前列腺的淋巴管形成淋巴丛，一组注入髂外淋巴结，另一组注入髂内淋巴结。再汇入髂总淋巴结和腹主动脉旁淋巴结。前列腺癌可经淋巴转移至上述淋巴结。

（二）前列腺的神经支配

前列腺周围的神经丛主要来自右下腹下丛（亦称盆丛）（inferior hypogastric plexus 或 pelvic plexus）。盆丛位于骨盆腔脏器两侧，是由腹下神经、盆内脏神经和骶交感干神经节发出的节后神经纤维等交织而成的神经丛，含有交感神经、副交感神经、传入神经及一些小神经节。盆丛发出的纤维沿血管形成亚丛，如前列腺丛、膀胱丛、直肠下丛、子宫阴道丛等，神经纤维随血管分布至相应脏器。

六、前列腺的位置和毗邻

前列腺位于膀胱与尿生殖膈之间，包绕尿道的起始部。前列腺上端与膀胱颈、精囊腺和输精管壶腹相邻；前列腺的前方为耻骨联合，后方为直肠壶腹，下端与尿生殖膈相贴[1]（图 3-18，图 3-19）。

第 3 节　女性盆腔的解剖结构

一、子宫及卵巢的解剖结构

（一）子宫的形态

成年未产妇的子宫（uterus）呈前、后略扁，倒置的梨形，长 7～9 cm，最大宽径4~5 cm，厚2~3 cm。子宫分为底、体、颈三部：**子宫底**（fundus of uterus）为输卵管子宫口以上圆凸的部分；**子宫颈**（neck of uterus）为下端呈细圆柱状的部分，子宫颈为肿瘤的好发部位；**子宫体**（body of uterus）为子宫底与颈之间的部分。子宫体与子宫底分界处，子宫侧面与输卵管连接处称**子宫角**（horn of uterus）（图3-20）。子宫颈在成人长2.5~3.0 cm，其下端伸入阴道内的部分称**子宫颈阴道部**（vaginal part of cervix）；在阴道以上的部分称**子宫颈阴道上部**（supravaginal part of cervix）。子宫颈阴道上部的上端与子宫体相接且较狭细的部分称**子宫峡**（isthmus of uterus），非妊娠期，子宫峡不明显，长约1 cm；妊娠期，子宫峡逐渐伸展变长，形成"子宫下段"，至妊娠末期可延长至7~11 cm，峡壁逐渐变薄。产科常在此处进行剖腹取胎术，可避免进入腹膜腔，减少感染的机会。

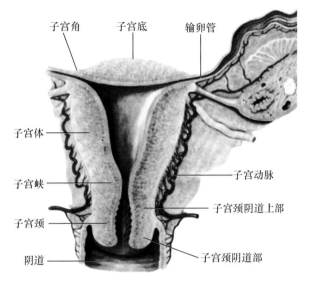

图3-20 子宫的形态

子宫的内腔较狭窄，可分为上、下两部分。上部由子宫底和子宫体围成，称**子宫腔**（cavity of uterus），子宫腔呈三角形，底向上，两侧角通输卵管；尖向下，通子宫颈管。子宫内腔的下部在子宫颈内，称**子宫颈管**（canal of cervix of uterus），子宫颈管呈梭形，上口通子宫腔，下口通阴道，称**子宫口**（orifice of uterus），未产妇的子宫口为圆形，边缘光滑整齐；经产妇的子宫口呈横裂状，子宫口的前、后缘分别称前唇和后唇，后唇较长，位置也较高（图3-21）。

（二）子宫的固定装置

1. **子宫阔韧带**（broad ligament of uterus） 是分别由子宫前面和后面，经侧缘向外伸至骨盆侧壁所形成的冠状位双层腹膜皱襞，其上缘为游离缘，内含输卵管；下缘附着于骨盆底；外侧缘附着于骨盆侧壁；内侧缘附着于子宫体侧缘，子宫动脉沿此缘迂曲上行。

子宫阔韧带在其外上角处与卵巢悬韧带相续，其内上角处有输卵管与子宫角相连，此处输卵管的前下方，子宫阔韧带的腹膜前层深面有子宫圆韧带，子宫阔韧带的腹膜后层则包裹卵巢和覆盖卵巢固有韧带。子宫阔韧带基部的前、后层腹膜分别与膀胱子宫陷凹和直肠子宫陷凹处的腹膜移行，基部腹膜的底部，子宫颈两侧的结缔组织中有输尿管和子宫血管经过（图3-9）。

2. **子宫主韧带**（cardinal ligament of uterus） 亦称**子宫颈旁组织**（paracervix）位于子宫颈两侧，由子宫阔韧带基部反折处的纤维结缔组织和平滑肌纤维构成，沿阴道穹侧部延伸至骨盆侧壁，下方与盆膈上筋膜相续。子宫颈旁组织是维持子宫颈正常位置的主要结构。

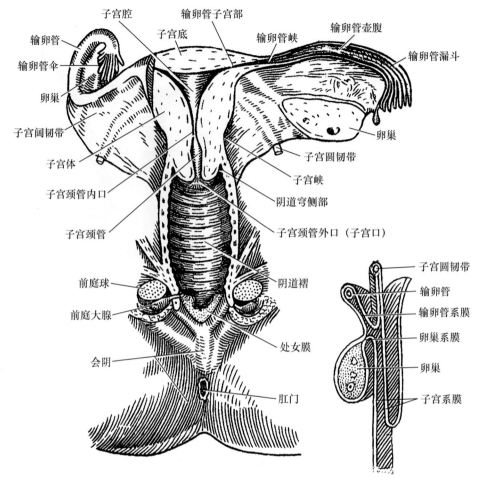

图 3-21　子宫与阴道

3. 子宫圆韧带（round ligament of uterus）　位于子宫阔韧带内，由纤维结缔组织和平滑肌组织构成，呈圆索状，长 12～14 cm，起自子宫角，沿骨盆侧壁向前外行，越过髂外血管的上方及腹壁下动脉外侧，经腹股沟管深环穿行于腹股沟管全长，韧带纤维分散止于阴阜和大阴唇皮下。子宫圆韧带在体内呈松弛状态，可采用手术缩紧固定于腹前壁的方法纠正子宫后倾后屈，治疗因子宫位置异常导致的不育不孕症（图 3-21）。

4. 骶子宫韧带（sacrouterine ligament）　起自子宫颈上部的后面，向后绕过直肠侧面，止于骶骨前面，表面覆盖腹膜形成直肠子宫襞，有牵引子宫颈向后上的作用。

5. 耻骨子宫韧带（pubouterine ligament）　起自子宫颈前面和阴道上部，向前经膀胱两侧附于耻骨盆面，覆于韧带表面的腹膜形成膀胱子宫襞。耻骨子宫韧带有限制子宫后倾后屈的作用。

（三）卵巢的形态

卵巢（ovary）为腹膜内位器官，左、右各一，呈扁圆形，其大小、形状、位置随年龄、发育及是否妊娠而异。卵巢分上、下两端，前、后两缘和内、外侧两面。上端被输卵管伞部围绕，称**输卵管端**（tubal extremity）；下端以卵巢固有韧带连于子宫角后下方，称**子宫端**（uterine extremity）。前缘借卵巢系膜连于子宫阔韧带腹膜后层，为**卵巢系膜缘**（mesovarian border of ovary）。前缘中份因有血管、淋巴管和神经出入称**卵巢门**（hilum of ovary）。后缘为游离缘。

卵巢在盆腔的位置主要靠韧带来维持。**卵巢悬韧带**（suspensory ligament of ovary），又称骨盆漏斗韧带，是起自小骨盆侧缘，向内下至卵巢输卵管端的腹膜皱襞，内含有卵巢血管、淋巴、神经丛、结缔组织和平滑肌纤维，是寻找卵巢血管的标志。**卵巢固有韧带**（proper ligament of ovary）由结缔组织和平滑肌纤维构成，表面盖以腹膜，自卵巢下端连至输卵管与子宫结合处的后下方。此外，子宫阔韧带的后层卵巢和输卵管韧带亦起到固定卵巢的作用（图 3-22）。

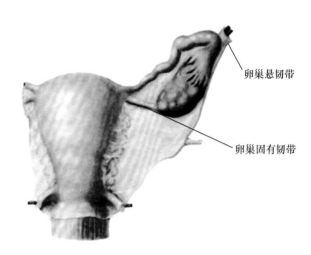

卵巢悬韧带

卵巢固有韧带

图 3-22　卵巢的形态及固定装置

二、子宫及卵巢的血管及神经支配

（一）子宫的血管

1. 子宫动脉（uterine artery）　子宫动脉源自髂内动脉前干，沿盆侧壁行向前、内、下，在子宫阔韧带基部两层腹膜间向内行，距子宫颈侧缘约 2 cm 处，越过输尿管的前上方与其交叉，继而在阴道穹侧部上方沿子宫侧缘迂曲上行，沿途发支至子宫体和子宫底。当行至子宫角处，分为输卵管支和卵巢支，分布于输卵管和卵巢。至子宫的分支走向正中线，迅速变细，沿子宫正中线切开很少出血。子宫动脉的其他分支也分布于子宫颈和阴道上部，其行程较为弯曲，以适应子宫颈扩张的需要。

2. 子宫静脉（uterine vein）　子宫阴道静脉丛汇集于子宫侧面，下行至子宫外侧汇合成子宫静脉，呈多支位于子宫动脉的上下，至骨盆侧壁形成两条主干汇入髂内静脉（图 3-23）。

（二）子宫的淋巴

子宫的淋巴引流方向较广：子宫底和子宫体上部的淋巴管主要沿卵巢血管注入靠近肾血管的腰淋巴结；子宫角附近的淋巴管沿子宫圆韧带穿腹股沟管，注入腹股沟浅淋巴结；子宫体下部和子宫颈的淋巴管在阔韧带下部两侧，一部分注入髂内淋巴结，另一部分在小骨盆上口边缘处注入髂外淋巴结，经子宫主韧带注入沿闭孔血管排列的闭孔淋巴结；还有一小部分向后注入骶淋巴结或髂总淋巴结。

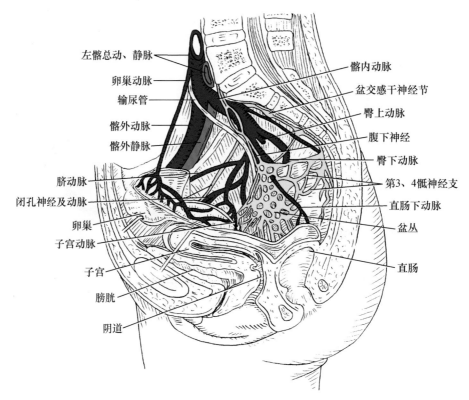

左髂总动、静脉

卵巢动脉

输尿管

髂外动脉

髂外静脉

脐动脉

闭孔神经及动脉

卵巢

子宫动脉

子宫

膀胱

阴道

髂内动脉

盆交感干神经节

臀上动脉

腹下神经

臀下动脉

第3、4骶神经支

直肠下动脉

盆丛

直肠

图 3-23　女性盆部的血管与神经

（三）子宫的神经支配

分布到子宫的神经主要来自子宫阴道丛。子宫阴道丛属于盆丛的一部分，位于子宫颈阴道上部外侧的阔韧带基部内，含有交感神经、副交感神经、传入神经纤维及交感神经节。自子宫阴道丛内发出神经纤维分布于阴道、子宫及输卵管。

（四）卵巢的血管及神经支配

1. 卵巢的血管和淋巴　卵巢主要由卵巢动脉和子宫动脉的卵巢支供血。卵巢动脉下行至小骨盆上口处，跨越髂总血管，向前下经卵巢悬韧带进入子宫阔韧带，分支经卵巢系膜入卵巢。子宫动脉的卵巢支也参与向卵巢供血。依据二者对卵巢血液供应状况，将其动脉供应分为以 4 种情况：①由子宫动脉和卵巢动脉的分支互相吻合共同营养卵巢；②子宫动脉的分支供应卵巢的内侧部，卵巢动脉的分支供应外侧部；③仅由子宫动脉营养卵巢；④仅由卵巢动脉营养卵巢。卵巢静脉在骨盆腔内与同名动脉伴行，左侧注入左肾静脉，右侧注入下腔静脉。

卵巢皮质内有丰富的淋巴管互相连接成网，淋巴毛细管围绕在卵泡的外膜和黄体的周围，内膜和颗粒层往往缺乏。在髓质内，淋巴毛细管集合成较大的淋巴管出卵巢门，注入腰淋巴结。

2. 卵巢的神经支配　卵巢的神经来自卵巢神经丛和子宫神经丛，与动脉一同由卵巢门进入髓质，在髓质内形成神经丛，再由该丛发出神经纤维进入皮质内，多分布于血管壁上，在次级卵泡内形成末梢感受器，终止于黄体细胞之间。在闭锁卵泡的内膜中可见神经纤维，另外，生殖上皮和白体都有极细的神经纤维分布。

三、子宫及卵巢的位置与毗邻

（一）子宫的位置与毗邻

子宫位于骨盆腔中部，膀胱与直肠之间。其位置随直肠和膀胱的充盈状态和体位的不同而变化。正常子宫位置为前倾前屈位。前倾即子宫主轴与阴道主轴相交而呈向前开放的角度，大约为90°。前屈为子宫体与子宫颈之间向前开放的钝角。当人体直立时，子宫底伏于膀胱上，子宫体主轴几乎与地面平行，子宫颈应位于坐骨棘平面以上。

子宫前面隔膀胱子宫陷凹与膀胱上面为邻。子宫颈和阴道上部的前面则借疏松结缔组织与膀胱底相邻。子宫后面为直肠子宫陷凹，子宫颈和阴道穹后部借直肠子宫陷凹与直肠相邻，陷凹底适对阴道穹后部，直肠指检可扪到子宫颈和子宫体下部。子宫两侧有输卵管、子宫阔韧带和卵巢固有韧带；子宫颈外侧，在阴道穹侧部上方有子宫颈旁组织。子宫阔韧带基部的组织内有子宫血管及输尿管通过（图3-23、图3-24）。

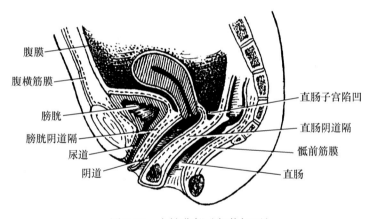

图 3-24　女性盆部（矢状切面）

（二）卵巢的位置与毗邻

卵巢位于骨盆侧壁的卵巢窝内，此窝在髂内、外动脉起始部之间。前界为脐内侧韧带，后界为髂内动脉和输尿管。

四、阴道的解剖结构

阴道（vagina）为前后略扁连接子宫和外生殖器的肌性管道，是女性的性交接器官，也是排出月经和娩出胎儿的管道，由黏膜、肌层和外膜组成，富于伸展性（图3-25）。阴道下端以**阴道口**（vaginal orifice）开口于阴道前庭。阴道的上端较宽，包绕子宫颈阴道

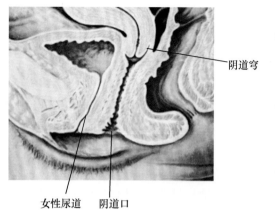

阴道穹

女性尿道　　阴道口

图 3-25　阴道（正中矢状切面）

部，二者之间形成的环形凹陷，称**阴道穹**（fomix of vagina）。阴道穹分为前、后部和两侧部，以阴道穹后部为最深，并与直肠子宫陷凹紧密相邻，二者之间仅隔以阴后壁和腹膜。临床上可经阴道后穹穿刺以引流直肠子宫陷凹内的积液或积血，进行诊断和治疗。

五、阴道的血管、淋巴及神经支配

（一）阴道的血管和淋巴

阴道血液供应来源主要为①阴道动脉：为髂内动脉前干分支，向内下行沿途有许多小分支分布于阴道中下段的前后面及膀胱顶、膀胱颈；②阴部内动脉：为髂内动脉前干终支，并分出 4 支：痔下动脉，分布于直肠下段及肛门部；会阴动脉，分布于会阴浅部；阴蒂动脉，分布于阴蒂及前庭球；阴唇动脉，分布于大、小阴唇。

阴道动脉与子宫动脉阴道支和阴部内动脉分支相吻合。阴道上段由子宫动脉宫颈 - 阴道支供应，中段由阴道动脉供应，下段主要由阴部内动脉和痔中动脉供应。

阴道上段淋巴引流基本与宫颈引流相同，大部汇入闭孔淋巴结与髂内淋巴结；小部汇入髂外淋巴结，并经子宫骶韧带入骶前淋巴结。阴道下段的淋巴主要注入腹股沟浅淋巴结，再汇入腹股沟深淋巴结。

（二）阴道的神经支配

分布到阴道的神经主要来自子宫阴道丛。子宫阴道丛属于盆丛的一部分，位于子宫颈阴道上部外侧的阔韧带基部内，含有交感神经、副交感神经、传入神经纤维及交感神经节。自子宫阴道丛内发出神经纤维分布于阴道、子宫及输卵管。

六、阴道的位置和毗邻

阴道位于小骨盆腔中央，前有膀胱和尿道，后邻直肠。如邻接部位损伤，可发生尿道阴道瘘或直肠阴道瘘，致使尿液或粪便进入阴道。阴道下部穿尿生殖膈处，膈内的尿道阴道括约肌，对阴道有括约作用。

阴道前壁上部与膀胱底和膀胱颈相邻，两者之间隔以膀胱阴道隔；前壁的中下部和尿道为邻，其间隔以尿道阴道隔。后壁上份前方的阴道穹后部与直肠子宫陷凹只隔阴道后壁和一层腹膜，可经阴道穹后部指检而获知直肠子宫陷凹的情况；后壁的其余部分与直肠壶腹和肛管相邻，其间有直肠阴道隔和会阴中心腱隔开。在阴道穹侧部的外上方，相当于子宫阔韧带基部处的子宫颈旁组织内，有输尿管及子宫动脉经过（图 3-21、图 3-23、图 3-25）。

第 4 节　尿道与阴茎的解剖结构

一、尿道的解剖结构

（一）男性尿道（male urethra）

男性成人尿道全长 16～20 cm，可分为 3 部（图 3-26）。

1. 前列腺部　自尿道内口穿过前列腺达尿生殖膈上筋膜处，长约 2.5 cm，管腔比较宽大。其后壁有一纵行隆起称为**尿道嵴**（urethral crest），嵴中部隆起称为**精阜**（seminal colliculus）。精阜正中有一隐窝叫前列腺小囊，在其两侧有射精管的开口（图 3-27）。

2. 膜部　斜行穿过尿生殖膈，是经过会阴深隙较固定的一段，长 1～2 cm，被尿道括约肌（亦称尿道外括约肌）所围绕。可有意识地控制尿道括约肌，收缩时中断排尿。

3. 海绵体部　亦称阴茎部，为穿行于尿道海绵体内的一段，自尿生殖膈下筋膜至尿道外口，长 12～15 cm。此段与膜部相连的起始部管腔扩大，称尿道球部或尿道壶腹部，有尿道球腺的导管开口于此。在接近尿道外口处，管腔再扩大，**称尿道舟状窝**（navicular fossa of urethra）。此段尿道的黏膜下层内有许多尿道腺（Littre 腺）（图 3-26）。

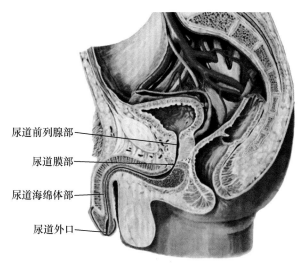

图 3-26　男性尿道（正中矢状切面）

尿道前列腺部
尿道膜部
尿道海绵体部
尿道外口

临床将尿道前列腺部和膜部统称为后尿道，尿道海绵体部称为前尿道。

尿道全程有**耻骨下弯**和**耻骨前弯**。耻骨下弯位于耻骨联合下方，凹向前上方，弯曲固定不能改变。耻骨前弯位于耻骨联合前下方，凹向后下方，当阴茎提向腹前壁时，此弯曲消失。导尿插管或置入器械时，应提起阴茎并顺耻骨下弯轻轻插入，切忌粗暴损伤尿道。

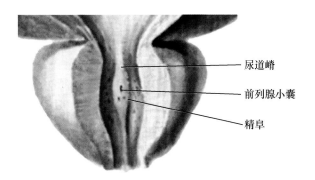

尿道嵴
前列腺小囊
精阜

图 3-27　尿道前列腺部

尿道有三个膨大部，即舟状窝、尿道球部及前列腺部。尿道还有三个狭窄处，即尿道外口、尿道膜部及尿道内口。成人尿道外口的纵裂口约长 6 mm，经扩张可通过直径 10 mm 的器械（图 3-26）。

（二）女性尿道

女性尿道（female urethra）全长 3～5 cm，易于扩张，起始部低于男性，约相当于耻骨联合下缘的高度。尿道始于尿道内口，几乎呈直线走向前下方，穿过尿生殖膈，开口于阴道前庭（图 3-25）。

在尿生殖膈以上，尿道前面有阴部静脉丛；在尿生殖膈以下，尿道前面与前庭球的会合部接触。尿道与阴道之间有结缔组织隔，称为**尿道阴道隔**。尿道下段两侧有尿道旁腺，其导管开口于尿道外口的后壁上，易引起感染形成囊肿。

二、阴茎的解剖结构

阴茎（penis）可分为阴茎头、阴茎体和阴茎根。阴茎根借阴茎脚及尿道球分别固定在耻骨弓及尿生殖膈下筋膜上，是阴茎的固定部。阴茎体及阴茎头可自由活动，是阴茎的可动部。阴茎头又称龟头，由尿道海绵体末端扩大所构成。其底部与阴茎体移行处缩细成沟状，称阴茎颈。阴茎头最前端中央有矢状位的尿道外口。

阴茎的皮肤薄软，下面正中线上有一阴茎缝，向后与阴囊缝相延续。阴茎皮下无脂肪组织，仅有疏松的结缔组织，称阴茎浅筋膜，可使皮肤具有滑动性。在阴茎颈处，皮肤形成环形向前突的双层皱襞包裹阴茎头，称为**阴茎包皮**（prepuce of penis）。阴茎头的下面正中有一条皱襞连于包皮上，称包皮系带。包皮内、外两层反折处形成的游离缘围成包皮口。包皮内层与阴茎头间的空隙称包皮腔（图 3-28）。

阴茎的被膜由浅至深依次为**阴茎浅筋膜**（superficial fascia of penis）（续于 Colles 筋膜），**阴茎深筋膜**（deep fascia of penis）（又称 Buck 筋膜）及**白膜**（tunica albuginea）。阴茎深筋膜包被所有海绵体；白膜只分别包绕着每个海绵体，并在两个阴茎海绵体之间形成**阴茎中隔**（septum penis）。

三、阴茎的血管和神经支配

（一）阴茎的血管和淋巴

1. 阴茎的动脉　主要有**阴茎背动脉**（dorsal artery of penis）及**阴茎深动脉**（deep artery of penis），均为阴部内动脉的终支。阴茎背动脉经阴茎脚和耻骨联合之间穿尿生殖膈下筋膜，再经阴茎悬韧带到阴茎背面，走行于阴茎深筋膜与白膜之间，营养阴茎海绵体白膜和阴茎筋膜及皮肤，并有分支与阴茎海绵体内的阴茎深动脉相吻合。阴茎深动脉发出后，亦穿尿生殖膈下筋膜，进入阴茎脚及阴茎海绵体。

2. 阴茎的静脉　有阴茎背浅静脉及阴茎背深静脉各一条，分别走行于阴茎深筋膜的

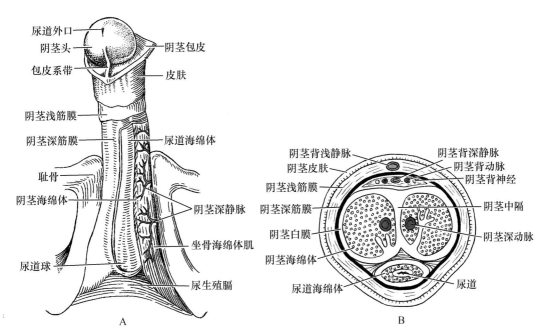

图 3-28 阴茎被膜和血管神经

A：腹侧面观；B：横切面

浅面及深面，均沿阴茎背侧正中后行。阴茎背浅静脉注入阴部外静脉。阴茎背深静脉入骨盆腔后注入前列腺静脉丛。

3. 阴茎的淋巴管　分浅组和深组。浅组与阴茎背浅静脉伴行，注入两侧的腹股沟浅淋巴结；深组与阴茎背深静脉伴行，注入腹股沟深淋巴结或直接注入髂内淋巴结。

（二）阴茎的神经支配

阴茎背神经（dorsal nerve of penis）有左、右两条，为阴部神经的终支，沿阴茎背动脉外侧与之伴行达阴茎头，为阴茎的感觉神经，分布于阴茎的皮肤、包皮及其系带。进行包皮手术时，可在阴茎根部作阻滞麻醉（图 3-28）。

阴茎的交感神经及副交感神经纤维，分别来自下腹下丛（盆丛）及第 2～4 骶神经前支（盆内脏神经），神经纤维随动脉分布于海绵体，其中副交感神经纤维为阴茎的勃起神经[2]。

第 5 节　胃与肠道的解剖结构

一、胃的解剖结构

（一）胃的形态与分部

胃（stomach）是消化管最膨大的部分，上接食管，下续十二指肠。具有容纳食物、初步消化食物和吸收水分及小分子物质等功能。其形状可随胃内容物的多少、体位、体型和年龄等情况不同而有差异。成人的胃一般容量约 1 500 mL，新生儿约 50 mL。

1. **胃的形态**　胃有两壁、两缘和两口。两壁为朝向前上方的胃前壁和朝向后下方的胃后壁；两缘为上、下缘，上缘凹向右上方，称**胃小弯**（lesser curvature of stomach），其最低点弯曲成角，称**角切迹**（angular incisure），是胃体部与幽门部在胃小弯的分界标志，下缘凸向左下方，称**胃大弯**（greater curvature of stomach）；胃的入口称**贲门**（cardia），接食管。出口称**幽门**（pylorus）通十二指肠。在活体，幽门前方可见**幽门前静脉**，是手术中识别幽门的标志（图 3-29）。

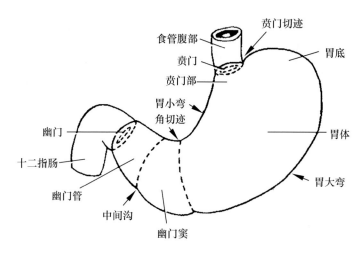

图 3-29　胃的形态与分部

2. **胃的分部**　胃可分为**贲门部**（cardiac part）、**胃底**（fundus of stomach）、**胃体**（body of stomach）和**幽门部**（pyloric part）四部分。胃借贲门与食管腹部相接，此区称胃的**贲门部**。贲门水平线以上膨出的部分称**胃底**，亦称**胃穹隆**，活体充满气体。小儿胃近似管状，胃底不明显。胃小弯近幽门处的弯曲称**角切迹**。贲门部以下，角切迹以上的部分称**胃体**。角切迹右侧至幽门的部分称**幽门部**。幽门部又借胃大弯侧的中间沟分为左侧的**幽门窦**和右侧的**幽门管**。幽门管与十二指肠上部近端相接处的浆膜表面，有一浅沟，有幽门前静脉通过，是手术时区分胃与十二指肠的标志（图 3-29）。

（二）**胃壁的构造**

胃壁有四层结构，其中肌层发达，由内斜行、中环形和外纵行三层平滑肌组成。在幽门处环形肌增厚，形成**幽门括约肌**（pyloric sphineter），有控制胃内容物的排空和防止肠内容物逆流入胃的作用。在婴幼儿，若幽门括约肌肥厚，则可造成**先天性幽门梗阻**。活体胃黏膜柔软，血供丰富，呈橘红色，胃空虚时形成众多的黏膜皱襞，在胃小弯处常见有 4～5 条较恒定的纵行皱襞。在幽门处，胃黏膜突入管腔内形成环形皱襞，称**幽门瓣**（pyloric valve）。

二、胃的血管和神经支配

（一）胃的血管

1. 动脉（图 3-30） 胃的动脉来自腹腔干及其分支，并于胃大弯与胃小弯侧分别形成两个动脉弓。胃小弯侧的动脉弓由胃左动脉与胃右动脉组成，胃大弯侧的动脉弓由胃网膜左动脉与胃网膜右动脉组成。

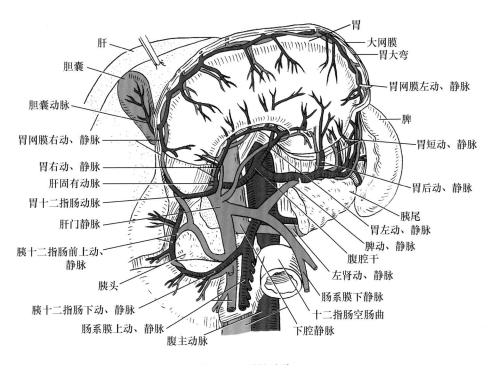

图 3-30　胃的动脉

（1）**胃左动脉**（left gastric artery） 由腹腔干起始后向左上方走行，至贲门处发出食管支，然后转向右方，在肝胃韧带两层之间沿胃小弯向右行，与胃右动脉吻合，沿途发出许多小支至胃小弯侧的胃前、后壁。从左向右计数，胃左动脉的第 2 个胃支起始处以下，常作为胃部分切除术时，在胃小弯侧切断胃壁的标志。

（2）**胃右动脉**（right gastric artery） 由肝总动脉或肝固有动脉发出后，走向幽门上缘，在肝胃韧带两层之间向左行，与胃左动脉吻合，沿途分支至胃小弯侧的胃前、后壁。

（3）**胃网膜左动脉**（left gastroepiploic artery） 由脾动脉发出后，通过胃脾韧带，在大网膜前两层之间沿胃大弯下缘向右行，与胃网膜右动脉吻合，分支至胃大弯侧的胃前、后壁和大网膜。胃网膜左动脉远端发出 2～3 个胃支的近端，常作为胃次全切除术时，在胃大弯侧切断胃壁的标志。

（4）**胃网膜右动脉**（right gastroepiploic artery） 由胃十二指肠动脉发出后，在大网膜前两层之间沿胃大弯下缘向左行，与胃网膜左动脉吻合，沿途发出分支至胃大弯侧的胃前、后壁和大网膜。

（5）**胃短动脉**（short gastric artery）　由脾动脉主干及其分支发出，一般有 3～5 支，经过胃脾韧带分布于胃底。

（6）**胃后动脉**（posterior gastric artery）　胃后动脉（出现率 60%～80%）直径约 2 mm，常起于脾动脉中部，在网膜囊后壁腹膜的后方上行，经胃膈韧带至胃底。胃后动脉对胃大部切除术后的残胃承担部分供血作用，手术时应避免损伤此动脉。

2. 静脉　与同名动脉伴行，最后均汇入肝门静脉系统。胃网膜右静脉汇入肠系膜上静脉，胃网膜左静脉和胃短静脉汇入脾静脉。胃左静脉和胃右静脉汇入肝门静脉。肝门静脉高压时，血液可经胃左静脉、食管静脉、半奇静脉和奇静脉逆流入上腔静脉。

（二）胃的淋巴

胃的淋巴结可分为 4 组（图 3-31）。

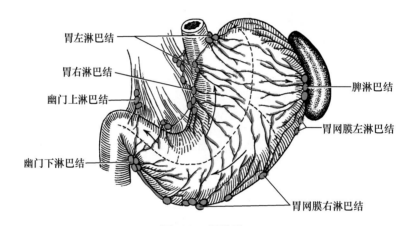

图 3-31　胃的淋巴

（1）**胃左淋巴结**　位于胃左血管周围，收集胃小弯近侧 2/3 部胃前、后壁的淋巴。

（2）**幽门上淋巴结**和**胃右淋巴结**　位于幽门上方和幽门部上缘，收集胃幽门及胃小弯远侧 1/3 部胃前、后壁的淋巴。

（3）**胃网膜右淋巴结**和**幽门下淋巴结**　沿胃网膜右血管排列，收集胃大弯远侧 2/3 部胃前、后壁的淋巴。

（4）**脾淋巴结**和**胃网膜左淋巴结**　为位于脾门附近的淋巴结，收集胃底的大部分和胃大弯近侧 1/3 部胃前、后壁的淋巴。

以上各组淋巴结的输出管，最终汇入腹腔淋巴结。

胃的淋巴管与邻近器官有广泛联系，胃癌细胞可向邻近器官转移，尚可通过食管的淋巴管和胸导管逆流至左锁骨下淋巴结。

（三）胃的神经

支配胃的神经为内脏神经，包括内脏运动神经（交感神经和副交感神经）和内脏感觉神经。胃的交感神经纤维来自腹腔神经节和腹腔丛，伴腹腔干及至胃的分支走行，分布于胃。交感神经抑制胃的蠕动、减少胃液分泌。副交感神经来自迷走神经，能促进胃的蠕动、增加胃液的分泌。左、右迷走神经在食管裂孔上方分别形成前干和后干，经食管裂孔至腹腔（图 3-32）。

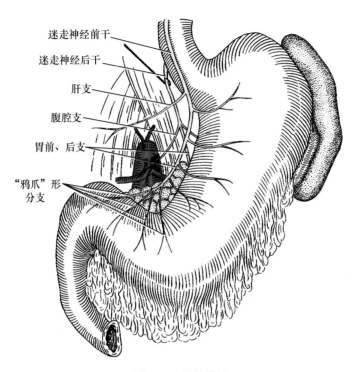

图 3-32　胃的神经

1. **迷走神经前干**　在食管腹部走形于食管浆膜下，在贲门附近分为肝支和胃前支。

（1）**肝支**（hepatic branches）　多为 1～2 支，从前干的右侧发出，走行于小网膜两层之间，经静脉韧带裂入肝。

（2）**胃前支**（anterior gastric branches）　或称 Latarjet 前神经，沿小弯侧走行于小网膜两层之间，沿途发出 4～6 支胃体前支与胃左动脉的胃壁分支伴行分布于胃体前壁，最后在胃小弯角切迹附近分为 1～3 个终末支，称为胃窦前神经或"鸦爪"（crow foot）支，分布于幽门窦及幽门管前壁。

2. **迷走神经后干**　比前干稍粗，在贲门右后方下行，主要分支为腹腔支与胃后支。

（1）**腹腔支**（celiac branches）　为迷走神经后干的粗大而恒定的分支，沿胃左动脉向右行参加腹腔丛。

（2）**胃后支**（posterior gastric branches）　或称 Latarjet 后神经，沿小弯深部走行，沿途发出 4～6 支胃体后支，伴胃左动脉的胃壁分支到胃后壁。最后分为 2～4 个终末支，称为胃窦后神经或"鸦爪"支，分布于幽门窦及幽门管后壁。

胃的感觉神经纤维，随交感神经和副交感神经进入脊髓和延髓。胃的感觉冲动主要随交感神经通过腹腔丛、交感干传入脊髓第 6～10 胸节段。

三、胃的位置和毗邻

（一）位置

胃中度充盈时大部分位于左季肋区，小部分位于腹上区，贲门位于第 11 胸椎左侧，幽门位于第 1 腰椎右侧。胃的位置可因胃内容物的多少、体位的改变而变化，直立时胃大弯可降到脐平面或脐以下（图 3-33）。

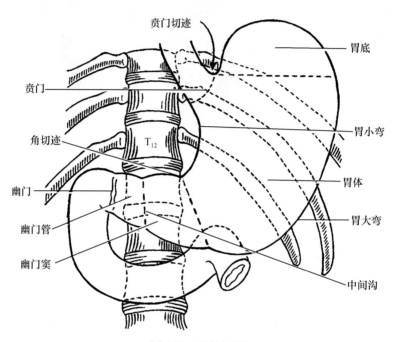

图 3-33　胃的位置

（二）毗邻

胃前壁的前方，右侧有肝，左侧有膈，两者下方的胃前壁与腹前外侧壁相接触，通常称为**游离区**。胃后壁隔网膜囊与膈、脾、胰、左肾、左肾上腺、横结肠及其系膜等相毗邻，**胃床**即指与胃后壁毗邻的这些结构与器官的总称。胃的周围有 5 条韧带。胃小弯侧有小网膜，分为肝胃韧带和肝十二指肠韧带，胃大弯侧有胃结肠韧带，胃底与贲门部有胃脾韧带和胃膈韧带（图 3-34）。

四、空肠、回肠的解剖结构

空肠（jejunum）和回肠（ileum）：上端起自十二指肠空肠曲，下端接续盲肠。空肠和回肠一起被小肠系膜悬系于腹后壁，合称为**系膜小肠**，有系膜附着的边缘称系膜缘，其相对缘称对系膜缘或游离缘（图 3-35）。

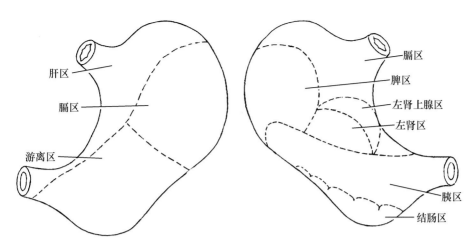

图 3-34 胃的毗邻

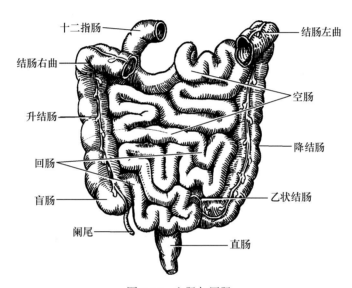

十二指肠

结肠右曲

升结肠

回肠

盲肠

阑尾

结肠左曲

空肠

降结肠

乙状结肠

直肠

图 3-35 空肠与回肠

空肠和回肠的形态结构不完全一致，但变化是逐渐发生的，故两者间无明显界限。一般是将系膜小肠的近侧 2/5 称空肠，远侧 3/5 称回肠。从位置上看，空肠常位于左腰区和脐区；回肠多位于脐区、右腹股沟区和盆腔内。从外观上看，空肠管径较粗，管壁较厚，血管较多，颜色较红，呈粉红色；而回肠管径较细，管壁较薄，血管较少，颜色较浅，呈粉灰色。此外，肠系膜的厚度从上向下逐渐变厚，脂肪含量越来越多。肠系膜内血管的分布也有区别，空肠的动脉弓级数较少（有 1～2 级），直血管较长；而回肠的动脉弓级数较多（可达 4～5 级），直血管较短。从组织结构上看，空、回肠都具有消化管典型的 4 层结构。其黏膜除形成环状襞外，内表面还有密集的绒毛，这些结构极大地增加了肠黏膜的表面积，有利于营养物质的消化和吸收。在黏膜固有层和黏膜下组织内含有两种淋巴滤泡，即**孤立淋巴滤泡**（solitary lymphatic follicles）和**集合淋巴滤泡**（aggregated lymphatic follicles），前者散在于空肠和回肠的黏膜内，后者多见于回肠下部。集合淋巴滤泡又称 Peyer 斑，有

20～30 个，呈长椭圆形，其长轴与肠管的长轴一致，常位于回肠下部对系膜缘的肠壁内。肠伤寒的病变发生于集合淋巴滤泡，可并发肠穿孔或肠出血（图 3-36，图 3-37）。

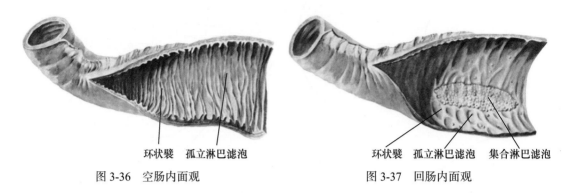

环状襞　孤立淋巴滤泡　　　　　　　环状襞　孤立淋巴滤泡　集合淋巴滤泡

图 3-36　空肠内面观　　　　　　　　　　图 3-37　回肠内面观

此外，约 2% 的成人，在距回肠末端 0.3～1 m 范围的回肠对系膜缘上，有长 2～5 cm 的囊状突起，自肠壁向外突出称 **Meckel 憩室**，此为胚胎时期卵黄囊管未完全消失形成的。Meckel 憩室易发炎或合并溃疡穿孔，因其位置靠近阑尾，故症状与阑尾炎相似。

五、空肠、回肠的血管和神经支配

（一）空肠、回肠的血管

小肠的血供来自肠系膜上动脉的左侧分支，即肠动脉。**肠系膜上动脉**（superior mesenteric artery）自第 1 腰椎水平起自腹主动脉前壁，经胰钩突及十二指肠水平部的前方浅出，斜向右下，行于肠系膜根两层之间，至右髂窝，其末端与其分支回结肠动脉吻合。沿途自左侧壁分出 12～18 条空肠动脉和回肠动脉。空肠动脉和回肠动脉在肠系膜内几乎平行走行，与邻近的分支吻合形成动脉弓，动脉弓级的数目在系膜小肠的近侧段为 1～2 级弓，至系膜小肠远侧依次出现 3～4 级弓，甚至 5 级弓。由最后一级动脉弓发出许多直动脉，分布到肠壁，相邻的直动脉之间没有吻合，空肠的直动脉较回肠的长（图 3-38）。

与动脉同名的伴行静脉，汇合形成肠系膜上静脉，位于肠系膜上动脉的右侧，至胰颈后方肠系膜上静脉与脾静脉汇合成肝门静脉。

（二）空肠、回肠的淋巴

小肠的淋巴管起自小肠黏膜绒毛的中央乳糜管，在黏膜下层形成淋巴管丛，然后流入沿血管排列的肠系膜淋巴结。其输出管注入位于主动脉前方，肠系膜上动脉根部的肠系膜上淋巴结和肠系膜下动脉根部的肠系膜下淋巴结。肠系膜上淋巴结、肠系膜下淋巴结与腹腔淋巴结的输出管共同组成肠干，注入乳糜池。

（三）空肠、回肠的神经

小肠受自主神经支配。来自腹腔丛的交感神经纤维与来自迷走神经的副交感神经纤维，走行于肠系膜上动脉周围，组成肠系膜上丛，神经纤维伴血管分支分布至肠壁。交感

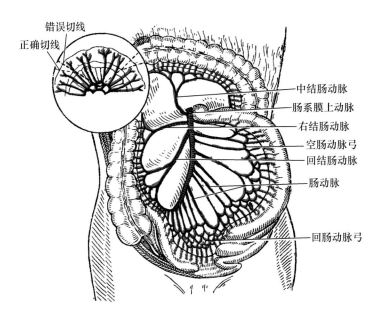

图 3-38 小肠的动脉（左上图示小肠吻合手术切线）

神经兴奋时，肠蠕动减弱，肠壁腺体分泌减少；副交感神经兴奋时，肠蠕动增强，肠壁腺体分泌增加。

六、结肠的解剖结构

（一）结肠形态特征

1. 结肠带（colic bands） 为沿肠壁纵轴排列的三条纵行肌纤维带，依其在横结肠上的位置及所附着结构的不同，称位于横结肠系膜附着处的为系膜带（后方），大网膜附着处的为网膜带（前方），两者之间的为独立带（下方）（图 3-39）。在升结肠、降结肠和乙状结肠，三条结肠带分别位于肠管的后内侧、后外侧及前方。

2. 结肠袋（haustra of colon） 由于结肠带短于肠管而使肠管皱缩，形成外形呈囊袋状的肠壁膨隆，称结肠袋（图 3-39）。

3. 肠脂垂（epiploic appendices） 肠脂垂为浆膜下脂肪集聚而成的突起。

（二）结肠的分部

1. 升结肠（ascending colon） 升结肠长约15 cm，起于盲肠，上至右季肋区的肝右叶下方，向左前方折转弯成结肠右曲（肝曲），转向左前下

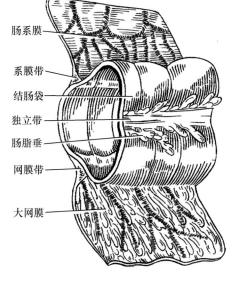

图 3-39 结肠的形态特点（示横结肠后面）

方移行为横结肠。

升结肠的前面与回肠袢、大网膜和腹前壁相邻，后面由疏松结缔组织连于髂筋膜、腹横筋膜、腰方肌及右肾下外侧部的前面。约 1/4 的升结肠后面具有短的系膜，使之有一定活动性。升结肠的内侧为小肠袢。

2. 横结肠（transverse colon） 横结肠长 30～50 cm，于右季肋区起自结肠右曲，呈弓状弯向下方，至左季肋区，在脾门下方，向下弯成结肠左曲（脾曲）。

横结肠的上方与肝、胆囊、胃大弯相邻；下面为小肠袢；前面为大网膜；后面与十二指肠降部、胰头及十二指肠空肠曲、小肠袢相邻。

3. 降结肠（descending colon） 降结肠长约 20 cm，始于结肠左曲，下行至左髂嵴处移行为乙状结肠。约有 1/6 的人有短的系膜，使其具活动性。

降结肠的后面有肋下血管和神经、髂腹下神经、髂腹股沟神经、股神经及髂外血管等结构。上部的前面为空肠袢，下部的前面与腹壁相贴。

4. 乙状结肠（sigmoid colon） 乙状结肠长约 45 cm，于左髂嵴处续于降结肠，呈"乙"字形弯曲，向下入骨盆腔至第 3 骶椎上缘水平移行于直肠。乙状结肠有系膜，活动度大。

乙状结肠的后方与左髂内血管、左输尿管、梨状肌及骶丛等相邻，外侧为左髂外血管、闭孔神经及骨盆腔外侧壁，下方在男性为膀胱相邻，在女性为子宫和膀胱，上方与回肠袢相邻。

七、结肠的血管和神经支配

（一）结肠的血管

1. 动脉

（1）右半结肠的动脉 来自肠系膜上动脉。①回结肠动脉（ileocolic artery）：为肠系膜上动脉右侧的最后一支，在腹后壁腹膜深面走向回肠、盲肠结合处，并分出升结肠支、盲肠前动脉、盲肠后动脉、阑尾动脉和回肠支，分布于升结肠下 1/3 部、盲肠、阑尾及回肠末端。②**右结肠动脉**（right colic artery）：起始后在腹后壁腹膜深面横行向右，分出降支和升支，降支与回结肠动脉吻合，升支与中结肠动脉吻合。分布于升结肠上 2/3 部及结肠右曲。此动脉可直接起源于肠系膜上动脉，亦可与中结肠动脉或回结肠动脉共干，有时缺如，由邻近的中结肠动脉或回结肠动脉的结肠支取代。③**中结肠动脉**（middle colic artery）：为肠系膜上动脉向右发出的最上方的一支，自胰头下缘处发出后，行向右前方进入横结肠系膜，于近结肠右曲处分为左支、右支。右支与右结肠动脉吻合，左支与左结肠动脉吻合，分布于横结肠（图 3-40）。

（2）左半结肠的动脉 源自**肠系膜下动脉**（inferior mesenteric artery）。①**左结肠动脉**（left colic artery）：为距肠系膜下动脉始端 2～3 cm 处发出的分支，于腹后壁腹膜深面横行，近降结肠处分为升、降两支，分别与中结肠动脉和乙状结肠动脉的分支吻合，分布于结肠左曲及降结肠。②**乙状结肠动脉**（sigmoid arteries）：通常为 2～3 支，起自肠系膜下动脉的左侧壁，在左结肠动脉稍下方或与其共干。乙状结肠动脉于腹后壁腹膜深面斜向左下，进入乙状结肠系膜供应乙状结肠。由于最下一支乙状结肠动脉与直肠上动脉之间常缺乏吻合，以致乙状结肠与直肠交界处的肠壁血运较差（图3-40）。

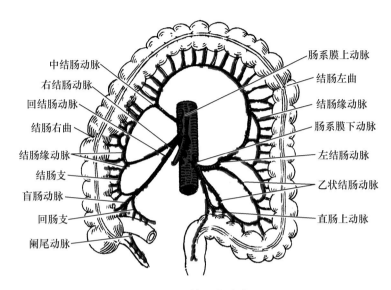

图 3-40　结肠的动脉

自回盲部至乙状结肠末端，靠近结肠系膜缘处，可见到一完整的动脉弓，由肠系膜上动脉与肠系膜下动脉发出的各结肠动脉相互吻合形成，称为**结肠缘动脉**（colic marginal artery），亦称边缘动脉。由结肠缘动脉发出直小动脉和短动脉与肠管呈垂直方向进入结肠肠壁。

2. 静脉　大多与同名动脉伴行，升结肠和横结肠的静脉大部汇入肠系膜上静脉，然后注入肝门静脉。降结肠和乙状结肠的静脉汇入肠系膜下静脉。肠系膜下静脉多数向上汇入脾静脉，也可汇入肠系膜上静脉或肝门静脉。

3. 淋巴　结肠的淋巴结包括4群：结肠上淋巴结为位于肠壁、肠脂垂内的微小淋巴结；结肠旁淋巴结位于结肠缘动脉和肠壁之间；结肠间淋巴结排列于各结肠动脉的周围；结肠终端前淋巴结位于肠系膜上动脉、肠系膜下动脉的根部，分别称肠系膜上淋巴结、肠系膜下淋巴结。

结肠淋巴结的输出、输入管的分布情况与血管分布相同，右半结肠的大部分淋巴汇入肠系膜上淋巴结；左半结肠的淋巴汇入肠系膜下淋巴结。肠系膜上淋巴结、肠系膜下淋巴结的输出管与腹腔淋巴结输出管合成肠干注入乳糜池（图3-41）。

（二）结肠的神经

交感神经和副交感神经纤维组成的肠系膜上丛与肠系膜下丛，分支伴随血管分布至结肠肠壁。

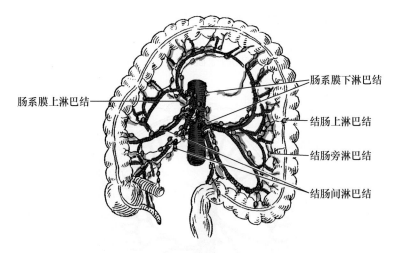

肠系膜上淋巴结

肠系膜下淋巴结

结肠上淋巴结

结肠旁淋巴结

结肠间淋巴结

图 3-41 结肠的淋巴

（曲　鹏）

参 考 文 献

［1］　柏树令, 应大君. 系统解剖学 [M]. 北京: 人民卫生出版社, 2013.

［2］　雒树东, 高振平. 医用局部解剖学 [M]. 北京: 人民卫生出版社, 2016.

第 4 章

肠道在尿流改道中的应用

第1节　肠道在尿流改道中的应用解剖学

膀胱根治术后进行尿流改道手术时，选择哪一部分肠道用于替代膀胱以及如何设计手术方式，都是泌尿外科医生面临的挑战。因此，结合尿流改道的目的来认识肠管的解剖功能特点显得尤为重要，只有这样才能根据不同需要正确选择合适的膀胱替代物，使所选择组织对机体的生理影响最小，同时在功能上尽可能接近生理性膀胱。

一、肠管组织胚胎学概述

虽然肠管不同部位其生理解剖各有特点，但从组织胚胎学角度而言，它们有共同的起源及发育模式，即均来自于胚胎时期的原始消化管，该管由位于胚胎中央的内胚层组织形成，主要构成消化道上皮层以及各种腺体细胞和导管细胞，这其中也包括胰腺和肝脏。原始消化管周围的脏壁中胚层形成消化道的血管，淋巴管以及结缔组织和肌层组织，外表面形成间皮组织，该组织可分泌细胞外基质等物质，被覆于腹膜游离面起润滑作用，这一组织如果被损伤常会导致深层组织的粘连，在行肠道相关手术时应予以注意。

各段肠道在机体发育成熟后其各层组织结构大致相同，由管腔内向外侧依次为黏膜层，黏膜下层，肌层以及浆膜层。其中黏膜层又分为上皮层，固有层以及黏膜肌层。黏膜上皮层是一层保护屏障，对于机械、热力以及化学损伤有一定保护作用，这在食管以及直肠下段较为明显，而在小肠中其主要作用是吸收和分泌，腺体可位于黏膜上皮层或固有层，黏膜下层亦有腺体细胞存在。黏膜下层为疏松结缔组织，其中包含较大的神经、血管及淋巴管，值得关注的是，黏膜下层的纤维组织柔韧牢固，在吻合肠道时需注意缝合该层。肌层包括内侧环形以及外侧纵形肌层，两层之间有少许结缔组织及肌肉神经丛。一般来说，环形肌比外侧纵形肌厚，但在结肠中纵形肌却较厚，形成三条结肠带。肠管最外层为结缔组织，可有少量脂肪组织沉积，由于肠管被覆腹膜，脏层腹膜亦即浆膜与肠管表面结缔组织粘连甚密，故一般而言浆膜层即指脏层腹膜，在没有腹膜覆盖的部位，则肠管最外层为其自身结缔组织。

二、肠管解剖及生理功能特点

（一）小肠的形态及解剖学特点

小肠盘绕于腹腔中下部，周围有结肠围绕，前方为大网膜及腹前壁，占消化道总长的2/3，其中近侧 2/5 为空肠而远侧 3/5 为回肠。成年人小肠长度为 6～7 m，其中空肠约 2.5 m，回肠约 3.5 m，二者之间无明显分界。空肠上起于十二指肠空肠曲，起始标识为 Treitz 韧带，小肠在走行过程中肠管逐渐变细，借肠系膜悬系于腹后壁，直至凸入盲肠形成回盲瓣。小肠及其血管由肠系膜所覆盖，因此肠系膜的解剖对于尿流改道术中肠管的辨别以及切除吻合至关重要。肠系膜由两层腹膜组成，包被肠管将其悬系于腹后壁，肠系膜于腹后壁附着处称为系膜根，起自第 1、2 腰椎椎体左侧，向右下方斜行约 15 cm 止于右骶髂关节前方。因肠系膜根部长度远小于肠系膜之长度，故肠系膜呈扇形。系膜包绕肠管之边缘称为肠缘，系膜中部距肠缘距离最长，约 20 cm，向两侧逐渐缩短。末段回肠以及距 Treitz 韧带 1.8 m 的一段约 1.5 m 长的小肠，其系膜为整个小肠中最长，可下降至盆腔，因此放疗后患者应避免使用。

（二）小肠的动脉解剖特点

空回肠血供来自肠系膜上动脉。肠系膜上动脉在第 1 腰椎水平起于腹主动脉前壁，向前下由胰颈下缘左侧穿出，跨十二指肠水平部前方，于肠系膜内呈放射状走向肠壁。肠系膜上动脉向右发出数条分支主要营养结肠，向左发出 12～18 条空回肠动脉支。各动脉主干行至肠管之前多次分出细支，相互之间形成动脉血管网并再次发出分支，一般可形成 1～5 级动脉弓，在接近肠管处动脉弓发出直支到达肠壁内，一般而言，距直动脉侧方 8 cm 的小肠可以存活。在尿路整形手术中如要切取一段肠管，应至少保留 2 根以上动脉弓以保证血供。另外，直动脉间缺少吻合，因此行肠切除吻合术时肠系膜应行扇形切除，对系膜缘侧的肠壁应稍多切除一些，以保证吻合后对系膜缘有充分血供。小肠动脉大体及细微解剖（图 4-1，图 4-2）。小肠之静脉与动脉伴行，汇入肠系膜上静脉，继而汇入脾静脉并最终形成门静脉[1]。空肠与回肠之特点鉴别见表 4-1[2]。

表 4-1　空肠与回肠之特点鉴别

鉴别点	空肠	回肠
直径	较大	较小
色泽	稍红	稍白
动脉弓	1 级	4～5 级
血管直径	较粗	较细
肠壁厚度	较厚	较薄
系膜厚度	较薄	较厚
系膜长度	较长	较短
系膜脂肪	较少	较多

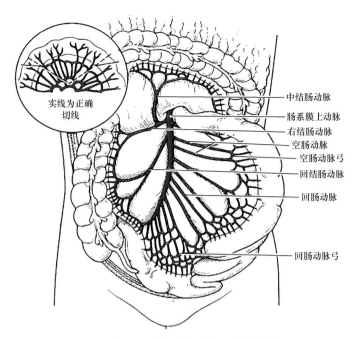

图4-1　小肠动脉大体解剖示意图

（三）小肠的生理功能特点

小肠是消化及吸收食物的重要场所，小肠腺分泌黏液，酶类，电解质等。在正常消化状态下，小肠上皮能生成水性分泌物，其生成速率稍慢于它在小肠中被吸收的速率。位于小肠柱状上皮细胞之间的杯状细胞分泌黏液。正常小肠每日分泌1～3 L肠液入肠腔，但绝大部分都在远端小肠重吸收。目前文献中膀胱替代材料以回肠应用为最多，其优势在于血供丰富，回肠系膜也较长因此活动度大，利于手术操作，另外回肠再造新膀胱可以达到比较理想的高容量低压力状态[3-4]。其缺点在于肠管壁较薄，术中容易受到损伤，另外在行输尿管再植手术时难度较大，就新膀胱的功能而言，回肠壁较薄可能导致新膀胱张力小，排空能力差，

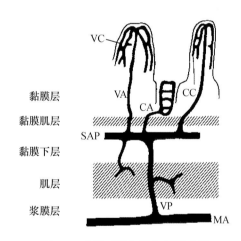

图4-2　小肠动脉细微解剖示意图

VC：villous capillaries，绒毛毛细血管；VA：villous arteriole，绒毛血管；CA：cryptal arteriole，隐窝小动脉；CC：capillaries，毛细血管；SAP：submucosal arterial plexus，黏膜下动脉丛；VR：vasa recta，直小动脉；MA：marginal artery，边缘动脉

因此可能导致泌尿系感染以及影响肾功能。回肠在尿流改道术中最值得关注的缺点还是黏液的分泌，回肠黏膜可分泌较多碱性黏液，可能导致术后结石形成以及尿路堵塞，另外肠管有吸收电解质功能，术后发生高氯性酸中毒的并发症也屡见不鲜，因此对于肾功能差的患者应尽可能少用回肠为宜。尽管术后早期回肠新膀胱往往分泌黏液较多，但有研究发现术后由于尿液影响，肠黏膜会发生一系列变化导致肠黏膜中分泌细胞数量逐渐减少。值得

注意的是，回肠末端有吸收维生素 B_{12} 等物质的功能，因此一般在尿流改道术中切取回肠时距离回盲瓣至少 15 cm，同时注意不要切除过长的回肠段，否则易导致电解质紊乱以及营养物质吸收不良等并发症。

（四）大肠解剖及功能特点

大肠指从盲肠至肛门的粗大肠管，长约 1.5 m，包括盲肠、阑尾、结肠以及直肠。熟悉各段肠管的长度对于手术的设计以及操作也至关重要，成人大肠各段肠管之长度见表 4-2。

表 4-2　成人大肠各段肠管之长度

肠段	平均长度 /cm	肠段	平均长度 /cm
盲肠	6～8	降结肠	20
阑尾	5～7	乙状结肠	40
升结肠	15	直肠	10～14
横结肠	50		

其中盲肠管径最大，向直肠方向逐渐变细。盲肠平滑肌张力较小，顺应性较强，因此盲肠常被用作可控膀胱之储尿囊。盲肠大多固定于右下腹，有两条辅助之腹膜系带将盲肠和远端回肠固定于腹膜后以及侧腹壁，其中一条来自盲肠，将盲肠在侧方固定于侧后腹壁，另一条来自远端回肠，连接到盲肠，将二者固定于腹膜后。盲肠有 2 个开口，分别是位于内后壁的回盲瓣开口以及其下方约 2 cm 处阑尾开口，此开口处有 Gerlach 瓣，在可控膀胱术中利用此瓣，并采用阑尾作可控腹壁输出道，回盲瓣也常被用作天然的输出道抗反流瓣。值得提出的是，阑尾易发生炎症狭窄，术前应注意这一点。

结肠纵形肌纤维集聚为三条结肠带，其中一条位于结肠系膜附着处，称为系膜带，另一条位于大网膜附着处称为网膜带，二者之间有一条独立带。熟悉结肠带的解剖在有些需要松解直肠纵形肌的尿流改道手术中非常重要。升结肠由盲肠延续，于腰方肌、右肾前方上行至肝右叶下方。降结肠自结肠左曲于腰方肌、左肾前方下行，越过左髂嵴与乙状结肠相延续。升结肠以及降结肠均为腹膜间位器官，其后以结缔组织附于腹后壁，因此活动度较小。横结肠全长均借系膜悬系于腹后壁，其系膜两端较固定而中间部分较长，因此活动度较大。而横结肠游离于腹腔，通过大网膜与胃相连，在脾曲被横结肠韧带固定于左上腹。升结肠上部即结肠肝曲由韧带将其与肝脏相连接，故该处活动性较小，术中应重视该部位解剖，以免因过度牵拉肠管等原因损伤脏器，在横结肠脾曲部位同样应注意该问题。

乙状结肠起自左髂嵴，在腹下部及小骨盆腔内呈"乙"形弯曲，其仍具有结肠的三个形态，特点是结肠带在此逐渐变宽。乙状结肠属于腹膜内位器官，借系膜悬系于左髂窝，活动度也较大，但乙状结肠与降结肠以及直肠连接处较固定。一般情况下，其头侧部分在腹膜内，而其接近尾侧之远端部分在腹膜后，最终位于腹膜下。需要注意的是，乙状结肠系膜根部外侧有左侧输尿管，术中应注意避免损伤，一般来说乙状结肠系膜根较易移至手术野，因此其外侧的输尿管便不易受到损伤。但右输尿管无肠系膜根保护，手术时牵拉腹膜，可能被拉至手术野而受损伤，故在游离升、降结肠以及关闭后腹膜时应注意熟悉输尿管解剖以避免损伤之。乙状结肠系膜向上与左 Toldt 筋膜相连续，左 Toldt 筋膜中间偏下部分未完全融合，称之为乙状结肠凹陷，凹陷左后方恰好有左输尿管通过，为最易损伤输尿管的部位，术中应予以注意。乙状结肠在第 3 骶椎处与直肠相延续，此处是行乙状结肠直肠膀胱术的关键解剖部位，理应加以重视。直肠已失去结肠的特点，构成结肠的纵形肌至乙状结肠与直肠相连续处集合成两条宽阔的肌带，下行分布于直肠的前后壁。

（五）大肠动脉解剖学特点

结肠动脉为起于肠系膜上动脉的回结肠动脉，右结肠动脉，中结肠动脉以及起于肠系膜下动脉的左结肠动脉和乙状结肠动脉。中结肠动脉为肠系膜上第一个分支，于横结肠系膜内上行至中线右侧。右结肠动脉常于中结肠动脉下方从肠系膜上发出，但也可来源于回结肠动脉或直接由中结肠动脉发出。这些动脉在结肠内侧周缘围成一连续动脉弓即 Drummond 弓，使得游离结肠时有很大余地。该动脉弓也被称之为边缘动脉，自边缘动脉发出直动脉营养肠壁，边缘动脉与结肠内侧壁距离为 1 cm 者占 90%，1 cm 以上者约占 10%。肥胖患者因血管表面脂肪较多可能不易辨认。结肠动脉分布以及细微解剖示意图见图 4-3、图 4-4。结肠静脉与同名动脉伴行，经肠系膜上，下静脉汇入肝门静脉；直肠动脉解剖见图 4-5；直肠血供来源见表 4-3[2]。

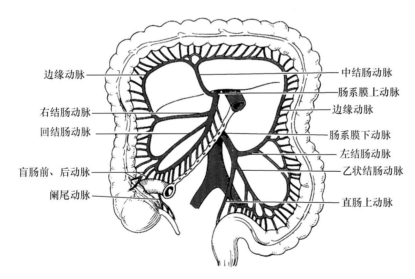

图 4-3　结肠动脉解剖示意图

表 4-3　直肠动脉血供来源

动脉主干	直肠动脉支
肠系膜下动脉	直肠上动脉
髂内动脉	直肠中动脉
阴部内动脉	直肠下动脉
主动脉	骶正中动脉（直肠后部）

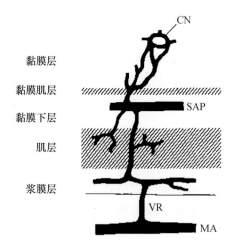

图 4-4 结肠动脉微细解剖示意图

CN：capillary network，毛细血管网；SAP：submucosal arterial plexus，黏膜下动脉丛；VR：vasa recta，直小动脉；MA：marginal artery，边缘动脉

（六）大肠生理功能特点

大肠主要生理功能是吸收少量水分和钠，相较于回肠而言，结肠的吸收功能有限，肠黏膜分泌少，电解质紊乱以及营养方面的不良反应更小。结肠管径大，制作储尿囊所需肠管长度较短，另外结肠壁厚，在行输尿管再植术时相对于回肠更容易操作。但应该注意的是结肠是消化道肿瘤的好发部位，设计手术方案时应考虑这一因素。就动力学方面而言，结肠比回肠排空更有力，加之去管化之后结肠储尿囊囊内压较低，因此结肠尤其是乙状结肠也是目前尿流改道术中常用的肠段。但也有学者认为，相比较而言，回肠因其低收缩性和高顺应性，似乎更容易实现可控性排尿。

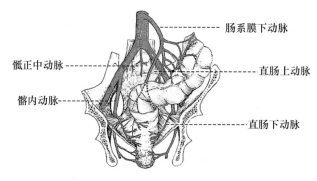

图 4-5 直肠动脉解剖示意图

（李胜文　王帅军）

第 2 节　尿流改道中肠管的选择

胃肠道用于尿流改道术历史悠久，自 1852 年 Simon 将输尿管吻合于乙状结肠之后，各种尿流改道的术式层出不穷，包括胃、空肠、回肠、回盲肠、阑尾、升结肠、横结肠、乙状结肠及直肠在内的各段肠管都被应用于尿流改道术。应用胃肠道不同部位和不同的新膀胱成形方式形成了众多的改良术式。到目前为止，应用最多的是回肠，其次是结肠，胃在尿流改道中的应用也时有报道。空肠在尿流改道的早期有少量报道，由于代谢方面的并发症多，基本上不再用于尿流改道。无论应用哪段肠管来构建输出道或储尿囊，消化道黏

膜对尿液的吸收都会产生短期或长期的并发症。肠管与肠管的吻合、输尿管肠管吻合及肠管与皮肤的造口吻合都会产生手术相关的并发症。储尿囊的容量、压力、顺应性以及足够的收缩力量会影响新膀胱的储尿、排尿和控尿功能[5-6]。原位膀胱重建对患者的选择、肠管的选择、储尿囊的成形以及术者的手术技术要求更高。

一、胃在尿流改道术中的应用

1956 年 Sinaiko 医生首先报道应用胃窦做腹壁造口的尿流改道。1978 年，Leong 第一次报道了应用胃做原位膀胱替代，典型的原位胃新膀胱是 Mitchell 术式。胃窦作为尿流改道的优点包括：分泌黏液少，不容易出现黏液潴留，不用经常冲洗新膀胱；胃壁肌肉层厚，有利于输尿管的抗反流吻合；有观点认为用胃作为储尿囊有利于肾功能不全甚至肾衰竭的患者，理由是胃黏膜的生理功能是分泌氢离子和氯离子，不易引起高氯性酸中毒。胃窦用于尿流改道也有相应的缺点。胃分泌氢离子是通过即 H^+/K^+ 交换实现的。氢离子来源于体内的碳酸盐，氢离子由胃黏膜排出后，碳酸氢根由肾脏排出。当肾功能严重不全时，过多的碳酸氢根不能排出，会导致代谢性碱中毒。严重时会表现出嗜睡、癫痫甚至死亡。为了减少氢离子的分泌，可以用奥美拉唑、兰索拉唑等质子泵抑制剂治疗。Lin（2000）报道了 8 例胃新膀胱术尿流动力学随访及与回肠新膀胱术相比较的结果，发现胃新膀胱容量小，顺应性低，尿失禁的发生率较高。

二、空肠在尿流改道术中的应用

空肠的直径大于回肠，肠系膜较长，从解剖上看更适于尿流改道。1935 年，Seiffert 报道了 2 例空肠输出道手术。与回肠和结肠相比，空肠用于尿流改道更容易发生难以处理的电解质紊乱，如低钠低氯高钾性酸中毒和氮质血症。这是由于空肠分泌钠和氯，同时丢失水。低钠和低血容量刺激肾脏产生肾素，继而醛固酮升高，使肾脏增加钠的吸收，此外，高钾血症抑制了酸的排泄，导致酸中毒。低钠、高钾、高渗的尿液到达空肠储尿囊，空肠重新吸收更多的钠、氯和水。长期如此，引起严重的酸中毒，发生空肠综合征。患者会出现嗜睡、恶心、呕吐、脱水、虚弱和发热。治疗上需要补水，补盐及纠正酸中毒。目前，很少有使用空肠进行尿流改道。只有在回肠和结肠受过放疗照射，不能用于尿流改道时才被迫选择空肠。但是，要采用尽量短的空肠段做尿流改道。

手术方法：在距离 Treitz 韧带 15～25 cm 处游离 10～15 cm 的一段空肠。腹壁造口一般选择在左上腹部。其他手术步骤与回肠通道相同。

三、回肠在尿流改道术中的应用

1911 年，Zaayer 最早使用回肠作尿液输出道，这一尝试开启了利用肠管替代膀胱的先河，此后不断有学者开展相关动物实验以及手术操作。直到 1950 年 Bricker 改良并推广了真正意义的回肠输出道，即回肠膀胱术。至此确立了回肠通道在尿流改道术中的重要地

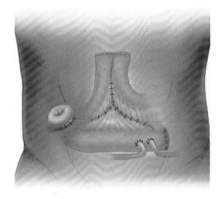

图 4-6　Bricker 术式示意图

位，并命名为"Bricker 手术"（图 4-6）。到 20 世纪 90 年代之前一直作为尿流改道的"金标准"[7]。这一术式操作较简便，肠管损失比较少，适用范围广。缺点是手术需在腹壁造口并佩戴集尿袋，这对患者心理会产生一定影响，也在生活上带来很多不便，某种程度上会影响其社会活动，集尿袋也会带来一定的经济负担。目前回肠是文献报道中用于尿流改道术最多的肠管。有资料分析显示，目前回肠输出道约占全部尿流改道的 42%。Kim 等人对美国 2001～2008 年 50 635 例患者的研究结果显示，采用回肠通道者高达 92%（46 584/50 635）。2008 年法国泌尿外科协会也证实回肠输出道为最常用的尿流改道方式。一项有关美国与德国 2006～2014 年膀胱全切患者尿流改道方式的分析显示，美国 17 711 例患者中采用回肠输出道者高达 87.7%，而在德国 60 447 例患者中该比例为 55.4%[8]。总之，尽管目前在欧美等发达国家原位肠代膀胱术已被作为尿流改道首选式，但在世界范围内，回肠通道术仍是最常用的尿流改道方式[7, 9-12]。除了 Bricker 术式外，在腹壁造口的可控性尿流改道和原位膀胱重建中回肠的应用也非常广泛，甚至在输尿管修复与替代手术中回肠也是最常用的消化道。这主要是由于回肠比较长，可以取较长的部分用于尿流改道；肠系膜游离度好，血管弓分隔清晰便于保护肠段的血液供应。回肠广泛用于可控性尿流改道的里程碑式进步是肠道的去管状化形成低压储尿囊。无论是在腹壁造口可控性尿流改道还是原位膀胱重建中，去管状化回肠成形的新膀胱其压力低，容量较大，顺应性好，对输尿管与肠管吻合的抗反流要求低，甚至可以不用抗反流吻合。这些特点有利于肾脏功能的保护。

　　1975 年，Kock 医生建立的 Kock 储尿囊（图 4-7）[13]特点是肠管去管化，对折成 U 形后再吻合成高容量相对低压力的储尿囊。另外肠管两端采用套叠方式制作成抗反流装置，近侧端与输尿管吻合，远端回肠行腹壁造口。这一术式的最大优势在于患者无需佩戴尿袋，只需在有胀感时自行插尿管利用腹压辅助排尿。回肠的管壁薄，弹性好，便于用套叠的方式作为抗反流和控制流出的输出道。尽管储尿囊的构建可以用结肠，但是，多数结肠可控性尿流改道的输出道也采用回肠。

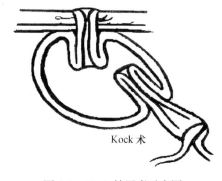

图 4-7　Kock 储尿囊示意图

　　肠管的去管状化是尿流改道中具有里程碑意义的技术，这一技术可以构建大容量、低压力的储尿囊[14]。使得储尿功能增加，尿液在储尿囊的吸收减少，对输尿管抗反流的要求降低。这些因素使得"原位膀胱替代（orthotopic bladder substitution，OBS）"理念被越来越多的泌尿外科医生和患者接受。2004 年 WHO/SIU/ICUD 会议将原位尿流改道术作为根治性膀胱切除术后下尿路重建的金标准。原位回肠代膀胱相关术式见表 4-4。

表 4-4　回肠原位尿流改道术式报告者

创始人	术式名称
Camey	原位 U 形回肠膀胱
Kock	Kock 原位回肠代膀胱
Hautmann	原位可控 W/M 形回肠膀胱
Ghoneim	原位可控 W 形回肠膀胱
Schreiter	原位可控 S 形回肠膀胱
Stein and Skinner	T- 型原位回肠代膀胱
Studer	Studer 原位可控回肠膀胱

　　原位回肠代膀胱有很多手术方式，主要差异有两方面：①使用肠管的长度及肠管去管状化之后形成储尿囊的方式。②输尿管与肠代膀胱之间是否行抗反流吻合以及抗反流吻合方式。例如 Camey 和 Studer 膀胱用 60～65 cm 回肠，采用 U 形折叠形成新膀胱。Hautmann 和 Montie 采用 W 形折叠形成新膀胱，前者用 60～80 cm 回肠缝合成形。后者用 50 cm 回肠，用吻合器成形，而 Ghoneim 的 W 形新膀胱则用 40 cm 回肠折叠缝合而成。输尿管回肠吻合方式也各不相同：① Montie 采用无抗反流的输尿管回肠端侧吻合；② Camey 和 Hautmann 采用黏膜沟法、Ghoneim 采用浆膜下隧道法；③ Studer 利用近端回肠祥顺蠕动实现抗反流；④ Kock 和 Zingg 通过近端回肠套叠达到抗反流的作用。但很多术式都是在 Camey 及 Kock 膀胱的基础上改进形成的，如 Studer 膀胱（图 4-8）就结合了 Kock Pouch（低压储尿囊）与 Camey 式式的优点。斯坦福（Stanford）大学医学院设计的 Stanford 膀胱（图 4-9），以及马里兰（Maryland）大学医学院设计的 Maryland 膀胱（图 4-10），都是在 Kock 膀胱基础上改进形成的，其中 Stanford 膀胱将输入段肠壁进行 3～4 个水平的折叠，而 Maryland 膀胱只将输入段肠管套叠 1 次。另外，二者在肠管去管状化后吻合 U 形肠祥的方式也不同。再比如，T-Pouch 是在 Kock 储尿囊基础上改进而来，其特点在于未使用肠套叠乳头，而是以修剪的漏斗状肠管代替套叠之肠乳头做为尿流输入道，因此避免了肠套叠引起的相关并发症，如金属钉所致结石的形成。目前以 Hautmann 所设计的 W 形储尿囊较为常用（图 4-11）。输尿管与肠管之间的吻合方式众多，在此不

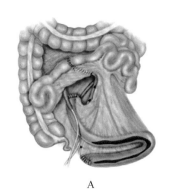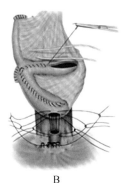

A　　　　　　　　　　　　　B

图 4-8　Studer 膀胱示意图

A：Studer 膀胱成形前；B：Studer 膀胱与尿道吻合

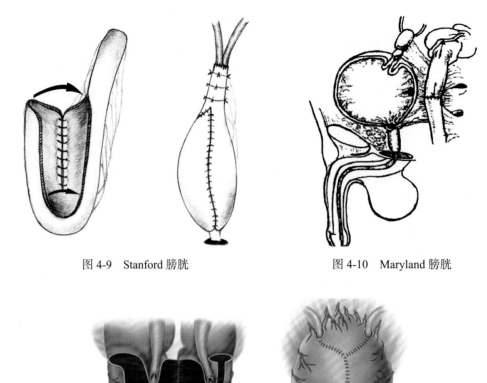

图 4-9　Stanford 膀胱　　　　　　　　　图 4-10　Maryland 膀胱

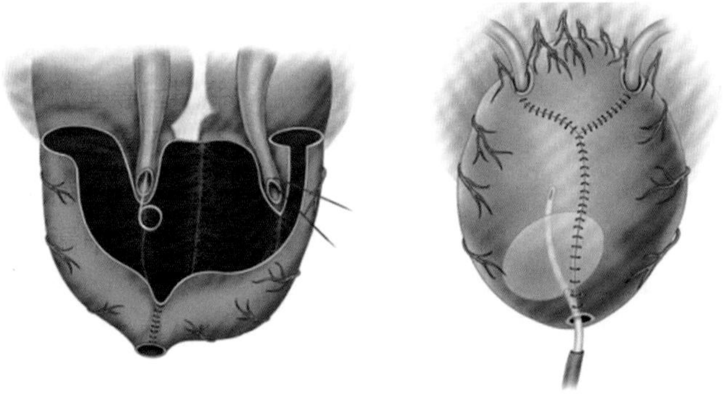

A　　　　　　　　　　　　　B

图 4-11　W 形回肠代膀胱

A：W 形回肠代膀胱成形前；B：W 形回肠代膀胱成形后

——列举，详见各章节有关术式之具体介绍。

　　回肠通道与原位肠代膀胱术之间孰优孰劣尚无定论，目前文献报道多认为回肠通道术操作较为简单，并发症也较少，在手术量上仍占有优势，而行原位新膀胱术的患者术后生活质量更好，但 Hautmann 等认为原位新膀胱术与回肠输出道相比，在生活质量方面并无明显优越性[15]。尽管如此，原位可控回肠代膀胱仍然有以下优势：①利于自然的排尿路径和尿控机制，避免尿流腹壁造口带来的生理和心理等问题；②通过增加腹压和尿道外括约肌松弛排尿，经训练后可自主排尿；③储尿囊内压力较低，输尿管尿液反流较少[16]。

　　回肠在吸收营养方面的作用非常重要，糖、氨基酸、95% 的胆汁主要在回肠吸收。通过主动转运吸收钠和氯，被动转运吸收水。失去过多的末段回肠会导致吸收不良。过多的胆汁进入结肠使其负荷增加会导致腹泻，同时，维生素 B_{12} 吸收减少会导致再生障碍性贫血。尿液进入回肠储尿囊，尿中的氯和氨被吸收，产生高氯性酸中毒；这是因为氨在钠氢交换中代替钠被吸收。弱酸性的 NH_4^+ 与氢离子交换伴随碳酸氢盐与氯离子交换，这样氯化铵经肠腔吸收入血交换碳酸。尽管临床上出现酸中毒症状的不多，但大多数回肠尿流改道的患者都会有高氯性代谢性酸中毒，这在可控性尿流改道和原位膀胱中会更明显，因为尿液在储尿囊内接触肠黏膜面积大、时间长。肾功能不全的患者，自身调节酸碱平衡的能力下降，更容易出现高氯性代谢性酸中毒。

四、结肠在尿流改道术中的应用

结肠用于尿路重建需要从其固定的位置进行游离。结肠比回肠的直径大，一般容易游离到腹腔和盆腔的任何区域。对于有盆腔放疗史者亦可使用右结肠、横结肠和降结肠[17]。应用结肠的术后肠梗阻发病率为 4%，低于回肠。使用结肠更容易采用黏膜下隧道法进行抗反流输尿管肠吻合术。对于回肠和结肠用于尿流改道仍有很多争论，一般来说，应用回肠和结肠重建尿路差别不大。

结肠和回肠会造成同样类型的电解质失衡，发病率也相似。结肠的主要功能是吸收一小部分胆汁盐，主动从肠腔转运钠和氯，被动吸收水。如果过多的损失结肠会造成胆汁盐丢失。用于储尿的结肠会吸收尿液中的氯，产生高氯性酸中毒。同时会发生低钾血症、低镁血症、低钙血症等。如果回盲瓣没有破坏，则切除结肠后对营养的影响较切除回肠少。但是如果回盲瓣丧失，则可能出现腹泻、肠道细菌过度繁殖伴吸收障碍以及水和碳酸氢盐丧失。

结肠收缩时会产生 100 cmH$_2$O 以上的压力。这种压力对于非可控性尿流改道不会造成任何影响。但是，完整结肠段用于可控性尿流改道时会增加尿液成分的吸收，引起代谢紊乱，并且引起尿频和尿失禁。所以，结肠原位膀胱、膀胱扩大、可控性皮肤造口必须完全去管状化。

早在 1950 年 Gilchrist 就已报道使用盲肠升结肠做储尿囊，用回肠做可控机制，但当时未被广泛使用。1982 年 Kock 尝试对肠管进行去管化处理，推动了包括盲肠、结肠在内的大肠在尿流改道术中的应用。比较有代表性的术式有 Mainz 原位可控膀胱以及后来的改进型 Le Bag 储尿囊（图 4-12、图 4-13）；以及 Indiana 储尿囊[18]（回肠腹壁造口输出道的

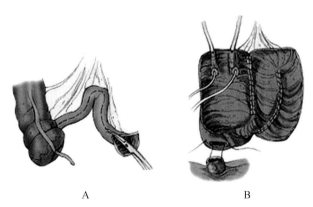

A   B

图 4-12　Mainz 原位可控膀胱

A：Mainz 原位可控膀胱成形前；B：Mainz 原位可控膀胱成形后

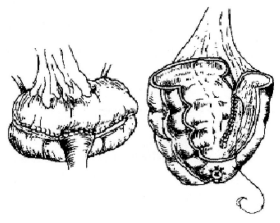

图 4-13　Le Bag 储尿囊

可控回结肠膀胱术）等。其中以 Indiana 储尿囊（图 4-14）较为常用，其可控率为 72%～98%。输出端选用阑尾和回肠套叠瓣，术后可控率有一定差异，分别为 96% 和 89.5%。

1993 年 Alcini 用切断结肠带的方法成功构建回盲肠新膀胱，我国梅骅等于 1998 年改进此术式并进行了报道，随访结果显示效果良好。有学者使用输尿管 - 回盲肠 - 乙状结肠吻合术，使用末端结肠及肛门作为输出道，方法：切取末端回

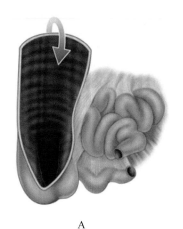
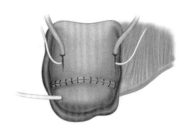

A　　　　　　　　　　　　　　　　B

图 4-14　Indiana 储尿囊

A：Indiana 储尿囊成形前；B：Indiana 储尿囊成形后

肠 10～14 cm 以及升结肠 10 cm，切除阑尾，封闭回肠及升结肠残端，继而将输尿管缝合至回肠，最后将盲肠底部吻合至乙状结肠，但有关报道并不多见。尿流改道中有关阑尾的代表术式为 Riedmiller 膀胱，即以阑尾为输出道的可控回结肠膀胱。使用阑尾作为输出道时可以使用原位阑尾也可以切取阑尾再与其他肠管做端侧吻合，最后做腹壁造口。如果使用原位阑尾做输出道，则可以利用盲肠之结肠带做抗反流设计，即纵形切开结肠带将阑尾置于其中再缝合结肠带。有时也可应用 Yang-Monti 技术替代阑尾作控尿结构。方法为截取 2～3 cm 末段回肠，在对系膜缘纵切后于系膜缘垂直方向卷折肠管，再与盲肠端吻合。使用阑尾作为输出道将面临一些问题，如阑尾易发生炎症反应、管腔较窄容易发生黏液阻塞，同时也不利于插管。也有学者单独使用升结肠、横结肠或者联合使用升、降结肠与横结肠行腹壁造口尿流改道，比如 Leissner 等于 2000 年报道使用横结肠联合升结肠（transverse-ascending pouch，TAP）或降结肠（transverse-descending pouch，TDP）上部设计倒 U 形储尿囊，结肠一端裁剪为细管状并埋植于结肠浆膜层之间，最后于脐部造口，该术式也叫 Mainz-Pouch Ⅲ 储尿囊（图 4-15）。对于行盆腔放射的患者使用高位结肠如横

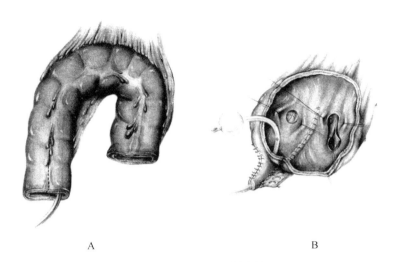

A   B

图 4-15　Mainz Ⅲ 储尿囊

A：取一段乙状结肠做 Mainz Ⅲ 储尿囊；B：成形 Mainz Ⅲ 储尿囊

结肠比较有优势。

  在膀胱肿瘤根治性手术中，有时需要彻底切除肿瘤而不能很好地保留尿道括约肌甚至做同期尿道切除，而无法采用原位排尿。在这种情况下，除了使用非可控尿流改道、腹壁造口的可控尿流改道术外，利用肛门控制排尿也是一种选择。最早的利用肛门控制排尿的尿流改道是输尿管乙状结肠吻合术，是一种完全尿便合流的尿流改道术式，由 Simon 于1852 年报道，该术式存在诸多问题，如逆行感染、高氯性酸中毒、肾功能受损等并发症。为克服这些问题，采用了完全尿便分流的改道方式。直肠膀胱乙状结肠会阴或腹壁造口也属于这一类可控性尿流改道方法。此术式克服了尿便合流的缺点，但因为肠管未去管化，直肠的高压力增加了尿液成分的吸收，代谢紊乱仍是其主要并发症之一。因术后并发症较多而未被广泛使用。1988 年 Kock 等对输尿管乙状结肠吻合术进行改进，在乙状结肠直肠交界处设计了肠套叠抗反流瓣，然后切取部分回肠，与直肠吻合以便同时达到抗尿液反流及扩大直肠容积的目的。1989 年，Skinner 和同事再次改进该术式，他们将去管化的回肠储尿囊之下缘与直肠吻合。1991 年 Fisch 及 Hohenfellner 进一步改进此术式，形成 Mainz Pouch Ⅱ 术（图 4-16）。

  该术式操作简单，临床效果稳定，并发症较此前术式明显减少。Mainz Pouch Ⅱ 是将部分乙状结肠及直肠去管化形成低压、高容量储尿袋，利用肛门进行排尿，形成尿便相对分流，较好地解决了储尿、排尿、控尿和保护上尿路的问题。由于这种手术操作简单，容易在全腹腔镜下完成。已经有在腹腔镜下完成乙状结肠直肠膀胱术的报道。随着腹腔镜以及机器人手术技术的快速发展，越来越多的学者尝试腹腔镜或机器人辅助下行尿流改道术[19]。

  乙状结肠原位膀胱重建是用于尿流改道的典型术式（图 4-17）。早期完整的乙状结肠段作为膀胱替代物，有着大肠的共同缺点：①储尿囊顺应性较差，储存尿液后腔内压力较高；②发生尿频、尿失禁、代谢紊乱的概率很高，影响了术后生活质量。肠道去管状化较好地解决了这些问题，去管状化的乙状结肠原位膀胱与回肠原位膀胱比较具有一

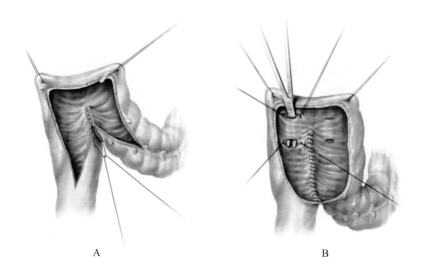

图 4-16　Mainz Pouch Ⅱ

A：Mainz Pouch Ⅱ成形前；B：Mainz Pouch Ⅱ建立输尿管再植黏膜下隧道

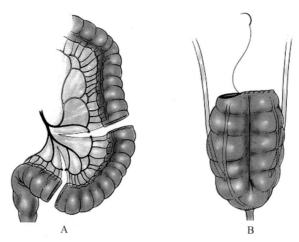

图 4-17　原位乙状结肠膀胱示意图

A：用于乙状结肠膀胱成形的长段；B：原位乙状结肠膀胱成形后

些天然优势：①其距离盆底比较近，利于新膀胱与尿道的吻合；②毗邻膀胱，神经同源，蠕动节律及压力近似；③就功能方面而言乙状结肠新膀胱排空较回肠有力，较厚的肠壁肌肉层不容易形成巨大膀胱；④黏液分泌和尿液成分吸收较回肠少。与回肠新膀胱相比，二者难度相当，术后效果接近，但乙状结肠新膀胱操作较为容易，手术时间以及术后恢复时间也较短，术后并发症也相对较低，对于符合手术适应证的患者不失为一种理想的手术方式。

（李胜文　王帅军）

第 3 节　尿流改道的基本技术及原则

一、尿流改道肠吻合术的基本原则

肠吻合技术对从事尿流改道工作的泌尿外科医生来讲是一项基本却十分重要的技术。无论是肠道连续性的恢复，还是储尿囊的缝合导致的并发症都会影响手术后生活质量，严重的会给患者健康带来不可挽回的损害，甚至导致死亡。泌尿外科的肠吻合步骤常常在复杂的泌尿外科手术之后进行，包括术者在内的手术团队都处在非常疲劳的状态，这会影响手术的质量。因此，要求泌尿外科医生更要有扎实的外科基本功，在手术中始终牢记肠道手术的基本原则，采用正确的方法处理肠管。

（一）术者要亲自过问肠道准备的原则

手术当中发现肠道准备不充分的情况时有发生。尤其是老年人，依从性不好的患者更应重点关注。笔者曾遇到护士和患者都报告肠道准备非常满意，但术中肠内容物残留很多的情况。有的便秘患者近端肠管内容物未排出，甚至有的老年人将肠道准备的药物藏起来，却向医生报告按照要求做好了一切准备。

（二）遵循肠道手术的基本原则

用湿纱布垫将吻合区与腹腔其他部分隔离开，切断肠管前固定好肠钳，尽量避免在吻合完成前调整肠钳位置，以免肠道溢出物污染腹腔。使用无损伤封闭钳钳闭肠管，使肠内容物溢出的可能性更小。这种手术钳可以防止肠内容物污染肠道断端，同时不会干扰肠管的血供。重建手术中用的游离肠管在剖开之前，隔离保护后用大量生理盐水充分冲洗，冲洗液从肠管的一端注入，在另一端流出时用弯盘接住，一直冲洗到流出液澄清为止。也可以在一端插入导管并用肠钳封闭导管周围的肠管，再行冲洗。

（三）要保证每一个肠管断端血供良好

选择肠管切断的部位时要考虑所用肠段肠管长度、肠系膜的长度、血管弓的分布。在两端肠管血供充分处选择切断肠管的位置。在切断肠管之前透光观察肠系膜确定血供情况。还要考虑到肠系膜切开的深度，以获得合适的肠段活动度。游离过程中注意保护血管，过度分离或使用电灼止血会破坏血液供应。在缝合过程中，吻合口张力过大、缝合过于密集都会损害血液供应。

（四）缝合和吻合的无张力原则

在尿流改道手过程中缝合和吻合占用了大部分手术时间，也是尿流改道的基本功。无张力吻合是尿流改道手术必须遵守的原则。无论是恢复肠道连续性、通道造口、输尿管肠吻合还是储尿囊与尿道吻合都要求吻合口无张力。高张力的吻合口影响愈合，缺血还会影响组织活性，这些都是发生吻合口漏的因素。

（五）肠管浆膜严密贴合的原则

吻合口全层缝合时肠断端浆膜层应紧密贴合，内翻缝合有利于吻合口愈合。手术中，应在切断肠系膜的适宜区域确定后，将待吻合肠段的距肠管断端肠钳处适当长度的肠系膜清除掉，显露足够的浆膜（约 0.5 cm），以便可以直接在浆膜上进行浆肌层缝合，使浆膜能够良好贴合而肠系膜不会嵌入。缝线打结力度适中，以肠壁紧密贴合而又不发生组织切割为标准。连续缝合时，结扎过紧会导致组织切割，缝线过紧会使组织发生绞窄。显然，必须将两段肠管的浆膜牢固缝合在一起。使用不可吸收线进行的吻合在愈合早期可以使吻合线更加牢固，但与可吸收线吻合差别不大，现在很少用不可吸收线缝合肠管。缝合已吻合的两段肠管的肠系膜时，系膜应该彼此平行，保证吻合完成后无扭曲。

二、可控性尿流改道中肠道去管状化

（一）正常膀胱的动力学特征

Laplace 定律对容器壁所受的张力与其内的压力及容器半径和容器壁厚进行了描述。泌尿外科将其应用于膀胱的生物力学描述。Laplace 公式：$T=Pves\ R/2\ d$。其中 T 为膀胱壁所受的张力，P 为膀胱内压力，R 为膀胱半径，d 膀胱壁厚度。更直接的理解是膀胱内压、膀胱大小和膀胱壁内张力之间的关系。在膀胱充盈过程中，以及储尿期，膀胱内压力（P）基本保持恒定。在极度充盈情况下，膀胱壁变得菲薄，除非有膀胱壁增厚等疾病存在，其在公式中的作用几乎可以忽略不计，因此在正常膀胱中，膀胱充盈的张力约等于 $Pves\ R/2$。

生理状态下，随着尿液的充盈，膀胱从最初的塌陷状态逐渐展开。尿液充盈膀胱的过程中膀胱内压力的变化一般不易觉察，膀胱壁自身必须能够伸展和重构，以储存更多的尿液，具备同时保证压力不出现明显变化的顺应能力，即膀胱存在顺应性。膀胱顺应性（C）的定义是膀胱体积（V）变化与膀胱内压力（P）变化的比值：$C=$体积变化/压力变化。

膀胱的高度顺应性取决于膀胱良好的伸展和黏弹性。膀胱壁的伸展，包括黏膜固有层和逼尿肌厚度的改变，可以保证膀胱在扩张到一定程度时膀胱内压力不会出现明显升高。在膀胱充盈停止时，膀胱的黏弹性导致膀胱壁肌纤维伸长，从而延缓压力的升高。膀胱黏弹性主要与膀胱壁内的细胞外基质有关。其主要成分包括胶原和弹性纤维，主要存在于浆膜、膀胱肌肉束之间及平滑肌细胞之间。在膀胱充盈扩张过程中，膀胱壁平滑肌纤维持续进行着不同的收缩活动，调整其自身的肌纤维长度。同时膀胱黏膜上皮也随之扩张，因此，膀胱间质的黏弹性和膀胱逼尿肌的松弛是膀胱在储尿期发生被动扩张和保持膀胱正常顺应性的基础。

膀胱的顺应性非常高，在膀胱缓慢充盈状态下，膀胱顺应性可以无限大。影响膀胱顺应性的因素也有多种，比如在膀胱壁黏弹性改变、膀胱过度膨胀、膀胱充盈速度过快等情况下，顺应性均可发生明显变化。

膀胱壁中胶原蛋白和弹力蛋白的比例发生变化时，膀胱的顺应性随之发生变化。在膀胱损伤、梗阻或者去神经化后，其胶原蛋白含量明显增加。当弹力蛋白含量超过胶原蛋白含量时，膀胱的顺应性增加；当胶原蛋白含量超过弹力蛋白含量时，膀胱顺应性下降。

膀胱的储尿过程很大程度上是一种非神经调节的过程。动物模型显示，当膀胱充盈到一定程度时，脊髓的交感神经反射起到一定的增加膀胱充盈和减轻膀胱内压力的作用。包括：①神经传导至膀胱壁，兴奋 β_3 受体，降低膀胱逼尿肌的张力，松弛膀胱；②神经传导至膀胱颈和后尿道，兴奋 α_1 受体，提高尿道内括约肌的张力，增强膀胱出口阻力；③神经传导至盆神经节，抑制副交感神经传出，抑制逼尿肌收缩。此外，阴部神经的兴奋引起尿道外扩约肌收缩也是保证膀胱储尿的因素之一。

随着膀胱内尿液的增加，膀胱体积增大，根据 Laplace 定律，膀胱壁的张力随之增加，张力感受器传入排尿中枢的神经冲动增加。当尿量超过排尿阈值时，排尿中枢兴奋性冲动下传，引起膀胱逼尿肌收缩，同时骶副交感神经兴奋，膀胱由储尿期进入排尿期。排尿时膀胱逼尿肌发生收缩，尿道外括约肌松弛，膀胱内压力超过膀胱出口压力，尿液随着压力梯度差自尿道流出。

在尿动力学检查中，膀胱内压力（$Pves$）是腹内压力（$Pabd$）和逼尿肌压力（$Pdet$）的综合：$Pdet＝Pves-Pabd$。

正常生理状态下的排尿依赖于神经介导的逼尿肌的收缩，而腹内压力增加不明显。由于肌肉收缩的能量可以转变为收缩力量和肌肉缩短长度。因此，单用逼尿肌压力评价逼尿肌收缩的力量是不够的。膀胱是一个中空器官，肌肉收缩的力量是产生逼尿肌压力的原因之一，但肌肉的缩短速度也对尿流产生影响。

储尿与排尿期存在的问题可以通过尿动力学检查进一步明确诊断。在实施尿动力学检查时，应首选简单且创伤小的检查，只有在这些简单检查无法解决问题时才进行更加复杂的检查。必要时可以重复检查。尿动力学检查适用于存在下尿路症状的患者，不论患者是否接受后续治疗。

评估膀胱储尿期和排尿期功能的最主要检查是压力流率测定。其中在膀胱充盈的储尿期需要获得容量、感觉、顺应性和非随意收缩等四项信息：①最大膀胱容量是指充盈性膀胱测压末期患者有强烈的排尿意愿、无法再控制不排尿时的膀胱容量，包括排出的尿液量和膀胱内残余尿量。功能性膀胱容量是指排尿日记记录的最大排尿量，膀胱测压得到的最大容量一般要大于功能性膀胱容量。而膀胱感觉受损患者的最大膀胱容量一般无法测出，其结果仅仅是检查结束时的膀胱容量。膀胱正常容量为 300～500 mL。膀胱漏尿点压大于 40 cmH$_2$O 时上尿路发生损伤的概率明显增大，此压力时代膀胱容量即为膀胱的安全容量；②膀胱感觉是在测压过程中通过询问患者得到。包括初次膀胱充盈感（初感觉）、初次排尿感觉（初尿意）和强烈排尿感觉（强急迫）；由于膀胱顺应性的存在，在膀胱测压的充盈期，随着灌注量大增加，膀胱内的压力没有或者仅有微小增加；③顺应性的计算方法为膀胱容量的变化值除以膀胱内压力的变化值，单位为 mL/cmH$_2$O。通常计算两点之间的变化：膀胱空虚状态下开始灌注时的逼尿肌压力，以及最大膀胱容量或者逼尿肌开始收缩时的逼尿肌压力。正常膀胱的顺应性应该小于 12.5 mL/cmH$_2$O；④正常情况下，储尿期膀胱内压力几乎没有变化，逼尿肌没有非随意性收缩。目前将任何导致患者出现排尿感觉到不随意收缩统称为逼尿肌过度活动。膀胱在充盈末期保持一个较稳定的低压力，一般不超过 $6\sim10$ mL/cmH$_2$O，称充盈末压力，且不应该出现不随意收缩。

（二）回肠去管化后的容量和尿动力学特点

剖开肠管，将其自身反折，如果末端不闭合，容积可以增加一倍。但肠管替代尿路重建时必须闭合其末端，因此，永远不能完全达到容积增加一倍的极限。实际上，长度和直径的比值越大，末端闭合后容积变化越大。在直径和长度比值达到 1：3.5 时闭合肠管末端，剖开肠管就不会再使容积增加。剖开大部分肠管实际上可以将容积增加约 50%。重建肠管的目的是形成一个球形囊状结构，这个构造在最小表面积下可以达到最大容积。保持低压储尿，有足够大容量及良好的顺应性。

如上文所述，根据 Laplace 定律，对于一个球体，球壁张力与其半径和压力的乘积成正比。因此，在理论上对于一定的球壁张力，其半径越大，所产生的压力越小，这对于避免上尿路功能受损或预防尿失禁是十分理想的理论依据。但因为肠管不是理想的球体，并且肠壁显示出的黏弹性倾向于改变施加在肠壁的压力和腔内所产生的张力之间的关系，与上文所述的膀胱壁所具备的黏弹性以及其所具有的特征不同。因此，如果想要制作储尿囊，需要尽可能将其做成球形。由于切断了肠管的环形肌肉，减弱了收缩力量。同时，肠管重新缝合后方向不同、储尿囊部位的肠壁蠕动可以相互抵消其囊内压力，这使储尿囊能够保持稳定的低压状态，增加了储尿囊的顺应性。去管化的回肠制作的储尿囊内压一般在 15 cmH$_2$O 以下，结肠制作的储尿囊内压一般在 30 cmH$_2$O。

在对系膜缘剖开肠管会使肠管运动失调，引起腔内压力下降。理想的情况是为患者提供一个球壁很少收缩或者只有无效收缩的球形储尿囊。经动物实验证实，于对系膜缘剖开肠管并进行重建，在急性期肠管的协调性蠕动波有明显破坏，而 3 个月后又恢复正常的协调状态。临床经验也显示，肠管重建后（去管化）的初期协调的蠕动波减少，但后期会有很多蠕动波重新出现，而且很容易显现出来。

两端封闭的肠管腔内压力可以通过增加容积或者通过肠壁收缩减小其体积来增加。因为肠壁对水自由通透，尿液中较高的渗透压成分可使水向肠腔内移动。大多数可控性改道患者每天排泄 $2\sim4$ L 水。随着时间的延长，肠管容积增加，但这种情况只有在肠管经常充盈时才会出现。如果储尿囊无功能，其容积就会变小。研究证实，用肠管构建的储尿囊的容积随着时间的推移可出现显著的适应性调整。对于回肠储尿囊，有报道显示 1 年后其容积增加了 7 倍。当储尿囊容积增加时，肠壁平滑肌厚度也会显著增加。

上文提到的膀胱安全容量同样适用于去管化回肠的容量。去管化后需要达到大容量、低压力的状态。有报道显示，与术后早期相比，去管化回肠在术后 1 年时运动活动减弱，但也有研究呈现相反的现象，即术后 1 年时运动活动增强。有研究发现 25% 的 Kock 储尿囊患者出现不自主压力波，这些储尿囊中的最大膀胱内压平均为 41 cmH$_2$O。Camey 对 5 例原位回肠代膀胱患者的控尿效果进行评估，尿动力学检查发现，Camey-Ⅱ术式建立的膀胱具有容量大、压力低、无反流、无吸收酸中毒的特点。大多数患者排尿功能在术后 4 个月逐渐恢复，96% 的患者白天可自主控尿，78% 的患者夜间控尿。Boyd 对 166 例 Kock 回肠膀胱进行尿动力学检查发现，术后 6 个月新膀胱的容量在 180～1 000 mL 之间，平均 456 mL，平均最大膀胱内压力为 47 cmH$_2$O。术后 5 年平均膀胱容量为 411 mL，平均最大膀胱内压力为 50 cmH$_2$O。对 W 形回肠膀胱的研究显示，其平均容量为 550 mL，平均最大膀胱内压力为 26.4 cmH$_2$O，平均最大尿流率为 25.2 mL/s。白天和夜间无尿失禁的比例分别为 92% 和 90%。有关 Studer 回肠膀胱的研究表明，术后 23 个月的膀胱平均容量为 439 mL，最大平均尿流率为 15.7 mL/s，平均残余尿为 35 mL。术后 8 年的平均容量为 405 mL，最大尿流率为 16.7 mL/s，平均残余尿为 34 mL。综上所述可以看出，回肠膀胱术后可以保持良好的膀胱容量。

（三）结肠去管化后的容量和动力学特点

肠管去管状化后重建会增加储尿囊的容积，但其对肠管运动活动和管壁张力的长期影响尚不清楚。有报道显示，在单位时间内，回肠的蠕动波少于盲肠，在术后 1 年可观察到盲肠出现同样数量的蠕动波，但是压力波的幅度随时间的推移而降低。正常盲肠内最大压力在 18～100 cmH$_2$O 之间，而在术后 1 年时去管化盲肠的压力在 5～25 cmH$_2$O 之间。也有人将回肠和盲肠进行比较，发现 1 年后产生的压力无差别。应用回肠和盲肠的 Mainz 储尿囊最大容量时平均压力为 39 cmH$_2$O，最大压力为 63 cmH$_2$O。

有关乙状结肠膀胱的研究显示，术后 6 个月新膀胱的平均容量为 375 mL，平均残余尿量为 68 mL，平均最大尿流率为 15 mL/s，平均顺应性为 25.3 mL/cmH$_2$O。77.3% 的患者日间无尿失禁，夜间无尿失禁的患者比例为 72.7%。

一项对乙状结肠膀胱和回肠膀胱进行对比的研究显示，76% 的乙状结肠膀胱患者和 75% 的回肠膀胱患者几乎可以完全排空膀胱。残余尿均小于 10 mL。乙状结肠膀胱的平均最大容量为 296 mL，回肠膀胱的平均最大容量为 546 mL。乙状结肠膀胱的顺应性为平均为 11 mL/cmH$_2$O，回肠膀胱的顺应性为 34 mL/cmH$_2$O。乙状结肠膀胱的平均自由尿流率为 16.6 mL/s，回肠膀胱的平均自由尿流率为 16.4 mL/s。从上述数据看，回肠膀胱的控尿效果要优于乙状结肠膀胱。回盲升结肠膀胱的相关研究表明，术后一年的平均容量为 320 mL，膀胱内平均压力为 31.3 cmH$_2$O。平均最大尿流率为 18.7 mL/s，平均残余尿量为 22 mL。术后 5 年的平均容量增加至 469 mL，膀胱内平均压力下降至 30.4 cmH$_2$O。平均最大尿流率为 20.8 mL/s，平均残余尿量为 28 mL。术后 3 年内无夜间尿失禁的患者比例为 79%，3 年后这一比例上升至 86%。正如上文所述，肠道去管化后经常充盈的状态下，随着时间的延长，其容量会逐渐增加。

三、原位膀胱重建的基本原则

原位新膀胱是尿流改道中较为理想的方法，术后不用挂尿袋或间断导尿，患者保留了自然排尿方式和良好的社会形象，生活质量较高。应用肠道原位重建膀胱的方法很多，但是要取得好的手术效果，必须遵守尿流改道的基本原则。

（一）膀胱镜检查与组织活检

这是决定实施根治性膀胱切除 - 原位膀胱重建之前必须遵循的基本原则，以确定膀胱三角区、膀胱颈、前列腺部尿道部是否有肿瘤或受到肿瘤侵袭。据统计，膀胱全切术后，尿道移行细胞癌的总体复发率约为 8.1%，肿瘤复发的病理学高危因素包括多灶性肿瘤、上尿路原位癌、膀胱原位癌、前列腺部尿道癌，其中前列腺部尿道受累是根治性膀胱切除 - 原位膀胱重建最易引起肿瘤复发的因素。有报道指出，对于女性膀胱癌患者其膀胱颈受累与继发尿道肿瘤的发生密切关联。除膀胱颈受累外，阴道前壁肿瘤侵袭也是同时发生尿道肿瘤的主要危险因素。此外，不同类型的尿流改道术式也是影响术后尿道肿瘤复发的重要因素，如原位新膀胱术与回肠膀胱术相比，前者尿道肿瘤的复发率明显高于后者。这与医生对原位膀胱重建患者的严格筛选、保留膀胱颈和尿道不无关系。

（二）术后无须做盆腔放疗

根治性膀胱切除 - 原位膀胱重建术另一基本原则是术后不需要局部放疗的患者。因为盆腔局部放疗会对新膀胱产生许多不利的影响。这表明，手术前对于患者膀胱癌的恶性分级，肿瘤数目与分布，临床分期，淋巴结有无转移等多因素进行预后评估。有接受盆腔局部放疗的风险性时，原则上应选择其他尿流改道方式。

（三）术前肠道常规检查

术前肠镜检查或肠道造影证实，肠道是否有不能治愈的疾病，如多发息肉、溃疡、慢性肠炎、肠肿瘤等。术前没有肠道检查，术中切开肠管才发现肠道病变是一个非常危险的情况。

（四）原位新膀胱功能性原则

通过肠道的去管状化获得良好的顺应性，保持新膀胱在储尿期较低的充盈压力；新膀胱要有足够的容量，以保证足够的排尿间隔，一般需要有 300～500 mL 的尿量；对于结肠原位重建的输尿管吻合要求应具备抗反流机制，高质量的抗反流吻合应该形成接近生理状态的输尿管开口，即引流通畅又不产生反流，二者对保护肾功能同样重要；良好的控尿功能，原位新膀胱术后患者的生活质量很大程度上取决于患者的排尿和控尿情况，这一点的重要性仅次于手术对肿瘤组织的彻底切除。术后患者的控尿能力主要受两方面影响：新膀胱的高容量、低压力和尿道括约肌的功能。当使用完整肠管用于可控性尿流改道时，肠管的节律性收缩和较高的新膀胱内压力更容易产生尿失禁，肠道的去管状化较好地解决了这一问题。盆底的横纹肌括约肌在控尿方面起主要作用，其支配主要来自阴部神经，阴部神经发出束支沿肛提肌下走行并到达横纹肌纤维括约肌。横纹肌括约肌以及支配其神经的损伤也会导致患者术后出现尿失禁。通常认为膀胱根治性切除术后患者膀胱充盈增加时尿道压力反射性升高的正常神经反射受到损伤，这也会导致患者夜间尿失禁更加严重。此外，肌筋膜尿道支持系统对新膀胱术后患者的控尿也有非常重要的作用。因此，为减少尿失禁的发生，术前对括约肌功能的评价和术中对括约肌功能的保护甚为重要。术中应最大限度保护患者的血管神经束和横纹肌括约肌功能，这有赖于对局部组织解剖的深刻认识和术中的精准操作。

（李胜文　王文佳　李世海　武　昊）

第4节 尿流改道的并发症与处理要点

使用肠管重建尿路会出现一系列烦扰患者和医生的情况。无论是采用输尿管或肠管造口（包括通道术以及经皮可控储尿囊）还是原位膀胱亦或是经肛门可控尿流改道，术后都会出现以代谢为主的诸多并发症。众所周知，膀胱根治切除与尿流改道一直以来都是泌尿外科领域难度较高的手术。且不谈手术操作之复杂及围手术期可能出现的各种突发情况，单就术后并发症的诊治与处理而言就对泌尿外科医生提出了颇高要求。因此，对尿流改道技术理论的综合学习，尤其是对术后并发症的系统认识和实践，显得尤为重要。国内外有关尿流改道术后并发症的研究报道虽屡见不鲜，但遗憾的是到目前为止，国际上还没有一套专门适用于这些并发症的评价体系和分类标准。现有报道多使用美国纪念斯隆·凯特琳癌症中心（Memorial Sloan Kettering cancer center，MSKCC）所使用的 Clavien 并发症分级系统（Clavien classification system，CCS）。鉴于尿流改道术后并发症种类繁多，在此仅对常见术式之并发症加以总结及介绍。另外，并发症的具体处理方法详见各有关章节。其他如直肠膀胱乙状结肠腹壁或会阴造口术等不常用的术式，甚至是输尿管乙状结肠吻合术等几近被淘汰的术式的并发症，在此不再赘述。为使读者清晰认识常见尿流改道术式并发症，本节将分别叙述通道术、经皮可控储尿囊以及原位肠代膀胱术早期、远期并发症。其中以介绍远期并发症为主。

一、尿流改道与膀胱重建的早期并发症

需要指出，以往文献报道有关早期并发症时间限定不一，有使用 30 天为界限也有使用 90 天者。膀胱根治切除＋尿流改道术后早期并发症发生率为 20%～57%。实际可能高于这一数值，因为在所有尿流改道术式中，以经皮可控尿流改道术后并发症发生率为最高，为 89%～94%，主要为 Clavien 2 级及以下的并发症。Nieuwenhuijzen 等人[20]于 2008 年报道的研究结果显示，行回肠通道、Indiana 储尿囊以及原位肠代膀胱的患者，术后早期并发症发生率分别为 48%（56/118）、43%（22/51）及 42%（26/62）。最近的一项研究显示，术后早期并发症发生率为 51.7%（209/404），其中，Clavien 1～2 级占 34.4%（139/404），Clavien 3～5 级占 17.3%（70/404）；而术后 90 天内死亡率为 4.5%（18/404）。在术后早期死亡率方面，美国国家癌症数据库一项含 35 000 例尿流改道患者资料的研究显示，术后 30 天及 90 天内死亡率分别为 2.7% 和 7.2%。从数据上来看以 Clavien 分级为分类标准，早期并发症的种类以及在各级别中所占比例，各家报道相差不大。

首先介绍通道术早期主要并发症。使用肠管作为尿液流出道时以回肠（Bricker 术）为首选，若回肠有疾患或腹部曾接受射线治疗等原因致使回肠无法使用时才考虑使用大肠，常用横结肠或乙状结肠。既往文献多认为回肠或结肠通道术早期（术后 30 天）并发症总体发生率接近，为 20%～56%。主要表现为以下 4 个方面。①肠道相关并发症：主

要包括肠梗阻、肠吻合口瘘。其中肠梗阻最常见，发生率为 5%～10%，需再次手术者占 3%。但应注意，行通道术的患者术后常有麻痹性肠梗阻，这也是导致肠道蠕动功能恢复时间延迟的重要原因，因此应注意患者血钾变化。而肠瘘发生率为 1%～5%，多发生于术后 1 周。一项研究显示，手工缝合和吻合器吻合肠道术后，吻合口漏或瘘的发生率分别为 2.8% 和 3.0%。但有临床意义的吻合口漏发生率仅为 0.9%。回肠膀胱术用吻合器吻合时吻合口漏发生率为 4.5%。这些并发症在短期内可导致腹腔感染、伤口感染或切口裂开。一般认为和术前肠道准备以及手术操作相关，但与采用吻合器吻合与否无关。以往学者们认为术前肠道准备患者相较于未行肠道准备者，术后并发症发生率会有所降低。总之，肠道并发症的出现往往和肠道本身情况（放射治疗，炎症疾病等）、血供、张力等相关，要求术前合理选择肠道，术中精细操作，尤其对于肠道吻合，比如为避免漏针可采用连续锁边缝合；②通道（输出道）相关并发症：主要为肠管缺血，往往和系膜或肠管的损伤、扭转相关，发生率虽较低，但慢性缺血后果往往是远期输出道狭窄、回缩等棘手的并发症；③造口相关并发症：造口黏膜坏死为最常见的早期造口并发症。其发生与乳头造口时局部血管损伤或术中损伤肠襻血管有关，多可保守治疗。另外因为涉及集尿袋的使用，如管理不当可导致造口周围不适或者炎症，可为过敏或化学性皮炎或者为细菌甚至真菌感染等。其他如造口旁疝、脱垂等远期并发症将于后文一并介绍；④输尿管肠吻合口瘘：多见于术后 5 天左右。各种输尿管肠吻合术的漏尿发生率为 2%～5%，也有文献报道可达 7%。随着软硅橡胶管的广泛使用，其发生率较前有所降低。在同一机构进行的一组输尿管肠吻合术病例中，无支架组漏尿发生率为 2%，非硅胶硬支架管组狭窄率为 10%，软硅胶支架管时无漏尿。

经皮可控储尿囊以及原位肠代膀胱术后早期并发症在输尿管肠吻合以及肠道相关并发症方面与通道术有相似之处，其处理方法也相近，故不再冗述。特别之处在于：①由于尿液在储尿囊内停留时间较长，故早期即可出现代谢并发症，主要为代谢性酸中毒，发生率可达 60%，偶可继发低钾血症。对于这种情况，在治疗上注意纠正酸中毒和低钾血症应同时进行。②术后早期可能因为尿流输出道梗阻等原因导致代膀胱压力增高，进而导致输尿管肠吻合口漏甚至代膀胱破裂，其中输尿管肠吻合口漏发生率为 16%，而后者则很少发生。③术后早期可出现代膀胱尿道吻合口漏，多可行保守治疗。

二、尿流改道与膀胱重建的远期并发症

1. **代谢相关并发症**　尿流改道术后最常见的代谢并发症当属电解质紊乱。患者血清电解质平衡与否主要取决于肾脏生理功能以及与尿液直接接触的肠道面积。相关并发症主要为高氯性代谢性酸中毒以及可能继发的低钾血症和低钙血症。其中高氯性代谢性酸中毒的机制为各种原因所导致尿液与肠管表面接触时间过长，尿液中 Cl^- 与细胞外液 HCO_3^- 过度交换所致。轻症者可无明显症状，而重症患者往往会出现头晕、疲乏、嗜睡等症状，及时行血气分析即可明确诊断。低钾血症的发生一般是有其酸中毒后体内 H^+ 与 K^+ 交换增多所致，肠襻分泌物中也会丢失一部分 K^+ 离子。代谢性酸中毒还可导致钙磷代谢异常，进而影响骨代谢，表现为骨质疏松等。Shimko 报道的一项随访中位时间长达 15 年的研究显示，

有 12.8%（135/1 057）的患者出现了电解质紊乱，定义标准为血碳酸氢盐 <20 mg/dL，对于有症状的患者而言这一界限应上升。他们同时报道维生素 B_{12} 缺乏者占 3%（32/1 057）。一般而言术后较轻的酸中毒可每日服用 2～6 g 碳酸氢钠，持续时间根据患者个体情况而定。Hautmann[21] 于 2011 年报道的一项随访人数 923 人，在时间长达 25 年的研究中，1/3 的患者在术后 1 年停用碳酸氢钠，其中有 11 例患者需要于医院再次诊治电解质紊乱。Nieuwenhuijzen 的研究显示，回肠通道、Indiana 储尿囊以及原位肠代膀胱术后代谢性酸中毒发生率分别为 21%（24/118）、26%（13/51）及 28%（31/112）。另外有 17% 的患者出现维生素 B_{12} 缺乏，叶酸缺乏者仅 1 例。也有报道显示维生素 B_{12} 缺乏者占 9%（24/271），而所有患者中叶酸缺乏者也仅为 1 例。其他较为罕见的并发症包括神经系统异常，可能与低镁血症、药物中毒、血氨升高有关。但血氨升高常见于肝功能异常者，尿流梗阻及感染为其诱因。

2. 肾功能减退　近年来文献报道尿流改道术后远期并发症中肾功能减退发生率为 20%～80%[22]。目前常使用慢性肾脏病流行合作方程（the chronic kidney disease epidemiology collaboration equation，CKD-EPI equation）定义肾功能减退，其标准为 GFR <10 mL/（min·1.73 m^2）或较前减少 10% 以上。病因包括输尿管肠吻合口狭窄，非梗阻性肾积水，尿液排空障碍，尿路结石，既往腹部放射治疗史等，其他如年龄、高血压、糖尿病等也是术后肾功能减退的危险因素[21, 23]。输尿管肠吻合口狭窄目前被认为是引起术后肾功能减退最常见的病因。不同类型尿流改道远期发生肾功能减退的比例相差不大。Gershman 等对 1 383 例尿流改道患者的随访分析结果显示，非可控与可控性尿流改道术患者术后 10 年肾功能减退发生率分别为 81% 和 78%，无明显差异。另一项研究结果显示，在回肠通道以及原位肠代膀胱中，尽管术后输尿管肠吻合口狭窄发生率分别为 <1% 和 12%，但两种术后远期发生肾功能减退（GFR 较前减少 >10 mL/min）比率却分别为 0.02% 和 0.05%，亦无明显差异。Nieuwenhuijzen 的研究显示[20]，回肠通道、Indiana 储尿囊以及原位肠代膀胱术后肾功能减退发生率分别为 57%、50% 和 39%，他们的定义标准为 GFR 较前减少 25%。一般而言，对于有储尿囊的尿流改道方式，如经皮可控储尿囊以及原位膀胱，只要控制好储尿囊排空能力肾功能就不易受损，因为排空障碍往往会导致非梗阻性肾积水。因此，应监测（B 超或静脉尿路造影等）患者上尿路情况，时间建议设定为术后 1 个月、3 个月、6 个月，以后每年至少检查一次尿路情况。

3. 输尿管狭窄　输尿管狭窄也是尿流改道术后常见的并发症[18, 21-22]。常常发生于术后几个月以内，但也有术后 13 年出现输尿管狭窄的报道。一项有关 Indiana 储尿囊的研究结果显示，术后 7%（8/112）的患者出现了输尿管狭窄。南加州大学对 1 964 例尿流改道患者资料分析后发现，其中 2.5%（49/1 964）患者出现输尿管狭窄，发生狭窄的中位时间为 10 个月。狭窄常见于输尿管肠吻合口处，偶可见于中上段输尿管。左侧输尿管更易发生狭窄，因其走行于主动脉与肠系膜下动脉之间。在一项包含 436 名患者的随访研究中，Richard 等报道右侧及左侧输尿管发生狭窄的比例分别为 5.9% 和 10.0%。手术操作中不恰当钳夹或牵拉输尿管或过度剥离输尿管管周组织也是狭窄发生的高危因素。以往认为腹部放射治疗史也是输尿管狭窄发生的危险因素，综合既往报道结果显示，无腹部放疗史患者输尿管狭窄发生率为 2.4%～7.2%，如有腹部放疗史则该比例为 11%～42%。但最近南加州大学的研究认为二者之间并无明确相关性。其他原因包括输尿管扭曲或吻合张力较大。

输尿管与肠管之间吻合方式也是不容忽视的因素。有关输尿管肠吻合是否应行抗反流设计是泌尿外科学界争论不休的问题，但目前的共识为：行抗反流吻合会增加输尿管肠吻合口狭窄风险。输尿管狭窄临床多表现为狭窄侧腰部疼痛或尿路感染，但有 30% 的患者表现为无症状细菌尿。输尿管狭窄的治疗可选择球囊扩张、冷刀、激光切开或者开放手术。内镜治疗狭窄主要针对长度＜1.0 cm 的狭窄段，尽管对于部分患者内镜治疗效果明显，但总体效果欠佳，二次手术率为 50%。Dimarco 对 27 例行开放以及 52 例行球囊扩张术的患者随访 3 年后发现，二者成功率分别为 76% 和 5%。有时输尿管狭窄病因为吻合口处甚至中上段肿瘤，应根据具体情况设计治疗方案。

4. 肠道相关并发症　肠梗阻是尿流改道术后常见并发症，术后早期或远期均可发生[21-22]。但关于其发生率各家报道不一，我们认为该并发症与患者个体状况，如是否有腹部手术史以及术中操作有很大关系。一般来说若使用回肠重建尿路，术后肠梗阻发生率约为 10%，这一数字在结肠为 5%。梅奥诊所回顾分析 1 057 例尿流改道患者资料，其中 16% 的患者有过肠梗阻症状。Shimko 的报道也显示术后肠梗阻发生率为 16%，需要再次手术者占 7%。而在另一项患者总数为 923 例的随访研究中，该比例为 3.6%。肠梗阻的发生与狭窄、粘连带或内疝形成以及肠扭转等有密切关系。其诊断与处理与普通外科无异，故在此不冗述。

另一个与肠道有关的并发症是瘘管的形成，文献报道发生率可达 10%。新膀胱可以与皮肤、肠道、直肠甚至女性阴道之间形成瘘管。其中新膀胱阴道瘘发生率介于 3.6%～11% 之间。Hautmann 报道 923 例尿流改道患者中仅 1 例出现新膀胱肠瘘。这些并发症通常发生在术后 3 个月以内，并且与并发症发生率和死亡率密切相关。瘘管一旦形成往往很难处理，手术造成的组织粘连以及炎性反应使得在修复过程中显露瘘口发生部位非常困难。作者在手术中采用软探针引导收到了很好的效果。尿瘘合并感染如果出现败血症，死亡率为 2%，保守治疗往往难以奏效。另外瘘管的形成也可能与肿瘤复发有关，需要引起泌尿外科医生注意。同样致命的并发症是储尿囊的破裂或穿孔，其发生率很低，需急诊手术治疗。Hautmann 的回顾分析显示储尿囊破裂发生率为 0.3%（3/923），其中 1 例为导尿管操作不当，1 例为骑自行车发生意外，1 例曾有腹部放射治疗史。

有关尿流改道术后癌症相关随访结果目前尚不多见，缺乏大规模回顾分析，有关不同术式远期肿瘤学结果的前瞻性对照研究似乎更加难以开展。但根据目前文献报道，术后非转移癌罕见。动物实验已经证实，尿路上皮细胞在粪便环境中可发生癌变（腺癌），目前各种尿路改道方式在设计初几乎都考虑到了这个因素。值得关注的是，结肠本身癌变率较回肠高。因此，所有行尿流改道尤其是使用结肠重建尿路的患者，需要终身随访和评估癌症的发展，如定期行肠镜检查。

5. 造口相关并发症　无论是通道术还是经皮可控储尿囊技术，术后都涉及造口的管理。各种术式造口并发症发生率平均为 60%，包括造口出血、狭窄、造口旁疝等。首先介绍造口旁疝，为继发于造口周围筋膜缺陷而形成的切口疝。发生率 2.3%～60% 不等，多见于术后 1～2 年，但实际发病率由于不同的报道中相关定义、随访时间以及诊断依据和方法不同而难以确定。诊断有时较为困难，目前欧洲疝学会推荐常规术前 CT 平扫，有助于判断疝环大小以及疝内容物成分。造口旁疝手术指征尚缺乏共识，一般来说症状不明显时可保守治疗，如避免剧烈咳嗽或 Valsalva 动作以及疝袋的使用。当出现梗阻、疼痛等症状时需手术治疗，往往需要使用补片加强薄弱处筋膜层，有时甚至需要重新选择造口位置。

造口脱垂或回缩相对少见。造口回缩指造口表面低于造口 0.5 cm 以上，一般早期即可发现，多与肠襻过短或腹壁过厚等导致的造口张力增大有关。治疗可采用带凸面的集尿袋保守治疗。其实在手术时可将肠管与邻近腹膜等组织缝合固定，可减少张力。造口脱垂一般发生于术后 2 年，发生率约为 5%。原因多是设计造口时筋膜口较大或者肠襻血供较差等。一般采取非手术治疗，如肠襻脱垂过长或血供差时则应手术治疗，必要时切除远端部分肠襻以及重新造口。

6. 原位新膀胱术后储尿及排尿相关并发症　早期使用完整肠管行原位尿路重建时因为较高的尿失禁发生率而使学者们放弃了这一术式，改为剖开肠管重建的方式，从而制作低压、接近原有膀胱容量的储尿囊[14]。但仍然面临一些问题，即重建之储尿囊有时因收缩力过弱等原因导致控尿不理想，尽管可以使用腹压辅助排尿。因此，原位膀胱术后患者练习排尿显得至关重要。研究显示，原位膀胱术后有 4%～25% 的患者因排尿障碍需行插管导尿。需要提出的是，尽管在女性患者中行新膀胱重建较男性而言容易操作，但术后排尿功能障碍发生更频繁。Anderson 对 44 名行原位膀胱重建的女性患者随访，结果显示夜间、日间尿失禁以及压力性尿失禁发生率分别为 55%、43% 和 31%。有学者认为既往子宫切除史或在膀胱根治手术时一并切除子宫可能与术后尿失禁相关。

尿道括约肌的功能在控尿中起到决定性作用。目前文献报道老年人控尿效果相较于年轻人不甚理想，考虑为尿道括约肌功能减退所致。令人欣慰的是，随着患者健康教育质量的提高以及储尿囊本身随时间推移其容量会增大，使得术后控尿率也随时间而逐渐上升。Copenhagen 对 166 例患者随访后发现，夜间控尿率在术后第 1 年及第 3 年分别为 75% 和 94%。另一项总数为 935 例的原位膀胱患者回顾分析结果显示，术后 3 个月以及 1 年控尿率分别为 59% 和 92%。对自 20 世纪 90 年代至今世界大型泌尿外科中心发表的文献分析后发现，所有类型的原位肠道膀胱手术日间控尿率为 57%～100%，夜间控尿率为 45%～97%。

7. 感染、结石　尿路感染是尿流改道术后最常见的并发症，其发生率为 5%～42%。储尿囊结构的排空障碍以及插管导尿均为尿路感染的危险因素。Wood 等人对 66 例行原位肠代膀胱患者随访发现 78% 的患者有菌尿，但只有一半患者有感染症状。反复的尿路感染可以导致肾盂肾炎甚至尿脓毒症。一项有关回肠通道术后患者随访的研究结果显示，17% 的患者出现急性肾盂肾炎，而出现败血症者为 4%。Al Awamlh 的回顾分析结果显示，在回肠通道、原位肠代膀胱以及经皮可控储尿囊中，肾盂肾炎的发生率分别为 15%（25/170）、24%（19/79）和 18%（13/73）。很多尿路感染患者并无临床症状，一般不需处理，因为肠道本身有定植细菌，并且肠黏膜细胞不同于尿路上皮细胞，其缺乏抑制细菌生长的功能。有临床症状的患者往往意味着病情比较严重，应积极处理。

结石的发生与代谢、感染相关并发症密切相关[22, 24-25]。肠道切除以后可能出现的高草酸血症以及储尿囊内异物（往往是缝线或吻合钉）存在等均是结石形成的危险因素。而感染常常诱发磷酸镁铵结石的形成。在一项包括 445 例原位肠代膀胱术资料的研究中，术后 41 个月结石发生率为 10%，而术后 7 年这一数字升至 25%。随着近年来尿流改道术中胃肠吻合器的广泛应用，似乎较普通缝合方式更容易发生结石，但目前还没有证据证实这一观点。对于泌尿系结石以预防为主，多饮水以及按时规律导尿或排尿，保持血电解质平衡。

三、尿流改道术后患者生活质量评估

随着医学的不断发展，评估癌症患者术后的状态不再只是使用治愈率以及生存率等指标，而更加强调生活质量。生活质量（quality of life，QOL）是指不同文化和价值体系中的个体与他们的目标、期望、标准以及所关心的事情有关的生存状况和体验。健康相关生活质量（health related quality of life，HRQOL）是指在疾病、意外损伤及医疗干预影响下，与人的生活条件和事件相关的健康状态和主观满意度。生活质量的评估多采用问卷调查的方式。因此，各种研究方法不同之处在于所使用的生活质量量表不同。常用的量表有 SF-36，FACT-BL 以及 BCI 等。这些量表都通过了信度及效度的检验，目前在临床应用广泛。

Boyd 以及 Mansson 于 20 世纪末开创了有关不同尿流改道术后患者生活质量的比较研究。早期的生活质量评估结论认为在通道术、经皮可控储尿囊以及原位膀胱这 3 种术式，以原位膀胱患者生活质量更佳，其次是经皮可控储尿囊，主要体现在心理相关评分较高。目前多数报道认为原位新膀胱患者术后生活质量较高，但也有报道认为回肠通道患者术后生活质量较高。Goldberg 等人使用 BCI 量表收集 49 例回肠通道以及 46 例原位新膀胱患者的资料，分析结果显示，回肠通道在泌尿功能方面评分高于原位组（$P<0.01$），在肠道功能方面二者无显著差异，而在性功能方面原位组评分高于回肠通道组（$P=0.004$），但原位组性烦恼评分低于回肠通道组（$P=0.029$）。作者分析后认为，原位新膀胱患者可能由于排尿功能障碍而在一定程度上影响生活质量，相比之下回肠通道患者无需担心储尿及排尿障碍。行原位新膀胱术患者一般更加年轻、健康，因此对性要求较高，这可能是患者更为之烦恼的原因。Singh 等针对 80 例回肠通道以及 84 例原位新膀胱患者进行了前瞻性研究。分别于术后 6、12、18 个月统计 EORTC-QLQ-C30 问卷，结果显示，二者在术后 6 个月各项指标无明显差异。而术后 12 个月及 18 个月，原位组在躯体功能、情感功能以及社会功能方面评分均高于回肠通道组，有显著差异。分析其原因，原位新膀胱更接近生理性膀胱之储尿及排尿功能，避免了腹壁造瘘以及配挂尿袋等，改善了患者形象，增加了参与社交活动的信心，利于心理健康，提高了患者的生活质量。尽管原位新膀胱优点诸多，并已几近成为尿流改道术的金标准，但就目前健康生活质量相关研究结果而言，各种类型的尿流改道术在生活质量方面并无明显差异[26-27]。因此仍需进一步前瞻性、随机对照研究加以论证。

（李胜文　王帅军　李世海　武　昊）

第 5 节　中医药在膀胱癌围手术期快速康复中的应用

一、概述

膀胱癌是一组严重威胁人类健康与患者生命的恶性疾病。发生于膀胱上皮的浸润性膀胱癌的主要临床表现为肉眼血尿、膀胱刺激症状、感染与排尿困难。晚期患者可出现体重减轻、贫血乏力，肾功能不全或转移性骨痛等症状。已知局部浸润性膀胱癌的外科治疗原则是根治性膀胱切除及尿流改道手术，包括回肠膀胱、回肠原位新膀胱光、乙状结肠原位新膀胱术等。这些尿流改道与尿路重建手术的共同特点是切取一段回肠或乙状结肠做新膀胱，同时还要把切断的肠管重新吻合。这提示，根治性膀胱切除及尿流改道术后，若加速患者术后康复，首先需要了解根治性膀胱切除、尿流改道手术及围手术期患者有哪些临床表现将影响术后的康复：①浸润性膀胱癌术前长期肉眼血尿以及肿瘤的快速生长与消耗，均可导致患者贫血和营养不良；②严重膀胱刺激症状影响了患者的睡眠质量；③对癌症和切除膀胱后尿流改道的双重精神压力和沉重的心理负担，使患者焦虑、烦躁、抑郁，其至对生活失去信心；④手术创伤、麻醉、肠吻合术等因素均可导致术后肠活动功能减弱；⑤肠粘连、尿失禁以及回肠膀胱或新膀胱术后的并发症等诸多因素，都将影响者患者术后的早日康复。

2001年，丹麦外科医生 Kehlet 提出快速康复外科（fast track surgery，FTS）的理念，对围手术期各种常规治疗措施加以改良、优化及组合，以减少外科刺激、降低患者应激反应、加快康复速度、提高康复效果、降低病死率，其内容涵盖多学科，包括麻醉、液体控制、防治恶心呕吐、预防血栓、微创技术、体温控制、早期营养、术后早期活动、术后伤口愈合等系统康复过程与护理。

需要指出的是，中医学对膀胱癌的认识及术后康复调理有着悠久的历史和丰富的实践经验。中医学认为膀胱癌属"血淋""溺血"和"癃闭"的范畴。有关该病最早的记述见于《素问·四十刺逆从论》："少阴有余……涩则病积，溲血"。《金匮要略·五脏风寒积聚病》中指出："热在下焦者，则尿血，亦令淋秘不通"。《诸病源候论》指出："血淋者，湿热淋之甚者，即尿血，谓之血淋"。《素问·气厥论》曰："胞移热与膀胱，则癃，溺血"。根据膀胱癌不同阶段的临床表现主要分为四型，分别为①湿热下注型，治则：清热利湿、凉血解毒；②瘀毒蕴结型，治则：活血化瘀、散结止痛；③脾肾两虚型，治则：健脾益肾、补血止血；④阴虚内热型，治则：滋阴生津、清热解毒。

随着中西医结合医学的深入研究与快速发展，中医药学在膀胱癌术后快速康复过程中有别于西方医学的思维优势：①整体观：中医学的整体观念就是将人体视为一个有机的整体，在结构上是不可分割的，在功能上是互相协调、互相为用的，在病因与病理上是相互影响的。这种内外环境的统一性，机体自身整体性的思想就是中医药学防治疾病与康复医疗的整体观念。这一理念贯穿到生理、病理、辨证和护理等各个方面。中医认为膀胱癌是全身为虚，局部为实。现代中医认为正气虚即全身免疫功能低下，免疫系统不能有效地监视与清除肿瘤细胞，是导致肿瘤进展与术后复发关键原因。肿瘤扶正治则从整体调理，健脾益肾，滋阴生津提高正气，局部治疗以清热解毒，活血化瘀、散结止痛；在疾病与康复过程中强调整体调整与局部治疗相结合；②注重辨证施治、辨病施治，根据每个患者的不同情况实施个体化康复治疗与护理方案。鉴于此，提高中医药学在膀胱癌患者围手术期康复护理的认识与运用，必将为患者术后的快速康复与护理质量提高产生新的飞跃。

二、中医情志学在术前沟通中的运用

（一）情致改变与疾病的关系

人的精神与情绪活动与人体身心健康和疾病的变化有着密切的关系。由于人的精神、意识、思维活动不仅仅是人的生理平衡调节与应急反应的需要，而且在一定的条件下，又可能影响整个机体功能的协调平衡。如果人经常处于情绪异常，甚至精神刺激中，可使其气机逆乱、气血失调而发病；情绪的刺激还可使机体正气内虚，招致外邪而发病。现代医学研究证实，一次性暴怒、惊恐刺激可使免疫系统停止工作 6 小时，肝脏充血增大、交感神经系统亢奋，肾上腺素分泌升高，患者脸色苍白、心率加快、血压升高、内分泌与消化液几乎停止分泌，表现为食欲减退，血糖升高等应激状态。相反，心情舒畅、精神愉快，则使人体气机畅调、气血平和，有利于身心健康和疾病的康复。

祖国医学早就发现，过度的"喜、怒、忧、思、悲、恐、惊"七情中任何一种情志变化与情绪波动皆可导致七情致病。中医学认为七情通于五脏，情志太过就会产生喜伤心、怒伤肝、悲伤肺、忧伤脾、恐伤肾。对五脏六腑机能的影响先是功能上的失调，诸如消化不良等，偏颇久之将会导致实质性的损伤。因免疫力减低而促进肿瘤的形成与进展，因儿茶酚胺作用导致肿瘤血管收缩缺血、出血和坏死。

（二）癌症患者情志表现与护理对策

中医学历来十分重视情志致病对疾病的影响，如《素问·汤液醪醴论》曰："精神不进，志意不治，故病不可愈"。《医宗必读》强调"境缘不偶，营救未遂，深情牵挂，良药难医"。故历代医家主张"善医者，必先医其心，而后医其身"。凡心之病当须用心药治才能见效。

在临床护理实践中我们必须要掌握膀胱癌患者围手术期不同的心理变化特征才能做好心理护理：

1. 怀疑否认　患者突然得知确诊为膀胱癌，最初的心理反应是怀疑医生的诊断错误或检查上的错误，企图以否认的心理方式来达到心理平衡。在这一时期护理人员主要是安慰与开导患者，告诉患者疾病的最后确诊还有待于病理检查，使患者先从绝望中看到一丝希望，接受临床进一步检查与护理治疗。

2. 悲痛与愤怒　一旦证实癌症的诊断后，患者常会出现强烈的情绪波动和悲痛，立即对世间的一切都有无限的愤怒和不平，有被生活遗弃、被命运捉弄的感觉并把这种愤怒向周围的人发泄，如常借故各种理由表现出愤怒，常常与亲人、医护人员发生吵闹等。在这一时段主要护理对策是及时了解患者心理变化，了解患者真实的心理状态。要关心患者，对患者的职业、文化、家庭、配偶以及个人生活境遇等都有所了解，同时还应熟悉患者的治疗方案和具体治疗方法，在掌握全面情况的基础上进行综合分析，根据他们各自不同的职业、心理反应、社会文化背景，超前预测患者可能出现的心理变化和心理规律，从而制订出切实有效的预防措施和心理护理方案，因病施护、因人施护，以达到变"事后护理"为"事先控制"的目的。

3. 悲伤抑郁　当患者在治疗或休养过程中，想到自己还未完成的工作和事业，想到亲人及子女的生活、前途和家中的一切而自己又不能顾及时，便会从内心深处产生难以言状的痛楚和悲伤。再加上疼痛的折磨，用药难受，进一步转化为绝望，从而产生轻生的念头，一旦产生了这种心理之后，就可能采取各种手段过早结束自己的生命。在这一时期，医护人员以关爱、鼓励患者增强战胜疾病的信念，唤起患者的希望和求生的信念。护理过程中要用坚定的表情、不容质疑的语言取得患者的信赖，再以抗癌明星战胜疾病的典型故事来帮助患者排除不良的心理状态，从压抑、焦虑、烦恼、苦闷中解脱出来，在心理上起到积极配合康复医疗与护理的理想治疗效果。

4. 在治疗过程中的心理护理　浸润性膀胱癌患者在围手术期可能要接受全身化疗，在患者进行手术时、放疗或化疗前，护理人员不仅要向患者宣传进行这种治疗的必要性，也要向患者讲清治疗期间可能出现的不良反应，使患者有足够的心理准备，主动克服困难，积极配合治疗。

（三）结语

心理护理以关爱疏导为主，中医学心理治疗与护理是基于五行相克的理论来表述情绪之间的相互制约关系和中医辨证关系，其基本原理是脏腑情志论和五行相克论的结合，将人体五脏与五行、五志结合。膀胱癌患者多存在紧张、恐惧、焦虑，保持良好的情绪可增强免疫系统的功能和免疫细胞监视与清除肿瘤细胞的能力，促进组织细胞新陈代谢与生长，有利于患者术后的快速康复。

对此，医疗人员可以根据中医情志学快速掌握患者的心理，并及时向患者宣教手术具体过程，告知相关的风险和注意事项，提高其医嘱遵从性，并在术前做到以下三点：①辨证护理：根据患者的实际病况，在辨证的角度上开导患者，并因人制宜，以辨证护理为基础，制订个性化护理方案；②起居护理：制订合理的起居时间，使患者做到起居有常，顺其自然，平衡阴阳，劳逸适宜；③中医饮食护理：调整患者的膳食，辨证饮食，并且根据患者用药情况合理选用食材，辅助治疗或避免不良反应、提高身体素质等。在患者刚住院时常存在恐惧、紧张、苦闷、悲哀等不良情绪，护理人员一定要注意自己的言行，以热情诚恳的态度去体贴、安慰患者，主动介绍医院的环境、疏导各种心理矛盾，利用开导、劝解和安慰，有的放失进行情志护理，使之建立愉快的情绪，使患者感到如同家一样温暖、亲切和舒适，消除因陌生感带来的顾虑，树立起战胜疾病的信念。

三、血瘀证预防与护理对策

（一）中医对血瘀证的认识

根治性膀胱切除及原位新膀胱术是泌尿外科开放式手术操作时间较长，盆腔创伤较大，术后卧床时间相对较长，术后发生下肢深静脉炎或血栓形成概率较高。临床表现为下肢突发广泛性粗肿、胀痛，可伴低热。后期可出现浅静脉曲张，下肢水肿，小腿皮肤色素沉着等体征。中医认为主要是由于盆腔手术创伤或术后卧床时间较长导致气血运行不畅，气滞血瘀，瘀血阻于脉络，脉络滞塞不通，营血回流受阻，水津外溢，聚而为湿发为本病。清代唐容川在《血证论》中指出："瘀血流注，亦发肿胀，乃血变成水之证。"《医宗金鉴》曰："产后闪挫，瘀血作肿者，瘀血久滞于经络，忽发则木硬不红微热"，明确地指出了本病的病因和发病特点。说明它的直接发病原因为跌仆损伤、手术伤害人体，使局部气滞血瘀，瘀血流注于下肢；或因长期卧床，肢体气机不利，气滞血瘀于经脉之中，营血回流不畅；或因年老、肥胖及肿瘤侵袭致患者气虚，气为血帅，气虚无力推动营血运行，下肢又为血脉之末，故易发生阻塞。下肢为阴，湿浊易于积聚，如体内有郁热，则发为湿热。

（二）预防血瘀证的护理对策

1. 早期活动　从术后第 1 天开始定时在床上活动下肢，如能下床可在护士的协助下做短时活动，可防止下肢静脉炎或血栓形成。对已发生深静脉炎或血栓形成的患者也应鼓励早期下床活动，治疗以中西医结合为主，早期西药溶栓、抗凝、扩血管等，中后期以中医药治疗和适当活动为辅。

2. 中医辨证治疗　中医学认为，该病早期多为湿热下注，后期以气虚湿阻为主，而血脉瘀阻则贯穿始终。属中医"股肿"范畴，乃气血运行不畅，气滞血瘀，脉络滞塞不通，营血回流受阻，水津外溢而发。治疗当灵活辨证，以活血化瘀、通络利湿为要，或清热利湿，或益气健脾为法，随证加减。

3. 康复期饮食调理　低脂清淡，出院时每天下床活动 4～6 小时。患者可以下床适当活动后，亦可采用中医特色锻炼方法如五禽戏、八段锦、太极拳等活动，保持患者术后身心愉悦并加速根治性膀胱切除术后深静脉炎或血栓形成的康复过程。

四、中医药在肠道功能康复中的应用

（一）影响肠道功能的因素与饮食控制

根治性膀胱切除尿流改道或新膀胱术，由于麻醉、手术创伤、干扰与应激反应以及手术切断肠道并通过再吻合重建其解剖连续性，这些因素均可导致患者术后肠蠕动功能障碍。这也是为什么患者术后第一天要求禁食，术后第二天方可进食少量流食。若患者无明显腹胀不适，术后第三天肛门排气后可适当增加流质食量，随着肠道功能的完全恢复，逐渐至半流食，直到普食。

（二）中医药恢复肠道功能的治则

中医治疗依据"六腑以通为用"的原则，确立本病的治则为健脾行气、通腑化瘀。急则通腑化瘀为主，缓则健脾疏肝，益气补血，滋补肝肾等。临床上术后中药促进肠道功能恢复，重点在调理脾胃气机。

例如：杨武用大承气汤加味（生大黄、厚朴、枳壳、炒莱菔子、广香、赤芍、桃仁、芒硝、银花、蒲公英）治疗腹部术后患者肠胀气。林家进等用四磨汤（木香、枳壳、乌药、槟榔）能有效早期恢复术后胃肠蠕动的功能。郭蕴岚等采用金银花、桃仁、枳实、赤芍、党参、黄芪、木香等药物组成的扶正理气合剂口服液，既可提高患者的免疫力，又可促进肠蠕动，恢复肠功能，对治疗术后肠麻痹和粘连性肠梗阻疗效确切，加速肠道功能康复过程。刘爱芬用中药（肉桂、枳实、木香等）敷脐能明显促进术后肠功能恢复。张跃强等用大黄甘草汤预防术后肠麻痹，明显地促进术后肠功能恢复与排气。陈建飞用厚朴三物汤加半夏（厚朴、大黄、枳实、姜半夏）高位灌肠治疗，治疗组平均排气、排便时间较对照组明显缩短，这提示，中医药能有效加速膀胱癌术后肠道功能过程。

（三）中医护理技术与胃肠功能快速康复

1. 艾灸技术　中医学认为人体内六腑要以通为主，胃肠运动功能及脾胃气机顺利升降有关。腹部手术对人体内正常稳定的气机运动造成影响，损伤胃肠的气血运行。艾灸可以激发人体经气活动改善体内生理活动功能，促进胃肠功能早日康复：①足三里穴属胃经上的穴位，为中医治疗胃肠疾病的首选穴位之一；②三阴交是太阴及少阴、三条阴经交会穴，艾灸此穴能够起到健脾和胃及滋润肠的作用，并具有提高结肠下端与直肠蠕动的效果。临床上，艾灸这两个穴位能起到行气活血、健脾和胃、扶正培元的效果，可加快术后肠功能恢复与康复的时效性。

2. 中药外敷　外敷疗法利用药物渗透入皮肤，直达经脉，摄入体内，从而达到内病外治的功效。取小茴香、吴茱萸各 200 g，粗盐炒热，用布包裹后热敷脐部（神阙穴、天枢穴），可以起到促进肠蠕动和肠功能恢复的作用。

3. 穴位按摩与按压　穴位按摩与按压能促进血液循环，改善新陈代谢，通过经络将刺激引起的反应传至胃肠，使蠕动频率和幅度增加，传导速度加快。采用足三里、三阴交穴位按压可以促进肛门排气，减轻腹部疼痛、腹胀症状明显减轻。

4. 穴位注射　穴位注射是通过针刺与药物对经穴的综合作用，达到调整机体功能和治疗疾病的目的。针刺足三里，对胃肠蠕动和多种消化酶分泌有调节作用，可促使胃肠道的功能恢复正常。两侧足三里均注射新斯的明 0.5 mg，可明显提前肠鸣音恢复及排气时间，缓解腹胀。

5. 针灸镇痛　对于膀胱癌患者，术后疼痛的治疗也是快速康复中非常重要的环节，充分的术后镇痛可以减少应激反应。大量研究证实了针刺镇痛和针刺脏器保护的作用机制，如减轻炎症反应、减少炎症介质的释放和保护肺功能等。在快速康复措施中，建议术后使用非甾体镇痛药，但某些膀胱癌患者选择特定穴位的针刺镇痛更为恰当。例如目前应用较广的腕踝针，腕踝针通过调节体内的 5-HT 和 β 内啡肽含量，影响伤害性信息的兴奋和传递，产生良好的镇痛作用，同时调节胃肠道的功能状态，与西医的药物镇痛机制上有互补作用。其有效降低术后不良反应发生率、减少镇痛药物的应用、提高镇痛有效率和患者满意度。但目前腕踝针用于术后镇痛的研究仅局限于腹部、会阴和下肢手术，研究应用范围有限，仍需要在手术适应证以及治疗方法的规范性和镇痛药物合用的协同性等方面进一步研究和探讨。

五、快速康复护理的发展趋势

快速康复护理提出的要点包括：①术前加强心理护理和健康教育。②术前无须行肠道准备，可缩短胃肠功能恢复时间。③术后患者早进食和早下床活动，可减少术后并发症的发生率和住院时间的延长，减少导尿管和引流管的留置时间。④适当静脉输液，早期进食，术后镇痛和术后进行必要的保暖措施，可避免心脏突发事件发生率、降低术后切口感染率。⑤术后充分止痛是快速康复中的一个重要环节，利于患者早期康复，联合中医按摩、点穴、拿捏、刮痧等护理技术可缓解疼痛提高睡眠质量；根据患者辨证护理，制订个体化护理方案，循序渐进指导患者功能锻炼并给予耳穴压豆、电针、艾灸、按摩等中医护理技术，可预防肺部感染、尿路感染等并发症的发生概率，缩短术后住院时间，加速患者的术后康复过程。⑥快速康复护理与中医护理技术与理念有机结合，将促进与推动我国中西医结合快速康复护理学的发展，使膀胱癌患者在中西医结合快速康复护理的应用中获益良多。

（朱　铮　程　茹）

参 考 文 献

［1］ GEBOES K, GEBOES K P, MALEUX G. Vascular anatomy of the gastrointestinal tract [J]. Best Practice & Research Clinical Gastroenterology, 2001, 15 (1): 1-14.

［2］ WEIN A J, KAVOUSSI L R, et al. Cambell-Walsh Urology, Vol 3, 11 th edn [M]. Philadelphia, PA: Saunders, 2016: 2281-2370.

［3］ AL H AAB, WANG L C, NGUYEN D P, et al. Is continent cutaneous urinary diversion a suitable alternative to orthotopic bladder substitute and ileal conduit after cystectomy？ [J]. Bju International, 2015, 116 (5): 805-814.

［4］ ALFRED W J, LEBRET T, COMPÉRAT EM, et al. Updated 2016 EAU Guidelines on Muscle-invasive and Metastatic Bladder Cancer [J]. Eur Urol, 2016.

［5］ MCDOUGAL W S. Mechanics and neurophysiology of intestinal segments as bowel substitutes: an editorial comment [J]. J Urol, 1987 (138): 1438-1439.

［6］ SCHNEIDER A, FEUSSNER H. Anatomy, Physiology, and Selected Pathologies of the Gastrointestinal Tract [M]. Biomedical Engineering in Gastrointestinal Surgery, 2017: 11-31.

［7］ ELTAJI O M, KHATTAK A Q, HUSSAIN S A. Bladder reconstruction: The past, present and future. [J]. Oncol Letters, 2015, 10 (1): 3-10.

［8］ GROEBEN C, KOCH R, BAUNACKE M, et al. Urinary Diversion After Radical Cystectomy for Bladder Cancer: Comparing Trends in the US and Germany from 2006 to 2014 [J]. Ann Surg Oncol, 2018: 1-8.

［9］ HAUTMANN R E, ABOL ENEIN H, HAFEZ K, et al. Urinary Diversion [J]. Urology, 2007, 69 (1): 17-49.

［10］ HAUTMANN R E, ABOL-ENEIN H, et al. Urinary diversion: how experts divert [J]. Urology, 2015, 85 (1): 233-238.

［11］ WITZES J A, COMPERAT E, COWAN N C, et al. EAU guidelines on muscle-invasive and metastatic bladder cancer : summary of the 2013 guidelines [J]. Eur Urol, 2014, 65 (4): 778-792.

[12] World Health Organization (WHO) Consencus Conference on Bladder Cancer, Hautmann RE, Abol-Enein H, et al. Urinary diversion [J]. Urology, 2007, 69 (1 Suppl): 17-49.

[13] BOYD S D, LIESKOVSKY G, SKINNER D G. Kock pouch bladder replacement [J]. Urol Clin Nroth Am, 1991, 18 (4): 641-648.

[14] COLDINQ-JØRQENSEN M, STEVEN K. A model of the mechanics of smooth muscle reservoirs applied to the intestinal bladder [J]. Neurourol Urodynam, 1993 (12): 59-79.

[15] GOLDBERG H, BANIEL J, MANO R, et al. Orthotopic neobladder vs. ileal conduit urinary diversion: A long-term quality-of-life comparison [J]. Urologic Oncol, 2016, 34 (3): 121. e1-121. e7.

[16] LEE R K, ABOL-ENEIN H, ARTIBANI W, et al. Urinary diversion after radical cystectomy for bladder cancer: options, patient selection, and outcomes [J]. Bju International, 2014, 113 (1): 11-23.

[17] MORALES P, GOLIMBU M. Colonic urinary diversion: 10 years of experience [J]. J Urol, 1975 (113): 302-307.

[18] PEARCE S M, COHN J A, STEINBERG Z, et al. Patient Selection, Operative Technique, and Contemporary Outcomes of Continent Catheterizable Diversion: the Indiana Pouch [J]. Current Bladder Dysfunction Reports, 2014, 9 (4): 293-301.

[19] DEGER S, PETERS R, ROIGAS J, et al. Laparoscopic radical cystectomy with continent urinary diversion (rectosigmoid pouch) performed completely intracorporeally: An intermediate functional and oncologic analysis [J]. Urology, 2004, 64 (5): 935-939.

[20] NIEUWENHUIJZEN J A, VRIES R R D, BEX A, et al. Urinary Diversions after Cystectomy: The Association of Clinical Factors, Complications and Functional Results of Four Different Diversions [J]. Eur Urol, 2008, 53 (4): 834-844.

[21] HAUTMANN R E, DE PETRICONI R C, VOLKMER B G. 25 years of experience with 1, 000 neobladders: long-term complications [J]. J Urol, 2011, 185 (6): 2207-2212.

[22] ROMO P G B, STOFFEL J T. The Long-Term Follow-Up and Complications Associated with Urinary Diversion in the Cancer Survivor [J]. Current Bladder Dysfunction Reports, 2016, 11 (2): 120-129.

[23] JIN X D, ROETHLISBERGER S, BURKHARD F C, et al. Long-term Renal Function After Urinary Diversion by Ileal Conduit or Orthotopic Ileal Bladder Substitution [J]. Eur Urol, 2012, 61 (3): 491-497.

[24] SHIMKO M S, TOLLEFSON M K, UMBREIT E C, et al. Long-term complications of conduit urinary diversion [J]. J Urol, 2011, 185 (2): 562-567.

[25] TANAKA T, KITAMURA H, TAKAHASHI A, et al. Lont-time functional outcome and late complications of studier's ileal neobladder [J]. Jon J Clin Oncol, 2005, 35 (7): 391-394.

[26] SINGH V, YADAV R, SINHA R J, et al. Prospective comparison of quality-of-life outcomes between ileal conduit urinary diversion and orthotopic neobladder reconstruction after radical cystectomy: a statistical model [J]. Bju International, 2014, 113 (5): 726-732.

[27] ALI A S, HAYES M C, BIRCH B, et al. Health related quality of life (HRQoL) after cystectomy: Comparison between orthotopic neobladder and ileal conduit diversion [J]. Eur J Surgi Oncol, 2015, 41 (3): 295-299.

[28] ANDERSON C B, COOKSON M S, CHANG S S, et al. Voiding Function in Women with Orthotopic Neobladder Urinary Diversion [J]. J Urol, 2012, 188 (1): 200-204.

[29] ARUMAINAYAGAM N, MCGRATH J, JEFFERSON K P, et al. Introduction of an enhanced recovery protocol for radical cystectomy [J]. BJU Int, 2008, 101 (6): 698-701.

[30] ATALA A, BAUER S B, SOKER S, et al. Tissue-engineered autologous bladders for patients needing cystoplasty [J]. Lancet, 2006, 367 (9518): 1241-1246.

［31］ BALAJI K C, YOHANNES P, MCBRIDE C L, et al. Feasibility of robot-assisted totally intracorporeal laparoscopic ileal conduit urinary diversion: initial results of a single institutional pilot study [J]. Urology, 2004, 63 (1): 51-55.

［32］ BIVALACQUA T, STEINBERG G, SMITH N, et al. 178 Pre-clinical and clinical translation of a tissue engineered neo-urinary conduit usingadipose derived smooth muscle cells for urinary reconstruction [J]. J Urol, 2014, 13 (1): e689-e689.

［33］ BODIN A, BHARADWAJ S, WU S, et al. Tissue-engineered conduit using urine-derived stem cells seeded bacterial cellulose polymer in urinary reconstruction and diversion [J]. Biomaterials, 2010, 31 (34): 8889.

［34］ CHOPRA S, LUIS DCAA, BERGER A K, et al. Evolution of robot-assisted orthotopic ileal neobladder formation: a step-by-step updateto the University of Southern California (USC) technique [J]. Bju International, 2017, 119 (1).

［35］ COLOMBO R, NASPRO R. Ileal Conduit as the Standard for Urinary Diversion After Radical Cystectomy for Bladder Cancer [J]. Eur Urol Supplements, 2010, 9 (10): 736-744.

［36］ COMPLOJ E, WEST J, MIAN M, et al. Comparison of complications from radical cystectomy between old-old versus oldest-old patients [J]. Urol Int, 2014, 93 (4): 305-307.

［37］ FARNHAM S B, COOKSON M S. Surgical complications of urinary diversion [J]. World J Urol, 2004, 22 (3): 157-167.

［38］ FUJISAWA A, TAKENAKA A, KAMIDONE S. A new technique for creation of a sigmoid neobladder for urinary reconstruction: clinical outcome in 42 men [J]. Urology, 2003, 62 (2): 254-258.

［39］ GHOSH A, SOMANI B K. Recent Trends in Post-Cystectomy Health-Related Quality of Life (QoL) Favours Neobladder Diversion: Systematic Review of the Literature [J]. Urology, 2016, 93 (4): 22-26.

［40］ HAID B, KARL A, KOEN M, et al. Enhanced Recovery After Surgery (ERAS) Protocol, Pediatric Urologic Augmentation and Diversion Surgery Using Small Bowel [J]. J Urol, 2018 Jun 7.

［41］ HAUTMANN R E, ABOL-ENEIN H, et al. ICUD-EAU International Consultation on Bladder Cancer 2012: Urinary diversion [J]. Eur Urol, 2013, 63 (1): 67-80.

［42］ ITOU K, FUKUYAMA T, SASABUCHI Y, et al. Safety and efficacy of oral rehydration therapy until 2 h before surgery: a multicenter randomized controlled trial [J]. J Anesth, 2012, 26 (1): 20-27.

［43］ JOHNSON S C, SMITH Z L, SACK B S, et al. Tissue Engineering and Conduit Substitution [J]. Urol Clin North Am, 2018, 45 (1): 133-141.

［44］ LEE M C, FUNG Y C, SHABETAI R, et al. Biaxial mechanical properties of human pericardium and canine comparisons [J]. Am J Physiol, 1987 (249): H75-H82.

［45］ NUHN P, MAY M, SUN M, et al. External validation of postoperative nomograms for prediction of all-cause mortality, cancer-specific mortality, and recurrence in patients with urothelial carcinoma of the bladder [J]. Eur Urol, 2012, 61 (1): 58-64.

［46］ PANG K H, GROVES R, VENUGOPAL S, et al. Prospective Implementation of Enhanced Recovery After Surgery Protocols to Radical Cystectomy [J]. Eur Urol, 2017 Aug 8.

［47］ SCHIAVINA R, BORGHESI M, GUIDI M, et al. Perioperative Complications and Mortality After Radical Cystectomy When Using a Standardized Reporting Methodology [J]. Clin Genitourinary Cancer, 2013, 11 (2): 189-197.

［48］ SCHRIER B P, LAGUNA M P, VAN DER PAL F, et al. Comparison of orthotropic sigmoid and ileal neobladder: continence and urodynamic parameters [J]. Eur Urol, 2005, 47 (5): 679-685.

［49］ SEVEN G, SOYUPEK S, ARMAGAN A, et al. Ileal orthotopic neobladder (modified hartmann) via a shorter detubularized ideal segment: experience and results [J]. BJU International, 2004, 94 (3): 355-359.

［50］ SHABSIGH A, KORETS R, VORA K C, et al. Defining early morbidity of radical cystectomy for patients with bladder cancer using a standardized reporting methodology [J]. Eur Urol, 2009, 55 (1): 164-176.

［51］ STEVEN K, POULSEN A L. The orthotpic kock ileal neobladder: functional results, urodynamic features, complications and surnvival in 166 men [J]. J Urol, 2000, 164 (2): 288-295.

［52］ TYRITZIS S I, HOSSEINI A, COLLINS J, et al. Oncologic, functional, and complications outcomes of robot-assisted radical cystectomy withtotally intracorporeal neobladder diversion [J]. Eur Urol, 2013, 64 (5): 734-741.

［53］ VUKOVIC N, DINIC L. Enhanced Recovery After Surgery Protocols in Major Urologic Surgery [J]. Front Med (Lausanne), 2018 (5): 93.

［54］ ZAINFELD D, SHAH A, DANESHMAND S. Enhanced Recovery After Surgery Pathways: Role and Outcomes in the Management of Muscle Invasive Bladder Cancer [J]. Urol Clin North Am, 2018, 45 (2): 229-239.

第 5 章
患者术前健康状态与手术风险评估

第 1 节　患者总体健康状况的评估

保障患者围手术期的安全，其核心便是风险的评估，风险评估后通过麻醉管理控制风险在最低限度。而要管控风险，就需要全面了解患者的病理生理学、手术本身以及麻醉和过往的情况。

充分的麻醉前估计和准备，不仅提高安全性、减少并发症和加速患者康复，还能扩大手术范围和指征，使外科得到进一步发展。

一、病史复习

麻醉前要对病历资料尽可能做到全面详细的了解。

（一）个人史

（1）吸烟与嗜酒　必须询问每日的摄取数量和持续时间。吸烟可产生某些不利作用，包括黏膜分泌与清除能力减弱、小气道口径缩小、免疫反应改变等。

（2）违禁药应用史，如阿片类、大麻类、氯胺酮类等药物。

（3）对已出现违禁药物或者酒精类戒断综合征的择期手术患者，围手术期应用麻醉药物会加重戒断症状，应延期麻醉和手术。

（二）既往史

了解以往疾病史，如既往高血压、糖尿病、冠心病、心功能不全、呼吸衰竭等病史。特别注意与麻醉有关的疾病。

（三）过敏史

（1）患者的过敏反应具有重要性，但对过敏反应与不良反应，应予明确鉴别。

（2）真性过敏反应是客观存在的，青霉素与头孢霉素之间的交叉过敏反应率可达10%～15%。

（3）患者对麻醉药的真性过敏反应极为少见。

（四）治疗用药史

应了解其药名，用药持续时间和用药剂量，有无特殊反应。如抗高血压药物，抗心律失常药物，抗凝药物，抗精神病药物，激素类药物等。

（五）外科疾病史

明确患者当前患有哪几种外科疾病。麻醉处理取决于拟施行的手术类型，也决定于术前的治疗和准备程度，同时要指出麻醉处理的危险所在，还需要做哪些补充检查和治疗。

（六）以往麻醉手术史

①以往做过哪种手术，用过何种麻醉药和麻醉方法，麻醉中及麻醉后是否出现特殊情况，有无意外、并发症和后遗症；②以往手术可能影响麻醉方案；③了解以往对某些麻醉药的不良反应；④重点询问麻醉后的并发症问题，在上次麻醉后是否出现过异常情况，并在本次麻醉中积极对症处理。

（七）本次手术情况

麻醉前访视中需与手术医生交谈，了解手术意图、目的、部位、切口、切除脏器范围、手术难易程度、出血程度、手术需时长短、手术危险所在，以及是否需要专门麻醉技术（如低温、控制性低血压等）配合。

（八）内科疾病史

许多内科疾病从麻醉处理角度看属高危病例，与麻醉和手术预后有密切关系，需从病史中获得所需的有关资料。

1. 心血管系统

（1）高血压、瓣膜病、缺血性心脏病、周围血管病病史应列为重点。

（2）心律失常　重点注意心律失常的性质与类型，是否已安装心脏起搏器。衡量患者的脉搏和神志的关系。

（3）心脏起搏器　需要安置起搏器的患者，提示已确诊存在严重心血管系疾病，同时还可能并存其他器官退行性病变。因此，术前除需要估计和调整心功能失常外，还必须处理其他器官系统功能衰竭。

2. 肺脏系统　重点对肺气肿、支气管炎、哮喘、近期上呼吸道感染、经常性或非经常性咳嗽，以及鼻窦炎患者进行估计。

3. 胃肠系统　胃内容物误吸是麻醉期间最危险的并发症之一。麻醉前对于患者是否面临反流误吸危险，必须做出明确的判断。

4. 生殖泌尿系统　①应详细询问肾功能不全的症状和体征。对慢性肾功能衰竭患者应明确最后一次血液透析的时间。②应询问患者近期是否有慢性泌尿道感染史，尤其对生育年龄妇女应询问近期是否妊娠。

5. 内分泌系统 ①对每一例患者都应常规询问是否有糖尿病史，应重点注意心血管系统和其他器官系统改变；②肾上腺功能抑制与使用皮质激素有关。对经常使用皮质激素治疗的患者（如哮喘、溃疡性结肠炎和风湿性关节炎等），应询问其用药剂量和最后一次用药时间；③对稳定型的甲状腺功能低下患者，允许施行择期麻醉和手术。

6. 神经系统 询问患者是否患有中枢和周围神经系统疾病，颅内压改变情况。①颅内病变必然并发颅内高压；②垂体瘤可引起内分泌异常，围手术期需特别小心处理；③近期曾有脑缺血发作史者，术前必须对其神经系统情况进行仔细评估；④有癫痫病史者，应询问癫痫病史；⑤有脊髓损伤史者，必须测定其神经损害平面；⑥肌肉骨骼系统改变常见于风湿性关节炎史患者，可引起麻醉相关问题，应预先估计。

7. 血液系统 询问患者以往是否有出血病史，是否需要经常输血，若需要经常输血，足以说明在围手术期可会出现异常出血。

二、用药检查

患者在手术前常有应用内科治疗用药物的情况，术前需要全面检查，以决定是否继续用药或停止使用。应了解其药名、用药时间和剂量，有无特殊反应；明确哪些药物与麻醉药之间可能存在相互不良作用。

（一）心血管用药

了解患者使用抗高血压药的种类、剂量及疗效，一般应用至手术当天早晨，但用 β 受体阻滞剂及钙拮抗剂的患者麻醉诱导及维持过程中易发生低血压。地高辛应根据心率和心脏功能调整用药。

（二）利尿药口服降糖药

术前一般应停用利尿药。术前应用噻嗪类利尿药者，尽管已采用补钾或使用钾缓释制剂，仍难免发生低钾血症。手术当天停用降糖药物。

（三）抗心绞痛药

正在使用心绞痛治疗药，包括硝基类、钙通道阻滞剂、β- 肾上腺素能受体阻滞剂者，都应继续使用到手术前。

（四）抗心律失常药

根据抗心律失常药的应用指征，围手术期抗心律失常药应一直延续使用至手术前。但有些抗心率失常药的不良反应与麻醉药之间存在一定的相关性。

（五）皮质激素

曾用过皮质激素和促肾上腺皮质激素（ACTH）的患者，围手术期应再补充适量皮质激素（表 5-1）。

表 5-1　术前肾上腺皮质功能不全（抑制）患者的激素用药指导

时间	氢化可的松或与其相当的激素剂量
术前 1 天	25 mg，晚上 6：00 和中午 12：00 各一次，静脉或肌内注射
手术当天	100 mg，术中静脉注射
手术后 3 天	100 mg，第 8 小时 1 次，第 1 个 24 小时
	50 mg，第 8 小时 1 次，第 2 个 24 小时
	25 mg，第 8 小时 1 次，第 3 个 24 小时

（六）抗甲状腺素药物

鉴于甲状腺素的半衰期较长（1.4～10 天），因此手术当天可以不再使用。抗甲状腺素药，如甲巯咪唑、丙硫氧嘧啶则应继续用至手术当天早晨。

（七）抗癫痫药

抗癫痫药应继续使用至手术当天。

（八）抗精神病和抗抑郁药

这类药物一般都应使用至手术前，但有些特殊情况需加以慎重考虑。

1. 单胺氧化酶抑制（MAOI）　应用 MAOI 者，一般需在术前 2 周停止使用，否则围手术期可出现许多不良反应。

2. 三环抗抑郁药　可阻滞去甲肾上腺素的再摄取，并耗空神经末梢这类神经递质。

（九）非甾体抗炎药（NSAIDs）

NSAIDs 抑制血小板酶体，但属于可逆性药物，单次用药一般最多仅抑制 2 天。阿司匹林或其他 NSAIDs 是否会导致手术期或手术后出血，尚存在争议。

（十）抗凝药

手术前一般都必须停用抗凝药，有些需要在术前逆转其抗凝作用。

（十一）阿片类与苯二氮䓬类药

一般常在手术前晚停止使用阿片类与苯二氮䓬类药，但往往会使原先的疼痛程度加重，或出现戒断综合征。因此，这类药物宜继续用至术前。如果口服用药不合适，可改经非口服途径用药。

三、体格检查

麻醉前要针对与麻醉实施有密切关系的全身情况和器官部位进行重点复查。

（一）全身情况评估

通过快速视诊患者观察全身情况，包括有无发育不全、畸形、营养障碍、贫血、脱水、水肿、发绀、发热、消瘦或过度肥胖等，常能提供重要的评估资料。

（二）生命体征

（1）术前应常规测定生命体征，包括血压、脉搏、呼吸、体温和体重（kg），并作记录。

（2）术前测定脉搏血氧饱和度（SpO_2）基础值，不仅可确定呼吸系统是否异常，还有助于指导术后是否需要持续吸氧，为患者离开麻醉恢复室提供依据。

（3）了解近期的体重变化。成人标准体重（kg）可按身高（cm）减 100 粗略估计，超过标准体重 10% 者为体重过重，麻醉剂量可能较一般人大；低于标准体重 10% 者为体重过轻，麻醉剂量应适当减少。

（4）体温上升常表示体内存在炎症或代谢紊乱，对其麻醉用药和剂量需慎重。

（5）血压升高者，应反复多次测量双上肢血压，明确其原因、性质和波动范围，决定术前是否需要抗高血压治疗；应该进一步明确有无靶器官的损伤。

（6）尿常规检查需包括每小时尿量或每日总尿量。通过尿比重可估计患者的水和电解质代谢情况。

（7）基础代谢率可明显影响麻醉药用量和麻醉耐受性。基础代谢率高者，麻醉药用量大，氧耗量大，且麻醉不易平稳；基础代谢率低者，麻醉药用量需减小，麻醉耐受差。

（8）观察呼吸次数、深度、形式（即胸式呼吸、腹式呼吸）及通气量大小，有无呼吸道不通畅、胸廓异常活动和畸形。

（三）气道、牙、颈

1. 对拟经口腔插管的患者，应对气道做精确的重点检查，包括颈椎活动度、颞颌关节功能和牙齿情况。

2. 应仔细检查病损牙和义齿的情况，作好记录。松动牙或义齿有脱落被误吸危险，在麻醉前应摘下。

（四）肺脏

麻醉前对急慢性呼吸系统疾病或呼吸功能减退患者，施行一定的估计和治疗准备，可显著降低围手术期呼吸系统并发症及其死亡率[1]。

1. 常见呼吸系统疾病患者的麻醉耐受力估计　手术患者并存急性呼吸系统感染者，术后极易并发肺不张和肺炎，择期手术必须推迟到完全治愈后 1～2 周再手术。

（1）呼吸困难　活动后呼吸困难（气短）是衡量肺功能不全的主要临床指标，据此可作出估计。呼吸困难评级见表 5-2。

表 5-2　呼吸困难评级

级别	描述
0 级	无呼吸困难症状
Ⅰ 级	能较长距离缓慢平道走动，但赖于步行
Ⅱ 级	步行距离有限制，走一或二条街后需要停步休息
Ⅲ 级	短距离走动即出现呼吸困难
Ⅳ 级	静息时也出现呼吸困难

注：指呼吸系统疾病引起的呼吸困难。根据正常步速、平道步行结束后观察。

（2）慢性咳嗽、多痰　手术后极易并发弥散性肺泡通气不足或肺泡不张。

（3）感冒　可显著削弱呼吸功能，使原有呼吸系统疾病加重。

（4）哮喘　哮喘患者围手术期的呼吸系统并发症可比呼吸系统正常患者高4倍。

（5）吸烟　麻醉后则容易并发呼吸系统严重并发症，发生率远比不吸烟者高。

（6）高龄　老年人易并发慢性肺疾病，麻醉前必须对这类合并症加以明确诊断，并做好细致的术前准备工作。

（7）肺部视诊　观察呼吸频率、呼吸型和呼吸时比。

（8）肺听诊　有无啰音、支气管哮鸣音及呼吸音减弱或消失。

（9）气管移位或受压　估计是否会出现通气困难，是否存在气管插管困难。

（10）过度肥胖　体重超过标准体重30%者，易并存慢性肺功能减退，术后呼吸系统并发症可增高2倍。

2. 麻醉前肺功能的估计

（1）简单易行的肺功能估计方法　①测胸腔周径法：测量深吸气与深呼气时，胸腔周径的差别超过4 cm者，提示无严重肺部疾病和肺功能不全；②屏气实验：患者安静后，嘱深吸气，屏住呼吸，提示肺储备功能好，否则示储备低下。

（2）凡呼吸困难程度已超过Ⅱ级，或具备前述病史和体检项目明显异常者，术前还需做详细的胸部X线检查和专门的肺功能测验。其高危指标见表5-3。

表 5-3　估计手术后并发肺功能不全的高危性指标

肺功能测验项目	正常值	高危性值
肺活量（VC）	2.44～3.47 L	＜1.0 L
第1秒时间肺活量（FEV_1）	2.83 L	＜0.5 L
最大呼气流率（MEFR）	336～288 L/min	＜100 L/min
最大通气量（MVV）	82.5～104 L/min	＜50 L/min
动脉血氧分压（$PaCO_2$）	10～13.3 kPa	＜7.3 kPa
动脉血 CO_2 分压（$PaCO_2$）	4.7～6.0 kPa	＜6.0 kPa

（3）肺部听诊可发现有关疾病，也可发现某些无症状的疾病，以指导进一步检查。

（五）心脏大血管

心脏检查应包括心率、心律（规则、不规则、期前收缩等）、是否存在心脏杂音、颈外静脉膨胀情况。

1. 心血管病患者的麻醉耐受力估计

（1）先天性心脏病中的房缺或室缺，如果心功能仍在Ⅰ、Ⅱ级，或以往无心力衰竭史者，对接受一般性手术可无特殊困难或危险；如果同时伴肺动脉高压者，则死亡率显著增高。

（2）高血压患者的麻醉安危，取决于是否并存继发性重要脏器损害及其损害程度，包括大脑功能、冠状动脉供血、心肌功能和肾功能等改变。

（3）缺血性心脏病，应明确是否存在心绞痛以及心绞痛分级（表5-4），是否发生过心肌梗死以及目前心功能情况，有心肌梗死病史患者的危险性是无病史患者的50倍，心肌梗死6个月内患者不宜行择期手术。

表5-4　心绞痛分级

分级	表现
Ⅰ级	日常体力活动不引起心绞痛；若快速步行、登楼梯、剧烈活动或长时间快速费力工作或娱乐，可出现心绞痛
Ⅱ级	日常体力活动轻度受限；登楼梯、爬山、餐后散步或登高、寒冷和大风、情绪紧张或睡醒后短时间出现心绞痛
Ⅲ级	日常体力活动明显受限；以正常步速短距离散步或登一段楼梯即出现心绞痛，休息后症状可缓解
Ⅳ级	任何体力活动均可诱发心绞痛，静息时也发作

（4）心脏瓣膜病以风湿病引起者最为多见，近年来先天性瓣膜病如主动脉瓣狭窄、二尖瓣脱垂、主动脉瓣瓣下狭窄和钙化、二尖瓣关闭不全等也已陆续被发现。心脏瓣膜病患者的麻醉危险性主要取决于病变的性质及其对心功能损害的程度。麻醉前要尽可能鉴别是以狭窄为主，还是以关闭不全为主，还是两者兼有。

（5）心律失常　术前心电图存在心律失常者，必须结合病史和临床表现，探讨其实际意义。

2. 心脏功能的临床估计　心脏功能的临床估计方法有以下几种。

（1）体力活动试验　根据患者在日常活动后的表现，估计心脏功能（表5-5）。

表5-5　心脏功能分级及其意义

心功能	屏气试验	临床表现	心功能与耐受力
Ⅰ级	30秒以上	普通体力劳动、负重、快速步行、上下坡，不感到心慌气短	心功能正常
Ⅱ级	20~30秒	能胜任正常活动，但不能跑步或较用力的工作，否则心慌气短	心功能较差，麻醉处理恰当，麻醉耐受力仍好
Ⅲ级	10~20秒	必须静坐或卧床休息，轻度体力活动后即出现心慌气短	心功能不全，麻醉前准备充分，麻醉中避免任何心脏负担增加
Ⅳ级	10秒以内	不能平卧，端坐呼吸，肺底啰音，任何轻微活动即出现慌气短	心功能衰竭，麻醉耐受力极差，手术必须推迟

（2）屏气试验　患者安静5~10分钟后，嘱深吸气后屏气，计算其最长的屏气时间。超过30秒者表示心脏功能正常；20秒以下者表示心脏代偿功能低下，对麻醉耐受力差。

（3）起立试验　患者卧床 10 分钟后，测量血压、脉搏，然后嘱患者骤然从床上起立，立即测血压、脉搏，2 分钟后再测一次。血压改变在 2.7 kPa（20 mmHg）以上，脉率增快超过 20 次 / 分者，表示心脏功能低下，对麻醉耐受力差。本法不适用于心功能Ⅳ级的患者。

（六）肾脏

麻醉药的抑制，手术创伤和失血，低血压，输血反应和脱水等因素都可导致肾血流减少，并产生某些肾毒性物质，由此可引起暂时性肾功能减退。大量使用某些抗生素，大面积烧伤，创伤或并发败血症时，均足以导致肾功能损害。如果原已存在肾病，则损害将更显著，甚至出现少尿、尿闭和尿毒症。因此，术前必须通过各项检查，判断肾功能，衡量患者对麻醉和手术的耐受力，采取各种透析治疗。

1. 各类肾病的麻醉耐受力估计

（1）年轻、无肾病史及尿常规正常的患者可认为肾功能良好，可耐受各种手术和麻醉。老年、并存高血压、动脉硬化、严重肝病、糖尿病、前列腺肥大等患者，容易并发肾功能不全，即使尿常规无特殊异常，也需做肾功能检查，以估计其对麻醉和手术的耐受力。

（2）对慢性肾衰竭或急性肾病患者，原则上应禁忌施行任何择期手术。近年来，在人工肾透析治疗的前提下，慢性肾衰竭已不再是择期手术的绝对禁忌证，但总的来讲，对麻醉和手术的耐受力仍差。

（3）肾病主要包括肾小球性和肾小管性两类，此外还有肾结石性肾病。患者处于身体总水量过多而血管内血容量减少的状态，对这类患者术前准备的重点在调整血容量和水、电解质平衡，在严密监测下进行补液处理。

（4）患有慢性肾病者，常易并存其他脏器病变，需在术前作出正确判断和治疗。

2. 肾功能损害的临床估计　以 24 小时内生肌酐清除率和 BUN 为指标，可将肾功能损害分为轻、中和重度三类，见表 5-6。

表 5-6　肾功能损害程度分类

	正常值	损害程度		
		轻度	中度	重度
24 小时内生肌酐清除率（mL/min）	80～100	51～80	21～50	<20
血尿素氮（mmol/L）*	1.79～7.14	7.5～14.28	14.64～25	25.35～35.7

注：* 血尿素氮 mmol/L＝mg/dL×0.357。

（七）肝脏

1. 肝脏病患者的麻醉耐受力估计　绝大多数麻醉药（包括全麻药和局麻药）对肝功能都有暂时性影响。对原先已有肝病的患者，其影响显然更为显著。从临床实践看：①轻度肝功能不全的患者对麻醉和手术的耐受力影响不大；②中度肝功能不全或濒于失代偿时，麻醉和手术耐受力显著减退，手术前需要经过较长时间的严格准备，方允许施行择期手术；③重度肝功能不全如晚期肝硬化，常并存严重营养不良、消瘦、贫血、低蛋白血症、大量腹水、凝血机制障碍、全身出血或肝昏迷前期脑病等征象，危险性极高，应禁忌施行任何手术；④急性肝炎患者除紧急抢救性手术外，一律禁忌施术；⑤慢性肝病患者手术中的最大问题是凝血机制异常，与其常合并胃肠道功能异常、维生素 K 吸收不全，致肝脏合成 V、Ⅶ、Ⅸ、X 因子不足有关，术前必须重视纠正。

2. 肝功能的临床估计　肝脏有多方面的功能，要弄清其功能状况，需进行多种试验（表 5-7）。

表 5-7　Child-Pugh 肝功能不全评估分级

肝功能不全	轻度	中度	重度
血清胆红素（μmol/L）	<25	25～40	>40
血清白蛋白（g/L）	35	28～35	<28
凝血酶原时间（s）	1～4	4～6	>6
脑病分级	无	1～2	3～4
每项异常积分	1 分	2 分	3 分
手术危险性估计	小	中	大

（八）神经系统功能

术前合并神经系统疾患的手术患者并不少见，围手术期处理存在一定的复杂性，麻醉并发症较多，对其处理的重点在于积极预防。麻醉科医生掌握神经系统疾病的临床知识越丰富，对并发症的预防越易做到心中有数，并发症发生率可显著降低。但是，邀请神经专科医生会诊仍属十分需要，务求围手术期预防工作做得更为全面。

1. 术前神经系统评估的重点内容

（1）麻醉前对每一例患者应常规询问中枢神经系统情况，是否有头痛史、神志消失史、肌无力史、局灶性症状。①头痛提示可能存在脑瘤或占位病变、颅内高压、脑积水、颅内动脉瘤或脑动静脉畸形。②神志消失提示可能存在心血管系疾病或癫痫状态。③弥漫性肌无力提示可能存在神经肌疾病或内分泌/代谢性疾病。④单侧性肌无力最常见于脑卒中、短暂性脑缺血发作（TIA，也称可逆性神经缺陷）或脊神经根疾病。⑤局灶性神经征象提示可能同时并存中枢性与周围性神经疾病，需进一步 CT、MRI 检查确诊。⑥对新出现的明确而不稳定的征象，或估计术后有可能发生神经系功能障碍者，也需进一步深入检查。

（2）对术前已诊断患有神经系统并存症的患者，需具体掌握疾病的持续时间、最近的表现、治疗用药情况、体检、实验室结果与最后诊断，如果与以往的诊断不相符，需进一步深入研究，并邀请神经专科医生会诊，力求全面做好围手术期的预防和治疗工作。

2. 邀请神经科医生会诊　邀请神经科医生会诊力求做到"有效"。麻醉科医生必须与神经科会诊医生直接交谈，力求能解决实际问题。

3. 局部麻醉的准备　如果拟采用局部麻醉，应对麻醉区的神经功能进行检查并记录。如果麻醉区与手术区系在同一部位，麻醉科医生应在麻醉前对可能涉及的部位进行神经功能检查，并作记录，特别对术前已存在的神经系损害进行记录具有重要意义。

（九）四肢脊柱

对拟行椎管内麻醉者，应常规检查脊柱和脊髓功能：①检查穿刺标志是否清楚，尤其是一些肥胖的患者；②脊柱有无病变、畸形或变形；③穿刺点邻近组织是否存在感染；④是否存在出血性疾病、出血倾向或正在使用抗凝药治疗；⑤经常头痛史；⑥存在隐性脊髓病变的可能性。如果怀疑上述情况，为避免发生全脊麻、脊髓病变加重、椎管内血肿形成、椎管内感染化脓而继发截瘫等严重并发症，应禁用椎管内麻醉；⑦拟施行桡动脉穿刺插管施行直接动脉压测定，应进行 Allen 试验：尺桡动脉掌弓交通支正常者，手掌应在 7 秒内变为红色；尺桡动脉掌弓交通支含糊者在 8～14 秒变为红色；超过 15 秒转红者，提示尺桡动脉掌弓交通支明显异常。此项测验也可借用脉搏血氧饱和度仪来帮助测定。

四、实验室常规检查

（一）心电图

（1）目前认为术前常规做心电图检查非常必要。因外科患者术前出现异常心电图者较为常见，并随年龄增高而增多。

（2）明显的心电图异常，常是疾病的重要表现。

（二）全血检查

血常规及针对性检查项目见表 5-8、表 5-9。

表 5-8　健康患者术前检验项目的建议

年龄 / 岁	需做的检验项目
≤40	无（大手术前可做全血细胞计数）
41～59	心电图，血肌酐和血糖（同上）
≥60	心电图、全血细胞检查，血肌酐和血糖

表 5-9　针对性实验室检查项目

全血细胞计数	全部手术患者，包括血型检查和血凝交叉试验
血钾测定	使用利尿药或接受清肠处理的患者
胸部放射线检查	心或肺疾病史患者，近期有呼吸系统症状的患者
肺活量机检查	40 岁以上、长期吸烟史、上腹部或胸腔手术的患者

重点了解患者白细胞计数、血红蛋白及血小板的数量，是否存在感染及凝血功能异常。

（三）生化检查

了解肝肾功能，血电解质情况，合理选择麻醉用药及合理补充液体，调整酸碱平衡及电解质情况。

（四）凝血功能检查

PT 延长超过 3 秒或者 APTT 延长超过 10 秒，则椎管内麻醉应列为禁忌。

（五）胸片

观察有无器官移位或者狭窄，肺的通透性。

五、特殊检查

外科手术患者并存明显的内科疾病时，有必要进行某些特殊检查。

（一）心脏疾病

（1）每年有 7 百万～8 百万非心脏手术患者并发或死于心脏意外，其中相当一部分患者的病史中并无冠心病记录。看来，术前确定心脏病这类高危疾病具有重要意义。

（2）临床上对不能有效控制的充血性心脏病，或近 6 个月内有心肌梗死史的患者，建议推迟择期手术。

表 5-10　预测术后肺部并发症的临床资料

ASA>2 级者
上腹部手术
腹腔内感染
年龄＞59 岁
肥胖
结肠、直肠和胃、十二指肠手术
心脏手术胸膜腔切开者
术前 $PaCO_2$＞45 mmHg

（二）肺功能检查和动脉血气分析

几项简单的临床资料，可以用来预测腹部手术后肺部并发症，二氧化碳分压（$PaCO_2$）大于 45 mmHg 是预测肺部并发症的可靠指标（表 5-10）。

（三）有创监测

对于危重择期手术患者，预计手术中可能出现呼吸循环不稳定，可提供选定手术有用的参考参数，实时快速监测患者各项生命指标，判断高危患者病情，指导纠正血流动力学异常，从而降低并发症率和死亡率。

六、麻醉危险性估计

1. ASA 体格情况分级　ASA 体格情况分级对非心脏性死亡的预测是一个良好指标，适用于整体死亡的评估，但用于预测与麻醉有关的死亡则缺乏敏感性。一般讲，Ⅰ、Ⅱ级患者对麻醉的耐受力均良好，麻醉经过平稳；Ⅲ级患者接受麻醉存在一定危险，麻醉前需尽可能做好充分准备，对麻醉中和麻醉后可能发生的并发症要采取有效措施，积极预防；Ⅳ、Ⅴ级患者的麻醉危险性极大，更需要充分细致的麻醉前准备（表 5-11）。

表 5-11 ASA 体格情况评估分级

分级	评估标准
I	健康患者
II	轻度系统性疾病，无功能受限
III	重度系统性疾病，有一定的功能受限
IV	重度系统性疾病，终身需要不间断的治疗
V	濒死患者，不论手术与否，在 24 小时内不太可能存活

2. 麻醉危险因素 一般认为与麻醉有关的总死亡总率约为 1∶10 000，但各医疗单位之间存在着较大的差异。造成麻醉死亡的关键在于麻醉处理，而麻醉处理并不等于手术中治疗，即麻醉处理不是等待患者出现危险事件以后再去治疗。确切的麻醉处理含义，是指外科医生和麻醉科医生在术前处理中，是否能将患者的全身情况尽可能估计透彻，对病理生理性危险因素尽可能加以纠正或排除。

3. 围手术期的危险因素 不可变的危险因素包括患者的年龄、手术类型、手术急慢程度、以往麻醉意外史、医疗单位的经验、技术及设备条件等。可变的危险因素主要指术前患者的病理生理状况。麻醉医生和手术医生在术前应尽可能纠正和稳定患者器官的功能，使患者术前到达最佳状态。同时对不可变的麻醉因素，在围手术期应加以重视。

（庞晓林　杨永涛　张东亚）

第 2 节　疾病状态与手术风险评估

常见尿流改道、尿流复道手术包含：输尿管皮肤造口术、回肠膀胱及结肠膀胱术、可控膀胱术、回肠膀胱术后的尿流复道、输尿管造口术后的尿流复道、结肠膀胱术后的尿流复道。

此类患者大多为老年人，伴有贫血状态或感染及电解质紊乱、肾功能受损。此类手术时间长、创伤大、失血多。大部分患者吸烟，也容易合并冠状动脉疾病和慢性阻塞性肺疾病。尤其是间质性膀胱炎的患者通常有慢性疼痛，对阿片类药物较耐受。

麻醉科医生应在麻醉前 1～2 天访视患者，目的在于：①获得有关病史体检和精神状态的资料，作出麻醉前病情估计；②指导患者熟悉有关的麻醉问题，解决其焦虑心理；③与外科医生和患者之间取得一致的处理意见。全面的麻醉前估计工作应包括以下几个方面：①充分了解患者的健康状况和特殊病情；②明确全身状况和器官功能存在哪些不足，麻醉前需做哪些积极准备；③明确器官疾病和特殊病情的安危所在，术中可能发生哪些并发症，需采取哪些防治措施；④估计和评定患者接受麻醉和手术的耐受力，选定相适应的麻醉药、麻醉方法和麻醉前用药，拟订麻醉具体实施方案。对患者疾病状态的正确认识以及积极的术前准备，是评估患者能否耐受手术以及保障手术成功、减少术后并发症的重要环节。实践证明，充分的麻醉前估计和准备，不仅提高安全性、减少并发症和加速患者康复，还能明显地扩大手术范围和指征，使外科学得到进一步发展。

一、患者老年状态的评估

老年患者麻醉前的准备与评估非常重要。应根据患者的病史、手术的性质和现有的症状等个体化临床状况重点进行术前检查。

（一）麻醉前访视

老年患者通常有听觉和视觉障碍，访视注意语速、语调。通常合并的抑郁、营养不良、长期卧床以及脱水等。确定老年患者的认知障碍状态，因为认知障碍可能导致预后不良和围手术期死亡率增加。

（二）肾脏和水、电解质、酸碱平衡

根据老年人的肾功能改变术中需要：①维持老年人的水、电解质和酸碱平衡，要进行适当监测，精确计算和调节；②要注意调整经肾排泄的药物剂量；③尽可能避免增加肾脏过多的负担，避免使用有肾毒性的药物。

（三）药物代谢动力学和药效动力学

一般来说，老年患者会对特定麻醉药浓度更加敏感（丙泊酚增加大约 20%，阿片类药物增加大约 50%，苯二氮䓬类药物增加大于 80%）（表 5-12）。

表 5-12　增龄老化对常用麻醉药和辅助药的影响

药物	生理	药理
诱导药 硫喷妥钠 依托咪酯 丙泊酚	分布容积降低 CNS 改变 心排血量的分布改变	降低需要量 药物作用延长
阿片类 吗啡 芬太尼 阿芬太尼	分布容积降低 肝血流降低 CNS 改变	高初始血浆浓度 药物使用延长 所需剂量减少
苯二氮䓬类 氯氮䓬 地西泮 阿普唑仑	肝组织与肝血流减少 CNS 改变	药物效应延长 所需剂量减少
神经肌肉阻滞药 非去极化 琥珀胆碱	弥散性神经源性肌萎缩 肝、肾功能降低 男性血浆胆碱酯酶水平降低	剂量不变或需增加 药物效应延长 在男性所需剂量减少
吸入麻醉药	CNS 改变	所需剂量减少

对老年患者而言，可用日常活动的代谢当量（MET）评估日常功能。1 MET 相当于体重 70 kg 的 40 岁男性静息状态的氧耗量。静息时无不适是 1 MET；自行穿衣，进食和如厕为 2 MET；在室外或室内散步为 3 MET；以每小时 4 000 m 左右的速度走 200～500 m 平路，或能做轻便家务如除尘和洗碗碟为 4 MET；能爬一二层楼梯或登小山坡约为 5 MET；以每小时 6.4 km 的速度走路约为 6 MET；能短程小跑为 7 MET；从事较重活动如拖地板或搬家具为 8 MET；参加保龄球、跳舞等中度体育活动已达 9～10 MET；参加剧烈体育活动如游泳、打网球、踢足球、打棒球则超过 10 MET。临床上可以通过询问患者的日常活动能力来估计其心脏功能状态。通常分为优良（7 MET 以上）、中等（4～7 MET）、差（4 MET 以下）。

二、患者贫血状态的评估

膀胱癌患者多有慢性失血导致的贫血。如果患者围手术期血红蛋白（Hb）低于 8 g/dL，其死亡率会比非贫血患者增加 16 倍。急性贫血可引起血氧含量和氧释放突然减少，引起交感神经系统快速反应。慢性贫血可导致 2，3-DPG 增加，氧合血红蛋白解离曲线右移（图 5-1），促进组织摄氧。心排血量和血容量增加。血液黏滞度降低。

（一）术前关注

对术前贫血的择期手术患者，术前 1～2 个月就应诊断和治疗贫血，以调整患者状况。如果贫血原因不明确，应尽快查明贫血原因。需要根据贫血的潜在原因，进行相应治疗。如果患者贫血表现出症状，和（或）根据手术情况，应考虑术前输血。

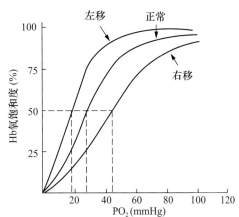

图 5-1　氧合血红蛋白解离曲线

（二）术中关注

维持血流动力学稳定、氧供正常、血容量正常。需要采取有创血压监测。根据临床指征决定输血，谨记不存在绝对输血阈值。避免氧合血红蛋白解离曲线左移的情况，如碱中毒、体温过低。

（三）术后关注

仔细监测活动性出血、心肌缺血、血流动力学不稳定。

（四）输血治疗

围手术期是否输注红细胞应视患者状态、并存的疾病以及手术进程而定。美国内科医生协会（ACP）、美国麻醉医生协会（ASA）、加拿大医学协会（CMA）发布指南捐出，输血指征为 Hb<60～80 g/L。

（1）如果患者 Hb 高于 100 g/L，输血获益较少。

（2）其他需要输血的指征　其他情况稳定的患者 Hb 低于 70 g/L；并存心血管疾病的患者，Hb<90～100 g/L；急性出血的患者（预计失血会导致血红蛋白降至推荐输血阈值）；存在症状性贫血的患者。

（3）与无贫血患者比较，对围手术期慢性贫血患者，决定输血则比较容易。

三、患者肾功能及电解质紊乱状态的评估

尿路改道患者多伴有尿流梗阻，部分造成急性肾功能损伤或慢性肾功能损伤。

（一）急性肾功能损伤

1. 诊断　见表 5-13。

表 5-13　急性肾功能损伤诊断指标

诊断性测试	肾前性	肾实质性	肾后性
尿钠浓度（mEq/L）	<10	>20	>20
钠排泄分数（%）	<1	>2	>2
尿渗透压 [mOsm/（kg·H_2O）]	>500	<350	<350
血尿素氮/血肌酐	>20	10	10

2. 分类和预后　RIFLE（风险损害、衰竭、丧失、终末期）分类和 ICU 患者相关死亡率（表 5-14）。这个系统是最近由国际专家组制定而成的。它提供了急性肾损伤严重性的标准定义，以及辅助判断急性期损伤的预后[2]。

表 5-14　RIFLE 分类和 ICU 患者相关死亡率

RIFLE 分类	血肌酐	尿量	相关死亡率/%
风险	增加 1.5 倍或肌酐增加≥0.3 mg/dL	连续 6 小时<0.5 mL/（kg·h）	8.8～20
损害	增加 2 倍	连续 12 小时<0.5 mL/（kg·h）	11.4～45.6
衰竭	增加 3 倍或肌酐≥4 mg/dL（急性增加≥0.5 mg/dL）	连续 24 小时<0.4 mL/（kg·h）或无尿超过 12 小时	26.3～56.8
丧失	肾功能完全丧失超过 4 周		
终末期（ESRD）	终末期肾脏疾病		

（二）慢性肾功能损伤

连续 3 个月或以上，患者 GFR<60 mL/（min·1.73 m^2），不管任何原因，只要导致 GFR 下降的肾损害持续存在超过 3 个月就可以诊断，可以造成多器官系统受到影响[3]。

1. 血液系统

（1）促红细胞生成素减少可造成贫血。

（2）凝血病　①国际标准化比值（INR）、凝血酶原时间（PTT）、血小板计数均正常。②血小板黏附力较差，血管性血友病因子（vWF）与血小板糖蛋白Ⅱb/Ⅱa受体间作用存在缺陷。

（3）高凝状态　尽管血小板功能不全，血栓弹力描记图显示患者血液凝结的倾向。

2. 电解质紊乱　见表 5-15

表 5-15　常见于肾衰竭的电解质紊乱

电解质异常	病理生理学	症状和体征	治疗
高钾血症	排泄不足，由于酸血证和胰岛素缺乏而跨细胞转运	虚弱、感觉异常、T 波高尖、ST 段压低、PR 间期延长、QRS 波增宽、正弦波、心室颤动	静脉注射钙剂可稳定心肌；碳酸氢钠、胰岛素＋葡萄糖、过度通气可将钾离子转移至细胞内；血液透析
低钙血症	甲状旁腺激素水平升高	通常耐受好，严重时可引起手足抽搐、突然发作癫痫	补充维生素 D 和钙剂
高镁血症	排泄不足	通常耐受较好，严重时可引起通气不足、精神状态变化、神经肌肉阻滞剂作用时间延长	避免使用含镁药物和血液透析
代谢性酸中毒	H^+排泄不足	呼吸窘迫、低血压、心率失常、高钾血症	过度通气、碳酸氢钠、血液透析

3. 心血管系统

（1）高血压存在于 80% 的患者。可能是心血管系统疾病的主要原因，或是肾脏疾病的结果。

（2）由于容量和压力超负荷而出现左心室肥大。

（3）由于血脂异常和炎症而加速动脉粥样硬化形成。

（4）由于异常钙化而出现血管性或瓣膜性疾病。

（5）由于传导系统异常而出现心律失常倾向。

（6）由于尿毒症而出现心包炎。

4. 神经系统

（1）自主神经病变　血液透析的慢性肾脏病患者中 38%～87.5% 存在自主神经病变。其主要特征为压力感受器敏感性降低、交感神经兴奋性增高、副交感神经功能障碍。

（2）周围感觉神经病变与心血管自主神经病变相关。

5. 胃肠道系统　多达 69% 的患者出现胃排空延迟。

6. 免疫系统　患者存在免疫损害，全身性感染和浅表性感染的发生率较高。

四、手术风险评估

（一）高龄

患者术前往往合并有心血管疾病、呼吸系统疾病等慢性病，加之气腹对呼吸循环的影响，必然导致其围手术期容易发生意外情况。麻醉过程中应避免循环明显波动，加强呼吸系统的管理。

（二）循环

在使用气腹的心脏病患者中，后负荷的增加是血流动力学改变的主要因素，尼卡地平选择性作用于动脉阻力血管，并不减少静脉血回流量，可能比硝酸甘油更适合用于这类患者的治疗。与常规的经腹气腹相比，腹膜后气腹为人工腔隙，二氧化碳吸收比正常气腹多，麻醉过程中要注意监测呼气末二氧化碳分压并结合动脉血气分析，及时调整呼吸机参数及麻醉药物的使用，避免二氧化碳蓄积。

（三）出血

较常见，轻者影响手术操作，重者危及生命。出血原因有肾穿刺损伤肋间血管、肾实质血管、肾门血管，操作不当或高龄，合并肝功能不全、凝血功能障碍、高血压、糖尿病患者发生出血等严重并发症是其他患者的2～3倍。肾静脉血管管壁薄，较短，在游离肾蒂时容易破裂出血。尤其在腹腔镜手术时，人工腔隙空间小，出血后止血困难，术前应该建立有效、安全的静脉通路，开通两条以上静脉通路，也可放置中心静脉导管，确保急性失血时能够快速输血补液，对于术前即存在贫血的高危患者，应纠正其贫血状态。

（四）皮下气肿

1. 原因　人工腔隙对组织有创伤，皮下气肿等并发症的发生率高，术中应经常观察患者体征，以便及时发现问题并处理。由于腹膜后间隙不同于腹膜腔，正常情况下其被大量脂肪填塞，而且没有明确的界限，CO_2 气体易在间隙内扩散，而且为了在腹膜后内获得一定的手术空间、较满意的手术视野，往往需要较高的气腹压力，但易引起广泛的皮下气肿。此外，造成广泛的皮下气肿原因还有：气腹针误入皮下组织；套管针周围漏气或部分拔出；腹内压过高，充气口周围缝合不紧密以及手术时间过长。采用监测 PETCO_2 来监测 PaCO_2 以及进行气道峰压的监测，有助于判定皮下气肿的发生，必要时可暂停手术并测血气进行分析，综合分析得出明确诊断，相应进行处理[4]。

2. 影响　皮下气肿导致 CO_2 的吸收急剧增加，造成高碳酸血症。皮下气肿还可造成胸廓外压增加，导致气道峰压增高，严重时可致气道压伤。高碳酸血症引起交感神经系统兴奋，使儿茶酚胺释放大幅增加，使血压升高，心率增快；而且高碳酸血症增加肺血管阻力，可使右心负荷加重，在心功能差的患者中，有诱发右心衰竭的危险。

3. 预防　可以从上述几个皮下气肿的原因方面进行预防，同时要加强术中监测，如 PETCO_2 及气道内压，可及时发现并给予适当治疗或暂时终止手术以防止皮下气肿的进一步发展。皮下气肿引起的 PETCO_2 升高还要与以下几种情况进行鉴别判断：钠石灰吸收 CO_2 饱和；通气量不足。

4. 处理　应针对发生原因进行处理。皮下气肿不再继续发展，一般不需要给予特殊的处置。如果发生严重皮下气肿，甚至影响呼吸循环稳定，需要进行积极治疗。如胸部皮下气肿，可用吸氧疗法，不但可治疗呼吸困难所引起的缺氧，且能增高气肿部分的氧分压。由于氧气比空气更易吸收，气肿可迅速消退。若同时有高压型气胸，应做手术治疗。

如果引起颅内高压，则应该降颅压、实施脑保护。气肿明显部位皮下放气减压，下肢可以人工向上驱逐皮下积气。

5. 手术体位　一般截石位或者平卧位。在清除盆腔淋巴结时，于闭孔神经附近使用电烙术会引起闭孔神经反射，再诱发腿内收进而引起损伤，所以对截石位尤其要做好内侧护垫。施行机器人辅助手术时，通常患者呈现过度的屈氏位（即倾斜 45° 以上）。

6. 体温　为防止术中体温过低，可给上半部身体覆盖充气加温毯。

7. 维持尿量　必要时可应用小剂量多巴胺 $1 \sim 3 \, \mu g/（kg \cdot min）$ 和（或）利尿药。

8. 监测　包括 ECG、NIBP 或 IBP（重危患者）、CVP、SpO_2、$PETCO_2$、血气分析和电解质测定。麻醉可选择连续硬膜外阻滞麻醉、全身麻醉或二者联合应用。

9. 术后　加强麻醉恢复期监测处理，做好术后镇痛。

（庞晓林　杨永涛　张东亚　张　岩）

第 3 节　患者及家属对尿流改道的心理准备

一、必须分析与评估患者的焦虑程度与原因

大多数面临手术的患者都表现为不同程度恐惧。有些因素特别容易诱发恐惧。癌症手术患者有 85.7% 出现恐惧；泌尿科大手术患者有 79% 出现恐惧。许多患者主要的顾虑是手术及手术后疼痛，由此产生焦虑和恐惧不安。因此，要求麻醉科医生在术前访视中，告知患者其在无痛、无知觉的情况下完成手术，告知患者术后不会很痛，并进行充分有效的术后镇痛。

二、恐惧程度的估计

征询患者对手术和麻醉有何顾虑与具体要求，酌情进行解释和安慰。患者对待周围事物的反应与表现，可作为评估恐惧程度的参考，患者主动参与，是最理想的心理反应。耐心地聆听患者的叙述可能有助于麻醉医生从心理方面作术前准备[5]。

三、做好术前教育

将一般心理技巧与个性心理护理相结合，将心理咨询技巧应用于个性护理之中，根据造口者各自的心理问题采取不同的护理方法；同时与尿流改道患者家属进行沟通，了解其心理，给予适当的支持和鼓励。对患者及家属做好基本知识的宣教，介绍手术及术后护理的方法，使他们了解配合治疗。

（庞晓林　杨永涛　张东亚）

参 考 文 献

［1］ CAPLAN R A, POSNER K L, WARD R J, et al. Adverse respiratory events in anesthesia: a closed claims analysis [J]. Anesthesiology, 1990, 72: 828.

［2］ BROWN D L (ed). Risk and Outcome in Anesthesia [M]. Philadelphia: JB Lippincott, 1992, 39-76.

［3］ HINES R L, MARSCHALL K E. Anesthesia and Co-existing Disease [M]. Philadelphia, PA: Churchill Livingstone, 2008.

［4］ AYRES B E, THOMAS F, LACHAROWSKI H, et al. The stress response in laparoscopic urological surgery [J]. BJU Int, 2007 99 (6): 1331-1332.

［5］ GERGES F J, KANAZI G, JABBOUR-KHOURY S. Anesthesia for laparoscopy: a review [J]. J Clin Anesth, 2006, 18: 67-78.

［6］ BARASH P G, CULLEN B F, STOELTING R K, et al. Clinical Anesthesia [M]. Philadelphia, PA: Lippincott Williams&Wilkins, 2009.

［7］ CONACHER I D, SOOMRO N A, RIX D, et al. Anaesthesia for laparoscopic urological surgery [J]. Br J Anaesth, 2004, 93 (6): 859-864.

［8］ DOUMAS K, ALIVIZATOS G. Complications of laparoscopic urological surgery [J]. Arch Esp Urol, 2002, 55 (6): 730-736.

［9］ DUNNE J R, MALONE D, TRACY J K, et al. Perioperative anemia: an independent risk factor for infection, mortality, and resource utilization in surgery [J]. J Surg Res, 2002 (102): 237-244.

［10］ HARE G M T, BAKER J E, MAZER C D. Perioperative management of acute and chronic anemia: has the pendulum swung too far? [J]. Can J Anesth, 2009 (56): 183-189.

［11］ HENNY C P, HOFL AND J. Laparoscopic surgery [J]. Surg Endosc, 2005, 19: 1163-1171.

［12］ JOSHI G. Complications of laparoscopy [J]. Anesthesiol Clin N Am, 2001 (19): 89-105.

［13］ KASPER D L, AFUCI A S, LONGO D L, et al. Harrison's Principles of Internal Medi-cine [M]. New York, NY: McGraw Hill, 2005.

［14］ KARANICOLAS P, SMITH S E, KANBUR, et al. The impact of prophylactic dexamethasone on nausea and vomiting after laparoscopic cholecystectomy. A systematic review and meta-analysis [J]. Ann Surg, 2008 (248): 751-762.

［15］ MAXWELL K, BADWAN K, SOLIMAN M, et al. Laparoscopic urological surgery: a review [J]. Mo Med, 2007, 104 (5): 415-420.

［16］ MATSUDA T, FUJISE K, MATSUMOTO S, et al. Respiratory effects of CO_2 pneumoperitoneum during transperitoneal laparoscopic urological surgery [J]. Eur Urol, 1996, 30 (4): 484-489.

［17］ NAPOLITANO L M. Perioperative anemia [J]. Surg Clin North Am, 2005 (85): 1215-1227.

［18］ O'MALLEY C, CUNNINGHAM A. Physiology changes during laparoscopy [J]. Anesthesiol ClinN Am, 2001 (19): 1-19.

［19］ PASSEROTTI C C, NGUYEN H T, RETIK A B, et al. Patterns and predictors of laparoscopic complications in pediatric urolo-gy: the role of ongoing surgical volume and access techniques [J]. J Urol, 2008, 180 (2): 681-685.

［20］ SMITH I. Anesthesia for laparoscopy with emphasis on outpatient laparoscopy [J]. Anesthesiol Clin N Am, 2001 (19): 21-41.

［21］ TAYLOR G D, CADEDDU J A. Applications of laparoscopic surgery in urology: impact on patient care [J]. Med Clin North Am, 2004, 88 (2): 519-538.

［22］ VALLANCIEN G, CATHELINEAU X, BAUMERT H, et al. Complications of transperitoneal laparoscopic surgery in urology: review of 1, 311 procedures at a single center [J]. J Urol, 2002, 168 (1): 23-26.

［23］ YOSHIDA K, KINOSHITA H, INOUE T, et al. Objective assessment forms for laparoscopic surgery in urology [J]. Hinyokika Kiyo, 2010, 56 (6): 289-295.

第5章 患者术前健康状态与手术风险评估

第 6 章

尿流改道与尿路重建的肠道准备

术前肠道准备是尿流改道与尿路重建手术围手术期的重要工作之一。由于尿路改道与尿路重建手术涉及胃、肠等器官，故首先需行肠镜等检查，明确有无肠息肉、肠道肿瘤、克罗恩病等器质性和（或）功能性肠道病变[1]。在明确肠道组织无器质性和功能性病变的前提下，还需进行肠道准备，目的是清洁肠道，刺激肠蠕动，软化并清除肠内容物。这不仅便于暴露术野，避免肠内容物影响手术操作，也有助于减少术后因肠道菌群引起的各种感染，促进吻合组织愈合，促进术后胃肠功能恢复，减少术后吻合口瘘、腹腔感染和切口感染等并发症的发生[2]。因此，肠道准备过程中的基本原则应是不增加患者的不适，不影响机体的内环境平衡，不增加肿瘤种植转移的概率，减少术后吻合口瘘、感染等并发症的发生，促进术后肠功能快速康复[3]。术前肠道准备主要包括术前饮食准备、肠道检查、肠道清洁和抗生素的应用等。

第 1 节　饮　食　准　备

术前饮食准备是常规术前肠道准备的首要条件。传统方法是患者术前 2～3 天进食无渣或少渣半流质饮食，术前 1～2 天进食流质饮食，术前 12 小时禁食，术前 4 小时禁水。主要是为了减轻肠道负荷、防止吸入性肺炎等情况的发生，但长时间禁食可引起患者饥饿、口渴、烦躁、体力下降等不适，使其处于代谢的应激状态，可致胰岛素抵抗，不利于降低术后并发症。同时，机体在饥饿状态下出现肠黏膜萎缩、黏膜屏障功能损害，增加肠道细菌易位和腹腔内感染的发生率。但上述多种因素联合作用，可能降低患者对手术的耐受性。目前提倡的做法是：术前 3 天普通饮食，术前 1 天进易消化饮食，不会产生饥饿感，患者的依从性好，肠道清洁也能达到满意效果。有关学者做过饮食控制与肠道清洁度关系的调查研究，认为饮食准备对手术影响不大，无须控制饮食，但需服足量泻药[4]。另外术前饮食中应予高蛋白、高热量、高维生素、易于消化的少渣饮食，纠正体液失衡和补充营养，增强手术耐受力。

理想的术前饮食应是既容易消化、吸收和肠道清洁，又能提供给患者每日所需的足够热量和各种营养素，保护肠道黏膜，纠正营养不良状态。由于营养不良会影响组织修复和创口愈合；饥饿状态会导致肠黏膜萎缩，屏障功能损害，增加了肠道细菌移位的发生率，易造成腹腔内感染，使患者对手术的耐受性下降。对那些原本就存在不同程度营养不良的患者，可选用能全素等肠内营养剂来代替传统流质作为饮食限制的方法。肠内营养剂是一种容易被患者接受的营养均衡、味道可口的口服营养支持配方；同时也是简便、安全、有效、可行的肠道准备方法[5]。能保证良好的肠道清洁度，改善免疫功能和加快术后肠功能恢复时间。但部分患者服用后会有腹痛、腹胀和恶心等情况，护理人员应当注意可能出现的不适感，耐心地做好解释工作；详细告知患者肠内营养剂的饮用方法，亦可加入果汁或蜂蜜改善口感；控制肠内营养制剂的浓度、口服速度、温度和患者相适宜的剂型，如糖尿病用瑞代或能全素，免疫营养用瑞能、印沛、肠内营养剂等。

近年来，建立在循证医学基础上的加速康复外科（enhanced recovery after surgery，ERAS）逐渐受到大家的青睐，其旨在为使患者快速康复，在围手术期采用一系列经循证医学证据证实有效的优化处理措施，以减轻患者心理和生理的创伤性应激反应，从而减少并发症，缩短住院时间，降低再入院风险及死亡风险，同时降低医疗费用[6]。作为 ERAS的重要组成部分，术前准备的理念发生了重大的变革并逐渐向标准化发展。随着加速康复外科理念的不断推广，术前饮食控制有了新的方案。《中国加速康复外科围手术期管理专家共识》（2016）建议，无胃肠道动力障碍患者术前 6 小时禁食固体饮食，术前 2 小时禁食清流质。若患者无糖尿病史，推荐手术 2 小时前饮用 400 mL 含 12.5% 糖类的饮料，可减缓饥饿、口渴、焦虑情绪，降低术后胰岛素抵抗和高血糖的发生率[7]。

考虑到尿流改道与尿路重建手术患者具有一定的特殊性，在临床实际应用中，我们需要根据患者实际情况，制订个体化术前肠道准备方案，以满足不同患者的需要。

第 2 节　肠 道 清 洁

空肠、回肠和结肠等其余肠管均含有大量细菌，肠道菌群包括需氧菌（大肠埃希菌和粪链球菌最常见）和厌氧菌（拟杆菌和梭状芽胞杆菌最常见），细菌浓度在空肠为（$10 \sim 10^5$）个 / 克粪便，在远端回肠为（$10^5 \sim 10^7$）个 / 克粪便，在升结肠为（$10^6 \sim 10^8$）个 / 克粪便，在降结肠为（$10^6 \sim 10^{12}$）个 / 克粪便[8]。早期研究显示，术前未经肠道清洁的患者伤口感染和腹腔脓肿的发生率高，吻合口裂开率亦高于术前经过适当肠道清洁者。其他研究表明肠道清洁可以使术中肠管空虚，减少吻合口漏的发生率。另外，在愈合早期粪块可压迫吻合口而造成缺血和继发穿孔。细菌污染导致的并发症是导致泌尿外科手术患者病情加重和死亡的主要原因。膀胱根治性切除术后感染性并发症中 18% ～ 20% 因粪便污染引起，包括伤口感染、腹膜炎、腹腔脓肿、伤口裂开、吻合口裂开和脓毒血症[9]。尿流改道与尿路重建手术中需要处理肠袢，进行肠 - 肠吻合、肠 - 输尿管吻合等复杂操作，因此要求进行严格的清洁肠道准备。清洁肠道的方法主要有清洁灌肠和口服导泻药物两种[10]。

一、清洁灌肠

传统的清洁灌肠方法是使用肥皂水、0.9% 生理盐水等作为清洁液，借助一次性灌肠筒或肛管自直肠灌入，一部分流入结肠，一部分流入直肠[11]。当灌肠液所致直肠内压力增高后，引起神经反射，患者产生便意进而排便，达到清洁肠道的作用。通常在手术前 1 日晚及术晨使用 39～41℃的温肥皂水约 500 mL 低压力清洁灌肠，反复灌洗 4～6 次，直至肠道内粪便全部排出体外，呈清水样便。患者如合并习惯性便秘病史，可术前 3 天服用缓泻剂，使大便软化。为改善清洁效果，有学者使用一次性吸痰管和一次性输液器改良灌肠方法，使灌肠液灌入深度和灌注压力更易控制。此法清洁肠道效果直观，但单纯灌肠法主要清理结直肠内的粪便，很难清除回盲部及以上的肠内粪便，不适宜应用于选用回肠行尿路重建手术的患者。反复灌肠容易损伤肠道黏膜、引起肛管水肿，给患者带来痛苦，也易造成患者焦虑；此外，部分患者尤其是高龄患者因肛门括约肌松弛或无法耐受，在灌肠后因不能保留灌肠液，短时间内即排出，清洁效果不佳。

二、口服导泻药

口服导泻药行全肠道清洁较机械式灌肠法在临床应用上更具优势，是目前最常用的术前肠道准备方法。口服导泻药简单、患者依从性好，可避免反复插入灌肠管引起的肠黏膜损伤和肛门括约肌疼痛，但也有其不足之处，会使患者疲惫不堪，而且可造成液体蓄积。因此，其禁忌用于心血管系统不稳定、肝硬化、严重肾病、充血性心力衰竭和肠梗阻的患者。同时，与传统清洁灌肠相比，全消化道清洁虽然可以有效减少需氧菌菌群数量，但在减少伤口感染和脓毒并发症方面并不比传统肠道准备效果更好。常用的肠道清洁剂有复方聚乙二醇电解质散剂、甘露醇、乳果糖、硫酸镁、磷酸钠盐口服溶液、番泻叶、中药制剂、电解质溶液等[8]。

1. 容积性泻药

（1）复方聚乙二醇电解质散剂　一种纯渗透型等渗口服溶剂，是目前临床上常用的术前肠道准备用药。主要由聚乙二醇、碳酸氢钠、氯化钠和氯化钾等组成。其药理作用为聚乙二醇溶于电解质溶液后形成等渗溶液，聚乙二醇和水分子结合形成较稳定的氢键，进入肠道后，使肠道内容物的水分不被结肠过分吸收，从而起到润滑肠道、软化粪便，使肠道内容物体积增加，促进结肠恢复正常生理运动的作用。大剂量时可起到冲刷、灌洗肠道的作用，并且复方聚乙二醇电解质散剂与胃肠道黏膜之间水、电解质的净交换基本为零，因而可以保持排便或肠道清洁前后机体的水、电解质平衡。

用法：手术前日午餐后禁食（可以饮水），午餐 3 小时后开始给药。用量：成人 1 次量 2 000～4 000 mL，以每 1 小时约 1 000 mL 的速度口服，在排出液变为透明液体时可结束给药；总给药量不能超过 4 000 mL。

与传统的导泻药相比，复方聚乙二醇电解质散剂肠道清洁度较高，发生不良反应的概率低，患者耐受性好，操作简便，全肠道清洁彻底，是一种较好的术前肠道准备用药。但其也有一定不足，患者短期内需大量饮水，少数患者不能耐受，易出现恶心、腹胀等不适症状，尤其是高龄患者，增加液体摄入量可能增加心脏、肾脏负担，引起心功能、肾功能等的损害。

（2）甘露醇　是一种六碳多醇糖，属于晶体溶液，几乎不被肠道吸收。其药理作用为患者服用后，肠道内液体晶体渗透压增高，阻碍肠壁对水分的吸收并且吸引组织液中的水分进入肠腔，造成肠腔水分增多，软化肠内容物的同时对肠壁产生机械性刺激，增加肠蠕动，从而达到导泻及清洁肠道的作用。常规的使用方法是：术前4～8小时，10%的甘露醇溶液1 000 mL于30分钟内口服完毕，大多数患者服药30分钟后开始腹泻，患者排便后，继续每30分钟饮用5%葡萄糖盐水500 mL，3小时内共饮用1 000～2 000 mL，直至解清水样便。

甘露醇口感略涩甜，需顿服。使用大量甘露醇后易导致电解质丢失，尤其是氯化钠，临床使用时需监测患者电解质情况，如不及时补充，容易导致严重的电解质紊乱，因此，使用甘露醇导泻的同时，应予以等渗糖盐水的补充。此外，甘露醇为碳水化合物，在肠道内可被大肠埃希菌酵解成大量以氢和甲烷为主的气体，术中需尽量避免使用电刀切开肠壁，以免点燃气体，引起爆炸。此外，甘露醇还可能为肠道内大肠埃希菌提供营养，使术后感染率增加。

（3）磷酸钠盐口服溶液　其主要成分是磷酸二氢钠，属于渗透性导泻剂。其主要作用机制为磷酸钠盐在肠道内不被吸收，使肠道内形成高渗环境促使肠黏膜内水分析出，稀释粪便以利于排出，同时磷酸钠盐还能刺激肠黏膜层的局部神经反射，增加肠壁蠕动，提高肠道动力以促进排便，从而达到清洁肠道的效果。

磷酸钠盐用于肠道准备时服药一般分两次，每次服药45 mL。第一次服药时间在术前一天晚上7点，用法采用稀释方案，750 mL以上温凉开水稀释后服用。第二次服药时间在手术当天早晨7点（或在操作或检查前至少3个小时），或遵医嘱，用法同第一次。为获得良好肠道准备效果，建议患者在可承受范围内多饮用水。

磷酸钠盐溶液口感较好，患者容易接受，引起腹痛、腹胀、恶心、呕吐等不良反应较低。但有研究显示，磷酸钠肠道准备后容易出现高磷、低钙、低钾血症及体重下降，老年患者尤其伴有肾功能不全者应谨慎使用。

（4）硫酸镁　硫酸镁属于容积性导泻剂。口服硫酸镁水溶液到达肠腔后，Mg^{2+}、SO_4^{2-}很难被肠壁吸收，肠腔内渗透压升高，使肠内水分不被肠壁吸收，肠内保有大量水分，能机械地刺激肠的蠕动而排便，达到清洁肠道的作用。硫酸镁导泻作用剧烈而迅速，价格低廉，用量少，较甘露醇不良反应小，患者容易接受。但有报道显示硫酸镁对肠道黏膜有破坏作用，可能引起肠黏膜的炎症反应、溃疡的风险，故不推荐确诊或怀疑有炎症性肠病的患者使用，此外，硫酸镁容易引起水、钠潴留，增加心脏前负荷，可诱发和加重心力衰竭，故有心、肾功能不全、体质较弱等患者禁用，老年患者需慎用。

（5）乳果糖　是一种人工合成的双糖，含有1分子果糖和1分子半乳糖。人体内缺乏水解乳果糖为单糖的酶，其在结肠中被细菌代谢成乳酸等，导致肠道内pH值下降，并通过提高肠内渗透压，稀释肠腔内粪便，增加肠内容物容积，刺激肠蠕动，从而达到水泻冲洗的作用。成年人可于术前3～4天予以10～30 mL口服，每天3次，术前6小时口服200～300 mL，饮温开水2 000～3 000 mL。儿童可口服1 mL/kg，最多不超过30 mL/次，于术前1天中午12点和术晨6点各服1次，服药后饮温开水300～500 mL。

乳果糖口感较好，导泻作用安全、有效，患者耐受性好，易于接受，可应用于便秘、老年、儿童患者的肠道准备。

2. 接触性泻药

（1）番泻叶　番泻叶是以往常用的肠道清洗药物，其有效成分是番泻叶苷，经口服后在小肠吸收，分解为大黄素后兴奋骨盆神经，刺激大肠收缩引起肠蠕动，从而产生腹泻通便作用，达到清洁肠道目的。用法：将 10 g 番泻叶用 250～300 mL 开水浸泡 30 分钟后饮用，期间不限饮水，5～6 小时可有变异，共便 5 次。番泻叶药液呈棕黄色，影响肠道清洁效果的观察，服用过量可能引起如上消化道出血、癫痫发作、神经系统中毒等不良反应。

（2）中药制剂　中药制剂在肠道准备中应用较少，近年有报道使用大承气汤、芒硝、中药胃肠汤、健胃清肠合剂等进行肠道准备，效果尚可。中药制剂配方加工复杂，服药时间长，效果因个体差异而不同，临床使用较少。

3. 电解质溶液　起于 20 世纪 70 年代，常用氯化钠 18.0 g，碳酸氢钠 8.8 g，氯化钾 2.2 g 溶于 3 000 mL 温开水中，于术前 12～14 小时开始口服，1 小时内口约 3 000 mL。此法因饮水量多，部分吸收的电解质溶液易增加心脏前负荷或引起水钠潴留，因此，有心肾功能不全患者或可疑肠梗阻迹象者不宜使用此法。

三、ERAS 在肠道清洁中的应用

术前清洁肠道一度被认为是减少术后并发症的有效措施，但近年来有研究也开始质疑术前肠道清洁是否必要。接受根治性膀胱全切的患者年龄通常超过 70 岁，这些高龄患者往往还存在有并发症，显著降低了术前肠道清洁的舒适度。并且术前肠道清洁也已经被证实会引起严重的不良反应，如水、电解质紊乱或酸碱失衡和失水，增加术中低血压、术后肠麻痹等并发症的发生率，降低患者对手术的耐受。而用来补充血容量的大量输液会加剧这些紊乱并引起组织水肿，这将导致伤口愈合及肠道功能恢复时间延长，其次，外科干预率、住院率、死亡率和严重心肺并发症发生率亦增高。一些大样本的 Meta 分析和 RCT 研究显示，术前肠道清洁并未真正降低结肠道手术后吻合口瘘和感染并发症的风险，反而给患者带来了痛苦和应激，有心脏病和肾病者易发生心功能衰竭和水、电解质紊乱[12]。吻合口愈合的主要因素是血供情况、吻合技术、吻合口有无张力以及患者的营养和免疫状态，而与肠内容物的多少关系不大。一些学者发现，行回肠手术或结肠手术前不做肠道清洁，未增加术后吻合口瘘等严重并发症的发生率，这提示术前清洁肠道可能并无益处。

同时，肠道清洁能否减少术中污染也存在争议。一方面肠道清洁虽然可以减少细菌总数，但很难使肠腔真正"干净"，并不能降低其浓度，因为肠黏膜表面寄生的细菌数量巨大，每克粪便依然含有同样数量的细菌，只要离断肠管、开放肠腔，污染几乎不可避免。因此，虽然肠道清洁后肠内容物较少，术中肠内容物溢出的可能性较小；但是一旦溢出则其含菌量与未做肠道准备相同。也有分析发现，肠道清洁实际上反而可使细菌污染增加。另一方面，服用聚乙二醇后结肠内常积存稀薄肠液，处理不慎反而容易溢出引起污染。研究组患者服用瑞能后肠道清洁度 Ⅰ、Ⅱ 度达 95% 以上，即使有少量的粪便存留也因其为半固态，方便清除，不易发生严重污染。

因此，许多学者主张肠道手术前不常规行肠道清洁。基于机械性灌肠方法或口服导泻药进行全肠道清洁有可能对患者造成不良影响，在 ERAS 相关指南中，不主张术前常规清洁肠道，而是鼓励患者口服糖类液体，以减少或避免患者出现应激反应，从而在术后快速康复[13]。国外一项多中心、随机、前瞻性研究证实，常规机械性肠道准备与缩短围手术期肠道准备相比，并未使患者受益；2014年加利福尼亚大学研究则进一步证实：加速康复外科明显减少患者住院时间、术后并发症发生率及住院费用，其方法安全、简单、经济[14]。欧洲泌尿外科指南也提出，在全膀胱切除回肠膀胱手术术前准备中，进行肠道准备是非必须选项。加拿大结直肠委员会推出的临床执业指南中明确反对术前肠道清洁。就目前而言，研究数量有限，基本持否定态度，但研究也指出应增加样本量做进一步论证。范德堡大学附属医学中心的经验是术前1天无渣流质，回肠膀胱术前不进行常规肠道清洁，手术结束后立即拔除胃管。术后第1天鼓励患者咀嚼口香糖与进食少量流质，不管肠道是否已经通气，1～2天后均会予以无渣流质，并且使用药物促进肠蠕动，早期饮食有助减低梗阻发生率与缩短住院时间。

目前，各医疗中心肠道准备仍存在差异，至今未形成统一的标准。但理想的肠道清洁方法，应当在保证安全的前提下，高效、经济、方便，同时应减少或避免不良反应的发生。目前临床应用的清洁肠道方法各有利弊，我们在实际操作中，应针对不同患者进行个体化设计，从而在保证肠道清洁效果的同时减少或避免不良反应的发生。同时，ERAS的提出为未来外科的发展提供了新的方向，虽然目前其应用于泌尿外科领域的方案仍在探索中，但相信随着其理念的不断完善，实践的不断创新，必将为尿流改道与尿路重建手术患者带来福音[15]。

第3节　肠道检查

一、肠镜检查

尿流改道与尿路重建手术患者术前需行肠镜检查，以避免因所用肠管病变而导致失败。肠镜检查时机可选择于术前1天或手术当日，这可使一次肠道准备后，患者先行肠镜检查，后行手术治疗，避免了因重复术前肠道准备对患者一般身体情况的影响。术前肠道准备后先行肠镜检查，也有利于观察患者肠道清洁情况，如肠道清洁欠佳，可于术前进一步行肠道准备。拟行回肠通道术或原位新膀胱术的患者，若术前肠镜检查发现回肠或结肠存在溃疡、多发息肉或广泛炎症性病变者，则无法行采用该段肠管行尿流改道术。拟行乙状结肠直肠膀胱术的患者，若术前肠镜检查发现直肠息肉或内痔，最好处理完息肉或痔后再考虑行该术式。

二、直肠肛管测压

对于拟行乙状结肠直肠膀胱的患者，术前还应检查肛门括约肌检查，以排除直肠肛管疾病患者。

1. 直肠肛管测压装置　直肠肛管测压检测技术已有一百多年的历史，早在1877年

Gowers 通过实验发现直肠扩张后能引起肛管松弛的反射现象，并在人体上证实了这一反射的存在，这被认为是直肠肛管测压技术的最早应用。1948 年 Gaoton 通过对人肛管内不同部位的压力测定，分析了肛门内括约肌与肛门外括约肌的压力变化，指出了肛门内外括约肌的压力变化与直肠内压力变化有着密切关系，是连续性的反射性活动。自 20 世纪 80 年代初，国内学者引进并介绍了国外直肠肛管测压技术及其该技术在临床上的应用，并先后报道了参照国外测压仪器装置自制测压仪器进行直肠肛管内压力测试的基础实验研究和在各科临床上的临床应用。随着压力传感器及电子计算机技术的不断发展，直肠肛管测压的技术和检测指标不断提高，使直肠肛管测压检查与临床诊断符合率也逐年提高。

目前可应用直肠肛管测压装置进行检测。直肠肛管测压检测装置包括最基本的两部分：压力感受器系统和记录系统。压力感受器系统就是用探头感受直肠肛管内的压力，通过导管将所感受到的压力及变化信号经压力换能器转变为电信号，然后再传输给计算机和记录装置，显示或打印出直肠肛管压力图形。检查前 1～2 小时患者自行排便，以免直肠中有粪便而影响检查。同时，不要进行灌肠、直肠指诊、肛门镜检查，以免干扰括约肌功能及直肠黏膜而影响检查结果。患者左侧卧位，将球囊或探头置于肛管内，测量肛管静息压和最大收缩压，然后将球囊送入直肠壶腹测直肠静息压。

2. 直肠肛管测压检查的常用指标

（1）直肠静息压　是安静状态下直肠的压力、腹内压、直肠壁的收缩及肠壁的弹性等综合结果。在某些病理情况下，如直肠远端梗阻、先天性巨结肠，直肠压也可能升高，而在直肠肛门畸形术后伴严重大便失禁时则明显降低。

（2）肛管静息压　为安静状态下所测得的肛管内压力，是肛门内括约肌和肛门外括约肌作用的结果，主要是由肛门内括约肌产生的。最大肛管静息压在距肛缘 1～1.5 cm 处，有文献报道，肛管静息压值的范围很大，成人为 2～13 kPa(15～98.3 mmHg)。 在静息时，肛管静息压明显高于直肠静息压，从而形成一个压力屏障，这对于维持肛门自制有着十分重要的意义。而排便时，直肠、肛管静息时的压力梯度逆转，直肠压大于肛管压，粪便在这一压力差下被驱出肛门，这是正常排便的重要特征。

（3）肛管收缩压和收缩时间　受检者尽力收缩肛门时所产生的最大肛管压力为肛管收缩压，其压力升高持续的时间为收缩时间，是外括约肌收缩所产生的压力，用于判断外括约肌的功能，与肛管静息压相结合可用于判断肛门括约肌的整体功能。正常人做憋便动作时，直肠压升高不明显，而肛管压力显著升高，是静息压的 2～3 倍。当有肛门外括约肌以及支配该肌的神经发生病变时，肛管收缩明显降低，但较小的患儿不能配合，则无法测得此值。肛管收缩时间对应激时的肛门控制十分重要，此时间虽短，但已为直肠顺应性扩张，内括约肌反射性收缩提供了足够时间，从而使环境不许可排便时延缓排便成为可能。

（4）直肠顺应性（rectal compliance）　是检测随直肠内压力变化而产生的直肠容积变化程度，反映直肠壁弹性情况。顺应性越大，直肠壁弹性越好，直肠充盈时的便意越轻，反之便意强烈。直肠壁有炎症、瘢痕或纤维化时，直肠顺应性明显降低。

3. 直肠肛管测压在乙状结肠直肠膀胱术前的指导　对于拟行乙状结肠直肠膀胱术的患者，术前必须检测患者肛门括约肌功能，避免术后大便失禁。应用直肠肛管测压可除外以下疾病：

（1）各种原因引起的肛门括约肌损伤　肛门内括约肌损伤主要表现为肛管静息压和收缩压的明显下降。有的患者收缩肛门时的压力几乎就是静息压。经努力收缩肛门仍不能增加肛管压时，应考虑可能有外括约肌的损伤。

（2）神经源性大便失禁　支配肛门括约肌的神经发生了病变，如脊髓栓系综合征术后引起的大便失禁，行直肠肛管测压时可见肛管静息压和收缩压均明显下降。

（3）直肠肛管炎性病变　直肠的炎性病变、放疗后的组织纤维化引起的大便失禁，主要是炎症刺激直肠壁，使肠壁感觉较正常规明显降低，而肛门括约肌本身没有损伤，测压时可见直肠顺应性明显降低。

第4节　抗生素在肠道准备中的应用

在尿流改道与尿路重建手术中，使用结肠或小肠时加用抗生素，目的是抑制肠道细菌或内毒素易位、控制肠源性感染，从而减少术后手术部位的感染及其他相关感染并发症的发生。有研究显示，脓毒并发症发生率可由对照组的68%降至抗生素组的8%，伤口感染率由不应用抗生素时的35%降至应用抗生素时的9%，死亡率由9%降至3%。应用抗生素可以保护容易受损的肠管，使薄弱的吻合口得以愈合。但如果存在肠梗阻，则口服抗生素无效，因其使用后不能充分作用于全肠道，因此在肠道灭菌方面作用不大。传统的肠道抗生素使用方法为术前3天开始口服不吸收性药物，如卡那霉素、新霉素加红霉素、新霉素加甲硝唑、红霉素、庆大霉素加甲硝唑等。通过适当的抗生素准备，可使肠道细菌减少到102个/克粪便。对于围手术期抗生素的静脉应用存在争议。手术前就开始全身应用抗生素才有效，最好在手术前1～2小时开始给予抗生素。抗生素对厌氧菌最为有效，可以显著减少由厌氧菌造成的并发症[16]。有研究显示，围手术期口服并全身应用抗生素可将脓毒性并发症的发生率由15%～20%下降至一半。但是也有研究表明全身应用抗生素比如头孢菌素并不能减少脓毒性并发症。如果围手术期应用抗生素，应该选择对厌氧菌有效的，因为围手术期应用抗生素对这些细菌引起的并发症特别有效，提倡将三代头孢作为全身应用的抗生素。近期研究均建议在肠道手术前预防性联合口服和全身应用抗生素。

应用抗生素的缺点包括术后腹泻和伪膜性小肠结肠炎发生率增加，理论上会使缝合线处肿瘤种植率上升；念珠菌过度增殖可导致口腔炎、鹅口疮和腹泻[8]。伪膜性小肠结肠炎是一种较严重的腹泻，临床上发生于经过肠道准备的术后阶段，首先出现腹痛和腹泻，当症状和感染加剧时，会出现全身中毒症状。此类患者可出现中毒性巨结肠，死亡率>15%～20%。现在已明确艰难梭状芽胞杆菌在大多数病例中有着重要作用。当抗生素导致菌群失调后就会造成艰难梭状芽胞杆菌大量繁殖，释放毒素造成弥漫性的炎症反应，伴乳白色斑块形成、红斑和肠壁水肿。随着疾病进展，大片黏膜脱落，许多区域的肠管黏膜层剥脱。病变可能累及结肠，为伪膜性结肠炎；若累及小肠，则为伪膜性小肠炎，也可以两者同时受累。根据症状或内镜检查可以考虑此诊断，确诊需通过细菌培养或毒素鉴定。一旦确诊，治疗包括应用万古霉素或甲硝唑，并停用患者正在使用的其他抗生素。万古霉素和甲硝唑对大多数病例有效。少数情况下出现中毒性巨结肠，则需行结肠次全切除术以挽救生命。另外，长期应用抗生素还会导致蛋白质、糖类和脂肪吸收障碍。因此，术前抗生素的使用应适当。

也有研究显示，尿流改道术前的肠道准备中不应用抗生素，甚至在应用回肠的尿流改道术前不进行肠道准备，尿流改道术后患者感染性并发症、吻合口瘘等并发症的发生率无显著区别[17]。随着加速康复外科的发展，术前预防性抗生素逐渐减少。2008 年美国泌尿协会（AUA）制定抗生素应用指南：推荐所有患者术前常规服用头孢第二代或第三代抗生素≤24 小时。2009 年 EAU 则推荐抗生素最多应用 3 天[18]。目前，多数中心采用术前24 小时内运用抗生素，其预防作用与应用 3 天相当。

（王文佳　秦艳花）

参 考 文 献

［1］ ARUMAINAYAGAM N, MCGRATH J, JEFFERSON K P, et al. Introduction of an enhanced recovery protocol for radical cystectomy [J]. BJU Int, 2008, 101 (6): 698-701.

［2］ CHI AC, MCGUIRE BB, NADLER RB. Modern Guidelines for Bowel Preparation and Antimicrobial Prophylaxis for Open and Laparoscopic Urologic Surgery [J]. Urologic Clinics of North America, 2015, 42 (4): 429-440.

［3］ COMPLOJ E, WEST J, MIAN M, et al. Comparison of complications from radical cystectomy between old-old versus oldest-old patients [J]. Urol Int, 2014, 93 (4): 305-307.

［4］ 周坚芳, 李再尚. 根治性膀胱全切加肠管尿流改道术术前准备的变迁 [J]. 现代泌尿外科杂志, 2015, 20 (5): 297-300.

［5］ ITOU K, FUKUYAMA T, SASABUCHI Y, et al. Safety and efficacy of oral rehydration therapy until 2 h before surgery: a multicenter randomized controlled trial [J]. J Anesth, 2012, 26 (1): 20-27.

［6］ HAID B, KARL A, KOEN M, et al. Enhanced Recovery After Surgery (ERAS) Protocol, Pediatric Urologic Augmentation and Diversion Surgery Using Small Bowel [J]. J Urol, 2018 Jun 7.

［7］ 中国加速康复外科专家组. 中国加速康复外科围手术期管理专家共识 (2016) [J]. 中华外科杂志, 2016, 54 (6): 413-418.

［8］ 魏恩, 等原著. 坎贝尔 - 沃尔什泌尿外科学: 第 9 版 [M]. 郭应禄, 周利群主译. 北京: 北京大学医学出版社, 2009.

［9］ HAUTMANN RE, DE PETRICONI RC, VOLKMER BG. Lessons learned from 1, 000 neobladders: the 90-day complication rate [J]. J Urol, 2010 (184): 990-994.

［10］ 潘铁军. 膀胱切除与尿流改道手术学 [M]. 武汉: 湖北科学技术出版社, 2013: 114.

［11］ 曹伟新. 外科护理学 [M]. 4 版. 北京: 人民卫生出版社, 2008: 274.

［12］ NUHN P, MAY M, SUN M, et al. External validation of postoperative nomograms for prediction of all-cause mortality, cancer-specific mortality, and recurrence in patients with urothelial carcinoma of the bladder [J]. Eur Urol, 2012, 61 (1): 58-64.

［13］ PANG K H, GROVES R, VENUGOPAL S, et al. Prospective Implementation of Enhanced Recovery After Surgery Protocols to Radical Cystectomy [J]. Eur Urol, 2017 Aug 8.

［14］ VUKOVIC N, DINIC L. Enhanced Recovery After Surgery Protocols in Major Urologic Surgery [J].

Front Med (Lausanne), 2018, 9 (5): 93.

[15] ZAINFELD D, SHAH A, DANESHMAND S. Enhanced Recovery After Surgery Pathways: Role and Outcomes in the Management of Muscle Invasive Bladder Cancer [J]. Urol Clin North Am, 2018, 45 (2): 229-239.

[16] HIYAMA Y, TAKAHASHI S, UEHARA T, et al. Significance of anaerobic bacteria in postoperative infection after radical cystectomy and urinary diversion or reconstruction [J]. Journal of Infection and Chemotherapy, 2013, 19 (5): 867-870.

[17] SHIGEMURA K, TANAKA K, MATSUMOTO M, et al. Post-operative infection and prophylactic antibiotic administration after radical cystectomy with orthotopic neobladder urinary diversion [J]. J Infect Chemother, 2012, 18 (4): 479-484.

[18] WITZES J A, COMPERAT E, COWAN N C, et al. EAU guidelines on muscle-invasive and metastatic bladder cancer : summary of the 2013 guidelines [J]. Eur Urol, 2014, 65 (4): 778-792.

第6章 尿流改道与尿路重建的肠道准备

第 **7** 章
尿流改道与尿路重建术后管理的基本原则

第1节 尿流改道术后管理的基本原则

一、各种引流管的管理

（一）常规引流管的护理

1. **胃肠减压管** 随着快速康复外科（ERAS）理念的不断推广，现在已经有越来越多的中心不常规留置胃管，并早期恢复经口进食[1-2]。但对于术后腹胀症状严重，或疑似有肠梗阻发生的患者，仍需留置胃管进行胃肠减压。胃肠减压的作用是减少胃肠液对胃肠的负担，促进肠道恢复，防止肠漏及减少肠梗阻。

在术后饮食恢复过程中，护士可先嘱患者少量饮水，如无腹胀，指导患者循序渐进进食，进食顺序：全流食—流食—半流食—软食—普食。少食多餐，由稀到稠，由少到多。进食后注意患者腹部症状及排气、排便情况，如有排气、排便不多或停止，需及时禁食、水，完善腹部检查之后再决定下一步治疗方案。

2. **皮下引流管、盆腔引流管、腹膜后引流管** 妥善固定管路，避免滑脱、扭曲和牵拉，引流管路固定位置应低于伤口处，保持各引流管路通畅，注意观察引流液颜色、性质、量。当膀胱全切术后盆腔引流量较大时，可以进行引流液肌酐检查，以鉴别术后尿漏和淋巴漏。如膀胱全切术后早期大量血性引流，需警惕术后出血（图7-1）。

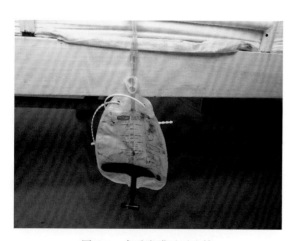

图 7-1 术后腹膜后引流管

（二）特殊引流管路的护理

1. **回肠膀胱术后输尿管支架管的护理** 行回肠膀胱术后，常规留置输尿管支架管，用以引流尿液，以利于输尿管和回肠输出袢吻合口的愈合。该导管通常会用可吸收线固定在输尿吻合口部位，但仍存在脱落风险。应避免过度牵拉，导致过早脱落，引起吻合口水肿，导致上尿路梗阻。术后应当做好左右标记。笔者所在单位，通常使用专用的尿流改道用输尿管支架管（俗称"单J"管、"单猪尾"管），该导管头端有一弯曲，可妥善固定在肾盂内，不易脱落。且有较多侧孔，引流效果更好。通常的习惯，左侧肾盂内置入"蓝色"导管，右侧肾盂内置入"红色"导管，便于区分左右侧。术后如发现某一侧导管出尿不畅或术后发热，以及某一侧出现腰痛等上尿路梗阻的症状，应当检查是否存在导管堵塞。如果输尿管支架管已经完全堵死，应当尽早拔除。

如无特殊情况，输尿管支架管可于术后1～2个月拔除。此时固定输尿管支架管的缝线已经完全吸收。少部分患者在拔除输尿管支架管之后会出现发热、腰痛等上尿路感染症状，经抗生素治疗后多可好转。对于出现严重感染的病例，建议行患侧肾造瘘。

2. 输尿管皮肤造口术后输尿管支架管的护理　输尿管皮肤造口术后需要长期留置输尿管支架管。具体的护理事项与回肠膀胱术后的支架管近似。但有几点需要引起注意：①输尿管皮肤造口因存在较高的造口狭窄风险，故在笔者所在单位通常建议患者终身保留支架管。根据所选导管的类型，决定具体更换时间。②如果双侧输尿管皮肤造口位于身体同侧，通常不建议并腔缝合，应当分别进行造口。这样，在术后更换支架管时，不会造成双侧管口混淆。③如双侧皮肤造口都位于右下腹，在术后更换支架管时，左侧输尿管因存在较大的弯曲弧度，导管不易进入，经常在置管过程中因上行角度不佳受阻。对于此种情况，可以尝试由助手将造口部位的皮肤向上方提起，减小输尿管走行的角度，导管多可以顺利通过。对于置管仍十分困难的病例，建议在透视下进行。

3. 回肠膀胱术后腹壁造口的护理

（1）对于有条件的单位，术前建议请专门的造口治疗师评估，并指导术者确定造口的最佳位置。

（2）术后72小时内观察造口情况，正常肠黏膜呈粉红色、较湿润、富有光泽、稍高于皮肤，如出现回缩、颜色变紫，说明肠管血运障碍，应立即通知医生。可因手术操作、术后水肿等原因影响造口血运，同时注意保护造口周围皮肤，保持局部干燥，防止皮炎发生。部分术者习惯在造口旁缝线再次固定输尿管支架管。该缝线如长度过短，有可能嵌入造口的回肠黏膜内，造成局部肠黏膜坏死、脱落，需引起注意。

（3）选择合适的造口袋　影响造口袋使用因素有很多，如油性皮肤、高温环境、大量出汗、肥胖、消瘦、脱水的等都伴有皮肤张力的改变。应根据患者的具体情况，选择合适的造口袋。

（4）做好皮肤的护理，预防皮肤损伤　长期使用造口袋对皮肤会产生不良刺激，为预防损伤，应选择对皮肤不过敏的造口袋。在更换时，动作要轻柔缓慢，切忌用力或过快。

（5）腹壁外尿路造口袋的佩戴及维护　佩戴尿路造口袋并开始指导家属及患者做好自我的维护。根据造口的大小形状裁剪尿路造口袋，造口的大小可用测量尺测量，比造口大1 cm，消毒皮肤，保持清洁干燥，撕去粘胶纸，将底盘粘在造口周围的皮肤上按压5分钟，避免穿紧身衣，以免损伤皮肤，更换造口袋，一手按压皮肤，一手慢慢的剥离，不可强撕。

（6）造口周围皮炎的防治　长期尿液的刺激可导致湿疹和皮炎。

（7）注意观察有无肠瘘、肠梗阻并发症。

（8）关注造口旁疝的发生　造口旁疝是回肠膀胱术后的常见并发症，表现为造口旁的可复性肿物。多由于造口部位腹壁薄弱所致。建议经腹直肌做回肠通道，可以在一定程度上减少造口疝的发生。疝内容物可为肠管或网膜。对于症状轻微或无症状者，可以暂时观察或佩戴加压疝带。但对于造口疝严重者，或疑似有嵌顿疝发生者，需积极干预。及时请普外科会诊，根据情况行造口疝修补或成型。

4. 原位新膀胱术后膀胱造瘘管的护理

（1）保持管路通畅，防止扭曲、打折，及时倒掉尿液，保持有效引流。

（2）保持膀胱造瘘管固定牢靠，避免滑脱，引流管及引流袋妥善固定于床旁，避免牵拉造瘘管，引流袋的位置应低于造口处。

（3）告知患者及家属造瘘管的重要性，切勿自行拔除，若肾造瘘管不慎脱出，应立即通知医生。

（4）密切观察引流的颜色、性质及量，保持造瘘管周围敷料清洁、干燥，若有渗出，及时告知医生给予更换，并每日更换引流袋。

（5）因原位新膀胱术后膀胱内会有大量黏液积聚，需要定时进行膀胱冲洗。一般术后第2天后即可以开始进行膀胱冲洗，如黏液量较少，每日3～4次；黏液量较多者，每日冲洗4～6次。膀胱冲洗可以经过尿管或膀胱造瘘管进行。冲洗时，使用50 mL注射器，反复抽吸，直至再也没有黏液抽出。

（6）原位新膀胱术后，一般术后3～4周进行膀胱造影检查，确定是否有尿漏；如没有漏尿情况，可以先拔除尿管，同时夹闭膀胱造瘘。让患者尝试自主排尿。在患者掌握自主排尿技巧之后，可以拔除膀胱造瘘管。

5. 原位新膀胱术后尿管的护理

（1）保持尿管通畅　定时挤捏管道，使之保持通畅；有较多出血，分泌物或黏液堵塞时可用0.9%氯化钠溶液冲洗，冲洗方式和技巧见膀胱造瘘管术后护理部分；避免尿管扭曲、打折；及时倾倒尿液，保持有效引流（图7-2）。

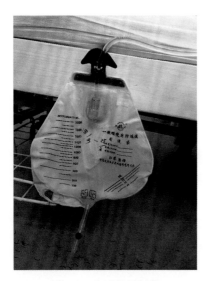

（2）固定　引流管及引流袋妥善固定于床旁；若尿管不慎脱出，切勿自行留置尿管，应及时报告医生。

（3）观察并记录　观察尿的颜色、性质及量；正常情况下手术当天引流液为淡红色；观察患者腹部体征，有无腹胀；保持会阴，尿道口清洁，每日做两次会阴护理；观察患者有无电解质紊乱。

（4）拔管　原位新膀胱术后，一般术后3～4周进行膀胱造影检查，确定是否有尿漏；如没有漏尿情况，可以先拔除尿管，同时夹闭膀胱造瘘。让患者尝试自主排尿。在患者掌握自主排尿技巧之后，可以拔除膀胱造瘘管。

图7-2　术后留置尿管

二、尿流改道术后随访

尿流改道术后需要进行严格的随访。随访重点关注如下几方面内容：

1. 膀胱癌术后复发及转移　这部分内容不在本节讨论，请参见膀胱癌章节术后随访的相关内容。

2. 术后肾功能、代谢并发症　无论采取哪种尿流改道方式，都应定期进行肾功能监测，通过定期完善生化检验，了解患者的血肌酐以及 eGFR，判断是否有肾功能损伤的发生。同时应当定期行上尿路的影像学检查，如 B 超、CT 或 MRI，了解是否有上尿路梗阻。对于发生上尿路梗阻的患者，应当完善检查，了解梗阻发生的部位及原因，并及时予以解除。对于梗阻严重，肾功能已经受损，或继发严重感染者，应果断行肾穿刺造瘘。

此处有一点需各位读者注意，在接受原位新膀胱的患者中，术后行 B 超检查时因患者憋尿，可能造成一定程度的肾盂、输尿管扩张，多为新膀胱 - 输尿管反流所致，在排尿之后一般能够缓解。对于此类患者，如果患者没有残余尿，并不需要特别处理。但如排尿之后积水仍未缓解，需要警惕输尿管 - 新膀胱吻合口狭窄的可能。

对于接受原位新膀胱的患者，因存在较高的代谢性酸中毒风险，需要定期接受血气分析检查，动脉血气检测最为准确，但动脉血气分析采血过程中痛苦较大，而且临床中静脉取血更为简易。因此，单纯判断是否有代谢并发症时，可以使用静脉血气代替动脉血气分析。对于碱剩余为负值者，建议口服碳酸氢钠纠正。

3. 原位新膀胱术后的患者，需随访新膀胱的功能　接受原位新膀胱的患者，早期需要严格记录排尿日记。之后要定期检查膀胱容量、残余尿量以及最大尿流率。新膀胱储尿囊的容量以 500 mL 以下最为适宜。因容量超过 500 mL 之后，有较大可能出现膀胱排空障碍，会开始出现残余尿，进而引起泌尿系统感染以及肾功能损害等一系列并发症。对于已经出现膀胱排空障碍者，建议自家清洁导尿。

对于存在排尿梗阻者，根据情况进行盆腔动态 MRI、尿动力学，以及膀胱尿道镜检查。部分患者在梗阻原因解除之后，仍可恢复自主排尿。但对于仍然无法自主排尿者，需自家清洁导尿。

4. 其他并发症　接受原位新膀胱者，应定期进行尿常规检验，对于尿中白细胞较高者，建议行尿培养，如培养阳性，根据培养结果选用敏感的抗生素治疗。

关于回肠原位新膀胱术后的综合管理，请参考本书第 10 章第 3 节，在该章节中对回肠原位新膀胱术有更为详细、具体的指导。

（魏　来　刘　靓　黄　晨　朱宏建　郝　瀚）

第 2 节　输尿管重建术后管理的基本原则

本书前述章节已经介绍，输尿管重建手术是一项复杂而细致的修复工作，除了术前和术中的一些注意事项外，术后管理也是治疗的一项重要环节。术后管理需要医患双方的共同参与，若管理不当，轻者可能增加一些小的并发症，重者可能直接造成手术失败。所以，本节将介绍输尿管重建术后管理的一些基本原则。

根据术后时间的长短，可将术后管理大致分为术后近期的管理和术后远期的管理；还可根据不同的修复手术方式，将其分为不同术式的术后管理，但总体的原则不变，内容应包括对术后疗效的评价以及对术后并发症的预防和处理[3, 4]。

一、术后管路的维护

输尿管重建术后，常见的管路包括腹腔引流管、体内的输尿管支架管（又称为 D-J 管或双 J 管），部分患者还会带有肾造瘘管或膀胱造瘘管。

1. 腹腔引流管　每日查房需注意查看引流管的引流液性状及量，常见为淡血性液体，几十毫升到几百毫升不等，多在术后 3～5 天拔除；若突然出现淡黄色引流液增多，一般考虑存在尿漏，可进一步检测引流液肌酐值进行确认，对于确认存在术后尿漏的患者，可适当延长引流管的留置时间，在引流减少或漏尿消失后拔除。若确认增多的淡黄色引流液不是尿液成分，则考虑存在创面渗出或淋巴液体渗出，此类情况相对少见，可增加保留引流管时间，待引流量减少后拔除。

2. 输尿管支架管　输尿管支架管是最重要的管路之一，患者通常在术后 1～3 天即可下床活动，下床活动后需进行立位腹部 X 线检查（即 KUB 检查），主要检查体内输尿管支架管的位置是否良好。若支架管存在移位，可能会引起尿液引流不畅，导致尿漏。若支架管上端位置良好，下端进入尿道（以男性患者为主）或尿道外（以女性患者为主），则需要在透视下使用膀胱镜将支架管末端重新置入膀胱；若支架下端位于输尿管下段未从输尿管开口引出，对于无明显症状或尿漏的患者，可继续观察，对于存在明显的支架管刺激症状或尿漏的患者，需在输尿管镜下用异物钳将支架管的 J 形圈拔出到输尿管开口外；若支架管上端下移进入输尿管内，同时患者存在管路刺激症状或尿漏，应在手术室透视下重新调整支架管位置。对于有经验的术者，此类问题较少发生，对于初学者，为了预防此类问题发生，可在术中配备 C 形 X 线透视机进行辅助确认支架管位置，或在手术结束时进行膀胱镜检查确认输尿管支架管末端的位置是否良好。

输尿管支架管一般在术后 6～8 周拔除，不宜保留时间过长，留置时间过长会增加支架管相关感染或支架管附着结石的风险。对于需要长时间留置输尿管支架管的患者，应定期更换输尿管支架管，一般以 3 个月为更换周期，尤其是反复发生感染和结石的患者需注意定期更换。

3. 肾造瘘管　对于一部分输尿管重建后的患者，因在手术前就带有肾造瘘管，需要在术后一段时间内暂时保留肾造瘘管，以备应对可能出现的输尿管梗阻并发症或为了术后疗效的评价。大多数患者在手术结束时会将造瘘管夹闭，一旦在术后出现尿漏或存在输尿管梗阻导致的感染，需要将肾造瘘管打开，以便引流。术后 2～3 个月在门诊进行复查时，可在拔除输尿管支架管后行经肾造瘘管的顺行造影检查，对修复部位（包括肾盂瓣、阑尾、舌黏膜补片修补的患者）的通畅性进行评估，若造影检查显示输尿管引流通畅则可将肾造瘘管拔除。对于肠代输尿管的患者，还可在随访时进行经肾造瘘管的影像尿动力学检查，进一步判断肠代输尿管的尿动力学情况，在确认引流通畅后将肾造瘘管拔除。

4. 膀胱造瘘管　对于实施肠代输尿管联合回肠膀胱扩大手术的患者，在术后通常需保留膀胱造瘘管，主要用于降低膀胱内压帮助吻合部位愈合，同时可进行膀胱内回肠黏液的冲洗，术后 2 周行经尿管的膀胱造影，若膀胱周围无造影剂外溢，提示膀胱吻合口愈合良好，可拔除尿管并夹闭膀胱造瘘管，嘱患者定时定量排尿，术后 1 个月可拔除膀胱造瘘管，拔除膀胱造瘘管 1 周后可行膀胱镜检查并拔除患者体内支架管[5]。

二、常见术后并发症的预防及处理

对于输尿管重建术后的一些常见并发症，有关章节进行了介绍，相应的预防及处理办法在此不再赘述，请参考相应章节内容。总结起来，术后的并发症主要集中表现为术后尿漏、术后感染及术后狭窄复发等，另外针对采用回肠管状替代输尿管的患者还需注意因回肠黏膜吸收尿液成分引起的电解质紊乱及代谢性酸中毒的问题，此类问题需门诊定期随访指导患者进行处理[6]。

三、感染的预防及抗生素的使用

输尿管重建术后的感染属于并发症的一种，此处单独提出来强调，主要是因为术后感染的问题较为常见，若处理不当还可影响手术的最终效果。最为常见的是术后反复发生的泌尿系感染。

对于术前已有反复泌尿系感染的患者，需注意留取术前尿液进行尿培养及细菌药敏试验，根据药敏结果，在术前采用针对性的抗生素抗感染治疗，术后继续使用对应的抗生素预防性抗感染治疗。术后患者因佩戴输尿管支架管，尿常规检查可能存在少量红细胞及白细胞，若患者无发热、腰痛等上尿路感染症状，可嘱患者适当增加饮水，保证尿液充分引流，减少因尿液分泌过少导致的感染，若患者出现发热、腰痛的症状，尿常规提示尿液大量白细胞，需留取尿培养及血培养，并进行经验性的抗生素治疗，同时根据细菌药敏结果，适当调整抗生素的使用。术后 1～2 个月的患者，出现合并发热的严重泌尿系感染者，需考虑存在输尿管支架管相关的感染，在进行抗生素治疗的基础上，必要时可更换输尿管支架管或及时行肾造瘘引流肾盂内尿液。

因泌尿系感染的炎症刺激会影响输尿管修复部位的愈合，有时还可引起组织水肿，造成暂时的梗阻，此阶段的治疗以抗感染治疗为主。泌尿系感染还可引起输尿管支架管附着物的形成，导致结石的发生，反之，输尿管支架管及其附着结石亦可导致感染的发生及加重。因而，术后常嘱患者增加饮水并预防性使用抗生素，并定时更换或拔除体内支架管。

术后泌尿系感染的细菌多以革兰阴性菌为主，多采用三代头孢或碳青霉烯类抗生素，对于合并革兰阳性球菌感染的患者，需增加覆盖此类细菌的抗生素，合并真菌感染时则需增加抗真菌类抗生素。针对顽固性的术后泌尿系感染，必要时需请抗感染科医生会诊指导患者的抗感染治疗。

四、术后疗效的评价

输尿管重建术后的疗效评价目前暂无统一的标准，治疗的最终目的是解除梗阻、保护患侧的肾功能，同时减轻或消灭患者术前已有的相关症状（腰痛、反复泌尿系感染等）。

一般将手术成功的判断标准分为客观性成功和主观性成功，客观性成功指术后影像学检查及功能性评价提示输尿管引流通畅且肾功能稳定或改善，主观性成功指除了客观性成功标准外，还包括患者主观症状的缓解。因部分患者存在客观性成功，但未达到主观性成功的标准，所以，对于手术成功的最低判断标准为客观性成功标准。少量患者存在术后积水缓解、肾功能稳定，但存在持续或间断的腰胀、腰部不适等症状，对于此类患者，需进行定期随访观察，警惕输尿管狭窄的复发。

五、重视对患者的宣教和随访

任何手术的成功，都离不开患者的参与，作为疾病的载体，患者有必要了解疾病的发生及诊治流程。尤其是输尿管重建手术，既需要精细的修复，也需要认真的术后维护及管理，从患者在门诊就诊开始，到患者接受手术后，都需要重视对患者的宣教和随访，反复告知其每一阶段的注意事项。以接受回肠代输尿管联合回肠膀胱扩大术的患者为例，患者在拔除尿管及膀胱造瘘管后一段时间内需足量饮水和定时排尿，并记录排尿日记，逐渐让膀胱容量及排尿时间间隔恢复至正常，在此期间，患者夜间也需设置闹铃起床排尿，若患者夜间不定时排尿，可出现尿潴留，进而导致尿液反流引起泌尿系感染，严重的还会因尿液长时间被肠黏膜吸收出现代谢性酸中毒及电解质紊乱等问题。

随着互联网技术的发展和普及，网络随访和术后管理的方式越来越多，依靠互联网远程医疗，医生可对患者的术后情况进行跟踪了解，并对出现的并发症进行及时的提醒，再配合线下专业随访门诊的工作，可以达到很好的术后管理效果。

（魏　来　刘　靓　黄　晨　朱宏建　杨昆霖）

参 考 文 献

［1］ MEGAN M, ROWAN G C, PETER B, et al. Enhanced recovery after surgery (ERAS) protocols: Time to change practice? [J]. Can Urol Assoc J, 2011, 5 (5): 342-348.

［2］ CERANTOLA Y, VALERIO M, PERSSON B, et al. Guidelines for perioperative care after radical cystectomy for bladder cancer: Enhanced Recovery After Surgery (ERAS (®)) society recommendations [J]. Clin Nutr, 2013, 32 (6): 879-887.

［3］ PNG J C, CHAPPLE C R. Principles of ureteric reconstruction [J]. Curr Opin Urol, 2000, 10 (3): 207-212.

［4］ AUSTIN J C. Approaches to reconstruction of the ureter [J]. J Urol, 2010, 184 (3): 825-826.

［5］ 杨昆霖, 吴昱晔, 丁光璞, 等. 回肠代输尿管联合膀胱扩大术治疗输尿管狭窄合并膀胱挛缩的初步研究 [J]. 中华泌尿外科杂志, 2019, 40 (6): 416-421.

［6］ 熊盛炜, 杨昆霖, 丁光璞, 等. 输尿管损伤外科修复治疗的研究进展 [J]. 北京大学学报 (医学版), 2019, 51 (4): 783-788.

第7章 尿流改道与尿路重建术后管理的基本原则

第 2 篇
尿流改道与膀胱重建手术

第 **8** 章

浸润性膀胱癌的外科治疗

第 1 节　开放性根治性膀胱切除术

一、概述

因膀胱的良恶性疾病而需切除膀胱的手术已有 100 多年的历史，1887 年首次报道膀胱全切手术，1949 年首次描述膀胱全切加淋巴结清扫方法，但由于那个时期手术的成功率较低，曾有学者提出这一技术不值得提倡。1939 年 Hinman 报道了 250 例膀胱全切患者，其死亡率高达 34.5%。随着麻醉和手术技术的提高，以及围手术期管理的加强，膀胱癌根治性切除的死亡率已降到 1%～3%[1]。尽管医生越来越关注对低分期膀胱癌进行保留膀胱的综合治疗，但对肌层侵犯的肿瘤行根治性膀胱切除术仍然是主要的治疗方法，随之而来的尿流改道技术和方法的发展已不仅仅是针对尿液分流和保护上尿路功能，还应帮助患者建立正常的生活模式，提高生活质量和自我形象，这一目的促使医生根据不同的个体寻找适合的尿流改道方式。

对于男性患者，过去的 20 年文献资料已明确了它的标准手术范围，包括膀胱及周围脂肪组织、输尿管远端、前列腺、精囊，并行盆腔淋巴结清扫[2]。技术上的变化：①保留前尿道和膜部尿道，包括尿道括约肌的原位新膀胱术；②保留部分的前列腺和精囊，以便满足患者生育、性能力要求及预防尿失禁等；③保留盆腔内自主神经和感觉神经，尽可能保留患者性能力和控尿能力。然而，这些技术方面的变更必需谨慎选择，以防止增加潜在肿瘤残留的风险。对于女性患者，标准的手术切除范围包括：膀胱，整个尿道，邻近的阴道，子宫，输尿管远端，以及各自的淋巴结。除非原发肿瘤位于膀胱颈或是尿道，还是可以保留女性尿道和自主神经的主要功能（前提是能够完整地切除肿瘤），以便接受原位新膀胱。目前争论的问题仍是子宫和部分阴道切除的必要性，这将有利于保留周围自主神经。

本节主要介绍开放性根治性膀胱切除术，有关尿流改道部分详见相关章节。

二、适应证与禁忌证

（一）适应证

根治性膀胱切除术适于有肌层浸润的局限性尿路上皮癌、复发性 T1G3 尿路上皮细胞癌、原位癌以及膀胱非移行细胞癌等。原位回肠膀胱术还应满足以下条件：①尿道残端 2 cm 内无肿瘤侵犯，即男性膀胱颈以下、女性膀胱三角区以下无肿瘤；②无前尿道狭窄，尿道括约肌及盆底肌功能正常；③无肠道切除史；④术中快速冰冻病理切片证实尿道残端无肿瘤。

（二）禁忌证

有以下情况的患者，应谨慎选择腹腔镜手术：高危患者有严重的心血管疾病，术前 ASA 评分达到Ⅳ级或Ⅴ级，不能耐受手术者；腹部皮肤或腹壁组织的感染，活动性的腹腔内感染，腹膜炎，肠梗阻以及未纠正的凝血机制异常；盆腔放疗史及腹部大手术史。目前减瘤手术的预后仍需评估，对于膀胱癌侵犯周围脏器或远处脏器转移的患者不建议手术，除非为了缓解相关并发症，如严重血尿。

三、术前准备

根治性膀胱切除术前评估非常重要，包括内科和泌尿科方面的评估。内科评估的目的是减少或控制术前的并发症：①若患者术前有规律性服用阿司匹林，应在术前 1 周应停用阿司匹林。②为加快术后肺功能的恢复，应强烈建议患者术前禁烟。③对于可能出现深静脉血栓和肺栓塞的高危患者，建议围手术期给予皮下注射低分子肝素，术后下肢穿戴抗血栓梯度压力带，术后避免久坐，尽可能早期下地活动。④术前查体行直肠指诊和双合诊对诊断肿瘤的活动度和分期有一定的帮助；术前膀胱肿瘤即使临床诊断明确也应常规活检做病理组织学检查，尿道和前列腺部的随机活检也是必要的，若提示肿瘤诊断，应考虑实施全尿道切除。

术前辅助检查主要包括影像学检查和实验室检查：①影像学检查主要包括盆腔和腹部的 CT 检查，了解各重要脏器的功能状况及肿瘤的临床分期，以及肿瘤有无全身或局部的转移；②实验室检查包括全血细胞计数，血清电解质测定，以及肝功能检查；③如果碱性磷酸酶异常则考虑骨转移可能，应做全身骨扫描检查。了解患者既往胃肠疾病史，有助于尿流改道方式的选择，故必要时应进行全面的胃肠检查。

传统的术前准备方案包括术前 3 天口服甲硝唑 0.2 g，3 次 /d，甲磺酸左氧氟沙星片 0.2 g，1 次 /d。术前第 2~3 天每晚 8 时给予甘油灌肠剂 110 mL 灌肠一次。术前 1 天嘱患者流食并给予卡文 1 920 mL 静脉输入，下午 2 时开始口服复方聚乙二醇电解质散 4 袋。当日凌晨 0 时禁食、水，早 6 时温水 42° 加入奥硝唑及庆大霉素清洁洗肠。术前留置胃管。目前多个中心已经开展加速康复外科（enhanced recovery after surgery，ERAS），采用回肠的尿流改道术前 1 天流食（无渣饮食），无须口服抗生素，结肠手术需术前 1 天服用抗生素，但均无须清洁灌肠。对于一些老年患者，营养不良和低蛋白血症可能是影响伤口愈合或康复的一个较严重的问题。因此，很有必要提前纠正患者的营养状况，也是预防术后相关并发症的重要措施[3]。

四、麻醉与体位

全身麻醉。患者仰卧位，腰部留置腰垫，利于腹部和盆腔的暴露，两腿外展，所有的受压部位都应该被垫塞，减少腓神经麻痹或肢体远端前骨间膜室综合征的风险。行全尿道切除的患者，可摆截石体位。消毒铺巾后放置 Foley 导尿管，女性需阴道内碘伏消毒。

五、手术步骤与操作要点

（一）下腹正中切口

起自耻骨联合，如准备采用回肠通道术，正中切口到达脐即可，若非可控尿流改道需游离肝曲，则切口可绕脐左侧向上延长超过脐水平。切开腹直肌前鞘，从中线分离腹直肌，打开腹腔，结扎和切断脐尿管和脐韧带（图 8-1）。松解腹腔内任何粘连，触诊以排除腹腔和盆腔内的转移灶，腹主动脉周围区域应检查以确定有无明显淋巴结转移。游离左侧降结肠，将湿纱布或纱垫放置于两侧结肠沟的底端，以便使升结肠、降结肠及小肠的内容物保留在上腹部而远离术后区域（图 8-2）。游离输尿管时应注意认真保护其周围血供，并在靠近膀胱处切断输尿管，输尿管近端部分送术中冰冻切片检查判断切缘情况，尤其是注意术前活检考虑为原位癌的患者，冰冻切片阳性的患者，可以一直切到阴性切缘，这将有助于减少上尿路肿瘤的复发（图 8-3）。同时需要注意，在离断输尿管和尿道时，要结扎断端，以防止膀胱内的肿瘤细胞泄漏和种植。沿着膀胱两侧切开腹膜，男性在膀胱侧面找到输精管并将其分离结扎（图 8-4），女性则结扎切断子宫圆韧带，分离结扎和切断漏斗骨盆的内的卵巢血管。

（二）盆腔淋巴结清扫术

淋巴结清扫不仅是一种治疗手段，而且为判断预后提供重要的信息。目前主要有局部淋巴结清扫，常规淋巴结清扫和扩大淋巴结清扫三种。局部淋巴结清扫仅切除闭孔内淋巴结及脂肪组织；扩大淋巴结清扫的范围是：主动脉分叉和髂总血管（近端），股生殖神经

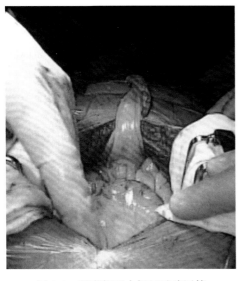

图 8-1　下腹部正中切口及脐尿管

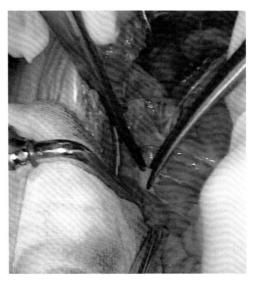

图 8-2　游离左侧降结肠

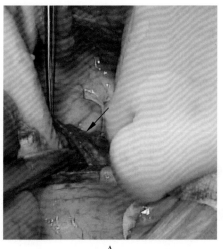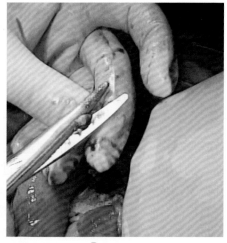

| A | B |

图 8-3　游离右侧输尿管（箭头），近端切除送术中冰冻

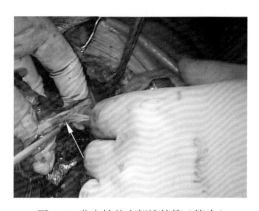

图 8-4　分离结扎右侧输精管（箭头）

（外侧），旋髂静脉和 Cloquet 淋巴结（远端），髂内血管（后侧），包括腹主动脉远端周围、下腔静脉周围、闭孔、两侧坐骨前和骶骨前淋巴结，清扫范围向上甚至可以扩展至肠系膜下动脉水平；常规淋巴结清扫的范围达髂总血管分叉水平，其余与扩大清扫范围相同。目前的文献基本支持扩大淋巴结清扫。

淋巴结清扫可先自右侧腹膜反折处切开，充分暴露至右侧腹主动脉范围，从腹主动脉表面开始，可顺行清扫动脉及静脉周围的淋巴组织，暴露和保护支配腰大肌的生殖股神经（图 8-5）。切除范围至血管后的盆壁并达到闭孔血管神经束水平。应用钛夹可以降低淋巴囊肿的发生率，注意保护闭孔血管神经束。切除淋巴组织可由外侧向内侧切除以便于无血管平面的操作。从前方处理闭孔血管神经束有时更容易造成破裂出血。

（三）盆腔解剖性分离和膀胱切除

在分离髂内动脉过程中，注意切断脐动脉与膀胱上动脉（图 8-6），控制膀胱血流，但尽量不要结扎髂内动脉，以避免血液流入阴部内动脉引起血管性阳痿的危险。

暴露直肠膀胱陷凹并切开后腹膜（图 8-7），找到膀胱直肠之间的间隙并钝锐结合分离，将膀胱和前列腺与直肠分离，此时精囊腺可以从后面清楚地看到，注意保护直肠，如局部粘连紧密，可采用顺行和逆行相结合的切除方法，辨认并分离耻骨前列腺韧带，注意结扎阴茎背侧的静脉复合体（图 8-8）。对于局限于膀胱内的肿瘤，可以考虑保留神经，如果可疑肿瘤局部进展，可以施行肿瘤同侧的神经血管束扩大切除。离断的尿道远端亦送术中冰冻，以证实尿道的切缘没有肿瘤的侵犯，如果冰冻切片为阳性，则应该考虑切除尿道

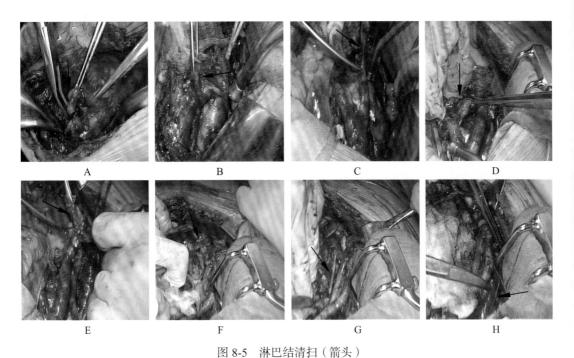

图 8-5　淋巴结清扫（箭头）

A：腹主动脉旁；B：下腔静脉旁；C：髂总；D：骶前；E：髂外；F：旋髂静脉和 Cloquet 淋巴结；G：闭孔神经；
H：生殖股神经

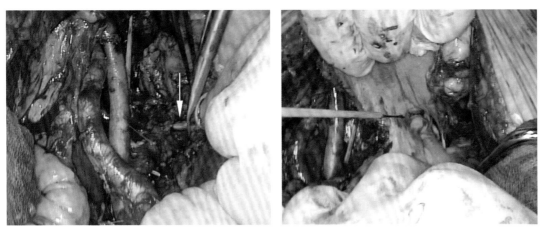

图 8-6　结扎脐动脉（箭头）　　　　图 8-7　直肠膀胱陷凹

或改行非可控尿流改道方式。

　　对于女性患者来说，标准的手术切除范围包括膀胱、整个尿道、邻近的阴道、子宫、输尿管远端，以及各自的淋巴结。除非原发肿瘤位于膀胱颈或是尿道，还是可以保留女性尿道和自主神经的主要功能（前提是能够完整的切除肿瘤）以便行原位新膀胱。目前争论的问题仍是子宫和部分尿道切除的必要性，这将有利于保留周围自主神经。

　　女性阴道壁较厚，术中应给予缝合以便于止血和牵引。游离并保留足够长的阴道后壁有利于随后的重建。阴道邻近骨盆神经丛，神经丛中部分自主神经支配女性尿道平滑肌，阴部神经支配尿道括约肌。由于一部分自主神经沿着阴道的侧壁走行，所以在肿瘤局限于

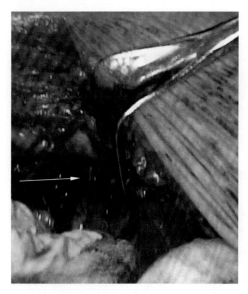

图 8-8　分离耻骨前列腺韧带和
背深静脉复合体

膀胱内的情况下，应该避免大范围的切除阴道。如果患者性功能尚正常并且肿瘤不大，可以考虑重建阴道。

（四）尿道切除

由于膀胱肿瘤侵犯前列腺间质时，其 5 年总的生存率仅为 35.8%，因此膀胱肿瘤侵犯尿道，特别是前列腺部尿道，应行尿道切除术。

患者取过度截石位，经会阴入路切除尿道非常简单。取会阴部纵行切口，必要时可以延长切口呈倒 Y 形，起自阴囊根部，朝向肛门。切开皮下组织后，利用环形牵开器充分显露。切断中线的球海绵体肌，暴露会阴中心腱。借助导尿管可以轻易地解剖和游离尿道。通过锐性切开 Buck 筋膜，将尿道向阴茎头方向游离。因为阴茎很容易翻转，所以尿道可以连续的剥离至阴茎头。最后，尿道从比邻的阴茎海绵体上游离下来。一旦尿道远端被切开，尿道球部的显露就更容易。认真分离尿道球部周围，辨认、暴露、结扎尿道球部的动脉血管。如果不小心这些血管被撕裂，血管的末端有可能回缩入更深的创面，因此造成的术中出血有时候不好处理。术中对于以上区域广泛的电烧有可能损伤对阴茎海绵体供血的阴部内动脉。尿道切除以后，需要彻底止血。可以选择小型的引流管，如硅胶管或者烟卷引流。用可吸收线缝合球海绵体肌，缝合皮下，然后用 4-0 可吸收线作皮内缝合。

六、主要并发症的预防与处理

膀胱癌根治术加盆腔淋巴结清扫和尿流改道是泌尿外科最为复杂的手术之一，早期并发症可以达到 30%～67%，其中胃肠道症状和感染是主要原因，晚期并发症与尿流改道术式相关。主要并发症：

1. 出血和感染　术中控制膀胱供应血管降低了出血风险，淋巴结清扫有损伤小静脉的风险，可以暂时术中压迫止血，但最终仍应该结扎止血。伤口感染可能与肠内容物污染切口、胃肠胀气、围手术期营养不良等相关，注意术中无菌原则，纠正围手术期营养状况，必要时持续胃肠减压和给予肠外营养支持。若发生切开裂开，应急诊行切口重新减张缝合。

2. 心肺功能问题　术后需要注意患者的出入量，过量补液可能造成心肺负荷加重，长时间卧床可能导致坠积性肺炎和肺不张，在止痛的情况下建议早期下床活动，发生肺炎时应加强抗炎治疗。

3. 深静脉血栓　膀胱癌根治术后短期发生深静脉血栓的比例达 3%～11.6%，多项研究明确近期手术史，恶性肿瘤和化疗会增加深静脉血栓的风险。因此，围手术期预防深静脉血栓非常重要。通过下肢穿戴抗血栓梯度压力带和早期活动可以减少其发生率，尽管有增加出血的风险，但建议术后给予低分子肝素抗凝，预防血栓引起的致命性肺栓塞。

4. 急性肠梗阻　术后感染，腹膜后血肿或者术中过度操作可能导致肠麻痹和肠胀气，这类麻痹性肠梗阻在影像学上多表现为阶梯状积液积气，而因内疝或吻合口不通畅造成的机械性肠梗阻多表现为多处气液平面，还可能有孤立的扩张肠袢，胃肠减压可以缓解梗阻，但缺血和梗阻的风险存在，应早期手术探查。

5. 吻合口漏　包括尿瘘和肠道再吻合口漏。尿漏可能是由于输尿管游离不充分（张力过大），过度游离（缺血和扭转）或者没有进行黏膜对黏膜的吻合。由于术中放置输尿管支架管，可以考虑保守治疗，充分引流局部尿液，使吻合口愈合，如果保守治疗不成功，可以考虑再次手术治疗。肠道吻合口漏多见于系膜的边缘，主要是离断肠管时对肠系膜过度的分离和剥光，导致吻合口缺血。其他原因包括吻合技术差，局部血肿和感染，肠道病变，远端肠梗阻或便秘等，常表现为发热、腹痛、白细胞升高、肠麻痹、肠梗阻或肠瘘。对于局部缺血引起的早期肠漏和临床症状严重者，应采取早期探查，切除病变肠段，再吻合。

七、术后随访与预后分析

（一）术后随访

对于行根治性膀胱切除术和尿流改道术的患者应进行长期随访，主要关注肿瘤复发和与尿流改道相关的并发症。随访时间为第 1 年内每 3 个月进行 1 次，第 2 和第 3 年每 6 个月 1 次，之后每年 1 次直到第 5 年。第 5 年后如有临床需要则应进行评估。随访内容主要包括体格检查、血液生化检查、胸部 X 线检查和 B 超检查（包括肝、肾、腹膜后等）。由于肿瘤复发和进展的危险主要与组织病理学分期相关，因此不同分期肿瘤的随访内容有差别，目前推荐 pT_1 期肿瘤患者每年进行上述检查，pT_2 期肿瘤患者 6 个月进行一次上述检查，而 pT_3 期以上肿瘤患者每 3 个月进行一次。此外，对于 pT_3 期以上肿瘤患者前 3 年应该每半年进行一次胸腔和盆腔 CT 检查，之后每年 1 次直至第 5 年，之后仅根据临床需要而定。

尿流改道患者的随访应注意手术相关并发症：输尿管狭窄或反流、储尿囊尿潴留、泌尿系感染、结石、尿失禁、相关代谢问题（如维生素 B_{12} 缺乏所致贫血和外周神经病变、水和电解质、酸碱平衡紊乱）以及有无肿瘤复发及转移等。

（二）预后分析

膀胱癌的病理分级和分期是影响根治性膀胱切除术预后的最重要因素，对于晚期膀胱癌患者，身体状态与内脏转移也是影响预后的重要因素。对于肌层浸润性膀胱癌患者，单纯膀胱切除术的总治愈率一般为 50%～65% 不等，而病理分期为 T_2 期的患者，治愈率最高可达 80% [4-6]。相比之下，局部进展期患者的结局可能更差。肿瘤浸润超过膀胱肌层患者的 5 年生存率约为 40%，而存在淋巴结转移患者的 5 年生存率约为 35%[7-8]。因此，对于局部进展的膀胱癌患者，只要有可能都应当接受新辅助化疗，前瞻性的随机对照研究数据显示新辅助化疗可带来生存优势。对于没有接受新辅助化疗的患者，特别是局部进展患者，如果身体健康且符合化疗的条件，应该建议患者行辅助化疗。遗憾的是约有 30% 的患者在根治术后出现并发症，无法及时接受辅助化疗[9]。

一项多中心研究分析了 888 例行膀胱癌根治术＋淋巴结清扫的患者，5 年无复发率为 58%，膀胱癌相关的生存率为 66%。一项单中心（$n＝1\ 054$）研究指出 5 年无复发率和总生存率为 68% 和 66%，10 年为 60% 和 43%。对于淋巴结阳性的患者，10 年疾病相关存活率和总生存率分别为 27.7% 和 20.9%。对于肿瘤局限在膀胱内的（病理分期$\leqslant pT_3a$）10 年疾病相关存活率和总生存率分别为 72.9% 和 49.1%，而非局限性肿瘤则为 33.3% 和 22.8%。另外的研究指出 pT_1 膀胱肿瘤 5 年无复发率为 76%，pT_2 为 74%，pT_3 为 52%，pT_4 为 36%[2, 10-12]。

八、术式评价

根治性膀胱切除术加标准的盆腔淋巴结清扫仍然是肌层浸润性膀胱癌患者的标准治疗方式，如肿瘤侵犯男性尿道前列腺部及和（或）其远端、女性膀胱颈部及和（或）其远端尿道，或手术尿道切缘阳性时，应行全尿道切除术。尽管微创技术的普及和成熟已逐渐取代开放手术，但开放技术在部分地区和特定患者中仍然是不可替代的治疗方式。

第 2 节　腹腔镜根治性膀胱切除术

一、概述

Parra 等于 1992 年首次描述腹腔镜单纯膀胱切除术治疗一例神经源性膀胱引致的化脓性膀胱炎。同一年，Kozminski 等报道首例腹腔镜辅助的回肠通道术。1993 年 Sanchez 等首次报道腹腔镜膀胱根治性切除术联合体外构建回肠通道。Gill 等于 2000 年最早报道完全腹腔镜下完成回肠膀胱术。2001 年，Kaouk 等首先报道在完全腹腔镜下成功地完成原位回肠新膀胱动物模型。随后，2002 年 Gill 等报道 2 例完全腹腔镜下膀胱全切加原位回肠新膀胱术，说明了技术操作方面的可行性。不过，尽管可以完全在腹腔镜下精确地制备新膀胱，但是由于手术操作耗时较长，对术者的腹腔镜操作技术和经验要求较高，大多数医疗中心采用了体外构建新膀胱后再进行腹腔镜下尿道吻合[1]。

随着技术的成熟，越来越多的文献证明腹腔镜下行膀胱根治术是安全和可行的，该技术可以改善术后的恢复和减少失血。大部分回顾性文献指出腹腔镜手术在总体并发症、术后切缘阳性以及淋巴结清扫效果方面与开放手术相似，但是具有失血量少、缩短住院和恢复时间、术后疼痛轻等特点。延长的手术时间和特殊的手术姿势（Trendelenburg 体位：脚部较头部高 15°～30°）是否影响高龄患者，还需要进一步研究。

二、适应证与禁忌证

手术适应证与禁忌证同开放手术。

三、术前准备

术前准备同开放手术。

四、麻醉与体位

采用气管插管全身麻醉。取患者头低脚高 20°～30° Trendelenburg 体位，即仰卧位，髋关节稍外展，膝关节稍屈。监视器及气腹机置于患者两下肢之间。术者立于患者左侧，一助立于患者右侧，持镜助手立于患者头侧。手术区消毒铺巾后，置入尿管。对于女性患者，标本可以从阴道取出，因此手术体位取截石位。

五、手术步骤与操作要点

（一）气腹制备和放置套管

采用 5 孔法，首先在肚脐上缘作一长 1～2 cm 的弧形切口，以 Veress 针穿刺入腹腔，充入二氧化碳至压力 15 mmHg。置入 10 mm 穿刺套管，放入 30° 腹腔镜。在腹腔镜监视下在两侧腹直肌旁脐下 2 横指分别放置 12 mm 套管，在两侧髂前上棘内上两指处放置 5 mm 套管。如果做完全腹腔镜下尿流改道，可在耻骨联合上方 1 横指处放置 12 mm 套管，用于放置内镜切割吻合器（EndoGIA）。腔镜下可见盆腔内重要的解剖标志，如膀胱、输精管、脐动脉、生殖血管束等（图 8-9）。

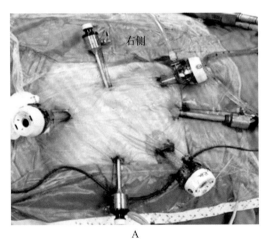
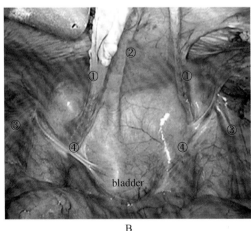

图 8-9　套管位置及腹腔解剖结构
A：套管位置；B：解剖标志：①脐动脉；②脐韧带；③生殖血管束；④输精管

（二）男性盆腔解剖性分离和膀胱切除

（1）游离两侧输尿管及脐动脉，打开左侧乙状结肠粘连，在输尿管跨越髂血管处分离出左侧输尿管。分离输尿管时尽量不要贴近输尿管，以防损伤输尿管供应血管。分离脐动脉时，沿髂内动脉分出脐动脉，用 Hem-o-lok 夹闭并离断。以同样的方法游离右侧输尿管及离断脐动脉（图 8-10）。

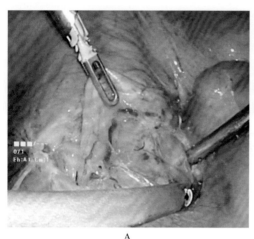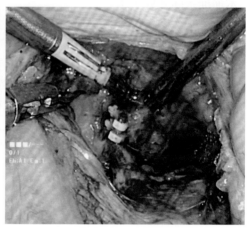

A   B

图 8-10　分离输尿管，离断脐动脉

A：游离出输尿管；B：离断脐动脉

（2）弓状隆起是寻找输精管的重要解剖标志，打开弓状隆起，游离膀胱底部，翻起膀胱，游离膀胱后壁，显露输精管，游离后切断，在输精管外下方分离找到精囊腺，紧贴精囊外下方游离至前列腺基底部外侧（图 8-11）。

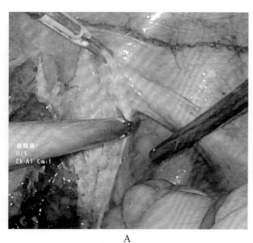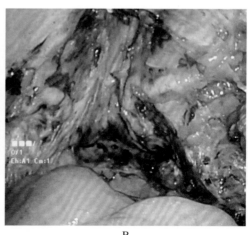

A   B

图 8-11　弓状隆起和显露的输精管和精囊

A：沿弓状隆起打开；B：暴露出输精管和精囊

（3）将输精管及精囊向前牵引，在其下方2～3 mm处打开Denonvilliers筋膜，看见脂肪后靠近前列腺侧分离前列腺背侧，钝性分离前列腺后方至尿道直肠肌。（图8-12）；分离两侧膀胱侧间隙及膀胱前间隙（图8-13）全腹腔镜下"邢式"回肠新膀胱术。[13]。

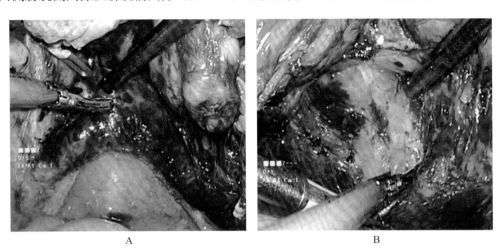

A   B

图 8-12　Denonvilliers 筋膜，分离前列腺背侧
A：显露出 Denonvilliers 筋膜；B：打开 Denonvilliers 筋膜

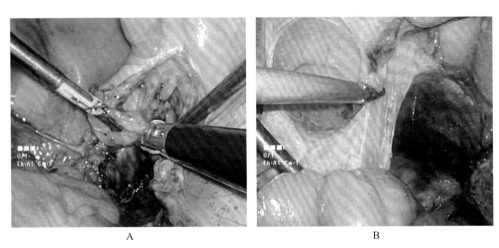

A   B

图 8-13　分离膀胱侧间隙和膀胱前间隙
A：游离膀胱侧间隙；B：游离膀胱前间隙

（4）处理膀胱侧血管蒂及前列腺侧血管蒂（图8-14）。

（5）打开双侧盆内筋膜，并用2-0 V-lok线缝扎阴茎背深静脉丛（图8-15）。

（6）分离前列腺尖部，保留部分前列腺包膜，离断双侧输尿管和尿道（图8-16）。

（7）将标本放入标本袋中，用百克钳行创面止血，保持术野干净（图8-17）。

（三）女性盆腔解剖性分离和膀胱切除

女性根治性膀胱切除术经典的切除范围包括膀胱、子宫、输卵管、卵巢、阴道前壁及尿道。对于是否切除子宫及双附件一直存在争议。有学者认为女性膀胱癌患者若肿瘤

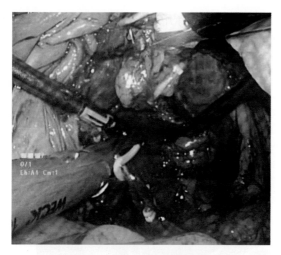

图 8-14　膀胱及前列腺侧血管蒂

未浸润周围组织，术中女性生殖器官不应切除，若女性生殖器官被浸润才需要在术中一并切除。主要手术步骤和操作要点包括：①在输卵管伞及卵巢外侧分离卵巢悬韧带，并切断结扎。在髂血管分叉处剪开腹膜，游离输尿管。沿髂内动脉向下游离，离断脐动脉（图 8-18）；②沿盆壁向下游离子宫阔韧带，切断子宫主韧带。将子宫前移，暴露骶子宫韧带并切断，打开直肠子宫陷凹，游离并结扎子宫颈旁的子宫动脉。用抓钳提起子宫及双附件，横行切断阴道穹隆，在阴道前壁与膀胱之间游离至后尿道。若肿瘤位于膀胱后壁，则切除阴道前

壁（图 8-19）；③游离膀胱侧壁，处理膀胱侧韧带。若保留性神经，则尽量使用 Hem-o-lok 夹或钛夹，避免使用可带来热损伤的能量器械。游离达膀胱尿道交界处，暴露耻骨尿道韧带（图 8-20）；④若行原位新膀胱术，可牵拉气囊尿管，判断膀胱颈位置，沿膀胱颈继续向尿道远端游离，剪刀锥形离断尿道，尽量保护尿道环形肌（图 8-21）；⑤切断尿道前，在近端放置大号 Hem-o-lok 夹，以防尿液流出。尿道及输尿管断端送冰冻病理检查。将膀胱、子宫、附件及阴道前壁放入标本袋内，自阴道取出，缝合阴道；保留子宫、双附件的根治性膀胱切除术：在髂血管分叉处找到输尿管，剪开腹膜，将输尿管向下游离至膀胱壁外。在输尿管连线处切开腹膜，于膀胱后壁与子宫体、子宫颈及阴道前壁之间游离至膀胱颈，处理膀胱侧韧带，游离膀胱前壁，牵拉尿管，判断膀胱颈口位置；⑥切开肌层，向远端游离尿道黏膜，至外括约肌上方，放置大号 Hem-o-lok 夹，以防尿液流出，切断尿

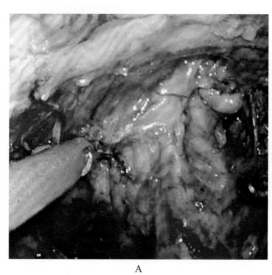

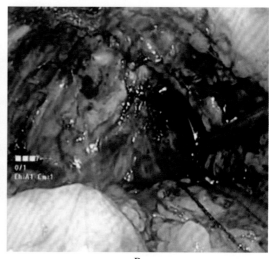

A　　　　　　　　　　　　　　　　　　B

图 8-15　盆内筋膜和阴茎背深静脉丛
A：打开盆内筋膜；B：2-0 V-lok 线缝扎阴茎背深静脉丛

道。⑦尿道及输尿管断端送冰冻病理检查。若计划从阴道取出标本，在阴道前穹隆处切开阴道前壁，将标本袋从阴道取出，阴道切口用可吸收线或倒刺线闭合。

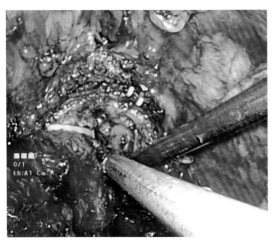 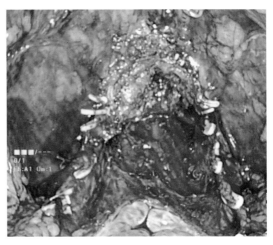

图 8-16　分离前列腺尖部，保留部分前列腺包膜，Hem-o-lok 夹夹闭尿道后，离断尿道　　　　图 8-17　切除前列腺及膀胱后

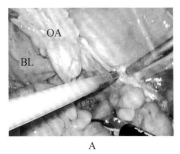 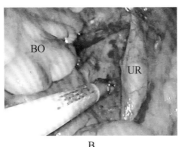 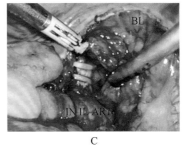

A　　　　　　　　　　　B　　　　　　　　　　　C

图 8-18　分离子宫及输尿管

A：切断卵巢悬韧带；B：游离输尿管；C：阻断脐动脉，OA 为卵巢；BL 为膀胱；IN IL ART 为髂内动脉

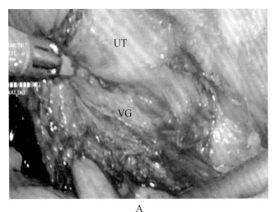 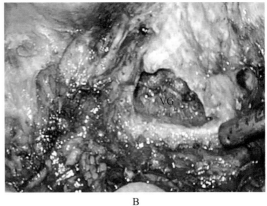

A　　　　　　　　　　　　　　　　　B

图 8-19　分离子宫后壁

A：游离直肠子宫凹陷；B：横断阴道穹隆切断卵巢悬韧带　　VG 为阴道；UT 为子宫

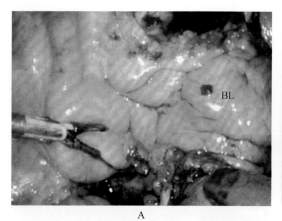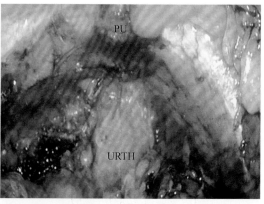

A   B

图 8-20 分离膀胱及尿道

A：处理膀胱前侧壁；B：暴露耻骨尿道韧带 BL 为膀胱；PU 为耻骨；URTH 为尿道

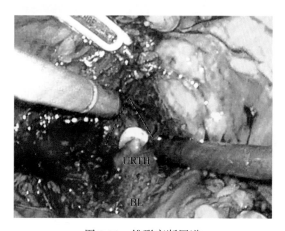

图 8-21 锥形离断尿道

BL 为膀胱；URTH 为尿道

（四）清扫盆腔淋巴结

标志淋巴结清扫范围与开放手术相同。清扫右侧盆腔淋巴结，剪开侧腹膜，分离输尿管，沿前外动脉表面剪开血管鞘，远端至旋髂静脉和 Cloquet 淋巴结，近端至髂总动脉分叉处，在髂外动脉内下方寻找髂外静脉，沿髂外静脉内下缘小心游离至骨盆内侧壁，分离找到闭孔神经，注意保护闭孔神经。分离髂内外血管分叉处及闭孔神经周围淋巴组织（图 8-22）。同样方法清扫左侧盆腔淋巴结。

六、主要并发症的预防与处理

腹腔镜根治性膀胱切除术并发症大体可以分为两类。一类是所有腹腔镜手术共有的并发症，包括：与通道制备相关并发症，如血管损伤；与气腹相关并发症，如皮下气肿，高碳酸血症等；与腔镜操作相关并发症，如脏器损伤。另一类则与膀胱癌根治术相关的并发症，这一类与开放手术相似。

（一）与通道相关并发症

成功建立腹腔镜操作通道可以形成理想的操作空间，然而由于第一个通道是盲穿建立，加之术者经验不足和不熟悉解剖结构等原因，可能造成血管和腹腔脏器等损失。对于偏瘦和既往有腹部手术史的患者，Veress 气腹针穿刺时要格外注意，刺入角度不能过于倾斜，穿透腹壁筋膜和腹膜时多能感到两次"突破感"，切忌应用暴力。用 Hasson 技术建立气

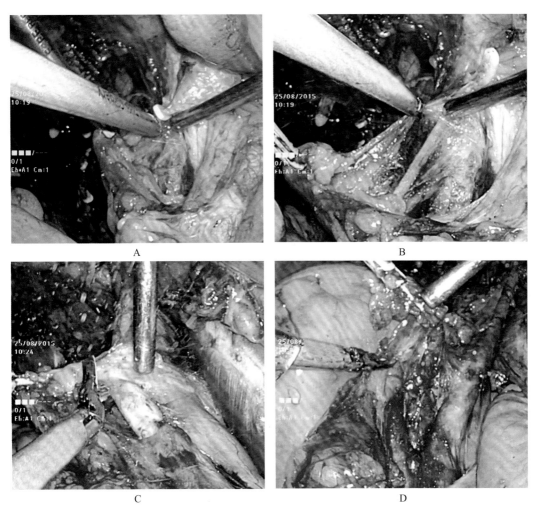

图 8-22　分离髂外血管周围淋巴结

A：髂血管淋巴结；B：闭孔周围淋巴结；C：髂总血管淋巴结；D：腹主动脉分叉处淋巴结

腹，采用直视下小切口入腹腔，可减少盲穿造成的损伤。在充气之前要做确认试验明确气腹针是否进入腹腔。Veress 气腹针末端连接灌生理盐水的注射器，当气腹针进入腹腔后，注射器内水会迅速流入腹腔，如果气腹针未穿透腹膜，则悬滴试验无法进行，且经气腹针注入生理盐水后能部分回抽，以此可以判断穿刺进入位置。目视腹部膨隆情况也很重要，穿刺位置不正确，往往会造成不均匀的腹部隆起。叩击腹部各个象限，确定为对称的鼓音。

需要指出的是，在建立通道过程中，血管损伤发生率约为 0.1%。可损伤腹壁或腹腔内血管：前者常见于腹壁上、下动脉；后者常发生于腹主动脉、下腔静脉、髂动（静）脉和肠系膜血管等。腹壁血管损伤多见于侧腹壁放置套管时，可表现为沿套管向腹腔内滴血或流出腹壁，也可在穿刺部位形成血肿；肠系膜血管损伤，可在损伤部位出现血肿。Veress 气腹针穿刺时，要提起腹壁，增加腹壁至大血管之间的距离。穿刺成功后可增加气腹压力至 20 mmHg，进一步增加腹壁至大血管之间的距离，同时需把握穿刺力量，切勿使用暴力。初始套管放入后，置入腹腔镜观察有无脏器血管损伤，在其监视下放置工作套管。腹壁下动脉的体表投影为腹股沟韧带中、内 1/3 交界处与脐的连线，穿刺时要注意避开此线，可避免损伤此动脉。腹壁血管损伤，由于局部缺乏能够压迫止血的组织平面，常不能自行止血，可试用双极电凝止血。如存在持续性出血、血肿不断增大或血流动力学不稳定或怀疑为腹膜后大血管损伤时，应及时中转开放探查。

有资料显示，套管位置疝的发生率为 0.77%～3%。常发生于 10 mm 以上的套管处，5 mm 套管处发生疝的概率很小。切口疝常发生于下腹部及脐部，而上腹部及腰部因有发达的肌肉保护，切口易于闭合，很少发生。因疝内容物不同可有不同的临床表现，多数患者表现为切口处不适、局部疼痛，甚至腹痛、腹胀等肠梗阻的征象。查体可触及皮下包块，不易还纳。腹部 X 线透视、B 超检查或 CT 扫描可明确诊断。手术结束将排出腹腔（或后腹腔）内的气体时，应防止腹腔内大网膜、肠管、腹膜后脂肪等组织进入切口内。关闭切口时，要缝到深部的筋膜层。一旦诊断为切口疝，应尽早手术还纳，可采用开放或腹腔镜手术。

（二）气腹相关并发症

腹腔镜手术时，需持续注入 CO_2 并维持一定的腹腔压力。CO_2 气腹相关并发症发生率为 2%～3.5%，一般不会产生严重后果，主要表现为皮下气肿、高碳酸血症等。

皮下气肿的发生率较高，主要原因：

（1）套管处皮肤切口缝合过紧，而深部筋膜未缝合；气腹针位于腹膜外间隙。

（2）手术时间过长，气腹压力过高。

（3）临床表现：①轻度皮下气肿表现为套管周围皮肤肿胀，按压时有捻发感或握雪感；②重度者皮肤肿胀更明显，范围大，沿胸腹壁上下蔓延，上达颈部、头面部，下达会阴及下肢（男性可出现阴囊气肿），可导致高碳酸血症、酸中毒，甚至出现心肺功能障碍。

（4）术中需确保气腹针位置正确，进入腹腔后再充气，避免在腹膜外间隙注入 CO_2。

（5）充入少量气体却很快达到高压力或腹部膨胀不均匀、叩诊鼓音不明显应高度怀疑气腹针位于腹膜外，如发现上述异常，应立即停止充气，重新穿刺气腹针。

（6）气腹针在进入腹腔后，固定穿刺针，防止外移，并应观察气腹机流量变化。缝合固定套管时，应同时缝合肌层和筋膜。尽量缩短手术时间，尤其是老年人腹壁松弛，气体容易外溢。

（7）心肺功能正常者，轻度皮下气肿多无需处理；重度的皮下气肿，需给予过度换气，呼吸机加压给氧，降低气腹压力（10 mmHg 以下），必要时暂时中止手术。

（三）高碳酸血症

发生的主要原因为气腹压力过高致膈肌活动受限，肺顺应性下降，同时静脉回流受阻，心排血量下降，最终导致通气/血流比例失调。其次包括手术时间过长，致 CO_2 吸收量增加；严重而广泛的皮下气肿、气胸产生 CO_2 潴留。术中检测血氧饱和度和动脉血气分析，可早期发现。预防措施包括：严格把握腹腔镜手术的适应证，对心肺功能较差的患者，手术时应慎重；尽量缩短手术时间，对手术时间超过 4 小时者，术中动态检测血气分析结果，必要时暂时中断气腹，排出 CO_2；气腹压力不可过高，10～15 mmHg

即可；一旦发现高碳酸血症，应给予过度换气、吸入高浓度氧以及静脉输注 5% 碳酸氢钠等。

（四）与腔镜操作相关并发症

腹腔镜手术依赖特制的器械，在腹腔内完成各种操作。使用这些器械时，如操作不当或器械故障均可发生并发症。电外科器械损伤主要是器械直接接触到邻近肠管、实质脏器等造成的误伤；少数则由电流辐射所致，例如通电的器械，碰到不绝缘的器械，后者再对肠管等造成损伤，或者辐射电流进入邻近的导电媒介（如，小肠），导致肠管烧灼伤。电外科器械所致肠道损伤多在术后出现症状时才被发现，多在术后 3～7 天出现腹痛、恶心、低热以及白细胞升高。患者不排气可能是肠道损伤的早期征象，胃肠道出血则为非典型表现，肠穿孔的症状依赖于凝固坏死的严重性，可表现为腹膜炎症状。防治措施包括：所有操作应在直视下进行，避免电外科器械对正常组织所致误伤；在应用电外科器械操作时，应紧靠靶组织切割、电凝，尽量减少电流辐射所致邻近组织的损伤。一旦发现或怀疑肠管损伤，应立即修补。即使肠管未穿孔，但如肠壁明显呈灰白色，亦应将浆肌层予以缝合修补以防术后发生延迟性穿孔。

七、术式评价

1992 年 Parra 等最早介绍了腹腔镜下膀胱切除术，后来逐渐被大众接受，已成为膀胱癌的标准术式，具有创伤小、患者恢复快的微创手术优势。随着手术经验的积累及医疗设备、器械的发展，腹腔镜根治性膀胱切除术加盆腔淋巴结清扫取得与开放手术相同的肿瘤治疗效果。腹壁小切口完成尿流改道在技术上更容易实现，同时并不损伤腹腔镜的微创优势，这一技术在国内外比较常见，但完全腹腔镜下的尿流改道仍处于探索阶段，具有一定挑战性，对术者的操作技术要求较高，须谨慎采用。腹腔镜根治性膀胱切除术加盆腔淋巴结清扫是否能够成为浸润性膀胱癌的标准术式，有待于大样本的前瞻性随机对照研究来验证。

（瓦斯里江·瓦哈甫　邢念增）

第 3 节　机器人辅助腹腔镜根治性膀胱切除术

一、概述

自 2000 年以后，机器人辅助腹腔镜根治性膀胱切除（robotic-assisted laparoscopic radical cystectomy，RARC），淋巴结清扫和尿流改道的安全性和有效性逐渐得到认可。机器人系统能将盆腔内精细复杂的高难度手术操作变得比较简单，与腹腔镜相比，机器人辅助腹腔镜在手术创伤、视野暴露、术中出血和术后恢复等方面具有明显优势，同时能达到与开放手术相同的肿瘤学预后，除此之外在扩大淋巴结清扫范围和保留神经的技术方面也不断取得进展，对提高患者预后和改善患者术后生活质量方面起到了积极的作用[14-15]。Challacombe 等[16] 指出 RARC 可以减轻患者的痛苦，减少术中失血，肠功恢复快，以及使患者能更快地恢复到以前的生活质量，其中肠道功能的早期恢复是患者康复的关键。机器人系统具有的术野高清放大、操作稳定、高度灵活等特点，对术者的操作技术要求并不高，在完全体内尿流改道的操作中较单纯腹腔镜具有明显优势[17]。2003 年 Menon 等[18] 首次报道了机器人辅助的腹腔镜下全膀胱切除原位回肠新膀胱，其可以减轻患者手术切口的疼痛，预防肠管由于长时间暴露于体外引起的功能紊乱以及减少可能的体液丢失，这一优势可以加速术后肠道功能的恢复。国际机器人膀胱根治术联盟数据库（International Robotic Cystectomy Consortium Database，IRCC）登记了超过 1 700 例的 RARC，这些数据来自 11 个国家 33 个机构的 58 名外科医生。基于这一数据，IRCC 在 2013 年发表的文章显示大约有 18% 的病例采用完全腹腔内的操作，其中原位新膀胱只需要采用回肠新膀胱和改良的 Studer 新膀胱技术[19]。

二、手术适应证与禁忌证

（一）适应证

RARC 适于有肌层浸润的局限性膀胱高级别尿路上皮癌、复发性膀胱尿路上皮癌、原位癌以及膀胱非移行细胞癌等。正位回肠膀胱术还应满足以下条件：①尿道残端 2 cm 内无肿瘤侵犯，即男性膀胱颈以下、女性膀胱三角区以下无肿瘤；②无前尿道狭窄，尿道括约肌及盆底肌功能正常；③肠道切除史；④术中快速冷冻病理切片证实尿道残端无肿瘤。

（二）禁忌证

①高危患者有严重的心血管疾病，术前 ASA 评分达到Ⅳ级或Ⅴ级，不能耐受手术、预期寿命 10 年以下者；②腹部皮肤或腹壁组织的感染，活动性的腹腔内感染，腹膜炎，肠梗阻以及未纠正的凝血机制异常；③膀胱癌侵犯周围脏器或远处脏器转移。

三、术前准备

（1）术前进行全身和泌尿系统的检查评估，了解各重要脏器的功能状况及肿瘤的临床分期，有无全身或局部的转移。通常经腹超声检查可同时检查肾脏、输尿管、前列腺和其他脏器；静脉尿路造影（IVU）可用于排除并存的上尿路肿瘤；CT 和 MRI 检查有助于术前评估肿瘤浸润的深度，并可初步判断是否存在盆腔的淋巴结转移；胸部 X 线和 CT 检查、骨扫描及 PET 扫描主要用于排除全身远处转移；膀胱镜检查和活检是诊断膀胱癌最可靠的方法，近年来应用的 NBI 技术可将不典型性膀胱肿瘤的诊断率提高；此外，诊断性经尿道电切术（TUR）可以同时达到两个目的，一是切除肿瘤，二是明确肿瘤的病理诊断和分级、分期，为进一步治疗以及判断预后提供依据。

（2）术前2～3天行肠道准备，从半流质饮食、流质饮食过渡到全清流饮食，口服肠道抗生素（如盐酸莫西沙星），静脉补充营养。术前晚及次日晨清洁灌肠。术前常规备血。留置胃肠减压管、肛管及尿管。

（3）术前2小时预防性应用抗生素。

四、麻醉与体位

气管内插管全身麻醉，取头低脚高截石位，倾斜50°。

五、手术步骤与操作要点

（一）da Vinci S 系统

da Vinci S 系统的床旁机械臂系统位于患者的双下肢之间。于脐上1 cm处做长12 mm纵行皮肤切口为镜头孔，以 Hasson 法将12 mm套管置入腹腔，注入 CO_2 气体，保持气腹压14 mmHg。以耻骨联合为中心，以其至镜头孔的距离为半径作一弧线，在弧线上于距镜头孔右、左侧各8 cm及右侧16 cm位置各做一8 mm皮肤切口，作为第1、2、3机械臂孔，于第2臂孔外下8 cm做12 mm切口作为辅助孔（图8-23）。腹腔镜监视下将套管置入上述各位点。各套管分别置入30°镜头、单极弯剪（第1臂孔）、双极钳（第2臂孔）、无创环钳（第3臂孔）、吸引器及辅助器械（辅助孔）。术中第1和第2臂为主要操作臂，第3臂起到牵拉周围组织的作用。助手通过辅助孔协助手术。

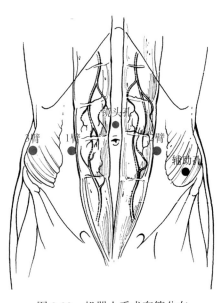

图8-23　机器人手术套管分布

（二）男性盆腔解剖性分离和膀胱切除

（1）游离双侧输尿管中下段，用30°腹腔镜。向头侧牵开肠管，在骨盆入口可见髂外动脉搏动。右侧比较容易看到腹膜下输尿管的蠕动。在输尿管跨髂血管处打开侧腹膜，沿输尿管走行继续打开腹膜，向下至近膀胱外，向上至髂窝水平。在输尿管筋膜外游离输尿管，提起输尿管，沿输尿管向下游离至近膀胱入口处。向上游离至近髂窝水平，尽量在输尿管筋膜外游离，避免操作器械直接钳夹输尿管，保护输尿管的血运。同法游离左侧输尿管（图8-24）。

（2）游离输精管、精囊及前列腺背侧换用0°腹腔镜。用3臂抓钳抓住膀胱底部往上牵拉显露膀胱直肠陷凹。识别解剖标志，一般于此陷凹内可见两处横行的腹膜反折弓，较浅的腹膜反折下为输尿管，而较深者其下则为输精管和精囊。在较深处的腹膜反折线稍上方，横行切开腹膜，与前面游离输尿管时切开的腹膜切口相接，靠近腹膜进行游离，可显

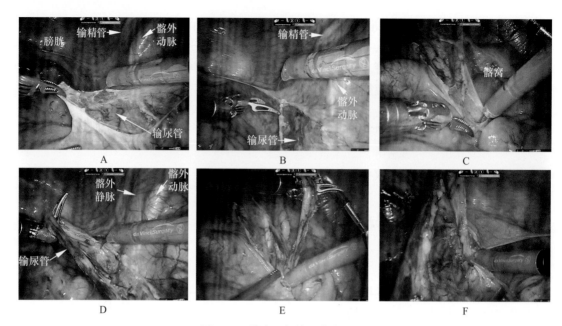

图 8-24 游离双侧输尿管中下段

A：输尿管跨髂血管处打开侧腹膜；B：腹膜开口向下至膀胱外；C：腹膜开口向上至髂窝；D：游离输尿管向下至近膀胱入口
处；E：游离输尿管向上至髂窝；F：游离左侧输尿管

露精囊输精管及精囊，继续向深处游离至与前列腺的交汇处。用 3 臂抓钳向上提起精囊，切开 Denonvillier 筋膜，可看到直肠周围的脂肪组织，沿前列腺背面一直分离至前列腺尖部（图 8-25）。

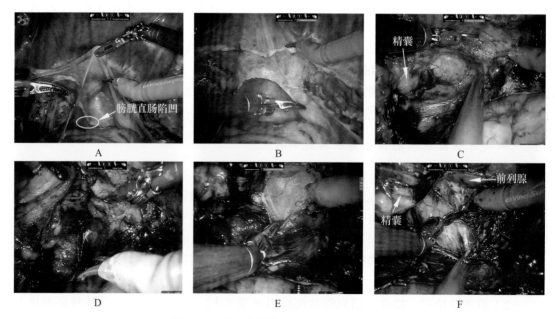

图 8-25 游离输精管、精囊及前列腺背侧

A：显露膀胱直肠陷凹；B：横行切开腹膜；C：游离双侧精囊及输精管；D：3 臂抓钳上提精囊；E：切开 Denonvillier 筋膜；
F：游离至前列腺尖部

（3）游离膀胱两侧壁，处理膀胱前列腺侧血管蒂，换用30°镜。在脐旁正中韧带，输精管和骨盆壁三者之间打开侧腹膜，靠近盆壁游离膀胱侧壁。向上暂不离断脐旁正中韧带，可以起到悬吊固定膀胱的作用。靠近盆壁离断输精管。腹膜切口向下游离，与前面游离输尿管时的腹膜开口相接。继续游离膀胱侧壁与盆壁之间的间隙直至盆底，可见盆内筋膜。打开盆内筋膜，推开肛提肌。从侧面显露前列腺尖部和尿道括约肌。三臂抓钳抓住膀胱向上向左提拉，显露右侧膀胱侧血管蒂并保持一定张力。近膀胱壁处用 Hem-o-Lok 结扎输尿管然后离断，将其放至髂窝附近（图 8-26）。

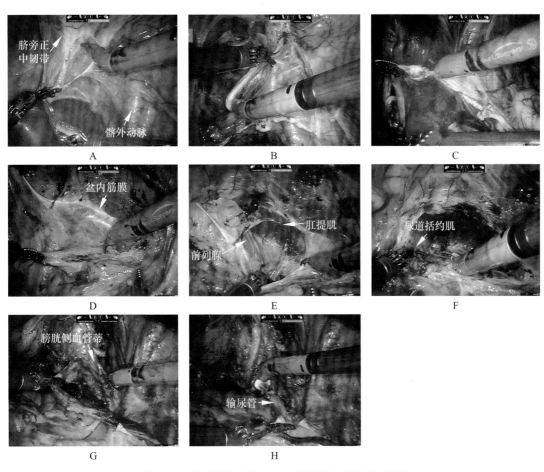

图 8-26　游离膀胱两侧壁，处理膀胱前列腺侧血管蒂

A：脐旁正中韧带外侧打开腹膜；B：靠近盆壁离断输精管；C：向下打开腹膜；D：显露盆内筋膜；E：打开盆内筋膜，推开肛提肌；F：从侧面显露前列腺尖部和尿道括约肌；G：显露膀胱侧血管蒂；H.离断输尿管

（4）用 Hem-o-Lok 夹闭脐动脉近端并离断。逐步处理膀胱侧血管蒂和前列腺侧血管蒂。进一步分离前列腺侧韧带至前列腺尖部（图 8-27）。同法处理游离左侧膀胱壁，离断左侧输尿管，处理左侧膀胱前列腺侧血管蒂。

（5）游离膀胱前壁，结扎背深静脉复合体，离断前列腺尖部及尿道，完整切除膀胱，换用0°镜。高位切开腹膜，离断脐正中韧带和脐旁正中韧带，分离进入膀胱前间隙至前列腺尖部，显露阴茎背深静脉复合体。用 2-0 Vicryl 线做 8 字缝合缝扎阴茎背深静脉复合

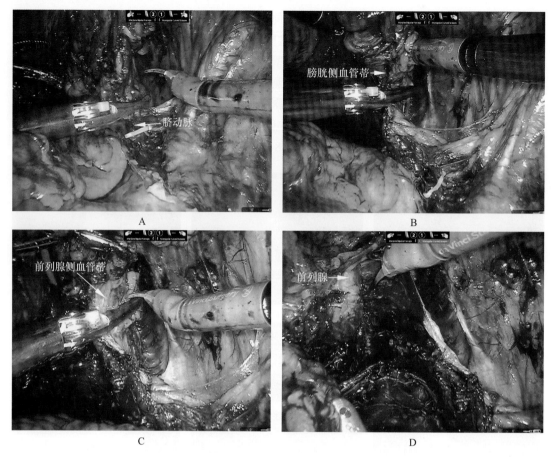

图 8-27　游离膀胱两侧壁，处理膀胱前列腺侧血管蒂

A：离断脐动脉；B：处理膀胱侧血管蒂；C：处理前列腺侧血管蒂；D：分离前列腺侧蒂至前列腺尖部

体，进针方向应与耻骨联合平行（图 8-28）。

（6）离断阴茎复合体，靠近前列腺尖部剪开尿道前壁，将导尿管拉起，用 Hem-o-Lok 夹闭导尿管后在其远端剪断尿管，保持气囊充盈用作牵引及堵塞尿道近端开口，牵引导尿管，显露尿道后壁及其后方的尿道直肠肌，紧贴前列腺将其剪断，完整切除膀胱、前列腺及双侧精囊和部分输精管。也可以将尿道充分游离后，将导尿管撤出，靠近尖部用 Hem-o-Lok 夹闭尿道，然后在 Hem-o-Lok 夹远端锐性剪断尿道。这样可以避免膀胱内尿液外溢，更符合肿瘤手术的"无瘤"原则。将标本装入标本袋，拉紧开口并将其放入腹腔内。检查创面有无活动出血（图 8-29）。

（三）双侧扩大盆腔淋巴结清扫

（1）清扫髂外淋巴结、髂内淋巴结和闭孔淋巴结（右侧），沿髂外动脉向头侧切开腹膜至髂总动脉分叉处，沿髂外动脉打开血管鞘，远端至血管穿出腹壁处，近端至髂总动脉分叉处。清除髂外动脉外侧和生殖股神经之间以及髂外动脉后方的淋巴脂肪组织，注意保护下面的生殖股神经，清扫完毕（图 8-30）。

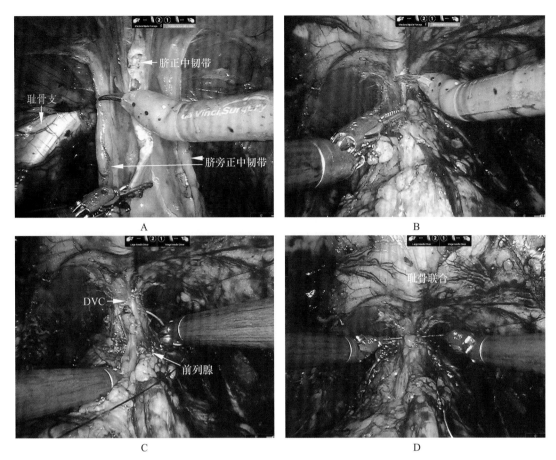

图 8-28　游离膀胱前壁，结扎背深静脉复合体

A：离断脐正中韧带；B：显露阴茎背深静脉复合体；C：缝合背深静脉复合体；D：结扎背深静脉复合体

（2）切开髂内动脉血管鞘，提起髂内动脉和髂外动脉之间的脂肪组织，向尾侧游离，显露髂外静脉近端。沿髂外静脉表面向远端游离。由于气腹的压力可能导致静脉呈塌陷状态，在游离髂外过程中应格外注意避免损伤。外上方牵起髂外动脉和髂外静脉，游离髂外静脉的后面。游离髂外静脉的内侧，注意避免损伤髂外静脉异常分支；向外至骨盆壁，沿骨盆壁内下游离可见闭孔神经及闭孔血管，Hem-o-Lok 闭孔静脉后离断，向下翻转清除闭孔淋巴结，继续向内下方游离，连同髂内淋巴整块清除，右髂外、髂内和闭孔淋巴结清扫完毕（图 8-31）。

（3）清扫髂总和骶前淋巴结　沿右髂总动脉向头侧打开腹膜，显露腹主动脉和左右髂总动脉。打开左髂总动脉血管鞘，清除髂总动脉分叉以下和左髂总静脉表面的淋巴脂肪组织以及骶前的淋巴结，清除右髂总动脉周围及腔静脉旁的淋巴组织。牵开髂总静脉，游离髂总静脉和髂内静脉后方的淋巴脂肪组织。右侧盆腔扩大淋巴结清扫完毕（图 8-32）。

（4）清扫左侧髂外淋巴结、髂内淋巴结和闭孔淋巴结，以及左侧髂总血管周围淋巴结，挑起乙状结肠，在乙状结肠后方切开左侧髂总动脉血管鞘，清扫左髂总动脉近端周围

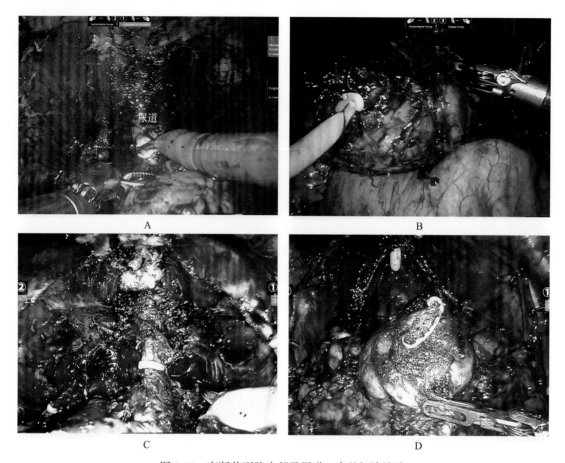

图 8-29　离断前列腺尖部及尿道，完整切除膀胱

A：切开尿道前壁；B：完整切除膀胱前列腺；C：靠近尖部用 Hem-o-Lok 夹闭尿道；D：Hem-o-Lok 夹远端锐性剪断尿道

淋巴组织然后将乙状结肠拉向右侧，清扫左髂总动脉远端周围淋巴组织。然后按照右侧清扫步骤和范围，完成左侧髂外淋巴结、髂内淋巴结和闭孔淋巴结清扫（图 8-33）。

六、主要并发症的预防与处理

（一）直肠损伤

多在游离直肠前列腺间隙时过于靠近直肠所致。术中可在直肠内放置肛管或由助手将手指放于直肠内帮助指示直肠前壁位置。一旦损伤，应先清除切口边缘污染组织，如果术前肠道准备充分，局部污染较轻，可分两层缝合破损处，保持术后引流通畅，术后应用广谱抗生素，手术结束时适当扩张肛门括约肌。如果局部污染较重则应考虑近端结肠造瘘。术后适当延迟进食时间，保持引流通畅[19]。

（二）出血

主要是在离断耻骨前列腺韧带和处理膀胱前列腺侧韧带时，由于过于靠近耻骨，缝扎

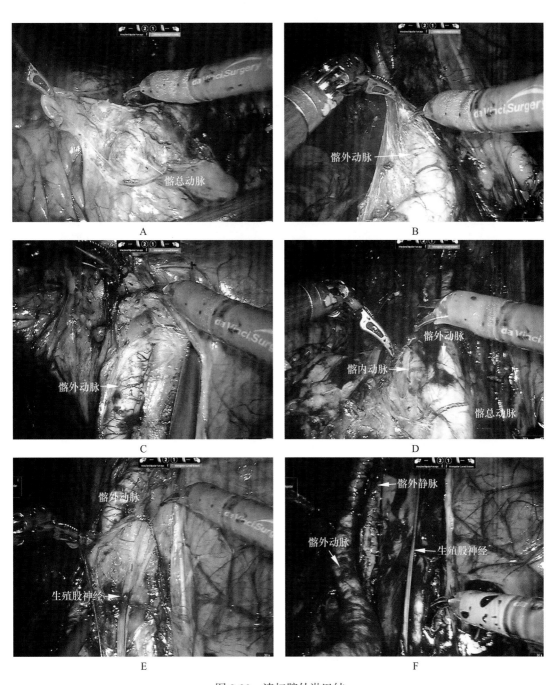

图 8-30　清扫髂外淋巴结

A：沿髂外动脉向头侧切开腹膜至髂总动脉分叉处；B：沿髂外动脉打开血管鞘；C：远端至血管穿出腹壁处；D：近端至髂总动脉分叉处；E：清扫髂外淋巴结；F：髂外淋巴结清扫结束

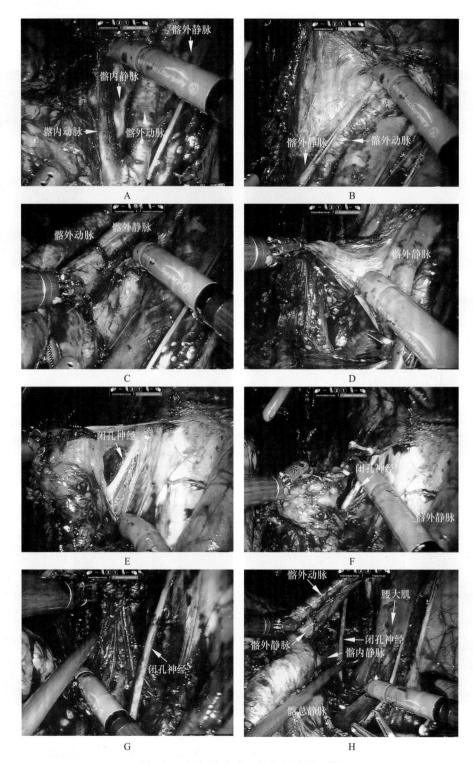

图 8-31　清扫髂内淋巴结和闭孔淋巴结

A：清扫髂内和髂外动脉之间淋巴结；B：沿髂外静脉表面向远端游离；C：游离髂外静脉的后面；D：游离髂外静脉的内侧；
E：显露闭孔神经和闭孔血管；F：Hem-o-Lok 夹闭血管后离断；G：清除闭孔和髂内淋巴结；H：右侧髂外淋巴结、髂内淋巴
结和闭孔淋巴结清扫完毕

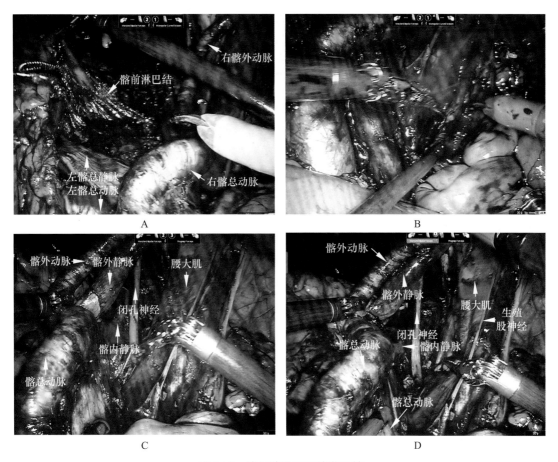

图 8-32　清扫髂总和骶前淋巴结

A：清除髂总动脉分叉以下以及骶前的淋巴结；B：清除右髂总动脉周围及腔静脉旁的淋巴组织；C：游离髂总静脉和髂内静脉后方的淋巴脂肪组织；D：右侧盆腔扩大淋巴结清扫完毕

不可靠，血管断端闭合不牢重新开放所致。在用血管闭合系统处理血管蒂时，可适当的增加凝固次数，或者先用 Hem-o-lok 夹闭侧蒂后再离断。一旦发生出血影响视野，必要时可在切除膀胱后再次缝扎或立即中转开放止血[19]。

七、评价

经过十几年的发展，RARC 技术在国内外已逐渐开展，机器人辅助手术所具备的术野高清放大、操作稳定、高度灵活等特点，使其在盆腔手术的操作过程中具有明显优势[11, 20]。大多数 RARC 报道是通过体外进行尿流改道术，近年来不断报道的完全体内尿流改道和保留神经技术，体现了机器人手术的优势，降低了对术者的操作技术要求。Haberman K[21] 等报道指出在手术时间、并发症发生率和肿瘤疗效方面，保留神经的 RARC 与传统手术之间没有显著差异。RARC 的安全性和有效性已经被证明，可以完全复制开放手术的同时达到相似的肿瘤学预后，不过 RARC 是否能够成为浸润性膀胱癌的标准式，还需要前瞻性的随机对照研究验证其长期的生存率[12, 22]。

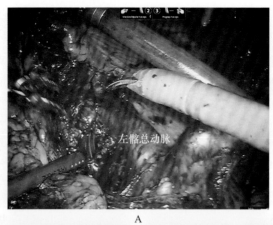

A

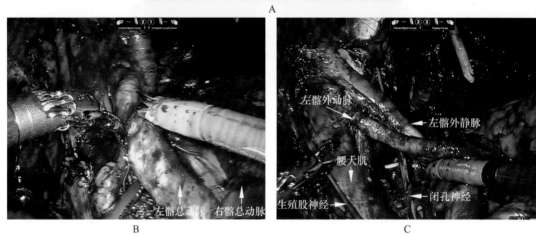

B   C

图 8-33　清扫左侧髂外淋巴结、髂内淋巴结和闭孔淋巴结以及左侧髂总血管周围淋巴结

A：清扫左髂总动脉近端周围淋巴组织；B：清扫左髂总动脉远端周围淋巴组织；C：左侧髂外淋巴结、髂内淋巴结和闭孔淋巴结清扫完毕

第 4 节　浸润性膀胱癌保留器官手术的方法和价值

一、经尿道膀胱肿瘤切除术

（一）适应证与术前准备

对于身体条件不能耐受根治性膀胱切除术，或不愿接受根治性膀胱切除术的肌层浸润性膀胱癌患者，膀胱部分切除术是可以考虑的治疗方法，因为它可以避免尿流改道后的并发症。鉴于肌层浸润性膀胱癌较高的淋巴结转移比例，要严格筛选这一类患者。

（二）手术步骤与操作要点

该手术步骤与非肌层浸润性膀胱癌行 TURBT 相同，切除瘤体后尽量多切除肿瘤基底部，切除深度应达到正常逼尿肌组织及肿瘤基底周围 2 cm 范围正常黏膜，也有报道全层切除，可见膀胱外脂肪组织，但要注意位于膀胱侧壁肿瘤电切过程中出现闭孔神经反射。一旦出现膀胱穿孔，腹膜外穿孔多无须特殊处理，及时停止手术，避免灌注液过多外渗，术后延长留置导尿时间即可。但对于穿孔较大或者出现腹腔内穿孔者，则需要考虑根据术中情况及早开腹修补。

（三）术后并发症与处理

1. 出血　术后出血往往是术中止血不彻底，尤其是对于全层侵犯的膀胱肿瘤，瘤体止血效果欠佳，术中尽可能切至正常组织，必要时可全层切除，但要注意尿外渗。术中发生膀胱穿孔或是切除部位较深，尿管留置时间可以长一些。术后导尿管引流不畅、膀胱痉挛和血凝痂脱落等也是术后出血的原因。

2. 膀胱痉挛　部分患者会因为导尿管的刺激发生膀胱痉挛，主要表现为耻骨上区疼痛、憋尿感、尿液自导尿管边缘流出等。可给予解痉止痛等对症处理。

3. 液体外渗　对于浸润性膀胱癌行电切处理，多会切除部位较深，甚至全层切除，术中可见膀胱外结缔组织和脂肪组织。除此之外，术后膀胱持续痉挛会明显增加膀胱内压力，引起膀胱内液体外渗。处理上首先给予患者足够的镇痛和解痉治疗，注意膀胱保持低压冲洗，保持尿管引流通畅。严重的尿外渗需要急诊给予手术引流。

（四）术后辅助治疗与随访

由于单一的治疗手段难以达到理想的保留膀胱的效果，所以目前保留膀胱的治疗多采取手术、化疗和放疗的三联综合治疗[23]。该治疗方案的选择指征必须严格控制，而且患者必须具有良好的依从性，才能得到较好的治疗效果。如果联合治疗不敏感，则推荐早期行膀胱根治性切除术。

（五）术式评价

初次诊断为浸润性膀胱癌并要求行 TUR-Bt 的患者，若行二次电切病理提示是 pT_0 或者 pT_1，其中的一半患者最终将由于浸润性膀胱癌复发而行膀胱全切，这组患者中因肿瘤特异性死亡的达 47%。对于肌层浸润性膀胱癌患者，由于不能耐受根治手术，或者不愿接受根治手术，或者为保留膀胱同意行多种治疗模式的情况下，需要充分告知 TUR-Bt 治疗的风险。对于肌层浸润性膀胱癌，TUR-Bt 可能仅适用于肿瘤局限在浅肌层或者再次活检病理未发现残余癌的患者[24]。

二、开放性膀胱部分切除术

（一）手术适应证与术前准备

膀胱部分切除术很少适用于肌层浸润性膀胱癌的治疗，仅对严格筛选的患者有利于提高生存率。手术适应证包括孤立的膀胱顶壁，前壁或者后外侧壁肿瘤，不需要行输尿管再植。多中心的膀胱癌，尤其是原位癌则不适合膀胱部分切除。膀胱部分切除患者术前还应该行膀胱多点活检，以排除多中心癌病灶可能，与此同时评估膀胱容量，确保剩余膀胱组织可以履行正常膀胱功能[25]。

（二）手术步骤与操作要点

患者平卧位，腰部置垫以利盆腔的暴露。通常选择下腹正中切口，自耻骨联合至脐水平作一垂直切口，经腹膜外间隙分离，沿脐尿管和脐动脉向下分离至膀胱。将腹膜从膀胱上分离，可先向膀胱内注水充盈以便于分离。如果肿瘤位于膀胱顶壁可将此部分腹膜一并切除。游离膀胱时，尽可能以确保留膀胱壁，以便于充分切除肿瘤。充分游离膀胱后，可先根据术前影像学检查，选择在没有肿瘤的膀胱壁作一个小切口观察肿瘤。在操作过程中一定要注意保护好周围组织避免漏出的尿液引起肿瘤种植。切除范围距肿瘤边缘至少 2 cm 的正常膀胱组织，切缘建议送术中冰冻，若冰冻检查切缘阳性，则需扩大切除膀胱切缘；若回报为阴性，则可采用双层缝合关闭膀胱。第一层为连续缝合黏膜和黏膜下层，第二层用可吸收线于肌层做连续缝合。膀胱内放置尿管，向膀胱内注入盐水以检查缝合的严密性。一般无须膀胱造瘘，避免肿瘤种植，尿管通畅引流即可，膀胱缝合处放置引流管。

（三）术后并发症与处理

（1）尿漏是术后常出现的并发症，引流量明显增加，查引流液肌酐较高，出现尿漏应延长尿管留置时间，保持尿液引流通畅，拔除引流管之前建议行膀胱造影检查，是否有造影剂外渗，一般都可以自愈。

（2）术中除了完整切除肿瘤外，还要尽量保证有效膀胱容量，若膀胱切除过多或术前膀胱容量很小，则排尿紊乱也是常常出现的并发症。

（3）肿瘤复发和膀胱外肿瘤的种植是晚期并发症，术前需要和患者充分沟通，具有很好的依从性，术后需要长期规律的随访，必要时行挽救性根治手术治疗。

（四）术后辅助治疗与随访

虽然严格筛选病例可以达到较好的预后，但术后建议联合放疗和化疗的综合治疗。术后需要长时间的膀胱镜复查，严密监测肿瘤复发，必要时行挽救性膀胱切除术。不到 5% 的肌层浸润型膀胱癌可通过膀胱部分切除达到治愈的目的。施行保留膀胱的手术，术后辅以化学治疗和放射治疗的综合治疗可以改善预后，文献统计 5 年总体生存率为 45%～73%，10 年总体生存率为 29%～49%[23]。

（五）术式评价

尿流改道手术技术的提高以及膀胱部分切除术后的高复发率，是不建议浸润性膀胱癌患者行部分切除术的主要原因。Capitanio 等[25]对比 1 573 例膀胱部分切除患者和 5 670 例行膀胱根治术患者，两组 5 年的总生存率分别为 57.2% 和 54.6%，没有显著差异。同时疾病相关存活率分别为 70.3% 和 69.2%，也没有显著差异。这项研究提示，膀胱部分切除及适当的盆腔淋巴结清扫与膀胱根治术相比，可以达到相似的肿瘤控制效果。辅助化疗可以提高疾病相关存活率，但不影响总的生存率。术后严密监测肿瘤复发，必要时行挽救性膀胱切除术。需要提出的是，需要大数据进一步评估浸润性膀胱癌部分切除术对患者生活质量与肿瘤学预后的影响。

（瓦斯里江·瓦哈甫　邢念增）

参 考 文 献

［1］ ALAN J WEIN, LOUIS R KAVOUSSI, ALAN W PARTIN, et al. Campbell-Walsh urology—Eleventh edition [M]. Philadelphia Elsevie, 2016.

［2］ 那彦群, 叶章群, 孙颖浩, 等. 2014 版中国泌尿外科疾病诊断治疗指南 [M]. 北京: 人民卫生出版社, 2013.

［3］ FONTEYNE V, OST P, BELLMUNT J, et al. Curative Treatment for Muscle Invasive Bladder Cancer in Elderly Patients: A Systematic Review [J]. Eur Urol, 2018, 73 (1): 40-50.

［4］ KADER A K, RICHARDS K A, KRANE L S, et al. Robot-assisted laparoscopic vs open radical cystectomy: comparison of complications and perioperative onco- logical outcomes in 200 patients [J]. BJU Int, 2013 112 (4): E290-294.

［5］ KHAN M S, ELHAGE O, CHALLACOMBE B, et al. Long-term outcomes of robot-assisted radical cystectomy for bladder cancer [J]. Eur Urol, 2013 (64): 219-224.

［6］ KNOX M L, EL-GALLEY R, BUSBY J E. Robotic versus open radical cystectomy: identification of patients who benefit from the robotic approach [J]. J Endourol, 2013 27 (1) 40-44.

［7］ ANTONI S, FERLAY J, SOERJOMATARAM I, et al. Bladder cancer incidence and mortality: a global overview and recent trends [J]. Eur Urol, 2016 71 (1): 96-108.

［8］ DORIN R P, DANESHMAND S, EISENBERG M S, et al. Lymph node dissection technique is more important than lymph node count in identifying nodal metastases in radical cystectomy patients: a comparative mapping study [J]. Eur Urol, 2011, 60 (5): 946-952.

［9］ MARSHALL S J, HAYN M H, STEGEMANN A P, et al. Impact of surgeon and volume on extended lymphadenectomy at the time of robot-assisted radical cys- tectomy: results from the International Robotic Cystectomy Consortium (IRCC) [J]. BJU Int, 2013 111 (7): 1075-1080.

［10］ TARIN T V, POWER N E, EHDAIE B, et al. Lymph node-positive bladder cancer treated with radical cystectomy and lymphadenectomy: effect of the level of node positivity [J]. Eur Urol, 2012, 61 (5): 1025-1030.

［11］ PAREKH D J, MESSER J, FITZGERALD J, et al. Perioperative outcomes and oncologic efficacy from a pilot prospective randomized clinical trial of open versus robotic assisted radical cystectomy [J]. J Urol, 2013, 189 (2): 474-479.

［12］ SNOW-LISY D C, CAMPBELL S C, GILL I S, et al. Robotic and laparoscopic radical cystectomy for bladder cancer: long-term oncologic outcomes [J]. Eur Urol, 2014 65 (1): 193-200.

［13］ 邢念增. 泌尿外科微创手术图谱 [M]. 北京: 中华医学电子音像出版社, 2017.

［14］ 瓦斯里江·瓦哈甫, 马鑫, 张旭, 等. 机器人辅助完全腹腔镜下根治性膀胱全切加尿流改道术后短期随访结果 (附 10 例报告) [J]. 微创泌尿外科杂志, 2014, 3 (1): 12-16.

［15］ ABAZA R, DANGLE P P, GONG M C, et al. Quality of lymphadenectomy is equiva- lent with robotic and open cystectomy using an extended template [J]. J Urol, 2012 187 (4): 1200.

［16］ CHALLACOMBE B J, BOCHNER B H, DASGUPTA P, et al. The role of laparoscopic and robotic cystectomy in the management of muscle-invasive bladder cancer with special emphasis on cancer control and complications [J]. Eur Urol, 2011, 60 (4): 767-775.

[17] DESAI M M, GILL I S, DE CASTRO ABREU A L, et al. Robotic intracorporeal orthotopic neobladder during radical cystectomy in 132 patients [J]. J Urol, 2014 (192): 1734-1740.

[18] MENON M, et al. Nerve-Sparing robot-assisted radical Cystectomy: result from the international robotic cystectomy consortium [J]. Eur Urol, 2013 64 (1): 52-57.

[19] JOHAR R S, HAYN M H, STEGEMANN A P, et al. Complications after robot-assisted radical cystectomy: results from the International Robotic Cystectomy Consortium [J]. Eur Urol, 2013 (64): 52.

[20] 陈光富, 张旭, 史立新, 等. 机器人辅助腹腔镜下根治性膀胱切除加尿流改道术的临床分析 [J]. 中华泌尿外科杂志. 2012. 33 (10): 744-748.

[21] HABERMAN K, WITTIG K, YUH B, et al. The effect of nerve-sparing robot-assisted radical cystoprostatectomy on erectile function in a preoperatively potent population [J]. J Endourol, 2014 (28): 1352-1356.

[22] 张旭. 泌尿外科腹腔镜与机器人手术学 [M]. 北京: 人民卫生出版社, 2015.

[23] GIACALONE N J, SHIPLEY W U, CLAYMAN R H, et al. Long-term Outcomes After Bladder-preserving Tri-modality Therapy for Patients with Muscle-invasive Bladder Cancer: An Updated [J]. Eur Urol, 2017, 71 (6): 952-960.

[24] HERR H W. Transurethral resection of muscle-invasive bladder cancer: 10-year outcome [J]. J Clin Oncol, 2001, 19 (1): 89-93.

[25] CAPITANIO H. et al. Partial cystectomy doeenot undormine concer contrat in appropritely selected patients with wrotheliat carcinoma of bladdar: a population-baced matched analysis [J]. Urology, 2009, 74 (4): 858-864.

[26] MILLER K D, SIEGEL R L, LIN C C, et al. Cancer treatment and survivorship statistics, 2016 [J]. CA Cancer J Clin, 2016 (66): 271-282.

第 1 节　输尿管皮肤造口术

一、概述

输尿管皮肤造口是最早的非可控性尿流改道方法。1856 年 Gigon 提出了输尿管皮肤造口的理念，1881 年 hayes Agnew 实施第一例输尿管皮肤造口，患者因为外伤造成输尿管损伤。1913 年 Papin 首次为膀胱癌根治术的患者实施双侧输尿管皮肤造口。输尿管皮肤造口术常作为永久性尿流改道的简单方式之一，其优点是不需要使用肠道。根据输出输尿管的方法可分为单侧输尿管皮肤造口，双侧输尿管双口皮肤造口，双侧输尿管单口皮肤造口。对双侧输尿管单口造口的输尿管的处理方式，有双输尿管并行吻合、双输尿管侧 - 侧吻合共同出口、输尿管 Y 形吻合、单输尿管皮肤造口。造口的皮瓣有多种形式，常用的皮瓣技术包括：V 形皮瓣造口、Z 形皮瓣造口、H 形皮瓣造口、O 形皮肤切除造口。单纯的 O 形皮肤切除造口术易出现术后造瘘口狭窄、感染、收集尿液困难，因此催生多种皮瓣造口技术应用，来降低上述并发症的发生率：①H 形和 V 形皮瓣相对简单，适合于多数患者；②Z 形皮瓣相对复杂，适合于双侧输尿管均扩张患者；③双侧输尿管双口皮肤造口适合双侧输尿管均扩张的患者；④双侧输尿管单口皮肤造口，适合一侧输尿管扩张，一侧输尿管正常的患者；⑤单侧输尿管皮肤造口：其他不适用上述两种情况的患者。

二、手术适应证与禁忌证

（一）适应证

①膀胱癌根治术，先天性膀胱外翻不能耐受复杂手术或肠道不适合做尿流改道者；②盆腔肿瘤全盆器官切除术患者心肺极差，不能耐受其他手术方式；③盆腔器官晚期肿瘤侵犯或压迫下段输尿管；④其他需要做尿流改道，又不适合用肠道做尿流改道的情况。

（二）禁忌证

①输尿管本身有广泛的病变或狭窄；②输尿管周围组织病变使输尿管不能分离或分离后血液供应丧失；③患者不适合佩戴集尿袋。

三、术前准备

输尿管皮肤造口术的术前准备主要做以下工作：①术前教育，做好心理辅导：告知患者术后需要佩戴集尿袋及相关的注意事项；②配血是术前常规准备工作之一；③皮肤清洁与备皮；④做好造口位置标记与设计；⑤常用器械准备包括输尿管支架管（单J管）、导丝和4-0可吸收缝线。

四、手术步骤与操作要点

（一）V形皮瓣造口

在全麻或硬膜外麻醉成功后，患者取平卧位，如果一侧输尿管皮肤造口可以采用患侧臀部垫高倾斜45°；V形切开皮肤，去掉部分皮下脂肪组织。在皮肤切口相对位置十字切开腹外斜肌腱膜，将输尿管无张力拉出皮肤约3.0 cm。4-0可吸收线将输尿管固定在腹外斜肌腱膜2针。对系膜侧剪开输尿管壁0.5~1.0 cm（图9-1）；4-0可吸收缝线将皮肤尖端与剪开的输尿管低端缝合（图9-2）；缝合输尿管两角与皮肤切口两角，外翻输尿管。缝合周边，形成乳头（图9-3）。

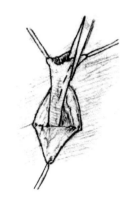 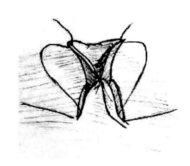 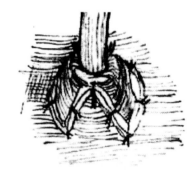

图9-1　对系膜侧剪开　　　图9-2　将皮肤尖端与剪开的输

输尿管壁0.5~1.0 cm　　　　尿管低端缝合　　　　　图9-3　输尿管外翻缝合形成乳头

（二）Z形和H形皮瓣造口

①做皮肤Z形切口，去掉部分皮下脂肪组织。将输尿管无张力拉出皮肤约3.0 cm。4-0可吸收线将输尿管固定在腹外斜肌腱膜2针，对系膜侧剪开输尿管壁0.5~1.0 cm（图9-1、图9-4、图9-5）；②在皮肤切口相对位置十字切开腹外斜肌腱膜[1]（图9-6）；③将输尿管无张力拉出皮肤约3.0 cm。4-0可吸收线将输尿管固定在腹外斜肌腱膜2针，对系膜侧剪开输尿管壁0.5~1.0 cm（图9-7）；④将输尿管与皮肤呈V形缝合（图9-8）；H形皮瓣造口的手术操作要点见（图9-9~图9-11）。

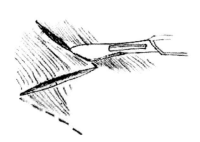

图 9-4　做皮肤 Z 形切口

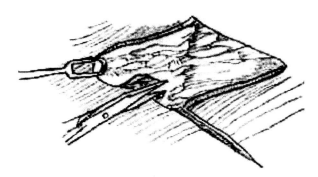

图 9-5　去掉部分皮下脂肪组织

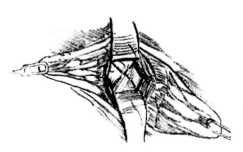

图 9-6　腹外斜肌腱膜做十字形切开

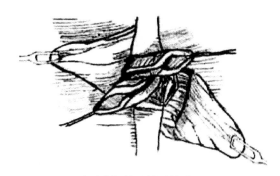

图 9-7　对系膜侧剪开输尿管壁 0.5～1.0 cm

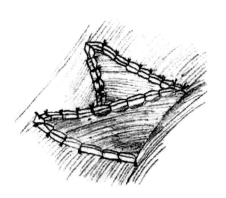

图 9-8　将输尿管与皮肤呈 V 形缝合

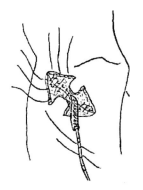

图 9-9　做皮肤弓状切口

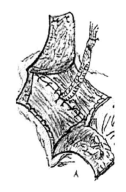

图 9-10　将中央做成对称的皮瓣

（三）O 形皮肤切除造口

　　于选定的位置圆形切除皮肤，剪去皮下脂肪至腹外斜肌腱膜，在皮肤切口相对位置十字切开腹外斜肌腱膜，输尿管从腹膜后拖出至皮肤切口外，输尿管固定于腹外斜肌腱膜，剪开输尿管并与皮肤外翻吻合（图 9-12）。

（四）单双侧输尿管皮肤造口

①单侧输尿管皮肤造口：选取皮肤切口位置，一般位于髂前上棘与脐连线，腹直肌外缘外侧。在选定的位置做圆形切口。游离输尿管，将其从腹膜后牵出至于切口外，将输尿管固定于腹外斜肌腱膜，输尿管末端纵行切开，外翻并与皮肤切口缝合（图9-13）。②双侧输尿管双口皮肤造口：手术步骤同单侧输尿管皮肤造口方法（图9-14）。

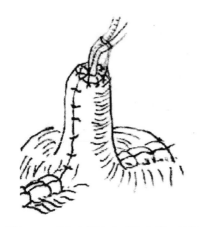

图 9-11　对称皮瓣吻合成乳头状，输尿
　　　　　管从乳头中央牵出

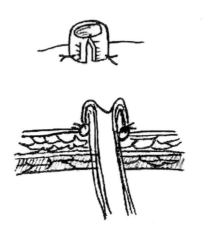

图 9-12　O 形皮肤切除造口

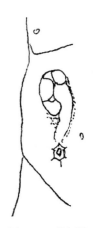

图 9-13　单侧输
　　　　尿管皮肤造口

（五）双侧输尿管单口皮肤造口

①一般选取右侧髂前上棘与脐连线腹直肌外缘外侧；②先将右侧输尿管于腹膜后游离；③将左侧输尿管于腹膜后游离，并于腹膜后肠系膜下动脉下方，腹主动脉前方牵向右侧；④将两侧输尿管同时由皮肤切口拉出，输尿管固定于腹外斜肌腱膜，将两个输尿管末端分别纵行切开并做侧 - 侧吻合；⑤将输尿管侧 - 侧吻合形成的共同开口外翻与皮肤切口吻合（图9-15）。

五、主要并发症与护理要点

（一）主要并发症

①尿液性皮炎，严重时出现皮肤溃疡。予以清洁皮肤，可使用护肤粉等；②吻合口感染。注意造瘘口清洁；③吻合口狭窄。吻合时适当扩大皮肤造口；④输尿管扩张，肾积水，肾功能不全。定期更换单J管引流；⑤输尿管末端缺血坏死。游离输尿管时尽量保留输尿管血供，避免剥离输尿管过于彻底。

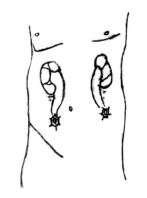

图 9-14　双侧输尿管双口皮
肤造口

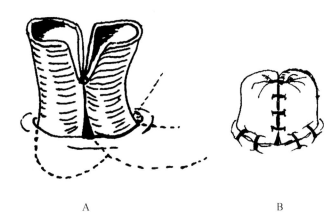

图 9-15　双侧输尿管单口皮肤造口
A：输尿管侧 - 侧吻合形成单皮肤造口；B：造口外翻形成乳头状

（二）护理要点

①保持各引流管道通畅，尤其是输尿管支架管的通畅；②密切观察造口的活力、形态和大小。

六、术式评价

输尿管皮肤造口的并发症主要有输尿管造口狭窄、输尿管坏死、闭塞、回缩等，即使不出现造口或输尿管狭窄也会因为输尿管迂曲、成角、受压等造成梗阻。这些情况影响了输尿管皮肤造口的应用。但是，对于年老、身体状态差或者肠道不适合用于尿流改道的患者，输尿管皮肤造口无疑是简单、创伤小的解决排尿问题的方法。有专家改进了造口的腹壁通道，将输尿管与腹直肌前后鞘固定，减轻了腹壁肌肉对输尿管的挤压。可以使约 90% 的患者不用放输尿管支架管（modified tequenic for improving tubless cutaneous ureterostomy）[2]。在多数专著和论文当中，输尿管多是通过腹直肌与皮肤吻合[3-4]。由于腹直肌的位置靠近中线，对侧的输尿管重复膜外拉出，需要有更大的弯曲角度。这不利于保持输尿管的通畅。清华大学第一附属医院采用腹直肌外侧，经腹内斜肌造口更有利于输尿管以较小的角度拉出，有利于保持通畅。虽然这是一个简单的手术，但是要求手术精度高。在分离输尿管时精细的锐性分离比钝性分离更有利于保护血液循环。穿过腹壁时要平坦、小角度通过通道，没有扭曲，没有张力。如果是双侧输尿管造口，最好采用单出口，并且两个输尿管同时拉出，并做侧 - 侧吻合的共同开口。Y形端侧吻合，由一个输尿管造口的方式容易出现输尿管吻合口的狭窄或漏尿，术后处理时更加困难。由于集尿袋的改进，对造口是否有乳头要求不高。双输尿管共同开口的乳头可以更好地预防狭窄。

（吴小侯　李胜文）

第 2 节　膀胱腹壁造口术

膀胱造口是解决膀胱颈部及尿道部梗阻的尿流改道方法。可以是暂时性的治疗措施，也可以用于永久性解决排尿问题[5-6]。

一、手术适应证

（1）膀胱出口梗阻　前列腺增生、晚期前列腺癌、精囊癌以及浸润膀胱和前列腺的宫颈癌、直肠癌等梗阻造成的膀胱排空障碍，导尿失败者。

（2）尿道疾病引起的梗阻　先天性尿道缺如、严重复杂的畸形，尿道狭窄、闭锁，化脓性前列腺炎、尿道炎，尿道周围脓肿及尿道瘘，不能治愈的尿道肿瘤或全尿道切除者。

（3）神经源性膀胱　神经源性膀胱不能长期留置导尿管者。

（4）泌尿及其他盆腔手术后　如膀胱结石取石术、膀胱部分切除术、膀胱憩室切除术、前列腺切除术、尿道成形或吻合术。

（5）危重患者需要检测尿量，导尿失败者。

二、术前准备、麻醉与体位

（一）术前准备

（1）术前应用抗生素控制膀胱内感染。

（2）已经有留置导尿管者，应该做好膀胱冲洗并保持膀胱适度充盈。

（3）术前皮肤准备。

（二）麻醉

局部麻醉、椎管内麻醉、静脉麻醉。

（三）体位

平卧位，臀部垫高。

三、手术步骤

（一）耻骨上膀胱穿刺造瘘术

（1）器械　①套管膀胱穿刺器：由穿刺针芯和开口的套管组成（图 9-16）；②一次性膀胱穿刺套装：针穿刺针、导丝、扩张器、剥皮鞘、气囊导管组成（图 9-17）。

（2）经导尿管或膀胱穿刺注入生理盐水 300 mL 左右，充盈膀胱至在耻骨上可以触到，

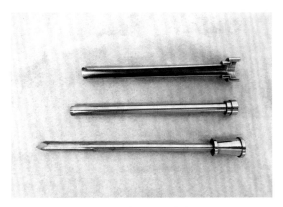

图 9-16 套管膀胱穿刺器

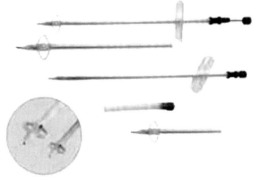

图 9-17 一次性膀胱穿刺套装

或超声探查证实膀胱充盈，穿刺点位于腹膜外。

（3）耻骨联合上 1～3 cm 选择穿刺点。用 G18-20 穿刺针刺入的同时回吸，当吸出尿液时说明已进入膀胱。在皮肤表面用止血钳夹住穿刺针，标记进入深度（图 9-18）。如果用穿刺套装，可在超声指示下穿刺，进入膀胱后拔除针芯，放入导丝。

（4）通过穿刺点做 0.5～1.0 cm 长切口，切开皮肤、皮下组织、腹直肌前鞘（图 9-19）。按照测量的深度将穿刺器刺入膀胱，取出针芯，沿套管置入导尿管，囊内注水 10 mL（图 9-20）。如果用穿刺套装，沿导丝扩张通道至放入剥皮鞘，通过剥皮鞘置入导尿管，囊内注水 10 mL（图 9-21、图 9-22）。提拉导尿管，调整位置，使导尿管尖端离开膀胱三角区。丝线缝合固定导尿管（图 9-23）。

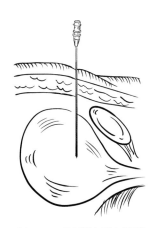

图 9-18 穿刺针刺入膀胱
标记刺入深度

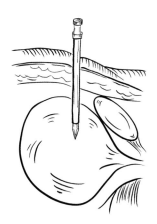

图 9-19 经过穿刺点切口

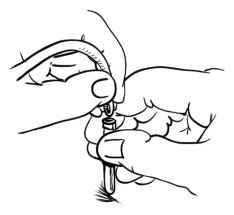

图 9-20 经套管置入导尿管

（二）耻骨上膀胱造瘘术

（1）经导尿管或膀胱穿刺注入生理盐水 300 mL 左右，充盈膀胱至在耻骨上可以触到。

（2）耻骨上做下腹纵行切口，或耻骨上 2 cm 弧形切口，切口长 5 cm。切开皮肤、皮

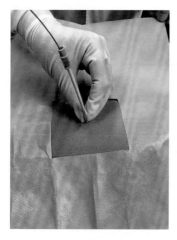

图 9-21　沿导丝扩张通道

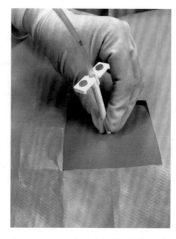

图 9-22　经过剥皮鞘放入导尿管

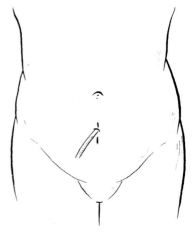

图 9-23　缝合切口并固定导尿管

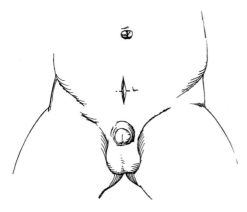

图 9-24　皮肤切口

下组织（图 9-24）。

（3）横行切开腹直肌前鞘（图 9-25）。

（4）钝性分离腹直肌，显露膀胱前脂肪。向上推开腹膜反折（图 9-26）。

（5）4 号丝线缝合膀胱前壁或 Allis 钳提起膀胱前壁，注射器穿刺证实后纵行切开膀胱前壁（图 9-27）。

（6）Allis 钳夹持膀胱壁全层，用金属导芯或弯血管钳拉直花瓣导管并置入膀胱。向上提拉导尿管使其尖端离开膀胱三角区（图 9-28）。

（7）3-0 可吸收线缝合膀胱切口并固定导管（图 9-29）。

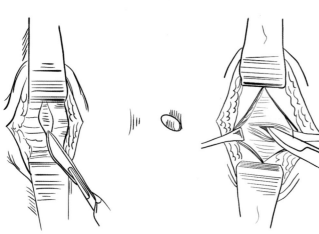

图 9-25　横行切开腹直肌前鞘

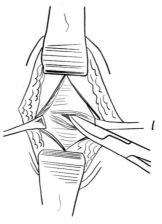

图 9-26　钝性分离腹直肌

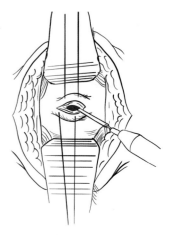

图 9-27　切开膀胱前壁

（8）在切口旁另做切口将导尿管引出。耻骨后放置引流管，逐层缝合切口各层组织。丝线将导尿管固定在皮肤切口（图9-30）。

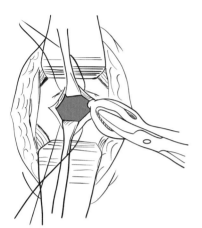
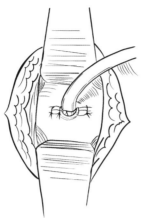
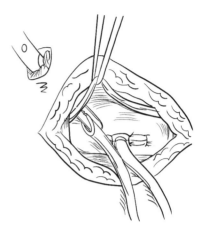

图9-28　花瓣导管拉直后置入膀胱　　　图9-29　缝合膀胱切口并　　　图9-30　耻骨后放置引流管，缝合
　　　　　　　　　　　　　　　　　　　　　　　　　固定导管　　　　　　　　　　　切口

（三）可控性膀胱造口

1. Klauber 法

（1）在耻骨联合上缘1.0 cm做8.0 cm长纵向切口，切开皮肤、皮下组织、腹直肌前鞘，钝性分离腹直肌并向两侧拉开，向上推开腹膜反折，显露膀胱前壁。

（2）取膀胱前壁纵行膀胱瓣9.0 cm长，末端3.0 cm宽，膀胱顶部5.0 cm宽（图9-31）。沿着膀胱瓣延伸分离膀胱后壁黏膜3.0 cm。

（3）包绕F16气囊导尿管，用4-0可吸收线缝合膀胱瓣及膀胱后壁黏膜，形成有活瓣的管道（图9-32、图9-33）。

（4）3-0可吸收线缝合膀胱壁。脐窝做直径1.5 cm圆形切口，将管道末端与脐窝切口吻合形成造口（图9-34）。通过新形成的管道放入导尿管，缝合腹壁切口。

2. Naude 法

（1）在耻骨联合上缘1.0 cm做8.0 cm长纵行切口，切开皮肤、皮下组织、腹直肌前鞘，钝性分离腹直肌并向两侧拉开，向上推开腹膜反折，显露膀胱前壁。

（2）取膀胱前壁纵行膀胱瓣9.0 cm长，末端3.0 cm宽，膀胱颈部5.0 cm宽。

（3）包绕F16气囊导尿管，用4-0可吸收线缝合膀胱瓣形成管道（图9-35）。缝合膀胱切口。

（4）在阴蒂阴唇皱褶处做一1.5 cm×1.5 cm的U形皮瓣（图9-36）。在耻骨前皮下做潜行隧道，新形成的管道经此隧道由阴唇切口引出，导管近端应位于耻骨后，导管与膀胱形成一个锐角（图9-37）。导管与皮肤切口吻合，U形皮瓣向内翻转与管道开口前壁吻合。通过新形成的管道放入导尿管。

（5）缝合腹壁切口。

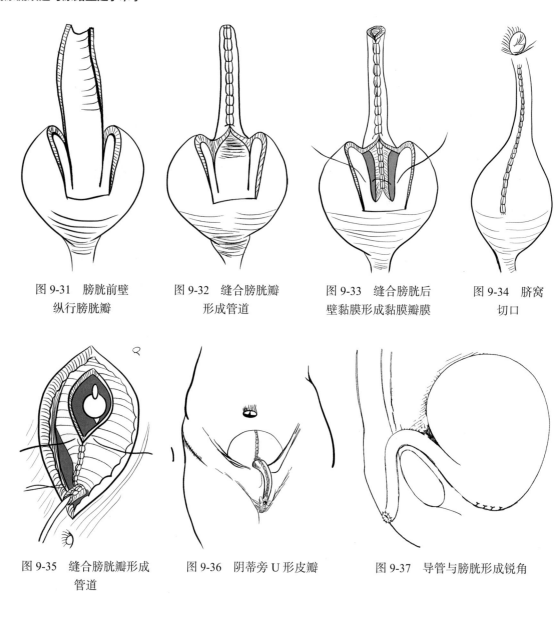

图 9-31　膀胱前壁　　　　图 9-32　缝合膀胱瓣　　　　图 9-33　缝合膀胱后　　　图 9-34　脐窝
　　纵行膀胱瓣　　　　　　　形成管道　　　　　　壁黏膜形成黏膜瓣膜　　　　切口

图 9-35　缝合膀胱瓣形成　　　图 9-36　阴蒂旁 U 形皮瓣　　　图 9-37　导管与膀胱形成锐角
　　管道

（四）膀胱腹壁造口术

1. Lapides 膀胱造口术

（1）下腹横切口，切口皮肤、皮下组织、腹直肌前鞘，钝性分开腹直肌，向上推开腹膜反折，显露膀胱前壁。在膀胱前壁做 4.0 cm×4.0 cm 大小向上的舌形膀胱瓣（图 9-38）。

（2）脐下 3.0 cm 位置做 3.5 cm×3.5 cm 大小向下的舌形全厚皮瓣（图 9-39）。保证周围皮肤可以粘贴集尿袋。在两个切口之间皮肤下方切除直径 2.5 cm 左右的腹直肌前鞘。

（3）将膀胱瓣向上翻转穿过皮桥用 3-0 可吸收线与脐下方切口缝合（图 9-40）。将舌形皮瓣穿过皮桥用 3-0 可吸收线与膀胱切口缝合（图 9-41）。

（4）耻骨后间隙放置 Penrose 引流管，缝合皮肤切口。

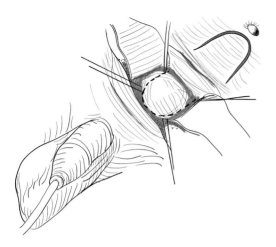

图 9-38　膀胱前壁舌形皮瓣

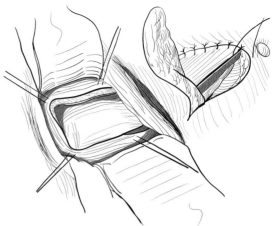

图 9-39　腹壁舌形皮瓣

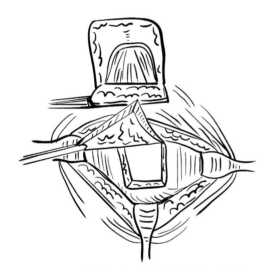

图 9-40　膀胱舌形皮瓣与脐下方切口缝合

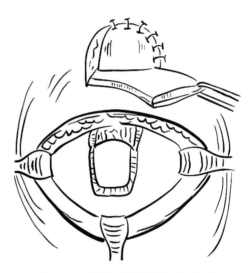

图 9-41　舌形皮瓣与膀胱切口缝合

2. Blocksom 儿童膀胱造口术

（1）在耻骨联合和脐之间（距离耻骨联合至少 2.0 cm）做 2.0 cm 长横行切口，切开皮肤、皮下组织（图 9-42）。注意切口过低过大会造成膀胱膨出[7]。

（2）腹直肌前鞘做 1.0 cm 十字切口，前鞘瓣与肌肉分离，保障造瘘口通畅（图 9-43）。

（3）显露膀胱前壁，缝合牵引线。向下牵拉膀胱，推开腹膜，分离出闭锁的脐动脉和脐尿管（图 9-44）。

（4）将膀胱后壁拉至皮肤切口水平。切断脐尿管，打开膀胱（图 9-45）。3-0 可吸收线将膀胱浆肌层固定在腹直肌前鞘切口边缘 6～8 针，形成内径 F24 的造口（图 9-46）。缝合皮下组织。

（5）用 5-0 可吸收线将膀胱全层表皮下层间断缝合形成造口（图 9-47）。缝合皮肤切口的其余部分。

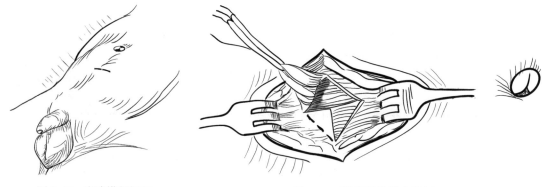

图 9-42　皮肤横行切口　　　　　　　　　　图 9-43　腹直肌前鞘十字切口

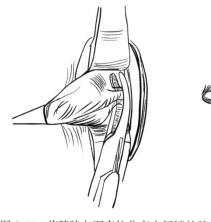
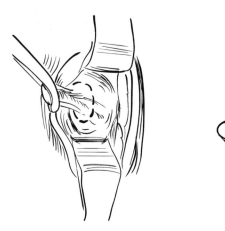

图 9-44　将膀胱向下牵拉分离出闭锁的脐动脉　　图 9-45　切断脐尿管，打开膀胱
　　　　　和脐尿管

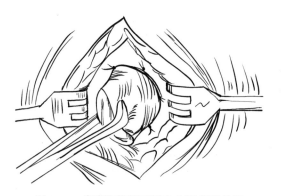
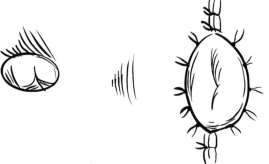

图 9-46　将膀胱浆肌层固定在腹直肌前鞘　　图 9-47　将膀胱壁全层与表皮下层间断缝合

四、术后处理、主要并发症的预防与处理

（1）保持造口内的引流管通畅，防止尿液外渗影响切口愈合。

（2）耻骨后引流管根据情况在术后 24～48 小时拔除。

（3）非可控膀胱腹壁造口的引流管在术后 2 周拔除，采用集尿袋。如果术后造口引流管周围漏尿，可以尽早改用粘贴式集尿袋。

（4）暂时性膀胱造瘘根据情况在术后适时拔除。

（5）术后应用抗生素预防感染，1 周后拆除皮肤缝合线。造口可吸收缝合线可自然脱落。

（6）鼓励患者适当多饮水，以利于有足够的尿液冲洗膀胱，防止感染的发生。

（7）关注引流管的固定情况，防止脱落。

（8）长期留置的造瘘管应注意预防结石形成，4～6 周更换一次。造瘘管意外脱落应及时放置新的引流管，防止造瘘口回缩。

五、术式评价

作为尿流改道常用的方法之一，膀胱造口手术有多种形式。在应用过程中要根据病情、医疗条件和医疗目的不同选择术式。原则上在满足治疗要求的前提下，首先选择简单和损伤小的方式解决排尿问题。随着技术和器械的进步，耻骨上膀胱穿刺造瘘更常应用于临床，尤其是有开口的金属套管有利于放置气囊导尿管。穿刺套装的穿刺针可以在超声引导下进入膀胱，大大增加了手术的安全性。导丝扩张器的应用进一步保障了安全，剥皮鞘的应用可以放入直径更大的导管。但是对于有下腹部手术病史的情况，腹膜及肠管可以黏连在盆腔较低的位置，很容在穿刺时受到损伤。开放的耻骨上造口术具有更好的安全性。对于永久性膀胱造口，采用膀胱直接开口于腹壁的方式，既可防止造口狭窄，又有利于更换尿管。对于高张力神经源性膀胱，采用 Lapides 术式更有利引流尿液和防止造瘘管产生的膀胱刺激症状。对于低张性神经源性膀胱，扩大的膀胱更适合于可控性膀胱造口。

（王文佳　吴新姿　李胜文）

第 3 节　Bricker 回肠膀胱术

回肠膀胱术系 1950 年 Bricker 首次成功地应用于临床，故又称为 Bricker 手术。尽管可控性尿流改道及原位尿流改道的适应证在扩大，回肠膀胱术仍然是膀胱切除术后最常用的尿流改道术。回肠膀胱术基本步骤是取一段带系膜的游离回肠，将其近口端关闭后与两侧输尿管吻合，远口端行腹部皮肤造口，尿液经此造口排出体外。实践表明，回肠膀胱术是一种简单、快捷、并发症较少、临床效果比较满意的经典尿流改道术式，其优点是回肠膀胱较短，形若"通道（conduit）"，尿液引流通畅，术后回肠膀胱黏膜对尿液中的代谢产物和电解质的吸收较少，极少发生电解质紊乱，输尿管反流的发生率亦较低。主要缺点是回肠膀胱无储尿功能，需要终身佩戴集尿器，同时也改变了患者的排尿习惯。因此，医护人员在手术前后要做好患者健康教育与心理辅导，使患者术后尽快适应康复过程。

一、手术适应证与术前准备

（一）手术适应证

（1）高恶性膀胱癌、尿道癌或女性内生殖器的恶性肿瘤而需要施行膀胱全切除术或全盆切除术的患者。

（2）邻近器官的晚期恶性肿瘤导致膀胱广泛受累而需要全膀胱切除者。

（3）间质性膀胱炎或其他炎性疾病所致膀胱挛缩，膀胱容量显著缩小者亦可作为一种治疗选择。

（4）患神经源性膀胱功能障碍，伴有膀胱输尿管反流、上行性肾积水、反复感染及肾功能受损者[8]。

（二）术前准备

根治性膀胱切除及尿流改道术是泌尿外科最复杂、并发症最多的手术之一，国内外不少临床研究结果证明采用加速康复外科（enhanced recovery after surgery，ERAS）方案可加快该术式术后患者康复进程，如缩短术后恢复肛门排气、肠道蠕动、早期进食、缩短住院时间，而不增加术后早期并发症的发生率。手术前主要做好以下准备。①驱虫治疗：如患者有肠道蛔虫感染，应先行驱虫治疗，如术中发现回肠内有蛔虫，应在肠吻合前将虫取出；②纠正水、电解质平衡或贫血治疗：如患者存在水、电解质平衡失调、维生素缺乏、严重贫血等情况应先行调整治疗；③肠道准备：已有研究结果表明传统机械性肠道准备可导致水、电解质的丢失及紊乱，患者并无获益，还会增加手术应激及术后并发症。传统肠道准备要求术前口服不经肠道吸收的抗生素3天，如甲硝唑、庆大霉素、新霉素、红霉素等，近年的研究结果显示，这些措施可能导致菌群失调和维生素K缺乏，破坏肠道自身免疫功能，因此不建议常规使用。可以在术前1天服用泻药，如甘露醇、复方聚乙二醇电解质等，不行清洁灌肠，不使用肠道抗生素。但对于严重便秘的患者，建议术前给予充分的机械性肠道准备，并联合口服抗生素术前清洁灌肠；④术前禁食和口服碳水化合物饮品：有研究结果表明，术前给予碳水化合物可缓解口渴、减少手术及饥饿所致胰岛素抵抗、有效减少手术应激。美国及欧洲麻醉学会均推荐术前6小时禁食、2小时禁饮，术前2～3小时可口服含碳水化合物饮品，但须是无渣清亮饮品；⑤造口位置选择及试行佩戴接尿器：选择一个合适的造瘘口位置很重要。造瘘口位置不佳，可能会导致患者终生的适应性差、尿液渗漏以及随之而来的羞耻感和皮肤并发症等。造瘘口的标准位置在右下腹，为了使集尿袋紧贴皮肤无泄漏，造口必须与脐部、切口、其他腹部伤口及骨状隆起（如髂前上棘）等保持一定距离。此外，造口不能选择在任何皮肤自然皱褶部位，要在腰线的上部或下部。出于这个原因，术前要对患者的多个体位进行评估（包括坐姿），并确定患者的上腹部腰带部位；⑥健康教育与心理辅导：回肠膀胱术后将改变了患者正常的排尿途径，术前医护人员应耐心与患者或家属进行沟通与心理辅导，说明选择该术式的必要性和佩戴尿袋的方法，术后注意事项，以便使患者在心里和相关知识方面作好准备，有利于术后快速康复[9]。

二、相关解剖知识

（一）回结肠动脉

起自肠系膜上动脉的右侧壁的下部，在壁腹膜之后，斜向右下，至盲肠附近分为结肠支、盲肠支和回肠支，分别供应升结肠下份、盲肠、回肠末端及供应阑尾的阑尾动脉（图9-48）[10]。

（二）空回肠动脉

共有20余支，自肠系膜上动脉的左侧壁发出，在肠系膜中行向回肠，每支动脉先分为二支，与其邻近的动脉分支吻合形成第一级动脉弓，弓的分支再吻合成二级弓、三级弓，最多可达五级弓，自末级动脉弓上发出的分支，垂直分布到回

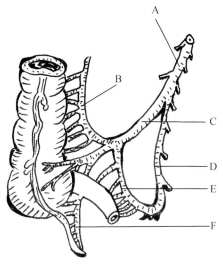

图 9-48　回盲部的动脉

A：肠系膜上动脉；B：结肠支；C：回结肠动脉；D：回肠动脉；E：回肠支；F：阑尾动脉

肠壁，它们在肠壁内吻合不丰富（图9-49）。一般在空肠的近段只见一级弓，越向回肠末端，弓的级数越多。这种弓形吻合，保证肠管在运动和变换位置时都能得到血液供应。行回肠部分切除吻合术时，除肠系膜作扇形切断外，对肠管的切断，应较扇形更多切除一些对系膜缘，以保证吻合的肠管有充分的血液供应[10]。

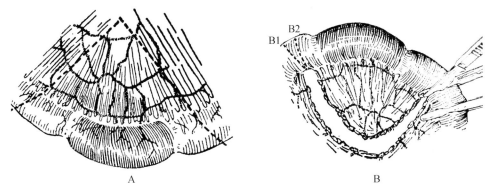

图 9-49　空、回肠切除术的切除范围

A：虚线表示肠系膜和空、回肠切除术的切除范围　B：B1示切除肠管的正确切线、B2示错误切线

（三）空、回肠的鉴别

外科手术中打开腹膜腔后，可借助下列各点鉴别空肠和回肠：①空肠盘曲在左上腹部、横结肠系膜左侧部的下方，回肠主要位于右下腹部，并有小部分位于盆腔内；②空肠管径大、壁厚、色稍红；回肠管腔较小、壁较薄，色稍白；③空肠的系膜附于腹后壁的上部并位于主动脉腹部的左方；回肠的系膜的附着处则较低，且位于主动脉腹部的右侧；④空肠的系膜内的血管形成1～2级的弓状吻合，自末级弓发出较长和较少的分支至

肠壁；回肠的系膜内的血管则形成三或四级，甚至更多级的弓状吻合，末级弓发出多数短的分支到达肠壁；⑤空肠的肠系膜内仅在根部有脂肪；回肠侧的系膜内，从根部到肠壁侧都沉积有脂肪[10]。

三、手术步骤与操作要点

回肠膀胱术主要手术步骤和操作要点包括：①在硬膜外或全身麻醉成功后，患者取平卧位，头部略低；②取下腹部正中切口开腹，于乙状结肠系膜两侧切开盆腔后腹膜，将双侧输尿管中下段游离，注意保护其血液供应；③接近膀胱处切断输尿管，结扎其远端，近侧端插入 F7 单 J 支架管，暂时引流肾盂内尿液；④用手指于骶岬前方、乙状结肠系膜后方做钝性分离，形成一通道，将左侧输尿管经此通道移至右侧；⑤回肠导管的部位：在回肠末端距回盲瓣 15 cm 处切取长约 15 cm 游离肠袢，对于腹壁较厚的患者需要量取更长的距离。距回盲瓣的距离，应优先考虑血管走行的状态，没有必要坚持 15 cm；⑥可在透光下观察血管走行，确定回结肠动脉与回肠动脉之间界限，决定回肠导管肛门侧切开线（图 9-50）。如有必要，肠系膜远端部分切口可以贴近肠系膜根部，因为这部分系膜将留在腹腔内，肠系膜近侧部分的切口长度可短些；⑦分离肠系膜，保护其血液供应，最好保留两条动脉，留下尾线用来标识回肠膀胱的近端，并重新评估预备回肠膀胱的血液供应；⑧用生理盐水冲出肠腔内容物，再用碘伏溶液冲洗肠腔，将近端与远端回肠于游离肠袢上方作端 - 端吻合，以恢复其连续性。修补肠系膜空隙（图 9-51）；⑨用 2-0 可吸收缝线间断闭合回肠肠袢的近端，浆肌层包埋（图 9-52）；⑩在回肠肠袢近端对系膜缘侧作两个小切口，分别与双侧输尿管作端 - 侧吻合：修剪输尿管成斜面，用 4-0 可吸收缝线将输尿管与肠袢创缘作全层间断缝合，第一针缝线线结留于腔内并用其固定单 J 支架管后，将单 J 支架管经游离肠袢管腔拉出远侧端之外[11]（图 9-53、图 9-54）。有术者在输尿管与回肠膀胱吻合过程中采用黏膜下潜行等方法防止尿液反流。笔者认为只要通道通畅，利用回肠的顺蠕动便可有效将尿液排出体外。采用抗反流方式增加了术后输尿管回肠膀胱吻合口狭窄的概率，而此处狭窄处理上困难、复杂；笔者在输尿管回肠膀胱端 - 侧吻合过程中，在保证通道通畅前提下秉承"宁宽勿窄"原则，百余例患者 5 年以上随访，上尿路均无扩

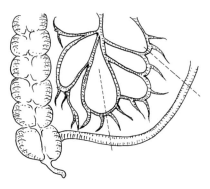

图 9-50　回肠切开线的选择

（虚线示切开部位）

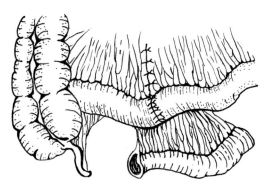

图 9-51　恢复回肠连续性

张；⑪于右下腹髂前上棘与脐连线的中点处作一长约 3 cm 的圆形切口。切口中部依垂直方向切断两侧的腱膜和肌肉，并以丝线将腹外斜肌腱膜和腹横筋膜与腹膜相对创缘作间断缝合（尾线不剪留作后用），形成回肠通道（图 9-55）。将游离肠袢的远端自此通道拉出，留下约 5 cm 的肠段突出皮肤之外，保持肠系膜缘向脐的方向以防止扭转。用预留的尾线将回肠固定于腹膜边缘。将 18 号多孔导尿管插入回肠膀胱内留作引流及术后早期回肠膀胱冲洗用；⑫于回肠末段的对系膜

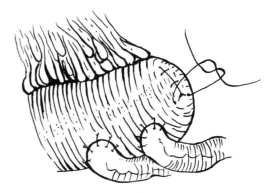

图 9-52　关闭回肠肠袢近端

缘侧纵形切开约 0.7 cm，用丝线将肠管与皮缘做外翻缝合，系膜对面和两侧的缝线于回肠断端的黏膜面穿过肠壁，并于断端 1 cm 及 5 cm 处，穿过肠壁浆膜、肌层，缝线再穿过皮缘，结扎此 3 根缝线后，即可将回肠段外翻，形成 2 cm 长的乳头。另外数针缝线将回肠断端与皮缘间断缝合，并将 3 根导尿管妥善固定（图 9-56、图 9-57）；⑬造口乳头化设计目的是避免术后尿液渗漏，但乳头化步骤即加大了手术难度（尤其肥胖者），也增加了术后造口处并发症（如乳头炎、狭窄等）的发生率。笔者近年采用造口去乳头化，简化了手术步骤，而 5 年随访造口的并发症明显减低；步骤如下：从通道拉出的肠袢的远端仅与皮肤相平，丝线将断端肠管壁全层与皮缘做间断缝合（图 9-58、图 9-59）；⑭用温的生理盐水进行腹腔内充分冲洗，确认无出血和小肠的位置正确后，缝合腹壁切口。

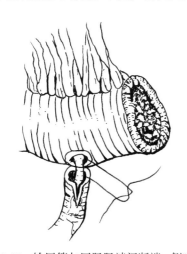

图 9-53　输尿管与回肠肠袢间断端 - 侧吻合

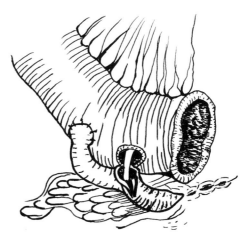

图 9-54　输尿管与回肠肠袢间断端 - 侧吻合

四、术中注意要点

本手术在腹腔内进行，手术范围较大，操作步骤多，手术时间相对较长，为减少术后并发症和利于患者术后快速康复，手术过程应注意以下问题：①尽量减少腹腔暴露的时

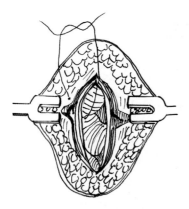

图 9-55　建立腹壁通道 - 间断缝合腹外斜肌腱膜与腹膜相对应创缘

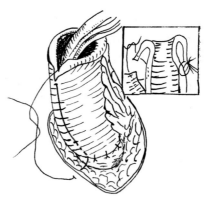

图 9-56　将回肠肠袢远端拉出体外形成导管乳头

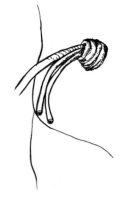

图 9-57　将回肠肠袢远端拉出体外形成导管乳头

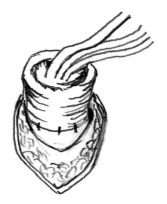

图 9-58　造口去乳头化

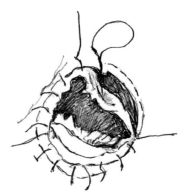

图 9-59　造口去乳头化

间，减少污染的机会，预防和减少术后腹膜炎、肠梗阻等并发症发生的可能性；②腹腔镜微创技术用于膀胱切除术，减少了术中出血及腹腔暴露，而通过标本取出口便可完成回肠膀胱的构建及肠道连续性恢复，是一项可选择的高效微创外科技术；③回肠膀胱只是尿液的通道，所截取的回肠应以 15 cm 左右为宜。回肠导管过长，易引起肠腔内尿液滞留和（或）电解质紊乱；如果回肠导管过短，该段肠管及其系膜存在张力，会引起回肠膀胱的血供不良、腹壁乳头状造口缺血、坏死和回缩。在分离该段肠系膜时注意保证其血供良好；④游离输尿管下段时，注意保留其良好的血供。输尿管回肠膀胱吻合处宜留置输尿管支架管，以免术后肠黏液堵塞吻合口；吻合口缝合不宜过密，以防止吻合口坏死、尿瘘和狭窄；⑤回肠膀胱远端经过的腹壁通道直径以容两横指为度。经腹壁造口的回肠膀胱应无张力，系膜亦应无扭曲和受压。注意将回肠膀胱壁牢固地缝合在腹壁通道的肌层和腹膜上，以免术后发生乳头回缩。

五、术后护理原则

　　回肠膀胱术涉及全膀胱切除，回肠道制作与肠道重建，手术相对较大且复杂，手术后医护人员应重点管理以下问题：①禁食与酌情胃肠减压，肛门排气后可停止胃肠减压并适量进流质饮食，2～3 天后依据情况改为半流质饮食；②用等渗盐水 20～30 mL 经回肠膀胱引流管冲洗，以排除回肠膀胱内积存的黏液和血块，每天冲洗 1～2 次，术后 2 周左右先后拔除输尿管支架管和回肠膀胱引流管。

六、主要并发症与处理

（一）早期并发症

回肠膀胱术的早期并发症多与术中回肠膀胱的处理不当有关，如注意下述几点细节可减少以下并发症的发生率：①肠梗阻：使用健康的无放射性损害的肠段、吻合或封闭所有可能引起内疝的孔隙、盆腔清扫手术患者宜用代替大网膜覆盖盆腔创面；②回肠膀胱坏死：一旦明确诊断，即应切除回肠膀胱改作输尿管皮肤造口等手术。一些患者因术后腹胀造成肠襻的张力增加，以致发生血管梗死。因此，最重要的预防措施是系膜应无张力，要留有余地，并避免术后发生腹胀；③输尿管回肠膀胱吻合瘘：此时不必急于手术探查，只要能维持回肠膀胱引流管通畅，腹腔引流管持续负压引流并加强支持疗法和抗生素的使用，一般经过 1 周左右漏尿多可停止；④电解质失调：电解质失调一般只发生在肾功能不全、肠襻过长，并有尿液滞留的病例，若遇此种情况需长期服碱性药物，以防止高血氯性酸中毒[8]。

（二）晚期并发症

（1）腹壁造口狭窄　系回肠膀胱血供不良、张力过大和碱性尿液刺激性皮炎等因素所引起的腹壁造口进行性纤维化所致。处理：尚未出现尿路感染、肾盂肾炎、肾功能损害和回肠膀胱内结石形成等并发症患者，可用手指或宫颈扩张探条定期扩张腹壁造口。已发生上述并发症者应切开腹壁，松解狭窄造口，再重建腹壁造口。

（2）肾盂肾炎　系腹壁造口狭窄、回肠膀胱段过长和输尿管回肠膀胱吻合口狭窄或反流等因素造成。症状较轻者，应用充分引流回肠膀胱内尿液和抗生素等措施多可控制。症状较重者，则应按上述原因采取相应的手术治疗措施。

（3）输尿管回肠膀胱吻合口狭窄和回肠膀胱内结石　吻合口狭窄引起的上尿路梗阻进行性加重者，应考虑重新施行输尿管回肠膀胱吻合术或者输尿管皮肤造口术；回肠膀胱内结石，采用导尿管冲洗回肠膀胱多可排除或用尿道镜插入回肠膀胱内用异物钳取出。

（4）晚期发生的输尿管扩张，应注意肿瘤的可能，也可能由其他原因如吻合口狭窄、输尿管下端扭曲、持续感染或放射治疗所引起的输尿管炎所致。

（5）回肠膀胱乳头黏膜出血及其周围皮炎　系集尿器佩戴不当或者集尿器质地坚硬等因素损伤该处黏膜和皮肤所致，少数病例还可能与尿液刺激有关。造口周围皮炎是尿液接触所引起，一般为暂时性的表浅性皮炎。一些患者则为乳头结节状皮炎，皮肤过度角化、萎缩、空泡形成，有炎症浸润。另一些患者与橡皮过敏有关，宜用油膏保护皮肤。应选择质地柔软的集尿器佩戴在适当的位置。注意局部清洁，及时更换和清洗集尿器，局部涂擦氧化锌软膏、氟轻松软膏等保护皮肤和黏膜[8]。

（张志宏　徐　勇）

第4节　结肠腹壁造口尿流改道术

一、概述

回肠和结肠是尿流改道中应用最多的肠段，非可控腹壁造口尿流改道的经典术式是 Bricker 手术。只有在特殊的情况下才选择结肠作为非可控尿流改道的输出道。最早的报道是应用横结肠，继之升结肠、降结肠、乙状结肠都被用于非可控性尿流改道。升结肠、降结肠和乙状本身就位于腹膜后，位置较高，可以在上腹部造口。即使是输尿管很短的患者也能接受这种手术，甚至可以将肠管与肾盂直接吻合。造口位置高可以免受术后盆腔放疗的影响。对于放疗、肿瘤、腹膜后纤维化影响到下段输尿管的情况，也可以采用结肠造口解决尿液排出问题。结肠的管壁厚，如果需要，比较容易进行输尿管的抗反流吻合。结肠的管腔比回肠粗，很少出现造口狭窄的并发症。对于盆腔接受放疗的患者，如果升结肠、横结肠、降结肠未受损伤，它们更适合用于结肠膀胱术。而对于肾盂肠管造瘘的患者，选择横结肠更适合。

二、手术适应证与禁忌证

（一）适应证

①膀胱恶性肿瘤或女性生殖器恶性肿瘤施行膀胱全切或全盆清除，术后计划做盆腔放疗的患者；②对于放疗造成的放射性膀胱炎、输尿管损伤、膀胱阴道瘘、直肠阴道瘘，回肠同时受到放疗的影响；③尿流改道出现并发症，需要改变尿流改道的方式；④因膀胱结核、间质性膀胱炎同时有下段输尿管病变。

（二）禁忌证

①结肠本身有肿瘤、炎症、接受放射治疗或以前做过结肠切除手术；②患者不能自身护理或不能配合护理造瘘口及集尿袋。

三、术前准备

（一）肠道准备

传统肠道准备包括①术前3天进半流饮食，并开始口服抗生素。左氧氟沙星联合甲硝唑或替硝唑；②术前2天开始进流食；③术前1天禁食不禁水，并开始服泻药；④术前晚灌肠一次，术前晨灌肠一次。中华医学会泌尿外科学分会膀胱癌联盟加速康复外科专家协作组推荐：行膀胱切除尿流改道患者在术前1天服用泻药，如甘露醇、复方聚乙二醇电解质等，不行清洁灌肠，不使用肠道抗生素。但对于严重便秘的患者，建议术前应予充分的机械性肠道准备，并联合口服抗生素。

（二）标记造口位置

横结肠造口多选在右上腹，回盲部造口多选在右下腹，乙状结肠造口多选在左下腹。

（三）心理护理及术前护理教育

①与患者沟通，做好心理护理，使其放下心理负担，保持情绪稳定。待身体完全康复后，可以适当参加不剧烈的体育活动；②向患者讲解麻醉及手术的相关知识，包括手术过程、术后需要佩戴造口袋、可能出现的情况以及术后康复过程，使其能够比较愉快地接受手术，增强战胜疾病的信心；③告之术后造口袋的使用及注意事项。保护好造口周围皮肤，保持其清洁和干爽，避免造口周围皮肤出现红肿、疼痛甚至溃疡。一旦出现溃疡，应根据皮肤状况选择皮肤护理用品，如保护膜、保护粉等。应经常检查造口袋粘贴是否牢靠，衣服应以柔软、宽松、舒适为原则，腰带不宜过紧，不要压迫造口处。

（四）预防性抗生素的使用

推荐选择第二代或第三代头孢菌素，使用原则：①预防用药抗菌谱应同时包括需氧菌及厌氧菌；②应在皮肤切开前30～60分钟输注完毕；③如手术时间>3小时或术中出血量>1 000 mL，可在术中重复使用1次。

四、手术步骤与操作要点

（一）横结肠膀胱术（transverse colon conduits）

①全身麻醉或硬膜外麻醉成功后，患者取平卧位，臀部垫高；②经下腹部正中切口入路，在完成根治性膀胱切除术后，准备行结肠腹壁造口尿流改道术；③游离横结肠，注意横结肠血液供应主要由结肠中动脉或右结肠动脉提供，故游离横结肠时应注意血管的走行与分布（图9-60）；④切断胃结肠韧带，将网膜从要游离的结肠肠段处分离，游离结肠脾曲和肝曲；⑤根据预定的造口位置和可用的输尿管长度确定所需的肠管长度，通常需要15 cm左右（图9-61）；⑥需要注意的是肠段不能游离得太短，以防不能达到腹膜后无张力的输尿管结肠段吻合的目的，切断肠管后，将两断端进行吻合，恢复肠管连续性，并缝合系膜；⑦游离的肠段置于吻合口的尾侧，如果进行结肠肾盂吻合术，游离的肠段需要置于吻合口头侧；⑧游离的肠段应用生理盐水冲洗至流出液干净，近端用3-0可吸收线连续全层内翻缝合关闭，第二层用3-0丝线内翻缝合；⑨采用黏膜下隧道法进行输尿管结肠吻合 在结肠的结肠带上切开2.5～3 cm，于浆肌层下分离，于切口一端切除少许肠黏膜，将

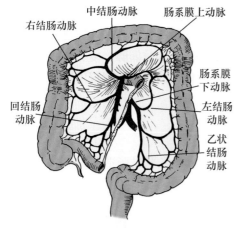

图 9-60　小肠和结肠动脉血供

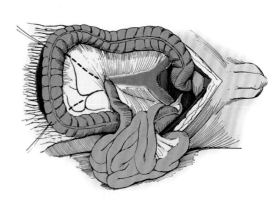

图 9-61　横结肠膀胱术选取的肠段

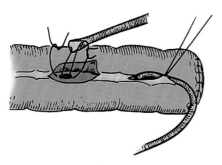

图 9-62　采用黏膜下隧道法进行输尿管
结肠吻合

输尿管末段裁剪成匙状，以 4-0 或 5-0 可吸收线间断黏膜对黏膜缝合，输尿管内留置支架管一枚，最后将切开的浆肌层缝合覆盖输尿管（图 9-62）。

（二）乙状结肠膀胱术（sigmoid conduits）

①于全身麻醉或硬膜外麻醉成功后，患者取平卧位，臀部垫高；②经下腹部正中切口入路，在完成根治性膀胱切除术后，准备行乙状结肠腹壁造口尿流改道术；③游离乙状结肠结肠，注意其血液供应血管分布（图 9-60）；④切断乙状结肠与腹膜之间的连接并沿降结肠切开 Toldt 线，游离乙状结肠肠段（15～20 cm），将肠系膜带依顺时针方向旋转 180°，将肠段置于乙状结肠外侧（图 9-63A）；⑤恢复肠管的连续性，关闭系膜窗（图 9-63B）；⑥将右侧输尿管游离后自腹膜后移至左侧，再分别采用黏膜下隧道法将输尿管与肠管吻合，并留置输尿管支架管（图 9-63C）。

五、术后处理与护理要点

结肠腹壁造口尿流改道术术后护理要点包括。①饮食控制：禁食 1～2 日，待排气肠蠕动恢复后可先进流质饮食；②早期活动：早期下床可促进呼吸系统、胃肠系统、肌肉和骨骼等多器官系统功能恢复，并可预防肺部感染、胰岛素抵抗、压疮和下肢深静脉血栓形成等，建议患者术后恢复清醒即可采用半卧体位或适量床上活动；③造瘘袋的护理：根据造口大小选择合适造瘘袋及底盘。指导患每周更换 1 次。为防止尿外渗，每 2 小时放尿一次。如有尿外渗，及时更换底盘；④造瘘口护理：术后每日观察患者造口黏膜的血运情况，如出现苍白、青紫或发黑，及时处理。由于造瘘口不断有尿液流出，有刺激性，应保持周围皮肤清洁干燥；及时清理流出的尿液，如皮肤出现发红，可采用保护剂保护局部皮

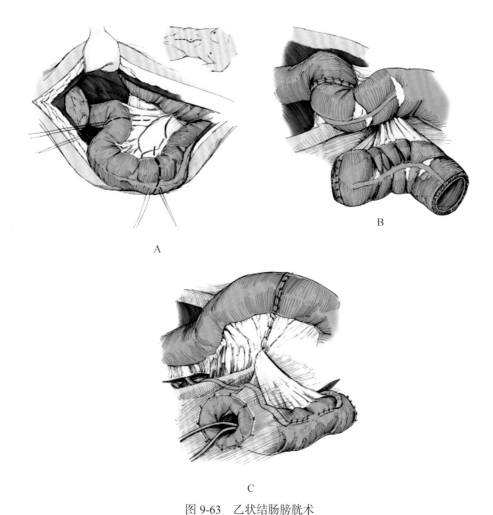

图 9-63 乙状结肠膀胱术

A：游离所需的乙状结肠肠段，置于外侧；B：恢复肠管连续性；C：输尿管与结肠吻合，留置输尿管支架管

肤；⑤预防血栓形成：恶性肿瘤、继往盆腔手术史、术前糖皮质激素使用、合并症多及术前高凝状态均是发生血栓的危险因素。推荐术后采用机械性预防性抗血栓治疗，如弹力袜、间歇性压力梯度仪治疗等；对于高危人群，推荐使用低分子肝素预防血栓形成。

六、术后并发症与处理要点

术后主要并发症与处理要点包括。①造瘘口坏死、退缩、狭窄：造瘘口呈暗灰色表明缺血，颜色如果进一步恶化，需手术探查是造瘘口肠壁还是整个分流肠袢受到影响。最重要的预防措施是保持系膜无张力，避免术后发生腹胀。假如整个分流肠袢缺血，须将其切除，连接的输尿管闭合并做双侧肾造瘘术，3 个月之后另作新分流肠袢。如果只是造瘘口肠壁坏死，可将其切除，并应用原来分流肠袢制成新的造瘘口；②输尿管结肠吻合口狭窄：常由吻合口缺血、尿漏、感染、放疗及输尿管游离不充分引起，此外，左侧输尿管常因穿过肠系膜下动脉下方的主动脉造成输尿管折曲或受压引起吻合口以外的狭窄，患者反复发作腰痛和发热时应予怀疑。静脉肾盂造影显示肾盂及输尿管扩张，但分流肠袢不扩张。术中留置输尿管支架管能够减少输尿管狭窄的发生率。狭窄一旦形成，处理较为困难，可采用腔内技术扩张狭窄段或手术探查并重建吻合口；③吻合口漏：应持续引流，加强营养支持；④肾盂肾炎：造瘘口处逆行感染或尿路梗阻可造成肾盂肾炎，患者高热、腰痛，应及时予抗感染治疗，同时保持引流通畅；⑤肠梗阻：术中应用健康无放射损伤的肠段，术中缝合可能引起内疝的孔隙，术后胃肠减压，可以减少肠梗阻的发生。诊断一经确定，而非手术疗法又不奏效，应立即手术探查，予以缓解；⑥电解质紊乱：电解质紊乱一般只发生在肾功能不全、肠袢过长、伴有尿潴留的患者，应注意监测电解质水平，药物治疗；⑦结石形成：结肠膀胱内的结石形成与感染、尿液流出不畅、尿潴留、黏液或线头异物等有关，结石主要通过手术取出。⑧造瘘口旁的疝形成：术后需让患者配戴一适当的腰带，减少疝形成概率。

七、术式评价

结肠的系膜短而厚，游离度小，不容易清晰地观察肠系膜血管。所以，选取肠段时，最好用冷光源做背光来指导。由于非可控性尿流改道尿液排出没有阻力，特别是结肠的管腔粗，不要求一定做输尿管的抗反流吻合。短而粗的结肠蠕动对尿流的影响小，所以做横结肠尿路改道时可以根据手术中的情况选择将输尿管与肠段近端或远端吻合，降低手术难度。

上腹部造口并外接集尿装置，并不像下腹部造口那样隐蔽。这无疑会改变和损害患者的自身形象，不同程度地影响患者的社交活动乃至日常生活。所以只有不适合做 Bricker 手术或者术后有并发症需要改变改道方式的情况才选用上腹部造口的结肠尿流改道。

（吴建臣　李胜文）

参 考 文 献

[1] LUKAS LUSUARDI, MICHELE LODDE, ARMIN PYCHA. Surgical Atlas Cutaneous ureterostomy [J]. BJU International, 2005, 96: 1149-1159.

[2] K YOSHIMURA, K ICHIOKA, N TERADA, et al. ARAI Retroperitoneoscopic tubeless cutaneous ureterostomy [J]. BJU Int, 2002 (89): 964-966.

[3] HINMAN F. 泌尿外科手术图谱 [M]. 北京: 人民卫生出版社, 2002.

[4] 谢桐, 尤国才, 眭元庚. 泌尿外科手术图解 [M]. 南京: 江苏科学技术出版社, 1996.

[5] BRAUN M, ENGELMANN U. Suprapubic cystostomy [J]. Aktuelle Urol, 2006, 37 (4): 303-314.

[6] Goonewardena S A. Modified simple percutaneous suprapubic cystostomy [J]. Ceylon Med J, 2009, 54 (1): 32.

[7] MOISAN P. The continent cystostomy in pediatrics [J]. Soins, 2008 (728): 55-56.

[8] 那彦群, 叶章群, 孙颖浩, 等. 中国泌尿外科疾病诊断治疗指南 (2014 版) [M]. 北京: 人民卫生出版社, 2014: 44.

［9］ 马腾骧. 实用泌尿外科手术技巧 [M]. 天津: 天津科学技术出版社, 2001.

［10］ 马潞林, 主译. 辛曼泌尿外科手术图解 [M]. 3 版. 北京: 北京医科大学出版社, 2013.

［11］ 梅骅, 陈凌武, 高新. 泌尿外科手术学 [M]. 3 版. 北京: 人民卫生出版社, 2008.

［12］ ANTONI S, FERLAY J, SOERJOMATARAM I, et al. Bladder Cancer Incidence and Mortality: A Global Overview and Recent Trends [J]. Eur Urol, 2017, 71 (1): 96-108.

［13］ BAO J, YUE Z, WU G, et al. Technique and results in total laparoscopic radical cystectomy with sigmoidorectal pouch (Mainz pouch Ⅱ) - an initial experience [J]. Exp Ther Med, 2017, 13 (5): 1749-1752.

［14］ BENCHEKROUN A, FAIK M, ESSAKALLI N, et al. [Continent cystostomy] [J]. Acta Urol Belg, 1988, 56 (1): 74-80.

［15］ HUSMANN D A. Mortality following augmentation cystoplasty: A transitional urologist's viewpoint [J]. Journal of Pediatric Urology, 2017, 13 (4): 358-364.

［16］ D E DOMINICIS C, IORI F, D E NUNZIO C, et al. Technical modification of Mainz pouch Ⅱ urinary diversion: preliminary experience [J]. Urology, 2001, 58 (5): 777-778.

［17］ FARBER N J, FAIENA I, DOMBROVSKIY V, et al. Disparities in the Use of Continent Urinary Diversions after Radical Cystectomy for Bladder Cancer [J]. Bladder cancer. 2018 J, 4 (1): 113-120.

［18］ FISCH M, HOHENFELLNER R. Sigma-rectum pouch (Mainz pouch Ⅱ) [J]. BJU Int, 2007, 99 (4): 945-960.

［19］ HINMAN F. ATLAS OF UROLOGIC SURGERY [M]. 2 ed. 北京: 人民卫生出版社, 2002: 735-741.

［20］ GILL I S, RACKLEY R R, MERANEY A M, et al. Laparoscopic enterocystoplasty [J]. Urology, 2000, 55 (2): 178-181.

［21］ GREGORI ANDREA, SIMONATO ALCHIEDE. Gaboardi FrancoSuprapubic stab cystostomy [J]. Urology, 2004, 64 (1): 187-188.

［22］ HAYASHI Y, NISHIMURA E, SHIMIZU S, et al. Sigmoidocolocystoplasty for neurogenic bladder reviewed after 20 years [J]. J Pediatr Surg, 2017, 52 (12): 2070-2073.

［23］ HOHENFELLNER R, FITZPATRICK J, MCANINCH J. Advanced Urologic Surgery [M]. (3 ed.) Oxford: Blackwell Publishing, 2005: 380-381.

［24］ International Collaboration of T, Medical Research Council Advanced Bladder Cancer Working P, European Organisation For R, et al. International phase Ⅲ trial assessing neoadjuvant cisplatin, methotrexate, and vinblastine chemotherapy for muscle-invasive bladder cancer: long-term results of the BA06 30894 trial [J]. Journal of clinical oncology: official journal of the American Society of Clinical Oncology, 2011, 29 (16): 2171-2177.

［25］ JONG KIL NAM, TAE NAM KIM, SUNG WOO PARK, et al. The Studer Orthotopic Neobladder: Long-Term (More Than 10 Years) Functional Outcomes, Urodynamic Features, and Complications [J]. Yonsei Med J, 2013, 54 (3): 690-695.

［26］ LAGUNA M P, BRENNINKMEIER M, BELON J A, et al. Long-term functional and urodynamic results of 50 patients receiving a modified sigmoid neoblad-der created with a short distal segment [J]. J Urol, 2005, (174): 963-967.

［27］ LEIβNER J, MÜLLER S C. [Suprapubic cystostomy with continent stoma] [J]. Aktuelle Urol, 2011, 42 (4): 257-272; quiz 273-274.

［28］ MIYAKE H, FURUKAWA J, MURAMAKI M, et al. Orthotopic sigmoid neobladder after radical cystectomy: assessment of complications, functional outcomes and quality of life in 82 Japanese patients [J]. BJU Int, 2010 (106): 412-416.

［29］ PATRICK J BASTIAN, PETER ALBERS, HERBERT HANITZSCH, et al. Health-Related Quality-of-

Life Following Modified Ureterosigmoidostomy (Mainz Pouch Ⅱ) as Continent Urinary Diversion [J]. Eur Urol, 2004, 46 (5): 591-597.

［30］ PENG ZHANG, YONG YANG, ZHI-JIN W U, et al. Long-term Follow-up of Sigmoid Bladder Augmentation for Low-compliance Neurogenic Bladder [J]. Urology, 2014, 84 (3): 697-701.

［31］ SCHRIER B P et al. Comparison of Orthotopic Sigmoid and Ileal Neobladders: Continence and Urodynamic Parameters [J]. Eur Urol, 2005, 47 (5): 679-685.

［32］ SHU-YU WU, YUAN-HONG JIANG, HANN-CHORNG KUO. Long-term Outcomes of Augmentation Enterocystoplasty in Patients With End-Stage Bladder Diseases: A Single-Institute Experience Involving 102 Patients [J]. Int Neurourol J, 2017, 21 (2): 133-138.

［33］ STUDER UE, BURKHARD FC, SCHUMACHER M, et al. Twenty years experience with an ileal orthotopic low pressure bladder substitute--lessons to be learned [J]. J Urol, 2006, 176 (1): 161-166.

［34］ STUDER U E, CASANOVA G A, ZINGG E J. Bladder substitution with an ileal low-pressure reservoir [J]. Eur Urol, 1988, 14 (Suppl 1): 36-40.

［35］ STUDER U E, DANUSER H, MERZ V W, et al. Experience in 100 patients with an ileal low pressure bladder substitute combined with an afferent tubular isoperistaltic segment [J]. J Urol, 1995, 154 (1): 49-56.

［36］ STUDER U E, SPIEGEL T, CASANOVA G A, et al. Ileal bladder substitute: antireflux nipple or afferent tubular segment? [J] Eur Urol, 1991, 20 (4): 315-326.

［37］ TAO S et al. Ileal versus sigmoid neobladder as bladder substitute after radical cystectomy for bladder cancer: A meta-analysis [J]. Int J Surg, 2016 (27): 39-45.

［38］ TELLI O, OZCAN C, HAMIDI N, et al. Preoperative risk factors predicting complication rates of augmentation cystoplasty using the modified Clavien Classification System in pediatric population [J]. Urology, 2016 (97): 166-171.

［39］ TURK I, DEGER S, WINKELMANN B, et al. Laparoscopic radical cystectomy with continent urinary diversion (rectal sigmoid pouch) performed completely intracorporeally the initial 5 cases [J]. J Urol, 2001, 165 (6): 1863-1866.

［40］ 陈小刚, 张青汉, 等. 原位回肠和乙状结肠新膀胱尿动力学的比较分析 [J]. 临床泌尿外科杂志, 2011, 26 (5): 367-369.

［41］ 韩苏军, 张思维, 陈万青, 等. 中国膀胱癌发病现状及流行趋势分析 [J]. 癌症进展. 2013, 11 (1): 89-95.

［42］ 康永明, 段建敏, 李烨. 乙状结肠直肠膀胱术 46 例报告 [J]. 中华泌尿外科杂志, 2009, 30 (7): 479.

［43］ 李胜文, 张士伟, 林相国, 等. 乙状结肠直肠膀胱术尿流改道的临床应用研究 [J]. 中华医学杂志. 2004, (13): 1096-1097.

［44］ 罗德毅, 杨童欣, 林逸飞, 等. 单纯肠道膀胱扩大术治疗神经源性膀胱合并输尿管反流的初步结果 [J]. 中华泌尿外科杂志, 2015, 36 (2): 104-107.

［45］ 马嘉兴, 张涛, 毕良宽, 等. 完全腹腔镜下乙状结肠膀胱扩大术治疗小容量低顺应性膀胱的经验总结 [J]. 中华泌尿外科杂志, 2017, 38 (9): 391-392.

［46］ 尚攀峰, 岳中瑾, 赵彦宗, 等. 乙状结肠直肠膀胱术 (MainzⅡ) 10 年经验总结及随访 [J]. 中华泌尿外科杂志. 2016. 37 (5): 335-339.

［47］ 沈俊, 宋志强, 沈海山, 等. 自体腹膜移植回肠浆肌重建膀胱动物模型的初步建立 [J]. 重庆医学, 2015, 44 (32): 4471-4473.

［48］ 汪泽厚, 周高标, 洪泉, 等. 乙状结肠直肠膀胱术的并发症及预防 [J]. 临床泌尿外科杂志, 2010, 31 (1): 38-39. 41.

［49］ 王剑松, 詹辉, 左毅刚, 等. 膀胱癌原位新膀胱术后远期并发症观察 [J]. 现代泌尿外科杂志, 2014, 19

(9): 574-578.

［50］ 谢克基, 汤平, 姜少军, 等. 乙状结肠膀胱扩大术治疗神经原性低顺性膀胱 10 例报告 [J]. 中华泌尿外科杂志, 2007, 28 (1): 30-33.

［51］ 叶敏. Studer 回肠代膀胱术的技术改进和临床应用 [J]. 中华泌尿外科杂志, 2003, 24 (10): 37-40.

［52］ 张帆, 廖利民, 付光, 等. 肠道膀胱扩大术治疗神经源性膀胱 77 例疗效观察 [J]. 中华泌尿外科杂志, 2012. 33 (9): 655-659.

［53］ 周舰, 周玉梅, 张景宇, 等. 回肠代膀胱术和乙状结肠直肠膀胱术在尿流改道术中临床应用效果比较 [J]. 临床外科杂志, 2010, (11): 779-780.

［54］ 专家协作组. 根治性膀胱切除及尿流改道术加速康复外科专家共识 [J]. 中华泌尿外科杂志, 2018, 39 (7): 481-484.

第 10 章

原位膀胱重建与可控性尿流改道

第 1 节 Studer 回肠膀胱术

一、概述

膀胱癌是泌尿系统最常见的恶性肿瘤之一，发病率居全身恶性肿瘤第9位，世界范围内，以南欧、西欧、北美、北非、西亚等地区的男性群体的膀胱癌发病率为最高，2012年全球约有43万新发膀胱癌病例[1]。在我国泌尿系肿瘤中，膀胱癌的发病率仍居于首位，男、女发病率之比约为3.3∶1，城市、农村发病率之比约为2.4∶1，发病率随着年龄增加而增加，近年来总发病率和死亡率均表现为逐渐上升趋势，严重威胁着人民群众的身体健康。按肿瘤发生及生物学行为特点的不同可将膀胱癌分为非肌层浸润性膀胱癌（non muscle-invasive bladder cancer，NMIBC）和肌层浸润性膀胱癌（muscle-invasive bladder cancer，MIBC），二者在膀胱癌中所占比例分别为30%和70%。MIBC具有较强的侵袭和转移能力，局部浸润和远处转移是导致患者预后不佳的主要原因。

根治性膀胱切除术＋尿流改道术是MIBC的标准治疗方式，是提高患者生活质量和生存率、避免局部复发和远处转移的有效治疗方法。临床最为常见的尿流改道术式包括原位新膀胱术（如Studer膀胱、M形回肠膀胱、去带乙状结肠新膀胱、去管化乙状结肠新膀胱等）、回肠通道术、输尿管皮肤造口术及直肠膀胱术等。尿流改道术目前尚无统一的标准，选取何种尿流改道术应综合考虑肿瘤的分期、分级、患者身体情况、总体预后情况、医疗成本、患者的意愿及医生对某一技术的掌握和熟悉程度等。理想原位新膀胱应具有容量大（300～500 mL）、压力低（<40 cmH$_2$O）、无输尿管反流、无代谢紊乱、排尿功能良好等。CUA 2014版指南提出利用去管化的末端回肠制作原位新膀胱是尿流改道术的首选。回肠新膀胱具有解剖优势，对尿液、电解质和代谢产物吸收较少，发生上尿路感染和电解质紊乱机会较少，术后具有良好的控尿和排尿能力等诸多优势。Studer膀胱是回肠原位新膀胱的一种，在1988年最先由国外学者Studer报道，具有压力低、抗反流效果理想和术后尿控好等优点，患者术后生活质量较高、并发症较少，是一种效果良好的膀胱全切后尿流改道术。1995年国外学者Studer[2]报道了100例接受根治性膀胱全切术＋Studer新膀胱术治疗患者的临床资料，结果显示，早期并发症发生率约11%，14例患者因术后出现远期并发症（肠梗阻、尿道狭窄、肿瘤复发、疝气、输尿管狭窄）再次接受手术治疗，新膀胱容量450～500 mL，术后一年日间控尿率为92%，夜间控尿率80%。2006年学者

Studer[3]总结并报道了其开展 Studer 新膀胱术 20 年的经验，研究中纳入 482 例患者，61 例因早期并发症需延长住院时间或再次入院治疗，115 例因远期并发症需要治疗，术后 1 年日间控尿率 92%，夜间控尿率 79%，勃起功能障碍发生率约 22.4%，尿道狭窄发生率约 2.7%，尿道复发率约 5%，5% 的患者术后需维生素 B_{12} 替代治疗。Studer 新膀胱术自问世以来至今，已广泛推广应用于临床，随着术式的改良和泌尿外科微创技术的不断发展，其疗效也得到了进一步的提升。在严格把握适应证、加强术后监护管理、及时处理早期并发症的基础上，Studer 新膀胱可以获得较好的远期疗效，使广大 MIBC 患者获益。

二、手术适应证与禁忌证

1. 适应证
（1）膀胱肿瘤行根治性全膀胱切除术的患者；
（2）先天性膀胱畸形不能用手术矫正的患者；
（3）尿道完整无损和外括约肌功能良好；
（4）术中尿道切缘肿瘤阴性；
（5）肾功能良好可保证电解质平衡及废物排泄；
（6）肠道无明显病变。

2. 禁忌证
（1）尿道外括约肌损伤和无功能者不适宜施行这种手术；
（2）膀胱肿瘤侵及前列腺和后尿道者；
（3）既往肠道受过放射性照射和有肠结核病史者；
（4）肠粘连和因肠管病变不能截除足够肠管者；
（5）糖尿病和严重的心脑血管疾病不能耐受手术者；
（6）复杂的尿道狭窄以及生活不能自理者；
（7）肿瘤侵犯女性患者膀胱颈、阴道前壁者。

三、术前准备与评估

根治性膀胱切除术＋尿流改道手术前准备与评估工作包括：
（1）常规行尿道膀胱镜检查，了解膀胱肿瘤的大小、形态、部位及是否侵及尿道进行评估，对选择手术方式甚为重要；
（2）常规行 IVP、盆腔 CT 扫描，经直肠和腹部 B 超检查及骨扫描检查，以了解上尿路有无肿瘤，浸润范围，是否有盆腔淋巴结转移情况，有助于术式选择及术后治疗；
（3）系统了解心血管、肺、肝肾功能情况，评价其健康指数；
（4）术前应仔细询问患者有无肠道手术史，腹部放疗史，近期肠道有无蛔虫排出，必要时应行驱虫治疗；
（5）术前禁食、清洁灌肠；
（6）加强心理护理与辅导，让患者了解手术前后相关的快速康复护理知识，增强患者战胜疾病的信心。主动配合医疗护理过程并从中获益。

四、麻醉与体位

一般采用气管内全麻为宜。患者取平卧位，臀部垫高（图 10-1）；手术入路选择从脐到耻骨联合正中切口或绕脐至正中切口（图 10-2）。

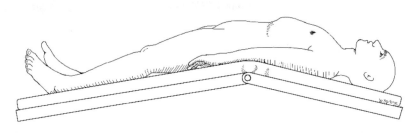

图 10-1　手术体位

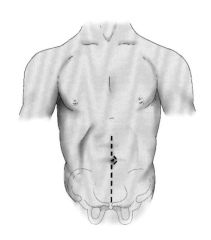

图 10-2　手术切口

五、手术步骤与操作要点

Studer 回肠膀胱术的主要步骤和技术要点：

（1）根治性全膀胱切除术可选择开放、腹腔镜或机器人任何一种术式，但不论选择哪一种根治性膀胱切除手术方式，都应牢记尽可能靠近前列腺尖部切断膜部尿道，靠近前列腺包膜逐层切断前列腺尖，以尽量保护前列腺的神经血管束。

（2）距回盲瓣 25 cm 处取 50～60 cm 回肠（所取长短取决于使用的抗反流技术），分离切断肠管后，用 2-0 可吸收线连续缝合肠壁全层，1-0 丝线间断缝合浆肌层并恢复肠道的连续性。

（3）用剪刀沿着回肠对系膜缘剪开游离的远端 40 cm 回肠，使之成 2 cm×20 cm 的 U 形，以构建储尿囊，同时将回肠两端连续缝合关闭（图 10-3）。

（4）如用套叠回肠乳突作抗反流瓣，可采用 Kock 等和 Skinner 等描述的方法，但有所改良，即乳突在储尿囊外，在近端输入段回肠内，套入部分肠系膜的脂肪组织应被剔除，并保留血管，无须使用吻合钉。

（5）在中间和内侧的浆肌层应用不可吸收的聚丙烯线做加强缝合（图 10-4）。所构成的乳突约需 12 cm，输尿管应移植于最近端；另距乳突套入部分尚应有 3～4 cm 的回肠管。输尿管需留置支架管，用 4-0 可吸收线吻合输尿管。

（6）用 2-0 可吸收线牵拉连续缝合 U 形回肠中部两缘的浆肌层，构建储尿囊（图 10-5）；然后将 U 形储尿囊的底向患者的右边折叠于 U 形的两端之间（图 10-6），并单层连续缝合下半部储尿囊。

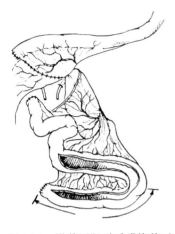

图 10-3　沿着回肠对系膜缘剪开游离的远端 40 cm 回肠，使之成 2 cm×20 cm 的 U 形

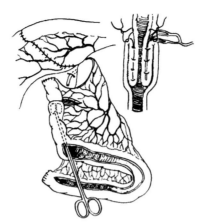

图 10-4　用套叠回肠乳突作抗反流瓣

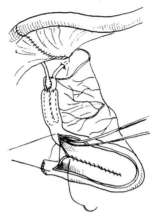

图 10-5　连续缝合 U 形回肠中部两缘的浆肌层

（7）经尿道置入 20F 硅胶导尿管，于储尿囊的最低位切一直径 2～3 cm 大小的孔，用 2-0 可吸收线将此孔与尿道吻合，共间断缝合 4～6 针（图 10-7）。

（8）将两侧输尿管支架管经储尿囊引出，同时在储尿囊插入 22F 硅胶导管，作为安全冲洗管，当导尿管被黏液堵塞时可用此管冲洗。最后关闭储尿囊的其余部分（图 10-8）。

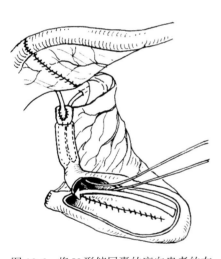

图 10-6　将 U 形储尿囊的底向患者的右边折叠于 U 形的两端之间

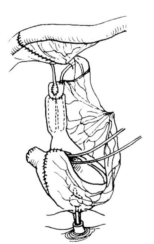

图 10-7　储尿囊与尿道吻合

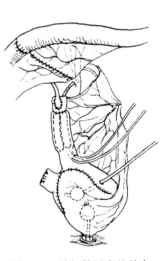

图 10-8　关闭储尿囊的其余部分

（9）几种其他类型的抗反流机制（图 10-9～图 10-11）。一种是用 Griffith 和 Turner-Warwick 描述的袖套切开（split-cuff）技术，即切开远端输尿管并使之外翻（Turner-Warwick 和 Ashken，1967）（图 10-9）。如输尿管足够长，则只需使用近端 4～6 cm 较短的回肠（图 10-10），对于这种患者，使用回肠的总长约需 50 cm。另一种是使用远端管状等长回肠袢，输尿管与储尿囊之间的肠袢长度为 18～20 cm（Mann 和 Bollman，1931）（图 10-11）。

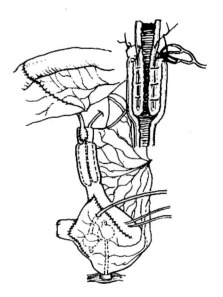 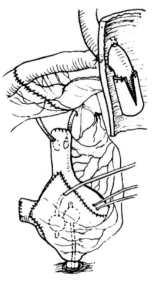 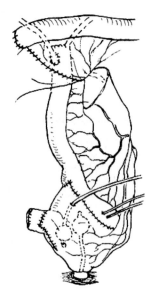

图 10-9　使用袖套切开技术建立抗反流　图 10-10　输尿管足够长的情况　图 10-11　若输尿管不够长，
机制　　　　　　　　　　　　　　　　　　　　　　　　　　　　使用远端管状等长回肠袢建
立抗反流机制

六、术后并发症与处理

1. 尿路感染　尿路感染是原位新膀胱最主要的早期并发症，包括肾盂肾炎、储尿囊炎、去除单 J 管后发热等。可先行经验性抗感染治疗，然后根据尿液或者尿分泌物细菌培养和药敏感实验调整用药。

2. 尿失禁和新膀胱过度活动症　原位新膀胱随时间的被动扩张会使新膀胱容量逐渐增大，吻合的肠段长度、肠腔直径的大小和和肠壁的顺应性、术中是否损伤自主神经等情况都可能导致尿失禁、新膀胱容量过大过小或新膀胱过度活动症。术后膀胱训练是保证术后排尿功能恢复的首选方法，新膀胱内注射肉毒毒素对治疗新膀胱尿失禁和新膀胱过度活动症有一定的疗效，低剂量口服去氨加压素、奥昔布宁、索利那辛、米拉贝隆缓释片等可有助于减少夜间尿失禁。

3. 输尿管肠道吻合口狭窄　输尿管肠道吻合口狭窄的发生率为 3%～18%，吻合口狭窄发生率最高是输尿管抗反流瓣吻合术，发生率最低的是输尿管回流端对端吻合术。采用输尿管再植术或者终生单 J 支架术可缓解狭窄症状。

4. 排尿困难　Studer 原位新膀胱的形态、长度、位置、新膀胱颈部的角度发生改变、新膀胱失代偿，以及新膀胱黏膜脱垂致尿道阻塞等情况可能导致排尿困难。应注意区别功能障碍性排尿困难或者尿道阻塞等器质性排尿困难，可采取留置尿管、TUR、腹部造瘘术等方法。

5. 电解质紊乱　使用回肠代替膀胱的患者可能出现低钾血症，应对方法可用碱性药物治疗，例如预防性给予 Na^+/K^+ 柠檬酸盐。当碱剩余低于 -2.5 mmol/L 时，应警惕临床上出现酸中毒。

6. 代谢性疾病 原位新膀胱由于胃肠道功能障碍会导致代谢性酸中毒，由于骨骼的缓冲机制，慢性酸中毒可以导致骨密度降低和骨软化。及时纠正酸中毒，有助于缓解或避免骨软化。

7. 维生素 B_{12} 缺乏 切除超过 60 cm（儿童的标准是 45 cm）的回肠与临床相关维生素 B_{12} 吸收不良的风险相关。术后需要进行口服维生素 B_{12}（2 mg/d）或肌肉注射维生素 B_{12} 替代治疗。

8. 胃肠道功能障碍 切除回肠，胆汁酸吸收不良的风险随切除的肠段长度增加而增加。切除>60～100 cm 的回肠，吸收不良是不可避免的。继发性结肠胆汁酸浓度增加，水分和钠增加，可能会发生胆色素性腹泻。除了改善饮食外，用消胆胺可减少结肠中的游离胆汁酸以治疗术后腹泻。

9. 肿瘤复发 原位新膀胱的肿瘤复发率为 1.5%～7%，术后定期复查，长期随访是预防肿瘤复发最好的方法。肿瘤复发可选择二次手术、放疗和化疗。

七、术式评价

利用人体自身的回肠（或结肠）制作成储存尿液的容器，并将其与输尿管开口、尿道吻合，形成原位新膀胱，使得新膀胱的生理功能和解剖学位置、结构更加接近于生理状态，是一种较为理想的尿流改道方式，疗效优于腹壁造口术和 Bricker 术。对于 Studer 回肠膀胱术后控尿效果，经过长期随访发现，90% 的患者能达到理想的日间控尿的能力，夜间控尿能力为 76.1%。回肠新膀胱的术后控尿能力主要和术中有效的控尿技术和重要控尿结构的保护有关，而与年龄、性别等因素关系不大，随访发现患者术后 1 年内控尿能力即可恢复并达到稳定状态，并不随时间的延长而有所改善；术后控尿率逐渐下降可能是由于外部括约肌功能随着年龄的下降而下降。

Studer 回肠膀胱术可以获得理想的生存率。相关研究发现 3 年的生存率为 90.5%，5 年的生存率为 70%。在术后影响患者生存率的重要因素是肾衰竭。肾衰竭的原因主要有两个：一是较高的术后肾积水、肾盂肾炎的发生率；二是术后患者出现肾功能减退没有及时就医、医患双方不及时沟通导致的延误就医。进一步对输尿管与肠管吻合技术及方法进行改进、及时处理输尿管新膀胱的吻合口、尿道吻合口狭窄、医患双方及时有效沟通、合理的护理及宣教，可提高患者的生存率。Studer 回肠膀胱术后患者具有较低的肿瘤复发、淋巴复发转移率[4]。男性术后复发主要与肿瘤侵犯前列腺有关，女性主要与膀胱颈侵犯有关。男女尿道复发率无显著差别；淋巴结病检阳性的患者淋巴结清扫组和未清扫组组间术后肿瘤的复发、转移无明显差别。术后定期复查，复发后二次手术能提高患者的生存率。

Studer 回肠膀胱术术后大大提高了患者的生活质量，长期随访发现新膀胱平均排尿量为（344.1±100.2）mL，排尿后残余尿量为（146.8±82.7）mL，尿动力学研究中最大膀胱容量为（484.1±119.2）mL，最大流量为（13.6±9.7）mL/s。用回肠代替了膀胱，生理功能相似、解剖结构相似，患者并发症的发生率相对较低，保留了经尿道口的排尿能力，给患者的日常活动带来便利，提高了患者的生活质量，维护了患者自身形象。

部分学者认为根治性原位膀胱切除术加 Studer 回肠膀胱术是膀胱癌的标准治疗方法，Studer 新膀胱尿流改道手术疗效确切，是国际上常用的原位新膀胱，回肠新膀胱具有低压、技术简单、解剖优势、生理优势、抗反流保护肾功能、上尿路感染等并发症发生率较低，远期良好的控尿和排尿能力等优点。保留尿道自然排尿，提高了患者的生活质量、生存率。缺点是可能出现尿失禁和尿潴留，部分患者需要长期导尿或者腹部造瘘导尿，较少患者可能有尿道肿瘤复发的风险，需要再次手术和长期放疗、化疗。

（王剑松）

第 2 节　邢氏原位新膀胱

一、概述

原位回肠新膀胱构建形式有很多种，如 Hautmann 新膀胱、Studer 新膀胱、T 形回肠新膀胱术、U 形膀胱等。理想的肠代膀胱要符合人体生理排泄功能，足够的容量和良好的顺应性，膀胱低压，具有抗反流作用，构建简便易于推广。不同的新膀胱构建形式，主要区别是肠管折叠方式不同以及输尿管和 Pouch 吻合方式不同。除了回肠构建的新膀胱，还有乙状结肠新膀胱、胃代膀胱等。

Studer 膀胱是目前应用最广泛构建方式。应用一段未去管化的顺蠕动肠管作为输入袢以防止尿液反流，Studer 教授认为一段合适的顺蠕动回肠输入袢能够有效防止患者腹压排尿时尿液反流[3]。然而 Studer 膀胱是单侧输入袢，左侧输尿管需要充分游离之后经骶前移至右侧与输入袢吻合。2013 年，Studer 团队回顾分析了 74 例单侧或双侧输尿管回肠输入袢吻合口狭窄的病例发现，左侧吻合口狭窄率是右侧的 2 倍，这与左侧输尿管血供受损以及左侧输尿管受压长期慢性缺血有关[5]。

关于输尿管与输入袢的吻合有很多种，主要有两类：一类是抗反流术式，如 Le Duc 法、输尿管末端乳头法等；一类是非抗反流术式，如 Bricker 法、Wallace 法等。到底采用抗反流还是非抗反流的手术方式，学术上尚有争论。通常认为，抗反流吻合在高压力储尿囊中是有意义的。随机对照研究表明抗反流吻合方式对上尿路保护没有明显优势，反而增加了输尿管狭窄率及相关并发症。Hautmann 等人 10 年随访研究发现采用 Le Duc 抗反流吻合方法的狭窄率约 20.6%，而采用非抗反流方法 Wallace 狭窄率仅约 7%，明显降低。由于狭窄和梗阻所带来的危害是显而易见的，而抗反流吻合所带来的益处又不肯定，在低压储尿囊前提下，抗反流吻合后期吻合口狭窄对上尿路的危害实际上超过了其抗反流作用对上尿路的保护价值。因此，非抗反流的直接吻合法更受推崇。

针对以上问题，我们在 2012 年提出了邢氏新膀胱和邢氏吻合法。双输入袢顺蠕动新膀胱即邢氏新膀胱，构建时将左侧 10 cm 肠管移至右侧作为右侧输入袢，这样两侧输入袢均为顺蠕动。两侧顺蠕动输入袢更加有效地防止尿液反流对上尿路的损害，尤其在早期新膀胱容量和顺应性不够的情况下。邢氏新膀胱特点：①双侧输入袢均以顺蠕动的形式与储尿囊结合，抗反流作用更好；②输尿管可以原位与输入袢进行端端吻合，使操更适用于腹腔镜完成且降低了吻合口狭窄的发生率。邢氏吻合法为输尿管和肠袢端端吻合。我们前期文章报道邢氏吻合法患者均无输尿管狭窄[6~9]。即使远期出现输尿管狭窄，输尿管镜探查更加容易找到对应输入袢及输尿管肠袢吻合口。

二、手术适应证与禁忌证

1. 适应证

（1）病理确诊为 T_2、$N_{0~1}$、M_0 的浸润性膀胱癌；多发性、复发性表浅膀胱癌；G_3 级表浅性膀胱癌；多发性的原位癌；保守治疗无法控制的广泛乳头状病变；保留膀胱手术后非手术治疗无效或肿瘤复发者和膀胱非尿路上皮癌。

（2）尿道括约肌功能良好。

（3）体力状况分级（ZPS）0~2 级，卡式（KPS）评分≥60。

（4）年龄≤75 岁。

2. 禁忌证

（1）术前膀胱镜检查男性膀胱颈及以下有肿瘤，女性膀胱三角区及以下有肿瘤。

（2）局部晚期膀胱恶性肿瘤。

（3）有膈肌裂孔疝、腹壁疝、腹壁肌松弛、盆底肌松弛等影响腹压的病变。

（4）前尿道狭窄。

（5）有明显肠道病变或粘连，既往有肠道切除手术史。

三、术前准备

（1）术前充分宣教。

（2）肠道准备　术前 1 天流食（无渣饮食），口服泻药，无需口服抗生素，无需清洁洗肠。

（3）术前 6 小时禁食不禁水，术前 2 小时给予糖类口服后禁饮水。

（4）术前预防血栓（低分子肝素和抗血栓梯度压力带）。

（5）可不常规留置胃管。

四、手术步骤与操作要点

邢氏新膀胱操作流程见图 10-12。

（1）距回盲部 20~25 cm，用标尺量 60 cm 回肠并截取。截取时用另一套腹腔镜光源在远心端照射肠系膜血管，能够清晰看清楚肠系膜血运，可以有效避免损伤肠系膜动脉。采用超声刀慢档处理肠系膜，能够有效地闭合肠系膜血管，防止肠系膜出血（图 10-13）。

（2）恢复肠管连续性之后，取其中 10 cm 近心端肠袢，用超声刀截取后移至远心端，

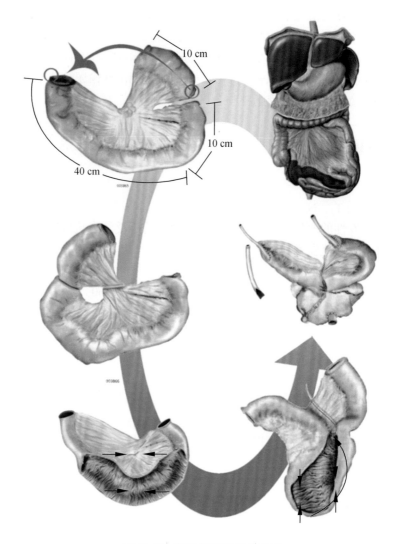

图 10-12　邢氏新膀胱操作流程

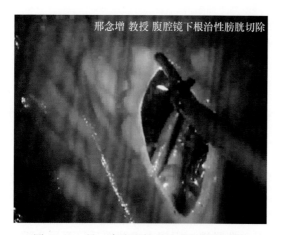

图 10-13　另一套光源协助查看肠系膜动脉

以顺蠕动的方式与远端回肠袢端端吻合，3-0 倒刺线单层吻合，作为右侧输入袢。在构建右侧输入袢时，为了达到顺蠕动的目的，需要将截取的 60 cm 肠袢近心端 10 cm 移至肠袢末端并端端吻合，这也是邢氏新膀胱的核心（图 10-14）。

（3）预留两端 10 cm 回肠作为输入袢，用超声刀将中间 40 cm 回肠去管化（图 10-15）。

（4）用 3-0 倒刺线连续缝合 Pouch 后壁。缝合 Pouch 时，每 20 cm 肠管用 3-0 可吸收线间断缝合 4～5 针，然后由助手提起

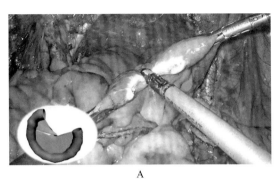
A

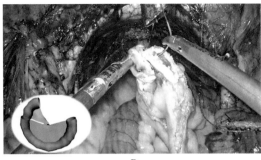
B

图 10-14　构建右侧输入袢（A、B）

两端缝线，使之有一定张力，再用 3-0 倒刺线连续单层缝合即可。每缝 4～5 针时收紧缝线，这样既可缝合得严密，又节省时间（图 10-16）。

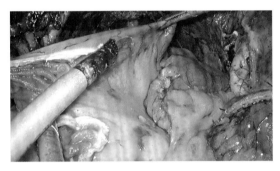
图 10-15　回肠去管化

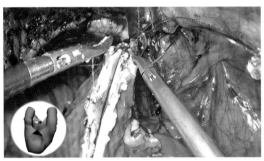
图 10-16　牵拉缝合法

（5）将前壁折叠缝合使 Pouch 呈球形，并吻合右半部分（图 10-17）。

（6）将 Pouch 后壁与尿道后壁吻合（图 10-18）。

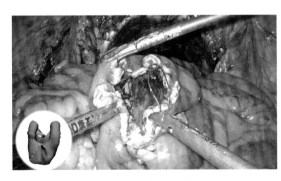
图 10-17　折叠缝合

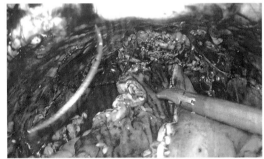
图 10-18　Pouch 后壁与尿道后壁吻合

（7）将尿管和输尿管支架管经尿道拉至体内，并经 Pouch 将输尿管支架管置入两侧对应输尿管内（图 10-19）。

（8）将两侧输尿管末端劈开 2 cm 与对应输入袢做端端吻合，即邢氏吻合法（图 10-20）。

（9）将 Pouch 左前半部分与尿道吻合，并关闭 Pouch（图 10-21）。

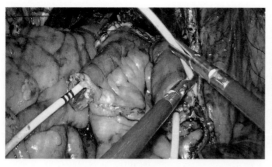

图 10-19　置入输尿管支架管

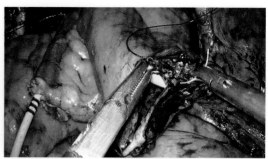

图 10-20　邢氏吻合法

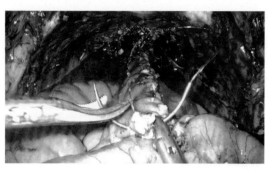

图 10-21　关闭 Pouch

五、术后处理与护理要点

（1）术后无须去枕卧位。

（2）术后镇痛避免采用阿片类药物，VAS 评分超过 4 分给予非甾体抗炎药。

（3）术后 4 小时坐起，嘱患者咀嚼口香糖，每次 30 分钟，每天 3 次至排气。

（4）术后 6 小时开始饮水，50 mL/h，术后第一天可改为 100 mL/h，排气后可进流食，逐渐改变饮食为普食。

（5）术后当天补液量控制在 ≤30 mL/kg，避免过度补液。

（6）正常下地活动后摘除抗血栓梯度压力带，术后 24 小时可给予低分子肝素抗凝。

（7）术后抗生素可根据血常规结果停用，一般在术后 72 小时内。

（8）术后引流 300 mL 以内如无尿瘘可拔除。

六、术后并发症与处理要点

（1）在扩大淋巴结清扫后，淋巴漏发生率明显上升，如术后 1 周引流仍然在 300 mL以上查引流液肌酐排除尿瘘后，可考虑诊断为淋巴漏。处理方法是可拔除引流管，淋巴液可经腹膜吸收。

（2）术后不全肠梗阻也偶有发生，可留置胃管胃肠减压，禁食、水，待吻合口水肿减轻后不全肠梗阻可缓解。如仍不能缓解，考虑再次手术。术中应尽量做到吻合口宽敞。术后尽早下地防止肠粘连导致肠梗阻。

（3）采用邢氏吻合法吻合口狭窄率低，支架管留置 1 个月即可拔除。如支架管不慎脱出可暂时观察，不予积极处理。如后续出现积水，可行输尿管镜探查或经皮肾镜微通道置管。

（4）膀胱尿道吻合口狭窄多因瘢痕导致，可行经尿道冷刀内切开术。

（5）术后指导患者排尿，如残余尿增多，可采用定期自我导尿。

七、术式评价

邢氏新膀胱术的创新点：一是术中无须将输尿管穿过骶骨岬前与输入袢吻合，输尿管可以原位分别与输入袢进行端 - 端吻合，这样手术较简便；二是双侧输入袢均以顺蠕动的形式与储尿囊结合，有一定抗反流的作用，防止尿液反流致肾积水及肾盂感染，能维持正常的上尿路形态与功能；三是由于末端输尿管剖开后直接与肠管吻合，吻合口较宽敞，有效地避免了吻合口狭窄。邢氏新膀胱的膀胱近似球形，维持了膀胱的低压和顺应性。虽然邢氏新膀胱在构建时，需要将输入袢的 10 cm 回肠从左侧移至右侧，但此过程无论开放手术还是腹腔镜手术只需 10 分钟左右的时间，而由于输尿管保持在原位，简化了手术流程，降低了手术难度，更适合腹腔镜下操作。

开放手术时，很容易通过无影灯观察到肠系膜血管弓，在腹腔镜下肠系膜血管则很难观察，我们在术中创新性的采用另一套腔镜光源系统在背侧照射肠系膜，将腹腔镜光源调暗，能够清晰地看见肠系膜动脉。超声刀在处理肠系膜血管中有独特优势，能够闭合血管，用慢挡效果更好。为清除肠管内的细菌，可向肠管内注入庆大霉素生理盐水或甲硝唑注射液。

原位回肠新膀胱在手术过程经常遇到困难，如遇 Pouch 与尿道吻合口有张力，可将回肠系膜根部的腹膜打开，向上游离松解系膜。在腹腔镜手术时可通过降低气腹压力（如降至 8 mmHg）来减轻吻合的张力。如果依然 Pouch 与尿道张力大，可将中间 40 cm 回肠折叠呈 U 形，再和尿道吻合。术前排除合并前列腺癌的男性患者，可保留前列腺尖部的包膜，将 Pouch 直接与前列腺包膜吻合，这样不但降低了吻合难度，同时也有利于保留尿道外括约肌与血管神经束，对术后尿控功能及性功能的恢复有好处。如术中发现所截取的肠管血运不好，要仔细观察其蠕动情况，也可用剪刀减去一小块组织，观察是否有新鲜血流出。若证实血运确实不好，要果断地切除，以防术后新膀胱缺血坏死。

体腔内原位新膀胱术是安全、可行的，创伤更小、胃肠道并发症更少。将来可能会成为大型医疗中心首选的手术方式。然而哪种原位新膀胱构建方式更适合体腔内路径，以及围手术期并发症、肿瘤学、生活质量的结果仍需要多中心、前瞻性、随机对照研究以及长期的随访来进一步加以证实。

（邢念增　王明帅）

第 3 节　IUPU 回肠原位膀胱术

一、概述

对于肌层浸润性膀胱癌和高危非肌层浸润性膀胱癌的患者，目前首选的治疗方式依然是膀胱根治性切除[9]。但膀胱切除之后，如何选择合适的尿流改道方式，一直是泌尿外科的热点问题。目前常用的尿流改道方式包括"不可控性"尿流改道和"可控性"尿流改道。不可控性尿流改道，临床上常用的有回肠膀胱术和输尿管皮肤造口术，这些术式相对简单，远期、短期并发症少，临床上应用十分广泛。但这类手术需要患者终身佩戴造口袋，一方面造成生活的不便，另一方面也在一定程度上影响患者的正常社交，甚至对患者的心理状况造成影响。

为了克服这些问题，对于一部分合适并且有需求的患者，可以选择原位新膀胱手术。北京大学泌尿外科研究所（IUPU）通过截取一部分肠管（常选用的肠管包括：回肠、乙状结肠等），将其缝合成一个球形的储尿囊，替代原来膀胱的功能，吻合在输尿管和尿道上，即为我们所谓的"原位新膀胱"。

和不可控尿流改道方式相比，原位新膀胱具有一些明显的优势。首先，患者通过一段时间的锻炼，可以获得与正常人相近的排尿与控尿，在最大限度上恢复了术前的生理状态；其次，原位新膀胱不需要长期佩戴造口袋，在外观上与正常人没有明显区别，既保证了美观，对患者的心理影响也较小，有利于患者更好地恢复社会活动；再次，和输尿管皮肤造口等需要长期佩戴支架管的术式相比，术后对肾功能的保护更为可靠。

目前，受多种因素影响，国内原位新膀胱开展情况尚不十分普遍。

二、手术适应证与禁忌证

1. 适应证

（1）肌层浸润性膀胱癌，或高危的非肌层浸润性膀胱癌。

（2）没有远处其他脏器转移。

（3）相对年轻的患者（65岁以内最佳）。

（4）肾功能正常（肾小球滤过率不低于 60 mL/min）；对于术前双侧肾积水引起肾功能不全的患者，在行肾造瘘引流之后如果能达到这一标准，也可以行回肠原位膀胱术。

（5）没有严重的心、肺并发症。

（6）肢体活动不受限，能够完成自家清洁导尿。

（7）患者有良好的治疗依从性，能够配合围手术期的各种严格管理，并有条件接受长期的随访。

2. 禁忌证

绝对禁忌证：

（1）远端尿道肿瘤。

（2）严重的尿道狭窄。

（3）患者不具备生活自理能力。

（4）回肠长度不够，或回肠本身存在疾病。

（5）尿道括约肌功能障碍。

（6）未经治疗的肝硬化、门静脉高压。

相对禁忌证：

（1）高龄（年龄＞75岁）。

（2）盆、腹腔放疗史。

（3）男性的膀胱颈部、后尿道肿瘤，女性的三角区肿瘤。

（4）盆腔淋巴结有转移的患者。

三、术前准备

（1）术前一天无渣饮食。

（2）术前一天使用缓和的泻药进行肠道准备（含有电解质成分的泻药最佳，可避免术前电解质失衡）。

（3）无须清洁洗肠。

（4）备血（800 mL 红细胞，400 mL 血浆）。

（5）请造口治疗师配合，提前设计回肠通道的造口位置（如果术中发现无法行原位膀胱，有可能临时改行回肠通道术）。

（6）根据所在中心具体情况决定是否下胃管，我中心不常规留置胃管。

四、手术步骤与操作要点

对于回肠储尿囊，笔者所在单位目前仍然采用体外构建的方式进行。膀胱根治性切除可以选用开放、腹腔镜或机器人辅助的方式切除。腹腔镜手术完成膀胱切除之后，可在腹部做小切口，取出膀胱切除标本，之后将肠管从小切口引出体外，在体外完成构建，再放回腹腔之内，重新建立气腹，完成尿道与新膀胱的吻合。

以下为具体的手术步骤。

1. 切取回肠肠管　距离回盲瓣约 20 cm，选取一段长约 54 cm 的回肠肠管，用于构建新膀胱储尿囊。在切取肠管时，需要注意保护此段肠管的血运。可以使用手术灯正对小肠系膜照射，在小肠系膜对侧进行观察，这样可以清晰辨认肠系膜血管的走行，避开血管走行区域切开小肠系膜。小肠系膜切开范围不宜过短，以免在后续的储尿囊构建过程和尿道吻合过程中产生张力。逆肠蠕动方向，将回肠标记为 4 段，每段的长度依次为 12 cm、12 cm、15 cm、15 cm，使用丝线在相应位置缝标记线，并注意标明肠管近端和远端，以免在后续的重建过程中产生混淆（图 10-22）。

2. 小肠吻合　将取好的回肠肠管至于尾侧，在其头侧行小肠吻合。回肠吻合可以使用传统的小肠吻合法，也可以使用直线切割闭合器（GIA）完成小肠吻合。使用直线切割闭合器行肠吻合快速、安全，并不显著增加肠道并发症的发生风险[10]。

笔者多使用 80 mm 的 GIA 完成肠吻合。使用 GIA 吻合肠管的要点在于，将待吻合的肠管对系膜缘对齐，使用 GIA 沿回肠对系膜缘完成第一次切割、钉合，之后与第一次切割线成 90°，行第二次钉合，完全封闭吻合口。对于吻合薄弱区域，可以使用 3-0 可吸收线间断浆肌层缝合予以加固。对系膜缘最下方的钉合处为最薄弱的区域，建议常规进行加固（图 10-23）。

3. 缝合储尿囊　使用稀释的碘伏溶液充分冲洗肠管，将肠内容物尽量洗净。使用湿

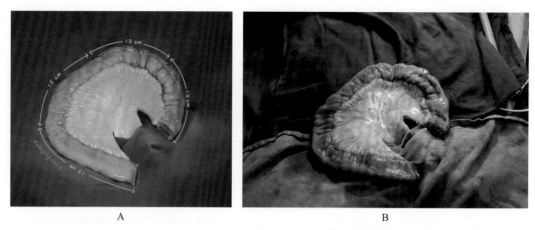

图 10-22　逆肠蠕动方向将回肠标记为 4 段，每段的长度依次为 12 cm、12 cm、15 cm、15 cm（A、B）

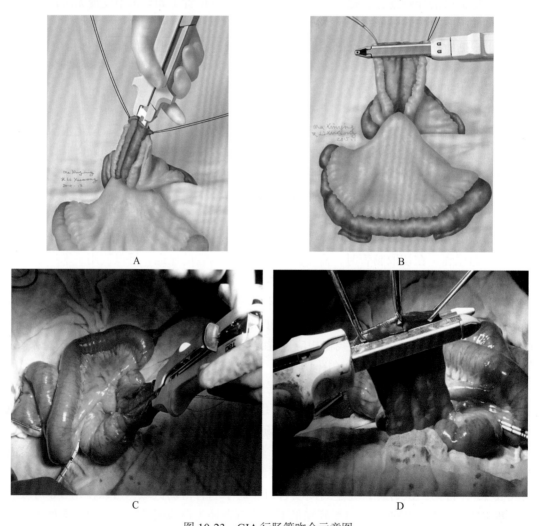

图 10-23　GIA 行肠管吻合示意图

将待吻合的肠管对系膜缘对齐，使用 GIA 沿回肠对系膜缘完成第一次切割、钉合，之后与第一次切割线成 90°，行第二次钉合，完全封闭吻合口（A～D）

纱垫或治疗巾保护肠管周围组织，减少肠内容物的污染，之后顺肠蠕动方向自然展开取好的肠段，保留最近端的 15 cm 肠管作为储尿囊的输入袢；然后由远及近切开远端的 39 cm 肠管。在切开远端的两段 12 cm 肠管时，在小肠壁距离肠系膜 1/3 处切开，切至第三段 15 cm 肠管时逐步过渡至正对系膜缘的位置切开（图 10-24）。

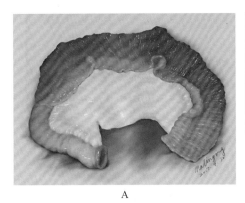
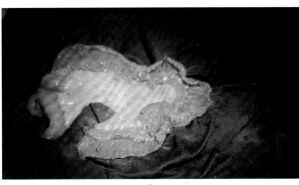

A   B

图 10-24 顺肠蠕动方向自然展开取好的肠段，保留最近端的 15 cm 肠管，作为储尿囊的输入袢；然后由远及近切开远端的 39 cm 肠管（A、B）

切开远端的 39 cm 肠管之后，再次清洁肠腔，将其内的肠内容物尽量清理干净。之后，顺时针向上旋转最远端的 12 cm 肠管，与第二段 12 cm 肠管对齐，使用 3-0 可吸收缝线连续缝合相邻的小肠边缘。为保证储尿囊的密闭性，减少术后漏尿的发生，所有的缝合缘建议均使用可吸收线缝合两遍（图 10-25）。

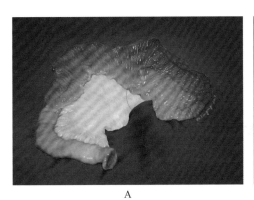
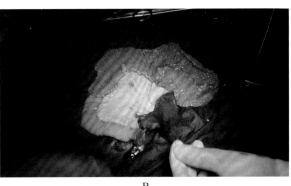

A   B

图 10-25 顺时针向上旋转最远端的 12 cm 肠管，与第二段 12 cm 肠管对齐，使用 3-0 可吸收缝线连续缝合相邻的小肠边缘（A、B）

缝合完成后，再继续顺时针旋转肠管，与第三段 15 cm 肠管对齐，再次连续缝合相邻的小肠边缘，至此新膀胱的后壁已经缝合完成。缝合正确的话，新膀胱的后壁呈"螺旋"形（图 10-26）。

最后，连续缝合新膀胱前壁，至最远侧留一约一指宽的小口，用于和尿道做吻合，完成新膀胱储尿囊的构建（图 10-27，图 10-28）。之前的所有缝合步骤，可以由术者和助手同时进行缝合，可以大大缩短手术时间。

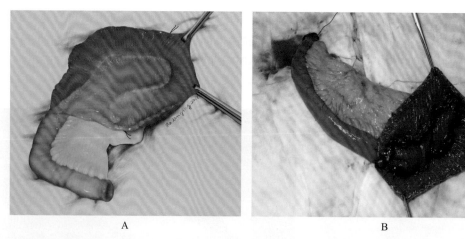

A   B

图 10-26　继续顺时针旋转肠管，与第三段 15 cm 肠管对齐，再次连续缝合相邻的小肠边缘，完成新膀胱后壁的缝合（A、B）

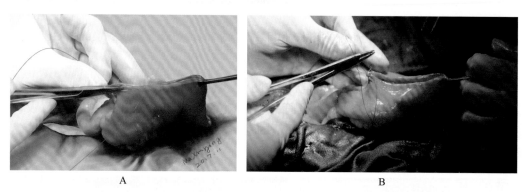

A   B

图 10-27　连续缝合新膀胱前壁，至最远侧留一约一指宽的小口，用于和尿道做吻合，完成新膀胱储尿囊的构建（A、B）

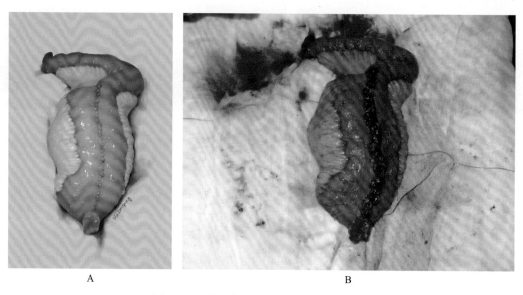

A   B

图 10-28　储尿囊完成之后的形态（A、B）

4. 输尿管并腔缝合，与回肠输入袢吻合 北京大学泌尿外科研究所的输尿管回肠吻合，多采用输尿管并腔缝合技术。即，将远侧的输尿管纵行切开，沿切开线用4-0可吸收线行两侧输尿管侧侧吻合，完成并腔；并斜行裁剪输尿管切缘，使之形成宽大的吻合平面。输尿管内置入F7的输尿管支架管，推荐使用单J管，将单J管用缝线妥善固定在输尿管吻合口位置。

把两根单J管从储尿囊的输入袢内引入新膀胱，3-0可吸收线吻合并腔后的输尿管和储尿囊输入袢。原位新膀胱建议常规留置膀胱造瘘管。我单位多采用"蘑菇头"引流管作为膀胱造瘘管，在新膀胱右顶壁的位置做小切口，由内向外引出膀胱造瘘管，此处，建议将两根单J管剪短之后，缝合于膀胱造瘘管之上，这样在术后拔除造瘘管时，即可同时拔除单J管。造瘘管周围用可吸收线荷包缝合固定（图10-29）。

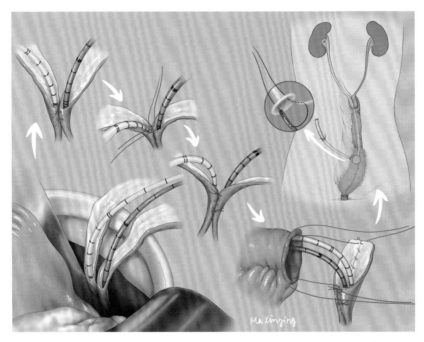

图10-29 两侧输尿管并腔缝合之后，与新膀胱输入袢做对端吻合

完成所有的缝合工作之后，可向新膀胱内注水，检查新膀胱的初始容量，并检查是否有渗漏。如有渗漏部位，及时补针。

5. 关闭小肠系膜裂孔 完成上述操作之后，连续缝合关闭小肠系膜裂孔，以减少术后内疝的发生。如为开放手术，可以直接将储尿囊置于盆腔，行后续的尿道吻合。如为腹腔镜或机器人手术，则需要将储尿囊置于腹腔之内，关闭腹壁切口，重新建立气腹，完成后续的吻合操作。

6. 新膀胱与尿道进行吻合 新膀胱与尿道进行吻合的步骤，基本上与前列腺癌根治尿道吻合的步骤相同。区别在于，部分病例可能存在较大张力，吻合时需要注意用力适度，避免缝线割裂新膀胱储尿囊，造成吻合困难。张力较大时，正确的做法是由助手向下方牵引储尿囊，减少吻合张力，再由术者轻柔、缓慢地逐步收紧缝线，直至将新膀胱与尿

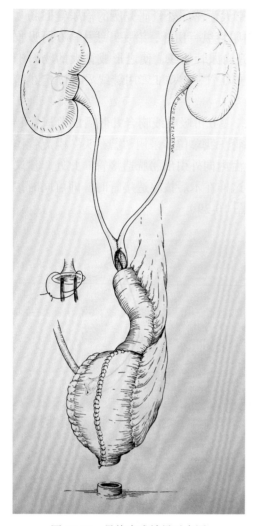

图 10-30　最终完成效果示意图

道对合。推荐采用倒刺线进行吻合，可以减少吻合的难度。对于腹腔镜下操作极度困难者，必要时可中转开放手术（图 10-30）。

尿道内建议留置 F20 三腔硅胶尿管。

五、术后处理与护理要点

（1）术后常规心电监护。

（2）对症补液，静脉补液支持。

（3）术后第一天鼓励患者开始正常下床活动。

（4）如无抗凝禁忌，建议术后 24 小时开始使用低分子肝素抗凝。

（5）如无腹胀等症状，无需留置胃管，待患者排气之后，可以逐步恢复正常饮食。

（6）术后发生肠梗阻者，需留置胃肠减压，静脉营养支持。

（7）定时新膀胱冲洗。

（8）术后 3 周时做膀胱造影检查，如果膀胱造影无明显外渗，则可以拔除尿管，同时夹闭膀胱造瘘。

（9）嘱患者在家练习每 1～2 小时排尿一次，每次排尿后，通过造瘘管观察是否有残余尿，并记录残余尿量，如果残余尿量连续小于 50 mL，1～2 周后拔除造瘘管和单 J 管。

六、术后并发症与处理要点

1. 术后新膀胱黏液填塞　在正常情况下，人体的小肠每天均会分泌大量黏液。如果不加处理的话，这些黏液很有可能会堵塞新膀胱的各种引流管路，导致尿液无法正常排出，甚至可能造成新膀胱破裂、漏尿，影响术后顺利康复。

为了保证新膀胱和尿道内没有黏液积聚，从而避免造成尿路梗阻，笔者单位要求每名患者都进行术后早期膀胱冲洗。而且，要求至少有一名患者家属能够熟练掌握这一技术，以便在患者出院之后能够继续坚持。

冲洗时，注意不要采用低压持续冲洗法，这样无法将黏液有效冲出。正确的做法是，通过导尿管向新膀胱内快速注射生理盐水，然后用注射器抽出，有助于去除黏液栓；每日 2～4 次（每 6～12 小时），每次 60～120 mL。如果尿量较少或者可疑有黏液栓时，可增加冲洗频率。冲洗时，膀胱内积存的黏液可以通过另一通道自然流出；也可以用注射器从导尿管内抽出液体；注意观察黏液，重复数次，直到再也冲不出黏液。

2. **术后尿漏**　回肠新膀胱手术之后有一定的比例会发生尿漏。漏尿一方面可能是由于尿道和新膀胱的吻合口漏引起。另一方面也有可能是新膀胱黏液填塞之后，导致膀胱内压升高引起的尿液外漏。还有一部分是输尿管和回肠输入襻吻合部位的漏尿。尿漏的首要处理原则是充分引流，保证尿路系统的压力最低。经过一段时间的保守治疗，大都可以自行缓解。对于担心漏口没有完全愈合者，可以通过膀胱造影来判断。

3. **术后尿失禁**　因为新膀胱在术后早期，容量较小，绝大部分患者存在尿失禁的情况。术后早期建议进行盆底肌训练。一般需要几个月的训练时长，等膀胱容量达到400～500 mL，新膀胱扩张到一定大小，才能成为一个低压的储尿囊，此时，多数患者控尿会有明显改善。

4. **术后排尿功能障碍**　术后早期，因为新膀胱缺少排尿反射和自主逼尿肌收缩，需要重新学习排尿，患者需要通过训练学习腹压排尿。排尿的时候需要放松外括约肌，同时收缩腹部肌肉加大腹压来压迫新膀胱。初始阶段练习排尿可以在坐便器上练习。

开始排尿训练后，需每日做排尿日记，用手机或计时器设置提醒，不管有没有尿意，建议每2～3小时排尿一次。待膀胱容量扩大至400 mL左右后，可将排尿间隔增加至4小时一次，每次排尿的量需要尽可能精确地记录尿量。

大多数患者通过一定阶段的训练都可以掌握正常的排尿技巧。但从长期随访结果看，30%～40%的女性新膀胱患者和10%左右的男性新膀胱患者有可能会存在永久性排尿功能障碍，部分病例表现为残余尿增多，严重者可能完全无法自主排尿。一些患者（女性多见）在最开始几个月自主排尿良好，但有可能会呈进行性排尿困难，甚至发展为完全无法排尿。

如果存在术后排尿功能障碍，需要指导患者学习自家清洁导尿。

5. **代谢并发症**　新膀胱患者术后有出现代谢性酸中毒的风险，如果出现酸中毒时，可能表现为嗜睡、疲劳、恶心、呕吐、厌食和腹部烧灼感等症状。通过血气分析可以了解酸中毒情况。有些患者需要一段时间服用碳酸氢钠进行纠正。

七、术式评价

在构建原位新膀胱储尿囊时，需要考虑如下几方面的问题：

（1）新膀胱的容量。

（2）新膀胱的顺应性。

（3）与尿道吻合时的张力。

（4）与输尿管吻合时的张力。

（5）替代材料是否容易获得。

（6）是否会引起严重的营养、代谢并发症。

（7）构建方式是否简便、易行，易于推广。

笔者在进行储尿囊的设计过程中，也是围绕以上几个关键点进行考虑。理想的新膀胱容量，一般建议以400～500 mL为宜，如果容量过小，无法充分满足储尿的功能；如果容量过大，则有可能引起膀胱排空障碍，导致大量残余尿。

新膀胱的顺应性直接影响术后上尿路的功能。因此，要求新膀胱在储尿期需要保证持续低压，以免压力过高导致上尿路的损害。目前，新膀胱的构建需要借用消化道作为替代材料，最常用的是回肠和结肠，而无论使用回肠亦或结肠，不可避免的一个问题就是，肠管受自主神经支配，存在自主节律收缩，这可能会引起新膀胱内的压力变化，导致新膀胱内压力不稳定以及顺应性降低。为了避免这个问题，常用的解决方案是肠管的充分去管状化，目前国际上较为流行的储尿囊构建方式，如 Hautmann 储尿囊、Studer 储尿囊等，构建的基础就是肠管的充分去管化，以保证储尿囊的持续低压[11, 12]。

关于回肠和结肠究竟如何选择，目前尚没有统一定论。每种肠管各有其优、缺点。本中心更推荐使用回肠来构建原位膀胱储尿囊。因为相较于结肠，回肠拥有更好的延展性，而且术后发生代谢并发症的比例更低。

基于以上这些设计理念，笔者团队以 Studer 新膀胱为基础，通过简化 Studer 储尿囊的缝合方式，设计了 IUPU（Institute of Urology Peking University，北京大学泌尿外科研究所）回肠原位新膀胱。在不影响整体效果的前提下，大大简化了手术技术，降低了手术难度，缩短了手术时间[13]。

（郝　瀚　李学松）

第 4 节　原位去管化乙状结肠新膀胱

一、概述

本节介绍的原位去管化乙状结肠新膀胱代替膀胱的技术是一种非常有吸引力的原位尿流改道方法。有经验的外科医生都知道，乙状结肠因病变被切除后并不引起肠道吸收代谢紊乱及排便紊乱，而且作为膀胱的理想替代物，乙状结肠提供了合适的长度和厚度、恰当的解剖位置、与膀胱相近的神经支配以及与尿道吻合简便等良好条件，并且可实施效果较好的抗反流输尿管种植。

二、手术适应证与禁忌证

1. 适应证

（1）膀胱肿瘤行根治性全膀胱切除术的患者。

（2）先天性膀胱畸形不能用手术矫正的患者。

（3）尿道完整无损和外括约肌功能良好。

（4）术中尿道切缘肿瘤阴性。

（5）肾功能良好可保证电解质平衡及废物排泄。

（6）肠道无明显病变。

2. 禁忌证

（1）尿道外括约肌损伤或无功能者。

（2）男性患者肿瘤侵及前列腺和后尿道者，女性患者肿瘤侵犯膀胱颈、阴道前壁者。

（3）既往盆腔或结肠受过放射性照射。

（4）结肠易激综合征、肠结核、乙状结肠息肉或肿瘤和严重的乙状结肠憩室炎。

（5）糖尿病或心、肺、脑、肾等脏器严重疾病而不能耐受手术者。

（6）复杂的尿道狭窄以及生活不能自理者。

三、术前准备与评估

根治性膀胱切除术＋尿流改道手术前准备与评估工作包括：

（1）常规行尿道膀胱镜检查，了解膀胱肿瘤的大小、形态、部位及是否侵及尿道进行评估，对选择手术方式甚为重要。

（2）部分患者因行肠镜检查，以排除肠息肉和大肠癌的可能。

（3）常规行 IVP、盆腔 CT 扫描、经直肠和腹部 B 超检查及骨扫描检查，以了解上尿路有无肿瘤，浸润范围，是否有盆腔淋巴结转移情况，有助于术式选择及术后治疗。

（4）系统了解心血管、肺、肝肾功能情况，评价其健康指数。

（5）术前应仔细询问患者有无肠道手术史，腹部放疗史，近期肠道有无蛔虫排出，必要时应行驱虫治疗。

（6）术前禁食、清洁灌肠。

（7）加强心理护理与辅导，让患者了解手术前后相关的快速康复护理知识，增强患者战胜疾病的信心。主动配合医疗护理过程并从中获益。

四、手术步骤与操作要点

原位去管化乙状结肠新膀胱手术步骤与操作要点：

（1）麻醉与体位同"Studer 回肠膀胱术"。

（2）常规施行开放或腔镜下根治性膀胱切除术，淋巴结清扫并注意保护乙状结肠的血管支。

（3）注意保护左结肠动脉和发自肠系膜下动脉的直肠上动脉及发自髂内动脉的直肠中、下动脉。

（4）解剖乙状结肠，注意保护乙状结肠的侧支循环。截取 20～25 cm 乙状结肠管，保护好肠系膜血供（图 10-31，图 10-33A）。

（5）用 2-0 可吸收线无张力间断缝合肠管切口，也可采用直线切割吻合器恢复肠管的连续性。

（6）用生理盐水或淡碘伏洗净肠腔，将切取的乙状结肠肠段摆放成 U 形，自折叠的肠管两端开口导入直线吻合器，在肠管的系膜对缘（尽可能远离肠系膜）使用吻合器构建储尿囊（图 10-32），亦可用 2-0 可吸收线连续内翻缝合 U 形肠管，制作球形储尿囊（图 10-33）。

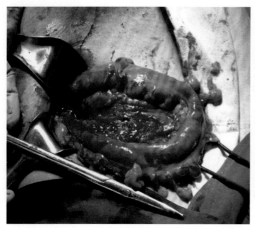 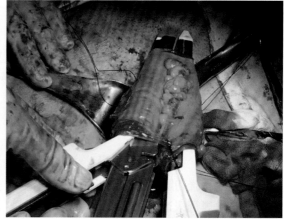

图 10-31　截取 20～25 cm 乙状结肠管，摆放成　　图 10-32　在肠管的系膜对缘（尽可能远离肠系膜）使
　　　　　　U 形　　　　　　　　　　　　　　　　　　　　　　用吻合器构建储尿囊

（7）在储尿囊最低点切开 3～5 cm 开口留做新膀胱颈口，新膀胱颈口可用 3-0 可吸收线四针间断缝合形成膀胱颈。对于吻合器制作的储尿囊，这 4 针缝合具有更多的实际意义：①缩小了新膀胱颈口，避免了过大的新膀胱颈口与尿道的不对称吻合；②延长了新膀胱颈，对手术以后尿控的恢复可能具有一定的意义；③这 4 针缝线可以作为膀胱颈与尿道吻合的锚定点，同时还可以避免吻合张力过大导致新膀胱颈的肠壁撕裂。

（8）游离输尿管，保证一定长度以避免储尿囊尿道吻合时输尿管张力过大（图 10-34）。在储尿囊两侧肠系膜缘戳孔，采用 Dipping Technique 技术将输尿管经肠系膜浆膜下拖入膀胱约 1.5 cm，用 4-0 可吸收线作 4～6 针间断缝合固定于膀胱黏膜（图 10-35～图 10-37）。

（9）修整输尿管末端，在输尿管内留置 6～8F 支架管，剖开输尿管末端上缘，将剖开的输尿管向下方展开形成扇形（图 10-38，图 10-40）。

（10）用 4-0 可吸收线在扇形顶端将输尿管与储尿囊后壁黏膜 2 针缝合（图 10-39）；输尿管支架管由储尿囊前壁引出。

（11）直线吻合器封闭储尿囊顶部或用可吸收线关闭，完成球形储尿囊的制作。

（12）经尿道向新膀胱内置入 20～24F 导尿管，用 2-0 可吸收线四针缝合新膀胱颈与尿道残端，完成新膀胱与尿道的吻合，从导尿管注入生理盐水检查可能的漏孔并修补。

（13）将输尿管支架管和盆腔引流管由腹壁引出。

（14）术后并发症与处理同 Studer 回肠膀胱术。

五、术式评价

乙状结肠新膀胱的一大优势在于乙状结肠不是主要的营养物质吸收部位，所以几乎

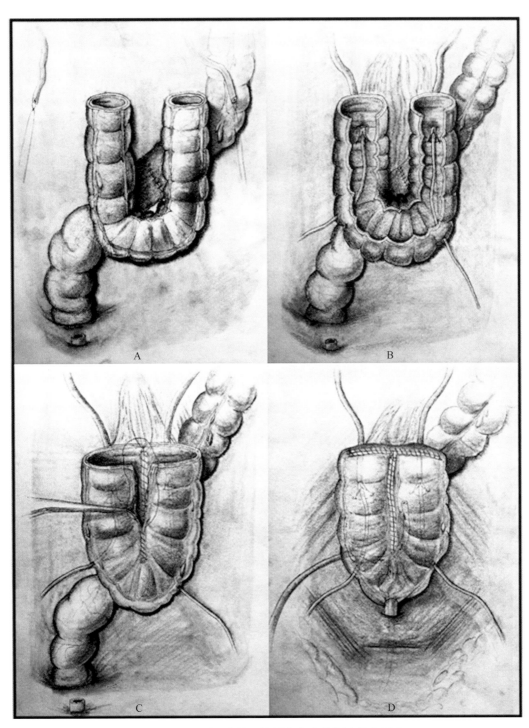

图 10-33　U 形乙状结肠管制作成球形储尿囊示意图

A：U 形乙状结肠管；B：对系膜缘切开；C：连续缝合 U 形肠管；D：制作球形储尿囊

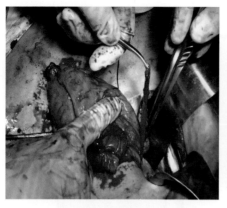

图 10-34　游离一定长度的输尿管

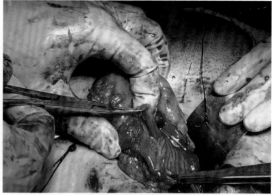

图 10-35　采用 Dipping Technique 技术将输尿管经肠系膜浆膜下拖入储尿囊

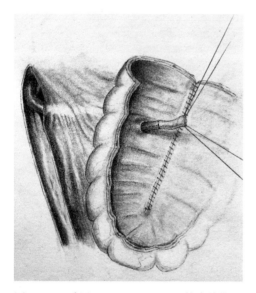

图 10-36　采用 Dipping Technique 技术将输尿管经肠系膜浆膜下拖入储尿囊

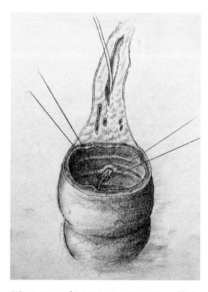

图 10-37　采用 Dipping Technique 技术将输尿管经肠系膜浆膜下拖入储尿囊

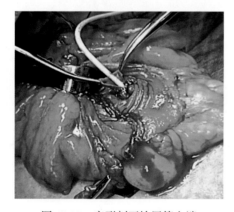

图 10-38　扇形剖开输尿管末端

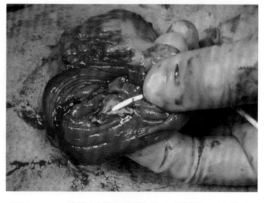

图 10-39　将输尿管与储尿囊后壁黏膜 2 针缝合

无肠道吸收代谢相关并发症，而且较少发生腹泻等肠道功能紊乱。有报道回肠新膀胱腹泻发生率是乙状结肠新膀胱的 3 倍。新膀胱黏液引起的相关并发症乙状结肠也明显低于回肠。

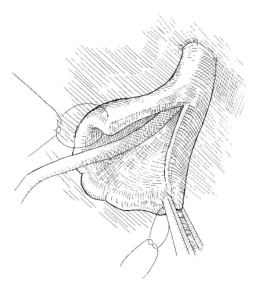

图 10-40　扇形剖开输尿管末端

此外，由于骶神经节段 $S_2\sim S_4$ 支配部分乙状结肠和膀胱的平滑肌，而且乙状结肠肠管壁较回肠厚，再加上乙状结肠在解剖位置上与膀胱接近，更容易与尿道吻合。因此，接受乙状结肠新膀胱的患者在自主排尿方面表现较好，而接受回肠新膀胱的患者更容易出现排尿困难，随着时间延长，回肠新膀胱的收缩能力下降更明显。在控尿方面的表现，以目前的证据来看乙状结肠新膀胱并不如回肠新膀胱[14]。总的来说，原位新膀胱的夜间控尿能力不如日间控尿能力，而这种差异在乙状结肠新膀胱中尤为明显。Laguna MP 等[15]对 49 例行乙状结肠新膀胱的患者随访发现，术后第 2 年 89% 的患者能达到理想的日间控尿的能力，但达到理想夜间控尿能力的患者仅为 10%。一项研究对比了 50 位行乙状结肠新膀胱的患者和 62 位行回肠新膀胱的患者，结果发现 90% 行回肠新膀胱的患者和 85% 行乙状结肠新膀胱的患者能达到理想的日间控尿的能力，60% 行回肠新膀胱的患者能达到理想的夜间控尿的能力，而仅有 9% 行乙状结肠新膀胱的患者能达到理想的夜间控尿的能力[16]。

两种新膀胱的容量差异存在相反的证据。Michel MS 和 Alken P 对比了 10 例乙状结肠新膀胱和 10 例回肠新膀胱术后结果，他们发现在术后第 8 年，2 例乙状结肠新膀胱和 1 例回肠新膀胱患者仍然存在夜间尿失禁，乙状结肠新膀胱比回肠新膀胱有更大的容量（621 mL *vs.* 423 mL）。但与之相反，国内外较多研究结果提示，回肠新膀胱比乙状结肠新膀胱容量更大，出现相反结果的原因可能是随访的时间不同[17]。

在尿动力学方面，Schrier BP 等对乙状结肠新膀胱和回肠新膀胱相比较的文献进行系统综述和 meta 分析发现，乙状结肠新膀胱和回肠新膀胱的最大尿流率和排尿量无差异，回肠新膀胱顺应性更好，最大内压较低，乙状结肠新膀胱残余尿量更少。此外，这项 meta 分析结果显示，乙状结肠新膀胱比回肠新膀胱更易出现早期并发症（例如感染和漏尿等），而在晚期并发症（例如吻合口狭窄、切口疝、结石和肠梗阻等）发生率上无差异。

乙状结肠新膀胱和回肠新膀胱都是原位尿流改道的重要方式，目前回肠新膀胱仍然居于主流方式，但随着越来越多的学者对乙状结肠新膀胱的了解，乙状结肠新膀胱的比例有所增加，两者有各自独特的优点和缺点，术者可以根据患者的肿瘤范围、肠道解剖情况、生活自理能力及自己擅长的手术方式等因素来选择替代膀胱的方法。

（王剑松）

第 10 章　原位膀胱重建与可控性尿流改道

第 5 节　乙状结肠膀胱扩大术

一、概述

神经源性膀胱、间质性膀胱炎、泌尿系统结核、放射性膀胱炎等疾病常可导致患者出现膀胱容量缩小，顺应性下降，不仅严重者影响患者的生活质量，还可导致患者上尿路积水、肾衰竭。对于保守治疗无效的膀胱挛缩患者，肠道膀胱扩大（bladder augmentation）是最有效的治疗手段，它可以显著扩大膀胱容量，降低膀胱储尿期压力，保护肾功能，提高患者生活质量。膀胱扩大术包括回肠、结肠和回盲部肠道膀胱扩大术，其中回肠和乙状结肠应用最多。具体应用哪段肠管进行膀胱扩大术需要结合患者的情况和术者的经验进行选择。乙状结肠膀胱扩大术最早由 Lemoine 等于 1912 年进行报道，目前这种术式临床仍在广泛应用，并且随着腹腔镜的开展，腹腔镜下膀胱扩大术也已在临床开展[18]。

二、手术适应证与禁忌证

1. 适应证

（1）泌尿系结核导致膀胱结核病变的瘢痕性膀胱挛缩，膀胱容量不足 100 mL，经抗结核药物治疗半年以上，尿内已无脓球、结核菌，体内其他部位结核已稳定者。

（2）非炎症性尿频，膀胱容量在 50 mL 以下者。

（3）女性间质性膀胱炎久治不愈者。

（4）神经源性膀胱，导致低顺应性膀胱者。

2. 禁忌证

（1）严重尿道狭窄，短期内不能治愈者。

（2）膀胱尿道括约肌功能不良者。

（3）结肠有病变者（如结核性病变或多发性憩室等）。

（4）全身或泌尿系仍有活动性结核者。

（5）心脑血管疾患、肝衰竭、出血性疾病、感染性疾病等身体条件不能耐受较大手术者。

（6）肾小管性酸中毒。

（7）短肠综合征。

三、术前准备与评估

1. 肠道准备（详见第 6 章内容）　传统肠道准备包括①术前 3 天进半流饮食，并开始口服抗生素左氧氟沙星联合甲硝唑或替硝唑；②术前 2 天开始进流食；③术前 1 天禁食不禁水，并开始服泻药；④术前晚灌肠一次，术前晨灌肠一次；⑤中华医学会泌尿外科学分会膀胱癌联盟加速康复外科专家协作组推荐，行膀胱切除尿流改道患者在术前 1 天服用泻药，如甘露醇、复方聚乙二醇电解质等，不行清洁灌肠，不使用肠道抗生素。但对于严重便秘的患者，建议术前应予充分的机械性肠道准备，并联合口服抗生素。

2. 心理护理与健康教育

（1）与患者沟通，做好心理护理，使患者放下心理负担，保持情绪稳定。

（2）向患者讲解麻醉及手术的相关知识、术后治疗及护理过程，使其能够比较愉快地接受手术，增强战胜疾病的信心。

（3）应告知患者术后需要适量多饮水，定期冲洗重建膀胱，减少黏液堵塞管腔。对于术后能自行排尿的患者，应告知患者定期复查排尿后残余尿量情况。

四、手术步骤与操作要点

1. 乙状结肠膀胱扩大术

（1）麻醉、体位及切口　患者在全身麻醉或硬膜外麻醉成功后，取平卧位，臀部略垫高。经下腹正中切口，由耻骨上缘至脐。

（2）切开膀胱　如果膀胱壁纤维化严重，失去弹性。在膀胱最大横径处切除膀胱上部分，保留的膀胱部分形成盘状。如果膀胱壁弹性良好，在中线做纵行剖开，前壁达膀胱颈，后壁达膀胱三角区，形成对开的贝壳状。

（3）解剖输尿管　对于输尿管口形态和功能正常者，可以保留输尿管口，不用解剖输尿管。对于有输尿管口狭窄或反流的情况，分离输尿管下段，分离时应注意保留输尿管周围组织，保护血液供应。

（4）游离乙状结肠肠袢　根据乙状结肠的血管分布，选择适当的乙状结肠肠袢 20～25 cm。可以用冷光源背光下观察肠系膜下动脉的分布，保证肠管的血液供应。必要时可以沿 Toldt 线分离乙状结肠系膜以获得足够长的结肠和无张力达到膀胱吻合的位置。

（5）用丝线缝合标记切断的位置，试验切除肠段后，远近端肠管以无张力吻合为宜。切断肠管，将乙状结肠的近端与远端吻合，以恢复其连续性。关闭肠系膜切口，注意应将游离的肠袢系膜置于吻合口的后方。

（6）乙状结肠膀胱扩大补片的制作　传统的乙状结肠扩大膀胱的方法是用完整的肠袢直接吻合于膀胱断端。这样扩大的膀胱容量小，压力高，肠道的自主收缩会产生尿频，尿失禁。利用肠道去管状化的原理进行的膀胱扩大方法有两种：①将乙状结肠袢对系膜缘沿结肠带纵行剖开，折叠成 U 字形，相邻缘做侧 - 侧缝合。这样的成型方法适合于横行去除膀胱顶的盘状膀胱残端[19]（图 10-41）；②将乙状结肠袢两端分别闭合，再沿对系膜缘结肠带纵行剖开至距离肠管两端约 1 cm。这种方法更适合于沿中线纵行剖开形成的贝壳状膀胱（图 10-42、图 10-43）；③肠管与膀胱的吻合采用 3-0 可吸收线缝合 2 层，缝合过程中注意保证黏膜层内翻向腔内。

（7）输尿管的处理方法　①对于原输尿管口正常，输尿管没有狭窄的情况，保留输尿管口；②输尿管口有狭窄或反流，则应在近膀胱处切断输尿管；③如果膀胱壁组织正常，

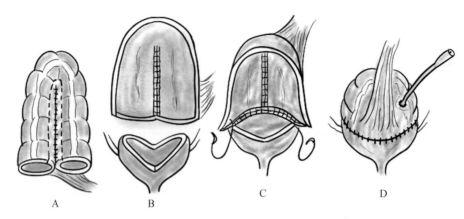

图 10-41　乙状膀胱扩大术示意图

A：选择适当的乙状结肠肠袢，在肠系膜对侧肠壁纵行剖开肠管；B：将两相邻的肠壁后缘做侧 - 侧吻合，形成储尿肠袋后壁部分；C、D：将肠袢与膀胱壁缝合

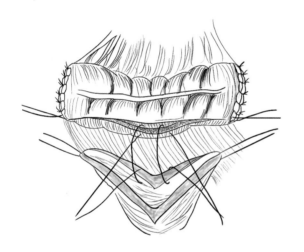

图 10-42　乙状膀胱扩大术示意图

选取的肠管两端闭合，于对系膜缘沿肠壁切开肠管至距离肠管两端约 1 cm，于膀胱正中沿矢状面切开膀胱壁，前壁达膀胱颈，后壁达膀胱三角区

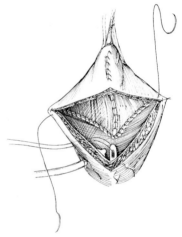

图 10-43　用 3-0 可吸收线缝缝合肠壁与膀胱壁

可以做输尿管膀胱再植；④如果膀胱壁组织不适合做输尿管再植，则需将输尿管与肠壁做黏膜下隧道吻合，再吻合的输尿管内放置支架管；⑤有学者主张做大口径的膀胱造瘘，作者认为，目前的三腔导尿管完全可以满足膀胱扩大术后的引流和冲洗。免除膀胱造瘘可以减少术后并发症，缩短恢复时间。

2. 腹腔镜下的乙状结肠膀胱扩大术

（1）于膀胱镜下向两侧输尿管口内各插入单 J 导管一根，并系紧在一根经尿道的 Foley 尿管上。

（2）按图示选择适当穿刺点（经脐，脐水平两侧腹直肌旁及左侧髂前上棘），放置腹腔镜穿刺器，行经腹四通道腹腔镜[20]（图 10-44A）。

（3）选择一段长约 15 cm 的带有肠系膜动脉弓的肠管，这段肠管应能够无张力地下移至膀胱颈（图10-44B）。

（4）将选定的肠管及其肠系膜动脉弓在腹腔镜下仔细分离，切断肠管，将肠管的近端与远端吻合，以恢复其连续性，缝合关闭肠系膜切口（图10-44C）。

（5）将膀胱切开，根据病情切除部分膀胱壁；扩大脐穿刺口，切口长4 cm，将选取的肠管自切口拉出体外（图10-44B）。

（6）应用电刀或超声刀于肠系膜对侧肠壁纵行剖开所选肠管（图10-44C）。

（7）在腹腔镜下以2-0可吸收线将肠袢与膀胱壁分别连续缝合，腹腔镜下膀胱扩大术其关键步骤（图10-44）。

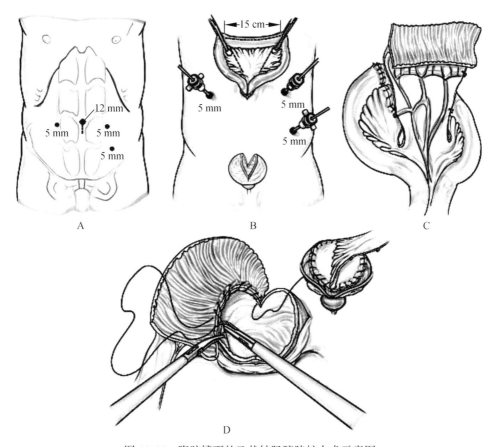

图10-44　腹腔镜下的乙状结肠膀胱扩大术示意图

A：选择适当位置，放置腹腔镜穿刺器；B：将膀胱前后向切开，扩大脐穿刺口，切口长约4 cm，将选取应用的肠管自切口拉出体外；C：在肠系膜对侧肠壁纵行剖开所选肠管；D：在腹腔镜下将肠袢与膀胱壁分别缝合

五、术后处理与护理要点

乙状结肠膀胱扩大术的术后处理与快速康复护理原则：

（1）禁食1～2天，建议患者术后恢复清醒即可采用半卧体位或适量床上活动，肠蠕动恢复后可先进流质饮食。

（2）术后保证膀胱导尿管通畅，应每日用生理盐水冲洗膀胱（每日冲洗 2～3 次），防止尿管堵塞，保留尿管引流 1 周以上；部分患者需要继续行间歇导尿和低压膀胱冲洗。

（3）应用抗生素预防感染，如原发病为结核，术后应继续给予抗结核药物治疗。

（4）保持输尿管支架管引流通畅。根据情况，一般术后 4 周拔除。

（5）早期下床活动可促肠蠕动恢复肠道功能能，促进呼吸改善心肺功能和预防肺部感染。

（6）恶性肿瘤、继往盆腔手术史、术前使用糖皮质激素，以及术前有高凝状态的患者是术后发生深静脉血栓形成的高危因素，推荐术后应用低分子肝素或机械性预防性抗血栓治疗，如弹力袜、间歇性压力梯度仪治疗等。

六、主要并发症的预防与处理

1. **尿路感染**　由于多数膀胱扩大术后患者需要进行间歇性清洁导尿，因此菌尿比较普遍，即使每天预防性使用抗生素亦难以避免。文献报道，膀胱扩大术后菌尿的发生率在 50%～100%，其中 4%～43% 的患者会出现发热表现。对于无症菌尿，无须治疗。如存在膀胱输尿管反流、感染症状和产尿素细菌引起的菌尿，则应该使用抗生素治疗[21-23]。

2. **膀胱输尿管反流**　膀胱扩大术的主要目的是扩大膀胱容量，降低膀胱储尿期压力，改善肾积水和患者生活质量。文献报道，膀胱扩大术后 0～15% 的患者肾功能会进一步恶化，这除与患者术前的基础肾功能有关外，膀胱输尿管反流引起的肾脏感染、瘢痕形成也是一个重要因素。如果单独行膀胱扩大术而不进行抗反流处理，术后 0～16.7%（平均 14.4%）的患者会继续存在膀胱输尿管反流，若同时进行抗反流处理，这一比例下降至 7%。因此，对于术前存在膀胱输尿管反流的患者，膀胱扩大术同时建议进行抗反流处理[24-27]。

3. **输尿管膀胱吻合口狭窄**　常由于吻合口缺血、尿漏、感染、放疗及黏膜下隧道游离不充分引起，患者反复发作腰痛和发热时应予怀疑。静脉肾盂造影将显示肾盂及输尿管扩张。狭窄一旦形成，处理较为困难，可采用腔内技术扩张狭窄段或手术探查并重建吻合口。

4. **电解质紊乱**　电解质紊乱一般只发生在肾功能不全、肠袢过长、伴有尿潴留的患者，应注意监测电解质水平。酸中毒的临床表现为疲倦、虚弱、厌食和烦渴。对于有酸中毒的患者，可给予碳酸氢盐治疗。

5. **膀胱结石**　膀胱扩大术后的尿路结石的成分多为鸟粪石，菌尿是一个重要的致病因素。膀胱扩大术后的膀胱结石可以开放手术或腔内手术治疗。

6. **膀胱扩大术后肿瘤的发生**　膀胱扩大术后肿瘤的发生率在 2% 左右，其中 75% 为腺癌，25% 为尿路上皮癌。腺癌恶性程度高，75% 于诊断后 15 个月死亡。术后是否应定期进行膀胱镜检查目前尚没有统一的意见。

七、术式评价

（1）肠道膀胱扩大术的主要目标为建立大容量、高顺应性的储尿囊，降低储尿期膀胱压力，进而保护肾功能、改善尿频、尿失禁等症状。肠道膀胱扩大术包括回肠、结肠和回盲部肠道膀胱扩大术，其中回肠和乙状结肠应用最多。回肠与乙状结肠在扩大膀胱容量、增加膀胱顺应性方面的作用相同。乙状结肠解剖位置更接近膀胱，肠壁较厚且肠系膜血运丰富，可增加手术成功率且可保证新膀胱具有足够的容量完成间歇导尿，并且有利于做黏膜下隧道式的输尿管抗反流吻合。乙状结肠管腔大，用较短的肠管即可满足膀胱扩大术的需求，对肠道功能影响更小。

（2）和所有应用肠道的尿流改道或重建一样，泌尿外科医生应该熟悉不同的肠段的应用和不同的重建方法。因为每个病例都有其特殊性，充分的技术储备对于出现的非计划情况大有裨益，如术中肠粘连、肠系膜活动度不足需要临时调整手术方案。为了减少手术当中的非计划事件，术前做肠道的内镜检查或肠道造影是十分必要的。经常会出现计划选用的肠管有多发息肉、肿瘤、溃疡或肠炎等情况。如果在切开肠管后才发现是十分被动的。术者应该亲自过问肠道的准备情况，充分的肠道准备对于减少术中污染，减少术后并发症是十分重要的。

（3）虽然对于输尿管吻合是否需要做抗反流的问题争论不休。我们认为尿路整形手术重要的是恢复生理功能。输尿管开口的重要生理功能是保证尿液的引流通畅和防止尿液的回流，二者缺一不可。非抗反流的方法在非可控性尿流改道中是合理的，但是在可控性尿流改道中尿液反流对肾功能产生的影响是不言而喻的。由于结肠的肠壁厚，容易形成接近自然输尿管口的抗反流作用。在笔者的经验中，这一方法并没有增加输尿管狭窄的概率。

（4）手术后的膀胱冲洗对于顺利恢复至关重要。正确的冲洗方法应该是小容量反复冲洗，每次灌注量不超过 50 mL，或根据术中吻合后初始容量决定。保证充分冲洗出新膀胱内的黏液。免除膀胱造瘘，可以减少并发症，缩短恢复时间。近来我们采用组织工程膀胱黏膜重建的研究有希望解决肠道黏液和尿液重吸收产生的并发症。

（5）随着微创技术的进步，完全腹腔镜下乙状结肠膀胱扩大术的微创技术日臻成熟。这有赖于微创器械的改进和缝合方法的变化。完全腹腔镜下的手术较传统开放手术创伤更小，术后肠道功能恢复快、住院时间更短。机器人辅助的手术操作更精准，减轻了术者的疲劳，有利于高质量地完成手术。对于我国医疗经济的现状，这种高消费的手术方式还不能广泛应用。

（李胜文　吴建臣　吴新姿）

第 6 节　乙状结肠直肠膀胱术

一、概述

在所有利用肠道的尿流改道中，利用肛门控制排尿的尿流改道是最早出现的，也是延续应用时间最久远的形式。1851 年 Simon 报道了第一例输尿管乙状结肠吻合，有一百年的应用历史。直到 1950 年 Bricker 手术被推广后，乙状结肠吻合术的应用才逐渐减少。如何保持肛门控制排尿的天然优势，又能避免或减少电解质紊乱、酸碱平衡失调、肾盂肾炎、肾积水、尿失禁等并发症，是泌尿外科长期探索的问题。尤其是针对输尿管吻合方法和储尿方式的改进有数十种。直到 20 世纪，抗生素、可吸收缝合线、输尿管支架管的应用以及输尿管吻合方法的改进，特别是去肠道管状化理念的出现，才使得这种探索有了突破性的进展，出现了数种以低压储尿囊为特征的肛门可控尿流改道，大大减少了输尿管乙状结肠吻合术的并发症。乙状结肠直肠膀胱术（Mainz pouch Ⅱ）是其中的代表性术式，也是最简单易行的方法[28]。

二、手术适应证与禁忌证

1. 手术适应证

（1）因膀胱癌行根治性全膀胱切除术后的患者尤其是膀胱肿瘤侵犯膀胱颈、前列腺、后尿道，以及尿道肿瘤患者适合原位膀胱重建，又不愿意接受腹壁造口的患者。

（2）膀胱外翻，肛门扩约肌正常的患者。

（3）间质性膀胱炎、神经源性膀胱、复杂膀胱阴道瘘等膀胱功能丧失的患者。

（4）腹壁造口的可控或非可控尿流改道，造口出现不能修复的并发症，也可以转化为乙状结肠直肠膀胱术。

2. 手术禁忌证

（1）肛门括约肌功能不良。

（2）盆腔放疗病史或者预计需要盆腔放疗者。

（3）直肠、乙状结肠本身病变，如憩室、多发息肉、溃疡、炎症等。

（4）肛门疾病，如痔疮、肛裂等。

（5）生功能不全，血清肌酐大于 200 μmol/L。

三、术前准备

1. 肠道准备

传统肠道准备：

（1）术前 3 天进半流饮食，并开始口服抗生素左氧氟沙星联合甲硝唑或替硝唑。

（2）术前 2 天开始进流食；术前 1 天禁食不禁水，并开始服泻药。

（3）术前晚灌肠一次，术前晨灌肠一次。

（4）中华医学会泌尿外科学分会膀胱癌联盟加速康复外科专家协作组推荐，行膀胱切除尿流改道的患者在术前 1 天服用泻药，如甘露醇、复方聚乙二醇电解质等，不行清洁灌肠，不使用肠道抗生素。但对于严重便秘的患者，建议术前应予充分的机械性肠道准备，并联合口服抗生素。

（5）术前 1 天应做结肠镜检查。

（6）术前常规检查肛周皮肤感觉，指肛检查、灌肠实验以判断肛门括约肌的功能是否正常。有条件的单位可以使用肛门压力检测仪来评价肛门扩约肌功能。

2. 精神心理准备

（1）向患者讲解麻醉及手术的相关知识，告知患者手术需要切除膀胱的必要性，告知患者术后大、小便均通过肛门排出，使患者了解手术的大概过程、术后康复过程。

（2）指导患者术后排便训练，逐渐能够区分和控制排尿、排便，提高生活质量。对于术后并发症的宣教，可以增加患者术后的配合程度。

3. 预防性抗生素的使用　推荐选择第二代或第三代头孢菌素，使用原则：①预防用药抗菌谱应同时包括需氧菌及厌氧菌；②应在皮肤切开前 30～60 分钟输注完毕；③如手术时间＞3 小时或术中出血量＞1 000 mL，可在术中重复使用 1 次。

四、手术步骤与操作要点

（1）可选择全身麻醉或硬膜外麻醉。

（2）患者平卧位，臀部垫高，下肢分开。消毒前留置肛管。

（3）采用经下腹正中切口行根治性膀胱全切术。

（4）以乙状结肠直肠交界部为中点，在肠系膜对侧肠壁沿结肠带向远端和近端纵行切开肠管各 10～12 cm。

（5）在乙状结肠直肠交界处缝支持线，使剖开的肠管呈倒 V 字形折叠（图 10-45）。

（6）将两相邻的肠壁后缘做侧 - 侧吻合，形成储尿肠袋后壁。

（7）浆肌层用 1 号丝线做间断缝合，用 3-0 可吸收线做连续全层缝合（图 10-46）。为

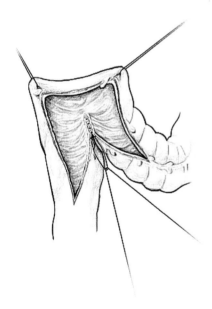

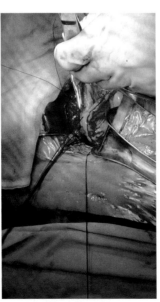

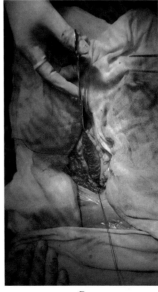

图 10-45　以乙状结肠直肠交界部为中点，在肠系膜对侧纵行切开肠管，缝合后壁

A

B

图 10-46　浆肌层用 1 号丝线做间断缝合，用 3-0 可吸收线做连续全层缝合将（A、B）

了方便输尿管与肠道的吻合，防止输尿管折曲引起梗阻，将左侧输尿管从乙状结肠后方拉至肠袋左侧后方（图 10-47）。

（8）在肠黏膜上做支持线后，于两侧肠壁中线上剪孔（图 10-48）。

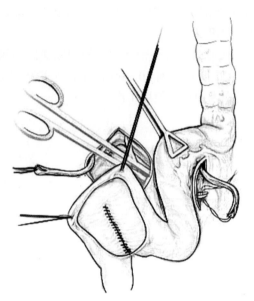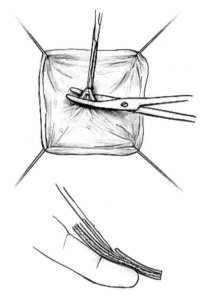

图 10-47　将左侧输尿管从乙状结肠后方拉至肠　　　图 10-48　于肠壁中线上剪孔，输尿
　　　　　　袋左后方　　　　　　　　　　　　　　　　　　　管分别由此引入肠袋

（9）由此孔向下做黏膜下隧道长 2～3 cm，在隧道的终点切开黏膜（图 10-49），左、右输尿管分别引入肠袋（图 10-50）；把输尿管拉进隧道，修剪输尿管至合适的长度。

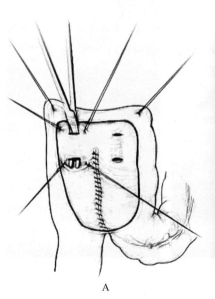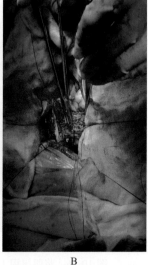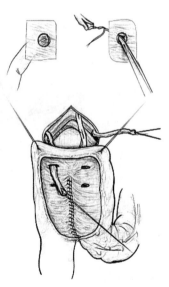

A　　　　　　　　　　　　　　　B　　　　　　　　　图 10-50　将输尿管拉进隧道，
图 10-49　于肠壁做黏膜下隧道，长 3～4 cm（A、B）　　　　　　修剪输尿管至合适的长度

（10）输尿管末端纵行剖开 0.5～1.0 cm，与肠黏膜做黏膜 - 黏膜吻合（图 10-51）。为保证输尿管愈合良好，双侧输尿管内各放入支架管一枚，由肛门引出。

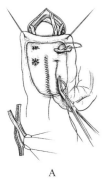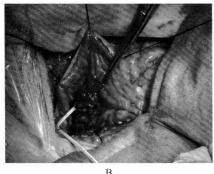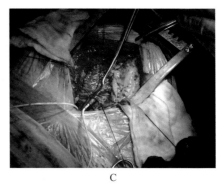

A　　　　　　　　　　B　　　　　　　　　　C

图 10-51　输尿管末端与肠黏膜做黏膜 - 黏膜吻合（A～C）

（11）为避免肠袋过度活动导致输尿管扭曲梗阻，用 10 号丝线将肠袋固定于骶骨岬纵形韧带上[28]（图 10-52）。

（12）3-0 可吸收线线全层缝合肠袋前壁，1 号丝线做浆肌层间断缝合（图 10-53）。

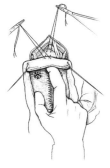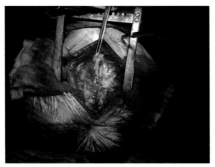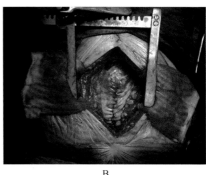

图 10-52　将肠袋固定于骶骨岬纵形韧带

A　　　　　　　　　　　　　　　　B

图 10-53　缝合肠袋前壁（A、B）

五、术后处理与护理要点

乙状结肠直肠膀胱术后处理与护理要点：①术后给予有效抗生素预防或抗感染治疗；②加强各流管的观察与护理，注意盆腔引流，单 J 管引流和肛管引流通畅；③术后以生理盐水低压间断冲洗肛管，预防黏液堵塞肛管；④术后禁食并给予静脉高营养维持 7 天左右，肠蠕动恢复后可辅以肠道营养液；⑤肛管引流原则上保留 7～10 天，双侧输尿管导管保留 9～11 天酌情拔除；⑥盆腔恶性肿瘤术后或继往有盆腔手术史，以及术前使用糖皮质激素的患者是发生静脉血栓的高危险因素；术后推荐采用机械性预防性抗血栓治疗，如弹力袜、间歇性压力梯度仪治疗，对于高危患者推荐使用低分子肝素预防血栓形成；⑦长期观察记录患者排尿、排便、夜尿次数白天及夜晚控尿情况和尿粪分流情况；术后 1 个月时经超声、排泄性尿路造影观察肾脏形态、有无肾积水；肝肾功能检查以及控尿与排尿情况。术后 3 个月应再次复查，但要注意判定盆腔及局部肿瘤复发或有无转移情况，复查内容同术后 1 个月。

六、主要并发症的预防与处理

1. 早期并发症

据文献报道，乙状结肠直肠膀胱术后早期并发症发生率为 26.6%，类似于其他尿流改道术式，主要的早期并发症包括肠梗阻、肺部感染、切口感染及裂开、盆腔感染、漏尿、肠瘘等[29-31]。

（1）肠瘘　为最严重的并发症。尚攀峰等报道的 248 例术后患者中，6 例（2.4%）发生肠瘘，其中 2 例死于腹膜炎导致的败血症和多器官功能衰竭，余 4 例在胃肠外营养、肛管引流保守治疗后痊愈；认为术中腹腔引流管一定要放置于储尿囊前壁最低处，此处为最易发生肠瘘的部位，只要漏出物及时引出腹腔，保持肛管通畅，一般不会出现由腹腔内瘘引起的腹膜炎及内环境失衡等。保守治疗往往可治愈[32]。

（2）肠袋吻合口漏　少见但较严重的并发症，营养不良，切口感染或肠袋内压高是导致肠吻合口裂开，吻合口漏的主要因素。术后保持肛管引流通畅极为重要。术后间断冲洗肛管可有效地预防吻合口漏。治疗方法可选择经乙状结肠直肠膀胱引流治愈。

2. 远期并发症

（1）输尿管结肠吻合口狭窄　输尿管肠管吻合口狭窄是尿流改道手术常见的远期并发症，文献报道的发生率为 2.6%～9.4%。避免狭窄的主要方法是保证黏膜下隧道足够宽及彻底止血、术后保留输尿管支架管的时间在 1 周以上有利于保障输尿管的通畅[33-36]。笔者 20 多年经验中，早期总结 38 例和以后总结 40 多例的经验显示，只有 1 例输尿管狭窄发生[37]。说明黏膜下隧道的输尿管吻合方法是安全的。采用经皮肾穿刺顺行球囊扩张术治疗输尿管肠吻合口狭窄，效果良好。有学者认为开放手术治疗输尿管肠吻合口狭窄的效果优于腔内治疗，特别是对于狭窄段超过 1 cm 的患者。

（2）输尿管结肠吻合口反流　关于输尿管乙状结肠吻合口反流致上尿路积水、逆行感染，文献报道发病率差异较大，可能与吻合方法及手术技巧有关。输尿管结肠吻合口反流可导致患者出现同侧肾积水，易伴发逆行感染和肾盂肾炎，患者可出现腰痛及发热表现。预防的方法是在行输尿管与肠管吻合时采用 2～3 cm 黏膜下隧道的方法形成抗反流机制。此外储尿囊的容量大、压力低也是减少反流的关键，这一点在 Mainz pouch 手术中得到了很好的解决。

（3）肾盂肾炎　复发性肾盂肾炎的发生率为 3.03%～16.00%。输尿管结肠吻合口反流、逆行感染或尿路梗阻可造成肾盂肾炎，患者高热、腰痛，应及时予抗感染治疗，同时保持引流通畅。

（4）电解质紊乱　在电解质紊乱及酸碱失衡方面，文献报道主要是高氯性酸中毒。电解质紊乱及酸碱失衡容易发生在肾功能不全、伴有尿潴留的患者。排尿间隔时间过长，尿液流入降结肠，是代谢性酸中毒产生的原因之一。嘱患者定时排尿，缩短间隔时间后，有助于减轻酸中毒。各年龄组之间无明显差异，随着时间的推移，高氯性酸中毒会逐渐减轻或痊愈。治疗方面主要是给与碳酸氢钠等对症处理。大多数情况是无症状，不需要特殊处理。

七、术式评价

（1）乙状结肠直肠膀胱术（Mainz Pouch Ⅱ）是在输尿管乙状结肠吻合术基础上改进的一种低压可控性尿流改道。它利用了输尿管乙状结肠吻合术的优点，同时有效地克服了既往由于输尿管吻合口无抗反流作用及肠管收缩时产生很高的压力所引起的主要并发症，从而满足了膀胱大容量，低压力，抗反流及可控制排尿的主要条件。

（2）Mainz Ⅱ术操作简便，容易掌握，手术时间短，并发症少，控尿、排尿能力满意，术后生活质量较高。对于膀胱肿瘤侵犯前列腺或尿道不适合行原位膀胱重建的患者，以及拒绝不可控性尿流改道的患者，乙状结肠直肠膀胱术是一种较为理想的可控性尿流改道术式。在所有的可控性尿流改道方法中，本术式控尿和排尿功能满意度最高。

患者的选择是决定术后效果的极为重要的因素。肛门括约肌功能良好是术后能够良好控制排尿的先决条件。和其他形式的尿流改道一样，输尿管的狭窄和反流是最受关注的并发症。由于本术式是尿便部分分流，如果反流，后果十分严重。该术式对输尿管肠吻合质量要求很高，既不能狭窄又不能反流，抗反流吻合是必须的技术要求。笔者 20 多年的临床应用经验认为，黏膜下隧道是一种可靠的吻合方式。足够的隧道宽度，输尿管没有迂曲、扭转、成角处在顺畅的位置愈合都是保障输尿管引流通畅的重要因素。肠袋固定在骶骨岬对于防止输尿管梗阻非常重要。黏膜下隧道的长度则是保障不反流的关键步骤。不建议将输尿管肠吻合的乳头法、末端游离法用于该术式。

（李胜文　吴建臣　吴新姿）

参 考 文 献

［1］ ANTONI S, FERLAY J, SOERJOMATARAM I, et al. Bladder Cancer Incidence and Mortality: A Global Overview and Recent Trends [J]. Eur Urol, 2017, 71 (1): 96-108.

［2］ STUDER U E, DANUSER H, MERZ V W, et al. Experience in 100 patients with an ileal low pressure bladder substitute combined with an afferent tubular isoperistaltic segment [J]. J Urol, 1995, 154 (1): 49-56.

［3］ STUDER U E, BURKHARD F C, SCHUMACHER M, et al. Twenty years experience with an ileal orthotopic low pressure bladder substitute--lessons to be learned [J]. J Urol, 2006, 176 (1): 161-166.

［4］ JONG KIL NAM, TAE NAM KIM, SUNG WOO PARK, et al. The Studer Orthotopic Neobladder: Long-Term (More Than 10 Years) Functional Outcomes, Urodynamic Features, and Complications [J]. Yonsei Med J, 2013, 54 (3): 690-695.

［5］ SCHÖNDORF D, MEIERHANS-RUF S, KISS B, et al. Ureteroileal strictures after urinary diversion with an ileal segment-is there a place for endourological treatment at all [J]. J Urol, 2013 (190): 585-590.

［6］ 邢念增, 平浩, 宋黎明. 等. 顺蠕动双输入袢原位回肠新膀胱术 10 例临床分析 [J]. 中华泌尿外科杂志,

2014, 35 (3): 239-240.

［7］ XING N Z, KANG N, SONG L M, et al. Laparoscopic radical cystectomy with novel orthotopic neobladder with bilateral isoperistaltic afferent limbs: initial experience [J]. Int Braz J Urol, 2017, 43 (1): 57-66.

［8］ 邢念增, 宋黎明, 牛亦农, 等. 一种新的输尿管肠管吻合方法及其在尿流改道中的应用 [J]. 中华医学杂志, 2012, 92 (2): 114-116.

［9］ STEIN J P. Indications for early cystectomy [J]. Urology, 2003, 62 (4): 591-595.

［10］ CHASSIN J L, RIFKIND K M, SUSSMAN B, et al. The stapled gastrointestinal tract anastomosis: incidence of postoperative complications compared with the sutured anastomoses [J]. Ann Surg, 1978 (188): 689-696.

［11］ HAUTMANN R E, DE PETRICONI R, GOTTFRIED H W, et al. The ileal neobladder: complications and functional results in 363 patients after 11 years of followup [J]. J Urol, 1999 (161): 422-428.

［12］ STUDER U E, TURNER W H. The ileal orthotopic bladder [J]. Urology, 1995 (45): 185-189.

［13］ PENG H, GUANG-PU D, HAN H, et al. Laparoscopic radical cystectomy with extracorporeal neobladder: our initial experience [J]. Urology, 2019 (124): 286-291.

［14］ TAO S et al. Ileal versus sigmoid neobladder as bladder substitute after radical cystectomy for bladder cancer: A meta-analysis [J]. Int J Surg, 2016 (27): 39-45.

［15］ LAGUNA M P, BRENNINKMEIER M, BELON J A, et al. Long-term functional and urodynamic results of 50 patients receiving a modified sigmoid neobladder created with a short distal segment [J]. J Urol, 2005 (174): 963-967.

［16］ SCHRIER B P et al. Comparison of Orthotopic Sigmoid and Ileal Neobladders: Continence and Urodynamic Parameters [J]. Eur Urol, 2005, 47 (5): 679-685.

［17］ 陈小刚, 张青汉, 等. 原位回肠和乙状结肠新膀胱尿动力学的比较分析 [J]. 临床泌尿外科杂志, 2011, 26 (5): 367-369.

［18］ FRANK HINMAN. Atlas of Urologic Surgery [M]. 2 ed. 北京: 人民卫生出版社, 2002: 735-741.

［19］ PENG ZHANG, YONG YANG, ZHI-JIN W U, et al. Long-term Follow-up of Sigmoid Bladder Augmentation for Low-compliance Neurogenic Bladder [J]. Urology, 2014, 84 (3): 697-701.

［20］ GILL I S, RACKLEY R R, MERANEY A M, et al. Laparoscopic enterocystoplasty [J]. Urology, 2000, 55 (2): 178-181.

［21］ 谢克基, 汤平, 姜少军, 等. 乙状结肠膀胱扩大术治疗神经原性低顺性膀胱 10 例报告 [J]. 中华泌尿外科杂志, 2007, 28 (1): 30-33.

［22］ HAYASHI Y, NISHIMURA E, SHIMIZU S, et al. Sigmoidocolocystoplasty for neurogenic bladder reviewed after 20 years [J]. J Pediatr Surg, 2017, 52 (12): 2070-2073.

［23］ SHU-YU W U, YUAN-HONG JIANG AND HANN-CHORNG KUO. Long-term Outcomes of Augmentation Enterocystoplasty in Patients With End-Stage Bladder Diseases: A Single-Institute Experience Involving 102 Patients [J]. Int Neurourol J, 2017; 21 (2): 133-138.

［24］ 张帆, 廖利民, 付光, 等. 肠道膀胱扩大术治疗神经源性膀胱 77 例疗效观察 [J]. 中华泌尿外科杂志, 2012, 33 (9): 655-659.

［25］ 马嘉兴, 张涛, 毕良宽, 等. 完全腹腔镜下乙状结肠膀胱扩大术治疗小容量低顺应性膀胱的经验总结 [J]. 中华泌尿外科杂志, 2017, 38 (9): 391-392.

［26］ 罗德毅, 杨童欣, 林逸飞, 等. 单纯肠道膀胱扩大术治疗神经源性膀胱合并输尿管反流的初步结果 [J]. 中华泌尿外科杂志, 2015. 36 (2): 104-107.

［27］ 沈俊, 宋志强, 沈海山, 等. 自体腹膜移植回肠浆肌重建膀胱动物模型的初步建立 [J]. 重庆医学, 2015, 44 (32): 4471-4473.

［28］ FISCH M, HOHENFELLNER R. Sigma-rectum pouch (Mainz pouch II) [J]. BJU Int, 2007, 99 (4): 945-960.

［29］ 康永明, 段建敏, 李烨. 乙状结肠直肠膀胱术 46 例报告 [J]. 中华泌尿外科杂志, 2009 (7): 479.

［30］ 汪泽厚, 周高标, 洪泉, 等. 乙状结肠直肠膀胱术的并发症及预防 [J]. 临床泌尿外科杂志, 2010, 31 (1): 38-39. 41.

［31］ BAO J, YUE Z, WU G, et al. Technique and results in total laparoscopic radical cystectomy with sigmoidorectal pouch (Mainz pouch II) - an initial experience [J]. Exp Ther Med, 2017, 13 (5): 1749-1752.

［32］ 尚攀峰, 岳中瑾, 赵彦宗, 等. 乙状结肠直肠膀胱术 (Mainz Ⅱ) 10 年经验总结及随访 [J]. 中华泌尿外科杂志, 2016, (5): 335-339.

［33］ DE DOMINICIS C, IORI F, DE NUNZIO C, et al. Technical modification of Mainz pouch Ⅱ urinary diversion: preliminary experience [J]. Urology, 2001, 58 (5): 777-778.

［34］ PATRICK J. BASTIAN, PETER ALBERS, HERBERT HANITZSCH, et al. Health-Related Quality-of-Life Following Modified Ureterosigmoidostomy (Mainz Pouch Ⅱ) as Continent Urinary Diversion [J]. European Urology, 2004, 46 (5): 591-597.

［35］ 周舰, 周玉梅, 张景宇, 等. 回肠代膀胱术和乙状结肠直肠膀胱术在尿流改道术中临床应用效果比较 [J]. 临床外科杂志, 2010, (11): 779-780.

［36］ TURK I, DEGER S, WINKELMANN B, et al. Laparoscopic radical cystectomy with continent urinary diversion (rectal sigmoid pouch) performed completely intracorporeally the initial 5 cases [J]. The Journal of urology, 2001, 165 (6): 1863-1866.

［37］ 李胜文, 张士伟, 林相国, 等. 乙状结肠直肠膀胱术尿流改道的临床应用研究 [J]. 中华医学杂志, 2004, (13): 1096-1097.

［38］ HINMAN F, 泌尿外科手术图谱 [M]. 北京: 人民卫生出版社, 2002.

［39］ 韩苏军, 张思维, 陈万青, 等. 中国膀胱癌发病现状及流行趋势分析 [J]. 癌症进展, 2013, 11 (1): 89-95.

第10章 原位膀胱重建与可控性尿流改道

第 11 章

尿流改道后的尿流复道

第 1 节 概 述

患者因尿路疾病或施行尿路手术而暂时或永久性改变尿流排出的通道称为尿流改道（urinary diversion）[1]。Hayes 在 1881 年描述的输尿管皮肤造口术，是最早的非可控性尿流改道。应用最广泛的非可控性尿流改道是 1951 年 Bricker 推广的回肠通道方法，长期以来一直被作为尿流改道的金标准。在 1982 年 Koch 提出可控性回肠膀胱术，主要解决回肠通道需要挂尿袋的问题，在 20 世纪 80 年代到 21 世纪初比较盛行。由于术式复杂，并发症多，应用得越来越少。原位膀胱重建（orthotopic neobladder substitution）技术的不断完善在很大程度上提高了患者生活质量，是理想的替代膀胱功能的方法[1]。近 20 年被作为尿流改道新的金标准。在大的医疗中心，越来越多的医生和患者选择原位膀胱重建来解决排尿问题。也正是由于原位膀胱重建技术的成熟，使得尿流复道得到重视。

在泌尿系统原发病变或手术部位的近侧做尿路造瘘，留置造瘘管引流尿液。达到治疗目的后拔出造瘘管，恢复从原来尿道排尿的治疗方式称为暂时性尿流改道，通常包括肾造瘘术、肾盂造瘘术、输尿管造瘘术、膀胱造瘘术和尿道造瘘术等。若膀胱或尿道发生严重不可逆病变，初次手术不能修复下尿路，而将输尿管直接或间接开口于腹壁或结肠等部位，从新的途径将尿液排出体外的治疗方式称为永久性尿流改道[2]。通常包括尿路造口术（输尿管皮肤造口、膀胱造口、尿道造口）、肠管腹壁造口非可控性尿流改道（回肠通道术、结肠通道术）、利用肛门的可控性尿流改道（尿粪合流的输尿管结肠直肠吻合术、尿粪分流的直肠膀胱结肠腹壁造口术）、皮肤造口的可控性尿流改道（可控性回肠膀胱术、可控性结肠膀胱术）。

对于非可控性和可控性尿流改道，除了难以避免的并发症影响患者的生活质量和健康外，非自然的排尿方式也给患者术后的生活、心理、经济上带来了不同程度的负担。无论什么情况，尽最大努力修复尿路、保护肾功能、为患者保留正常的排尿和生活状态，是泌尿外科医生追求的目标。尿流复道（urinary undiversion）就是为已经实施尿流改道的患者恢复从尿道正常排尿而采取的治疗方法[3]。暂时性尿流改道在原发病变解除拔出造瘘管后，造瘘口愈合，自然恢复从尿道排尿。对于永久性尿流改道，在原发病得到了彻底治愈，数年后全身情况和肾脏功能尚好、预期寿命长，有取消尿流改道提高生活质量需求的患者，在自身条件和技术条件允许的情况下仍然可行尿流复道。

随着外科技术的进步和医疗设备的不断更新，手术更加便捷化、精准化、微创化。尤其是可吸收缝合线的应用，使得整形手术的效果越来越好。肿瘤综合治疗越来越受到重视，肿瘤患者的预后也不断地改善，患者对生活质量的要求不断提高，永久性尿流改道术后的尿流复道手术的需求也日益增加。由于尿流改道的原发疾病不同，手术方式多种多样。输尿管皮肤造口、回肠通道术、结肠通道术、尿道造口术等的具体情况千差万别，尤其是儿童患者具体情况差异更大。尿流复道不能实现统一的、标准的治疗方法，更倾向于制订个性化的治疗方案。

由于要求尿流复道的患者具体的尿路情况不一，尿流改道的病因繁多，手术方式对于永久性尿流改道的患者进行尿流复道的目的是满足原发疾病彻底治愈的患者，实现有更高生活质量的愿望[4]。在某种程度上讲，尿流复道是"美容"整形手术，具有患者期望值高、病情及技术复杂、医疗风险高等特点。实施尿流复道的原则：严格选择适应证，充分评估病情和患者的心理承受风险能力，全面考虑生理、社会、经济风险，审慎预判治疗效果，制订个体化的治疗方案、详细的诊疗流程和风险防范预案。

在检查完善后拟行尿流复道手术前，需与患者及家属进行充分沟通，取得完全同意后再施行手术。与患者沟通的内容除手术方案的拟定、手术可能的并发症外，还需注意以下问题：

（1）对永久性尿流改道术后无明显并发症的患者来说，尿流复道手术不是必须的，为提高生活质量而行尿流复道手术需要承担额外的风险，只有在患者及家属充分理解、手术意愿强烈且能够接受手术风险的情况下，医生权衡利弊，评估手术获益远大于风险的情况下进行手术。

（2）由于既往尿流改道手术造成的解剖变异、粘连，术后梗阻、感染、修复过程都使每个患者的情况各异，尿流复道手术效果往往具有不确定性，患者和家属须有心理准备接受手术效果无法达到预期、分期手术甚至手术失败。

（3）永久性尿流改道的复道手术难度通常很大，手术时间长，复杂而精细，对术者的技术、经验、体力和耐心均有较高的要求，对患者的身体和心理承受能力、对麻醉和护理等相关团队都是一项挑战。术前多学科会诊、讨论，对治疗方法、风险防范、应急预案达成共识，准备充分的情况下才能实施手术。

进行尿流复道的患者根据原发病病因、输尿管长度、是否保留有膀胱等情况可进行大致分类：

（1）根据原发病可分为恶性肿瘤术后患者和非恶性肿瘤术后患者。恶性肿瘤患者应特别注意肿瘤术后复查、监测而慎重考虑尿流复道。对这部分患者来说保证术后肿瘤无复发及转移，最大限度延长生命尤为重要，需针对恶性肿瘤复发及转移问题进行术前详细检查。

（2）根据是否保留膀胱可分为保留膀胱患者和膀胱切除患者。保留膀胱患者根据输尿管长度可分为残留输尿管长度足够和残留输尿管长度不足的患者。输尿管足够长的患者仅需做输尿管膀胱吻合或视具体情况行另一侧输尿管输尿管吻合即可，若输尿管长度不足则处理方式更为复杂，需视情况行肠代输尿管、肾输尿管下降术或自体肾移植术等。保留膀胱的患者若膀胱长期废用，无尿液排入膀胱失去冲洗作用，膀胱黏膜、前列腺、生殖道的分泌物积存于膀胱导致膀胱感染、积存脓液等增加了治疗的风险。保留膀胱的患者如为神经源性膀胱或膀胱长期废用萎缩，需行膀胱扩大或膀胱切除后膀胱替代治疗等。常见的尿流复道手术方法：①输尿管膀胱吻合；②输尿管输尿管吻合；③输尿管膀胱瓣吻合术；④肾输尿管下降术；⑤自体肾移植术；⑥回肠代输尿管术；⑦膀胱扩大术；⑧膀胱替代术等[5]，另外还有阑尾代输尿管术、舌黏膜输尿管重建术等不常用术式。在手术设计或手术过程中灵活选择上述一种或几种方法联合为患者实现尿流复道。膀胱切除术后尿流改道的患者行尿流复道尤其复杂，需要原位膀胱重建。首先需要明确的是尿道括约肌功能，选择可靠的方法来进行评估十分重要[6]。由于尿流改道时已经使用了肠道，要根据术后的解剖改变做重建新膀胱的肠管选择规划。选择何种方式建立抗反流机制也是根据尿流改道的术式来做个性化的设计。

第 2 节　保留膀胱回肠通道术后的尿流复道

一、概述

1950 年 Bricker 报道了使用一段回肠固定于前腹壁收集尿液的回肠通道术，使尿流改道取得突破性进展。相对于输尿管乙状结肠吻合和当时的可控性尿流改道来说，不用刻意做抗反流的输尿管吻合，操作相对简单，安全性高。因此，被众多泌尿外科医生所接受和使用，并被认为是尿流改道的金标准。但从远期疗效来说，回肠通道术后并发症发生率并不低。部分患者尿路感染和（或）尿液反流可导致肾损害，术后佩戴集尿袋影响生活质量、增加心理和经济负担。

回肠通道术尿流改道的患者通常下段输尿管解剖结构有所改变。双侧输尿管长度均足够直接进行输尿管膀胱吻合的情况较少。在膀胱保留且功能无严重受损的情况下通常可以选择回肠祥膀胱吻合术、一侧输尿管膀胱吻合另一侧输尿管 - 输尿管吻合术等。保留膀胱的回肠通道术后尿流复道方式有多种选择（图 11-1）。这里，我们重点介绍具有代表性的回肠膀胱吻合术。如果膀胱已切除，在评估尿道括约肌功能正常后可进行膀胱替代手术重建储尿囊与输尿管和尿道吻合实现尿流复道（见本章"第 3 节"）。

二、适应证

（1）因泌尿系统良性疾病（如尿道瓣膜、输尿管囊肿等）行回肠通道手术，原发疾病已治愈患者。

（2）因盆腔疾病影响下尿路功能行回肠通道手术，原发疾病已治愈者。

三、禁忌证

（1）恶性肿瘤术后有肿瘤复发及转移者。

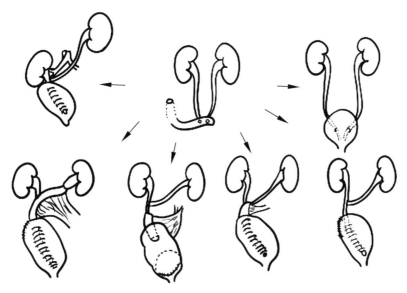

图 11-1 保留膀胱的回肠通道术后尿流改道方式示意图

（2）原发疾病疗效不确切者。

（3）伴有严重出血倾向，肝功能不全及心肺功能不能耐受手术者。

（4）肾功能不可逆性损害需行血液透析者。

（5）严重的尿路感染者。

（6）尿道功能性损害及尿道狭窄难以治疗的患者。

四、术前准备

1. 一般状态评价　尿流复道手术患者需进行充分、细致、严谨的术前检查及评估。常规行血液、呼吸、循环等系统的术前检查，纠正全身营养状态，如有水、电解质紊乱，维生素缺乏，严重贫血等应先予以处理。

2. 尿路感染的评价　无论有无尿路感染症状均建议术前行尿液培养加药敏试验，尿流复道后患者可能出现的尿流不畅，尿潴留或反流，逆行感染等增加了尿路感染的可能性，术后如果出现感染对手术将是一个重大打击，术前相关的检查对术前和术后及时的药物治疗是有指导意义的。

3. 肾功能评价　术前肾功能的检查是必需的，肾脏需要具备足够的代偿功能。血肌酐、肌酐清除率、同位素肾扫描能够了解总肾和分肾的功能，通常要求肌酐清除率大于 50 mL/min[7]。患者如果因梗阻、反流造成感染导致肾功能下降，在尿流复道后恢复尿路通畅，解除梗阻，在充分治疗解决了感染等问题后肾功能很大程度可以较术前得到改善，对这部分患者亦可施行尿流复道手术。

4. 上尿路的功能与解剖结构评价　如有无肾功能不全、尿路感染、输尿管反流，输尿管长度是否足够等。静脉尿路造影（intravenous urography，IVU）、计算机断层扫描尿路造影（computer tomography of urography，CTU）能帮助了解上尿路解剖结构，预估输尿管长度能否满足重建手术的需要，对肾功能不全的患者可行磁共振尿路成像（magnetic resonance of urography，MRU）减少对肾功能的损害。

5. 下尿路功能评价　除了原有膀胱功能障碍外，长期的旷置也会引起膀胱的储尿和排尿功能发生改变。视具体情况选择尿流动力学、膀胱尿道造影、膀胱镜等检查。对膀胱的容量、顺应性、感觉，膀胱逼尿肌和尿道括约肌功能，以及尿道的通畅性都了解后，再进一步评估尿流复道手术的可行性。尿道瓣膜、输尿管口囊肿或其他非恶性肿瘤性疾病导致的膀胱功能不全、肾输尿管积水、肾功能不全等问题应在尿流复道手术前或术中同期治疗。

6. 肠道准备　如果需要肠代输尿管，应该做常规的肠道检查和肠道准备。根据情况可以选择肠道造影或肠镜检查以便排除肠道病变。

7. 器械准备　巾钳、纱布、手术刀柄、刀片、电刀、皮肤拉钩、止血钳、蚊式钳、齿镊、平镊、长平镊、组织钳、肠钳、组织剪、线剪、持针器、丝线、可吸收线、针、吸引器、尿管、输尿管支架管、S 拉钩及其他手术常规器械等。

五、麻醉与体位

1. 麻醉　通常采用全身麻醉，气管插管。尿流复道手术复杂，需要有手术时间长的准备。手术过程中内脏暴露时间长及大量液体输入容易导致低体温。所以血容量和体温是尿流复道手术麻醉过程中需要重点注意的问题。手术前锁骨下静脉穿刺置管监测中心静脉压和补液，桡动脉穿刺置管监测动脉压是十分必要的。

2. 体位　仰卧位，适当摇低床头和床尾使腰骶关节呈适度过伸位（图 11-2）。

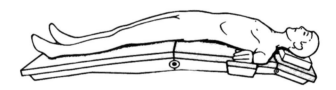

图 11-2　保留膀胱的回肠通道术后的尿流复道手术体位示意图

六、手术步骤

（1）腹正中切口，分离组织粘连，在回肠通道内的导管引导下游离回肠段。如果输尿管肠吻合没有问题，可以不游离，以便保护输尿管肠吻合口。在腹壁内侧将输出端切断，注意保护游离回肠段的血液供应。切除腹壁造口处残余回肠组织及瘢痕组织，关闭腹壁造口。

（2）将回肠通道输出端系膜松解，灯光下辨认回肠系膜血管分布。在游离系膜使肠管伸直过程中注意不要影响肠段血液供应（图 11-3）。

（3）在肠系膜对侧缘剖开肠壁显露输尿管口，插入输尿管支架管引流尿液。裁剪掉回肠段对侧缘约 1/3 的肠壁，间断缝合肠壁切缘，缩小回肠内径（图 11-4）。术中应量体裁衣，注意勿将肠管过度缩窄。

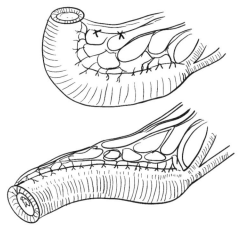

图 11-3　游离回肠通道示意图

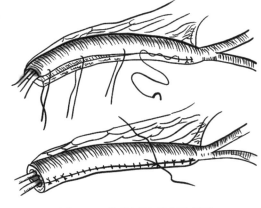

图 11-4　裁剪回肠通道示意图

（4）做膀胱前壁正中切口显露膀胱底和膀胱三角，在膀胱右后壁做一切口。自切口向内下方沿输尿管肠段走形方向切开膀胱黏膜，并在黏膜下向两侧分离膀胱黏膜边缘，宽度与整形后的回肠段直径相适应。

（5）将肠管及输尿管支架管从膀胱外经膀胱后壁切口拉入膀胱，修剪肠段切掉过多的肠段和肠系膜脂肪，将肠段输出端口与膀胱黏膜缝合，在膀胱内形成新的开口（图 11-5）。输尿管支架管从膀胱侧壁戳孔引出腹壁外固定，经尿道插入导尿管，缝合膀胱壁切口（图 11-6）。

（6）用缝线将膀胱悬吊在髂血管上方腰肌上，缝线注意勿穿过膀胱黏膜。

（7）检查止血，冲洗腹腔后放置引流，缝合膀胱及腹壁各切口。

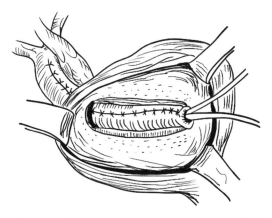

图 11-5　回肠通道输出端与膀胱黏膜吻合示意图

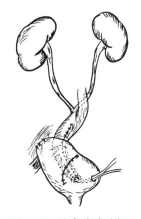

图 11-6　缝合膀胱壁切口

七、术后处理与护理要点

（1）心电监护 24 小时监测患者生命体征。

（2）使用抗生素预防感染。

（3）注意观察尿管、引流管内引流量及性质。

（4）术后 10～12 天拔出输尿管支架管，术后 2 周拔出导尿管。

（5）定期复查电解质、肝肾功能、泌尿系彩超。

八、主要并发症的预防与处理

患者因尿流改道手术后术区粘连、瘢痕、感染等情况使得尿流复道手术难度、创伤都增大，手术需要大量成形、重建步骤，发生并发症的机会也大大增加。减少并发症的发生需要手术前考虑周全、谨慎设计，手术过程中耐心操作，小心分离，确实缝合，手术后严密观察及早发现并处理。出现并发症不可怕，可怕的是不能及时、正确地处理并发症。

1. 回肠膀胱吻合口狭窄　裁剪回肠过多使回肠输出端狭窄造成梗阻。裁剪回肠宽度超过回肠周长的 2/3，确保有足够的输出功能。如果膀胱黏膜下隧道过于狭窄也会压迫隧道内的回肠，造成梗阻。如果不能分离足够宽的隧道，可以采用黏膜沟法，分离的膀胱黏膜与回肠壁做间断缝合。术后愈合过程中膀胱黏膜可以覆盖回肠裸露部分形成黏膜下隧道。

2. 回肠膀胱吻合口反流　这种抗反流效果比较确切，出现反流的情况很少。反流的原因可能为膀胱黏膜下隧道过短，隧道的长度一般应该为输入管腔直径的 3 倍。膀胱壁没有固定到腰大肌也可造成隧道滑脱，使抗反流机制失效。在完成回肠输尿管吻合后，一定将膀胱壁确切地固定在腰大肌筋膜上。防止拉力过大影响吻合口愈合。

3. 排尿困难　膀胱的正常生理功能需要膀胱逼尿肌和尿道括约肌协同作用。膀胱的长期废用，需膀胱扩大手术时膀胱的重建改变了原有的这种作用，或者因重建膀胱容积较大导致术后排尿困难。膀胱长期废用的患者随时间延长排尿功能可逐渐恢复。尿道瓣膜等原发病的治疗效果不佳也会造成排尿困难，必要时可以再次手术。

4. 尿失禁　膀胱长期废用，膀胱容量小可以出现尿频或尿失禁。随着膀胱功能的恢复，症状会自然缓解。如果膀胱容量不能恢复，应该考虑做膀胱扩大术。

5. 尿路结石　因不可吸收线、吻合钉等可以引起结石，也有比较粗的可吸收线裸露膀胱内过长也可形成异物结石。膀胱黏膜的慢性炎症、膀胱排空不完全也是结石产生的原因。

6. 肾盂肾炎　输尿管口狭窄或尿液反流是导致肾盂肾炎的常见原因，术中掌握抗反流吻合的原则，细致的手术操作及术后指导养成规律排尿习惯都是预防其发生的有效措施。

九、点评

由于外科技术的进步，先天性下尿路畸形的治疗效果有了明显的提高。保留膀胱的永久性尿流改道越来越少。Handren 首先提出了尿流复道的概念，并报道了一系列尿流复道的病例。对于回肠通道术后的尿流复道，以回肠膀胱吻合最具代表性。他还根据原尿流改道的条件采用了双侧输尿管膀胱吻合，输尿管输尿管端侧输尿管膀胱吻合等方法。但是回肠通道的尿流改道术后输尿管与腹膜后组织粘连紧密，游离后容易缺血，增加输尿管吻合口漏和输尿管狭窄的风险。对于原来输尿管肠吻合没有问题的情况，尽量避免分离回肠段的近端及吻合口，减少术后并发症。黏膜下隧道吻合是经典的抗反流方法，缩窄的回肠以黏膜下隧道方式吻合还不能达到黏膜下隧道吻合输尿管同样的效果。如果回肠段的条件好，也可形成回肠半套叠乳头，再与膀胱吻合，也会取得很好的抗反流作用，又减少了狭窄的概率。

第 3 节　膀胱癌根治回肠通道术后 TU-Pouch 新膀胱尿流复道

一、概述

早期的尿流复道，均是在保留全部膀胱或部分膀胱基础上的手术；对于已经切除膀胱的永久性尿流改道，需行原位新膀胱替代术，故尿流复道手术难度更大，风险更高。针对根治性全膀胱切除术＋回肠膀胱术后所进行的尿流复道，必须以保证最大化肿瘤学安全性和最小化治疗不良反应为基础，以通过一切努力使患者术后生活质量最优化为目标。

重建新膀胱的作用包括合适的储尿能力、保护肾功能、保证患者一定时间的排尿间隔和自行排尿功能。使用不同肠段的结果不同，应该慎重考虑以选择最合适的肠段用于新膀胱重建。回肠被用于膀胱重建多见，优势是肠系膜足够长可以保证新膀胱与盆底无张力吻合、回肠很少发生憩室及恶性肿瘤等病变。回肠行原位膀胱替代术，只要患者病情允许，应保留距离回盲部 25 cm 的回肠。避免肠道蠕动加速、维生素 B 缺乏、胆汁酸性腹泻和肾结石及胆结石形成。结肠亦可以用于膀胱重建，优势是尿液吸收并发症相对少。食物在右半结肠可停留 8 小时，在储存和吸收水及电解质方面起重要作用；而左半结肠、乙状结肠和直肠无明显吸收功能，类似于输送管道。因此，在新膀胱重建肠道选择时需要避免远端回肠和右半结肠的使用，避免导致胆汁盐丢失、腹泻和维生素 B_{12} 吸收不良。

膀胱癌根治回肠通道术后进行的尿流复道，国外仅有少数报道，均采用回肠重建膀胱。2013 年清华大学李胜文教授报道了国内首例根治性全膀胱切除术回肠通道术后尿流复道术，也是在国际上首次采用乙状结肠新膀胱＋回肠段半套叠做抗反流的尿流复道[6]。

临床资料：患者男性，54 岁。入院前 4 年因"肉眼血尿"于某医院就诊确诊为"膀胱占位"，行"经尿道膀胱肿瘤电切术"，术后病理回报浸润性膀胱癌。为根治肿瘤再次手术行"根治性全膀胱切除术＋回肠膀胱术"，术后恢复良好，经过 4 年的随访，肿瘤无复发及转移，造瘘口愈合良好，肾功能正常，上尿路形态正常。患者为求更好的生活质量，要求"尿流复道"。术前尿道镜检查尿道括约肌形态及收缩良好，手术前后外观效果见图 11-7，术前 MRU 影像见图 11-8，术后逆行新膀胱造影及顺行尿路造影见图 11-9。

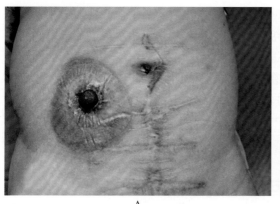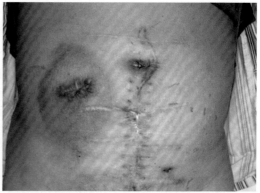

图 11-7　膀胱切除术＋回肠通道术后尿流复道外观效果

A：尿流复道手术前腹壁形态，回肠乳头位置及形态良好；B：尿流复道手术切除腹壁造瘘口，恢复尿道排尿

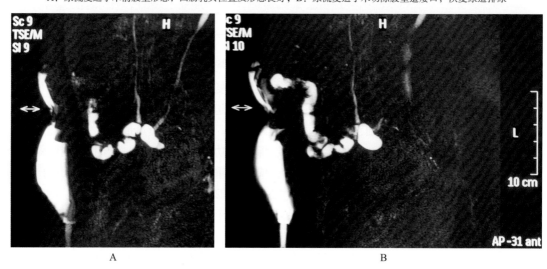

图 11-8　膀胱切除术＋回肠通道术后行尿流复道前 MRU 影像（A、B）

二、适应证

（1）因膀胱良性疾病行膀胱切除术＋回肠通道患者。

（2）因膀胱恶性肿瘤行根治性膀胱切除术＋回肠通道术，术后随访 5 年肿瘤未复发及转移，预期寿命较长患者。

（3）尿道括约肌功能良好。

（4）重要器官功能良好。

（5）愿意接受风险，强烈要求手术患者。

三、禁忌证

（1）恶性肿瘤术后随访＜5 年，不能判定是否会出现肿瘤复发及转移患者。

（2）预期寿命＜15年的患者。

（3）伴有严重出血倾向，肝功能不全及心肺功能不能耐受手术的患者。

（4）肾功能不可逆性损害需行血液透析的患者。

（5）合并严重并不可治愈的尿路感染的患者。

（6）尿道功能性损害及尿道狭窄难以治疗的患者。

四、术前准备

准备进行尿流复道手术的患者要进行充分、细致、严谨的术前检查评估。进行常规的血液、呼吸、循环等系统的术前检查，纠正全身营养状态，如有水、电解质失调，维生素缺乏，严重贫血等应先予以处理。

针对患者的具体情况检查上尿路的功能与解剖结构，如有无肾功能不全、尿路感染、输尿管反流，输尿管长度是否足够等。无论有无尿路感染

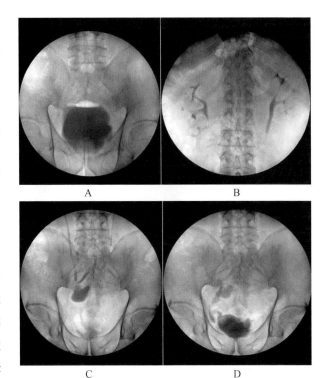

图 11-9　尿流复道术后复查影像学
A：逆行造影显示膀胱容量正常，未见造影剂输尿管反流；
B：静脉肾盂造影显示肾盂输尿管形态正常，无积水；
C：造影剂充满新膀胱回肠袋；D：造影剂充满新膀胱回肠袋后，
流入新膀胱结肠袋，排泄良好

症状均建议术前行尿液培养加药敏试验，尿流复道后患者可能出现尿流不畅、尿潴留或反流、逆行感染等，增加了尿路感染的可能性，术后如果出现感染对手术将是一个重大打击，术前相关的检查对术前和术后及时的药物治疗是有指导意义的。术前肾功能检查是必需的，肾脏需要具备足够的代偿功能。血肌酐、肌酐清除率、同位素肾扫描能够了解总肾和分肾的功能，通常要求肌酐清除率大于 50 mL/min[7]。

肠代膀胱患者因肠黏膜对尿液中代谢产物再次吸收会增加肾脏负担。肾衰竭是尿流复道手术的相对禁忌证，没有肾功能的尿流复道手术是没有意义的。个别患者如果因梗阻、反流造成感染导致肾功能下降，在尿流复道后恢复尿路通畅，解除了梗阻，在充分治疗解决了感染等问题后肾功能很大程度可以较术前得到改善，对这部分患者亦可施行尿流复道手术。另外，如患者因肾衰竭将行肾移植手术，为使膀胱早日恢复功能在移植前行尿流复道联合透析的前期准备理论上是可行的，但是手术对患者机体的打击较大，并且对治疗和护理团队的要求较高，有一定风险，需慎重考虑。静脉尿路造影（IVP）、计算机断层扫描尿路造影（CTU）能帮助了解上尿路解剖结构，预估回肠通道长度能否满足重建手术的需要，对肾功能不全的患者可行磁共振尿路成像（MRU）减少对肾功能的损害。部分患者需行回肠或结肠通道造影等。

下尿路功能与解剖结构的检查是重点，尤其排尿控制能力的检查，建议行尿道镜

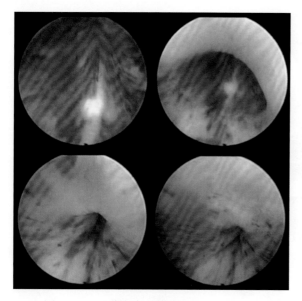

图 11-10　尿道镜检查尿道括约肌功能良好

（图 11-10）及括约肌肌电图的检查以了解括约肌形态及功能。

在检查完善后拟行尿流复道手术前与患者及家属充分沟通，取得完全同意后再施行手术。术前停阿司匹林 1 周或其他抗凝药至手术安全时间内。术前备皮、禁食和水，进行必要的抗生素皮试。根据患者情况备血。手术前一晚清洁灌肠。术前 30 分钟静脉输入抗生素。

器械准备：巾钳、纱布、手术刀柄、刀片、电刀、皮肤拉钩、止血钳、蚊式钳、齿镊、平镊、长平镊、组织钳、肠钳、组织剪、线剪、持针器、丝线、可吸收线、针、吸引器、尿管、输尿管支架管、S 拉钩及其他手术常规器械等。

五、麻醉与体位

尿流复道手术通常时间长，失血失液较多，术中和术后容易出现低血容量。手术过程中内脏暴露，大量液体输入容易导致低体温。所以血容量和体温是尿流复道手术麻醉过程中需要重点注意的问题。手术通常采用全身麻醉，气管插管。术前锁骨下静脉穿刺置管监测中心静脉压和补液，桡动脉穿刺置管监测动脉压。麻醉药和阵痛药的使用会诱发血管麻痹，导致低血压，传统上麻醉医生习惯用大量补液的方法维持血压。血管活性药物升压药的使用可以抵消交感神经张力下降和由此引起的低血压。去甲肾上腺素具有强的 α- 肾上腺素能、轻微的 β- 肾上腺素能，可以抵消麻醉引起的血管舒张和继发的低血压，并保证足够的器官灌注，建议术中持续泵入使用。

手术体位为仰卧位，早期多采用图 11-2 所示体位；最新文献建议采用图 11-11 所示体位[7]。将臀部水平对齐并抬高手术床腰桥，下肢保持水平，躯干处于头低 30° 体位。臀部水平折叠手术床可以避免神经损伤；下肢保持水平可以保证良好的静脉回流并防止下肢静脉淤血；头低位能降低盆腔内静脉压力，促进肠管的下移避免干扰手术区，避免拉钩可能压迫到下腔静脉。

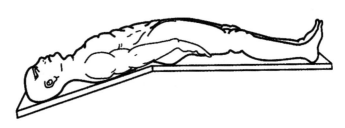

图 11-11　膀胱切除术＋回肠通道术后 TU-Pouch 新膀胱尿流复道手术体位示意图

六、手术步骤

（1）腹正中切口，手术入路为下腹正中去原手术瘢痕切口。

（2）金属尿道探子引导下探查尿道残端，找到尿道残端后修剪以备吻合（图 11-12）。

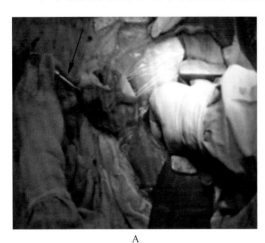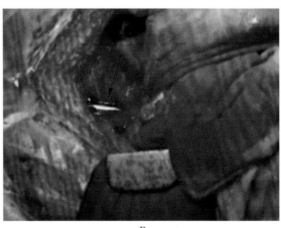

A   B

图 11-12　金属尿道探子引导下游离尿道残端

（3）分离显露乙状结肠，截取一段长约 20 cm 的乙状结肠（图 11-13）。

（4）恢复乙状结肠肠道连续性（图 11-14）。

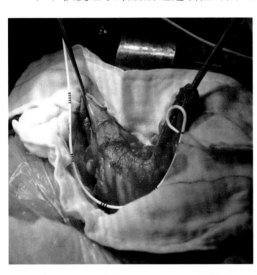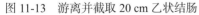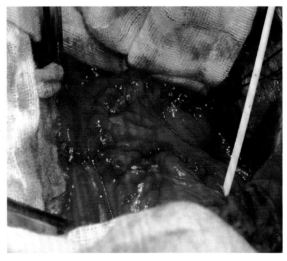

图 11-13　游离并截取 20 cm 乙状结肠　　　　图 11-14　恢复肠道连续性

（5）将截取的乙状结肠对系膜缘沿结肠带纵行剖开后 U 形缝合（图 11-15）。最低点切一小口与尿道残端吻合（图 11-16）。

（6）沿着腹壁造口乳头边缘环形切开并分离回肠乳头，在导管的辅助下分离腹腔内回肠通道远端，不要游离回肠近端，注意保护输尿管（图 11-17）。

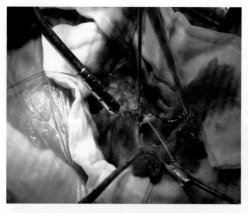

图 11-15　纵行剖开乙状结肠

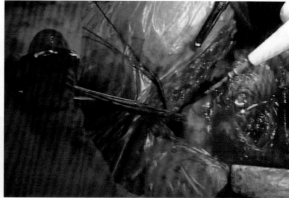

图 11-16　新膀胱最低点与尿道吻合

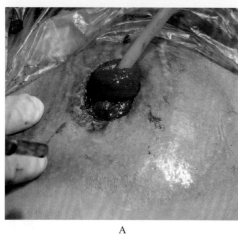

A

B

图 11-17　游离腹壁回肠乳头及腹腔内回肠通道

（7）将回肠通道远端纵行剖开 6 cm 做翻转缝合，形成半套叠状（图 11-18）。插入输尿管支架管引流尿液，经尿道插入导尿管。

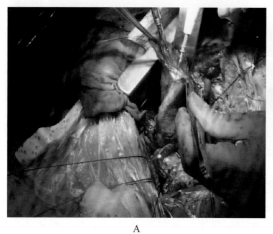

A

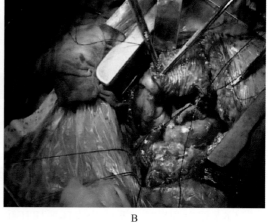

B

图 11-18　回肠通道抗反流结构

（8）将剖开并翻转的回肠边缘与乙状结肠边缘做侧 - 侧吻合共同形成新的膀胱（图 11-19）。闭合前输尿管支架管从新膀胱侧壁戳孔并引出腹壁外固定。

（9）检查止血，冲洗腹腔后放置引流，缝合膀胱及腹壁各切口。

七、术后处理与护理要点

（1）心电监护，24 小时监测患者生命体征。

（2）使用抗生素预防感染，肠外营养支持治疗。

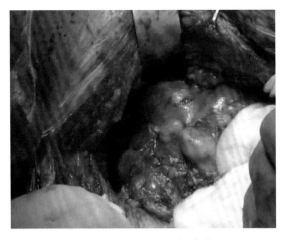

图 11-19　TU-Pouch 新膀胱

（3）注意观察尿管、引流管内引流量及性质。

（4）保持导尿管通畅，每日间断冲洗新膀胱 3～4 次，防止黏液堵塞导尿管。

（5）术后 12～14 天拔出输尿管支架管，术后 3 周经导尿管做膀胱造影，新膀胱无漏尿即可拔出导尿管。

（6）指导患者做盆底肌肉锻炼，促进控尿功能恢复。

（7）术后 6～8 周做排泄性尿路造影评价上尿路形态，及时发现无症状的肾积水。

（8）术后第一年每 3 个月复查一次，包括血生化、肝肾功能、泌尿系彩超。以后每 6 个月复查一次。

八、主要并发症的预防与处理

患者因全膀胱切除术＋回肠通道术后术区粘连、瘢痕、感染等情况使得尿流复道手术难度、创伤都增大，手术需要成形、重建步骤，发生并发症的机会也大大增加。关于并发症，手术前要考虑周全、谨慎设计，手术过程中耐心操作，小心分离，确实缝合，手术后严密观察及早发现并处理。出现并发症不可怕，可怕的是不能及时、正确地处理并发症。

1. 尿失禁　尿流复道后的尿失禁主要和尿道括约肌的功能有关。术前评估尿道括约肌功能是防止尿失禁出现的重要环节。结肠去管状化增加新膀胱的容量和顺应性有效减少了尿失禁的发生。

2. 新膀胱吻合口漏　尿流复道的新膀胱由结肠和部分回肠组成。比乙状结肠膀胱重建的缝合复杂，肠管条件也较差，发生新膀胱缝合口漏的概率增加。黏液堵塞，引流不通畅；营养不足也会增加漏尿的机会。术后加强营养，每日冲洗膀胱 3～4 次，确保引流通畅，可以起到有效的预防作用。

3. 肠道吻合口漏　由于肠道吻合口吻合质量不佳，或术后肠积气、肠梗阻引起近端肠管扩张影响吻合口血供均可导致肠瘘。对于已经发生的吻合口漏，应保留引流通畅，禁食、水，静脉营养支持促进愈合。不能自愈者 3 个月后手术治疗。

4. 尿路结石 因不可吸收线、结石、感染等原因少部分患者可出现尿路结石，术中注意缝合方法，术后积极控制感染。

5. 尿液反流 尿液反流可导致肾积水和上尿路感染，积水和反复出现感染会损伤肾脏功能。在尿流复道手术中，如何创建抗反流机制至关重要。术后保持定期排尿的习惯可以防止可以减少反流的发生。

九、点评

相对于保留膀胱的尿流改道术后的尿流复道，膀胱癌根治术后的尿流复道更具有挑战性。尤其是对首次尿流改道没有并发症，而是追求更高生活质量的情况，风险更为突出。首先，对肿瘤治疗效果的评估应十分严格，准确判断其预后。尿道括约肌功能的评估十分重要，也是选择适应证的关键参数。目前还没有直接评估膀胱根治性切除术后尿道括约肌功能的方法。笔者团队采用尿道镜的方法，也只能观察其收缩的状态，并不能完全反应其功能，这对尿流复道手术也是潜在的风险。在筛选病例时，由于大多数做尿流改道的患者尿道括约肌没有刻意保留而丧失了做尿路复道的机会。目前，保留膀胱治疗肌层浸润性膀胱癌的探索越来越受重视。在做膀胱癌根治尿流改道手术时，如果条件允许，应尽量保护尿道括约肌功能。即使当时不能做原位膀胱重建，也可以为将来尿流复道争取更好的条件。目前报道的膀胱全切术后的尿流复道只有十几例，笔者团队报道的是国内首例。肠管的选择是膀胱重建技术存在争议的话题，尿流复道文献报道的膀胱重建选择的肠管均是回肠。考虑到结肠在防止代谢紊乱及排空方面的优势，笔者团队采用乙状结肠重建膀胱，这在国际上也是首例。有效的抗反流结构是膀胱重建成功的关键要素之一。Kashiwagi A 等采用回盲瓣套叠法形成抗反流结构，术后随访无反流。余尿流复道文献未见相关抗反流结构描述。笔者团队认为抗反流结构十分重要，但是做 Bricker 手术时的输尿管回肠肠管吻合，多采用反流式。尿流复道时，原输尿管回肠吻合处粘连严重，无法分离足够的输尿管进行抗反流吻合。所以笔者团队设计了利用原输出道回肠以半套叠状的方式形成有效的抗反流结构。患者经过半年的术后恢复，取得了良好的抗反流效果。目前，随访 7 年余，在排尿、控尿、保护肾功能方面都得到了满意的效果。尿流复道是高难度、高风险的手术。患者情况千差万别，很难做出统一手术标准，我们只能在尿流改道和膀胱重建手术经验的基础上进行探索，不断积累经验。

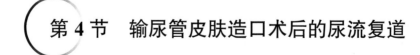

第 4 节　输尿管皮肤造口术后的尿流复道

一、概述

输尿管皮肤造口术曾被推荐为尿道瓣膜、输尿管口囊肿、严重的膀胱输尿管反流患者的一种治疗方式。主要有输尿管袢造口和输尿管末端造口两种方式。输尿管皮肤造口术比回肠通道造口术简单，手术中对腹腔内脏器干扰较小。但是部分患者术后可出现输尿管末端坏死、狭窄或皮管坏死、退缩等并发症。患者膀胱功能结构保留较好，在尿道瓣膜切除、输尿管口囊肿切除、膀胱三角区重建术或抗反流输尿管膀胱再植术治疗远侧尿路病变后可考虑行尿流复道手术。因膀胱肿瘤切除膀胱行输尿管皮肤造口的患者，在慎重评估患者肿瘤无复发且尿道括约肌功能良好的情况下可考虑新膀胱术尿流复道。

二、适应证

（1）因下尿路良性疾病行输尿管皮肤造口，原发病已经治愈的患者。

（2）因膀胱肿瘤行输尿管皮肤造口，术后随访 5 年肿瘤未复发及转移，预期寿命较长的患者。

（3）尿道括约肌功能良好的患者。

（4）重要器官功能良好的患者。

（5）愿意接受风险，强烈要求手术的患者。

三、禁忌证

（1）恶性肿瘤术后肿瘤复发或转移的患者。

（2）预期寿命不长的患者。

（3）伴有严重出血倾向，肝功能不全及心肺功能不能耐受手术的患者。

（4）肾功能不可逆性损害需行血液透析的患者。

（5）严重的尿路感染的患者。

（6）尿道功能性损害及尿道狭窄治疗效果不确切的患者。

四、术前准备

患者术前进行常规的血液、呼吸、循环等系统术前检查，纠正全身营养状态，如有水、电解质失调，维生素缺乏，严重贫血等应先予以处理。行尿液培养加药敏检查，以及CTU、血肌酐等相关检查。

在术前检查估计输尿管长度足够，或行肾输尿管下降术后同时将双侧输尿管祥造口分离再吻合。输尿管末端造口术后患者通常输尿管蠕动功能良好，膀胱及括约肌功能正常，如果输尿管长度足够可采用双侧输尿管膀胱再吻合。膀胱切除患者术前需检查括约肌功能。如有一侧长度不足可选择长度足够的一侧做抗反流的输尿管膀胱吻合，长度不足的一侧做输尿管输尿管端侧吻合。如双侧输尿管长度在游离下降后仍不能满足无张力吻合的需求，则可采用肠代输尿管术。如膀胱长期废用萎缩容量太小需施行肠膀胱扩大术。输尿管祥造口术后患者在施行尿流复道手术前至少 1 周用无菌生理盐水经远端输尿管灌注，以锻炼输尿管及膀胱生理功能。

在检查完善后拟行尿流复道手术前与患者及家属充分沟通，取得完全同意后再施行手术。术前停阿司匹林1周。如需使用肠道替代输尿管或膀胱，术前3天开始进行肠道准备，每日口服甲硝唑等抗生素，术前3天分别进半流质饮食、流质饮食、禁食，术前可留置胃管。术前备皮、禁食、禁水，进行必要的抗生素皮试。根据患者情况备血。手术前一晚及手术当天早晨清洁灌肠。术前30分钟静脉输入抗生素。

器械准备：巾钳、纱布、手术刀柄、刀片、电刀、皮肤拉钩、止血钳、蚊式钳、有齿镊、无齿镊、长平镊、组织钳、肠钳、组织剪、线剪、持针器、丝线、可吸收线、针、吸引器、尿管、输尿管支架管、S拉钩、腹腔拉钩及其他手术常规器械等。

五、麻醉与体位

手术通常采用全身麻醉，气管插管。术前锁骨下静脉穿刺置管监测中心静脉压和补液，桡动脉穿刺置管监测动脉压。手术体位为仰卧位，将腰骶关节对齐手术床腰桥，适当摇低床头和床尾使腰骶关节呈过伸位。

六、手术步骤

输尿管末端皮肤造口术后（图11-20），回肠新膀胱尿流复道手术步骤如下：

（1）腹正中切口，切开后显露输尿管，分离输尿管末端，切除并修剪造口处输尿管末端。双侧输尿管置入输尿管支架管。

（2）尿道探子支撑引导辅助下探查尿道残端，修剪以备吻合。

（3）检查回肠，在无影灯下辨认回肠系膜血管分布，距回盲部25 cm截取35～45 cm回肠，使肠段中部可无张力到达尿道残端。切取选定肠段，在其上端端吻合恢复回肠连续性并缝合肠系膜（图11-21）。

（4）稀碘伏清洗肠腔，切开肠段肠系膜对侧肠壁，将切开肠段W形缝合形成储尿囊，见图11-22。

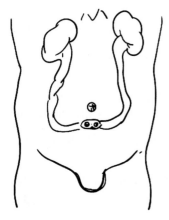

图11-20　输尿管末端皮肤
造口术示意图

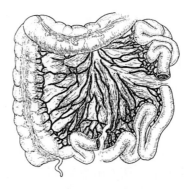

图11-21　距回盲部25 cm
截取回肠段

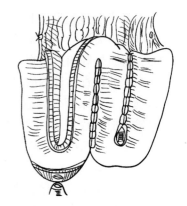

图11-22　切开肠段W形缝合
形成储尿囊

（5）在储尿囊后壁两侧无张力且无成角的部位各切一小口将游离好的输尿管拉入膀胱，吻合双侧输尿管和储尿囊并行抗反流处理，将输尿管支架从储尿囊前壁戳孔引出。

（6）在储尿囊最低处切一小口，与尿道残端吻合，放置导尿管引流。术中注入生理盐水观察有无漏液，如有则缝合修补（图11-23）。

（7）冲洗腹腔，放置引流管，缝合关闭各切口。

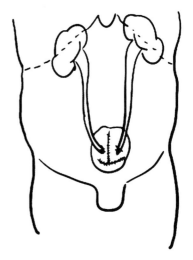

图 11-23　输尿管皮肤造口术后的尿流复道效果示意图

七、术后处理与护理要点

（1）心电监护24小时，监测患者生命体征。

（2）禁食，胃肠减压至通气，静脉补液必要时给予肠外营养。

（3）使用抗生素预防感染。

（4）注意观察尿管、引流管内引流量及性质，生理盐水低压冲洗新膀胱防治黏液堵塞尿管。

（5）术后2～4周拔出输尿管支架管。

（6）注意定期复查电解质、肝肾功能、泌尿系彩超。

（7）嘱患者训练盆底肌促进术后控尿功能的恢复。

八、主要并发症的预防与处理

1. 输尿管吻合口瘘　多见于输尿管长度不足手术过程中吻合有张力的患者，术后发现输尿管瘘早期可通过充分引流待吻合口自愈，必要时可行肾穿刺造瘘引流尿液帮助吻合口愈合，若瘘口长期不闭合需再次手术。

2. 肠瘘　由于肠道吻合技术不佳或术后肠积气、肠梗阻引起近端肠管扩张影响吻合口血供均可导致肠瘘。发生后应禁食，保持引流通畅，静脉营养支持待瘘口自愈，少部分不能自愈者3个月后行手术治疗。

3. 输尿管吻合口狭窄　由于膀胱输尿管吻合、输尿管过度分离造成末端管壁缺血、输尿管植入膀胱切口缩窄压迫输尿管、吻合口瘢痕等都可导致狭窄，发现狭窄后应尽早手术处理避免积水、感染以保护上尿路功能。

4. 排尿困难　膀胱的正常生理功能需要膀胱逼尿肌和尿道括约肌协同作用。新膀胱的重建改变了原有的这种作用，或者因新膀胱容积较大导致术后排尿困难。一般需要腹压或双手按压帮助排尿，必要时可导尿。

5. 尿失禁　由于尿流复道患者膀胱手术时括约肌损伤，膀胱长期废用，新膀胱术后患者只有尿道外括约肌起作用，膀胱容量小等原因患者出现尿失禁。

6. 尿路结石　因不可吸收线、结石、感染等原因少部分患者可出现尿路结石，术中注意缝合方法，术后积极控制感染。

7. 肾盂肾炎　输尿管口狭窄或尿液反流导致的肾盂肾炎的原因，术中细致的手术操作及术后良好的排尿功能和习惯都是预防其发生的有效措施。

8. 代谢并发症　因重建尿路使用肠道，大面积的肠壁与尿液接触可能会引起电解质和酸碱平衡失调，一般不会产生营养不良。所以应合理选择肠段和肠段长度，术后监测及时纠正。

九、点评

输尿管皮肤造口术后的尿流复道因患者具体情况而定，在保留膀胱的患者中主要关注输尿管长度问题。若输尿管缺损较长肾输尿管下降不足以实现无张力吻合，肠代输尿管术可作为一种选择方案，通常使用回肠代输尿管术。在距回盲瓣 25 cm 以上截取相应长度的回肠，在游离肠段上方行端端吻合恢复回肠连续性。将输尿管远端修剪后与游离回肠近端吻合，回肠远端做一抗反流乳头与膀胱吻合。在膀胱无尿液贮存情况下手术更易成功。

在膀胱切除患者，实现尿流复道需重建原位新膀胱，手术较大较复杂，尿道残端足够与原位新膀胱形成吻合，且尿道括约肌功能良好是手术成功的前提条件。至于新膀胱的重建肠管的选择，如果输尿管本身长度足够，可以选择回肠 W 形构建新膀胱，也可以选择乙状结肠新膀胱。对于输尿管长度不能与新膀胱吻合的情况，可以采用 Studer 回肠膀胱或第三节介绍的 TU-POUCH 新膀胱的方法。

随着手术技术的不断完善，手术器械的不断升级以及患者对生活质量提高的迫切需求，尿流复道手术将日益增多，如何使更多的尿流改道患者实现尿流复道，最大限度提高患者的生活品质对泌尿外科医生来说是一项新的挑战。尿流复道手术难度高、时间长、步骤复杂，对手术设计的合理性、手术细节的专注和围手术期的把控都有较高的要求。不断突破人类手术禁区，以医者仁心、耐心和细心"除人类之病痛，助健康之完美"也是泌尿外科医生不断追求的目标。

（李胜文　沈海山　张方圆）

参 考 文 献

［1］ HENDREN W H. Techniques for Urinary Undiversion//Lowell R King, Anthony R Stone, George K MO: Bebster. 2nd Ed. Bladder Rconstruction and Continent Urinary Diversion [M]. MO: Mosby-Year Book, Inc. 1991. 147-178

［2］ 吴阶平. 吴阶平泌尿外科学 [M]. 济南: 山东科学技术出版社, 2004.

［3］ GONZALEZ M I, et al. Functional and objective results of urinary undiversions in oncologic patients[J]. Urology, 2018(120): 244-247.

［4］ 叶章群. 尿流改道和膀胱替代成形术 [M]. 北京: 人民卫生出版社, 2000.

［5］ 梅骅, 陈凌武, 高新. 泌尿外科手术学 [M]. 第 3 版. 北京: 人民卫生出版社, 2008.

［6］ 沈海山, 李胜文, 吴建臣, 等. Bricker 术后 TU-Pouch 尿流复道 (附 1 例报告并文献复习) [J]. 临床泌尿外科杂志, 2014, 29 (1): 33-35.

［7］ URS E STUDER. Keys to Successful Orthotopic Bladder Substitution [M]. Bern: Springer International Publishing, 2015.

第 3 篇
输尿管修复与重建

第 **12** 章

肾盂输尿管成形术

第1节　先天性肾盂输尿管梗阻

一、概述

　　肾盂输尿管连接部梗阻（ureteropelvic junction obstruction，UPJO）是一种常见的引起肾积水的上尿路梗阻性疾病，多见于儿童，约25%的患者在1岁内发现，50%在5岁前被诊断。随着围生期B超检查的普及，目前认为UPJO是导致胎儿肾脏集合系统扩张的最常见原因。UPJO在小儿的发病率约为1‰，男女比例2∶1，左侧多见，双侧病变占10%～40%[1-2]。

二、病因

　　1. 肾盂输尿管连接部狭窄　是最常见的原因，占85%以上。狭窄段长度多在0.5～2 cm之间，少数病例可达3～4 cm，个别病例出现多段狭窄。狭窄常常伴有肾盂输尿管连接部或输尿管起始段肌层发育不良和纤维组织增生而妨碍正常蠕动波的传递，产生动力性梗阻。研究发现，输尿管在胎儿期存在再腔化过程，若再腔化不完全，则会造成连接部的内源性梗阻[3]。

　　2. 肾盂输尿管高位连接　正常输尿管起始于肾盂最低位，若输尿管起始部位过高则形成UPJ折角或活瓣样作用，可导致尿液引流不畅。高位连接常常伴有狭窄。

　　3. 迷走血管压迫　肾动脉过早发出供应肾下极的分支或来自腹主动脉的供应肾下极的副肾动脉横跨输尿管产生压迫造成梗阻。这种情况往往伴有输尿管壁发育障碍形成机械性和动力性梗阻。在治疗时只改变动脉与输尿管的位置，不能完全解除梗阻。必要时需要切除梗阻段，输尿管再吻合。

　　4. 肾盂输尿管连接处瓣膜　肾盂输尿管连接处形成一个内在性活瓣样结构引起尿液从肾内排出受阻，导致肾积水。单纯的输尿管瓣膜临床较少见，多与输尿管狭窄同时存在。

　　5. 输尿管起始部扭曲或粘连折叠　如在胚胎期有发育障碍或纤维有异常覆盖或粘连，使输尿管起始部折叠、扭曲致尿液引流不畅而造成肾积水。这种情况常伴有输尿管本身的狭窄或发育不良，单纯的粘连松解效果不好，必要时需做肾盂输尿管成形。

　　6. 其他原因　肾盂本身缺乏张力或输尿管起始部缺陷而影响其蠕动也可造成梗阻，产生肾积水。

三、发病机制

肾盂输尿管的功能单位为平滑肌细胞，从肾小盏至肾盂输尿管均可见排列成束的梭形平滑肌细胞。在肌细胞间可见呈纵行排列的启动细胞，与肌细胞紧密相连并与肾盏相互沟通。肾盂输尿管连接部位的肌细胞如果存在先天性缺陷或损伤破坏，就会影响其正常的收缩功能而发生狭窄或梗阻[4]。

有学者通过电镜观察发现，靠近肾盂部位的输尿管，胶原组织显著增生而形成没有弹性的领围样改变，并认为这是发生 UPJ 狭窄的最初原因。此后有学者观察到病变部位的平滑肌细胞相互分离，缝隙连接断裂，细胞内基质增多，线粒体呈空泡变性，这些改变阻碍了平滑肌细胞间的信号传递，使 UPJ 部位平滑肌出现功能障碍，因此认为肌层发育缺陷是引起 UPJO 的主要原因[4]。

四、病理生理

UPJ 受压或蠕动障碍影响尿流通过，可引起肾积水。UPJO 对肾脏的影响与下列因素相关：利尿时尿液排出速度及容量；UPJ 解剖和功能；肾小球和肾小管功能；肾盂的顺应性。此外与肾内型和肾外型的肾盂也有关，后者可接受较大的容量，压力缓慢上升，达到平衡，减少对肾脏的损害。 新生儿 UPJO 未经治疗发育到婴儿期，只有 20% 发生肾积水进展和肾功能恶化，需做肾盂输尿管成形术[5]。

五、临床表现

UPJO 的症状与梗阻的程度相关，早期多无明显症状。常见症状：

1. 腰腹部肿块　是多数病例中首先出现的症状，婴幼儿中多数因腰腹部肿块而就诊。肿块质软呈囊性、有波动感，压痛不明显。

2. 疼痛　疼痛为持续性钝痛或胀痛，急性发作时可出现典型的肾绞痛。大量饮水后可出现腰痛症状加重，伴有恶心呕吐，称为狄特尔危象（Dietl's crisis）。

3. 血尿　血尿的发生概率为 10%～30%。由于扩张的集合系统黏膜血管破裂、感染、结石所致。多表现为镜下血尿。

4. 尿路感染　是慢性尿路梗阻的常见并发症。肾积水继发感染时，腰腹部肿块、疼痛及血尿症状可加重，急性肾盂肾炎可伴有突发全身感染。尿路感染特点为不易控制，易复发。

5. 少尿或无尿　单侧 UPJO 伴有对侧肾功能不全时，可出现少尿；双侧上尿路完全梗阻时，可出现无尿。

6. 消化道症状　由于肾盂、肾盏扩张所引起的反射作用或内脏神经受压所致，表现为胃肠道功能紊乱，如恶心、呕吐、厌食、体重不增、发育迟缓等。

7. 高血压　少数患者可出现高血压症状，血压呈轻度或中度升高。可能因为扩张的集合系统压迫肾实质引起功能性缺血，产生肾素介导的高血压。

8. 肾破裂　巨大肾积水患者腰腹部受到暴力时可发生肾破裂。

9. 尿毒症　双肾积水或孤立肾肾积水，未及时治疗，晚期可出现肾衰竭表现。

六、诊断

反复出现腰腹部疼痛及消化道症状，又难以用消化道疾病或急腹症解释时；反复尿路感染、药物治疗效果不佳时；腹部触及时大时小的囊性包块时均应考虑到肾积水的可能，需进一步检查。常用的检查方法有以下几种：

1. 超声检查　是肾积水诊断的首选检查方法。B 超既可以判断包块的性质，又可以判断包块的位置和大小。B 超能观察到肾盂、肾盏扩张的程度及肾实质的厚度，如表现为肾盂扩大，而输尿管不扩张，可初步诊断为肾盂输尿管连接部梗阻性肾积水。

2. 静脉尿路造影　是主要的检查方法，IVU 检查可以了解肾盂、肾盏扩张的程度，最主要可以了解肾脏的功能及梗阻的部位。肾脏不显影可能是因肾实质长期受压功能严重受损或肾发育不良、孤立肾等，也可能是因肾脏积水较大，造影剂稀释。

3. 逆行性膀胱造影　可判断肾积水是否因膀胱输尿管反流所致，以及了解肾盂输尿管连接部梗阻是否合并膀胱输尿管反流。

4. 肾穿刺造影　对于 IVU 不显影，梗阻部位不能明确时可采用此法。因为该检查有创性，现在已被 CT 和 MRI 等无创性检查所替代。

5. CT　可以确定包块的具体解剖位置、范围、形态大小及性质，还可以了解肾实质的厚度，初步判断肾功能，有较高的临床应用价值。

6. MRI　为诊断肾积水最新的无创检查方法之一，尤其适用于婴幼儿等不能配合造影、严重肾功能不全或造影剂过敏患者。

7. 放射性核素检查　可显示肾脏的形态，了解梗阻部位及肾脏功能代偿情况。

七、鉴别诊断

1. 其他原因引起的肾积水　包括其他先天性因素（输尿管狭窄、梗阻性巨输尿管、腔静脉后输尿管、梨状腹综合征等）、炎性输尿管狭窄（结石嵌顿、结核、血吸虫、脓肿、囊性输尿管炎）、恶性肿瘤（原发输尿管癌、转移癌）、特发性输尿管狭窄、腹膜后纤维化、主动脉瘤、子宫内膜异位症、盆腔脂肪增多症等。通过 CT、MRI、IVP 等辅助检查可鉴别。

2. 急腹症　临床表现为腰痛或腹痛的病例，易误诊为急腹症，但是这种痛往往为间歇性，通过病史采集、查体、B 超检查多容易鉴别诊断。

3. 腹膜后肿物　以腹部肿物为突出表现者，需与腹膜后肿物鉴别，腹膜后肿物多为实性，通过体格检查、B 超、CT 检查可进行鉴别诊断。

（张佳伟）

第 2 节 肾盂输尿管成形术

根据肾盂输尿管交界梗阻状态的不同,需要采用个性化的手术方法。本节简要介绍常用的肾盂输尿管成形方法,在本章第 3 节以后的部分会详细介绍手术适应证及手术方法。

一、离断的肾盂成形术(Anderson-Hynes 术)

大多数的 UPJO 患者需做离断的肾盂成形术,手术基本的原则:去除肾盂输尿管连接部;去除过多的肾盂壁;建成漏斗状肾盂与输尿管连接,吻合口要呈斜形(图 12-1)。肌层断端对准缝合,有利于愈合过程中恢复细胞的连续性,解剖性愈合一般在术后 4 周形成。

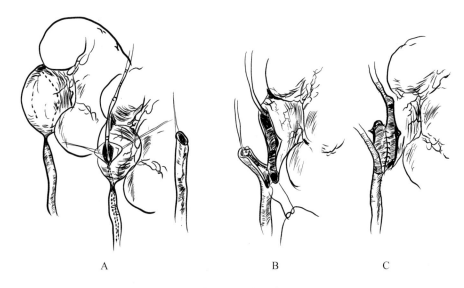

A   B   C

图 12-1 离断的肾盂成形术(A～C)

二、肾盂瓣输尿管交界部成形术

(一)肾盂输尿管 Y-V 成形术(Foley 术)

UPJ 高位连接产生梗阻的患者可采用 Y-V 成形术。在 UPJ 下方的肾盂壁做 V 形切口,将切口下角向输尿管外侧壁纵行延长,至切开正常输尿管壁 1～1.5 cm 处,形成 Y 形切口。将 Y 形切口作 V 形缝合后,新的 UPJ 是由正常的肾盂、输尿管壁嵌合而成,病变部位已移位至宽阔的肾盂处,不会影响蠕动功能(图 12-2)。

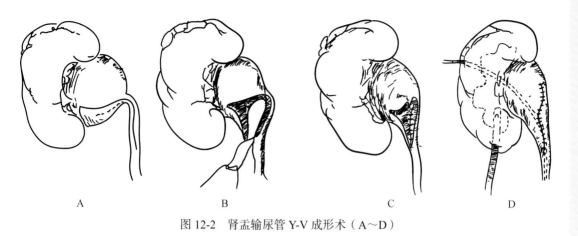

图 12-2　肾盂输尿管 Y-V 成形术（A～D）

（二）肾盂瓣肾盂成形术（Culp-Deweerd 术）

当患者 UPJ 狭窄段较长，内侧肾盂不足以裁剪足够长度的 V 形瓣时，则于肾盂壁裁取基底向下的 U 形瓣做肾盂成形（图 12-3）。

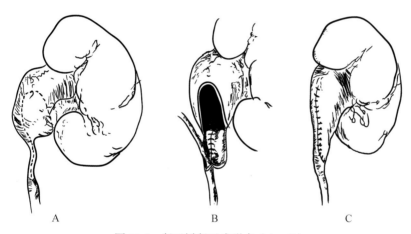

图 12-3　肾盂瓣肾盂成形术（A～C）

三、离断式反向裁剪肾盂成形术

离断式反向裁剪肾盂成形术用于治疗狭窄部较短的患者。手术步骤是于狭窄部远侧切断输尿管，纵行劈开断端外侧壁 1.5～2.0 cm，反向裁剪肾盂，于离肾门 1.5 cm 处剪裁切除过多的肾盂壁，于肾盂下部裁剪成 V 形，将其最低点对应输尿管断端切口的下角，作黏膜对黏膜的全层缝合，并缝合相对应的两侧壁。留置双 J 管作支架引流，缝合肾盂切口（图 12-4）。

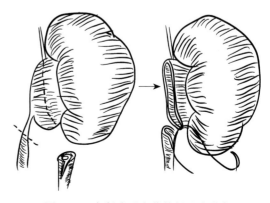

图 12-4　离断式反向裁剪肾盂成形术

四、离断倒装肾盂输尿管成形术

离断倒装肾盂输尿管成形术可用于治疗长段 UPJ 狭窄，切除肾盂输尿管狭窄段，将保留的远侧输尿管断端修剪成为朝向外侧的斜面。游离肾盂，沿扩张肾盂纵轴从顶部开始前后剖开至肾盂底部 2.0～2.5 cm 处，向下翻转，缝合原肾盂输尿管连接部切口，修剪近肾门处多余的肾盂壁，自上而下连续缝合，形成一新的肾盂及上段输尿管，将其与远侧舌状输尿管断端缝合（图 12-5）。

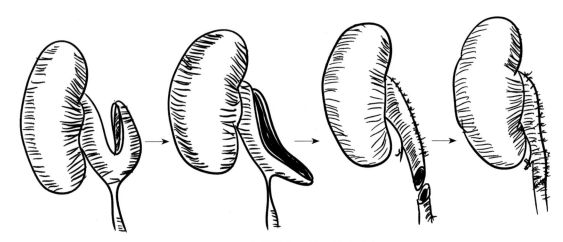

图 12-5　离断倒装肾盂输尿管成形术

五、内镜肾盂切开成形术

内镜肾盂切开成形术包括顺行经皮肾盂内切开术、逆行输尿管镜肾盂内切开术，其主要在内镜下找到肾盂输尿管狭窄处，插入金属导丝通过狭窄处，采用冷刀、电刀或钬激光进行狭窄部纵行内切，切开管壁全层，留置双 J 导管扩张，适用于狭窄不超过 1 cm 或术后吻合口狭窄[6]。

六、腹腔镜及机器人辅助肾盂成形术

微创手术逐渐替代开放性肾盂成形术成为 UPJO 治疗的金标准，具有创伤小、住院时间短、术后恢复快等优点，尤其适用于异位血管及肾盂严重扩张者，对于内镜肾盂成形术治疗失败的患者也有较好的效果。手术包括经腹腔途径和经腹膜后途径，手术方法与开放手术基本相同[7]。

第 3 节　小切口肾盂输尿管成形术

一、小切口肾盂输尿管成形术的概述

目前，腹腔镜下肾盂输尿管成形术已基本取代开放性手术成为治疗肾盂输尿管梗阻的金标准。不过腹腔镜手术需要昂贵的手术设备，并且要求手术医生有着丰富临床经验，学习曲线较长。目前，腹腔镜肾盂输尿管成形手术在大多数基层医院无法普及。腹腔镜肾盂输尿管成形术的手术平均的医疗费用要远远高于传统的开放手术。虽然腹腔镜手术可以显著减少患者痛苦，但却增加其经济负担。因此，国内大多数基层医院临床上仍然主要使用传统的开放手术。传统肾盂输尿管成形开放手术临床上有很多优点，例如操作简单、费用较低，以及暴露彻底等，不过大手术切口也增加患者创伤，容易导致患者术后的伤口疼痛重、手术瘢痕长、恢复时间长，以及容易出现切口疝等。以肾盂输尿管成形开放手术作为基础，通过借鉴腹腔镜手术的操作技巧，进行小切口肾盂输尿管成形术，一方面可以实现微创手术的效果，另一方面安全有效并且费用较低，并不需要特殊的手术器械，因而容易在基层的医院推广应用。

小切口肾盂输尿管成形术同样可以获得满意的手术视野，而且具有操作简单、创伤小、术后恢复快、费用低等优点，是一种较为理想的（微创性）比传统肾盂输尿管成形创伤较小的手术方式。小切口肾盂输尿管成形术有很多优点，如：①对于经验相当并已熟练掌握相应手术技巧的医生来说，经腰小切口手术时间更短；由于经腰小切口可将肾盂输尿管连接处提出切口外进行直视下肾盂裁剪及吻合，相对于腹腔镜下操作（尤其是吻合过程）更加方便轻松，用时更少；②经腰小切口术后禁食时间更短，而术后尽早进食可减少补液，有利于婴幼儿护理。腹腔镜手术由于经腹腔操作，并持续应用气腹，对于胃肠道功能均有一定影响，而经腰小切口手术操作过程不进入腹腔，对于胃肠道几乎没有干扰，术后麻醉复苏后 3～4 小时即可进食；③经腰小切口手术可更早拔除肾周引流管。由于经腰小切口通过钝性分离肌肉后进入后腹腔，对肾脏周围组织干扰少、创伤小，且应用手术放大镜及显微手术器械使吻合口更加严密，术后自吻合口漏尿量少，可更早拔除引流管；④经腰小切口手术的术后并发症相对更少。直视下进行肾盂裁剪及吻合，操作更加精准，配合缝线牵引技术，可有效避免输尿管扭转及缝合时操作器械对吻合口组织的牵拉钳夹损伤，能很好地保护吻合口血供，从而最大限度保证吻合口通畅。故与腹腔镜组相比较，小切口组的术后复发及并发症发生率更低；⑤经腰小切口的学习曲线更短。在具备同等手术基础的条件下，经腰小切口手术方式更易于学习掌握，而腹腔镜手术学习曲线长，尤其对于小年龄患儿来说。

二、手术适应证与禁忌证

（一）适应证

如异常血管所致的盂管连接部梗阻并存管壁及腔内其他梗阻性病变，如肌纤维发育不良、长期血管压迫致输尿管器质性狭窄，或腔内存在皱褶或瓣膜等，当游离血管及盂管交界部后，肾盂仍不能排空，管腔又不能及时充盈扩张，检查狭窄输尿管段纤细而硬韧，观察该段输尿管的蠕动波传导不良，则可接受手术治疗，具体适应证：

（1）梗阻相关的腰痛，疼痛症状影响患者正常生活；

（2）总肾功能受损或单侧肾功能进行性下降；

（3）反复出现梗阻相关的结石和感染；

（4）内镜下治疗后再次发生梗阻者或治疗失败者（包括无法内切开或术中发生输尿管全层切开者）；

（5）异位血管压迫输尿管造成梗阻的患者；

（6）梗阻所致的高血压者。

（二）禁忌证

（1）凝血功能障碍或无法耐受麻醉及手术者为绝对禁忌；

（2）合并影响手术的内科疾病者需内科及麻醉科进行术前评估。

三、术前准备

（1）患者入院后进行常规检查，包括血常规、血生化、心电图、正侧位胸片等。

（2）专科影像学检查：常规泌尿系 CT 检查，肾动态显像明确分肾功能，MRU 成像。

（3）术前 1 天低渣饮食，手术当日清晨灌肠 1 次术前留置导尿管，避免术后尿潴留发生。术前 30～60 分钟预防应用抗生素。

（4）确定进行手术治疗后，向患者及其家属详细介绍手术风险及可能出现的并发症，做好患者及其家属的心理准备工作。

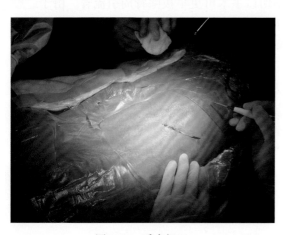

图 12-6　手术切口

四、手术步骤与操作要点

（1）麻醉成功后，患者行健侧卧位，并使身体冠状面向腹侧倾斜 30°～45°，腰部垫高。沿十二肋走行，根据患者体质量指数作 4～6 cm 切口（图 12-6）。

（2）逐层切开皮肤、皮下组织、背阔肌、下后锯肌、腹外斜肌及腹内斜肌，注意保护肋间神经，切开腹横筋膜，将腹膜向腹侧推移。继续切开至进入后腹膜腔，离断膈肌脚使胸膜向上回缩，用 S 拉钩牵开后即可清楚完整地暴露术野。打开 Gerota 筋膜后沿腰大肌表面向中线游离，即可直达输尿管和肾盂（图 12-7）。

（3）其余手术步骤同传统离断式肾盂成形术，吻合肾盂输尿管，并留置输尿管 D-J 管（图 12-8）。

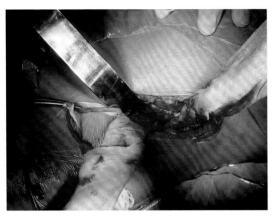 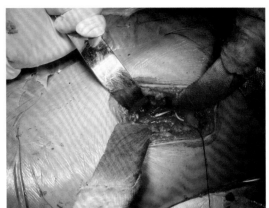

图 12-7　显露肾盂输尿管　　　　　　　　图 12-8　吻合肾盂输尿管并留置 D-J 管

五、术后护理与护理要点

（1）UPJO 患者较多为婴幼儿，术后难以配合，术后妥善固定各种引流管极为重要。

（2）术后使用适当的抗生素，预防感染。

（3）术后早期即可进水，术后第 1 天可进流食，并嘱患者可适当下床活动，加快患者胃肠道功能恢复，防止出现坠积性肺炎及深静脉血栓。

（4）术后复查 KUB，查看 D-J 管位置。

（5）保留导尿 7～10 天可拔除尿管。

（6）根据引流情况术后 3～4 天拔除引流管。

（7）保留 D-J 管 6～8 周后复查，经膀胱镜拔除 D-J 管。

六、主要并发症的预防与处理

1. 泌尿系感染　可能与术前泌尿系感染未完全控制、术后尿液引流不通畅、尿外渗等有关。术前控制泌尿系感染，并留取病原学，根据药敏实验结果应用抗生素，术后保持尿管通畅。

2. 吻合口水肿、吻合口周围血肿　术中放置输尿管内支架管，可避免吻合口水肿和周围血肿造成的早期吻合口梗阻。虽有报道 UPJO 无需放置任何引流管，认为尚需慎重对待，输尿管内支架管兼有支架和引流的双重作用，可避免吻合口炎症和水肿造成的暂时性梗阻，减少术后吻合口狭窄和吻合口漏尿机会，且减少泌尿系感染，吻合口周围血肿需要术中细致操作、彻底止血加以避免。

3. 吻合口瘘　除针距过于稀疏、切缘对合不良可能会出现吻合口瘘外，吻合口过于紧密、输尿管分离过多致吻合口血运欠佳也可能会出现吻合口瘘。尿液漏出后对局部组织的刺激可引起炎症、纤维化、瘢痕反应。一旦发生尿漏，要保持留置 D-J 管的引流通畅和伤口引流管的引流通畅，同时，注意患者体温及腰腹部症状，及早发现因尿漏引起的感染。通常漏尿可以在数天内自行停止。

4. 吻合口狭窄　其原因较为复杂，如狭窄段切除不彻底、吻合技术欠佳、吻合口瘘、泌尿系感染、输尿管支架管拔除或脱出过早等均可能造成吻合口狭窄。吻合口狭窄可通过超声检查及时发现，可经 IVP、输尿管插管造影等证实，及时再次手术解除梗阻是其主要治疗方法。

5. 其他　术后肾积水无好转，特别是肾积水患儿，术前必须要对整个泌尿系统做全面分析和评价，不能因 UPJO 最常见而忽视了其他可能导致肾积水疾病，也不能因满足于 UPJO 的诊断而忽视了可能并存的其他部位狭窄。

七、术式评价

本手术方式，腰部小切口肾盂成型术，通过手术体位的改进和借助适合深部操作的细长形手术器械，将传统的手术切口缩短为 5～7 cm，直达手术野进行操作，不仅较传统方式损伤小，也避免了腹膜后腔镜手术为建立操作空间而对后腹膜（后脏器）的广泛游离，有利于术后（脏器间的黏连）胃肠道功能的恢复。本手术方式的关键在于正确的手术体位和切口位置。合适位置的切口即可直达术野，手术切口大大缩小，损伤小，出血少，吻合确切，术后恢复快，大大降低肋间血管神经损伤的概率，避免出现术后顽固性切口疼痛、切口疝或胁腹部肌肉松弛。

（张佳伟　王文佳　李胜文）

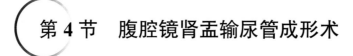

第 4 节　腹腔镜肾盂输尿管成形术

一、概述

肾盂输尿管连接处梗阻是引起肾积水最常见的原因，它会造成肾盂内压增高进而导致肾功能损害。男性发生多于女性，左侧多于右侧。导致本病的原因机制不很明确，可分为腔内和腔外因素。腔内因素为输尿管内瘢痕形成、输尿管发育不良；腔外因素为下极肾血管压迫；其次为先天性肾畸形、医源性输尿管瘢痕，以及纤维上皮息肉（很少见）等[8-9]。

UPJO 的治疗以手术为主，治疗的目的为解除梗阻、缓解疼痛并保护肾功能。离断式肾盂成形术是治疗肾盂输尿管连接处狭窄疾病的标准术式，开放手术和腹腔镜手术的成功率均大于 90%[10-12]。近年来，腹腔镜或者机器人辅助的腹腔镜手术已成为 UPJO 治疗的主要术式。其中，腹腔镜手术的入路主要包括经腹腔途径和经腹膜后途径。两种入路各有优缺点，经腹腔入路的优势在于操作空间大，吻合张力小，利于裁剪缝合；此外，经腹腔入路术者可以在视轴、操作轴和重心三轴上轻松达到最优。在这种情况下，术者手眼配合和身体疲劳程度都有很大改善，有利于手术操作的稳定性，进而提高手术效果。

为了帮助初学者轻松地做好腹腔镜肾盂成形术，笔者将此术式的每个操作步骤和手术细节都进行了程序化、标准化设计，使其具有更好的重复性和便利性[13]。笔者团队将此项技术进一步改良。以下将结合围手术期管理等方面，对此项技术进行全面叙述。

二、手术适应证与禁忌证

（一）适应证

（1）梗阻相关的腰痛，疼痛症状影响患者正常生活。

（2）总肾功能受损或单侧肾功能进行性下降。

（3）反复出现梗阻相关的结石和感染。

（4）内镜下治疗后再次发生梗阻者或治疗失败者（包括无法内切开或术中发生输尿管全层切开者）。

（5）异位血管压迫输尿管造成梗阻的患者。

（6）马蹄肾合并 UPJO 者。

（7）梗阻所致的高血压者（较少）。

（二）禁忌证

（1）凝血功能障碍或无法耐受麻醉及手术者为绝对禁忌。

（2）既往腹腔手术史，腹腔粘连严重者。

（3）肾内型肾盂者。

（4）合并影响手术的内科疾病者需内科及麻醉科进行术前评估。

三、术前准备

（1）常规项目　完善血常规、尿常规、血生化、凝血功能及传染病筛查，术前胸片及心电图。

（2）合并泌尿感染者，术前可留尿培养及做药敏试验，可根据培养结果针对性的使用抗生素。

（3）影像学检查　常规泌尿系 B 超，利尿肾动态明确分肾功能，CTU 或 MRU。

（4）术前 1 天进流食、当晚行灌肠，术前麻醉诱导后留置导尿管。如果存在感染在手术日预防性应用抗生素。

（5）常用的手术器械　常规腹腔镜光源及监视系统，气腹系统，腹腔镜手控器械及能量发生装置（如超声刀），必要时可配备 IUPU 自行设计的可弯曲双 J 管辅助置入装置（图 12-9）及可弯剪刀（图 12-10、图 12-11）。

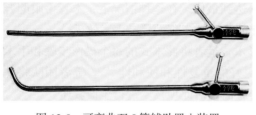

图 12-9　可弯曲双 J 管辅助置入装置

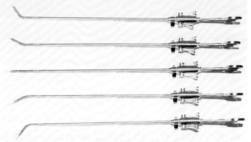

图 12-11　可弯剪刀（纵向）

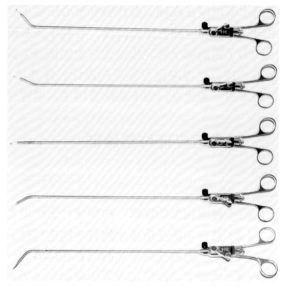

图 12-10　可弯剪刀（横向）

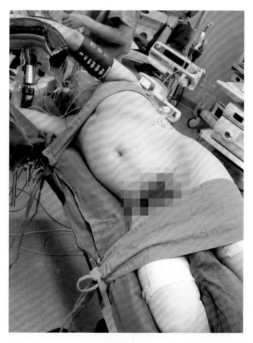

图 12-12　患者体位，45°～60° 斜卧位
（患侧为左侧）

四、麻醉与体位

全身麻醉后，患侧 45°～60° 斜卧位（以左患侧为例），注意做好体位固定（图 12-12）。

五、手术步骤与操作要点

1. 套管位置　此术式主要以"四套管技术"操作（以左患侧为例）[14]，于左锁骨中线肋缘下 1～3 cm 处（Palmer 点）取 0.5 cm 小切口，采用 Veress 方法刺入气腹针，接通气腹机，待气腹建立后，退出气腹针。于左腹直肌外缘脐上 3 cm 处，小刀切开皮肤约 1.2 cm 及皮下组织，穿刺置入 12 mm 套管作为腔镜套管，引入腔镜，腔镜直视下于 Palmer 点置入 5 mm 操作套管（助手操作），脐和左髂棘连线与左腹直肌外缘交点置入 5 mm 操作套管

（术者左手），左髂棘内上 3 cm 置入 12 mm 操作套管（术者右手）（图 12-13、图 12-14）。以此套管穿刺点为基准，再根据 UPJ 梗阻位置将套管 3 和 4 的位置进行个体化的调整。如果梗阻部位高则将套管 3 和 4 的位置向头侧平移。梗阻位置低或者马蹄肾 UPJ 梗阻则将套管 3 和 4 的位置下移。但要使套管 3 和 4 的间距大于 8 cm，以利于缝合重建。此技术适用于绝大多数上尿路经腹腹腔镜手术，包括肾癌根治、肾部分切除、肾盂成形、腹膜后淋巴结清扫等。"四套管技术"操作优势在于：①术者和助手的手臂不互相交叉，相互间的干扰达到最小；②套管 2 从腹直肌外缘置入，观察镜位置要高于脐部进镜，可以更好地观察术野，减少肠管干扰；③套管 1 从术野上方角度可以更方便、精确地进行输尿管的劈开；④"四套管技术"给助手一个左手器械协助手术，方便进行对抗牵引，利于缝合重建操作；⑤利于培训助手。

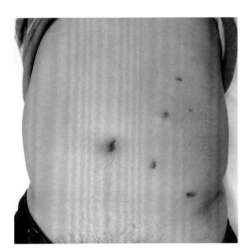

图 12-13　手术套管位置

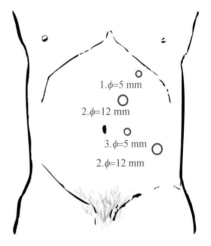

图 12-14　套管分布模式图（图中标注径线为套管直径）

2. 按照主要手术步骤，可将该改良术式概述为"五步法"完成（图 12-15）：①游离肾盂及输尿管；②裁剪肾盂及输尿管（暂不离断肾盂和输尿管）；③缝合肾盂瓣下角和输尿管劈开最下端第一针，离断肾盂，吻合后壁；④置入 D-J 管后吻合前壁；⑤边裁剪多余肾盂边完成缝合。

（1）游离肾盂及输尿管　沿患侧结肠旁沟打开后腹膜及脂肪，显露扩张膨胀的肾盂。部分患者可直接经肠系膜入路显露肾盂，并进行肾盂成形手术，但术中需注意避免损伤结肠的供应血管（图 12-16）。显露肾盂输尿管连接部，超声刀逐渐分离肾盂周围的组织（图 12-17）。

（2）裁剪肾盂及输尿管（暂不离断肾盂和输尿管）　在肾盂输尿管夹角的肾盂处裁剪肾盂 2～4 cm，在 UPJ 下方剪开部分输尿管壁，注意不要完全剪断输尿管，保持肾盂、输尿管部分连接，裁剪边缘尽量整齐，以方便后续吻合（图 12-18）。在输尿管背外侧纵行劈开输尿管 1.5～2 cm（图 12-19）。劈开输尿管时建议使用精细的腔镜剪刀。笔者近期定制了专用的四向可弯曲的腔镜剪刀，类似于机器人的内镜腕，可以轻松自如地在不离断状态下完成输尿管的纵向劈开（见图 12-10 和图 12-11）。

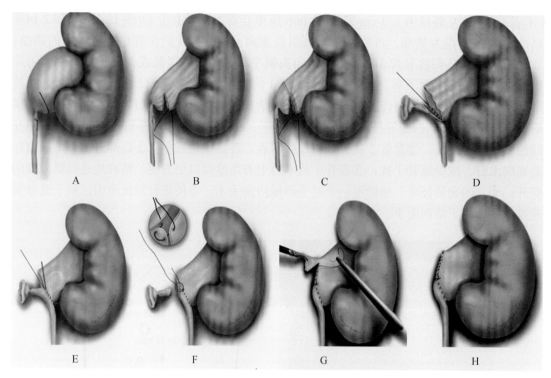

图 12-15　手术步骤模式图

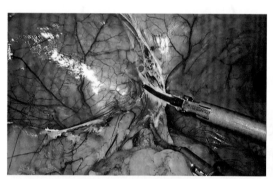

图 12-16　打开患侧结肠旁沟

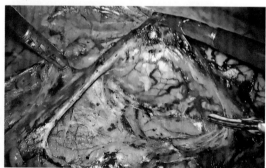

图 12-17　显露肾盂输尿管连接部

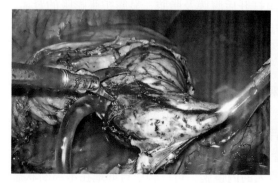

图 12-18　裁剪肾盂（肾盂和输尿管仍为非离断状态）

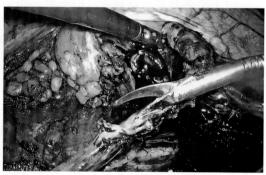

图 12-19　纵行剪开输尿管

（3）缝合肾盂瓣下角和输尿管劈开最下端第一针，离断肾盂，吻合后壁：应用 4-0 或 5-0 可吸收缝线缝合肾盂瓣下角与输尿管劈开处最下端，此缝合线作为吻合的第一针，更重要的是作为后续吻合的标记线，以防止离断后输尿管方向扭转，进而保证准确的吻合方向（图 12-20）。

第一针缝合尤为关键，非离断状态下完成吻合，保证原吻合方向，避免扭转；完成第一针吻合后，可完全离断肾盂、输尿管，然后连续缝合法吻合肾盂和输尿管后壁，吻合时注意尽量避免用力夹持过多吻合口黏膜以免引起吻合口黏膜坏死，另外，注意避免针距过大，保证针距小于 3～5 mm（图 12-21）。

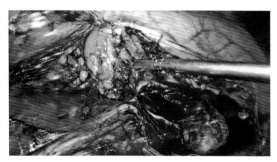

图 12-20　缝合肾盂和输尿管第一针

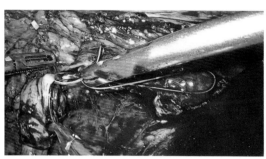

图 12-21　吻合肾盂、输尿管后壁

（4）置入 D-J 管后吻合前壁　D-J 管的置入可从其中一个套管置入后用腔镜血管钳辅助夹持放入输尿管远端，也可采用特制的可弯吸引器引导置入（图 12-22、图 12-23），方便、快捷。置入 D-J 管后，吻合肾盂和输尿管前壁（图 12-24）。

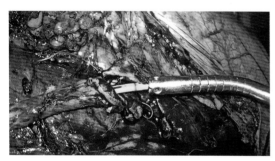

图 12-22　置入 D-J 管

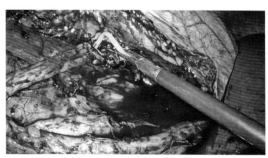

图 12-23　置入 D-J 管

笔者在国际上首次创新性地提出腹腔镜肾盂成型吻合的部位分区理念，对这些不同部位的保护可能会影响手术的效果。图 12-24 中的红色区域为肾盂成形手术中输尿管和肾盂瓣的关键吻合区域，手术中要尽量避免用分离钳夹持其黏膜部位。黄色和绿色区域是最终剪除部位，助手可以夹持对抗牵引，以利于显露和缝合。

（5）边裁剪多余肾盂边完成缝合　边

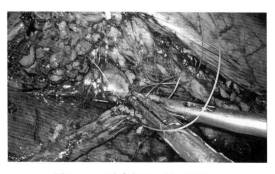

图 12-24　缝合肾盂、输尿管前壁

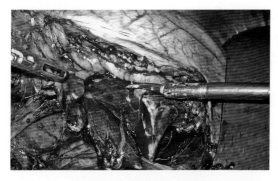

图 12-25　边缝合、边裁剪

裁剪多余肾盂边缝合，最后连续缝合关闭切开的侧腹膜，使术野完全腹膜化，在患侧结肠旁沟处放置引流管一根，术毕（图 12-25～图 12-27）。

若术后患者腰疼症状较前明显改善或消失，无症状患者随访复查影像学及肾功能检查提示肾积水及肾功能较前好转，提示手术成功。图 12-28 显示手术后患者肾积水较术前明显缓解。

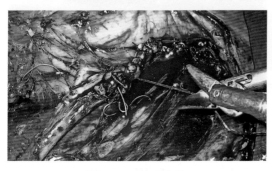

图 12-26　吻合完毕

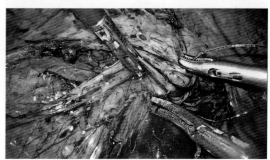

图 12-27　关闭侧腹膜

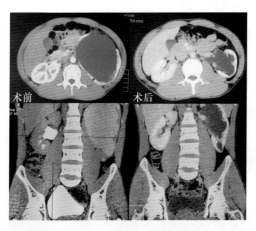

图 12-28　术前、术后增强 CT 对比：术后肾积水明显改善

六、术后处理与护理要点

（1）术后 48～72 小时内预防性应用抗生素。

（2）术后 6 小时可饮水，术后第一天即可进流食。

（3）术后第 1 天复查立位腹平片，查看 D-J 管位置，并嘱患者下地活动。

（4）保留导尿 5～7 天可拔除尿管。

（5）引流液持续稳定减少时拔除腹腔引流管，一般术后 2～3 天可拔除。

（6）术后 1～2 个月经膀胱镜拔除 D-J 管。

（7）门诊定期复查泌尿系超声，必要时行 CTU 或者 MRU 检查。

七、主要并发症的预防与处理

1. 术后出现吻合口尿漏　吻合口漏常发生于术后早期，主要与吻合不确切有关，其次为 D-J 管放置不到位。所以术中尽量保证缝合牢靠，无论连续缝合还是间断缝合，都要保证"不漏水"缝合；同时，也要注意避免张力性吻合，张力过大或者过多的钳夹吻合口的黏膜都会影响吻合口的愈合。一旦发生尿漏，要保持留置 D-J 管的引流通畅和伤口引流管的引流通畅，同时，注意患者体温及腰腹部症状，及早发现因尿漏引起的感染。通常尿漏可以在数天内自行停止。

2. 术后复查出现输尿管再梗阻 输尿管再梗阻常表现为拔除 D-J 管后原有腰部症状不缓解，或随访复查时发现患侧肾积水较术前加重。首先应进行影像学检查明确吻合口是否狭窄，同时需要进行利尿肾动态明确患侧肾功能以及梗阻的严重情况，如果出现需要治疗的再梗阻需要综合多方面条件，选择相对适宜的治疗方法，比如球囊扩张、内镜下切开手术或者再次手术以解除梗阻。

八、术式评价

肾盂成形术术中存在很多不可预测的变数，每一例患者的解剖结构都不尽相同：积水的严重程度，是否存在输尿管高位插入，是否存在异位血管索条，梗阻的长度，梗阻的位置，是否存在肾脏旋转不良等。因此，还需要对每种不同的术中情况进行个体化的手术操作，只有这样才能达到更好的手术效果。

（杨昆霖　许洋洋　李学松）

第 5 节　腹腔镜肾盂瓣法肾盂输尿管成形术

一、概述

常见的非离断式肾盂成形术包括 Y-V 成形术、Fenger 成形术等，因没有完全切除狭窄段、瘢痕形成炎症粘连容易造成再狭窄、无法裁剪肾盂等原因，既往报道成功率相对离断式手术要低一些[11]。

肾盂瓣成形术作为非离断式肾盂成形术的一种，具有修复近端输尿管狭窄、缩小肾盂体积、构建较宽吻合口等优点，主要应用于大肾盂合并近端较长狭窄段的病例，既往报道有着较高的成功率[15]，尤其适用于二次手术患者。近年来，腹腔镜或者机器人辅助的腹腔镜手术已成为 UPJO 治疗的主要术式，与开放手术相比有着相同乃至更好的成功率[12, 16]，同时具有创伤小、操作空间大、术中出血少、术后住院日短等优势[17]。

二、手术适应证与禁忌证

（一）适应证

（1）反复出现腰痛，疼痛症状影响患者正常生活。

（2）总肾功能受损或单侧肾功能进行性下降。

（3）反复出现梗阻相关的结石和泌尿系感染。

（4）输尿管上段狭窄且肾盂体积较大。

（5）内镜或腹腔手术治疗后再次发生梗阻（包括无法内切开或术中发生输尿管全层切开、前次肾盂成形术后再狭窄）。

（二）禁忌证

（1）凝血功能障碍或无法耐受麻醉及手术者为绝对禁忌。

（2）肾内型肾盂或者肾盂体积不大的患者。

（3）合并影响手术的内科疾病者需内科及麻醉科进行术前评估。

三、术前准备

（1）常规项目　完善血常规、尿常规、血生化、凝血功能及传染病筛查，术前胸片及心电图。

（2）合并泌尿感染者，术前可留尿培养及行药敏试验，可根据培养结果针对性的运用抗生素。

（3）影像学检查　常规泌尿系 B 超，利尿肾动态明确分肾功能，CTU 或 MRU，完善三维重建，明确是否合并异位血管，肾造瘘造影和（或）逆行输尿管造影，明确狭窄部位及长度。

（4）术前 1 天进流食、当晚行灌肠，术前麻醉诱导后留置导尿管，如果存在感染在手术日预防性应用抗生素。

（5）与患者做好心理护理及术前沟通，讲解麻醉、手术相关知识及术后康复过程。

四、麻醉和体位

与腹腔镜肾盂输尿管成形术相同，详见第 12 章第 4 节。

五、手术步骤及操作要点

套管位置　与腹腔镜肾盂成形术相同，详见第 12 章第 4 节。

按照主要手术步骤，可将该改良术式概述为"四步法"完成：

（1）分离粘连，游离肾盂及输尿管。

（2）确认狭窄部位，测量狭窄长度。

（3）裁剪肾盂瓣。

（4）吻合肾盂瓣与输尿管，网膜包裹。

第一步 分离粘连，游离肾盂及输尿管

沿升结肠旁沟打开侧腹膜（图12-29）及肾周筋膜（图12-30），在瘢痕中仔细游离并显露扩张的肾盂（图12-31）。充分游离出肾盂及输尿管上段（图12-32）。

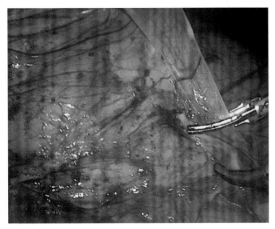

图12-29　沿结肠旁沟打开侧腹膜

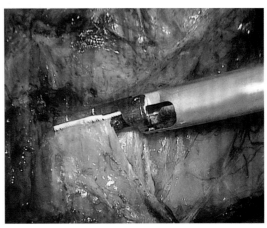

图12-30　打开肾周筋膜

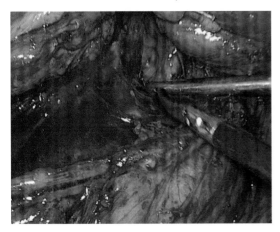

图12-31　显露肾盂

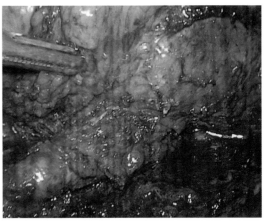

图12-32　肾盂及输尿管上段

第二步 确认狭窄部位，测量狭窄长度

确认狭窄部位（图12-33），剔除周围瘢痕组织，切开狭窄段上方肾盂组织约1 cm（图12-34），沿切口在输尿管腹侧纵行向下剖开狭窄段（图12-35），直至狭窄段远端1 cm正常输尿管（图12-36），使用带刻度的导管测量实际狭窄段长度，所需肾盂瓣长度即肾盂切口至剖开输尿管远端距离。

第三步 裁剪肾盂瓣

沿肾盂切口朝向肾窦方向裁取肾盂瓣第一长边（长度为测量所需肾盂瓣长度），自肾盂开口处纵向向上裁剪肾盂瓣宽边，自该裁取顶点再次朝向肾窦方向裁取肾盂瓣第二长边（与第一边近平行）。使得肾盂瓣基底朝向肾窦，且肾盂瓣长宽比为3:1～2:1，以符合肾盂血管走形、保证肾盂瓣充足血供（图12-37、图12-38）。

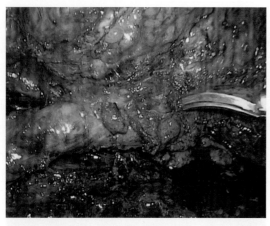

图 12-33　确认狭窄部位

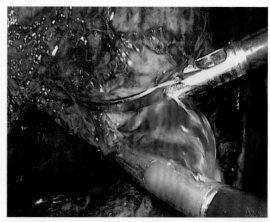

图 12-34　剪开肾盂

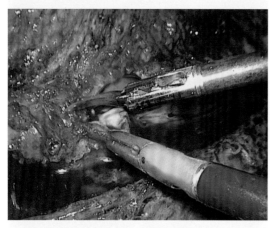

图 12-35　剪开输尿管

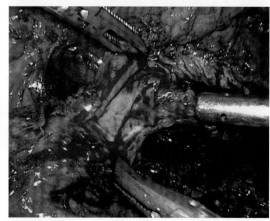

图 12-36　剪开输尿管至正常段

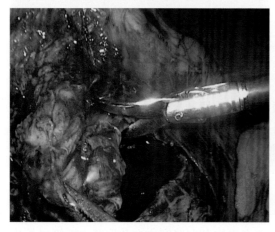

图 12-37　裁剪肾盂瓣（一）

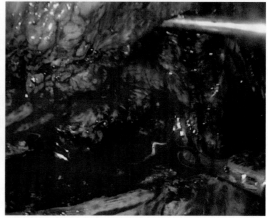

图 12-38　裁剪肾盂瓣（二）

第四步　吻合肾盂瓣与输尿管，网膜包裹

将裁取肾盂瓣向下拉，可充分覆盖已剖开输尿管（图 12-39）。应用 4-0 或 5-0 可吸收缝线缝合肾盂瓣下角（图 12-40）与剖开输尿管最下端（图 12-41），此缝合线作为吻合的第一针，作为后续吻合的标记线，并有利于减小后续吻合张力。

然后连续缝合肾盂瓣第一边与剖开输尿管外侧壁（图 12-42），完成后壁吻合，吻合时注意尽量避免用力夹持过多吻合口黏膜以免引起吻合口黏膜坏死。顺行置入 7 F D-J 管（图 12-43），并连续缝合肾盂瓣第二边与剖开输尿管内侧壁（图 12-44），完成内侧壁吻合（图 12-45）。

必要时裁剪冗大肾盂后关闭肾盂（图 12-46）。经肾造瘘注水测试吻合口通畅程度及漏尿情况（图 12-47）。最后取大网膜组织，包裹修复段输尿管并固定，放置引流管至修复段输尿管周围（12-48），术毕。

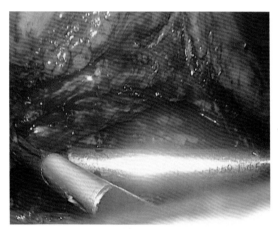

图 12-39　肾盂瓣可覆盖狭窄段

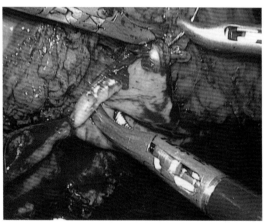

图 12-40　缝合肾盂瓣下角

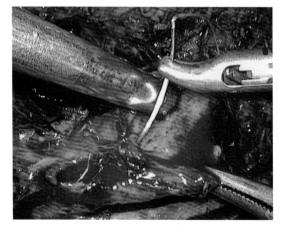

图 12-41　缝合剖开输尿管远端

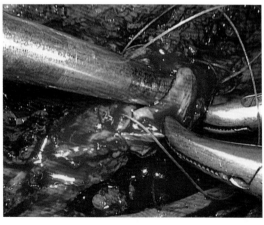

图 12-42　缝合外侧壁

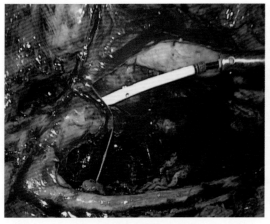

图 12-43　置入 D-J 管

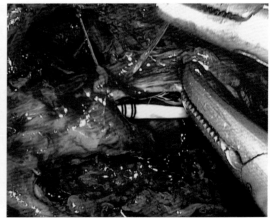

图 12-44　缝合内侧壁

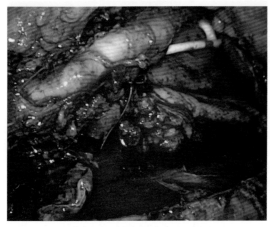

图 12-45　完成内侧壁缝合

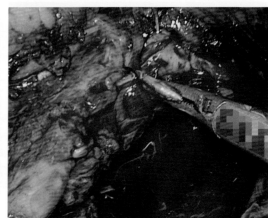

图 12-46　关闭肾盂

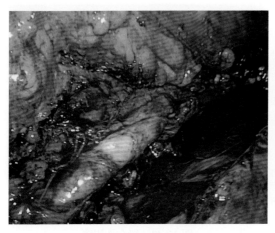

图 12-47　完成缝合

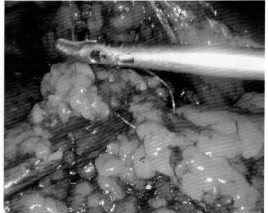

图 12-48　大网膜包裹

六、术后处理及护理要点

（1）术后 48～72 小时内预防性应用抗生素。

（2）术后 6 小时可饮水，术后第一天即可进流食。

（3）术后第 1 天复查立位腹平片，查看 D-J 管位置，并嘱患者下床活动。

（4）保留导尿 5～7 天可拔除尿管。

（5）引流液持续稳定减少时拔除腹腔引流管，一般术后 2～3 天可拔除。

（6）术后 2～3 个月经膀胱镜拔除 D-J 管；拔管后行上尿路尿动力学检查，明确输尿管通畅情况。

（7）拔除 D-J 管后定期复查泌尿系超声、CTU 或 MRU 检查、利尿肾动态检查。

七、术后并发症与处理要点

1. 吻合口漏　吻合口漏常发生于术后早期，主要与吻合不确切有关，其次为 D-J 管放置不到位。所以术中尽量保证缝合牢靠，无论连续缝合还是间断缝合，都要保证"不漏水"缝合；同时，也要注意避免张力性吻合，张力过大或者过多的钳夹吻合口的黏膜都会影响吻合口的愈合。因此术后及时明确支架管位置是否合适。一旦出现尿漏，要保持留置 D-J 管的引流通畅和伤口引流管的引流通畅，同时，注意患者是否出现腹痛、发热、尿少等症状。大多可采取调整 D-J 管位置、延长置管时间、应用抗生素等保守治疗措施处理。

2. 输尿管再梗阻　输尿管再梗阻常表现为拔除 D-J 管后原有腰部症状不缓解或患侧肾积水较术前无明显变化甚至加重。通过影像学检查及利尿肾动态评估患者是否出现输尿管再梗阻及患侧肾功能，可以选用球囊扩张，内镜下切开手术或者再次手术等方式解除梗阻。

八、术式评价

本中心采用的腹腔镜肾盂瓣成形术具有能修复上段输尿管狭窄、缩小肾盂体积、构建较宽吻合口等优点，在手术过程中遵循"4TB"原则，即用尽量细的缝线、减少钳夹关键吻合口组织、无张力且不漏水的吻合、尽量保留血供[18]。笔者多采用 4-0 或 5-0 可吸收缝线；手术器械多加持在需要裁减的肾盂组织上，即将肾盂组织分为钳夹区和缝合区，有效减少了手术器械对肾盂组织的损伤，保证了吻合区域肾盂组织的活性。对肾盂瓣的充分裁剪及确实缝合保证了无张力且不漏水的缝合；同时在游离输尿管周围血供时尽量减少对输尿管及肾盂周围组织的破坏。

本术式适用于大部分医源性输尿管上段狭窄患者，但需要患者肾盂有足够体积方可施行该治疗方案，可通过术前顺行及逆行造影初步判断狭窄位置、长度及肾盂的体积，判断以肾盂做为狭窄段的修复材料是否足够。但实际修复方法还是要以术中情况为准，术前做好无法用肾盂瓣进行修复的预案。

（程嗣达　李学松　张　鹏）

第 6 节　机器人辅助肾盂输尿管成形术

一、概述

随着微创时代的到来，普通腹腔镜肾盂成形术及机器人辅助腹腔镜肾盂成形术逐渐被证实与开腹肾盂成形术相比有着相同乃至更好的成功率[11, 16]，而因其创伤小、术中出血少、术后住院日短等优势[19]，逐渐成为治疗 UPJO 的主要方式[17]，机器人手术更因其三维术野立体真实、操作精细、易于缝合、符合人体工程学、学习曲线短等优势逐步成为主流方式[20]。

北京大学泌尿外科研究所（IUPU）基于自身手术经验及国内外技术报道，对离断式肾盂成形术进行了创新改进，总结形成了 IUPU 改良后离断式肾盂成形术。本节将着重介绍成人机器人辅助腹腔镜改良后离断式肾盂成形术的相关技术要点。

二、手术适应证与禁忌证

（一）适应证

肾盂输尿管连接部梗阻或上段输尿管梗阻的患者，如果合并出现下列情况之一者，则需手术治疗：

（1）反复发作腰背部疼痛的患者。

（2）肾积水伴反复泌尿系感染的患者。

（3）因梗阻造成肾功能低于正常值 40% 的患者。

（4）肾盂扩张前后径＞3 cm 或重度积水的患者。

（5）合并解剖学畸形，如异位血管、马蹄肾等的患者。

（6）既往因肾盂输尿管连接部梗阻行肾盂成形术或内镜手术治疗后失败的患者。

（二）禁忌证

存在全身性疾病，如出血性疾病、严重心脏疾病、呼吸系统疾病以及不能耐受麻醉者。

三、术前准备

（1）常规项目　完善血常规、尿常规、血生化、凝血功能及传染病筛查，术前胸片及心电图。

（2）合并泌尿感染者，术前可留尿培养及做药敏试验，可根据培养结果针对性使用抗生素。

（3）影像学检查　常规泌尿系 B 超，利尿肾动态明确分肾功能，CTU 或 MRU，完善三维重建，明确是否合并异位血管，肾造瘘造影和（或）逆行输尿管造影，明确狭窄部位及长度。

（4）术前 1 天进流食、当晚行灌肠，术前麻醉诱导后留置导尿管。如果存在感染在手术日预防性应用抗生素。

（5）做好患者心理护理及术前沟通，讲解麻醉、手术相关知识及术后康复过程。

（6）预防性抗生素的使用　选择第二代或第三代头孢菌素，抗菌谱应涵盖需氧及厌氧菌，在皮肤切开前 30～60 分钟输注完毕，如手术时间＞3 小时或术中出血量＞1 000 mL，可在术中重复使用。

四、麻醉、体位及套管位置（以左侧病变为例）

采用气管插管全身静脉复合麻醉，患者采取右侧 45°～60° 卧位，常规消毒铺巾。取左侧锁骨中线肋缘下 1～3 cm 处（Palmer 点）处取 0.5 cm 小切口，采用 Veress 方法刺入气腹针，并建立气腹至 14 mmHg。平脐左侧腹直肌外缘取 1 cm 小切口，穿刺 12 mm 套管并引入机器人摄像系统。于腔镜直视下分别于 Palmer 点、左侧反麦氏点、分别引入 2 个 8 mm 套管及机器人操作臂。根据患者体型及 UPJ 梗阻位置适当调整套管位置，对于肥胖患者套管应适当向上方及侧方移动，体瘦者及梗阻位置低或者马蹄肾 UPJ 梗阻则反之（图 12-49）。

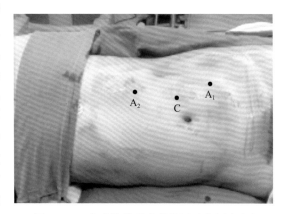

图 12-49　患者体位及套管位置（左侧病变）

五、手术步骤与操作要点（以左侧病变为例）

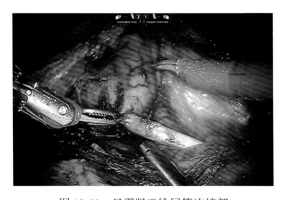

图 12-50　显露肾盂输尿管连接部

1. 游离肾盂及输尿管　辨认腹腔内解剖标志，充分松解术野内的腹腔粘连。沿患侧结肠旁沟打开侧腹膜，向上游离至脾结肠韧带处，并将结肠翻至内侧。打开肾周筋膜和脂肪囊，充分显露扩张的肾盂及上段输尿管（图 12-50）。并充分游离肾盂、肾盂输尿管连接部及上段输尿管，注意保护输尿管血供。通过术前三维重建成像可明确是否合并异位血管以及异位血管的支配区域，借此可判断保留还是离断异位血管，并可借助重建图像于术中识别异位血管，对于需要保留的异位血管，应将其与周围组织器官充分游离以便后续位移至吻合口后方。异位的小静脉可直接结扎切断。

2. 裁剪肾盂及输尿管 在肾盂输尿管夹角的肾盂处裁剪肾盂2～4 cm。之后在 UPJ 下方剪开部分输尿管壁，注意不要完全剪断输尿管，保持肾盂、输尿管部分连接。在输尿管背外侧纵行劈开输尿管1.5～2 cm。注意钳夹时应钳夹于最终将裁去的组织上，尽量避免用力夹持过多吻合口黏膜以免引起吻合口黏膜坏死（图 12-51）。

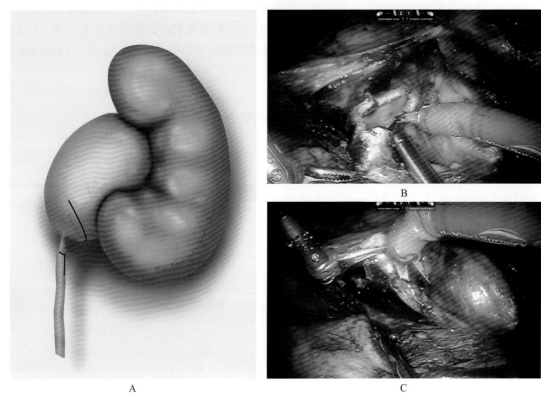

图 12-51　裁剪肾盂及输尿管
A：示意图；B：斜行裁剪肾盂；C：纵行裁剪输尿管

3. 缝合肾盂输尿管第一针 用5-0可吸收缝线缝合肾盂切口下角及输尿管劈开处最低点，作为吻合第一针，如存在需要保留的异位血管，此时可先将异位血管放入缝线后方，然后打结完成第一针（图 12-52）。第一针目的在于降低吻合张力，同时防止离断后输尿管扭转，保证准确的缝合方向，同时可作为后续吻合的标记线。

4. 离断肾盂及输尿管 将肾盂和输尿管完全离断，切除病变部分并从套管取出送病理检查（图 12-53）。

5. 连续吻合后壁 自缝针第一针处起，使用5-0可吸收线连续吻合肾盂和输尿管后壁，保证无张力、不漏水的吻合（图 12-54）。

6. 置入 D-J 管及连续吻合前壁 经吻合口置入 D-J 管，远端置入膀胱内，近端置入肾盂内。自缝针第一针处起，使用5-0可吸收线连续吻合肾盂和输尿管前壁（图 12-55）。

7. 修剪多余的肾盂组织并完成缝合 边裁剪多余肾盂、边缝合，最终形成漏斗样吻合口（图 12-56）。然后连续缝合关闭切开的侧腹膜，使术野完全腹膜化。

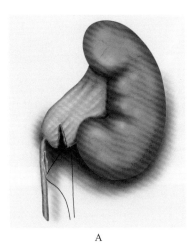

A

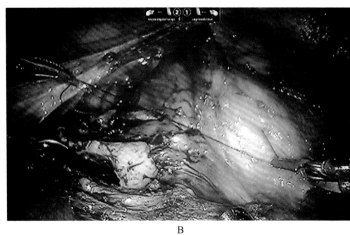

B

图 12-52　第一针缝合

A：示意图；B：手术图

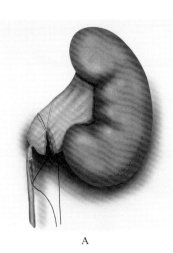

A

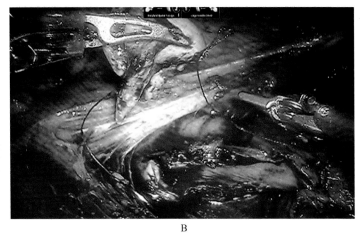

B

图 12-53　离断肾盂及输尿管

A.示意图；B.手术图

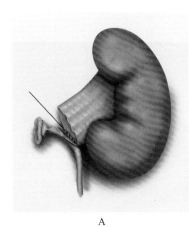

A

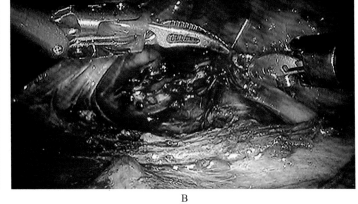

B

图 12-54　吻合肾盂和输尿管后壁

A：示意图；B：手术图

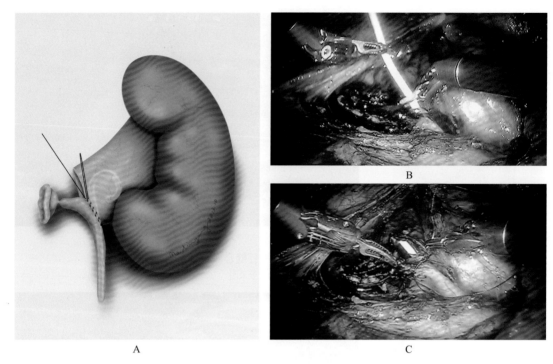

图 12-55　置入 D-J 管及吻合肾盂和输尿管前壁

A：示意图；B：置入 D-J 管（手术图）；C：前壁吻合（手术图）

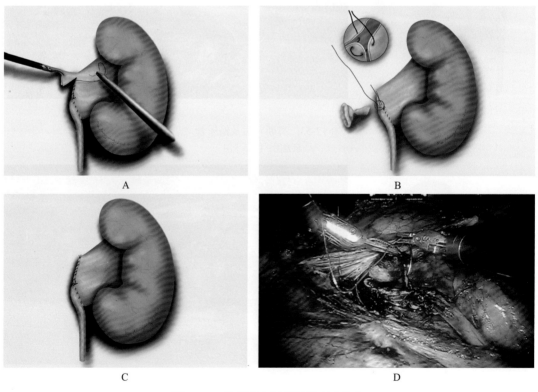

图 12-56　修剪多余肾组织并完成缝合

A～C.示意图；D.手术图

对于二次肾盂成型或者术中观察吻合口附近组织血供不佳、吻合有张力等情况，可选用网膜包裹技术，即使用大网膜包裹吻合口并将大网膜固定于腰大肌上。目的在于提供血供、减少粘连、降低吻合口瘘及相关腹腔并发症的发生率。

六、术后处理与护理要点

（1）术后常规心电监护。

（2）对症补液，抗炎，静脉营养支持。

（3）术后 6 小时可饮水，术后第一天无特殊可进流食。

（4）术后第 1 天复查立位腹平片，查看 D-J 管位置，并鼓励患者早期下床活动。

（5）引流液持续稳定减少时拔除腹腔引流管，一般术后 2～3 天可拔除。

（6）术后 1 周可拔除尿管。

（7）术后 2～3 个月可经膀胱镜拔除 D-J 管。

（8）门诊定期复查泌尿系超声，必要时 CTU 或者 MRU 检查。

七、主要并发症的预防与处理

机器人辅助腹腔镜肾盂成形术的并发症发生率较低，据报道并发症发生率在 0～11%。可能出现的并发症有发热、尿路感染、尿瘘、吻合口出血、支架位置异常等。下面介绍主要并发症的处理要点。

1. 发热及尿路感染　可应用广谱抗生素，同时做好尿路管道清洁护理工作，保持各管路的通畅。

2. 尿瘘　尿瘘的发生可能来源于如下因素：D-J 管位置不佳、管腔堵塞等因素造成的引流不畅，导致输尿管内压力较高而造成吻合口瘘；吻合口黏膜内或黏膜下血肿成形或黏膜水肿，愈合不良而造成吻合口瘘。因此，术后及时明确支架管位置是否合适，同时密切监测患者是否出现腹痛、发热、尿少等症状，监测腹腔引流液性状及量来判断是否存在尿瘘。大多可采取调整 D-J 管位置、延长置管时间、应用抗生素等保守治疗措施处理。如出现上述症状持续恶化或不缓解，则应考虑重新手术探查。

3. 支架管位置异常　在术中往往难以发现支架管的不恰当位置，因此术后应及时复查腹平片确定 D-J 管位置，若发现位置异常则可于输尿管镜下调整 D-J 管位置。

八、术式评价

机器人辅助腹腔镜肾盂成形术的经腹入路和经腹膜后入路有其各自优势，经腹入路具有操作空间大、视野暴露好、处理异位血管方便、手术难度小等优势[21]，但容易引起粘连性肠梗阻、腹腔感染等。而腹膜后入路可以有效避免腹腔内并发症的发生，同时可以直接接近 UPJO 而不用游离固定其他器官，但缺存在操作空间小、操作技术要求、学习曲线长等不足，因此本中心多采用经腹入路进行手术操作。

机器人辅助腹腔镜肾盂成形术与传统肾盂成形术相比进行了如下改良。首先不完全离断输尿管及肾盂，且使用缝合定位针（输尿管纵行切口最低点与肾盂且口最低点缝合第一针），作用在于控制吻合张力、避免吻合过程中输尿管扭转、保证吻合连续平整。其次手术器械多夹持在需要裁减的肾盂组织上，即将肾盂组织分为钳夹区和缝合区，有效减少了手术器械对肾盂组织的损伤，保证了吻合区域肾盂组织的活性。

笔者多采用术中留置 D-J 管，其优势在于避免了因为输尿管迂曲而导致术前 D-J 管置入困难，同时若术前留置可能造成肾盂输尿管部及上端输尿管周围的水肿和炎症反应。这种炎症反应会造成组织脆弱，增加术后吻合口瘘风险。另外术前留置 D-J 后肾盂及输尿管处于空虚状态，不利于术中肾盂的识别和游离。但同时术中放置 D-J 存在支架管位置难以确定的缺点。进行输尿管游离、裁剪及缝合时，可利用缝线或 Hem-o-lock 夹将肾周筋膜固定在腹壁上，有利于充分暴露视野，可以缩减不必要的辅助操作，缩短手术时间。

（程嗣达　李万强　李学松）

参 考 文 献

［1］ 吴阶平. 吴阶平泌尿外科学 [M]. 济南: 山东科学技术出版社, 2004: 1563-1575.

［2］ LAM J S, BREDA A, SCHULAM P G. Ureteropelvic junction obstruction [J]. J Urol, 2007, 177 (5): 1652-1658.

［3］ BABU R, VITTALRAJ P, SUNDARAM S. Pathological changes in ureterovesical and ureteropelvic junction obstruction explained by fetal ureter histology [J]. J Pediatr Urol, 2019, 15 (3): 240.

［4］ WOJCIECH K, JOANNA W, JANUSZ D, et al. Hydronephrosis in the Course of Ureteropelvic Junction Obstruction: An Underestimated Problem? Current Opinions on the Pathogenesis, Diagnosis and Treatment [J]. Adv Clin Exp Med, 2017, 26 (5): 857-864.

［5］ MESROBIAN H G, MIRZA S P. Hydronephrosis: a view from the inside [7]. Pediatr Clin North Am, 2012, 59 (4): 839-851.

［6］ LAI W R, STEWART C A, THOMAS R. Technology Based Treatment for UreteroPelvic Junction Obstruction [J]. J Endourol, 2017, 31 (1): 59-63.

［7］ ZHANG P, SHI T, FAM X. Robotic-assisted laparoscopic pyeloplasty as management for recurrent ureteropelvic junction obstruction: a comparison study with primary pyeloplasty [J]. Transl Androl Urol, 2020, 9 (3): 1278-1285.

［8］ ADEY G S, VARGAS S O, RETIK A B, et al. Fibroepithelial polyps causing ureteropelvic junction obstruction in children [J]. J Urol, 2003, 169 (5): 1834-1836.

［9］ LOWE F C, MARSHALL F F. Ureteropelvic junction obstruction in adults [J]. Urology. 1984; 23 (4): 331-335.

［10］ KAVOUSSI L R, PETERS C A. Laparoscopic Pyeloplasty [J]. J Urol, 1993, 150 (6): 1891-1894.

［11］ KLINGLER H C, REMZI M, JANETSCHEK G, et al. Comparison of open versus laparoscopic pyeloplasty techniques in treatment of uretero-pelvic junction obstruction [J]. Eur Urol. 2003, 44 (3): 340-345.

［12］ SCHUESSLER W W, GRUNE M T, TECUANHUEY L V, et al. Laparoscopic dismembered pyeloplasty [J]. J Urol, 1993, 150 (6): 1795-1799.

［13］ YANG K, YAO L, LI X, et al. A modified suture technique for transperitoneal laparoscopic dismembered pyeloplasty of pelviureteric junction obstruction [J]. Urology, 2015, 85 (1): 263-267.

[14] 张雷, 姚林, 李学松, 等. 经腹腹腔镜肾切除手术的肾蒂处理技术: 单一术者 191 例经验总结 [J]. 北京大学学报 (医学版), 2014, 46 (4): 537-540.

[15] CULP O S, DEWEERD J H. A pelvic flap operation for certain types of ureteropelvic obstruction; observations after two years' experience [J]. J Urol, 1954, 71 (5): 523-529.

[16] GETTMAN M T, PESCHEL R, NEURURER R, et al. A comparison of laparoscopic pyeloplasty performed with the daVinci robotic system versus standard laparoscopic techniques: initial clinical results [J]. Eur Urol, 2002, 42 (5): 453-457.

[17] WINFIELD H N. Management of adult ureteropelvic junction obstruction—is it time for a new gold standard? [J] J Urol, 2006, 176 (3): 866-867.

[18] HONG P, CAI Y, LI Z, et al. Modified Laparoscopic Partial Ureterectomy for Adult Ureteral Fibroepithelial Polyp: Technique and Initial Experience [J]. Urol Int, 2019, 102 (1): 13-19.

[19] TURRÀ F, ESCOLINO M, FARINA A, et al. Pyeloplasty techniques using minimally invasive surgery (MIS) in pediatric patients [J]. Transl Pediatr, 2016, 5 (4): 251-255.

[20] MUFARRIJ P W, WOODS M, SHAH O D, et al. Robotic dismembered pyeloplasty: A 6-year, multi-institutional experience [J]. J Urol, 2008, 180 (4): 1391-1396.

[21] QADRI S J, KHAN M. Retroperitoneal versus transperitoneal laparoscopic pyeloplasty: our experience [J]. Urol Int, 2010, 85: 309-313.

第 **13** 章

马蹄肾合并肾积水的肾盂成形术

第1节 马蹄肾概述

一、马蹄肾形成的病因及发病机制

马蹄肾（horseshoes kidney）是肾脏融合畸形中最常见的类型，其特征包括三种解剖异常：异位、旋转不良和血管改变。马蹄肾由 Carpi 在 1522 年尸检时首次发现，其发病率为 1/500～1/400，男性是女性发病率的 2 倍[1-2]。

在肾脏正常发育过程中，双肾下极向两侧旋转，最后形成"八"字形。马蹄肾是由于在胚胎发育 4～6 周，双侧输尿管芽内侧支及后肾芽互相融合，影响了肾脏向头端迁移及双肾下极向两侧旋转，诱导两侧肾下极融合在一起。关于马蹄肾形成的病因，目前有许多假说，可概括为宫内环境（母体因素和致畸毒物暴露）、遗传/染色体易感性、以及影响肾脏的发展和迁移的结构因素等。目前公认的是机械融合假说：肾原基的异常融合常发生在胚胎发育的早期阶段，而此时尚未发育成熟的肾组织位于盆腔内，脊柱的发育和盆腔脏器异常屈曲和生长使得未发育成熟的两侧肾脏比通常情况下紧挨在一起的时间更长，导致双侧肾脏组织融合，进而形成马蹄肾[3]。也有学者认为，峡部的形成可能与肾源性细胞异常迁移进而导致肾实质异常融合有关，这可能也是马蹄肾容易合并肾肿瘤的原因，例如肾母细胞瘤及马蹄肾类癌等。有研究提出，HNF-1β 基因突变可能会导致马蹄肾，也有研究指出 Foxd1 信号通路异常可能会使两侧肾脏发育缺陷，并肾源细胞异常迁移形成马蹄肾，但是上述假设均未得到证实[4]。尽管许多基因与肾脏形态的正常发育有关，但是这些基因影响肾脏发育过程中大部分的调控程序还未阐明。马蹄肾发生是否与基因异常或表观遗传异常有关，尚待进一步研究。

马蹄肾双侧肾脏融合部位，称作峡部，其构成多为肾实质，较厚，少数可由纤维组织形成。以脊柱为中线，马蹄肾常不对称，且以左侧为著。粗大的峡部通常由肾脏本身供血的肾实质组成，一般与第 3、4 腰椎相邻，常为位于腹主动脉和下腔静脉前面，而在这两个大血管之后及之间的情况较为少见；另外，峡部位于由腹主动脉发出的肠系膜下动脉起始处下方，使得马蹄肾在腹膜后比正常肾脏位置低，且双肾上极的高度无明显差别。马蹄肾主要表现为两侧肾脏下极或上极融合，肾脏融合 90% 以上发生在下极，呈马蹄形；少数（5%～10%）发生在上极，呈倒马蹄形；极少数两极融合形成盘形肾，具体形成机制目前尚不完全清楚。

二、马蹄肾导致肾积水的病理生理

肾积水是马蹄肾患者常见的并发症，发生率为22%～40%。输尿管跨越峡部时受压迫、肾盂输尿管连接部位结构异常、峡部异常血管压迫肾盂输尿管连接部、先天性输尿管狭窄等均可导致马蹄肾患者出现上尿路梗阻。此时，肾盂尿排入输尿管受阻，肾盂肾盏内压力增高，压力经集合系统传至肾小球和肾小管，压力达到一定程度时，球膜阻力增加而肾小球滤过压降低，滤过率减少。但由于肾盂内尿液可通过肾盏静脉反流、肾盂肾小管反流，肾盂淋巴反流及肾盂肾窦反流等途径而重吸收，使肾盂和肾小球的压力有所下降，肾小球泌尿功能暂时可以维持。若梗阻不解除，尿液的分泌和反流的平衡失调，肾盂内压力持续升高、压迫肾小管、肾小球及其附近血管，造成肾组织缺血缺氧，肾组织逐渐萎缩变薄，肾盂肾盏积水逐渐增多，最终使肾功能严重亏损。

三、马蹄肾肾积水的临床表现及诊断

马蹄肾通常不表现出任何症状，常偶然被发现。合并肾积水时，可仅有腰部隐痛不适，当肾积水达到严重程度时，腹部有时可扪及包块。在间歇性肾积水病例（由于异位血管压迫引起）可出现肾绞痛，疼痛剧烈，沿肋缘、输尿管走行放射，多伴有恶心、呕吐、腹胀、尿少。肾积水若合并感染，则表现急性肾盂肾炎症状，出现寒战、高热、腰痛、脓尿及膀胱刺激症状等。若梗阻不解除，感染的肾积水可发展为脓肾，腹部有时可扪及包块；若梗阻长时间不解除，最终导致肾功能减退甚至衰竭，双侧肾脏完全梗阻时可出现无尿。

B超常可明确肾脏畸形的存在。其可显示马蹄肾特征性表现：双肾下极内收，位置较深，呈镰刀状，向中轴延伸，与正常肾截然不同；双肾高低位置正常，但肾门均在前方，极易探测到，并可见合并积水的征象。彩色多普勒超声可显示双肾下极内收的皮质血流图呈树枝状，逐级汇聚至肾门区肾动脉主干。静脉肾盂造影（IVP）检查可以同时显示肾盂、肾盏、输尿管及膀胱状态，通过显影时间、造影剂密度判断肾脏功能，还可显示肾盂、肾盏旋转不全。但在合并肾积水或其他严重影响肾功能的疾病时，双肾或单侧肾不显影，IVP则无法显示肾融合畸形，则可选择采用逆行肾盂造影。CT能清晰显示双肾位置及形态，融合的峡部与周围脏器的毗邻关系，也能清楚地显示肾积水程度和肾皮质萎缩情况，对输尿管行三维成像可以确定梗阻的部位；增强CT行薄层扫描后采用图像处理技术成像可显示更加形象、清晰。磁共振尿路成像除可显示肾脏畸形，还对肾积水的诊断有独到之处，可以代替逆行肾盂造影和肾穿刺造影[5-6]。磁共振血流成像技术等可提高术前异位血管的阳性检出率[7-8]。

四、马蹄肾肾积水的治疗

马蹄肾患者若无症状及并发症，则无须治疗。当马蹄肾出现肾盂输尿管连接部狭窄时，易发生肾积水，开放肾盂成形术为主要治疗术式，其成功率为55%～80%[9]。采取腹腔镜肾盂成形术治疗马蹄肾合并肾积水已有相关报道，手术成功率高，且与开放手术比较，腹腔镜手术具有创伤小、术后恢复快等优点[10]。此外，机器人辅助腹腔镜下行马蹄肾肾盂成形术也有相关报道，其手术成功率与腹腔镜肾盂成形术接近，且其具有能精细缝合、操作灵活和三维立体视野等优点[11-12]。如果术前能确认异位血管是引起肾积水的唯一原因，也有人主张可以单纯行异位血管松解或切断术，而不处理肾盂输尿管连接部；若不能确定，则需行肾盂成形术，同时将异位血管移位。马蹄肾肾积水行肾盂成形术时，是否同时行峡部离断术尚存在争议。已有相关文献报道，行马蹄肾肾盂成形术时离断峡部，以及行马蹄肾肾盂成形术时不行峡部离断，术后均未出现相关并发症，且肾积水消失[13]。但值得提出的是，在峡部离断过程中，一定要清楚解剖关系，通过精细操作找到肾下极分支血管、峡部、肾盂输尿管间的毗邻关系[8]。输尿管中上段狭窄也是造成马蹄肾合并肾积水的一个原因，若积水的输尿管不长，可采用将部分肾盂扩张段及输尿管狭窄段切除后行肾盂和输尿管的吻合。当然，如果扩张段及狭窄段的输尿管太长，不足以行肾盂和输尿管的吻合术，其他的手术方式也是必要的。输尿管狭窄的治疗方法很多，临床上应根据狭窄部位、长度及医疗条件进行选择。输尿管 - 输尿管吻合术适用于狭窄段＜4 cm 的中、上段狭窄；回肠代输尿管术适用于输尿管狭窄段＞10 cm 者等[14]。

（熊盛炜　李学松）

第 2 节　马蹄肾的肾盂成形术

一、概述

马蹄肾因肾脏旋转不全、输尿管高位开口、跨越峡部及异常血管的压迫可导致肾积水、尿路结石及继发感染。该病没有并发积水感染和结石时无明显症状，也不需要手术干预。只有在出现并发症时，才需要手术治疗[15]。

当马蹄肾出现肾盂输尿管连接部狭窄时，则会发生肾积水，占马蹄肾并发症 1/3。开放肾盂成形术为早期治疗马蹄肾积水的主要治疗术式，其成功率为 55%～80%[16]。如马蹄肾无积水及结石等合并症，仅为解除腰腹痛、胃肠道症状，可施行峡部分离或峡部切除，将分开的两肾加以固定即可。合并肾积水或结石时，除峡部切除以外，还应取出结石，行肾盂成形术或部分肾切除术。另外迷走血管压迫也可导致马蹄肾积水，但一般往往同时存在肾盂输尿管连接部狭窄或蠕动功能障碍，因此不能盲目地单纯行迷走血管的松解或切断而不处理肾盂输尿管连接部，否则术后梗阻会持续存在。只有术中能够确认迷走血管是致肾积水的唯一因素，并且切断该迷走血管不会影响肾下极的血运时，方可不处理肾盂输尿管连接部。否则仍需行肾盂成形术，同时将迷走血管移位。由于肾融合畸形的影响，马蹄肾血供及动脉分布均有明显的变异，其血供可来自髂动脉或腹主动脉，数目、长短、粗细和分布均有极大的变异。因此，手术中必须精细解剖明确肾下极分支血管、峡部、肾盂输尿管之间的解剖关系，这既是离断峡部所必需，又可判断肾积水的确切原因，并确定手术方式。马蹄肾肾积水如果存在输尿管高位开口则需行肾盂成形术。如果不存在高位开口，仅仅是迷走血管或峡部压迫肾盂输尿管连接部，可切除受压的输尿管狭窄段，尽量保留迷走血管，在迷走血管的腹侧行肾盂成形术即可[17-18]。肾盂成形方式尽可能采用 Anderson-Hynes 肾盂成形术。如果马蹄肾合并肾积水由输尿管高位连接并狭窄引起，比较适合 V-Y 式肾盂成形术。由于 Anderson-Hynes 在其他章节已有详细介绍，本节主要介绍 V-Y 式肾盂成形术。

二、适应证

（1）有肾盂输尿管连接部（UPJ）梗阻症状或合并肾结石的马蹄肾患者。

（2）肾盂输尿管连接部畸形影响肾功能的马蹄肾患者。

三、术前准备

（1）术前需要泌尿系统 CT 平扫，增强以及三维成像，充分了解肾脏实质和排泄系统的畸形状态，评价峡部类型。

（2）肾脏血管造影（CTA）充分了解马蹄肾血管的变异情况为设计手术方案提供依据。

（3）逆行输尿管造影可以更充分地显示肾盂输尿管畸形的状态，在必要时选择应用。

（4）要求做充分的肠道准备，较少肠道内容物以及肠道气体对手术的影响。必要时做胃肠减压。

四、麻醉与体位

可采用全麻或硬膜外麻醉，平卧位，腰部垫高。

五、手术步骤和操作要点

患者取平卧位，患侧腰部垫高。可经腹正中切口或腹横切口（图 13-1），逐层进入腹腔，于结肠旁沟打开，将结肠推向内侧（图 13-2），逐层分离至腹主动脉前方马蹄肾峡部融合处。游离峡部马蹄肾峡部与周围组织的粘连，可用手指作钝性分离，必要时将粘连组织钳夹、切断结扎，较粗血管应予以保留。游离峡部要越过中线，使随后的峡部切断及缝合易于进行。对于峡部的处理，以峡部最薄处作为手术离断部位，如为膜性狭窄，则可钳夹后切断。如果峡部较厚，则需要扩大游离范围，先于峡部两侧用丝线八字缝合结扎后，于最狭窄处切断。用 2-0 可吸收线连续缝合断端以防止发生出

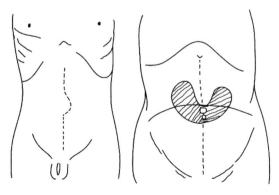

图 13-1　腹部正中切口或腹部横切口

血或尿漏。切断结扎输尿管前方的迷走血管（图 13-3）。将肾脏下端向外侧牵引，将肾脏由倒八字改为顺八字，并将肾脏残端或肾被膜固定于腰大肌膜（图 13-4）。目前对马蹄肾合并肾积水患者肾脏峡部是否切断仍有争议。笔者认为，如果峡部不影响输尿管狭窄的矫治，则不必切断。

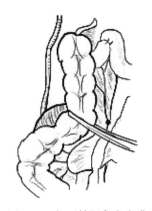 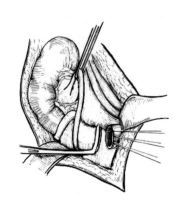 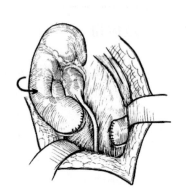

图 13-2　切开结肠旁沟腹膜　　　　图 13-3　马蹄肾峡部切除术　　　　图 13-4　马蹄肾峡部切除后
　　　　　　暴露马蹄肾　　　　　　　　　　　　　　　　　　　　　　　　　　　　固定术

　　钝锐结合钝性分离，充分暴露扩张肾盂及上段输尿管，在预切除下方的输尿管上预留两根 4-0 号可吸收缝线，纵行切开肾盂输尿管连接部以下的输尿管上段，包括连接部狭窄部分，切口向肾盂方向延长，Y 形切开肾盂，完成肾盂瓣的建立。应注意肾盂瓣应能为下步吻合留有足够余地，同时切口基底部预留也要够宽，以免再次发生狭窄。显露并切开肾盂输尿管连接部的纤维肌肉环。在导丝引导下留置双 J 管后，把肾盂三角瓣的尖端拉向输尿管切口下端用 4-0 可吸收线间断缝合形成 V 形。然后 4-0 可吸收线连续缝合闭合肾盂输尿管壁，使肾盂瓣和输尿管的吻合处呈宽敞漏斗形，并保持较小张力（图 13-5）。在术区略离开吻合口处留置引流管后，逐层缝合切口。

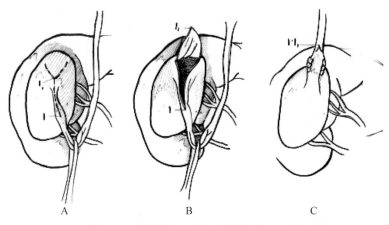

图 13-5　马蹄肾 V-Y 肾盂成形术（A～C）

六、术后处理与护理要点

（1）应用抗生素 2～3 天。

（2）术后留置尿管 3～5 天，保持导尿管通畅，防止尿液反流增加吻合口张力。

（3）拔除尿管后嘱患者定时排尿、睡前少饮水减轻反流。

（4）术后 6～8 周取出双 J 管。

七、主要并发症的预防与处理

出血和尿漏是马蹄肾积水手术最严重的两大并发症，因马蹄肾解剖结构异常，术前术中应充分了解变异情况，术中仔细操作是减少此并发症的关键。术中常规留置双 J 管，保持引流通畅，可防止尿漏，即使尿漏一般能自行愈合。如果术后尿漏持续存在，应先保持导尿管引流通畅，还需注意肾周引流管引流通畅，避免尿液渗入导致肾周粘连，术后再次出现 UPJ 狭窄。

八、术式评价

马蹄肾患者通常不需要治疗。当合并有肾结石、肾积水、肿瘤及动脉瘤等情况发生时，则需要外科干预。对于马蹄肾合并肾积水在早期通常采用开放性肾盂成形术[19]。由于马蹄肾结构变异、血供及与周围组织关系复杂，手术难度及风险会加大。评估手术风险及选择合适术式一定要弄清楚马蹄肾的解剖结构。通过 CT、血管造影等影像学等检查可清晰了解马蹄肾自身变异特点，与周围器官组织的关系，从而采用最佳手术方法，最大限度地防止肾缺血、梗死、尿漏等术后并发症的发生，从而达到个体化治疗的目的。在处理峡部血管处理需特别小心，因该处血管变异严重，可以从峡部上方和下方发出，并且往往为多支，管径较细。在切断较粗血管前可试行阻断该血管，如果发现肾脏表面有颜色改变的，尽量保留此血管。整个手术过程中都要认真辨认每个索条，防止发生副损伤。马蹄肾合并肾积水是否同时行峡部切断尚存在争议，应以尽量不离断峡部为原则。术中可根据梗阻原因决定行何种肾盂成形术。多数情况适合采用离断式 Anderson-Hynes 肾盂成形术。若梗阻是由输尿管高位开口所致，行 Y-V 式肾盂成形术是比较合适的选择。若肾积水与输尿管经过峡部时的成角畸形有关，输尿管本身并无器质性狭窄，在离断峡部后即解除了输尿管梗阻，则行肾脏复位固定即可，马蹄肾输尿管梗阻开放手术时因为局部血管走行复杂变异，操作位置较深，因此尽量不要使用分离钳从深部盲目分离，以防深部出血，被迫盲目钳夹止血造成更大损伤的危险。

近 20 年来由于腔镜技术的发展，越来越多的学者报道了腹腔镜和机器人辅助微创手术方式[20]。随着外科腔镜技术的不断成熟和发展，传统手术已逐渐被腔镜手术代替。但是对于特殊复杂的病例，开放手术中，术者手的触觉和灵活性会发挥独特的作用。

（林相国）

第 3 节　马蹄肾的腹腔镜肾盂输尿管成形术

一、概述

　　肾异位和融合异常是常见的泌尿系统先天性异常，由于肾脏的异常胚胎迁移所致的肾脏位置和融合异常。先天性马蹄肾是最常见的肾融合畸形，其发病率为 1/400～1/1 800，男女比例为 4∶1，系胚胎发育时期两肾旋转失常，下极彼此融合成峡部，因呈马蹄形而称为马蹄肾。峡部大部分由肾实质构成，由单独的血液供应，少部分由纤维组织构成。由于肾融合畸形发育异常，血液供应存在明显的变异，可来自髂动脉或腹主动脉，且动脉存在较大的变异。部分患者无任何症状，部分患者表现为无痛性腹部包块。如伴有肾积水、肾结石或者泌尿系感染则可出现相应症状。肾积水为常见的并发症之一，其原因包括肾盂输尿管狭窄、周围纤维带压迫，异常血管压迫、峡部压迫，输尿管高位开口及肾旋转不良成角畸形等。

二、手术适应证与禁忌证

（一）适应证

　　（1）合并患侧腰痛、结石形成或反复尿路感染。
　　（2）三度或者四度肾积水。
　　（3）分肾功能受损。
　　存在上述任一情形即存在手术指征。

（二）禁忌证

　　妊娠期妇女，出血性疾病，严重脏器功能不全不能耐受麻醉者，急性泌尿系感染未控制。

三、术前准备

　　（1）根据术前影像学检查，制订手术方案。
　　（2）如合并泌尿系感染，术前应给予抗生素充分控制感染。
　　（3）术前常规的准备，主要包括：①术前充分禁食、禁水；②手术区域备皮。
　　（4）此外，应重视心理的准备。术前与患者及家属进行充分沟通，告知患者手术目的、过程及风险，充分尊重患方知情同意权。同时有利于减轻患者焦虑，若患者术前因紧张、焦虑而失眠，可以应用镇静安眠药物，辅助患者休息，以良好的状态迎接手术。

四、手术步骤与操作要点

气管插管全麻诱导后，留置尿管。患侧卧位约 60°，以海绵垫至肋腹部。于 IUPU 点（左侧锁骨中线肋缘下方 3 cm 处称为 Palmer 点，该点被报道用于妇产科、泌尿外科腹腔镜手术中用于建立气腹。然而随着气腹的建立，Palmer 点向外和向下移动。这对妇科和产科的腹腔镜手术影响较小，因为穿刺点距离手术部位足够长，偏移可以忽略不计。然而，在泌尿外科腹腔镜手术中，因为从穿刺点到手术部位的距离较短，移位具有较大的影响。为了更好地将这种技术应用于泌尿外科腹腔镜手术，我们改进了 Palmer 点，并命名为 IUPU 点，位置在沿胸骨旁线的左肋缘下方 1～2 cm，相对于 Palmer 点偏内偏上，以抵消气腹建立后穿刺点的偏移，右侧位置与左侧该点关于中线呈轴对称（图 13-6 点 1）。采用 Veress 气腹针建立气腹，设定气腹压力为 14 mmHg，采用 IUPU 布局建立各 Trocar 孔（图 13-6）。沿结肠旁沟剪开侧后腹膜，将结肠内翻后可暴露肾周筋膜。分离肾脏的外侧，然后充分游离峡部（图 13-7）、肾盂、输尿管及周围组织结构，根据局部解剖决定手术方式。

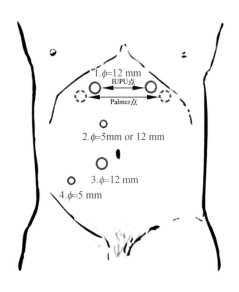

图 13-6　Palmer 点，IUPU 点和 IUPU 布局

图中右为侧 IUPU 点（点 1），点 2，点 3，点 4 组成 IUPU 布局

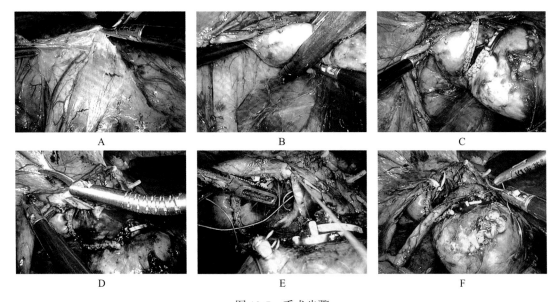

图 13-7　手术步骤

A. 显露峡部及输尿管；B. 使用 Endo-GIA 切开抬高阻断输尿管的肾实质部分；C. 肾实质楔形切开；D. 纵行切开狭窄段；E. 肾盂成形术；F. 输尿管置入楔形开口处未见明显梗阻

第13章　马蹄肾合并肾积水的肾盂成形术

1. 关于血管的处理 切勿损伤到峡部后方的腹主动脉，下腔静脉，肾脏的动静脉。在游离肾脏的同时一定要注意肾脏的血管分布。对于变异血管在术中没有明确其供应范围之前，应尽量保留，以免造成肾实质的局部缺血坏死。对于阻挡视野或者压迫输尿管导致梗阻的动脉，可先尝试夹闭该血管并观察其供应的肾实质有无缺血表现。若无明显缺血表现，则可将其结扎离断。若为明显缺血，则保留变异动脉，将动脉与肾盂输尿管游离分开，解除血管压迫即可。

2. 关于峡部的处理 根据峡部的结构采取不同的方法来处理。若峡部为纤维束带，可用超声刀离断。若峡部为宽厚的肾实质，是否离断峡部，应视情况而定。如峡部无上抬，非导致梗阻的解剖学原因，可不处理。如轻度上抬，可行峡部切开或者部分离断，解除梗阻即可（图 13-7 B 和 C）。如严重上抬，应完全离断以解除梗阻。离断前应仔细观察，防止损伤肾盏。离断峡部时可以使用 Endo-GIA。在离断之后应观察断端有无损伤肾盏以及有无出血。若损伤肾盏或断面出血，则应缝扎处理。缝扎时注意从不同的方向进针，缝扎间距不宜过近，以防缝线松脱残端出血及漏尿。

3. 关于 UPJ 的处理 如果 UPJ 本身存在器质性狭窄且高位开口，行 Y-V 式肾盂成形术（图 13-7 D～F）；如果本身存在器质性狭窄但不存在高位开口的情况，行腹腔镜离断式肾盂成形术。如果通过峡部时成角畸形以及肾脏旋转不良牵拉输尿管，而 UPJ 本身并无器质性狭窄，可在离断峡部后行患侧肾复位固定术。行肾盂成形术后患侧留置 D-J 管，UPJ 周围留置引流管。

五、术后处理与护理要点

术后鼓励患者尽早下床活动，以预防下肢静脉血栓的形成，但避免过度活动，以免引起出血或吻合口瘘。肠鸣音恢复后可半流食逐步过渡到普食。

术后保持伤口敷料干燥，观察有无渗液并按时换药，直至拔管后伤口愈合。一般引流管留置 2 天，若引流液过多，颜色变浅或为血性液体，应警惕漏尿或术后出血。引流管拔除后，局部无须缝合，可自行愈合。正确应用抗生素预防术后感染。

1 周后可拔除尿管，D-J 管可于膀胱镜下拔除，拔管后注意观察有无腰痛及发热。拔除内支架管后 2 周行血肌酐，B 超或利尿性肾图检查，术后间隔 3、6、12 个月各复查一次，之后每年一次，共计 2 年。

六、术后并发症与处理要点

术后主要并发症：①漏尿，与缝合间距大或者缝线未收紧有关，表现为术后腹腔引流液量较多，为尿性引流液。②术后感染，尤其是漏尿存在的情况下感染概率较高。③吻合口狭窄，与肾盂输尿管黏膜对合不佳等因素有关。肾盂成型术术后常规留置 D-J 管，保留尿管及引流管。

D-J 管与尿管的目的是保持尿液从肾盂到膀胱再到体外的引流通畅，减少反流及吻合口漏尿的风险。对于已经发生的漏尿，应该首先确定吻合口的远端是否存在梗阻。如果确实存在吻合口远端梗阻，解除梗阻后往往漏尿可自行停止，积聚在吻合口周围的尿液一部分经引流管引流，一部分逐渐吸收。同时应加强抗感染治疗。此外，漏尿及吻合口周围感染亦会增加术后吻合口狭窄的风险，同时 D-J 管的留置，可在一定程度上减少术后吻合口狭窄的风险。如果发生了吻合口狭窄，可首先可考虑行腔内治疗，如球囊扩张等。必要时候可行二次肾盂成形术，因局部瘢痕原因，二次肾盂成形术的难度较高。

七、术式评价

马蹄肾合并肾积水的传统治疗方法为开放性手术。随着微创技术的发展，腹腔镜肾盂成形术的成功率与开放性手术相似，但术后恢复更快且切口小。腹腔镜下肾盂成形术中缝合打结操作难度相对较大，机器人辅助肾盂成形术可降低缝合难度，是未来发展的趋势[21-22]。

与正常肾脏手术相比，马蹄肾腹腔镜手术较为复杂，主要原因为解剖变异。主要包括肾脏位置异常、血管变异及峡部变异三个方面。应根据不同的解剖学变异制订合适的手术方案。术前行增强 CT 三维重建可显示解剖异常，能多角度、多方位旋转，能细致地观察局部解剖，辅助判断肾积水的原因。此外可显示肾脏的供应血管，可明确肾脏的血供及异常血管的分布情况，减少手术风险，提高手术效率[23-24]。

（樊书菠　李学松）

参 考 文 献

［1］ PITTS W R, MUECKE E C. Horseshoe kidneys: a 40-year experience [J]. J Urol, 1975, 113 (6): 743-746.

［2］ 黄澄如. 实用小儿泌尿外科学 [M]. 北京: 人民卫生出版社, 2006: 193-194.

［3］ 胡盼盼, 谢院生, 陈香美. 马蹄肾的临床研究现状 [J]. 中华肾病研究电子杂志, 2014, (1): 41-44.

［4］ NATSIS K, PIAGKOU M, SKOTSIMARA A, et al. Horseshoe kidney: a review of anatomy and pathology [J]. Surg Radiol Anat, 2014, 36 (6): 517-526.

［5］ O'BRIEN J, BUCKLEY O, DOODY O, et al. Imaging of horseshoe kidneys and their complications [J]. J Med Imaging Radiat Oncol, 2008, 52 (3): 216-226.

［6］ RIGAS A, KARAMANOLAKIS D, BOGDANOS I, et al. Pelvi-ureteric junction obstruction by crossing renal vessels: clinical and imaging features [J]. BJU Int, 2003 (92): 101-103.

［7］ SCHUSTER T, DIETZ H G, SCHIITZ S. Anderson-Hynes Pyeloplasty in horseshoe kidney in children: is it effective without symphysiotomy? [J]. Pediatr Surg Int, 1999, 15 (34): 230-233.

［8］ WHITEHOUSE G H. Some urographic aspects of the horseshoe kidney anomaly: a review of 59 case [J]. Clin Radiol, 1975 (26): 107.

［9］ CALDER A D, HIOMS M P, ABHYANKAR A, et al. Contrast-enhanced magnetic resonance angiography for the detection of crossing renal vessels in children with symptomatic ureteropelvic junction obstruction: comparison with operative findings [J]. Pediatr Radiol, 2007(37): 356-361.

［10］ 蒋绍博, 金讯波, 郭旭东, 等. 腹腔镜治疗马蹄肾合并肾积水的效果 [J]. 山东大学学报 (医学版), 2011 (49): 162.

［11］ YOHANNES P, SMITH A D. The endourological management of complications associated with horseshoe kidney & [J]. J Urol, 2002 (168): 5-8.

［12］ MARIO CHAMMAS J R, BENOIT FEUILLU, ALAIN COISSARD, et al. Laparoscopic robotic- assisted management of pelvi-ureteric junction obstruction in patients with horseshoe kidneys: technique and 1 year follow up [J]. BJU International, 2006, 97 (3): 579-583.

［13］ ESPOSITO C, MASIERI L, BLANC T, et al. Robot-assisted laparoscopic pyeloplasty (RALP) in children with horseshoe kidneys: results of a multicentric study [J]. World J Urol, 2019, 37 (10): 2257-2263.

［14］ TAGHAVI K, KIRKPATRICK J, MIRJALILI S A. The horseshoe kidney: Surgical anatomy and embryology [J]. J Pediatr Urol, 2016, 12 (5): 275-280.

［15］ EDGHILL E L, BINGHAM C, ELLARD S, et al. Mutations in hepatocyte nuclear factor-1beta and their related phenotypes [J]. J Med Genet, 2006, 43 (1): 84-90.

［16］ GLODNY B, PETERSEN J, HOFMANN K J, et al. Kidney fusion anomalies revisited: clinical and radiological analysis of 209 cases of crossed fused ectopia and horseshoe kidney [J]. BJU Int, 2009, 103 (2): 224-235.

［17］ HELLSTROM P, OTTELIN J, SINILUOTO T, et al. Renal cell carcinoma in horseshoe kidney associated with Turner syndrome and caval extension [J]. Urology, 1989 (34): 46-48.

［18］ LOBE T E, MARTIN E W, JR COOPERMAN M, et al. Abdominal aortic surgery in the presence of a horseshoe kidney [J]. Ann Surg, 1978 (188): 71.

［19］ MOSCARDI P R, LOPES R I, MELLO M F, et al. Laparoscopic Pyeloplasty in children with Horseshoe Kidney [J]. Int Braz J Urol, 2017, 43 (2): 375.

［20］ PATANKAR S, DOBHADA S, BHANSI M. Case report: Laparoscopic heminephrectomy in a horseshoe kidney using bipolar energy [J]. J Endourol, 2006, 20 (9): 396-341.

［21］ SONG R, YOSYPIV I V. Genetics of congenital anomalies of the kidney and urinary tract [J]. Pediatr Nephrol, 2011, 26 (3): 353-364.

［22］ 李军, 吕文成, 杜林栋. 腹腔镜肾盂成形术治疗马蹄肾并肾积水的疗效观察 [J]. 临床泌尿外科杂志, 2008, 23 (6): 441-442.

［23］ THOMAS H, JOSEPH C P. Anterior extra peritoneal approach to laparoscopic pyeloplasty in horse-shoe kidney: a novel technique [J]. Urology, 2003 (62): 1114-1116.

［24］ TALUG C, PERLMUTTER A E, KUMAR T, et al. Laparoscopic pyeloplasty for ureteropelvic junction obstruction in a horseshoe kidney [J]. Can J Urol, 2007, 14 (6): 3773-3775.

第 14 章

异位肾合并肾积水的肾盂输尿管成形术

第 1 节　先天性异位肾概述

先天性异位肾（ectopic kidney）指肾脏先天性位置异常，成熟的肾脏未达到正常肾窝的位置。可位于腰部、腹腔内、盆腔髂窝、小盆腔内及其他部位（如胸腔等）[1-2]（图 14-1）。盆腔肾尸检发现率为 1/3 000～1/2 000。其发生机制与肾脏的胚胎发育有关。胚胎第 4 周末至第 5 周初形成的后肾，是形成肾脏的主要原始结构，随着胚胎的逐渐发育肾脏位置也逐渐上升。早期阶段肾脏血液供应主要来自于盆腔血管，上升过程中其血液供应逐渐由腹主动脉较高水平的分支提供，之前的供血盆腔血管将随之退化。而在某些胎儿中这些盆腔血管并未正常退化，对肾脏起到牵拉作用而不能正常上升，形成低位异位肾。胸腔异位肾更罕见，其原因是由于一般肾脏的上升在胚胎第 6 周后就应停止。但由于某种原因肾脏过度上升，经胸腹孔或膈肌薄弱点进入胸腔，则形成胸腔异位肾。另外还有一种异位肾由原位跨过中位至对侧，而输尿管膀胱开口仍位于原来一侧而形成交叉异位肾。交叉异位肾与尿道下裂、隐睾、阴道不发育等相关的生殖系畸形有密切联系，并且相似的畸形在同一个家族里可有多人发病，有观点认为交叉异位肾的形成与基因遗传有关，相关基因还未有确凿的研究报道[3-5]。异位肾体积一般小于正常肾脏，易并发肾积水和结石，其中 56% 的患者合并肾积水、45% 的患者合并肾结石。有文献报道，异位肾常合并不同程度的泌尿生殖系统畸形，如输尿管异位开口、重复肾输尿管、肾脏发育不良等[6]。

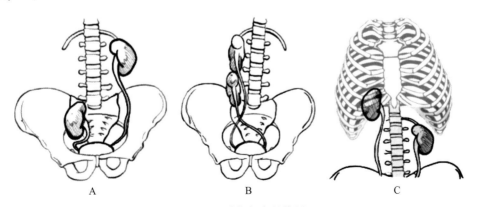

图 14-1　异位肾常见位置

A：盆腔；B：交叉异位肾；C：胸腔异位肾

临床上异位肾患者一般无症状，少数患者可有腹部疼痛，这可能与异位肾脏压迫神经和血管有关。有些患者可发现肿块。先天性异位肾有时可并发内脏翻转、残存的脐尿管、脊柱裂及泌尿道下裂等相应的临床表现。当合并感染或结石时，有尿频、尿痛、脓尿或血尿症状。常见的合并症有肾盂肾炎、肾积水、结核和肿瘤等[7-8]。

异位肾的诊断除依靠临床症状外，B超是首选的检查方法，既简单又方便，B超检查常表现为正常肾区无显影，在盆腔或其他非正常肾位置可探及光点均匀一致呈椭圆形的肾脏影像，不过对于一些严重发育不良的异位肾可能显示不清。静脉尿路造影及输尿管逆行插管造影是该病的主要诊断方法。静脉尿路造影可清晰显示异位肾输尿管较正常短。对于一些静脉尿路造影不显影的肾脏，可考虑行 CT 检查，一般均能显示异位肾的形态及输尿管全程的行程（图 14-2）。Iwatsuki[9] 等利用三维 CT 成像清楚地显示出发育不良的异位肾和异位输尿管的情况，并可显示输尿管、膀胱和阴道的关系，另外也可行 MRI 检查也可以达到同样的效果。当异位肾因受骨质或膀胱遮挡时，放射性核素检查常能清晰显示异位肾影像。当肾区未探及肾脏时，应进一步向盆腔探查，一般可发现异位肾。如盆腔亦未发现肾脏，就应考虑胸腔异位肾可能。有条件的医院可行 X 线静脉肾盂造影、CT 或 MRI 检查，更全面了解异位肾的大小、形态、位置。

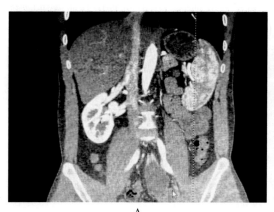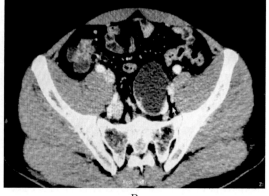

图 14-2　CTU 可见左肾区未见左肾，左肾位于盆腔并重度积水

对于无任何症状的异位肾患者，可不予特殊处理。由于一部分异位肾常合并先天性输尿管异位开口、重复肾输尿管等畸形，或合并有结石、感染、积水、肿瘤等其他情况，则需要外科手术处理，其手术治疗策略视具体情况而定。

第 2 节　先天性异位肾的肾盂输尿管成形术

一、概述

先天性异位肾大部分患者可无任何症状，少数患者可有腹部疼痛，有时腹部可发现肿块。一部分异位肾由于伴有旋转不良及肾盂输尿管交界处梗阻，极易并发积水及感染或形成结石，较少积水，可严密观察，若为中度以上肾积水，可行手术治疗调整肾脏旋转方向，以缓解输尿管梗阻情况，必要时则需行肾盂输尿管交界处成形术。如果肾积水重，经分肾功能测定已丧失功能，且对侧肾功能正常，则可切除异位肾。早期异位肾肾盂输尿管成形术，多采用开放性手术方法。由于异位肾可能伴有解剖变异，或其他类型的畸形。因此手术过程中应小心分离，辨认血管变异，一般来说异位肾的输尿管较正常的短，术中切除狭窄段的同时尽量保留足够长的输尿管长短，以减轻吻合口张力。肾盂成形方式可采用离断式 Anderson-Hynes 肾盂成形术或 Y-V 式肾盂成形术。此篇主要介绍离断式 Anderson-Hynes 肾盂成形术[10]。

二、适应证与禁忌证

异位肾合并中度以上肾积水，可行肾盂输尿管交界处成形术。手术过程中可同时调整异常的肾脏旋转方向。

三、术前准备

（1）术前影像学准备，充分了解异位肾位置。变异情况及对侧肾脏情况。
（2）肠道准备。

四、麻醉与体位

可采用全麻或硬膜外麻醉，平卧位，腰部垫高。

五、手术步骤和操作要点

由于异位肾位置不同可取相应切口，以盆腔异位肾为例，可取 Gibson 切口（图 14-3），逐层切开腹外斜肌腱膜，切开腹内斜肌腹横肌及联合肌腱。切开腹横筋膜，将腹膜向前内方推开，找到异位肾脏，因异位肾属先天畸形，同时可能伴有周围组织、血管、旋转不良等畸形，分离过程中应注意风险。于肾下极纵行切开肾周筋膜，暴露肾下极及扩张肾盂。如肾脏伴有严重的肾脏旋转不良，可适当游离肾脏后，将肾脏被膜与周围腰肌丝线缝合固定以纠正旋转畸形（图 14-4）。将肾下极旋转，以更好暴露，于肾下极处找到输尿管，沿输尿管上行，钝锐性分离输尿管旁组织显露肾盂和狭窄部输尿管。了解积水原因，以决定手术方式。在肾盂输尿管连接处下方切断输尿管，适当游离，以保证两断端吻合时无张力。剪裁扩张的肾盂，在下缘留一舌形瓣，输尿管一侧纵向剪开 1.0～1.5 cm，用 4-0 或 5-0 可吸收线缝合断端。如输尿管较短，在切除足够狭窄段的同时，尽量保留输尿管，以免过短引起吻合口张力过大，影响愈合（图 12-1）。如输尿管迂曲长度较长，可切除多余输尿管以防止梗阻。游离过程中注意保护输尿管血运，并注意防止输尿管扭曲。缝合时先

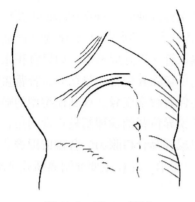

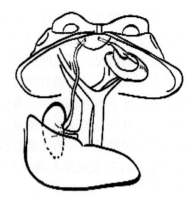

图 14-3　Gibson 切口　　　　图 14-4　右侧异位肾积水伴旋转不良固定

由外向内全层穿过劈开的输尿管底端，将针拉出后，再由内向外穿过肾盂瓣，使输尿管和肾盂靠拢，间断缝合后壁。于输尿管内放置内置导丝的双 J 管后，去除导丝，将双 J 管的另一端放入肾盂内，同法缝合前壁，使吻合口呈漏斗形。肾盂输尿管吻合完毕后，将输尿管恢复原位，检查有无漏尿，冲洗创面，吻合口处留置引流管，逐层缝合切口。

六、术后处理与护理要点

术后常规静脉应用抗生素。术后 2～3 天拔除肾周引流管，5～7 天拔除尿管，术后4～6 周膀胱镜下拔除双 J 管。

七、主要并发症的预防与处理

主要的并发症是发生感染和尿漏后，因炎性瘢痕形成而致吻合口再狭窄，导致手术失败。因此术者应具备良好的缝合技巧，同时常规留置双 J 管可起到内支架管和引流管的作用。术后要常规留置尿管 5～7 天，保证膀胱内尿液引流通畅，防止尿液反流，减轻吻合口张力。常规应用抗菌药物，都可有效地防止感染及尿漏的发生。

八、术式评价

异位肾即使有合并症，临床症状都不典型，因此其诊断主要依靠影像学检查；如异位肾伴中度以上积水或合并结石等其他情况，需手术干预。由于异位肾位置异常，局部解剖结构异常，同时可能伴有其他畸形，因此手术风险较大。同时治疗前应充分了解对侧的肾功能情况以评估手术方式对肾功能带来的影响[11-12]；值得注意的是，由于异位肾一般也伴随着肾血管的异常发育，我们推荐术前应予以肾血管造影成像，这对术中操作能够提供重要的指导。异位肾一部分患者可伴有严重肾脏旋转不良，可适当游离肾脏后，将肾脏被膜与周围腰肌丝线缝合固定以纠正旋转畸形。找到肾盂输尿管连接部是手术关键步骤之一，找到紧贴肾盂的输尿管近端即可以确定连接部位置。术中不需要游离过多，只需直接找到暴露连接部，这样创伤小，尽量不破坏输尿管血供，避免缺血造成术后吻合口狭窄。如果积水过多暴露困难，可以先用 16 号针头穿刺抽出部分积水。

要保证吻合口处无张力，但也不能过多游离输尿管，以免影响吻合口处血供。注意尽量保留输尿管周围的组织，如果仍有张力，可游离肾脏以减轻吻合口张力，但尽量不要游离肾窦，以免出血；肾盂裁剪要适当，裁剪过多，会致吻合口张力大，影响愈合或再次发生狭窄；太小则术后肾盂积水改善不明显；吻合结束后要使吻合口呈漏斗状，以达到理想的效果。目前主张术中常规置入双 J 管。术前预先置入会给切除和吻合带来困难，术后逆行插入则有穿出吻合口的危险。如术中见到变异血管或迷走血管时，先观察其血供范围，再决定离断血管。

随着泌尿外科腔镜的发展，腹腔镜或机器人辅助异位肾肾盂输尿管成形术越来越多的用于治疗异位肾肾积水，不但可以取得与开放手术同样的效果，而且具有患者创伤小、康复快的优点，手术成功率和开放手术相似，远期效果甚至超过开放手术，故腔镜下肾盂成形术逐渐取代开放手术，已经成为治疗异位肾 UPJO 的新选择[13]。

（林相国）

第 3 节　先天性异位肾的腹腔镜肾盂输尿管成形术

一、概述

盆腔异位肾指未上升至骨盆缘以上的异位肾。一项 132 686 例中国台湾学龄儿童（6～15 岁）研究结论为盆腔异位肾的发生率为 1/30 000[14]。大多数盆腔异位肾患者并无症状，部分患者可出现症状或者并发症，如泌尿系感染、尿路梗阻和结石，症状包括腹痛、发热、血尿或异位输尿管所致尿失禁等。体格检查时可能触及下腹部包块[15-16]。

二、手术适应证与禁忌证

（一）适应证

（1）腹痛、结石形成或反复尿路感染等；
（2）三度或者四度肾积水或者积水进行性加重；
（3）患肾功能受损。
存在上述任一情形即存在手术指征。

（二）禁忌证

妊娠期妇女，出血性疾病，严重脏器功能不全不能耐受麻醉者，急性泌尿系感染未控制等。

三、术前准备

（1）根据术前影像学检查，明确解剖学异常，制订手术方案。

（2）术中应给予抗生素预防感染。如术前已经发生泌尿系感染，术前应给予抗生素控制感染后再行手术。

（3）术前常规的准备，主要包括术前禁食、水，备皮，配血及备血。

（4）术前与患者及家属充分沟通病情，告知患者手术目的、过程、风险及术后可能结局，充分尊重患方知情同意权，同时有利于减轻患者焦虑。

四、手术步骤与操作要点（以右侧病变为例）

全麻诱导后，患者成平卧位，于脐周建立气腹，并依次建立各 Trocar 孔（图 14-5A），镜下游离右侧肾盂及输尿管上段，可见肾盂明显扩张积水，见异位肾盂输尿管连接部狭窄（图 14-5B）。于狭窄段处剖开肾盂，修剪成"V"形肾盂瓣于输尿管开口处纵行切开狭窄段（图 14-5C），肾盂漏斗下端与输尿管相连（图 14-5D）。用无创分离钳轻轻夹持肾盂创缘，可吸收线将肾盂瓣的最低点与输尿管劈开处全层缝合，探查输尿管无梗阻感，确定输尿管再无狭窄段后，置入 D-J 管，上达肾盂，下至膀胱。吻合肾盂输尿管，先缝合后壁再缝合前壁，完成肾盂瓣与输尿管吻合后，继续缝合肾盂创缘。缝合后观察吻合口呈漏斗状（图 14-5E），关闭腹膜并留置腹膜后引流（图 14-5F）[17-18]。

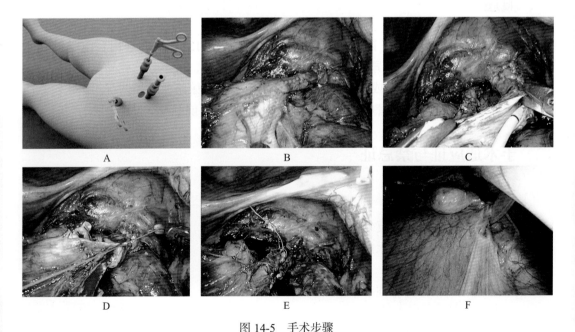

图 14-5 手术步骤

A：腹腔镜 Trocar 布局；B：显露 UPJ 并规划切开轨迹；C：纵行切开狭窄段；D：V-Y 肾盂成形术；

E：观察成形术后 UPJ 呈漏斗状；F：关闭腹膜并留置引流管

五、术后处理与护理要点

术后 24 小时内行心电监护，密切观察心率、呼吸、血压等病情变化。监测体温变化，正确应用抗生素预防术后感染。

保持血液引流管通畅，防止堵塞。记录肾周引流量、导尿管引流量及颜色。术后如引流量少清亮，可拔除引流管。引流管拔除后，局部无需缝合，可自行愈合。术后注意密切观察切口敷料有无渗血、渗液，及时发现异常，及时处理。

术后鼓励患者尽早下床活动，以预防下肢静脉血栓的形成，同时有利于胃肠道等功能恢复。但是应避免剧烈活动，以免引起出血。术后患者禁饮、禁食，待肠蠕动恢复后改流食、半流食，逐步过渡到普食。嘱患者多饮水，多排尿。

术后 1 周后可拔除尿管，术后 2~3 个月可拔除 D-J 管，拔除 D-J 管后注意观察病情变化。拔除内支架管后 2 周行血肌酐，B 超或利尿性肾图检查，术后间隔 3、6、12 个月各复查一次，之后每年一次，共计 2 年。

六、术后并发症与处理要点

术后主要并发症：

1. 漏尿　与缝合间距大等因素有关，常常表现为术后引流液量较多，且引流液肌酐远远高于血肌酐。肾盂成形术术后常规留置 D-J 管，保留尿管及引流管。漏尿发生后，应该首先明确吻合口的远端是否存在梗阻。如果确实存在吻合口远端梗阻，解除梗阻后往往漏尿可自行停止，积聚在吻合口周围的尿液一部分经引流管引流，一部分逐渐吸收。同时应加强抗感染治疗。

2. 术后感染　包括泌尿系感染及手术区域感染。术后感染发生后，应保持引流管及尿管通畅。患者多饮水，多排尿，有冲刷尿路的作用。同时根据医生经验及培养结果合理应用抗生素。

3. 吻合口狭窄　术后留置 D-J 管，可使吻合口分离而不致粘着，辅助保持增大的管腔，维持输尿管垂直而不扭曲，较少吻合口狭窄的风险。如果发生了吻合口狭窄，可首先可考虑行腔内治疗，如球囊扩张，内切开等。必要时候可行二次肾盂成形术或者其他术式。

七、术式评价

因为解剖变异（肾脏位置异常、血管变异等）的存在主，相较于正常肾脏手术相比，盆腔异位肾手术较为复杂。应根据不同的解剖学变异制定合适的手术方案。术前可行增强 CT 三维重建辅助显示解剖异常，辅助制订手术入路及手术方案，且可辅助明确肾脏的血供及异常血管的分布情况，减少手术风险，提高手术效率[19-20]。

（樊书菠　李学松）

参 考 文 献

［1］ 吴阶平. 泌尿外科 [M]. 济南: 山东科学技术出版社, 1993: 258-259.

［2］ 金春南, 张泽均, 吴瑞青. 胸内肾 1 例报告 [J]. 中华放射学杂志, 1991, 25 (3): 180.

［3］ 李如军, 何远流, 张勃. 先天性横过异位肾 11 例 [J]. 中国误诊学杂志, 2002.

［4］ BAILEY S, MONE M, NELSON E. Transplantation of crossed fused ectopic kidneys into a single recipient [J]. J Am Coll Surg, 2002, 194 (2): 147-150.

［5］ KRAFT K, MOLITIERNO J, KIRSCH, A. Ten-years-old girl with crossed-fused ectopic kidney and ectopic ureter to vagina [J]. Urology, 2007, 70 (6): 1220-1221.

［6］ ELBAHNASY A M, ELBENDARY M A, RADWAN M A, et al. Laparoscopic pyelolithotomy in selected patients with ectopic pelvic kidney: a feasible minimally invasive treatment option [J]. J Endourol, 2011, 25 (6): 985-989.

［7］ WANG C, JIN L, ZHAO X, et al. Minimally invasive treatment of an ectopic kidney stone: a case report and literature review [J]. J Int Med Res, 2019, 47 (9): 4544-4550.

［8］ REDMAN J, BERRY D. Wilms tumor in crossed fused renal ectopia [J]. J Pediatr Surg, 1977, 12 (4): 601-603.

［9］ IWATSUKI S, KOJIMA Y, IMURA M, et al. Detection of ectopic ureteral insertion to vagina with hypoplastic ectopic kidney by three dimensional computed tomography [J]. Urology, 2009, 73 (3): 50-56 .

［10］ DABRI L, CHENNG W. Unilateral ectopic right kidney, an incidental finding during pelvic sonogram [J]. J Nat Med Assoc, 2006, 98 (10): 710-712 .

［11］ CINMAN N M, OKEKE Z, SMITH A D. Pelvic kidney : associated disease and treatment [J]. J Endo Urol, 2007, 21 (8): 836-842.

［12］ CHENG Y Z, LIN H J, WU C M. A cute pyelonephritis of an ectopic kidney mimicking acute appendicitis: Two unusual cases in an emergency department [J]. J Med Tzu CHi, 2009, 21 (1): 702.

［13］ MALDONADO-ALCARAZ E, MARTINEZ-VARGAS J, MORENOPALACIOS J, et al Percutaneous nephrolithotomy in crossed-fused renal ectopia: superior calyceal access sunder fluoroscopic control [J]. Arch Espurol, 2012, 65 (5): 582-585.

［14］ SHEIH C P, LIU M B, HUNG C S, et al. Renal abnormalities in schoolchildren [J]. Pediatrics, 1989 (84): 1086.

［15］ MARTE A, PREZIOSO M, PINTOZZI L, et al. Laparoscopic treatment of UPJ obstruction in ectopic pelvic kidneys in children [J]. Pediatr Med Chir, 2012, 34 (5): 223-228.

［16］ MODIP, GOEL R, DODIA S. Case report: laparoscopic pyeloplasty with pyelolithotomy in crossed fused ectopia [J]. J Endo Urol, 2006, 20 (3): 191-193.

［17］ MURUGANANDHAM K, KUMAR A, KUMAR S. Laparoscopic pyeloplasty for ureteropelvic junction pbstrcuction in crossed fused ectopic pelvic kidney [J]. Korean J Urol, 2014, 55 (11): 764-767.

［18］ PRAKASH G, SINHA R, JHANWAR A, et al. Outcome of percutaneous nephrolithotomy in anomalous kidney: Is it different? [J]. Urol Ann, 2017, 9 (1): 23-26.

［19］ RESORLU M, KABAR M, RESORLU B, et al. Retrograde intrarenal surgery incross-fused ectopic kidney [J]. Urology, 2015, 85 (2): 5-6.

［20］ KUMAR S, SINGH S, JAIN S, et al. Robot-assisted heminephrectomy for chromophobe renal cell carcinoma in L-shaped fused crossed ectopia: Surgical challenge [J]. Korern J Urol, 2015, 56 (10): 729-732.

第 15 章

腔静脉后输尿管的外科治疗

第 1 节　腔静脉后输尿管概述

一、病因与发病机制

腔静脉后输尿管（retrocaval ureter，RCU）最早由 Hochstetter 于 1893 年报道，也被称为腔静脉周围输尿管或输尿管前腔静脉[1]。这是一种由下腔静脉发育不良引起的罕见先天性异常。在胚胎期，后主静脉、下主静脉及上主静脉三对静脉的分支互相吻合在两侧形成静脉环。胚胎 12 周时，后肾从骨盆上升，穿越此环到腰部，故此环又称肾环，输尿管从中经过；当后主静脉萎缩时，其血液循环由下主静脉及其分支承担，下腔静脉由肾环后面形成，因此输尿管的位置应在下腔静脉的前方。如果后主静脉不萎缩，代替了肾环后面的部分，肾环前面即变成了下腔静脉，使输尿管位置为下腔静脉的后方；如静脉环的腹侧不消失，因为有右下主静脉在背侧及腹侧，故形成双下腔静脉，导致右输尿管位于双下腔静脉间[2-4]。

二、流行病学

RCU 的发病率为 1/1 500～1/1 000，一般在成人的在第三或第四个 10 年内发现，男性的发病率约为女性的 3 倍[5]。由于发病机制的原因，通常发生在右侧。

三、症状

本病的主要临床表现是由输尿管梗阻所致，由于输尿管受腰大肌压迫造成尿液流出不畅，导致患者腰部或腹部钝痛，甚至绞痛。血尿是常见症状之一，部分患者可伴有泌尿系统感染、结石等继发性病变的表现。

四、分型

RCU 被分为两种类型[6]：Ⅰ 型为常见形式，表现为近端输尿管的低环，典型的表现为髂腰肌边缘处梗阻，输尿管在穿过下腔静脉后偏离头侧，常导致输尿管近端扩张和肾积水，输尿管走形为鱼钩、Revere-J 或 S 形状的曲线；Ⅱ型较为罕见，为肾盂输尿管连接处的高位环状结构，上段输尿管没有扭结，但在较高的位置穿过下腔静脉后方，肾盂和上段输尿管在环绕下腔静脉之前几乎是水平的，肾积水程度较轻或无肾积水，输尿管呈镰刀状走形。

五、诊断与治疗

RCU 的诊断需要依靠静脉尿路造影或输尿管逆行造影，目前可以通过 CT 三维重建无创性检查确诊。肾脏的核素扫描可用来评估梗阻程度和肾功能。

RCU 的治疗方案应根据肾功能受损害的程度而制定。对于无显著的临床症状者，不需要手术。如患者有严重积水、反复感染而又久治不愈者，合并结石和肾功能严重受损而对侧肾功能良好者，则可行肾输尿管切除术。如肾功能尚佳，应保留肾脏。标准修复术式为离断式肾盂输尿管吻合术，在肾盂与输尿管连接处上方切断肾盂，游离输尿管，并套过下腔静脉，使之复位后再作肾盂输尿管吻合，如果扩张的近端输尿管过长或者有狭窄段输尿管，应该切除。可以通过开放手术、腹腔镜或者机器人辅助腹腔镜手术完成，输尿管支架管通常在术后 4～6 周取出。在某些情况下，受压处和梗阻以上的输尿管往往因感染及纤维性变而与下腔静脉紧密粘连，以至无法剥离时，只能作肾切除术。输尿管下段切断和游离复位后，作输尿管 - 输尿管端端吻合术者，易产生吻合口狭窄或损伤供应血管，最后有可能导致第二次手术而将肾切除[7-8]。

虽然开放手术多年来一直是金标准，但腹腔镜手术已经逐渐取代开放手术，成为腔静脉后输尿管治疗的主流手术方式。1994 年，Baba[9] 等人在腹腔镜下完成了第一例 RCU 重建手术。随着腔镜技术和机器人手术的不断发展，近年来以机器人辅助下腹腔镜 RCU 修复逐渐被报道。报道显示，尽管手术需要对下腔静脉进行广泛的解剖，但从下腔静脉分离输尿管在技术上并不困难。腹腔镜手术最困难和最耗时的地方是输尿管吻合口的缝合[10-12]。

影响腹腔镜下腔静脉后输尿管修复的因素很多。第一是腔镜手术的入路方式。目前的腹腔镜技术有两种手术入路，经腹膜入路或经后腹膜入路。这两种方法都可以使用，主要取决于术者的偏好。选择经腹膜入路可以提供开阔的手术视野，但肠道操作需要较长的时间。而选择经后腹膜入路则对术者的操作技术要求较高。第二是是否切除梗阻的输尿管段。切除梗阻段意味着需要更长的手术时间，而切除残留的输尿管可以减少术后感染的风险。有研究报道显示二者术后的效果并无显著差异，但目前仍缺乏这方面的大样本研究。第三是输尿管与输尿管或输尿管与肾盂吻合术。这一过程是技术上最具挑战性的部分，近年来报道的机器人辅助腹腔镜下的 RCU 修复，可以更高效率地完成上述操作[13]。

RCU 作为一种罕见的泌尿系统畸形，主要导致的病理改变为输尿管梗阻及其引起的继发性病变。腹腔镜下离断式肾盂输尿管吻合术是主要的手术方式。对于早期发现的患者，及时治疗常可获得满意的效果[14]。

（何宇辉　李学松）

第 2 节　输尿管离断成形术

一、概述

腔静脉后输尿管根据其分型、临床表现，有无并发症决定是否手术治疗。手术方式有开放性和腔镜两种手术方式。传统的手术方式多采用开放性输尿管切断复位矫正术，该手术在直视下操作，视野清楚，技术操作比较简便，手术成功率高，其主要目的：①将输尿管复位不再受压；②切除下腔静脉后方受压变性狭窄段的输尿管，行输尿管端端吻合；③同时处理并发症，如肾输尿管结石处理及过分扩张的肾盂输尿管成形术。Harril[15]等最早报道了离断扩张肾盂输尿管复位吻合术治疗下腔静脉后输尿管，采取经腰途径，探查输尿管梗阻位置及积水情况，在下腔静脉压迫输尿管段的上方或下方离段输尿管离断后再吻合。对于腔静脉后方输尿管部分，由于长期受压，管壁平滑肌发育不良，弹性及蠕动能力差，一般认为应予切除，否则术后可能因继发动力性梗阻和吻合口狭窄等并发症。还有人认为有癌变的可能，应尽量切除。另外较早时期曾有人报道将肾静脉以下水平下腔静脉切断，于输尿管后方再吻合的方法，因手术复杂，创伤较大，技术要求高，效果并不理想，现已不主张应用。

腔静脉后输尿管，特别是低位型腔静脉后输尿管，经过复位成形手术，预后较好。尤其对于病程短、肾积水较轻者，术后恢复较快。因此对该病应早诊断、早治疗，以便获得良好效果[16]。

二、适应证与禁忌证

（1）Ⅰ型低袢型患者因输尿管向中线移位明显、扭曲、受下腔静脉压迫严重，肾输尿管积水较重，应尽早行输尿管离断复位矫形术以保护患侧肾功能。

（2）肾积水同时合并有结石、感染，出现腰痛不适等症状者，可同时处理结石等情况。

（3）Ⅱ型高袢型患者因下腔静脉后输尿管与肾盂几乎在同一水平，形成的扭曲度小，往往梗阻情况不重，症状也不明显，常可保守观察，一般无须手术治疗。

（4）如果患肾积水严重、肾皮质菲薄、肾功能严重受损，同时对侧肾功能良好者，可行患肾切除术。

三、术前准备

（1）术前可行泌尿系增强 CT 或 MR＋三维重建等影像学检查充分了解下腔静脉后输尿管压迫情况及肾积水程度对肾功能的影响。

（2）肠道准备。

四、麻醉与体位

全身麻醉或者硬膜外麻醉，左侧卧位。

五、手术步骤和操作要点

患者左侧卧位。行右侧腰部斜切口，逐层切开进入腹膜后腔，切开肾周筋膜，游离右肾中下极背侧，探查上段扩张的肾盂输尿管及腔静脉。向下游离扩张的输尿管，注意保护输尿管血运，分离至其进入下腔静脉后方处后，继续分离腔静脉内侧并继续游离出受压远侧的输尿管，将腔静脉后方受压段输尿管完全分离，离断狭窄受压处输尿管。仔细观察并充分切除受压变性的病变输尿管，将近段扩张的输尿管斜形修整，远端在输尿管外侧缘无血管区纵行切开，两端呈斜面对齐并使吻合口直径基本相等，于下腔静脉前外侧方，无张力无扭转情况下用 5-0 可吸收缝线做端 - 端吻合输尿管（图 15-1）。缝合过程中，先缝合后半部分输尿管，置入双 J 管后再缝合前半部分。完善止血，放置引流管 1 根，逐层缝合切口。

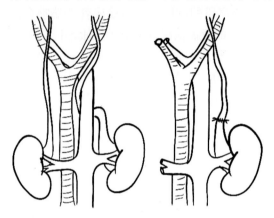

图 15-1　腔静脉后输尿管切断复位成形术

六、术后处理与护理要点

（1）术后留尿管 3～5 天，引流尿液，利于吻合口愈合，防止尿漏及狭窄。

（2）双 J 管 4～6 周后在膀胱镜下取出。

七、主要并发症的预防与处理

1. 出血　下腔静脉后分离输尿管时，采用锐性钝性结合方法，严格地沿着两者之间的界面准确地进入。防止损伤下腔静脉，造成大出血。

2. 尿漏　术中吻合要行斜面吻合，缝合确切，术中常规留置双 J 管，可避免尿漏发生。

八、术式评价

下腔静脉后输尿管是一种较罕见的疾病，如已造成梗阻形成肾积水或伴有结石、感染等情况，则需要手术治疗。传统的开放性手术主要采用肾盂输尿管高位离断成形术和输尿管离断成形术[17-18]。

肾盂输尿管高位离断成形术于肾盂输尿管连接部上方肾盂处切断、肾盂成形，输尿管复位后放置到腔静脉前进行吻合。这种方法的优点是肾盂和近端输尿管血管丰富，术后吻合口发生狭窄可能性较小，并能同时处理肾结石等情况，但前提是下腔静脉后的输尿管段功能好且无狭窄，目前已较少应用。输尿管离断成形术则是距离下腔静脉较近处的输尿管扩张部切断，切除下腔静脉后输尿管后，输尿管复位端端吻合。扭曲明显的输尿管松解后也应进一步裁剪，目的使吻合后无张力且长度适中无冗长，以避免术后吻合口漏和成角粘连引起梗阻等并发症。术中要细心地采用锐性钝性结合分离方法处理下腔静脉后输尿管与血管粘连，避免盲目钝性分离损伤下腔静脉造成大出血。注意要严格地沿着两者之间的界面准确地进入，既要保护腔静脉也要保护输尿管外膜的血供。如非常困难，亦可将该段输尿管旷置，即将该段输尿管两端切断行输尿管端端吻合。术中正确判断受压输尿管周围粘连程度及受压输尿管段有无狭窄纤维化是选择术式的关键。

开放性手术能够有效解除畸形及梗阻，但手术创伤较大，出血较多，并发症相应也较多。随着腔镜技术在泌尿外科应用范围的拓宽和深入，腹腔镜和机器人辅助下腔静脉后输尿管吻合术已越来越多，其不仅是微创的，视野比开放手术更加清楚，术中、术后并发症少，而且具有"美容"效果，已被更多医生及患者所接受。

（林相国）

第 3 节　腹腔镜腔静脉后输尿管离断成形术

一、概述

腔静脉后输尿管是一种由于下腔静脉发育异常所致的罕见解剖畸形，主要因为胚胎发育过程中后主静脉持续存在不退化所致，最早于 1893 年被 Hochstetter 所报导。该畸形发病率约为 1/1 000，男性多发，右侧较为常见。患者早期常无症状，临床症状常于 30～40 岁之间出现，主要表现为因腰大肌和下腔静脉、主动脉的压迫导致上尿路梗阻、积水，也可继发感染、结石等，表现为腰痛、血尿。对于该病的诊断主要依赖于特征性的影像学检查，最常用检查为静脉肾盂造影和（或）逆行肾盂输尿管造影。Bateson 和 Atkinson 根据输尿管穿入下腔静脉的位置可分为 I 型（低袢型）和 II 型（高袢型）两型。I 型（低袢型）临床较多见，扩张的近段输尿管向中线移位，在第 3、4 腰椎水平折回，形成 S 形或鱼钩形，常导致中重度肾积水；II 型（高袢型）临床较少见，肾盂和输尿管几乎呈水平位在肾盂输尿管连接部水平或之上呈镰刀状走向下腔静脉后，较少造成输尿管梗阻。对于泌尿系B 超提示右肾积水，同时伴有 IVP 显示部分输尿管呈 S 形或向中线移位明显时应高度怀疑为本病，对于该类患者，均建议行泌尿系增强 CT 或 MR＋三维重建以明确诊断，辨析腔静脉后输尿管周围解剖层次，同时发现或排除其余类型的先天畸形[19]。开放手术是治疗腔静脉后输尿管畸形的传统方法，其主要内容为离断扩张的肾盂或者输尿管，将位于下腔静脉后的输尿管前置,切除狭窄段后再吻合肾盂输尿管。但随着手术器械的进步,腹腔镜等微创技术逐渐成为主流方式,在各类文献报道中,其手术效果、并发症发生率也与开放手术不相上下。

二、手术适应证与禁忌证

1. **适应证** 因腔静脉后输尿管而出现腰痛等明显临床症状,保守治疗无法缓解的患者;观察期间患侧肾功能明显下降的患者;合并泌尿系感染或结石的患者。
2. **禁忌证** 基础心肺肝肾功能不全失代偿,出凝血功能障碍,存在麻醉禁忌。

三、术前准备

完善常规术前准备如血尿常规、肝肾功能、凝血功能、血糖、心电图和胸部 X 线检查等。依据抗生素临床应用原则,术前尿常规提示有尿路感染可能者,需做尿培养和药敏试验,并使用敏感抗生素。

术前根据 CTU 或者 MRU 等影像学检查明确病变处及其周围的解剖结构,掌握潜在可能的解剖变异,提前规划好手术路径。

四、手术步骤与操作要点

(1)麻醉,摆放体位,建立气腹 患者气管插管全麻,留置尿管,体位为左侧 45°～60° 斜坡卧位,垫高腰部,常规消毒、铺巾,取四个穿刺点。

(2)游离显露腔静脉及输尿管 在肾前融合筋膜层内推开结肠,打开肾周筋膜及脂肪囊,可见扩张之肾盂及上段输尿管,沿上段输尿管向下游离(图 15-2),可进一步显露下腔静脉并明确输尿管和下腔静脉之间的关系,可见输尿管自下腔静脉后穿过,可适度沿下腔静脉钝性分离腔静脉后输尿管(图 15-3),然后继续游离下段输尿管,游离过程中注意保护输尿管血供。

(3)离断并裁剪输尿管 观察游离后的输尿管,寻找适合的输尿管离断位置,通常选取下腔静脉右侧,近端输尿管转向处或输尿管上段扩张的最下端,斜行剪开扩张的近端输尿管(图 15-4)。完全游离腔静脉后输尿管,将其移位至腔静脉前方(图 15-5、图 15-6),判断输尿管条件,切除收缩功能差、明显狭窄或者发育不良输尿管,修整对齐两断端,可适度游离远端输尿管,保证两断端无张力,纵行劈开远端输尿管约 1.5 cm(图 15-7)。

(4)吻合输尿管 用 4-0 可吸收薇乔线将近端输尿管切口最低点和远端输尿管劈开处最低点缝合并打结,调整进针方向,先缝合吻合口后壁,根据术者习惯可以采取连续或者间断缝合方法,吻合口后壁缝合完毕后,可以在导丝引导下置入双 J 管(图 15-8),再间断或连续缝合吻合口前壁(图 15-9)。

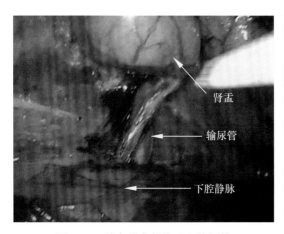

图 15-2　游离狭窄部位以上输尿管

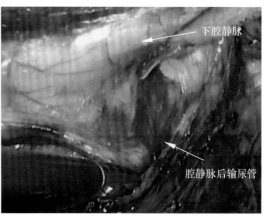

图 15-3　游离腔静脉后输尿管

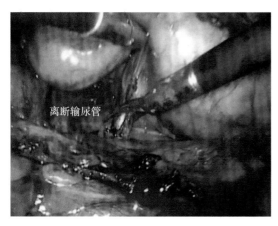

图 15-4　于狭窄部位以上离断输尿管

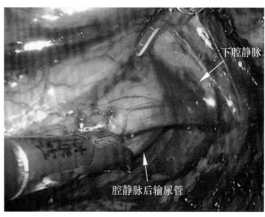

图 15-5　于腔静脉后方拉出输尿管断端

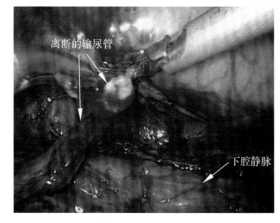

图 15-6　将输尿管断端置于腔静脉前

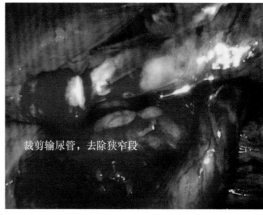

图 15-7　斜行裁剪输尿管

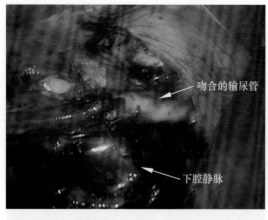

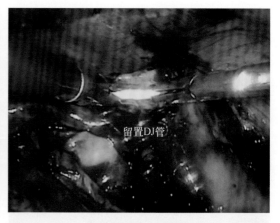

图 15-8　留置 D-J 管　　　　　　　　　　　　图 15-9　吻合输尿管

（5）结束手术　检查术野，严密止血，保证吻合口无漏尿，简单缝合之前切开的肾周筋膜，在吻合口下方放置腹腔引流管，缝合皮肤切口。

五、术后处理与护理要点

（1）术后常规心电监护，定期复查血常规、生化。

（2）术后使用静脉抗生素预防感染，常规补液、营养支持治疗。

（3）术后第 1 天可进流食，此后逐步恢复正常饮食，鼓励患者尽早下床活动。

（4）术后导尿管保留 6～7 天后去除，腹腔引流管在无明显液体引出后拔除，双 J 管留置 4～6 周后于门诊拔除。

（5）定期复查，可于术后 3 个月、6 个月复查泌尿系 B 超、IVP 或者 CTU。

六、手术并发症与处理要点

1. 下腔静脉损伤　对于下腔静脉的属支，比如生殖静脉和腰静脉的损伤出血，术中可适当增加气腹压力并且用纱布压迫止血，仔细寻找出血部位。腰静脉出血可以直接使用 Hem-o-lock 或钛夹夹闭；下腔静脉如果有小裂孔，也可尝试用钛夹斜行夹闭裂孔，一样能够有效止血。但对于下腔静脉比较明显的裂口，建议用无损伤血管缝合线在腔镜下修补，如腔镜下缝合技术不熟练，应果断中转开放手术修补。

2. 输尿管吻合口漏　输尿管吻合口漏通常表现为术后患者引流液持续增多，引流液呈尿液性质，或者患者术后造影检查提示造影剂外渗。对于吻合口漏最重要的是预防，术中做到严密的无张力吻合，常规留置输尿管支架管。出现吻合口漏之后，以留置引流、放置输尿管支架等保守治疗为主。

3. 输尿管狭窄　由于患者输尿管条件差，术中吻合不佳等原因，术后可能出现输尿管狭窄，表现为腰痛，肾积水加重，肾功能下降，对于输尿管狭窄的处理，可依据一般输尿管狭窄的原则处理，对于狭窄段长度较短的可优先采取内镜治疗。

七、术式评价

传统的手术方式为开放的腔静脉后输尿管成形术。腹腔镜技术具有微创性、出血减少、手术时间缩短、可重复性较强，术后并发症发生率低等优点。随着腹腔镜手术发展，腹腔镜下治疗腔静脉后输尿管技术越来越成熟，逐渐成为治疗本病的金标准。经腹腹腔镜及经腹膜后腹腔镜治疗下腔静脉各有优势，熟练掌握后手术时间无较大差别[20-21]。总的来说，经腹入路显露下腔静脉更容易，对于可能存在腔静脉后段输尿管粘连时，选择经腹腹腔镜更为安全，而且经腹入路空间大，留置输尿管支架管及吻合输尿管更容易。经腹膜后入路更为大家所熟悉，显露肾盂及输尿管更容易，可根据术者对两种腔镜技术掌握程度选择入路[22-23]。笔者认为对腔静脉后输尿管的处理，可根据输尿管长度，以及是否存在腔静脉后输尿管狭窄等情况，再决定裁剪掉该段输尿管或修剪后保留。对于狭窄段较长，切除狭窄段后可能出现吻合口张力高时，可纵行劈开输尿管狭窄段，使狭窄段成为输尿管壁的一部分，这样可以增大吻合口面积，减轻吻合口张力，避免术后吻合漏及狭窄的发生[24-25]。

（彭意吉　周亮亮　李学松）

参 考 文 献

［1］ BATESON E M, ATKINSON D. Circumcaval ureter: a new classification [J]. ClinRadiol, 1969, 20: 173-177.

［2］ CLEMENTS J C, MCLEOD D G, GREENE W R, et al. A case report: duplicated vena cava with right retrocaval ureter and ureter al tumor [J]. J Urol, 1978 (119): 284-285.

［3］ PERIMENIS P, GYFTOPOULOS K, ATHANASOPOULOS A, et al. Retrocaval ureter and associated abnormalities [J]. Int Urol Nephrol, 2002, 33 (1): 19-22.

［4］ HESLIN J E, MAMONAS C. Retrocaval ureter: report of four cases and review of literature [J]. J Urol, 1951, 65 (2): 212-222.

［5］ KENAWI M M, WILLIAMS D I. Circumcaval ureter: a report of four cases in children with a review of literature and a new c1assmcation [J]. Br J Urol, 1976 (48): 10.

［6］ 高伯生, 马腾骧, 董克权, 等. 下腔静脉后输尿管 [J]. 中华外科杂志, 1998, 36 (3): 136-137.

［7］ 陈昭典, 韦思明, 余家琦, 等. 下腔静脉后输尿管 (附 21 例报告) [J]. 中华泌尿外科杂志, 2002, 23 (3): 156.

［8］ 潘柏年, 薛兆英, 郭应禄. 下腔静脉后输尿管 2 例报告 [J]. 临床泌尿外科杂志, 1994, 9 (1): 31.

［9］ BABA S, OYA M, MIYAHARA M, et al. Laparoscopic surgical correction of circumcaval ureter [J]. Urology, 1994, 44 (1): 122-126.

［10］ BAGHERI F, PUSZTAI C, ÁRPÁD SZÁNTÓ, et al. Laparoscopic Repair of Circumcaval Ureter: One-year Follow-up of Three Patients and Literature Review [J]. Urology, 2009, 74 (1): 150-153.

［11］ BENJAMIN I. CHUNG, INDERBIR S. Gill. Laparoscopic dismembered pyeloplasty of aretrocaval ureter: case report and review of the literature [J]. Eur Urol, 2008, 54 (6): 1433-1436.

［12］ CHEN S, XU B, LIU J, et al. Retroperitoneal Laparoscopic Reconstruction for Retrocaval Ureter: Experience and Literature Review [J]. 5 Endourol, 2012, 26 (9): 1147-1152.

［13］ LI H Z, MA X, QI L, et al. Retroperitoneal Laparoscopic Ureteroureterostomy for Retrocaval Ureter: Report of 10 Cases and Literature Review [J]. Urology, 2010, 76 (4): 870-876.

［14］ FILLO J, CERVENAKOV I, MARDIAK J, et al. Retrocaval ureter with ureteral carcinoma [J]. Bratisl Lek Listy, 2003 (104): 408-410.

［15］ HARRIL H C. RETROCAVAL URETER. Report of a case with operative correction of the defect [J]. J Urol, 1940 (44): 450-457.

［16］ WILLIAMS L R, ANKENMAN G J. Circumcaval ureter; treatment by transection of renal pelvis and re-anastomosis with ureter in normal position [J]. Can Med Assoc J, 1957, 76 (9): 744-747.

［17］ ZHANG X D, HOU SK, ZHU J H, et al. Diagnosis and treatment of retrocaval ureter [J]. Eur Urol, 1990, 18 (3): 207-210.

［18］ YARMOHAMMADI A, REZAEI M M, FEIZZADEH B, et al. Retrocaval ureter: A study of 13 cases [J]. Urol J, 2006, 3 (3): 175-179.

［19］ UTHAPPA M C, ANTHONY D, ALLEN C. Retrocaval ureter- magnetic resonance appe arances [J]. Eur Urol Suppl, 2006 (5): 463-465.

［20］ VARMA K T. Transitional cell carcinoma associated with retrocaval ureter [J]. J Okla State Med Assoc, 1989, 82 (9): 463-465.

［21］ XU D F, YAO Y C, REN J Z, et al. Retroperitoneal Laparoscopic Ureteroureterostomy for Retrocaval Ureter: Report of 7 Cases [J]. Urology, 2009, 74 (6): 1240-1245.

［22］ PINSK R, NEMCEK A A J R, FITZGERALD S W, et al. Tumor thrombus in a retroaor tie lef t rena1 vein and incidental right circumcaval ureter [J]. Urol Radiol, 1992 (13): 166-169.

［23］ DOGAN H S, OKTAY B, VURUSKAN H, et al. Treatment of Retrocaval Ureter by Pure Laparoscopic Pyelopyelostomy: Experience on 4 Patients [J]. Urology, 2010, 75 (6): 1340-1347.

［24］ RAMALINGHAM M, SELVARAJAN K. Laparoscopic transperitoneal repair of retrocavalureter: report of two cases [J]. J EndouroI, 2003 (17): 851.

［25］ LIU E, SUN X, GUO H, et al. Retroperitoneoscopic ureteroplasty for retrocaval ureter: report of nine cases and literature review [J]. Scandinavian. J Urol, 2016: 1-4.

第 **16** 章

巨输尿管症的整形与重建

第 1 节　巨输尿管症概述

一、概述

巨输尿管症是指由各种病因造成的以输尿管扩张、迂曲为主要表现的一类较少见的输尿管疾病，部分患者可合并肾积水。临床上统计先天性巨输尿管症发病率男性约为女性的 4 倍，左侧为右侧的 2～3 倍。正常儿童的输尿管直径很少超过 5 mm，输尿管直径超过 7 mm 可诊断为巨输尿管症。多数患者就诊时多无典型的临床症状及体征，常以尿路感染、血尿、腰痛等为主要表现，部分以腹部包块或肾功能损害就诊。1923 年 Caulk 最先用巨输尿管症来描述了 1 例远端输尿管积水而无肾积水的患者。1976 年美国儿科泌尿学会按引起疾病的不同原因，将其分为 4 种类型：梗阻型、反流型、非梗阻非反流型、梗阻反流型。同时，按照输尿管的病变可分为原发性和继发性巨输尿管症，其中先天性巨输尿管症属于非梗阻非反流型。巨输尿管症多无特异性临床表现，患者常以腰痛、患侧肾积水、尿路刺激征、感染及继发结石等主要表现就医，据临床症状、超声、IVU、MRU 等影像学检查可明确诊断[1]。

二、病因与病理生理

因巨输尿管症类型不同，在治疗上也存在较大差异。因此，明确病因对于巨输尿管症的诊治至关重要。早前人们一直认为输尿管末端内纵行肌缺乏而造成的功能性输尿管梗阻是引起巨输尿管症的主要原因。

但大量术后病理切片发现肌层和黏膜下有大量胶原纤维增生，考虑其是导致输尿管引流不畅，从而引发全程输尿管扩张甚至肾盂积水的主要原因，并非神经缺失引起。通过大量研究后认为，巨输尿管症主要发病原因为胚胎期输尿管发育异常，即输尿管生长发育速度快于同侧肾脏上升速度，使得输尿管迂曲，引流不畅，导致输尿管外膜结缔组织增生，使输尿管蠕动波向下传递的过程中有所减弱，尿液对下端（病变部位）输尿管牵拉，引起向上蠕动波。以上两点因素，使得输尿管正常向下蠕动波减弱，造成功能性梗阻，并最终导致患侧输尿管及肾盂扩张积水[2]。

目前，得到组织学证实的发病因素主要有以下几点[3, 7]：①末端输尿管壁内环肌正常，缺乏纵肌；②肌层内有异常的胶原纤维干扰融合细胞层样排列，阻碍了蠕动波传递而发生功能性输尿管梗阻；③输尿管末端肌层肥厚，黏膜及黏膜下慢性炎症；④ 神经纤维变性，神经传导性下降。原发性巨输尿管症通常被认为由于输尿管膀胱交接出现 3～4 cm 无蠕动段，引起尿液输送困难，进而出现功能性梗阻，与胶原纤维比例失调、远端输尿管壁肌层排列紊乱等密切相关，影响了尿液排出通畅性，损害了肾功能。影像学可见上部输尿管扭曲，远侧出现球形扩张或梭状；而尿道梗阻、膀胱出口梗阻、神经源性膀胱或炎症狭窄引起的输尿管巨大扩张则为常见继发性病因，既往研究也多以婴幼儿为主。一旦反流、梗阻和输尿管扩张的继发性原因被排除，可判定为先天性原发性梗阻非反流性巨输尿管症，大多数的新生儿巨输尿管属于这一范畴，许多巨输尿管成年时被发现，表现为远端输尿管梭形扩张[8-10]。

总之，先天性巨输尿管症的特点是由于输尿管末端环形肌增多、纵形肌缺乏，导致输尿管末端功能性梗阻（但无明显的机械性梗阻），梗阻段以上输尿管扩张，甚至肾盂严重扩张、积水。一项对 60 例的病理分析表明，输尿管的黏膜上皮增生伴有轻中度非典型增生（输尿管的炎症），其末端输尿管缺乏纵形肌，且大多管壁纤维平滑肌组织增生（功能性梗阻段肌层肥厚和异常胶原纤维增多）伴慢性炎症及结构不良（输尿管的炎症）。但仍需指出，目前巨输尿管症的病因及病理生理仍未完全阐明，争论较多。总体观点认为，巨输尿管症的发病机制可能受多因素的调控和影响。

三、诊断与鉴别诊断

（一）临床表现与疾病特点

巨输尿管多见于男性，男女发病比例为 2.5∶1～5.8∶1，左侧与右侧之比为 2.5∶1～5.5∶1，双侧发病占 25%，合并对侧肾发育不良为 9%。目前尚未证实巨输尿管症是否具有遗传性，已有报告指出有的家族不只一位成员患此病。

大部分患者在胎儿 B 超检查时发现肾积水。大龄患儿可有尿路感染、血尿或腹痛，同时可有贫血、肾性佝偻病或发育迟缓等。少数患者于腹部手术时才发现。

原发性或继发性巨输尿管症将直接影响治疗措施，因此必须区分。原发性巨输尿管症的诊断必须满足以下条件：膀胱及膀胱出口正常；输尿管扩张发生在很短且相对狭窄的输尿管近端之上，它可在 IVU 中不显影，输尿管可有不同长度、不同程度的扩张和迂曲，可有或无肾盂肾盏扩张；除反流型巨输尿管症以外，应除外膀胱输尿管连接部反流；内镜视输尿管口正常[11]。

继发性梗阻型巨输尿管症最常发生在神经源和非神经源性排尿功能障碍或膀胱下梗阻情况，也见于输尿管异位、腹膜后肿物压迫等情况；继发性反流型巨输尿管症则常见于膀胱功能异常；继发性非梗阻非反流型巨输尿管症常有明确的尿路感染，合理使用抗生素可使反流消退[12]。

（二）影像学与表现特点

1. **多普勒超声** 超声可见，肾盂、输尿管积水，盆段输尿管积水更为严重，迂回扭曲，内径一般大于 3.0 cm（梗阻性输尿管扩张内径一般小于 3.0 cm），而输尿管膀胱壁间段不扩张，输尿管有蠕动，蠕动波到膀胱壁间段终止，本病多为单侧，也可双侧发病，如合并有结石，即有结石的声像图特点，如合并感染或出血，其内显示云雾状或云絮状回声（图 16-1）。巨输尿管与输尿管反流的鉴别为，前者不一定是双侧性，后者多为双侧性；前者输尿管有蠕动，后者输尿管失去代偿功能，无蠕动；前者膀胱及下尿路无异常，后者有下尿路梗阻，膀胱一般有小梁、小房和残余尿。可见输尿管明显扩张，患肾不同程度的积水[13]。

2. 静脉尿路造影　患侧输尿管远端狭窄处呈"鸟嘴样"或"漏斗样"改变，近端输尿管显著扩张，患肾可有不同程度的积水。若患侧肾功能较差，则显影延迟或不显影，显影不佳时需行逆行肾盂造影（图 16-2）。

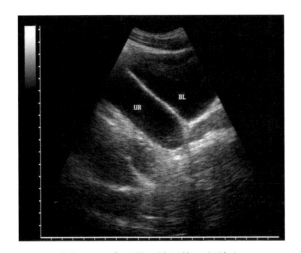

图 16-1　先天性巨输尿管 B 超检查

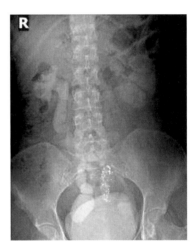

图 16-2　先天性巨输尿管静脉尿路造影

3. 逆行肾盂造影（retrograde pyelography，RP）　显像效果优于 IVU，可清晰显示患侧肾盂、肾盏及全程输尿管的形态，且能明确有无输尿管远端狭窄、狭窄段的形态、长度及严重程度等，排空时间明显延长。

4. 排尿期膀胱尿道造影　是诊断反流性巨输尿管症的重要方法，由于反流的原因，排尿期膀胱造影将出现典型的巨输尿管症表现。

5. 磁共振尿路成像（MRU）　具有无创、无辐射、无需造影剂等优点，对于不愿接受有创逆行肾盂造影的患者是个很好的替代[14]。

（三）鉴别诊断要点

本症无典型的泌尿系症状，常因并发症或其他泌尿系疾患行影像学检查时被发现。在临床工作中常需和输尿管机械性梗阻、膀胱输尿管反流相鉴别，通常上尿路和下尿路梗阻性病变，如输尿管或膀胱的肿瘤、结石、息肉等有关病变所致的输尿管扩张，其内径多小于 1.5 cm，输尿管扩张的程度与肾积水呈正比，且尿路造影及 B 超多能发现输尿管梗阻的病因。膀胱输尿管反流膀胱造影可发现明显的造影剂反流现象，输尿管的宽度与反流的程度呈正比。而巨输尿管症则以输尿管显著扩张为特征，且输尿管扩张的程度与肾积水的程度无直接关联，肾积水的程度通常较轻[15-17]。

第 2 节　巨输尿管症整形术

一、概述

早在 1923 年，Caulk 为患者行经尿道内镜下输尿管口切开术，但疗效不佳[18]。回顾先前的治疗，输尿管口内切开术多不能成功。因为巨输尿管症中，如有梗阻存在，其病变多发生膀胱外。1956 年，Swenson 使用小肠来代替有严重积水的输尿管。同年，Lewis 报告应用输尿管乳头成形术来抗反流，并切除下端扩张的输尿管部分，疗效明显。而后有作者报告用回肠段替代巨输尿管，其肠袢必顺输尿管蠕动方向。1964 年，Hirshhom 用去黏膜的小肠包被巨输尿管来恢复输尿管的蠕动。1967 年，Creevy 首先报告将巨输尿管远端剪裁后与膀胱再植用于抗反流。Bakker 等通过动物实验证实巨输尿管折叠后再植优于裁剪后再植，其优点是不损伤输尿管侧壁的血供，也不必留置支架管[19-21]。近些年随着腹腔镜微创技术的发展，也有尝试行腹腔镜方法膀胱外输尿管膀胱再植术，其原理与传统开放手术相似。

二、手术适应证

无论单侧或双侧病变，若病情稳定、肾功能受损轻、无严重并发症，可保守治疗、随访观察。手术适应证：

（1）重度肾积水、肾功能受损严重的，可行肾造瘘术或肾输尿管切除术。

（2）成人患者的肾脏和膀胱输尿管连接部的发育比较完善，不会像儿童一样能出现引流的自发性改善，一旦出现慢性肾衰竭，可能会错过手术治疗的时机，故常需积极治疗。

（3）若输尿管扩张明显、肾功能受损较轻，可首先解除原发病变后，行输尿管膀胱再植。巨大输尿管，如果术中输尿管塌陷后直径大于 2 cm，考虑输尿管远端裁剪或折叠后再行输尿管膀胱再植。

（4）儿童患者病情发展快，肾功能恢复潜力较大，发现后应积极手术[22-23]。

三、术前准备

巨输尿管症术前准备除了一般外科常规检查外，影像学检查包括 B 超、静脉尿路造影、膀胱造影、核素 ECT 肾动态显像，了解分肾功能及输尿管扩张程度，明确病变的类型及严重程度，有助于术前判断采用哪种外科处理方法。术前还需要行尿液常规检查和尿细菌培养，如发现细菌生长，即应加强膀胱引流并给予有效的抗生素，待感染有效控制后再行成形手术。术前需预防性使用抗生素，手术中及术后也应常规应用抗生素预防尿路感染[24]。

术前评估有利于帮助判断采用何种手术和手术时机。ECT 行分肾功能检测和 IVU 造影评估患者的肾功能状态。

（1）如果患者对侧肾功能良好，患侧尿液引流差梗阻明显，在随访期间肾功能逐步恶化、有反复发作的泌尿系感染、患侧肾重度积水并有严重并发症者，可考虑先行肾造瘘或肾、输尿管切除术。

（2）尿液引流功能严重损害，若输尿管明显扩张、肾功能受损较轻，可首先解除原发病变后，行输尿管膀胱再植并抗反流。巨大输尿管，如果术中输尿管塌陷后直径＞2 cm，则考虑输尿管远端要缩容（裁剪或折叠）后再行输尿管膀胱再植。

（3）患儿病情发展较快，且肾功能可复性潜能较大，常以手术治疗为主。

（4）输尿管无法行裁剪术及缩窄术，行膀胱壁瓣替代术后或回肠替代术。

四、麻醉与体位

髂段或盆段输尿管，体位：患者取平卧位，骨盆下方放置垫枕。消毒范围为脐平面至大腿中段，确保将外生殖器完全消毒，以确保需要时可以清洁放置尿管。

五、手术步骤与操作要点

切口选择经下腹部正中切口或耻骨上横切口入路。游离输尿管，可采用膀胱内或膀胱外的单独或相结合的方法游离输尿管，对于一些病例，在膀胱内充分游离扩张的输尿管是可行的。在这些病例中，再植的操作（无论是用 Cohen 式式还是 Politano-Leadbetter 式式）在输尿管裁剪后是可行的[25-26]。但是，当非常大的输尿管被裁剪时，如果游离输尿管有困难或为了更好地保护血供，还是推荐在膀胱外进行操作，可先行膀胱内解剖，再行膀胱外解剖，下端输尿管的外膜和血供通常从中间分开，需要仔细保护。在膀胱外操作时，离断闭锁的腹壁下动脉有助于解剖，也去除了可能的梗阻因素，不必要过度游离并去除邻近的迂曲[27-29]。

（一）经膀胱内术式

（1）垂直切开膀胱，8 字缝合靠近耻骨后间隙的膀胱切口，以防术中撕伤膀胱颈。使用 3-0 缝线，从膀胱切口的尾端外侧穿透全层膀胱前壁，穿透缝合至皮肤中线外侧，牵拉膀胱。然后于膀胱顶部放 1～2 块湿纱布，并用 Deaver 拉钩拉住，显露膀胱三角区和后壁，避免拉伤膀胱壁而引起水肿。

（2）向输尿管留置 3～5 F 的输尿管导管，用 3-0 丝线深缝在输尿管口下方的三角区并结扎在导管上。轻轻提起导管，将输尿管口拉入膀胱。

（3）采用电刀环绕输尿管口周围于膀胱黏膜上切开，留下输尿管口周围的环形尿路上皮边缘。在 Waldeyer 鞘内向尾侧锐性分离输尿管，远端至输尿管口。采用钝性分离和电凝分离，并牵拉输尿管导管，分离膀胱肌纤维和 Waldeyer 鞘，以游离输尿管。一旦将输尿管和膀胱肌纤维分离开，采用钝性分离和电凝相结合的方式，将膀胱外的输尿管和邻近的腹膜游离开，仔细电凝膀胱上动脉向腹膜返折的小动脉分支。

（4）将输尿管拉入膀胱，剔除过长部分输尿管。根据输尿管口与膀胱颈的距离，必

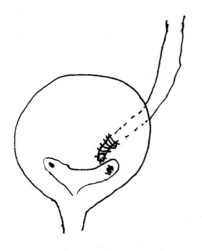

图 16-3　输尿管膀胱吻合示意图

要时可将原来的输尿管膀胱裂口缝合关闭，在其内上方另选择输尿管进入膀胱的入口，行膀胱黏膜下隧道吻合，黏膜下隧道长度应为输尿管直径的 4～5 倍。

（5）对于输尿管扩张较明显的患者，可按需要对输尿管进行裁剪或折叠以缩小管腔直径（图 16-3）。

（二）经膀胱外术式

（1）消毒后，放置 Foley 导尿管，充盈膀胱内 1/3 容量。经腹膜外入路到达膀胱，辨识并结扎、切断闭锁的脐动脉，在其下方很容易发现输尿管，经其后方放置无损伤牵拉带，向尾侧分离至膀胱裂隙。

（2）用电刀沿着预定的黏膜下隧道方向切开逼尿肌直至膀胱黏膜，确保切口的方向顺着输尿管自然走形。沿着 Waldeyer 鞘外侧向下分离至蓝色半透明的膀胱黏膜。采用钝性分离和电凝分离的方式，沿着黏膜下隧道的垂直方向将逼尿肌与尿路上皮分离。

（3）根据输尿管直径和长度的大小决定是否需要裁剪或切除末端。

（4）输尿管膀胱再植　①膀胱内联合膀胱外技术（Politano-Leadbetter 术式）　使用 2-0 缝线间断缝合原输尿管口。在膀胱外将腹膜从膀胱基部推开，在原输尿管裂口上内侧 3～4 cm 处膀胱后壁做一新裂口，以血管钳斜向外上方戳孔至膀胱外，扩大到大于输尿管的直径。用直角钳钳住输尿管牵引线，将修正的输尿管经新的裂孔拉入膀胱内。从原输尿管裂孔向新裂孔做黏膜下隧道，用组织剪从新的裂隙向原输尿管口做一个新的黏膜下隧道。牵引输尿管穿越隧道。黏膜下隧道长度应为输尿管直径的 4～5 倍。膀胱外用可吸收线将输尿管外膜与膀胱浆肌层固定 4 针。输尿管末端的多余部分应剪去，做成半乳头状抗反流的输尿管再植口（图 16-4）；②经三角区吻合法（Cohen 术式）：完全游离需要再植的输尿管，采用 2-0 可吸收缝线关闭松弛的切口，从需要再植的输尿管切口至对侧输尿管口的头侧锐性分离出一个黏膜下隧道。将输尿管自黏膜下隧道经三角区转移至对侧用 6-0 可吸收线将输尿管全层组织和膀胱上皮组织间断缝合在一起。用同样的线关闭原裂孔，用 3～5 F 的输尿管导管检查输尿管是否扭曲，然后逐层关闭膀胱，尿路上皮采用 3-0 可吸收线，浆肌层采用 2-0 可吸收缝线连续缝合。适用于双侧病变者。遇到较小的儿童和膀胱肌肉较薄弱时，输尿管再植术常与膀胱腰大肌固定联合应用，以加强膀胱后壁强度，效果较好。

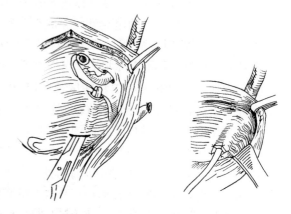

图 16-4　膀胱黏膜下隧道吻合术

（三）输尿管裁剪或折叠

对于输尿管扩张较明显的患者，可按需要对输尿管进行裁剪或折叠以缩小官腔直径。

（1）输尿管腔内插入 14～16 F（成人）或 8～10 F（小儿）导尿管。Allis 钳放置在多余的输尿管侧面来保护中间的血供，确定多余准备裁剪的输尿管。用无损伤钳包绕导尿管，既要切除多余的输尿管，而且避免管腔过度狭窄。可用 4-0 至 6-0 可吸收线连续锁边缝合逐渐变细的输尿管的近 2/3 部位，用间断缝合修整来避免输尿管被缝线收紧而缩短。裁剪的输尿管的近端部分必须保证在完成锥形变细或折叠法的再植术后仍在膀胱外。如果整个楔形切除的节段定位于膀胱内隧道，那么可能会出现梗阻，可以做必要的修短（图 16-5）。

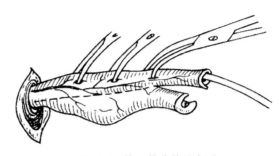

图 16-5　输尿管裁剪示意图

（2）输尿管折叠法　输尿管内插入输尿管导管，应用无损伤钳来标记多余输尿管的折叠范围，保护输尿管血管最佳的部位，用 3-0 缝线沿输尿管纵轴作连续褥式缝合，将管腔隔离成两半，缩窄长度 5～6 cm，将已经隔离的一半管壁纵向折叠，于含支架的另一半管壁重叠，用 3-0 缝线间断缝合并将其固定，在不含主要血管的一侧用 3-0 缝线将输尿管壁做皱褶缝合。

（四）腰段输尿管剪裁术

对于输尿管腰扩张扭曲明显的患者，可以考虑行腰段输尿管裁剪术。但同时做输尿管膀胱吻合与上端输尿管裁剪有时可能由于输尿管血供原因，术后愈合会受到影响，可以考虑分期先行下段输尿管膀胱吻合术，二期再行上段输尿管裁剪术。经腰腹膜外途径显露腰段输尿管。可见此段输尿管极度扩张、扭曲、有纤维性粘连。输尿管的扭曲予以解剖，但仅在需要切除的一段进行彻底分离，小心保护肾盂以及远端输尿管的血液供应，不要剥离输尿管壁的外层，在输尿管的外侧缘进行裁剪，裁剪后输尿管口径应当是适宜的，防止狭窄。有时需要切除一部分扩张的肾盂及肾盂与输尿管的交界处。将剪裁后的输尿管用 4-0 至 5-0 可吸收线间断缝合成管状，扩大的肾盂口上缘缝合关闭，下半留一与输尿管管口相当的开口，在无张力下行肾盂输尿管吻合。吻合完毕，亦应放置支架。吻合剪裁处旁放置引流物，逐层关闭切口。

（五）输尿管替代术

成年人的盆腔段巨输尿管症，如果由于结石或炎症严重而导致输尿管壁损害较严重，不能施行剪裁术，也不能采用膀胱壁瓣替代术，亦可采用游离回肠段连接上段输尿管与膀胱的通道。实际上适宜施行这种手术的病例甚少。成年人全长巨输尿管症，在切除后以回肠段替代上至肾盂下至膀胱的输尿管全长。回肠段亦可经过剪裁，缩小其口径。术后并无

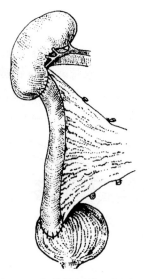

图 16-6　肠代输尿管示意图

明显电解质紊乱或肾功能损害，但这种手术常常是在各种其他手术方法失败后才考虑施行（图 16-6）。

六、术后处理与护理要点

术后输尿管内支架保留 4～6 周。取出支架管后 1 个月做肾脏超声或 CT 检查。术后 3 个月做排尿性膀胱尿道造影。

七、术后并发症与处理要点

（一）输尿管梗阻与坏死

术后有可能出现膀胱输尿管吻合口水肿，如短时间内不能缓解，宜做暂时性肾造瘘。注意输尿管膀胱吻合口必须无张力，缝合紧密，无狭窄；末端输尿管必须血供充足；移植时避免输尿管扭曲，隧道应在膀胱后壁，不要与膀胱形成不良角度。因如在膀胱侧壁做隧道吻合，当膀胱膨胀后输尿管可能成角，如果梗阻持续，可导致输尿管缺血，这需要在再植手术后修建和切除缺血段。另外，如果游离输尿管时剥离过度，损伤供应输尿管的血运，亦可造成末段输尿管缺血甚至发生坏死。

（二）膀胱-输尿管反流

轻度的反流可以逐渐改善。如果出现反复发作的肾盂肾炎，则需要手术纠正。可以首先考虑行输尿管注射治疗，对于瘢痕形成和潜在血液供应不良，注射治疗效果不佳的病例可以行开放手术治疗。如果反流严重，僵硬的远端输尿管在膀胱收缩时无法正常蠕动，透壁瘢痕导致了壁段输尿管功能障碍，这些因素限制了输尿管获得重建。经输尿管-输尿管吻合术是治疗单侧疾病理想的方法。对于双侧病例可以行远端瘢痕输尿管切除加建立扩大的输尿管隧道，其直径／长度比例可以超过 10：1。原位裁剪是扩张输尿管再植后持续反流者的另一个选择。

（三）尿外渗与尿路感染

（1）充分的手术区引流以及保证输尿管支架引流通畅是预防尿外渗与尿路感染的关键。

（2）输尿管裁剪缝合时采用连续缝合，将缝合缘放在隧道后面，可以减少输尿管膀胱瘘的形成机会。

（3）术后发生尿外渗与尿路感染的主要处理措施包括　①持续引流，保证引流管通畅；②留置尿管，保证膀胱内低压，保证输尿管支架通畅。一般小的吻合口尿外渗经过持续引流，大部分可以自行好转；③应用抗生素，控制或预防感染，必要时可以行尿细菌培养或伤口引流物细菌培养，根据药敏结果针对性应用抗生素[30]。

八、术式评价

巨输尿管的手术通过裁剪或折叠使得扩张迂曲的输尿管变得直顺并向下逐渐变细，输尿管与膀胱的黏膜下隧道吻合消除了梗阻和反流。降低输尿管排空压力和尿液反流造成的逆行感染，从而达到保护肾脏功能的目的。输尿管裁剪的方式可以更好地把握成形后的输尿管直径，末端更容易进行黏膜下隧道吻合。遵守尽量少游离输尿管、在外侧缘裁剪、均匀缝合等原则，可以很好地克服输尿管缺血和漏尿的问题[31]。输尿管折叠的优点是对输尿管的血液供应保护更好，但是对输尿管直径的把握更难一些，末端与膀胱做黏膜下隧道更困难一些。由于每个医生对技术的理解不同，利用各自的优势，无论采用哪种形式多可以取得良好的效果。黏膜下隧道的长度3～5倍于输尿管直径，一般来讲越粗的输尿管，这一比例越大一些。对于裁剪的输尿管与膀胱吻合，多主张将缝合侧的输尿管置于后方来防止输尿管漏。如果置于前方则有利于将输尿管末端保留部分纵行的切口，与膀胱黏膜吻合更有利于防止新的输尿管开口狭窄[32]。

（刘利维）

第 3 节　输尿管球囊扩张术

一、概述

先天性巨输尿管症的治疗原则为去除病因、解除梗阻和保护肾功能。治疗方式的选择取决于发病年龄、上尿路积水程度和分肾功能。通常而言，非梗阻非反流型巨输尿管可保守观察，反流非梗阻性患者需要接受预防性抗生素治疗，抗生素治疗无效的患者需实施输尿管再植手术，外科手术主要用于治疗存在梗阻的患者。在患侧肾功能差时通常选择肾穿刺造瘘引流，待肾功能改善及全身情况允许时可选择球囊扩张术、双J管置入术、输尿管裁剪及膀胱再植术，而对患肾无功能、对侧肾功能正常的患者可选择患肾及输尿管切除术。其中，球囊扩张术作为一种微创式逐渐受到重视。但是，应当把握好球囊扩张的适应证，选择合适的患者以获得满意的疗效[33-37]。

二、手术适应证与禁忌证

（一）适应证

（1）难以耐受的腰痛、腰胀等症状，反复的发热和泌尿系感染。

（2）患肾Ⅰ～Ⅱ度肾积水，伴有肾功能恶化（肾功能较基础值降低10%）。

（二）禁忌证

（1）基础心肺功能差无法耐受手术者，肝肾功能不全失代偿、出现凝血功能障碍，存在麻醉禁忌证。

（2）严重的泌尿系感染未控制。

三、术前准备

完善术前常规准备，如血常规、尿常规、肝肾功能、凝血功能、血糖、心电图和胸部X线检查等。

依据抗生素临床应用原则，术前尿常规提示存在尿路感染者，需留取尿液行尿培养和药敏试验，并针对性使用敏感抗生素；术前尿常规正常者，常规选取第一代或第二代头孢菌素作为围手术期相关感染预防用药。

四、手术步骤与操作要点

（1）将输尿管镜置入膀胱，将超滑导丝置入患侧输尿管口（图16-7），探查狭窄部位，观察狭窄的程度（直径）并记录（用导丝做对照，导丝直径为0.7 mm）（图16-8）。将超滑导丝置入狭窄部位。撤输尿管镜，保留导丝。

（2）重新将输尿管镜置入膀胱。直视下将F4输尿管导管沿导丝置入近端输尿管，撤超滑导丝，观察导管有尿液流出，证实导管进入狭窄近端输尿管。将导丝置入导管，撤出导管。保留导丝做安全导丝，记录狭窄段的长度（图16-9）。

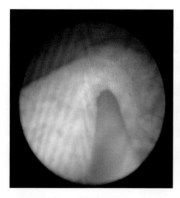
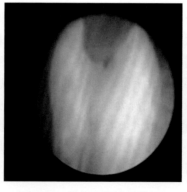
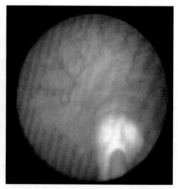

图16-7 超滑导丝置入患侧 　　图16-8 挑起患侧输尿管口，　　图16-9 观察输尿管狭窄长度
输尿管口 　　　　　　　　　见狭窄，仅导丝可通过

（3）将输尿管镜撤至狭窄段远端2 cm处或膀胱内，沿安全导丝置入F18-6 cm输尿管扩张球囊（扩张前为F6），输尿管镜直视下观察球囊通过狭窄段进入近端输尿管，球囊远端位于狭窄段远端2 cm处，固定球囊导管，连接压力泵加压充盈球囊，压力为30 atm，保持3分钟（图16-10）。输尿管镜下可以观察到球囊扩张，位置不移动。将球囊充分卸

压、下撤 6 cm，保留导丝。用输尿管镜观察狭窄段是否扩开、管壁是否扩裂（图 16-11）。为巩固扩张效果，可以重复扩张一次或联合针状电极切开（图 16-12）。

（4）输尿管镜探查狭窄近端输尿管至肾盂（图 16-13），保留输尿管镜内的第二根导丝。撤出输尿管镜。两根导丝引导同步置入两根 F7 26 cm 输尿管支架管（图 16-14）。

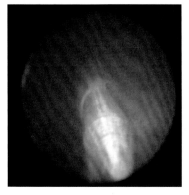
图 16-10　置入球囊，加压充盈扩张

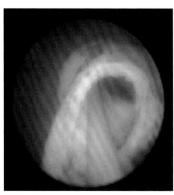
图 16-11　狭窄段扩开

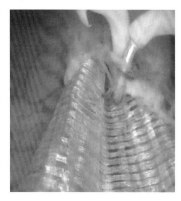
图 16-12　联合针状电极充分切开狭窄段

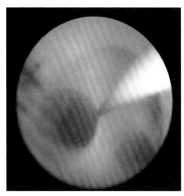
图 16-13　上行探查至肾盂

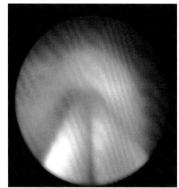
图 16-14　留置两根输尿管支架管

五、术后处理与护理要点

（1）术后常规抗感染、补液、营养支持治疗。

（2）术后 1 天摄 KUB 平片，如患者无特殊情况，术后 1 天出院。

（3）术后 3 个月拔除输尿管支架管，拔管后 1 个月复查泌尿系超声、CTU 及利尿肾动态检查，评估肾脏积水程度、输尿管形态和分肾功能和尿液引流情况。

六、术后并发症与处理要点

先天性巨输尿管球囊扩张术操作简单、手术时间短、创伤小、安全性高，虽然该手术并发症发生率低，但仍需小心避免和积极处理。

1. **出血**　输尿管末端血运丰富，扩张后若出现活动性出血，可行膀胱镜下电凝止血。建议使用等离子针状电极，以免电凝范围过大、组织缺血而发生再次狭窄。

2. **感染**　反复发生的泌尿系感染，多与术前菌尿、留置输尿管支架和输尿管反流有关，需加强抗感染治疗，及时拔除输尿管支架，以免出现脓毒血症和感染性休克。

3. **尿外渗**　由于球囊放射状环行扩张输尿管壁，管壁受力均匀，选用的F18球囊不大，出现输尿管管壁破裂及尿外渗的情况相对较少，即便出现尿外渗，大多无需特殊处理，只要保持输尿管支架及尿管引流通畅，避免感染即可。

4. **再狭窄与反流**　如患者选择恰当，再狭窄发生率低于10%。有时为了提高扩张狭窄的成功率，会选用F24或F30大球囊以保证成功率，但出现反流的概率会相应增高。如出现Ⅲ级以上的反流或反复尿路感染，需行输尿管裁剪再植手术治疗。

5. **留置输尿管支架相关症状**　多为血尿、腰痛和膀胱刺激症状，一般药物对症处理可缓解。如患者无法耐受，需拔除输尿管支架或更换适应性更好的输尿管支架。

6. **输尿管支架移位、结石附着及支架缠绕**　一旦出现，建议住院麻醉下处理，以免出现更严重的并发症，比如输尿管黏膜撕裂、剥脱等。

7. **输尿管球囊破裂**　早期球囊的材料为聚氯乙烯，因此易于破裂；新型球囊用增强的聚乙烯制作，目前已极少出现这类问题。

七、术式评价

对于原发性梗阻性巨输尿管症的治疗原则为解除梗阻和保护肾功能。对于伴有进展性肾盂积水、尿路感染或肾功能损伤的巨输尿管症患者，首选外科手术干预。目前主要的手术治疗方法包括输尿管支架管植入术、内镜下球囊扩张术、输尿管内切开术、输尿管再植术等。其中，输尿管再植术是治疗成人巨输尿管症的标准术式。为了用更微创的手段治疗该病，Angulo等在1998年首次报道了内镜下球囊扩张术治疗先天性巨输尿管症患儿，由于其创伤小、治疗效果好、并发症少等优势，不断受到临床医生和患者的青睐。Bujons等认为，对于巨输尿管症的患者，若梗阻不能自行缓解，并伴有患侧肾功能持续恶化，合并肾积水加重或反复发生的尿路感染者，应采取内镜下球囊扩张术治疗，其报道的19例患儿中，平均年龄为17个月（1~44个月），平均随访6.9年（3.9~13.3年），手术成功率为90%。Ortiz等报道了100例内镜下球囊扩张术治疗原发性梗阻性巨输尿管症的长期随访结果，患者平均年龄为4个月（15天至3.6岁），平均随访（6.4±3.8）年，手术成功率达87.3%，故其认为内镜下球囊扩张可作为原发性梗阻性巨输尿管症患儿的一线治疗方案。此外，Capozza等联合内镜下高压力球囊扩张和使用切割球囊行输尿管切开治疗首次球囊扩张治疗后梗阻复发的巨输尿管症患者，也取得了良好的中期随访结果。笔者行内镜下球囊扩张术治疗梗阻性巨输尿管症的同时，联合针状电极行输尿管狭窄切开，也取得了良好的结果。综上，在治疗原发性梗阻性巨输尿管症方面，选择合适的患者，内镜下球囊扩张术也是一种安全可行、快捷有效的治疗方法。

（彭意吉　熊盛炜　黄　晨）

第4节 腹腔镜输尿管膀胱再植术

一、概述

巨输尿管症是由多种原因引起的以输尿管扩张、迂曲为主要表现的相对少见的输尿管疾病[38]。其中，梗阻性巨输尿管类型最为多见，儿童发病多于成人，但成人起病隐匿，发现时多伴有部分肾功能损害。本病症状和体征缺乏特异性，临床上主要因腰痛、血尿，反复继发的尿路感染，或肾盂、输尿管结石等就诊而发现，少部分表现为腹部包块或肾功能进行性恶化，也有一部分无症状患者因体检意外发现[39-40]。

疾病早期发现、及时治疗对于避免因梗阻及反复感染导致的患侧肾功能损害尤为重要。对于输尿管多发结石合并反复不愈的尿路感染或腰痛的患者，要考虑本病的可能。泌尿系 B 超、静脉尿路造影（IVU）、尿路逆行造影、磁共振尿路造影（MRU）都是本病的主要诊断手段[41]。其中，泌尿系 B 超和 IVU 是必备的首选检查，超声检查可以显示输尿管扩张情况及肾积水的程度，实时观察输尿管的蠕动情况，兼具除外输尿管末端结石、肿瘤等机械性梗阻，文献报道超声诊断符合率为 92.3%[42]。本病 IVU 检查的典型表现为：患侧不同程度积水，输尿管上段明显扩张、下段狭窄处呈"鸟嘴状"或"漏斗状"改变（图 16-15）。

但近年来，随着计算机断层扫描技术（CT）的发展，其在巨输尿管诊断中的应用也逐渐被推广。国内影像学专家共识认为，在诊断先天性巨输尿管症时，多层螺旋 CT 扫描三维重建可以依据断层面确定病变的位置（图 16-16），并能排除重叠组织结构影像的干扰，明确病变位置及梗阻原因，较 IVP 具有更高的诊断价值[43]。

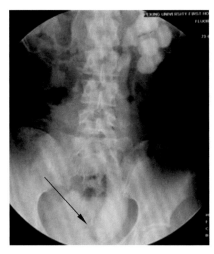
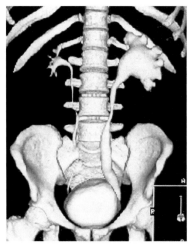

图 16-15　左侧巨输尿管 IVP 显影，黑色箭头处可见"漏斗状"改变

图 16-16　左侧巨输尿管 CT 三维成像，可清晰显示积水及梗阻情况

成人巨输尿管症因起病隐匿，病程及亚临床损害时间长，继发结石和肾衰竭的比率较儿童高，因此成人巨输尿管症多建议积极手术治疗。目前的治疗手段包括临时输尿管支架管植入术、内镜下球囊扩张术、输尿管内切开术、输尿管皮肤造瘘术、输尿管再植术。其中，输尿管再植术不仅可以切除不能蠕动的输尿管狭窄段，同时还能进行输尿管断端的抗反流膀胱再植，该方法已成为治疗成人巨输尿管症有效的标准术式。

近年来，笔者在总结国内外治疗成人梗阻性巨输尿管症的多项手术技术后，首创并成功运用改良的经腹腹腔镜巨输尿管体外裁剪、乳头再植术治疗成人梗阻性巨输尿管症，极大地简化了腹腔镜输尿管膀胱再植术，从而缩短了手术时间[44]。

二、手术适应证与禁忌证

（一）适应证

（1）反复出现腰痛，影响患者正常生活。
（2）总肾功能受损或单侧肾功能进行性下降。
（3）反复出现梗阻相关的结石和尿路感染。

（二）禁忌证

（1）凝血功能障碍、无法耐受麻醉及手术者为绝对禁忌。
（2）患侧肾无功能。

三、术前准备

（1）常规项目　完善血常规、尿常规、血生化、凝血功能及感染筛查，术前胸部 X 线片及心电图。

（2）合并尿路感染者，术前可留置尿培养及药敏试验，根据培养结果针对性的应用抗生素。

（3）影像学检查　泌尿系 B 超，利尿肾动态（明确分肾功能），CTU 或 MRU（完善三维影像重建明确解剖结构），肾造瘘造影和（或）逆行输尿管造影（明确狭窄部位及长度）。

（4）术前一天进流食，术前夜行灌肠，麻醉诱导后留置导尿管。
（5）手术日当天预防性应用抗生素。
（6）与患者做好心理护理及术前沟通，讲解患者需要注意的事项。

四、手术步骤及操作要点

（一）体位及 Trocar 位置

15°～30° 患侧斜卧位（以左患侧为例），可将患侧垫高（图 16-17）。建议麻醉后放置三腔尿管。套管位置的设置：在学习初期可采用"四套管技术"，熟练后可采用"三套管技术"，目前该方式运用较多。套管标记可参看图 16-18，取肚脐小切口置入气腹针，待气腹压升至 14 mmHg 后置入 12 mm 套管（套管 1），引入腹腔镜，腔镜监视下于脐与髂前上棘连线和左腹直肌外缘交点处置入 12 mm 套管（套管 2），再于肚脐下 6～8 cm 处置入 12 mm 套管（套管 3），将腹腔镜调整至套管 2 位置，由助手持镜，套管 3 处可置入超声刀，术者右手操作，套管 1 处置入辅助器械，术者左手操作。

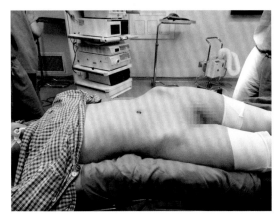

图 16-17　患者体位：15°～30° 患侧斜卧位

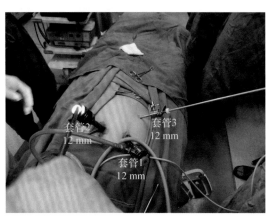

图 16-18　套管位置

（二）手术步骤

我们将该手术分为"三步法"完成，三个关键步骤可概括为①腔镜游离巨输尿管；②体外裁剪输尿管，制作输尿管乳头；③腔镜完成输尿管乳头膀胱再植。以下详细介绍。

第一步　腔镜游离巨输尿管

打开乙状结肠悬韧带，在乙状结肠后方找到扩张的巨输尿管（图 16-19）。可以看到明显扩张并蠕动的输尿管。仔细游离巨输尿管，通常在输尿管的偏上方打开输尿管表面的腹膜，以方便输尿管膀胱吻合后关闭盆腔的腹膜，使手术创面完全腹膜化。注意游离输尿管水平不要过高，在髂血管下方就已经足够，过多游离导致输尿管缺血是手术失败的重要原因。游离输尿管时不要太贴近输尿管，注意保留输尿管血供。为了方便游离输尿管及后续完成吻合，可将附件用 Hem-o-lok 悬吊（图 16-20），待手术结束后再去除悬吊，注意不可夹闭过多组织，避免损伤卵巢和输卵管。继续向盆腔游离下段输尿管至末端（图 16-21），注意避免损伤子宫动脉（女性）或者输精管（男性），于输尿管外侧缝线标记（图 16-22），以便将输尿管提出体外后辨认裁剪方向；Hem-o-lok

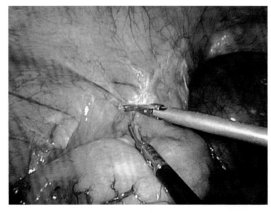

图 16-19　打开乙状结肠悬韧带，游离乙状结肠，寻找输尿管

夹闭远端输尿管后剪断输尿管（图 16-23），将腔镜转换至套管 1，放空气腹后直视下将输尿管断端从套管 2 中拉至体外（图 16-24）。通常在放空气腹下可将输尿管末端提出体外 4～5 cm 即可。

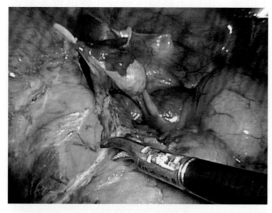

图 16-20　Hem-o-lok 夹可夹持悬吊患侧附件，改善显露

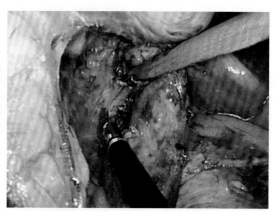

图 16-21　向盆腔方向游离下段输尿管

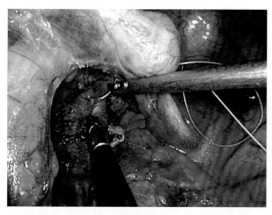

图 16-22　输尿管外侧缘缝线标记，以便裁剪时辨认方向

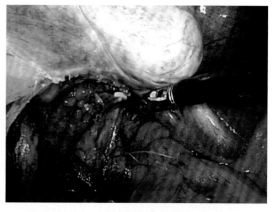

图 16-23　Hem-o-lok 夹闭末端输尿管后剪刀剪断输尿管

第二步　体外裁剪输尿管，制作输尿管乳头

按照 IUPU 标准进行体外裁剪输尿管，制作输尿管乳头。在输尿管内插入 F12～16 号导尿管，于巨输尿管纵轴方向标记的外侧缘约 1/3 处行连续水平褥式缝合（图 16-25），沿缝线裁剪外侧缘（图 16-26），连续缝合加固外侧缘（图 16-27）。外翻输尿管末端制作乳头（图 16-28～图 16-30）。IUPU 技术要求理想的裁剪和乳头成形标准：裁剪巨输尿管末端长度 4～6 cm，乳头外翻 1～1.5 cm；

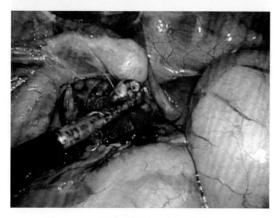

图 16-24　将输尿管从患侧的套管取出

乳头颜色红润，代表血运良好；拔除支撑的尿管后尿液可以自如的排出。达到这一标准是手术成功的关键所在。其后在体外置入 7 F D-J 管并用 4-0 可吸收线与乳头内侧缝合固定（图 16-31），制作好的乳头置回腹腔。

第三步　腔镜下完成输尿管乳头膀胱再植

由巡回护士通过三腔尿管向膀胱内注入生理盐水 200～300 mL 使膀胱呈充盈状

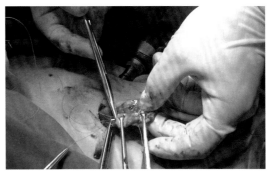

图 16-25　输尿管内支撑 F12～16 号导尿管，输尿管纵轴外侧 1/3 裁剪段行水平褥式缝合

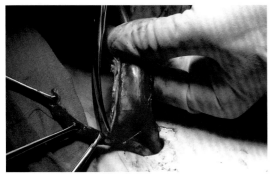

图 16-26　裁剪缝合线外的输尿管，裁剪长度 4～6 cm

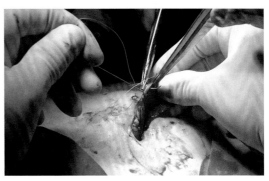

图 16-27　连续缝合加固裁剪边缘

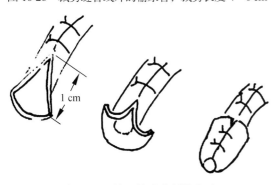

图 16-28　输尿管乳头制作方法

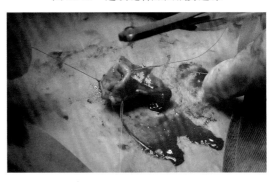

图 16-29　外翻输尿管末端制作乳头

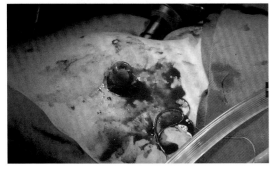

图 16-30　制作完成的输尿管乳头，乳头高度 1～1.5 cm

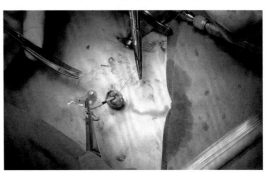

图 16-31　置入 7 F D-J 管

态，以便术者找到最佳吻合点。于膀胱子宫陷凹侧方阔韧带下方切开腹膜，切开阔韧带下方，与后方的输尿管末端操作平面相通，将输尿管从阔韧带下方的隧道穿过拉至预设吻合口处（图 16-32），膀胱壁切开的吻合位置为膀胱子宫陷窝稍上方，目的是使输尿管接近正常的走形，同时确保输尿管长度可完成无张力吻合，对腔镜下吻合的技术也没有明显增加。切口的口径和乳头大小相匹配。间断缝合完成输尿管乳头与膀胱开口的吻合（图 16-33~图 16-35），要求不漏水，无张力。用倒刺线连续缝合关闭切开的腹膜裂口，包括阔韧带下方的膀胱子宫陷窝侧方的腹膜和输尿管表面切开的盆腔腹膜，使创面完全腹膜化，避免肠管粘连，术毕（图 16-36）。术后切口很小，不影响美观（图 16-37）。

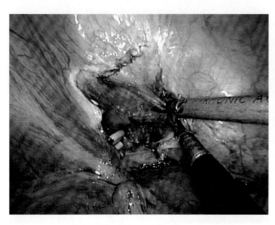

图 16-32 将输尿管乳头从阔韧带下方隧道拉至膀胱后外侧壁，确保输尿管可完成无张力吻合，切开膀胱壁

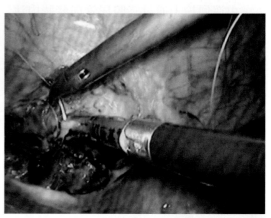

图 16-33 吻合输尿管乳头和膀胱切口

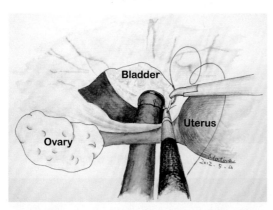

图 16-34 吻合输尿管乳头和膀胱切口的模式图

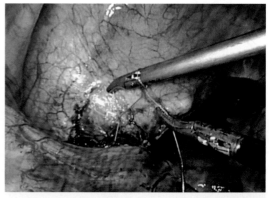

图 16-35 完成输尿管乳头膀胱再植

五、术后处理及护理要点

（1）尿管术后 7 天左右拔除；

（2）D-J 管一般术后 2 个月拔除；

（3）术后 2 个月在拔除 D-J 管时通过膀胱镜查看乳头生长情况。

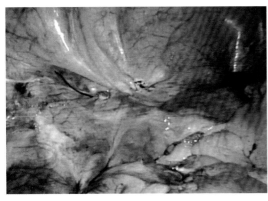

图 16-36　术毕

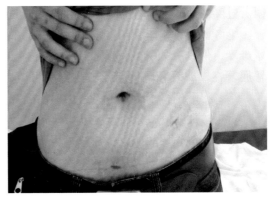

图 16-37　术后切口

六、术后并发症与处理要点

1. 吻合口尿漏　常发生于术后早期，主要与吻合不确切有关。术中需尽量保证缝合牢靠，同时也要注意避免张力性吻合，张力过大会影响吻合口的愈合。一旦发生尿漏，要保持尿管通畅、留置 D-J 管的引流通畅和伤口引流管的引流通畅。同时，注意患者体温及腰腹部症状，及早发现因尿漏引起的感染。

2. 术后逆行感染　主要因为反流导致细菌逆行感染所致，常表现为术后反复发作的发热、患侧腰痛、血象高、尿中大量白细胞等。对于此类患者，发病时应用敏感、足疗程的抗生素治疗，同时需嘱咐大量饮水，必要时行膀胱逆行造影查看反流情况。

3. 周围脏器损伤　解剖结构认识不清或腔镜操作不熟练可能损伤盆腔器官组织。如何避免不必要的损伤在其他相关章节中会进一步阐述。

七、术式评价

对于巨输尿管症的治疗取决于输尿管扩张和肾功能损害的程度：①对输尿管扩张程度较轻而肾积水不明显者可随访观察，部分病例可选择保守治疗。②对重度肾积水、肾功能损害严重者应行肾输尿管切除术，伴有感染时可先行肾造瘘引流，待控制感染后再行肾输尿管切除术。③对于输尿管扩张明显而肾功能损害不重者可行输尿管成形后膀胱再植术。包括传统的开放输尿管裁剪再植，开放的输尿管翻乳头直接再植，腹腔镜或机器人辅助体内输尿管裁剪再植，体外裁剪、腹腔镜体内隧道再植等。本中心综合文献中描述的多种方法，提出改良的腹腔镜巨输尿管再植术，技术总结：体外裁剪输尿管，外翻乳头，腹腔镜体内再植术。

本术式在进行体外裁剪时，输尿管内插入 F12～16 号的导尿管，裁剪巨输尿管末端长度 4～6 cm，乳头外翻 1～1.5 cm；乳头颜色红润，代表血运良好；拔除支撑的 F12～16 号导尿管后尿液可以自如地排出；输尿管膀胱吻合要无张力；女性患者，输尿管走行在阔韧带后方。能达到这些标准是手术成功的关键所在。术后允许轻度反流，但不能出现梗阻。过度裁剪，输尿管血运不良和有张力的吻合则是手术失败的主要原因。

笔者认为，输尿管在阔韧带后方隧道潜行再与膀胱行乳头吻合虽然稍微增加了一点技术难度，但具有如下的优势：①输尿管接近正常走行；②成人巨输尿管年轻女性占多数，输尿管在输卵管和阔韧带后方走行，可以减少后期妊娠子宫增大引起的输尿管积水的风险。笔者接触到行本术式的患者中，已经有 2 例术后婚育生子，没有不良影响。

对于输尿管乳头是否要强调抗反流设计，笔者认为，体外裁剪制作输尿管乳头确实具有一定抗反流作用。但巨输尿管输尿管膀胱再植术已不再一味地强调抗反流，因过度抗反流设计存在再梗阻的风险，通常直接输尿管断端与膀胱插入式的再植也能达到很好的手术效果。

（杜毅聪　李学松）

参 考 文 献

［1］ ANGULO J M, ARTEAGA R, RODRIGUEZ A J, et al. Role of retrograde endoscopic dilatation with balloon and derivation using double pig-tail catheter as an initial treatment for vesico-ureteral junction stenosis in children [J]. Cirugia pediatrica: organo oficial de la Sociedad Espanola de Cirugia Pediatrica, 1998, 11 (1): 15-8, 19.

［2］ ALAN J WEIN, 坎贝尔 - 沃尔什泌尿外科学 [M]. 第 9 版. 北京: 北京大学医学出版社, 2009.

［3］ BUJONS A, SALDANA L, CAFFARATTI J, et al. Can endoscopic balloon dilation for primary obstructive megaureter be effective in a long-term follow-up? [J]. Journal of Pediatric Urology, 2015, 11 (1): 31-37.

［4］ CAPOZZA N, TORINO G, NAPPO S, et al. Primary obstructive megaureter in infants: our experience with endoscopic balloon dilation and cutting balloon ureterotomy [J]. Journal of endourology, 2015, 29 (1): 1-5.

［5］ FARRUGIA M K, HITCHCOCK R, RADFORD A, et al. British Association of Paediatric Urologists consensus statement on the management of the primary obstructive megaureter [J]. Journal of pediatric urology, 2014, 10 (1): 26-33.

［6］ HE R, YU W, LI XS, et al. Laparoscopic Ureteral Reimplantation With Extracorporeal Tailoring and Direct Nipple Ureteroneocystostomy for Adult Obstructed Megaureter: A Novel Technique [J]. Urology, 2013, 82 (5): 1171-1174.

［7］ JEAN-MICHEL DUBERNARD. CLAUDE ABBOU. 泌尿外科手术学 [M]. 闵志廉主译. 北京: 人民卫生出版社, 2007.

［8］ KART, YELIZ, KARAKU, et al. Altered expression of interstitial cells of Cajal in primary obstructive megaureter [J]. Journal of Pediatric Urology, 2013, 9 (6): 1028-1031.

［9］ ORTIZ R, PARENTE A, PEREZ-EGIDO L, et al. Long-Term Outcomes in Primary Obstructive Megaureter Treated by Endoscopic Balloon Dilation. Experience After 100 Cases [J]. Frontiers in Pediatrics, 2018, 6: 275.

［10］ SIMONI F, VINO L, PIZZINI C, et al. Megaureter: classification, pathophysiology, and management [J]. La Pediatria Medica E Chirurgica Medical & Surgical Pediatrics, 2000, 22 (1): 15-24

［11］ 董永超, 王养民, 乔够梅, 等 . 成人先天性巨输尿管症的诊断治疗. 中华泌尿外科杂志 [J]. 2005. 26 (12): 835-837.

［12］ 郭震华. 那彦群. 实用泌尿外科学 [M]. 2 版. 北京: 人民卫生出版社, 2013.

［13］ 胡少军, 陈跃东, 王钧, 等 . 先天性巨输尿管症的诊治 (附 17 例报告) [J]. 现代泌尿外科杂志, 2008,

(2): 100-102.

［14］ 李吉臣, 燕军, 张光奎. 先天性巨输尿管症多层螺旋 CT 诊断 [J]. 中国中西医结合影像学杂志, 2007, 5 (5): 347-349.

［15］ 李天然, 柏瑞. 先天性巨输尿管畸形尿路造影及 MRU 诊断 [J]. 中国 CT 和 MRI 杂志, 2005, 3 (1): 57-59.

［16］ 李杰, 魏强. 先天性梗阻性巨输尿管症的诊治 [J]. 临床泌尿外科杂志, 2004, 19 (11): 698-700.

［17］ 李妙玲. 先天性巨输尿管症的影像学诊断 [J]. 实用放射学杂志, 2001, 17 (7): 504-506.

［18］ 李显文, 杨罗艳, 杨金瑞等. 巨输尿管症的临床特征 (附 21 例报告) [J]. 临床泌尿外科杂志, 2004, 19 (7): 410-412.

［19］ 刘定益, 王健, 俞家顺, 等. 输尿管乳头、输尿管膀胱吻合术应用于成人先天性巨输尿管症的体会 [J]. 蚌埠医学院学报, 2015. (6): 737-739.

［20］ 刘开明, 严明, 陈庚. 成人先天性巨输尿管症的诊治 [J]. 云南医药, 2006. (3): 219-220.

［21］ 刘强. 输尿管膀胱再植术 (腹腔镜下) 治疗梗阻性巨输尿管病的临床分析 [J]. 世界最新医学信息文摘, 2017. 17 (38): 185-186.

［22］ 鲁功成. 曾甫清. 现代泌尿外科学 [M]. 武汉: 湖北科学技术出版社, 2003.

［23］ 庞亮, 马洪顺, 杨世强等. 成人先天性巨输尿管症的诊断和治疗 (附 60 例病例报告) [J]. 天津医科大学学报, 2014, 20 (05): 383-385.

［24］ SMITH A J, HOWARDS S S, PREMINGER M G. Hinman's Atlas of Urologic Surgery. 3rd ed. Philadelphia Sanders Elsevier, 2012.

［25］ 唐启胜, 王朱, 邱建新, 等. 巨输尿管症 22 例诊治报告并文献复习. 现代泌尿外科杂志, 2014. 19 (3): 3.

［26］ 王鲲鹏, 徐子强, 刘光明, 周文辉, 马洪顺. 成人先天性巨输尿管症 37 例诊疗分析 [J]. 临床泌尿外科杂志, 2010, 25 (9): 679-681, 684.

［27］ 王亚申, 苏彦慧, 张志华等. 52 例先天性巨输尿管症诊疗体会 [J]. 中外医学研究, 2015. 13 (31): 30-32.

［28］ 王正滨, 丁荣生, 范玉英. 先天性巨输尿管症的超声显像诊断 [J]. 中华泌尿外科杂志, 1997 (9): 539-541.

［29］ (美) 魏恩 (Wein A J) 等著. 坎贝尔 - 沃尔什泌尿外科学 [M]: 第 9 版. 郭应禄, 周利群主译. 北京: 北京大学医学出版社, 2009.

［30］ 许纯孝. 赵升田. 临床泌尿外科学 [M]. 济南: 山东科学技术出版社, 2007.

［31］ 张骏, 郁苗, 王军, 等. 先天性巨输尿管症 2 例并文献复习 [J]. 中国医药指南, 2015, 13 (1): 229-230.

［32］ 张元芳, 孙颖浩, 王忠. 实用泌尿外科和男科学 [M]. 北京: 科学出版社, 2013.

［33］ KING LR. Megaloureter: definition, diagnosis and management [J]. J Urol, 1980, 123 (2): 222-223.

［34］ FRASER L, KHAN M H, ROSS M, et al. Rare case of non-refluxing non-obstructive megaureter in an adult [J]. Int Urol Nephrol, 2007, 39 (2): 421-423.

［35］ CAPOZZA N, TORINO G, NAPPO S, et al. Primary obstructive megaureter in infants: our experience with endoscopic balloon dilation and cutting balloon ureterotomy [J]. Journal of endourology, 2015, 29 (1): 1-5.

［36］ FARRUGIA M K, HITCHCOCK R, RADFORD A, et al. British Association of Paediatric Urologists consensus statement on the management of the primary obstructive megaureter [J]. Journal of pediatric urology, 2014, 10 (1): 26-33.

［37］ ORTIZ R, PARENTE A, PEREZ-EGIDO L, et al. Long-Term Outcomes in Primary Obstructive Megaureter Treated by Endoscopic Balloon Dilation. Experience After 100 Cases [J]. Frontiers in Pediatrics, 2018, 6: 275.

［38］ KART, YELIZ, KARAKU, et al. Altered expression of interstitial cells of Cajal in primary obstructive megaureter [J]. Journal of Pediatric Urology, 2013, 9 (6): 1028-1031.

［39］ FARRUGIA, MARIE-KLAIRE, HITCHCOCK, et al. British Association of Paediatric Urologists consensus statement on the management of the primary obstructive megaureter [J]. Journal of Pediatric Urology, 2014, 10 (1): 26-33.

［40］ SIMONI F, VINO L, PIZZINI C, et al. Megaureter: classification, pathophysiology, and management [J]. La Pediatria Medica E Chirurgica Medical & Surgical Pediatrics, 2000, 22 (1): 15-24.

［41］ 李天然, 柏瑞. 先天性巨输尿管畸形尿路造影及 MRU 诊断 [J]. 中国 CT 和 MRI 杂志, 2005, 3 (1): 57-59.

［42］ 王正滨, 丁荣生, 范玉英. 先天性巨输尿管症的超声显像诊断 [J]. 中华泌尿外科杂志, 1997 (9): 539-541.

［43］ 李吉臣, 燕军, 张光奎. 先天性巨输尿管症多层螺旋 CT 诊断 [J]. 中国中西医结合影像学杂志, 2007, 5 (5): 347-349.

［44］ HE R, YU W, LI X S, et al. Laparoscopic Ureteral Reimplantation With Extracorporeal Tailoring and Direct Nipple Ureteroneocystostomy for Adult Obstructed Megaureter: A Novel Technique [J]. Urology, 2013, 82 (5): 1171-1174.

第 17 章

原发性膀胱输尿管反流的外科治疗

第1节　原发性膀胱输尿管反流概述

原发膀胱输尿管反流（primary vesicoureteral reflux，PVUR）指 UVJ 组织结构的先天性异常，该部位膀胱壁内段输尿管的纵行肌肉缺失，可导致输尿管瓣膜防护作用的减弱，膀胱尿液反流进入上尿路而产生的一种病理状态。儿童发生输尿管反流的概率大约为 1%[1]。总的发生率大约为 10%。1974 年 Kollerman 报道了 161 个儿童中心的 PVUR 发生率是 18.5%[2]。Sargent 通过对 250 篇文献的复习，得出了排尿性膀胱造影后儿童 PVUR 的患病率。研究发现没有 UTI 病史的儿童 PVUR 的患病率为 17.2%。与正常儿童相比，70% 有 UTI 的婴儿中存在 PVUR。在出生前就诊断为肾积水的婴儿中 PVUR 的发生率大约为 37%。此外，该研究还对 130 名出生前单纯超声检查异常的婴儿于出生后继续随访研究，发现 37% 的婴儿出现反流。更多的流行病学研究资料显示，儿童原发性膀胱输尿管反流的发生率与性别、年龄、种族以及家族遗传有着密切的关系[4-6]。

在过去的几十年里，有关 VUR 的分级与分类曾多次被提出，这些分级系统的原则是对疾病的严重程度进行分类，使泌尿外科医生通过疾病的分类标准作为判断 PVUR 自发性恢复的可能性和反流的危险性。Heikel 与 Parkkula，Dwoskin 与 Perlmutter 提出的分类系统在欧洲和美国已得到认可，但各有其优缺点[7]。1981 年国际反流研究委员会（International Reflux Study Committee，IRSC）综合了欧美两个分类系统，提出了以排尿性膀胱尿道造影获得的收集系统和尿路内造影的形态改变为基础，确定了 PVUR Ⅰ～Ⅴ级国际分类的新标准（图 17-1）。这些新的分级为内科与外科治疗方法的选择提供了依据[8-10]。

正常输尿管推动尿液向前，经 UVJ 进入膀胱的这一过程，还必须具备以下几个确定的基本条件：①输尿管的三层肌肉（内纵、中环、外纵）对尿团的牵张刺激能够产生收缩反应与蠕动；②膀胱内压必须足够低，以便尿液能够顺畅地流入膀胱；③当膀胱充盈或收缩时，输尿管远端的 UVJ 必须是闭合的；④膀胱壁内段输尿管斜行进入膀胱的长度是 1.5 cm；⑤膀胱内段输尿管的长度与直径的比例关系是 5∶1。这些基本条件发生改变或被破坏时就会发生膀胱输尿管反流[11]。

在正常儿童，一个良好的 UVJ 的长度与直径的比例是 5∶1。如果这个长度与直径的比值低于 5∶1 就会发生反流。当膀胱内段输尿管的长度与直径的比例介于 5∶1 之间的患儿可能会发生输尿管反流（图 17-2）。因此，输尿管的长度与直径比值 5∶1 被作为抗反流手术的标准，但这个比值在消除反流的作用中是否为必须，输尿管扩张和输尿管蠕动功能

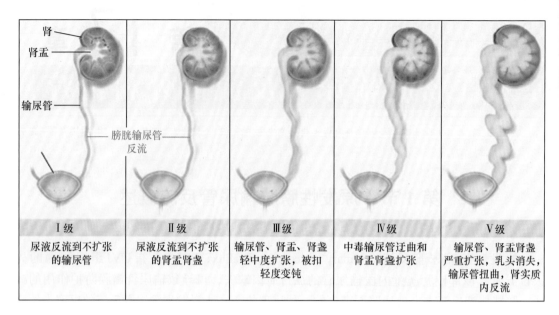

Ⅰ级	Ⅱ级	Ⅲ级	Ⅳ级	Ⅴ级
尿液反流到不扩张的输尿管	尿液反流到不扩张的肾盂肾盏	输尿管、肾盂、肾盏轻中度扩张，被扣轻度变钝	中毒输尿管迂曲和肾盂肾盏扩张	输尿管、肾盂肾盏严重扩张，乳头消失，输尿管扭曲，肾实质内反流

图 17-1　国际反流研究委员会输尿管反流的分级标准

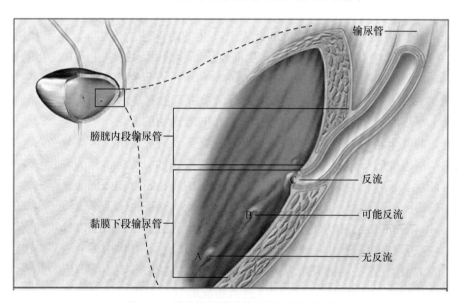

图 17-2　膀胱输尿管连接部的解剖示意图

A. 膀胱内段输尿管的长度与直径的比例≥5∶1，不会发生输尿管反流；B. 膀胱内段输尿管的长度与直径的比例 5∶1，
可能会发生输尿管反流；C. 膀胱内段输尿管的长度与直径的比例≤5∶1 发生膀胱输尿管反流

　　降低的情况下是否可以实施手术治疗，临床效果如何，尚有不同观点。这需要更多的临床
实践、对照研究与长期的随访评价[12]。

　　PVUR 作为一个独立的临床病理现象，其最主要的临床表现是泌尿道感染。在新生儿中
高热并不多见，常表现为乏力、精神萎靡、嗜睡。在婴儿和初学走路的小儿中多表现为发
热、尿有臭味、滴尿、尿频、尿急或女孩通过蹲踞、男孩通过挤压阴茎表现有排尿障碍。

　　肾盂肾炎常引起不典型的腹部不适，较肾区局限性疼痛更为常见。发热并不能作为

上泌尿路受累的可靠体征[13]。对任何年龄段的儿童出现肾功能不全或高血压时，应考虑 PVUR 反流性肾脏功能损害的可能性，因为大约 30% 的患儿在 VUR 被确诊前就已经出现肾瘢痕和功能异常。值得注意的是，一次尿路感染后，即使没有发热也可能发生了肾功能损伤[14]。目前，没有可靠的体征能区别 VUR 患儿是否存在肾脏损害的危险指标。这些认识增强了对有尿路感染的患儿早期检查的观点[15]。

对发热、不适或可疑尿路感染者应该做尿培养检查。有尿路感染、发热的儿童需要与中耳炎、胃肠炎或呼吸道感染进行鉴别。虽然尿培养检查的结果有提示意义，但显微镜检查并不精确[16]。尿液收集的方法对结果的判定极为重要，对于受过如厕训练的儿童，采取中段尿液可满足诊断的条件。对任何超过 100 000 菌落生长者应做进一步检查，中间范围者（10 000～50 000 菌落）与实际的感染无关。尿样中如有多种微生物存在，通常提示在采集尿液时有污染的可能性[17]。一般不采用耻骨上穿刺吸取尿液。导尿不仅是减少污染的最佳途径，而且更适于婴儿或样本可能被污染的儿童。菌落计数每毫升超过 1 000 菌群单位（CFU）者有诊断意义[18]。

对任何怀疑有尿路感染的患儿依据年龄、性别和临床病史制订出合理的检查方案。有 3 组人群需要进行完整地评价：① 任何年龄小于 5 岁，确有尿路感染的儿童；② 无论年龄大小有发热的尿路感染者；③ 除了有性行为或其他泌尿系病史外的所有尿路感染的男孩，不论是否由解剖或排尿障碍引起的反流患儿，如果曾有一次尿路感染史其再次发生尿路感染的概率可高达 80%。因此，将第一次尿路感染作为诊断 PVUR 的病史是临床非常重要的评估信息。无症状菌尿或仅引起下尿路症状的 UTI 的大年龄儿童，首次检查可只进行泌尿系 B 超（urinary ultrasonography，UUS）。对于那些超声结果异常或顽固性感染的病例应进行排尿性膀胱造影[19]。最后，由于反流作为一些胎儿肾积水的原因，新生儿发现有中到重度肾积水时应进行 VCUG 检查[20]。

超声对新生儿低分级反流的检查效果不佳，在 VCUG 明确有反流的病例中超声检查只有 25% 的发现率。虽然多数低分级反流可能自行消失，但对于那些处于最易感染肾盂肾炎和肾瘢痕年龄的患儿而言，经验性治疗是明智的选择[21]。

现已证明，尽管接近一半的膀胱输尿管反流患者尿培养未能证实有尿路感染，但在尿路感染的患者中至少潜在着肾功能损害的危险。PVUR 发生肾损害可出现在任何程度、任何年龄段的反流患者[22]。在 Ⅳ～Ⅴ 级的反流患者中大约 50% 有肾损害，部分病情严重的 PVUR 患儿可发生高血压和不同程度的肾功能不全。因此，在临床实践中泌尿外科医生要重点关注那些发热的 2 个月至 2 岁 UTI 的儿童，因为他们发生肾损害的风险最高。

第 2 节　膀胱输尿管反流矫治手术

一、概述

20 世纪 60 至 70 年代 PVUR 的治疗手段主要是手术治疗，其总体成功率可达 90% 以上。这说明 PVUR 不仅可以通过输尿管再植得到解除，而且也不会引起再植处狭窄。然而手术治疗可以导致一些并发症，特别是在高级别反流和上尿路扩张的患者中发生率显著增加。由于 Ⅱ～Ⅳ 级 PVUR 的许多患者通过内科保守治疗反流消失，因此，在 20 世纪 70 至 80 年代 PVUR 手术治疗的适应证受到质疑，出现了许多新的观点，包括等待观察、药物预防治疗、内镜治疗等[23]。

20 世纪 90 年代初 AUA 召集了九位专家小组，确定 UTI 后被诊断为 PVUR 儿童的治疗与随访指南。指南选取 1965—1994 年 Medline 上与此相关的所有文献，收集了特定的结果，提出了解决反流的方案，对反流发展成为肾盂肾炎和肾脏瘢痕的可能性进行了评估、UTI 和内外科治疗与并发症的防治建议。指南是根据小儿泌尿外科及肾内科临床经验丰富的专家意见及科学证据产生的，包括治疗建议、倾向性意见以及合理方案的选择。该指南于 1997 年在 PAUA 会议上公布并于同年发表在 *The Journal of Urology*[24]。

手术治疗决定 PVUR 是否发生反复的尿路感染与肾脏瘢痕的出现，AUA 指南建议对早期单侧、双侧输尿管 Ⅰ～Ⅲ 级 VUR 的儿童，如果没有肾脏瘢痕，建议给予低剂量的抗生素、膀胱训练或其他药物的内科治疗。这是因为 Ⅰ～Ⅲ 级 PVUR 的患儿内科治疗的主要目的是预防尿路感染，降低肾脏损害的危险性较低，故推荐药物治疗作为首选方案。随着年龄的增加（大于 5 岁），PVUR 分级的升高、尿路感染的发生以及预防性应用抗生素后，PVUR 自发性消失的可能性极小时方建议早期手术治疗。因为高分级的 PVUR 不容易自发性消失，且手术治疗有着较高的成功率[25]。同时，内科治疗与外科手术治疗相比，持续预防应用抗生素治疗的 PVUR 患者其肾盂肾炎的发生率增加了 2～2.5 倍。因此，经过长期使用抗生素治疗的反流患者或反复出现肾盂肾炎的 PVUR 患者应考虑手术治疗。早期 PVUR 的男孩出现肾脏瘢痕时也应尽早考虑手术治疗，因为这部分患者有发生高血压、肾功能不全的倾向。女孩建议手术治疗的观点是因为流行病学资料表明，女孩比男孩更容易出现尿路感染。该小组进一步建议，更为积极的其他治疗手段应包括应用抗胆碱能药物、抗生素治疗和膀胱肌肉训练的综合疗法。

二、手术适应证与禁忌证

原发性膀胱输尿管反流的药物和手术治疗给患者提供了类似的疗效。这引起了在有关基本治疗选择问题上长达几十年的争论。手术纠正反流可以达到几乎完美的效果，目前的成功率普遍超过 98%。但是，并不仅因为反流可以简单和可靠地纠正就说明有纠正的指征。根据相关报道，大约 80% 的低分级反流和半数 Ⅲ 级反流将自发性消退。目前比较公认的手术适应证有：①不能自然消失的 Ⅴ 级反流；②较大的输尿管口旁憩室或输尿管开口于膀胱憩室内；③异位输尿管口；④膀胱输尿管反流和梗阻同时并存；⑤ 异常形态的输尿管口；⑥药物治疗不能控制感染或不能防止感染复发；⑦肾小球滤过率下降；⑧明显的肾进行性受损；⑨进行性肾瘢痕形成或新瘢痕形成[26]。

低剂量预防性抗生素作为第一线治疗。根据原则，每例反流患者都应该给予时间待其自发消退，无论分级如何。明显地，初发年龄和分级将影响预后，何时消退以及是否会消退。另外，单次或多次肾盂肾炎或出现肾脏瘢痕化的患者，会使人们在延长预防治疗和观察之间调节以作出决定，特别是在瘢痕化是广泛性的、反流是高分级别的、肾脏功能已经整体下降或一侧或双侧肾脏存在先天畸形等情况时。在这些病例中，在预防性抗生素使用下出现另外一种感染的耐受性是很低的，或者对反流进展的担心会使得人们强烈考虑纠正反流[12]。

三、术前准备

（一）下尿路评估

1. VCUG　X 线透视下 VCUG 是评估下尿路，判定分级标准的首选方法。通过显示可改变治疗的解剖细节（膀胱憩室或后尿道瓣膜），排尿后残余尿和膀胱容量以了解下泌尿道功能。无排尿期的静态膀胱造影或用 Foley 导尿管进行检查并不有效。麻醉下进行检查时对逼尿肌活动有影响，因此价值不大。

过去，VCUG 检查通常是在尿路感染后数周内完成，目的是待炎症消退以及防止患者不适或逆行感染。虽然膀胱炎可能削弱膀胱输尿管连接部功能，但为避免这样的假阴性结果，常在泌尿道感染后不久即进行检查，这是因为膀胱造影并不使感染的风险性增加。在临床实践中发现泌尿道感染的病史常提示患者有上泌尿路受损，而感染经治疗后 VCUG 结果转为阴性。遗憾的是，这些患儿常被当作低分级反流而进行药物治疗数月。

2. 放射性核素膀胱造影（radio-nuclide cysto-gram，RNC）　不能提供 X 线透视造影所反映的解剖细节，但它是一种精确的检查反流的方法。通过排泄性膀胱尿路造影而获得收集系统和尿路内造影剂的形态改变，IRSC 将膀胱输尿管反流分为 5 级：Ⅰ级：造影剂反流进入输尿管；Ⅱ级：造影剂反流进入肾盂、肾盏，但未引起肾盂、肾盏的扩张；Ⅲ级：肾盂和输尿管表现为轻度或中度扩张，肾盏穹隆轻度变钝；Ⅳ级：表现输尿管中度曲折，肾盂、肾盏中度扩张；Ⅴ级：输尿管、肾盂、肾盏重度扩张，肾盏乳头消失，输尿管中度曲折。多因素分析结果显示，反流的级别、UTI 病史和确诊时的年龄是肾脏发生损害最重要的三个危险因素。如果反流级别增加一级，发生肾脏实质损害的危险性升高 3.5 倍；如果患者有 UTI 的病史，那么发生肾脏实质损害的危险性升高 4 倍；如果确诊的年龄大于一岁，那么发生肾脏实质损害的危险性升高 1.2 倍。这提示，对膀胱输尿管反流分级的评估是确定哪些患儿有发生反流性肾损害的风险性。因此，通过标准的 VCUG 定级和对解剖结构改变程度的了解，依据反流程度和对肾脏损害的预测，它不仅有助于泌尿外科医生对 VUR 患者采取内科治疗还是外科治疗作出判断与选择，而且还可用于评估内科治疗和手术矫治后的临床效果。

（二）上尿路评估

1. 超声检查　是一种无创伤性检查方法，对于怀疑有 VUR 的患者超声检查是首选的评估方法。虽然超声检查在低分级反流没有引起肾积水的情况下不能完全排除反流的存在，但它对了解肾脏大小，是否存在瘢痕、肾积水、排尿后的残余尿、膀胱壁厚度以及其他上尿路疾病具有重要的鉴别诊断价值。超声检查对上尿路的评价主要受限于缺少肾盂前后直径的标准值。文献中该值的范围为 5～10 mm。Adderson 等人的研究结果显示，如果把肾盂前后经的标准从 10 mm 降至 4 mm，那么 PVUR 的检出率将有很大的提高。通过对 9 800 名受孕 16 周的妇女检查发现，共有 425 名胎儿被发现肾盂直径大于 4 mm，其中有 386 名婴儿（260 男，126 女）接受了随访。264 名婴儿在出生 9 周后进行了排泄性膀胱尿道造影，其中有 33 例婴儿被发现有原发性 VUR（13%），继发性 VUR 为 2%。在 33 例患儿中仅仅有 5 例肾盂直径大于 10 mm，当把 4 mm 作为肾盂的高限直径后，早期 PVUR 的男女比例接近于 3∶4，而以 10 mm 为标准值时该比例为 4∶1。

产前超声检查广泛应用于胎儿尿路病变的筛查提高了早期 VUR 发现概率，在产前就有肾积水的儿童中出生后 PVUR 是最常见的泌尿系统疾病。然而，许多研究显示，产后超声与产前超声的吻合度较差，超声对膀胱输尿管反流及肾脏斑痕检出率不敏感。DiPotro 等对 70 例大于 5 岁并首次因 UTI 做了超声和 VCUG 检查的患儿进行分析，发现 23 例 PVUR，其中 VCUG 检出 21 例，仅 2 例通过超声检查被确诊。这提示，VCUG 检查对早期 PVUR 的，判定优于超声检查，特别是无肾积水的低分级反流患儿更显其优势。

2. 膀胱镜检查　对 PVUR 而言没有评估价值。很少有 VCUG 和 UUS 未发现的解剖异常而被膀胱镜检查发现的。虽然在膀胱镜下输尿管口有诸如"高尔夫洞穴开口样"改变，但并不能预示反流的存在。事实上，在膀胱镜检查时，进行性膀胱充盈可使输尿管开口出现更为异常的外观并缩短了膀胱壁内段输尿管的距离。尽管一些泌尿外科医生在实施输尿管再植术前常规进行膀胱镜检查，但如果尿培养结果阴性，则很少根据膀胱镜检查的结果推迟手术计划。尿动力学检查对任何继发性 VUR 患儿的治疗选择有重要的指导意义。尽管如此，当严重 PVUR 时要想精确地评估膀胱的尿流动力学则是十分困难。

3. PVUR 肾功能评估　对肾脏的最终影响是导致肾病的发生，主要包括肾脏实质瘢痕形成、总的肾功能降低和对肾脏生长的不同影响。当对肾脏瘢痕化 PVUR 儿童准备进行手术治疗时，需要对肾脏功能进行评估，包括血肌酐、尿素氮、静脉肾盂造影、^{99m}Tc 标记二巯丁二酸或 ^{131}I- 西普兰肾脏闪烁扫描，判定与评估肾脏功能或肾小球滤过率。排尿性膀胱造影、核素膀胱造影用于判断与评估儿童 VUR 的程度和分级是首选方法。

四、手术步骤与操作要点

用于膀胱输尿管反流矫治手术的方法较多，主要包括跨三角区（Cohen）法、Politano-Leadbetter 法、膀胱外（Lich-Gregoir）法和腹腔镜下 Cohen 式输尿管膀胱吻合术。每一种手术方法均通过创造一个瓣膜装置再建正常的解剖，提供黏膜下隧道，使输尿管具有足够的长度和肌性支撑。如果手术后反流仍然存在，通常是由于再植长度不够或未认识到膀胱功能障碍造成的 [28-30]。

（一）Politano-Leadbetter 输尿管膀胱再吻合术

经耻骨上横切口进入膀胱，插入双侧输尿管导管，反流的输尿管口缝牵引线，沿输尿管环切，游离膀胱壁段输尿管达膀胱外并游离腹膜外输尿管，用静脉拉钩拉开输尿管裂孔处，看到膀胱外腹膜后间隙。自原输尿管开口处向头侧做黏膜下隧道，隧道长度应是输尿管直径的 5 倍，在腹膜后间隙内，自隧道头侧端，以直角钳钝性分离膀胱壁，做一个新的输尿管裂孔，输尿管末端由牵引线牵引，绕过腹膜后间隙，从新的裂孔进入膀胱，缝闭原来的裂孔，输尿管从黏膜下隧道穿出，在原输尿管口处吻合，以 5-0 Dexon 缝线间断缝合，并带上三角区的肌肉，以固定输尿管。隧道头侧黏膜切口缝闭，输尿管内放支架管。做耻骨上膀胱造瘘（图 17-3）。

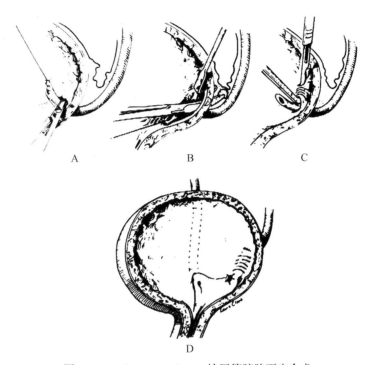

图 17-3　Politano-Leadbetter 输尿管膀胱再吻合术

A：经膀胱内游离膀胱壁端输尿管；B：静脉拉钩拉开输尿管裂孔处，看到膀胱外腹膜后间隙；C：自原输尿管开口处向头侧做黏膜下隧道；D：输尿管从黏膜下隧道穿出，在原输尿管口处吻合

（二）Cohen 跨三角区技术

耻骨上 2 cm 处横切口 5～6 cm，腹白线纵切开，显露并切开膀胱前壁。以环形自动拉钩拉开膀胱，显露膀胱三角区和膀胱后壁，两输尿管口内插入输尿管导管，患侧输尿管口缝牵引线，沿输尿管口 2 mm 作环形切口，切开黏膜层及肌层，解剖出膀胱壁段输尿管，直达膀胱外输尿管段，此时可见光滑的输尿管壁及包绕输尿管的疏松结缔组织，游离输尿管到膀胱内达 5～6 cm 时，牵拉无张力感即可。在膀胱三角区头侧做横行黏膜下隧道，直达对侧输尿管口的上方，并切开此处膀胱黏膜，以直角钳自隧道内将游离出的输尿管牵引到此切口处吻合。黏膜下隧道长 2.5～3 cm，通常以 5-0 Dexon 缝线间断缝合 5～6 针，形成新输尿管口，其中至少有一针要缝上膀胱壁肌层（图 17-4）。

（三）Lich-Gregoir 膀胱外输尿管隧道延长术

取下腹部正中或弧形切口入路，逐层切开，暴露膀胱。向内后方推开腹膜反折，游离

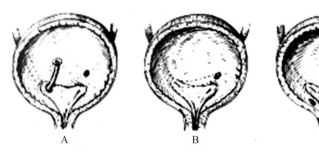

图 17-4　Cohen 跨三角区抗反流示意图

A：解剖出膀胱壁段输尿管，直达膀胱外输尿管段；B：在膀胱三角区头侧做横行黏膜下隧道，直达对侧输尿管口的上方；
C：切开新隧道末端膀胱黏膜，游离出的输尿管自隧道牵至切口处吻合

膀胱后外侧，显露输尿管，钝、锐性分离输尿管，游离输尿管及其周围鞘至逼尿肌裂孔处，由此向上外做 3～5 cm 膀胱切口，切口逼尿肌达膀胱黏膜下层。将此逼尿肌沟间两侧稍潜行分离达足够宽度，以容纳输尿管，然后把末段输尿管置于此逼尿肌沟内，用 3-0 号肠线间断缝合逼尿肌，延长输尿管隧道，其外再用 3-0 号肠线作连续缝合加固。术中若不慎打开膀胱，应放置膀胱造瘘管。切口内放置双腔引流管，逐层间断缝合切口各层（图 17-5）。

（四）改良 Lich-Gregoir

经膀胱外途径找到输尿管，结扎闭塞的髂内动脉后轻轻提起输尿管，在输尿管入膀胱处周围剥离输尿管 1 周，从膀胱输尿管连接部向头侧偏外方向打开膀胱浆膜层和肌层，建立再植隧道。使用定位缝线来帮助定位，游离膀胱黏膜与肌层，将逼尿肌远端切缘与输尿管外膜近端做褥式缝合。打结后可使输尿管向三角区推进。关闭逼尿肌，建立了一个长的黏膜下隧道，完成了修补。

（五）Paquin 技术（膀胱内外混合术）

在打开膀胱前通过膀胱外途径而到达输尿管。在膀胱输尿管连接部使用直角钳分开输尿管，使用 3-0 Polyglactin 缝线结扎原开口，在原位置头侧建立新的开口。在膀胱后壁新开口处将腹膜小心清除开。直视下将直角钳通过膀胱内，将 5 mm 引流烟卷的一端拉入膀胱内。使用蚊式钳夹住烟卷引流作为把持物，促进黏膜下隧道的建立。新开口处黏膜和逼尿肌分开。隧道建立后，剩余再植手术与 Politano-Leadbetter 相似（图 17-6）。

目前随着微创腔镜技术的发展，腹腔镜下行膀胱输尿管再植术也是安全可行的，包括腹膜外途径和经腹腔途径方法。无论经膀胱内还是膀胱外输尿管膀胱再植都是安全的，其吻合方法与开放手术相似[31-34]。

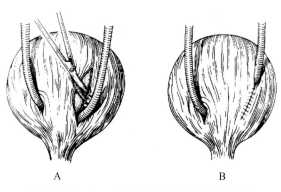

17-5　Lich-Gregoir 膀胱外输尿管隧道延长术

A：膀胱后面观，打开膀胱浆膜层和肌层；B：膀胱后面观，末端输尿管埋入新建立的膀胱隧道

五、主要并发症的预防与处理

（一）早期并发症及处理

1. 持续反流　术后早期反流并非是很明显的临床问题，一般在反复膀胱造影检查发现一年后消退。绝大多数术后发现低级别反流，在 3 个月随访点时自发性消失，可能是因为膀胱炎症的消退和术后早期出现的膀胱功能障碍得到了改善[35-36]。

2. 对侧反流　对侧反流在过去的 20 多年里被一些报道所定义。Diamond 和其同事在一项针对 141 例患者的多中心研究中报道，对侧膀胱输尿管反流的发生率为 18%。针对这些患者起始反流的级别、Hutch 憩室的出现、双侧体系、术后纠正反流的技术等进行了分析。在各种手术技术方面没有明显差异，但是明显倾向于纠正高级别同侧反流和重复系统反流。他们归结

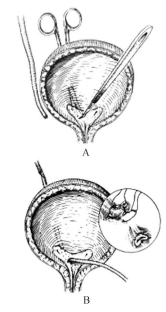

图 17-6　Paquin 膀胱内外结合手术
A：膀胱后壁新开口处直角钳通过膀胱内；B：新开口处黏膜和逼尿肌分开，建立隧道

为对侧膀胱三角区畸变并非是导致对侧反流的一个因素，而是严重反流和重复系统使患者术后易出现对侧反流进展的危险行列[37]。因单侧反流而行预防性双侧再植，以避免对侧反流是不对的，因为反流消退率很高。对侧反流的推荐治疗范围从绝大多数病例进行观察到在临床肾盂肾炎进行干预[38]。在 <4～5 岁的无症状儿童中，需要预防性抗生素对于纠正术后对侧反流，特别是当他在术前接受同侧反流持续性药物治疗时。

3. 梗阻　急性术后梗阻可能是机械因素，比如输尿管在新隧道中扭曲、壁内有血凝块、吻合部位黏膜下出血或水肿导致壁外压迫等。明显的梗阻通常在术后第 2 周内出现，这些患儿出现典型的急性输尿管梗阻症状[39]。虽然感染并不常见，一旦出现将在梗阻体系中表现得十分明显。在上述症状更明显的病例中，通过逆行置入双 J 管或经皮肾穿刺进行系统引流是必要的。肾穿刺管要尽早置入，避免再植失败[40]。

（二）远期并发症及处理

1. 输尿管梗阻　根据梗阻性损害的部位其梗阻的类型包括①吻合口近端梗阻：是输尿管扭结和操作技术不佳所致的缺血是输尿管吻合口上梗阻的最常见的原因；②吻合口处梗阻：新输尿管吻合口处梗阻最常见的原因是输尿管成角，多因吻合口位置太靠侧面或前面有关。当膀胱充盈时，输尿管成横向或向前走行，导致"高再植"现象。该状态可自发消退，但是偶尔需安置支架或重新进行手术；③输尿管再植段梗阻：在膀胱功能异常的情况下，后尿道瓣膜或神经源性膀胱黏膜下隧道内输尿管再植更难以建立。特别是输尿管和黏膜下缺血，来自于不恰当的操作和随后输尿管的去血管化都可成为黏膜下隧道输尿管梗

阻的原因。当术后出现再植输尿管明显梗阻时，可采用球囊扩张和支架置入来解决梗阻问题。若保守治疗无效，需要再次行再植手术；④输尿管再植孔口位置：输尿管与膀胱吻合处和新开口处位置是再植手术中最重要的技术环节[41]。梗阻的最薄弱点是输尿管铲状顶点。缝线顶端放置时必须最为注意，要确认有足够的管径。孔口孤立的梗阻可以用扩张和支架治疗。如果黏膜下隧道足够长，于远端几毫米行内镜下去顶术，包括孔口，可以缓解梗阻，并且维持抗反流机制[42]。

2. 复发或持续反流　在原发性低级别反流患者中抗反流操作的失败是非常少见的，但大多数失败发生于高级别反流[43]。其主要原因是没有形成足够的隧道长度和合适的输尿管直径比例。反流持续和复发的另一个明显因素是没有意识到继发性反流，特别是与神经源性膀胱和后尿道瓣膜有关时。反流在这些状态下，继发于膀胱较差的储存和清空特性。这些问题在准备再植手术前就需要标出和优化[44-45]。在大多数状态下，使用抗胆碱能药物和间断自行导尿来改善膀胱储存或排空状态，可导致继发性反流的自发性消退[46-47]。

3. 少见问题的处理　当术后出现并发症经保守治疗无法纠正者可再次行输尿管植，当然，这在技术上更具有挑战性。需要切开输尿管和进一步对其进行剥离，以获得足够的黏膜下隧道[48]。仔细地切开输尿管时最好结合使用膀胱内外剥离技术[49]。更需要仔细评价输尿管的血运，并切除缺血段输尿管。并注意观察分开的输尿管远端有无活动性出血，另外需要评估蠕动活性以确认肌肉和血液供应是否正常以便建立新的裂口和黏膜下隧道。如果输尿管较短，腰大肌悬吊可被用来建立抗反流机制。在腰大肌悬吊技术中，于建立黏膜下隧道前应该使用不可吸收缝线[50]。膀胱被固定在两侧髂血管的腰大肌鞘上，以获得稳定的膀胱后壁。在儿童，膀胱可以被充分剥离至髂血管分叉处，这样可以充分克服远端输尿管短缺。如果两侧输尿管都变短了，可考虑一侧行腰大肌悬吊技术来获得满意的抗反流机制，在另一侧行输尿管 - 输尿管吻合术。

（韩瑞发　刘利维）

参 考 文 献

［1］ ANDERSON N G, ABBOTT G D, MOGRIDGE N, et al. Vesicoureteric reflux in the newborn: relationship to fetal renal pelvic diameter [J]. Pediatr Nephrol, 1997, 11 (5): 610-616.

［2］ KOLLERMAN VMW. Uberbewertung der pathogenetischen Bedeutung desvesiko-ureteralen Refluxes im Kindesalter [J]. Z Urol, 1974, 67: 573

［3］ SARGENT M A. What is the normal prevalence of vesicoureteral reflux [J]? Pediatr Radiol, 2000, 9: 587.

［4］ ASKARI A, BELMAN A B. Vesicoureteral reflux in black girls [J]. J Urol, 1982, 127: 747.

［5］ AVNI E F, AYADI K, RYPENS F, et al. Can careful ultrasound examination of the urinary tract exclude vesicoureteric reflux in the neonate [J]? Br J Radiol, 1997, 70 (838): 977-982.

［6］ BAKER R, MAXTED W, MAYLATH J, et al. Relation of age, sex, and infection to reflux: data indicating high spontaneous cure rate in pediatric patients [J]. J Urol, 1966, 95: 27.

［7］ CAPOZZA N, LAIS A, NAPPO S, et al. The role of endoscopic treatment of vesicoureteral reflux: a 17-year experience [J]. J Urol, 2004, 172 (4 Pt 2): 1626-8 1629.

［8］ CHRISTIE B A. Incidence and etiology of vesicoureteral reflux in apparently normal dogs [J]. Invest Urol, 1971, 9: 184.

［9］ CONNOLLY L P, TREVES S T, CONNOLLY S A, et al. Vesicoureteral reflux in children: incidence and severity in siblings [J]. J Urol, 1997, 157 (6): 2287-2290.

［10］ DARGE K, RIEDMILLER H. Current status of vesicoureteral reflux diagnosis [J]. World J Urol, 2004, 22 (2): 88-95.

［11］ DARGE K. Diagnosis of vesicoureteral reflux with ultrasonography [J]. Pediatr Nephrol, 2002, 17 (1): 52-60.

［12］ DIAMOND D A, CALDAMONE A A, BAUER S B, et al. Mechanisms of failure of endoscopic treatment of vesicoureteral reflux based on endoscopic anatomy [J]. J Urol, 2003, 170 (4 Pt 2): 1556-1559.

［13］ DIPIETRO M A, BLANE C E, ZERIN J M. Vesicoureteral reflux in older children: concordance of US and voiding cystourethrographic findings [J]. Radiology, 1997, 205 (3): 821-822.

［14］ DWOSKIN J Y. Sibling uropathology [J]. J Urol, 1976, 115: 726.

［15］ ELDER J S, PETERS C A, ARANT BS J R, et al. Pediatric Vesicoureteral Reflux Guidelines Panel summary report on the management of primary vesicoureteral reflux in children [J]. J Urol, 1997, 157 (5): 1846-1851.

［16］ GILL I S, PONSKY L E, DESAI M, et al. Laparoscopic cross-trigonal Cohen reteroneocystostomy: novel technique [J]. J Urol, 2001, 166 (5): 1811-1814.

［17］ GREENFIELD SP, NG M, WAN J. Experience with vesicoureteral reflux in children: clinical characteristics [J]. J Urol, 1997, 158 (2): 574-577.

［18］ GRUBER GM. A comparative study of the intravesical ureter in man and experimental animals [J]. J Urol, 1929, 21: 567.

［19］ HERZ D, HAFEZ A, BAGLI D, et al. Efficacy of endoscopic suburethral polydimethylsiloxane injection for treatment of vesicoureteral reflux in children: a North American clinical report [J]. J Urol, 2001, 166 (5): 1880-1886.

［20］ JERKINS G R, NOE HN, Familial vesico-ureteral reflux: A prospective study [J]. J Urol, 1982, 128: 774.

［21］ KAWAUCHI A, FUJITO A, SOH J, et al. Laparoscopic correction of vesicoureteral reflux using the Lich-Gregoir technique: initial experience and technical aspects [J]. Int J Urol, 2003, 10 (2): 90-93.

［22］ KENNELLY M J, BLOOM D A, RITCHEY M L, et al. Outcome analysis of bilateral Cohen cross-trigonal ureteroneocystostomy [J]. Urology, 1995, 46 (3): 393-395.

［23］ KOBAYASHI H, WANG Y, PURI P. Increased levels of circulating endothelial leukocyte adhesion molecule-1 (ELAM-1) in children with reflux nephropathy [J]. Eur Urol, 1997, 31 (3): 343-346.

［24］ KUNIN CM. Urinary tract infections in children [J]. Hosp Pract, 1976, 11: 91.

［25］ MANLEY CB. Reflux in blond haired girls [J]. Society for Pediatric Urology Newsletter, 1981, 14.

［26］ MATSUMOTO F, TOHDA A, SHIMADA K. Effect of ureteral reimplantation on prevention of urinary tract infection and renal growth in infants with primary vesicoureteral reflux [J]. Int J Urol, 2004, 11 (12): 1065-1069.

［27］ NIELSEN J B, FROKIAER J, REHLING M, et al. A 14-year follow-up of conservative treatment for vesico-ureteric reflux [J]. BJU Int, 2000, 86 (4): 502-507.

［28］ NOE H N, WYATT R J, PEEDEN JN J R, et al. The transmission of vesicoureteral reflux from parent to child [J]. J Urol 1992, 148: 1869.

［29］ NOE H N. The long-term result of prospective sibling reflux screening [J]. J Urol, 1992, 148: 1739.

［30］ O'DONNELL B, PURI P. Treatment of vesicoureteric reflux by endoscopic injection of Teflon [J]. Br Med J (Clin Res Ed), 1984, 289 (6436): 7-9.

［31］ OHTOMO Y, NAGAOKA R, KANEKO K, et al. Angiotention converting enzyme gene polymorphism in primary vesicoureteral reflux [J]. Pediatr Nephrol, 2001, 16 (8): 648-652.

[32] OZEN S, ALIKASIFOGLU M, SAATCI U, et al. Implications of certain genetic polymorphisms in scarring in vesicoureteric reflux: importance of ACE polymorphism [J]. Am J Kidney Dis, 1999, 34 (1): 140-145.

[33] PIRKER M E, MOHANAN N, COLHOUN E, et al. Familial vesicoureteral reflux: influence of sex on prevalence and expression [J]. J Urol, 2006, 176 (4 Pt 2): 1776-1780.

[34] PURI P, CHERTIN B, VELAYUDHAM M, et al. Treatment of vesicoureteral reflux by endoscopic injection of dextranomer/hyaluronic Acid copolymer: preliminary results [J]. J Urol, 2003, 170 (4 Pt 2): 1541-1544.

[35] RING E, PETRITSCH P, RICCABONA M, et al. Primary vesicoureteral reflux in infants with a dilated fetal urinary tract [J]. Eur J Pediatr, 1993, 152: 523.

[36] SCHOLTMEIJER R J. Treatment of vesicoureteric reflux. Results of a prospective study [J]. Br J Urol, 1993, 71 (3): 346-349.

[37] SCOTT J E, SWALLOW V, COULTHARD M G, et al. Screening of newborn babies for familial ureteric reflux [J]. Lancet, 1997, 350 (9075): 396-400.

[38] SHOPFNER CE. Vesicoureteral reflux: Five-year re-evaluation [J]. Radiology, 1970, 95; 637.

[39] SMELLIE J M, EDWARDS D, HUNTER N, et al. Vesicoureteral reflux and renal scarring [J]. Kidney Int, 1975, 8 (Suppl 4): 65.

[40] VENHOLA M, HUTTUNEN N P, UHARI M. Meta-analysis of vesicoureteral reflux and urinary tract infection in children [J]. Scand J Urol Nephrol, 2006, 40 (2): 98-102.

[41] WAN J, GREENFIELD S P, NG M, et al. Sibling reflux: A dual center retrospective study [J]. J Urol, 1996a 156: 677.

[42] WEIN A J, KAVOUSSI L R, NOVICK A C, et al. Campbell-Walsh Urology [M]. 9th ed. Singapore: Saunders Elsevier Company, 2007, 3423.

[43] WEIN A J, KAVOUSSI L R, NOVICK A C, et al. Campbell-Walsh Urology [M]. 9th ed. Singapore: Saunders Elsevier Company, 2007, 3430.

[44] WEIN A J, KAVOUSSI L R, NOVICK A C, et al. Campbell-Walsh Urology [M]. 9th ed. Singapore: Saunders Elsevier Company, 2007, 1907-1909.

[45] WEIN A J, KAVOUSSI L R, NOVICK A C, et al. Campbell-Walsh Urology [M]. 9th ed. Singapore: Saunders Elsevier Company, 2007, 3482.

[46] WEINGARTNER K, KOHL U, RIEDMILLER H. Infections and vesicoureteral reflux [J]. Curr Opin Urol, 1998, 8 (6): 505-510.

[47] WEISS R, TAMMINEN-MOBIUS T, KOSKIMIES O, et al. Characteristics at entry of children with severe primary vesicoureteral reflux recruited for a multicenter, international therapeutic trial comparing medical and surgical management. The International Reflux Study in Children [J]. J Urol, 1992, 148 (5 Pt 2): 1644-1649.

[48] WEISS R, TAMMINEN-MOBIUS T, KOSKIMIES O. On behalf of the International Reflux Study in Children: Characteristics of entry in children with severe primary vesicoureteral reflux recruited for a multicenter international therapeutic trial comparing medical and surgical management [J]. J Urol, 1992, 148: 1644.

[49] WISWELL T E, ROSCELLI J D. Corroborative evidence for the decreased incidence of urinary tract infections in circumcised male infants [J]. Pediatrics 1986, 78: 96.

[50] 王海林, 叶辉. Cohen 术治疗小儿膀胱输尿管返流的临床观察 [J]. 北京医学, 2011 (1): 27-28.

第 **18** 章

重复输尿管的外科治疗

第 1 节　重复输尿管概述

　　重复输尿管是较常见的输尿管先天畸形。发病率约为 1/1 500，单侧畸形比双侧畸形多 6 倍，左右两侧发病率无明显差异。其发病机制是在人胚胎第 6 周时，中肾管（午菲管）末端通入泄殖腔处，向背侧突出一小的盲管，称为输尿管芽。输尿管芽迅速成长，其顶端为原始的生肾组织所包围，状如蚕豆。输尿管芽发育成肾盂，分支形成肾盏，再分支形成小盏、集合管。如分支过早，则形成重复的输尿管畸形。有证据表明，重复输尿管的遗传学方面由常染色体显性特性决定，具有不完全外显率[1]。临床中常见的是双输尿管重复畸形，分支的高低及多少可决定形成完全或不完全双输尿管畸形，重复输尿管常伴发重复肾脏。重复双输尿管主要分为不完全重复输尿管和完全重复输尿管两种类型。不完全重复输尿管也叫分支输尿管，两支输尿管在重复肾盂以下融合为一支。完全重复输尿管也叫双输尿管，两支输尿管不融合在一起。无论是不完全重复输尿管还是完全重复输尿管，输尿管开口可位于膀胱内，也可位于膀胱以外，包括外阴前庭、阴道等处。若开口位于尿道扩约肌以下则有漏尿等表现[2-3]。若合并有输尿管狭窄或闭锁等情况则有肾积水，以及泌尿系感染及肾结石等（图 18-1）。

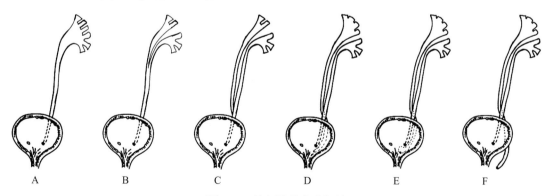

图 18-1　输尿管狭窄或闭锁

A：正常输尿管；B、C：不完全重复输尿管；D～F：完全重复输尿管示意图

　　其他罕见类型包括倒垂的 Y 形输尿管重复畸形，即输尿管在肾盂以下走形一段开始出现分支，以及三重输尿管和多根输尿管。

　　患有重复肾输尿管的患者可以自幼年就有遗尿史，夜晚尿湿床铺，白天也经常内裤不干，但患者又有正常的排尿活动。输尿管重复畸形可并发尿路感染、肾结石、结核、肿瘤、肾积水等疾病。有些病例可发现输尿管开口于外阴前庭、阴道等处。患者有并发症时，出现相应的体征，包括肾区叩击痛等。辅助检查 CT 尿路造影（CTU）是首选的检查方法，其他检查包括泌尿系彩超、肾盂造影、逆行肾盂造影及静脉肾盂造影等[4-5]。

鉴别诊断：①双肾盂畸形，一般是上下两组分离的肾盂，在肾门处移行为一条输尿管，无重复输尿管，一般没有输尿管扩张和肾积水，进一步行泌尿系 CTU 检查可明确诊断；②同侧融合肾：通常一侧肾脏缺如，对侧肾脏形态明显异常，有两个集合系统两个肾门，但肾门位置较低，进一步行泌尿系 CTU 可明确诊断；③单纯输尿管开口异常，如果输尿管开口位于括约肌以下，也可出现漏尿等症状，进一步行泌尿系 CTU 可发现单纯输尿管开口异常，而没有重复输尿管畸形；④其他输尿管畸形，包括输尿管螺旋样扭曲折叠，输尿管憩室，腔静脉后输尿管，输尿管膨出脱垂等，一般性泌尿系 CTU 检查可明确诊断。对于重复肾输尿管畸形的患者，如无并发症或无症状不需治疗。对于有输尿管开口异位、尿失禁等症状，以及存在并发症，如重复肾并发结石、结核或肾积水感染、肾功能损害时，应针对病因及重复肾各部分的功能，病变情况而采取不同方式的手术治疗，包括输尿管膀胱吻合术、输尿管 - 输尿管吻合术及肾盂输尿管成形术[6-8]。

第 2 节　输尿管膀胱吻合术

一、概述

输尿管分为上（腰部）、中（髂部）、下（盆腔）段。上段的血液供应来源于肾动脉、主动脉和性腺动脉的分支，中段来源于主动脉、髂动脉、性腺动脉的分支，盆腔段的输尿管血供主要来源于膀胱上下动脉的分支。供应输尿管的动脉在输尿管相互吻合成动脉丛，延伸至整个输尿管，这种血供特点使得切断任何一段输尿管，其断端的血液不会受到太大的影响。盆腔段的输尿管可采用多种方法将输尿管与膀胱吻合。吻合成功的关键是避免输尿管的去血管化及继发性输尿管狭窄的形成，输尿管要适当游离以提供足够的输尿管黏膜下隧道。黏膜下隧道与输尿管直径比为 5：1 以防止输尿管膀胱反流，输尿管进入膀胱时必须没有打折和成角扭曲。

二、手术适应证与禁忌证

1. 适应证　输尿管异位开口（异位输尿管引流肾脏的肾功能良好）的输尿管重复畸形，伴有输尿管下段狭窄的输尿管重复畸形，伴有膀胱输尿管反流造成严重肾积水及反复尿路感染的输尿管重复畸形[9-10]。

2. 禁忌证　合并输尿管肿瘤或膀胱肿瘤，泌尿系结核，神经源性膀胱，膀胱容量过小。

三、术前准备与评估

术前常规检查包括血常规、生化全项、尿常规、凝血功能、传染病筛查、心电图及胸片等，专科检查包括泌尿系 CTU、泌尿系彩超、逆行尿路造影、尿流动力学、ECT-肾小球滤过率等，合并尿路感染还要做尿培养＋药敏。控制尿路感染。术前晚灌肠，手术当天预防性使用抗生素。

四、麻醉与体位

麻醉采用气管插管全身静脉复合麻醉。患者取仰卧位，骨盆下方放置垫枕头。留置导尿。

五、手术步骤与操作要点

（一）输尿管膀胱吻合技术

1. **切口** 沿 Langer 线，耻骨联合上方一横指，行 Pfannenstiel 切口。钝性分离和电凝分离切开皮下组织。锐性或使用电刀切开 Scarpa 筋膜。分离切开腹外斜肌腱膜上方的脂肪组织。横行或纵行切开腹直肌前鞘。向外侧或头侧和尾侧提起筋膜，用电刀将筋膜从腹直肌分开。确定双侧腹直肌的腹侧面，锐性或使用电刀切开中线。在中线切开腹横筋膜。

2. **暴露膀胱** 辨认膀胱，向两侧钝性牵拉双侧腹直肌的腹侧面，建立 Retzius 间隙。牵开器牵拉双侧腹直肌的腹侧面。用 Allis 钳或 3.0 缝线固定膀胱。纵行切开膀胱，并吸净膀胱内的尿液。使用 3.0 缝线，从膀胱切口的下端外侧穿透全层膀胱前壁，穿透缝合至皮肤中线外侧，牵拉膀胱。采用 2 块或 3 块蘸湿的纱布包裹膀胱顶壁，用深叶片 Denis Browne 牵开器牵开膀胱顶壁。将外侧的 Denis Browne 牵开器叶片放置在膀胱内，以显露膀胱后壁和三角区。

3. **游离输尿管** 游离输尿管向输尿管内插入 3.5 F 或 5 F 的输尿管导管，用 3-0 线将其固定在邻近的膀胱组织上，缝线环绕固定输尿管导管。采用电刀环绕输尿管口周围于膀胱黏膜上行环形电凝分离，留下输尿管口周围的环形尿路上皮边缘。在 Waldeyer 鞘内锐性分离输尿管，远端至输尿管口。采用钝性分离和电凝分离，并牵拉输尿管导管，分离膀胱肌纤维和 Waldeyer 鞘，以游离输尿管。一旦将输尿管和膀胱肌纤维分离开，采用钝性分离和电凝分离结合的方式将膀胱外的输尿管与邻近的腹膜游离开。仔细电凝膀胱上动脉向腹膜反折的小动脉分支。膀胱内联合膀胱外技术（Politano-Leadbetter 技术）分离完壁内段输尿管后，于腹膜外使用直角钳钝性分离膀胱外输尿管。沿膀胱后壁和输尿管前壁的平面游离输尿管，末端用输尿管导管持续牵拉（图 18-2）。

4. **输尿管膀胱吻合** 输尿管被完全游离后，用直角钳尖部在膀胱后壁选定新的切口位置，用电刀切开。将输尿管远端转移至新的位置。用 2-0 可吸收缝线间断缝合原输尿管

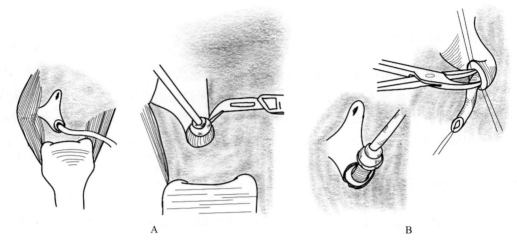

图 18-2　游离输尿管示意图（经膀胱技术）（A、B）

口。用组织剪从新的输尿管进入位置向原输尿管口锐性分离出一个黏膜下隧道。将远端输尿管在此隧道内自新的位置向原输尿管口移位。将远端输尿管的多余部分切除，同时切断一开始置入输尿管的输尿管导管。在输尿管近端外侧施加一定的压力，防止输尿管导管向头侧移位进入输尿管内。用组织剪或 Potts 剪锐性切开远端输尿管前壁。用 4-0 可吸收缝线分别于 6 点、5 点和 7 点位置将输尿管全层组织和新的输尿管口缝合在一起，将输尿管远端后壁固定在新的输尿管开口处。用 5-0 可吸收缝线将新的输尿管口黏膜与切开的输尿管 12 点位置缝合在一起，确保缝合输尿管全层。其余输尿管位置也用 5-0 可吸收缝线与新的输尿管口缝合。用 5-0 缝线缝合。在某些病例，可能需要延长黏膜下隧道长度。这可以通过向膀胱颈部做第二个黏膜下隧道来完成。如果向下制作第二个黏膜下隧道，将输尿管转移至新的输尿管开口，像前述的方法制作输尿管膀胱吻合口。采用 5-0 可吸收线缝合原输尿管口处覆盖输尿管的黏膜切口。经输尿管口插入 3.5 F 或 5 F 的输尿管导管，防止输尿管在行程中出现打折或弯曲而引起输尿管梗阻。按两层关闭膀胱，黏膜用 5-0 可吸收缝线连续缝合，浆肌层用 3-0 可吸收缝线连续缝合（图 18-3）[11-12]。

（二）输尿管延伸吻合技术（Glenn-Anderson 技术）

当充分游离输尿管后，向膀胱颈部锐性分离出一个黏膜下隧道。在膀胱后壁自原输尿管切口处向头侧切开部分膀胱壁，将输尿管进入膀胱位置向头侧移位。自原输尿管切口处向头侧用 3-0 可吸收缝线间断缝合膀胱壁。在此处缝合时需注意防止压迫输尿管进入膀胱处。将远段输尿管经黏膜下隧道向远侧移位。输尿管膀胱吻合的手术技术与前述相似。采用 5-0 可吸收线连续缝合输尿管表面覆盖的膀胱黏膜。经输尿管口插入 5 F 的输尿管导管，防止输尿管在行程中出现打折或弯曲而引起输尿管梗阻。分两层关闭膀胱，黏膜用 5-0 可吸收缝线连续缝合，浆肌层采用 3-0 可吸收缝线连续缝合（图 18-4）[13]。

（三）经三角区吻合技术（Cohen 技术）

完全游离需要再植的吻合管，用 2-0 可吸收缝线关闭松弛的切口。从需要再植的输尿

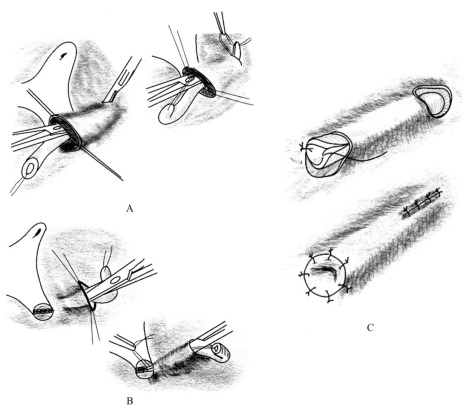

图 18-3　输尿管膀胱吻合示意图（A～C）

管口至对侧输尿管口的头侧锐性分离出一个黏膜下隧道。将输尿管自黏膜下隧道经三角区转移至对侧。用 6-0 可吸收线将输尿管全层组织和膀胱黏膜间断缝合。经输尿管口插入 5 F 的输尿管导管，防止输尿管在行程中出现打折或弯曲而引起输尿管梗阻。分两层关闭膀胱黏膜用 5-0 可吸收缝线连续缝合，浆肌层用 3-0 可吸收缝线连续缝合（图 18-5）[14]。

（四）输尿管膀胱角吻合技术

（1）若输尿管下段缺损或狭窄病变段较长，则需要考虑行输尿管膀胱角吻合。小心游离覆盖膀胱的腹膜，在膀胱前壁作一弧形切口。置两指于膀胱腔内将膀胱向上顶起，越过髂血管，形成膀胱角。若估计吻合时有张力，则游离对

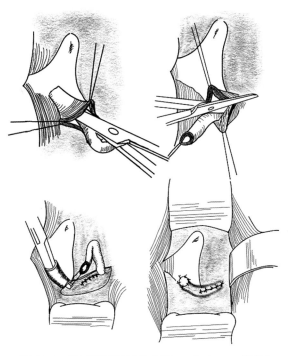

图 18-4　输尿管延伸技术（Glenn-Anderson 技术）

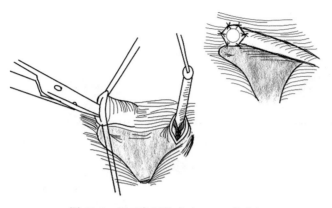

图 18-5　经三角区技术（Cohen 技术）

侧膀胱蒂，使膀胱移向病变侧。

（2）于膀胱角顶部作一肌层小切口，自此切口朝三角区方向作长 3～4 cm 的黏膜下隧道，然后用 2-0 可吸收线将膀胱角固定在腰肌尽可能高的位置，膀胱悬吊后应无张力。小心避免损伤生殖股神经，勿将其结扎在缝线内。

（3）用一牵引线将输尿管带入膀胱角的黏膜下隧道。将输尿管末端纵行切开使开口成斜形。用 5-0 可吸收线将输尿管断端与膀胱黏膜间断吻合。输尿管进入隧道处不应成角或扭曲，膀胱肌层的小切口大小要适宜，隧道要有足够的长度，以防止反流。

（4）纵行缝合膀胱切口，用 5-0 可吸收线连续缝合黏膜，用 3-0 可吸收线间断缝合肌层，放置腹腔引流管，留置导尿管。缝合关闭腹壁切口（图 18-6）。

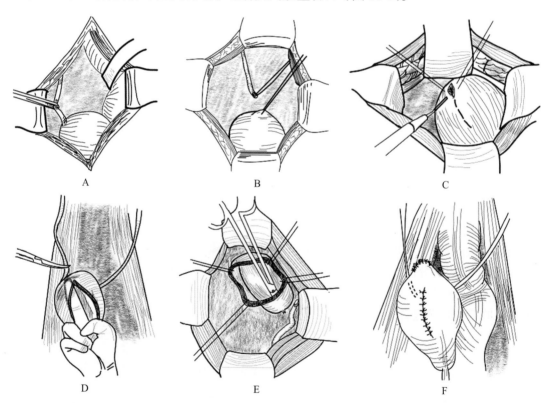

图 18-6　输尿管膀胱角吻合技术（A～F）

（五）膀胱瓣输尿管下段吻合技术

（1）游离膀胱顶部及底部，勿切断膀胱的血管蒂，以免影响瓣的血液供应。于膀胱壁切取一梯形瓣，瓣的长度一般为 5～6 cm，底宽 4～5 cm，顶边宽 3～4 cm。于膀胱壁稍伸张的状态下取瓣，以丝线做好标记，并用直剪将膀胱瓣整齐地剪开。

（2）用血管钳于膀胱瓣末端中部分出一黏膜下隧道，约 3 cm 长。将输尿管及其支架管经隧道拉入膀胱瓣，用 5-0 可吸收线将输尿管断端与膀胱黏膜间断缝合。输尿管缺损过多，吻合时有张力，可将肾脏及输尿管上段游离，使肾脏下降，并将膀胱悬吊在腰肌，以缩短肾脏与膀胱瓣的距离。若输尿管过度扩张，宜将末段管壁剪裁，以缩小管径。

（3）将膀胱瓣两侧缘用 4-0 可吸收线连续缝合膀胱黏膜，形成管状。外层用 3-0 可吸收线间断缝合膀胱肌层，缝线不穿过黏膜。于膀胱瓣末端用数针 5-0 可吸收线将输尿管外膜固定于膀胱创缘。放置腹腔引流管，留置导尿管。缝合关闭腹壁切口（图 18-7）[15]。

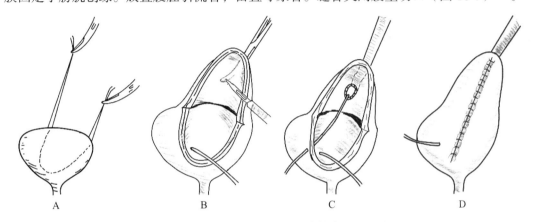

图 18-7　膀胱瓣输尿管下段吻合技术（A～D）

六、术后处理与护理要点

1. 术后处理　若引流液不多（每日＜20 mL），伤口引流管一般于术后 3～5 天拔除。保持导尿管引流通畅，留置导尿管至少 2 周。应加强抗生素治疗，以防逆行感染。术后 2 个月左右拔除输尿管双 J 管。术后 3 个月、6 个月、12 个月复查泌尿系 B 超，以后每半年定期复查。出现症状及时就诊。

2. 护理要点　患者术后体位多取平卧位或半卧位，补足液体、电解质及热量的需要量，早期下床活动促进胃肠功能恢复。严格观察，准确记录每天腹腔引流量和尿量等。于术后第一个 24 小时及 72 小时更换伤口敷料。

七、主要并发症预防与处理要点

1. 吻合口漏　保持腹腔或腹膜外引流管以及导尿管引流通畅，加强抗感染，延迟拔管时间，一般情况下吻合口漏可自行愈合。

2. 吻合口狭窄　大多数情况下是周围瘢痕形成导致，视具体情况选择腔内球囊扩张或内切开，必要时再次手术探查。

3. 腹部血肿或积血　术中仔细止血，术后注意加强引流管理和抗感染治疗。

4. 严重感染　尿外渗或尿漏以及腹部血肿或积血处理不及时常会引起严重的感染，加强抗感染治疗，必要时行肾造瘘术。

5. 膀胱输尿管反流　一般轻微的反流不需要干预处理，严重持续的反流可能需要再次手术处理。

6. 输尿管梗阻　输尿管梗阻持续存在或发生于术后 3 周，考虑多由于输尿管成角或打折、缺血或膀胱外瘢痕形成。可能需要再次手术治疗。

八、术式评价

经输尿管口插入 F5 的输尿管导管，防止输尿管在行程中出现打折或弯曲而引起输尿管梗阻。分两层关闭膀胱，黏膜层采用 5-0 可吸收缝线连续缝合，浆肌层采用 3-0 可吸收缝线连续缝合。仔细电凝膀胱上动脉向腹膜反折发出的小动脉分支。行输尿管膀胱再吻合时，采用 4-0 可吸收缝线间断无张力缝合，可采用膀胱内或膀胱外技术，当输尿管管径正常时采用匙状技术，当输尿管扩张时可直接再植。膀胱的输尿管黏膜下隧道要有足够的长度，以防止发生反流。

第 3 节　输尿管输尿管吻合术

一、概述

正常输尿管对其外伤或手术修复等造成的创面愈合能力和再生能力很强，在周围纤维组织的支持下输尿管壁缺损区由其移行上皮细胞和黏膜生长建立起缺损区桥梁样连接（需要 6 周左右）。研究表明，尿流通过修复处有利于促进输尿管内腔形成和刺激移行上皮细胞和平滑肌生长，但长期大量尿液引流可能导致异常的上皮化生长。重复输尿管畸形时，若输尿管狭窄段较短，可直接切除输尿管狭窄段，行简单的输尿管输尿管端端吻合即可；但是重复输尿管畸形需要行输尿管输尿管端侧吻合的情况临床上比较少见，一般是其中一支重复输尿管的狭窄（引流的肾脏肾功能良好）无法行输尿管膀胱吻合或再植时才考虑输尿管端侧吻合。

二、手术适应证与禁忌证

1. 适应证　完全或不完全重复输尿管畸形时，输尿管狭窄（引流的肾脏肾功能良好）无法行输尿管膀胱吻合或肾盂输尿管吻合术时；完全重复输尿管的其中一支输尿管的膀胱反流严重造成严重肾积水。

2. 禁忌证　合并输尿管肿瘤或膀胱肿瘤，泌尿系结核，神经源性膀胱，膀胱容量过小。

三、术前准备

术前常规检查包括血常规、血生化全项、尿常规、凝血功能、传染病筛查、心电图及胸片等，专科检查包括CTU、泌尿系彩超、逆行尿路造影、ECT-肾小球滤过率等，合并尿路感染还要做尿培养＋药敏。控制尿路感染。术前晚灌肠，手术当天预防性使用抗生素。

四、麻醉与体位

麻醉采用气管插管全身静脉复合麻醉。患者取平卧位。留置导尿。

五、手术步骤与操作要点

作腹部中线切口，充分暴露患侧输尿管。游离输尿管，找到输尿管狭窄段，在狭窄段两端前壁缝牵引线作为标记。这些缝线有助于对组织的处理并避免对前壁的损伤。若狭窄段较短，可直接切除狭窄段，行输尿管输尿管端端吻合。将狭窄段切除后，将上端输尿管前壁劈开1 cm，将下端输尿管后壁劈开1 cm，上端输尿管最高点与下端输尿管最高点用5-0可吸收缝线缝合，其余间断缝合，放置双J管（图18-8）。若重复输尿管的其中一支输尿管狭窄段较长，而另一支正常时，则可根据情况行输尿管输尿管端侧吻合（图18-9）。在患侧输尿管的头侧断端做一1.5 cm长的匙形开口。在健侧输尿管

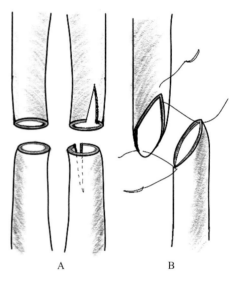

图18-8　输尿管输尿管端端吻合术（A、D）

吻合部位的侧壁做一个与患侧输尿管断端对应的开口。用5-0可吸收缝线进行无张力间断缝合。不要把线结放在吻合口处，将线结放置在吻合口的一侧，在患侧输尿管内留置双J管，在吻合口附近放置引流管进行引流，逐层缝合关闭手术切口。

六、术后处理与护理要点

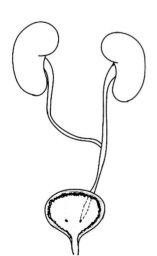

图18-9　输尿管输尿管端侧吻合术

1. 术后处理　若引流液不多（每日<20 mL），伤口引流管一般于术后3～5天拔除。保持导尿管引流通畅，留置导尿管2

周左右。应加强抗生素治疗，以防逆行感染。术后 2 个月左右拔除输尿管双 J 管。

2. 护理要点　患者术后体位多取平卧位或半卧位，补足液体、电解质及热量的需要量，早期下床活动促进胃肠功能恢复。严格观察，准确记录每天腹腔引流最和尿量等。于术后第一个 24 小时及 72 小时更换伤口敷料。

七、主要并发症的预防与处理要点

尿囊肿、吻合口瘘，可以通过延长输尿管双 J 管放置时间、行经皮穿刺肾造瘘术或腹腔引流管的时间，加强引流。

吻合口狭窄，如造成严重肾积水需要再次手术，通常术后再次手术的情况非常少见。

八、术式评价

重复输尿管行输尿管输尿管端侧吻合术，一般手术效果较好，很少发生再狭窄情况。患侧肾脏及输尿管很少因该手术发生损害，90% 以上的患者可成功保留肾功能。输尿管输尿管端侧吻合术成功与否的关键在于是否严格按步骤进行手术操作、仔细保护好输尿管的血液供应，以及确保吻合口无张力。另外，用大网膜包绕覆盖输尿管局部，可促进吻合口愈合及输尿管恢复正常蠕动。

$$\left(\text{第 4 节} \quad \text{肾盂输尿管成形术} \right)$$

一、概述

不完全性重复输尿管畸形常合并有肾积水，大部分是由下位肾的肾盂输尿管连接处（UPJ）狭窄引起，一般通过泌尿系彩超能够检查发现，进一步查 CTU 能够明确诊断。梗阻部位一般位于 UPJ 远端短的输尿管分叉段或是长的分叉段。对于短的分叉段可打开肾盂来切除狭窄的分叉段后行输尿管肾盂吻合，而对于长的分叉段，则需要劈开输尿管狭窄段，再行输尿管肾盂吻合。

二、手术适应证与禁忌证

1. 适应证　不完全性重复输尿管畸形合并肾盂输尿管连接处（UPJ）狭窄，患侧肾功能良好。

2. 禁忌证　合并输尿管肿瘤、肾盂肿瘤或膀胱肿瘤等泌尿系肿瘤，泌尿系结核。

三、术前准备

术前常规检查包括血常规、生化全项、尿常规、凝血功能、传染病筛查、心电图及胸片等，专科检查包括 CTU、泌尿系彩超、逆行尿路造影、ECT- 肾小球滤过率等，合并尿路感染还要做尿培养＋药敏。控制尿路感染。术前晚灌肠，手术当天预防性使用抗生素。

四、麻醉与体位

麻醉采用气管插管全身静脉复合麻醉。患者取侧卧位，可在腰部垫软枕，调整手术台曲度，适当抬高肾脏。留置导尿。

五、手术步骤与操作要点

（一）离断肾盂输尿管成形术

1. 体位选择　肾盂及输尿管上段可经腹部、肋部或腰部切口获得满意的显露。若肾盂转位不全，宜用腹部横切口。小儿患者在选用腰部切口时，应取侧卧位，于腰部垫软枕，使患侧腰部张开。腋下垫小的软枕以防止臂丛神经受压。下方的腿屈曲，上方的腿伸直，用胶布粘贴或用纱袋、布带将其固定。

2. 切口　先天性肾积水除非狭窄段较长，容量很大或反复合并感染，一般很少粘连。只需作较小的切口已能施行成形手术。

3. 分离　不论通过腰部或腹部切口到达肾脏，首先要细致处理肾盂输尿管交界处，注意有无下极血管跨过。肾转位不全时宜从前面入路。一般情况下需将肾下极旋转，以获得较好显露。注意肾盂输尿管交界部于原位分离，勿用带子牵拉。儿童患者游离输尿管时宜在其两侧切开腹膜，将输尿管与周围组织一起分离，以免损伤输尿管外膜及供应血管。切开覆盖肾盂输尿管交界的薄层组织，显露梗阻节段，明确其梗阻原因。若为输尿管狭窄，其狭窄段通常较短；在有血管横跨时，受累的输尿管节段会长些，这段管壁血供较差，不能保留。因肌层病变致功能性梗阻者管腔虽无狭窄，也应予以切除，以免术后该部位仍发生动力性梗阻。输尿管腔的黏膜皱折或输尿管瓣膜需切开探查才能确定诊断，病变段应予以切除。若切除的病变段太长，需要将肾脏游离并移至较低部位，以免吻合时有张力。

4. 剪裁　在病变的远侧横断输尿管，于断端缝一针牵引丝线。切开肾盂，将肾脏减压后，根据其形态和扩张程度设计剪裁部位。用缝线在肾盂上、下、前、后标志其切除范围，较大而壁薄的肾盂在减压后会有一定程度缩窄、增厚，宜多保留一些肾盂壁。剪裁过程注意大小适度，切除不足会致吻合口成角、狭窄；切除过多则致吻合口在跨过肾下极处张力过大。若肾盂扩大不严重者，宜细心计划肾盂瓣的位置及长度，取瓣后往往不需将肾盂缩小。于输尿管断端沿外侧壁纵行切开 1～1.5 cm 并插入 F 5-6 双 J 管，准备与肾盂瓣吻合。

5. 缝合　用无齿镊轻轻夹持肾盂创缘，以 5-0 可吸收缝线将肾盂瓣的下角与输尿管劈开处的下角全层缝合一针，肌层断面对准后打结，吻合口的肌层不宜外翻或内翻。用同样方法逐针进行吻合，先缝后壁再缝合前壁。

6. 支架引流　放置输尿管支架使输尿管伸直，避免弯曲成角。为了避免肾脏转位造成的吻合口成角，宜用肠线于肾下极下方将肾周筋膜及脂肪囊缝合在腰肌上，以支持肾脏，用肾周脂肪覆盖吻合口，必要时将大网膜通过腹膜通道拉入肾盂旁，用以覆盖吻合口。肾盂旁放置双腔负压引流（图18-10）。

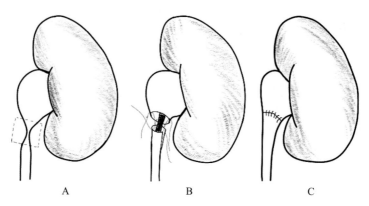

图 18-10　离断肾盂成形术（A～C）

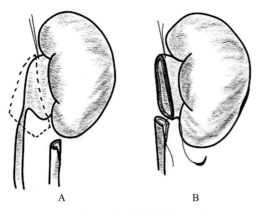

图 18-11　离断式反向裁剪肾盂成形术（A、B）

（二）离断式反向裁剪肾盂输尿管成形术

该术式易于设计肾盂下部的裁剪角度，建成宽大、可靠、稳定的漏斗部。吻合部位血供丰富，操作简单。于狭窄部远侧切断输尿管，纵行劈开断端外侧壁 1.5～2.0 cm，反向裁剪肾盂，于离肾门 1.5 cm 处剪裁切除过多的肾盂部，于肾盂下部做 V 形切除，将其最低点对应输尿管断端切口的下角。用 5-0 可吸收线作黏膜对黏膜的全层缝合，并缝合相应的两侧壁。留置双 J 管作支架引流，缝合肾盂切口（图 18-11）。

（三）离断倒装肾盂瓣肾盂输尿管成形术

该术式可用于治疗长段 UPJ 狭窄。切除输尿管狭窄段，将保留的远侧输尿管断端修剪成为朝外侧的斜面。在斜面低点劈开 0.5～1.0 cm 以扩大口径。游离肾盂，沿扩张肾盂纵轴从顶部开始前后劈开至肾盂底部 2.0～2.5 cm 处，向下翻转，保留原肾盂切口及周围血运，修剪近肾门处多余的肾盂壁，用 4-0 可吸收线自上而下连续缝合，形成一新的肾盂及上段输尿管，用 4-0 可吸收线将其与远侧舌状输尿管断端吻合。留置双 J 管（图 18-12）。

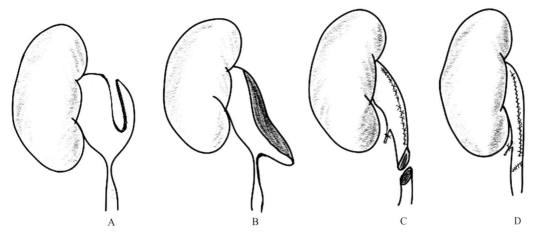

图 18-12　离断倒装肾盂瓣肾盂输尿管成形术（A～D）

（四）肾盂瓣输尿管交界处成形术

肾盂瓣输尿管交界处成形术的设计取决于肾外肾盂及输尿管狭窄段的解剖情况。

输尿管肾盂高位连接一般采用 Y-V 成形术，在输尿管肾盂下方的肾盂壁切取 V 形瓣，将切口下角向输尿管外侧壁纵行延长，至切开正常输尿管壁 1～1.5 cm 处，将 Y 形切口作 V 形缝合后，新的输尿管肾盂连接是由正常的肾盂、输尿管壁嵌合而成，病变部位已移至宽阔的肾盂处，不会影响蠕动功能（图 18-13）。

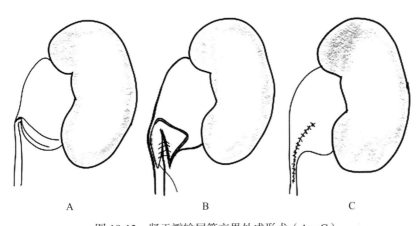

图 18-13　肾盂瓣输尿管交界处成形术（A～C）

（五）U 形瓣肾盂输尿管成形术

输尿管肾盂连接部狭窄段较长，肾盂不足以裁取足够尺度的 V 形瓣者，则于肾盂后壁裁取基底向下的 U 形瓣作肾盂成形。输尿管狭窄部更长，U 形瓣的远端可绕过肾盂前壁，形成螺旋形瓣，将瓣的末端转向下方，与输尿管切口的远端吻合，以扩大管径。若螺旋形肾盂瓣不足以覆盖切开的输尿管壁缺损，可留下缺损处，放置管腔支架，用大网膜包绕吻合口及输尿管缺损处。术后 6～8 周缺损的输尿管将有新生的管壁覆盖（图 18-14）。

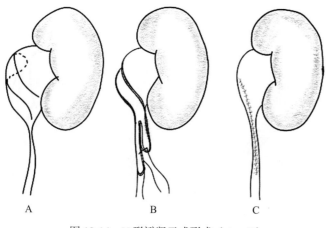

图 18-14 U 形瓣肾盂成形术（A～C）

按照上述离断式肾盂成形术的方法分离肾盂及输尿管上段，于计划取瓣的位置缝上标志丝线。先切开肾盂，按计划将切口向输尿管延长，至正常部位的 1～1.5 cm 处。用 4-0 缝线将肾盂瓣末端与输尿管切口远端对准、间断缝合。往上的缝合先缝后壁，插入输尿管支架后再缝前壁。放置肾盂旁负压引流管，以吸出术后外渗的尿液。

六、术后处理与护理要点

1. 术后处理　注意观察有无发热、腰痛等症状，若引流液不多（每日＜20 mL），引流管一般于术后 3～5 天拔除。拔管前可检查引流液肌酐排除尿漏。保持导尿管引流通畅，留置导尿管 2 周。应加强抗生素治疗，以防逆行感染。术后 2 个月左右拔除输尿管双 J 管。

2. 护理要点　患者术后体位多取平卧位或半卧位，补足液体、电解质及热量的需要量，早期下床活动促进胃肠功能恢复。严格观察，准确记录每天引流量和尿量。于术后第一个 24 小时及 72 小时更换伤口敷料。

七、主要并发症的预防与处理要点

1. 吻合口漏　保持引流管以及导尿管引流通畅，加强抗感染，延迟拔管时间，一般情况下吻合口漏可自行愈合。

2. 吻合口狭窄　大多数情况是周围瘢痕形成导致，视具体情况选择腔内球囊扩张或内切开，必要时再次手术探查。

3. 血肿或积血　术中注意仔细止血，术后注意加强引流和抗感染治疗。

4. 严重感染　尿外渗或尿漏以及局部血肿或积血处理不及时会引起严重的感染，加强抗感染治疗，必要时行肾造瘘术。

八、术式评价

肾盂输尿管成形术的具体术式需要根据肾盂形状、容量大小、输尿管狭窄段长度及位置等因素决定。对于输尿管狭窄段较短的可切除狭窄段，而狭窄段较长时则需要劈开输尿管后，再与肾盂吻合[16]。另外，分离输尿管时注意保护输尿管周围组织及输尿管的供血血管。避免直接钳夹输尿管组织。由于长期的肾积水，往往造成肾门处粘连，肾门处血管与肾盂关系密切，术中应当尽量暴露肾门处动静脉，分离操作时应该特别注意肾门处血管，避免弄破血管。另外，纵行切开肾盂和输尿管后吻合可防止吻合口狭窄。吻合口应该平整、对齐，形成漏斗状，无外翻、内翻，缝合可靠无渗漏[17]。一般手术治疗成功的标准为症状消失，肾积水减轻或消失，肾功能好转或保持原有水平。

（林相国）

参 考 文 献

[1] WALKER 3rd. Complications of ureteral duplication surgery [J]. Urol Clin North Am, 1983, 10 (3): 423-431.

[2] W J CROMIE, M S ENGELSTEIN, J W DUCKETT J R. Nodular renal blastema, renal dysplasia and duplicated collecting systems [J]. J Urol, 1980, 123 (1): 100-102.

[3] ORCHID DJAHANGIRIAN, ANTOINE KHOURY. Duplication Anomalies of the Kidney and Ureters [J]. Congenital Anomalies of the Kidney and Urinary Tract, 2016 (pp. 155-173).

[4] MESROBIA H G, BALCOM A H, STURBAUM C, et al. Ectopia of both moieties of ureteral duplication anomalies [J]. Urology, 1998, 51 (2): 317-319.

[5] JOHNSTON J H. Urinary tract duplication in childhood [J]. Arch Dis Child, 1961, 36 (186): 180-189.

[6] RATNER I A, FISHER J H, SWENSON O. Double ureters in infancy and childhood [J]. Pediatrics, 1961 (28): 810-815.

[7] YOUNGSON G G. Ureteral Triplication, Contralateral Duplication and Bilateral Extra Vesical Ectopic Ureter [J]. J Urol, 1985, 134 (3): 533-535.

[8] MUTLU N, BAYKAL M, MERDER E, et al. Diphallus with urethral duplications [J]. Int Urol Nephrol, 1999, 31 (2): 253-255.

[9] GEAVLETE P, NIŢĂ G, GEORGESCU D. et al. Endoscopic classification and endourologic therapy in proximal incomplete ureteral duplication pathology [J]. Eur Urol, 2001, 39 (3): 304-307.

[10] THRASHER J B, TEMPLE D R, SPEES E K. Extra Vesical versus Leadbetter-Politano Ureteroneocystostomy: A Comparison of Urological Complications in 320 Renal Transplants [J]. J Urol, 1990, 144 (5): 1105-1109.

[11] STEFFEN, J, LANGEN, P H, HABEN, B, et al. Politano-leadbetter Ureteroneocystostomy. A 30-year Experience [J]. Urol Int, 2000, 65 (1): 9-14.

[12] OYASU R, HIRAO Y, IZUMI K. Enhancement by urine of urinary bladder carcinogenesis [J]. Cancer Res, 1981, 41 (2): 478-481.

[13] HAMM F C, WEINBERG S R, WATERHOUSE RK. End-to-end ureteral anastomosis: a simple original technique [J]. J Urol, 1962 (87): 43-47.

[14] SUGANDHI N, AGARWALA S. G10 Ureterostomy [J]. In Basic Techniques in Pediatric Surgery 2013 (pp. 461-464)

[15] TYNES II W V, WARDEN S, DEVINE C J J R. Advancing V-flap dismembered pyeloplasty [J]. Urology, 1981, 18 (3): 235-237.

[16] SKINNER T A, WITHERSPOON L, DERGHAM A, et al. Laparoscopic pyeloplasty practice patterns in Canada [J]. Can Urol Assoc J, 2019, 13 (9): E268-278.

[17] YIEE J, WILCOX D T. reteropelvic junction obstruction [J]. Pediatric Urol, 2008, 58.

第19章

输尿管末端囊肿的外科治疗

第1节 输尿管末端囊肿概述

输尿管囊肿（ureterocele）又称输尿管疝或输尿管口膨出，指输尿管末端在膀胱内形成的囊性扩张，外覆膀胱黏膜，内覆输尿管黏膜，中间为发育不良的平滑肌肌肉和原纤维[1]。临床上可分为单纯型和异位型输尿管囊肿。美国小儿泌尿外科协会[2]将单纯型输尿管囊肿定义为囊肿完全位于膀胱内；异位型输尿管囊肿开口则位于膀胱颈和后尿道。异位型约占80%，常合并重复肾输尿管，多见于女童，囊肿一般较小而无症状。单纯型约占20%，常并发尿路梗阻、感染和结石，多见于成人。

1. **发病机制** 输尿管囊肿发病机制仍不明确。一般认为其形成是由于输尿管口先天性狭窄或功能性挛缩及输尿管管壁发育不全，导致输尿管下端各层形成一种囊性结构突入膀胱形成[3]。Chwalle等[4]认为输尿管囊肿是由于中肾导管和输尿管管芽之间输尿管膜退化不全造成的。胚胎发育早期输尿管从中肾管分化过程中，下端的Chwalle筋膜延迟破溃，导致输尿管末端闭锁或者狭窄，尿液排泄产生的阻力使输尿管末端呈囊状扩张突入膀胱腔内。同时可能还与以下因素有关：受累的膀胱内的输尿管肌层发育异常，没有合适的肌肉支撑从而导致远端出现球样形状；输尿管膀胱壁段过长、迂曲导致尿液排泄受阻；输尿管口的炎症、水肿导致末端狭窄、梗阻，从而形成囊性扩张[5-8]。

2. **临床表现** 输尿管囊肿是一种少见的先天性畸形，Campell报道了儿童调查的结果，输尿管囊肿的发病率为1/4 000。大多见于儿童，成人发病较少，男女比例约为1:4，且多见于左侧，双侧者约占10%，其中80%的患者伴有双肾盂双输尿管。

输尿管囊肿因其大小不一，临床表现各异。大部分输尿管囊肿是通过B超检查发现的而无任何症状。最常见的临床表现为尿路感染，以膀胱刺激症状为主，可伴有排尿困难、尿流中断等症状。极少数患者可出现腹痛或者腰痛，长期尿路梗阻、感染可导致肾功能受损。成人输尿管囊肿常为单纯型，很少引起患侧肾功能改变。有少部分女性输尿管囊肿的脱垂部分可造成膀胱出口梗阻，引起排尿困难。

3. **诊断方法** 本病诊断主要依靠B超、静脉尿路造影（IVU）、CT、泌尿系磁共振水成像（MRU）及膀胱镜检查。B超常作为初诊输尿管囊肿的首选方法，同时可初步了解患者上尿路的情况。IVU可明确诊断，并且可进一步明确尿路有无梗阻和畸形。CT可更清晰了解尿路情况。膀胱镜检查可直接观察膀胱内情况，为明确诊断及确定手术方式提供依据。

（1）B 超表现为输尿管末端的类圆形囊性肿物，并可实时观察输尿管尿液排出并清晰显示囊肿大小变化，特别是 CDFI 可以显示液体流动的情况，这一点对鉴别诊断很有帮助（图 19-1）。由于囊肿出口小，入口大，当输尿管蠕动时，囊肿增大；间歇时，囊内尿液缓慢流出而囊肿渐变小。但 B 超对输尿管异位开口仅能显示该输尿管在膀胱后下行，未进入膀胱开口部位难以显示，这是其不足之处[9-10]。

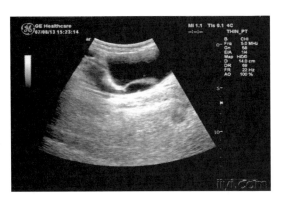

图 19-1　B 超表现

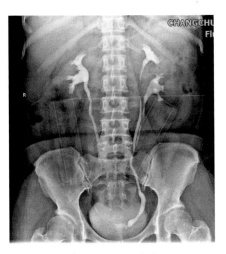

图 19-2　IVU 表现

（2）IVU 可了解输尿管囊肿的大小、位置、肾功能情况及有无上尿路重复畸形，IVU 检查输尿管囊肿典型的表现为膀胱内显示一椭圆形或圆形实影，周围绕以透明环。往往被描述为"蛇头样""晕轮征"（图 19-2）。肾功能受损或膨出较小时，IVU 就很难发现囊肿的存在。对这类患者可在延时摄片时加做膀胱造影，同时还可明确是否有膀胱输尿管反流。合并输尿管开口异位的异位型输尿管囊肿则可找到会阴漏尿口[11]。

（3）CT 与其他影像学检查方法相比具有很大优势，轴位像更清晰，显示输尿管囊肿与膀胱的解剖关系，可用于进一步分型。平扫可清晰地显示膀胱内扩张的输尿管，增强扫描膀胱充盈后，此征象往往不易显示，因此 CT 平扫应予以重视，不应忽略。螺旋 CT 尿路成像（CTU）的诊断价值高于 IVU，易于显示输尿管异位开口（图 19-3）。但因其检查费用偏高、设备条件要求较高，广泛应用受到限制，与 B 超相比，无法动态下进行观察，不能显示囊肿舒缩变化[12]。

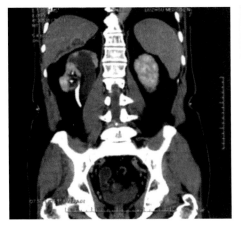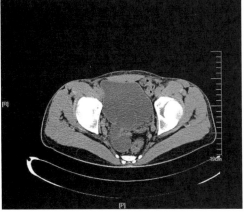

图 19-3　CTU 表现（A、B）

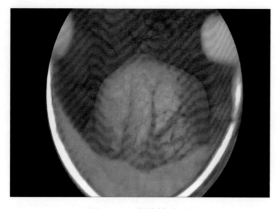

图 19-4　膀胱镜表现

（4）膀胱镜在输尿管囊肿诊断中具有重要意义，可直接观察囊肿位置及大小、同时鉴别膀胱内有无其他疾病的重要方法。由于个别输尿管囊肿可以随膀胱内压增加而变小，甚至可以完全消失，所以在用膀胱镜观察时一定要注意进水量，避免膀胱过度充盈而致囊肿消失，造成漏诊。膀胱镜下表现为输尿管口附近球形或椭圆形的黏膜隆起及狭窄的输尿管口，表面有覆有膀胱黏膜，黏膜表面可观察到清晰的血管纹理及节律性收缩。检查过程中应注意个别输尿管囊肿由于体积较大，膀胱镜无法观察到其全貌可造成误诊[13]。

另外可行 MRU 检查以明确诊断输尿管囊肿、患肾有无积水、是否合并重复肾输尿管畸形。这些检查手段相互结合，可进一步提高确诊率。

第 2 节　经尿道输尿管囊肿切开术

一、概述

对于较小的、无症状的膀胱内输尿管囊肿，如不引起尿路梗阻与感染常不需特别处理，动态观察输尿管囊肿的变化即可；若出现尿路梗阻或感染等并发症则需要手术治疗。手术是解除输尿管囊肿所致上尿路梗阻唯一有效的手段，具体选择何种术式需根据输尿管囊肿的大小、位置、类型、是否继发上尿路梗阻或结石、是否合并重复肾输尿管畸形以及患侧肾功能综合把握。传统治疗多采用开放手术，先切除囊肿再行输尿管膀胱再植术，但手术创伤大，术后恢复慢。越来越多的资料显示，经尿道输尿管囊肿切除操作简单，创伤小，患者恢复快，并发症少，只要术中把握好切除技术要领，可取代大部分开放手术治疗膀胱内单纯型输尿管囊肿[14-15]。

二、手术适应证与禁忌证

经尿道输尿管囊肿切除术（endoscopic incision of ureteroceles）的适应证尚不统一，一般认为直径≤3 cm 的膀胱内单纯型输尿管囊肿、患侧肾功能良好者首选经尿道电切术将囊壁全部或部分切除，对于直径＞5 cm 的成人单纯型输尿管囊肿和异位型输尿管囊肿宜选择开放手术行输尿管囊肿切除、输尿管膀胱再植术，而直径为 3～5 cm 的单纯型输尿管囊肿的术式选择尚存在争议，可视患者意见考虑先行经尿道输尿管囊肿电切术。术后严密复查，必要时行二期开放手术[16]。

三、术前准备

所有患者需行术前评估，了解输尿管囊肿大小位置，是否存在重复肾输尿管畸形，详细向患者及家属说明手术目的、手术风险、二期手术的可能。

四、麻醉与体位

采用全身麻醉、腰麻或硬膜外麻醉，患者取截石位。

五、手术步骤和操作要点

经尿道输尿管囊肿切除术可采用经尿道普通电切，等离子电切、激光等手术方法治疗。首先经尿道将内镜置入膀胱，观察输尿管囊肿的位置、大小及开口情况，决定切开方法[17]。对于直径<1 cm 的单纯型输尿管囊肿，可直接切除全部囊肿；对于直径<3 cm 的单纯性囊肿，可在囊肿前壁下方、膀胱颈部上方做一横行切口，于膨出内下方切除 0.8～1.0 cm² 囊壁或囊肿下 1/3 囊壁，切口下缘切与膀胱黏膜平面一致，输尿管末端切成倒 U 形，使剩余的近侧囊壁成一活瓣样结构，以防止膀胱输尿管反流。异位型输尿管囊肿可纵行切开尿道内的囊肿，切口自远端经过膀胱颈延伸至膀胱内[18-19]。合并囊内结石者将结石，可先将结石钳夹至膀胱内行气压弹道或激光碎石。

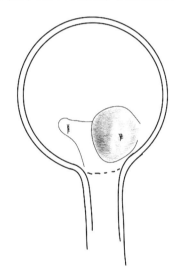

图 19-5　左输尿管囊肿低位开窗法

经尿道输尿管囊肿低位开窗术的手术囊肿窗口下缘尽可能贴近膀胱壁，保持低位引流，同时保持膀胱壁适当张力，在一定程度上避免窗口两侧缘贴近，可防止粘连。电切选用纯切，如发现出血点，再电凝止血以防止术后瘢痕形成造成局部狭窄。

六、术后处理与护理要点

（1）应用抗生素 2～3 天。

（2）留置尿管 2～3 天，保持导尿管通畅，早期下床防止形成下肢静脉血栓。

（3）拔除尿管后嘱患者定时排尿、睡前少饮水减轻反流。

七、主要并发症的预防与处理

（1）术后定期复查尿常规、超声及排尿期膀胱造影了解有无膀胱输尿管反流及尿路感染，若出现膀胱输尿管反流则嘱患者定时排尿、睡前少饮水以减轻反流。

（2）若膀胱输尿管反流持续存在导致肾积水加重或反复尿路感染，则需行抗反流的输尿管膀胱再植术。

八、术式评价

随着内镜技术的快速发展，近年来出现了经尿道电切、等离子电切及各种激光切除等手术方法行囊肿切除或囊壁部分切除术治疗输尿管末端囊肿，具有操作简单、创伤小、痛苦少、恢复快、住院时间短、效果明显等优点，代表了微创泌尿外科手术发展的方向。Rich 等[20] 于 1990 年首先采用经尿道输尿管囊肿低位电切术治疗输尿管囊肿，此术式低位切开输尿管囊肿，保留囊肿顶部囊壁，相当于扩大输尿管口充分引流用，剩余囊肿壁可起到单向瓣膜的抗反流作用，取得了很好的手术效果。但对于异位输尿管囊肿、合并有泌尿系其他畸形的输尿管囊肿，以及存在膀胱输尿管反流的输尿管囊肿，多数学者认为仍需采用开放手术。

第 3 节　输尿管囊肿切除术

一、概述

理想的输尿管囊肿治疗应该安全、疗效确切、可保存肾功能。20 世纪 70 年代后期Henderen 等首次应用完全成形术治疗输尿管囊肿，成功率为 86%，因此认为输尿管囊肿切除输尿管膀胱再吻合术是治疗输尿管囊肿的有效方法。但其缺点为手术创伤较大，恢复时间慢。由于内镜技术的发展，采用经尿道输尿管囊肿切除治疗输尿管囊肿成为主要方法，并取得了比较满意的效果。但其中仍有一部分患者需要再次手术，再手术的原因主要为梗阻未改善而仍有重复肾积水、肾功能损害、上尿路感染和膀胱输尿管反流。另外对于较大的输尿管囊肿、异位输尿管囊肿、合并有泌尿系其他畸形的输尿管囊肿以及存在膀胱输尿管反流的输尿管囊肿则仍需要采用开放手术治疗。手术方法包括经膀胱切除囊肿，修补膀胱壁薄弱处并行输尿管膀胱再植术。若输尿管明显扩张或存在膀胱输尿管反流，需将输尿管裁剪或折叠后再行有效的抗反流的输尿管膀胱再植术。其中部分积水严重的先天性畸形病例可选择手术切除功能丧失的上肾段及全程的上肾段输尿管，修补输尿管膀胱裂孔后行下肾段输尿管膀胱再植术。其中下尿路部分手术可按病情采用以下几个步骤和方法：输尿管口膨出部切除、三角区重建、输尿管膀胱吻合、输尿管口膨出部袋形缝合等[21-22]。

二、手术适应证

（1）对于较大的输尿管囊肿、异位输尿管囊肿、合并有泌尿系其他畸形的输尿管囊肿，以及存在膀胱输尿管反流的输尿管囊肿可行开放手术切除。

（2）对于合并有泌尿系其他畸形的输尿管囊肿可选择开放手术治疗，其中以重复肾最为常见。手术切除重复肾上肾的指征：反复出现的尿路感染、异位输尿管开口造成的尿失禁和膀胱输尿管反流导致的疼痛、感染和肾功能受损等。

三、术前准备

（1）常规术前检查。

（2）分肾功能检查　肾动态显像评估分肾功能，同时可以量化肾积水、输尿管反流的程度。

（3）影像学检查　首先选择超声检查，然后进行 CTU/MRU 检查、膀胱镜检查。

四、麻醉与体位

全身麻醉或者硬膜外麻醉。平卧位，臀部垫高。如需切除重复肾上肾段，可先取健侧卧位。

五、手术步骤与操作要点

（一）输尿管囊肿切除、下尿路重建术（open surgical incision of ureteroceles and lower urinary tract reconstruction）

取耻骨上下腹正中切口逐层切开至膀胱前方，切开膀胱。在患侧输尿管与对侧输尿管分别插入输尿管导管以作标记。沿囊肿基底缘做一环形切口，牵引下极输尿管，将囊壁及受累的输尿管与膀胱后壁薄层肌组织分离开 2 cm。将囊肿向远侧逐步分离将囊肿完整切除，同时应确保避免损伤膀胱颈纤维以维持该处的正常括约肌功能。分离输尿管尽量避免伤及输尿管的血供。由于输尿管囊肿患者局部膀胱后壁裂孔处一般较薄，可用 2-0 可吸收缝线连续缝合于三角区肌层组织，以加强薄弱的膀胱裂孔。输尿管内可置入 F5 双 J 管起引流作用。同时保留适当通道让输尿管于原位通过，4-0 可吸收线将输尿管断端与三角区及膀胱黏膜外翻乳头状缝合。若输尿管扩张明显，则需将输尿管完全游离并裁剪或折叠，之后在膀胱底选择一合适的未手术区，行抗反流膀胱输尿管再植术。

（二）重复肾上肾输尿管切除术下尿路重建（resection of the upper renal segment and lower urinary tract reconstruction）

多需行上极肾及髂血管以上扩张输尿管切除，一期可视情况保留输尿管下段及囊肿。必要时则需完全切除扩张的重复输尿管及囊肿，然后行下极肾的输尿管膀胱再植[23-25]。

（1）患者取健侧卧位，做 11 肋间切口逐层切开，暴露肾周，找到输尿管，可较早切断上极输尿管，并将横断的输尿管近端一侧向上牵引，协助对肾上极的定位。向上游离输尿管至肾门处，确定上肾动脉后可先试行阻断，如为上肾段动脉，可见上肾段呈缺血征

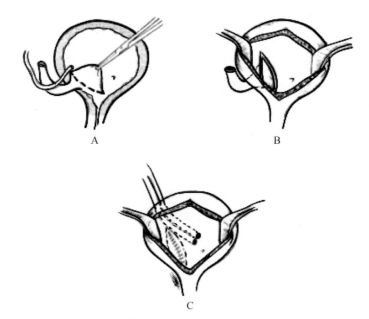

图 19-6 输尿管膀胱完全重建法（A～C）

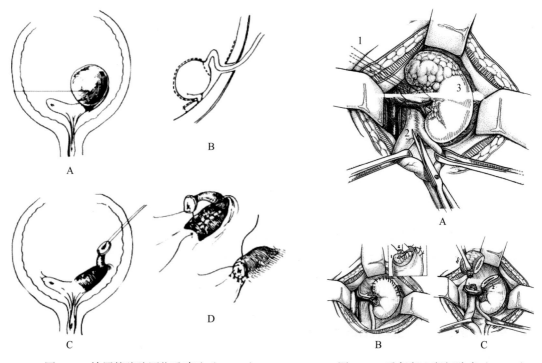

图 19-7 输尿管膀胱原位重建法（A～D） 图 19-8 重复肾上肾切除术（A～C）

象，切断并结扎该动脉及伴行静脉。用电刀绕肾上极实质切开，做肾上极楔形切除。此过程中，应使分离平面尽可能靠近上极输尿管以避免损伤下极输尿管的血供。边剥离边横断肾组织，遇出血点予以个别缝扎。

（2）改为平卧位，取下腹正中切口切开膀胱，自三角区游离囊肿。经膀胱外充分游离起膀胱及扩张的输尿管，向上游离上肾段输尿管，取出上肾段标本，向深部向下在膀胱裂孔内紧贴输尿管分离，靠插入下肾段输尿管的导管指引，将上肾段输尿管全长切除，期间避免损伤相邻的正常输尿管。之后重建三角区及膀胱后壁，并行抗反流下肾段输尿管膀胱再植术，具体可参照之前所述。

术中应避免过度牵引肾上极以致损害有功能的肾下极。游离下端输尿管囊肿时应注意囊肿下端紧邻膀胱颈及尿道时，手术较为困难，注意勿操作外括约肌，并注意保护下肾段输尿管血供。

六、术后并发症与处理要点

1. 输尿管膀胱吻合口漏　对于吻合口漏尿患者注意保持输尿管支架、导尿管引流通畅。一般会逐渐自愈。

2. 输尿管膀胱吻合口狭窄　拔除输尿管支架管后，发现吻合口狭窄需要顺行再次置入支架管，定期更换。3～6个月后狭窄经保守治疗不能解除，应考虑再次手术修复。

七、术式评价

目前治疗输尿管末端囊肿常用的开放手术方法有上肾段、输尿管切除、囊肿切除、下肾输尿管膀胱再植术。

单纯行上肾、输尿管部分切除而不切除输尿管囊肿，术后多数囊壁塌陷，囊腔内压力可降低，可达到一定手术效果，但仍有一部分的患者因囊壁持续存在，输尿管反流及感染而需二次手术行囊肿切除＋输尿管再植术。

输尿管膀胱再植术后并发症：重复肾功能不良继发的高血压、输尿管狭窄和新发的膀胱输尿管反流，通常是术后再次手术的常见指征。由于腹腔镜及机器人辅助腔镜手术的出现，目前此病开放手术治疗大部分可由腹腔镜和机器人辅助腔镜下手术替代，具有创伤更小，视野更清晰，疗效更好的特点。Michaud 等[26]研究腹腔镜同侧输尿管膀胱再植术和机器人辅助腔镜下同侧输尿管膀胱再植术发现，两者术后并发症和再次手术率均较开放手术低。机器人辅助腔镜手术迅速发展，对下尿路重建具有更明显的优势，其特点是充分发挥机器人灵活机械手臂和高清视野优势，仔细剥离输尿管，避免损伤输尿管及周围血管，特别是吻合处供应输尿管的血管支，以免影响术后吻合处的愈合；输尿管再植术利用机器人器械臂操作灵活的特点，再植过程中可以最大限度保证无张力吻合，尽量避免输尿管的成角、扭曲；术中可尽量避免损伤盆腔血管及神经丛，从而有利于减少术后尿潴留和输尿管反流的发生[27-28]。

（林相国　李胜文）

参 考 文 献

［1］ HUSMANN D A, EWALT D H, GLENSKI W J, et al. Ureterocele associated with ureteral duplication and a nonfunctioning upper pole segment: management by partial nephroureterectomy alone [J]. J Urol, 1995, 154 (2): 723-726.

［2］ SNYDEE H M. Orthrotopic ureteroceles in children [J]. J Urol, 1978(19): 543.

［3］ GOTOH T, KOYAAGI T, TOKUNAKA S. Pathology of ureterorenal units in various uretera anomalies with particular reference te thr genesis of renal dysplasia [J]. J Internationai Urology and Nephrology, 1986, 19 (3): 231-243.

［4］ CHWALLE. Ureterocele: A clinical study of sixty-eight cases in fifty-two adults [J]. BJ Uro, 1927, 132- 133.

［5］ SITU J, ZHOU X F, ZHAN H L, et al. Transurethral endoscopic incision for the treatment of ureteroceles (Report of 12 cases) [J]. Chin J Endourol (Electronic Edition), 2009, 3 (3): 172-175.

［6］ SHAVEL, ABDALLAH M E, TRIE SI J A, et al. Ureteocele misdiagnosed as pelvic inflammatory disease in an adolescent [J]. Obstet Gynecol, 2009, 113 (2Pt2): 522-525.

［7］ GAO J G, XIA S, LI H Z, et al. Evaluation of minimaly invasive surgical treatment of ureterocele in adult [J]. Chinese Journal of Urology, 2006, 27 (4): 269-271.

［8］ FIGUEROA V H, CHAVHAN G B, OUDJHANE K, et al. Utility of MR urography in children suspected of having ectopic ureter [J]. Pediatr Radiol, 2014, 44 (8): 956-962.

［9］ LEYENDECKER J R, GIANINI J W. Magnetic resonance urography [J]. Abdominal Ima- ging, 2009, 34 (4): 527-540.

［10］ VAN DER. MOLEN A J, COWAN N C, MUELLER-LISSE U G, et al. CT urography: definition, indications and techniques. A guideline for clinical practice [J]. Eur Radiol, 2008, 18 (1): 4-17.

［11］ HONGHAN GONG, LEI GAO, XI-JIAN DAI, et al. Prolonged CT urography in duplex kidney [J]. BMC Urology, 2016, 16 (1): 21.

［12］ KAWAMOTO S, HORTON K M, FISHMAN E K. Computed tomography urography with 16- channel multidetector computed tomography: a pictorial review [J]. J Comput Assist Tomogr, 2004, 28 (5): 581-587.

［13］ PESCE C, MUSI L, CAMPOBASSO P, et al . Endoscopic and minimal open surgical incision of ureteroceles [J]. Pediatr Surg Int, 1998, 13 (4): 277-280.

［14］ LIMURA A, YI S Q, TERAYAMA H, et al. Complete ureteral duplication associated with megaureter and ureteropelvic junction dilatation : report on an adult cadaver case with a brief review of the literature [J]. Ann Anat, 2006, 188 (4): 371-375.

［15］ HAGG M J, MOURACHOE P V, SNYDER H M, et al. Thr modern endoscopic approach to ureterocele [J]. J Urol, 2000 (163): 940-943.

［16］ BEN M D, SILVA C J, RAO P, et al. Does the endoscopie technique of ureterocelo incision matter [J]. J Urol, 2004, 172 (2): 684-686.

［17］ KWATRA N, SHALABY-RANA E, MAJD M. Scintigraphic features of duplex kidneys on DMSA renal cortical scans [J]. Pediatr Radiol, 2013, 43 (9): 1204-1212.

［18］ BLYTH B, PASSERINI G G, CAMUFO C, et al. Endoscopic incision of ureteroceles: intravesical versus ectopic [J]. J Urol, 1993, 149 (3): 556-560.

［19］ MEN G J, XIU C L, SUN Y H, et al. Ureteroceles in adults with report of 11 cases [J]. Journal of Clinicat Uroloyy, 1999, 14 (9): 382-384.

［20］ RICH M A, KEATINY M A, SNYDER H M, et al. Low transurethral incision of single system intravesical ureteroceles in children [J]. J Urol, 1990, 144 (1): 120-121.

[21] RICCABONA M. Pediatric MRU-its potential and its role in the diagnostic work up of upper urinary tract dilatation in infants and children [J]. World J Urol, 2004, 22 (2): 79-87.

[22] GRIMSBY G M, MERCHANT Z, JACOBS M A, et al. Laparoscopic, Assisted Ureteroureterostomy for Duplication Anomalies in Children [J]. J Endourol, 2014, 28 (10): 1173-1177.

[23] CASTAGNETTI M, VIDAL E, BUREI M, et al. Duplex system ureterocele in infants: Should we reconsider the indications for secondary surgery after endoscopic puncture or partial nephrectomy [J]. J Pediatr Urol, 2013, 9.

[24] SAHOKO N, TAKASHI K, TAKU M, et al. The half-loop transurethral incision technique for bilateral ureterocele in adult [J]. Urol Case Rep, 2018 (18): 6-8.

[25] AIKEN W D, JOHNSON P B, MAYHEW R G. Bilateral complete ureteral duplication with calculi obstructing both limbs of left double ureter [J]. Int J Surg Case Rep, 2015 (6): 23-25.

[26] VARLATZIDOU A, ZAROKOSTA M, NIKOU E, et al. Complete unilateral ureteral duplication encountered during intersphincteric resection for low rectal cancer [J]. J Surg Case Rep, 2018, 2018 (10): 1-3.

[27] SEN V, AYDOGDU O, YONGUC T, et al. Endourological treatment of bilateral ureteral stones in bilateral ureteral duplication with right ureterocele [J]. Can Urol Assoc J, 2015, 9 (7-8): E511-E513.

[28] JAYRAM G, ROBERTS J, HERNANDEZ A, et al. Outcomes and fate of the remnant moiety following laparoscopic heminephrectomy for duplex kidney: A multicenter review [J]. J Pediatr Urol, 2011, 7 (3): 272-275.

第20章

继发性输尿管狭窄

第1节 输尿管狭窄概述

一、病因

输尿管狭窄指从肾盂输尿管连接部到输尿管膀胱交界部的任意位置所出现的尿路梗阻。输尿管狭窄是泌尿外科的常见疾病，可发生在输尿管的任何部位，以单侧累及为主。输尿管狭窄可影响尿液的排出，进而导致患侧输尿管或肾积水，损害肾功能[1]。

引起输尿管狭窄的常见病因包括先天性因素、炎症、肿瘤、医源性损伤、腹膜后纤维化等。一般可分为先天性输尿管狭窄、炎性输尿管狭窄、医源性输尿管狭窄、特发性输尿管狭窄等，其中先天性输尿管狭窄、炎性输尿管狭窄和医源性输尿管狭窄较为常见。

（一）先天性因素

先天性输尿管狭窄发病率约 0.6%，主要见于儿童，以肾盂输尿管连接部狭窄和输尿管膀胱连接部狭窄为主，输尿管中段狭窄相对少见。

（二）炎性病变

感染是输尿管狭窄的常见病因。输尿管结核患者几乎都伴有不同程度的输尿管狭窄。血吸虫病导致的输尿管狭窄目前已经较为罕见。此外，输尿管结石嵌顿也是引起炎性输尿管狭窄的重要原因。炎性输尿管狭窄多发生在输尿管的生理狭窄处，其中以中下段狭窄最为常见。

（三）医源性损伤

手术损伤是输尿管狭窄最常见的病因。输尿管本身及周围脏器的手术，如输尿管镜检、输尿管插管、子宫切除术、卵巢囊肿或肿瘤切除术、结肠或直肠根治性手术以及盆腔肿瘤的放疗等，均存在输尿管损伤后狭窄的风险。由于输尿管的血管经输尿管外膜分支到肌层，术中若将输尿管外膜剥离过长，则容易导致术后输尿管缺血坏死和狭窄[2]。近年来，随着输尿管镜的广泛开展，医源性输尿管损伤发病率不断增高。放疗也是导致输尿管损伤的原因之一。

二、病理生理

输尿管狭窄后可导致不同程度的输尿管梗阻。输尿管梗阻后引起的肾脏损害受发病年龄、梗阻的范围和程度（单侧或双侧，部分或完全）、梗阻的时间（急性或慢性）、是否合并感染以及肾盂类型（肾内、肾外）等因素的影响。

（一）形态学改变

输尿管狭窄初期，肾脏水肿，表现为"大白肾"。如果梗阻无法解除，4～6周后肾实质开始逐渐发生萎缩。梗阻超过3个月，肾脏的重量和肾积水量转而呈下降趋势。至230天左右，肾实质变得很薄，正常的肾单位消失。显微镜下观察，梗阻初期肾小管表现为上皮细胞扁平化，管腔扩张。持续梗阻将导致肾间质纤维化和肾小管塌陷。电镜下，慢性梗阻期，肾小管细胞发生大量凋亡，提示出现不可逆性肾脏损害[3]。

（二）病理生理变化

1. 肾血流量和输尿管压　输尿管狭窄引起的慢性梗阻最终导致肾脏血量下降，输尿管内压下降。

2. 肾小球滤过率　肾脏有效血流量降低，导致肾小球滤过率降低。梗阻后肾小管和肾小囊内压升高，导致有效滤过压降低。肾内血液再分布，肾有效滤过面积减少，导致肾小球超滤系数下降，进而引起肾小球滤过率降低。

三、临床表现

由于引起输尿管狭窄的病因、部位、程度和时间长短不同，输尿管狭窄的临床表现也不尽相同。早期轻度梗阻可无明显症状，如先天性肾盂输尿管连接处梗阻、肾下极异位血管等引起的慢性上尿路梗阻，肾积水发展往往较缓慢，患者可无任何症状或仅有腰部不适。严重梗阻主要表现为上尿路梗阻的症状，如腰腹部肿块、疼痛，疼痛以持续性钝痛为主，大量饮水后加重。B超及CT等影像学检查可发现狭窄部位以上的输尿管、肾盂不同程度的扩张积水。双侧输尿管狭窄引起肾功能不全时生化检查可发现血肌酐、尿素氮水平升高。患者出现贫血、乏力、恶心、呕吐等症状。患者还可以伴有原发病的一些特异性表现，如泌尿系结合患者可有尿频、尿急、尿痛等症状。

此外，长期肾积水可增加尿路感染的发生风险，表现为急性肾盂肾炎的症状，如寒战、高热、腰痛及膀胱刺激症状。如长期梗阻无法解除，尿路感染就难以治愈，或可发展为肾积脓。

四、诊断

输尿管狭窄早期不易发现，多在体检中偶然发现，故早期诊断率较低，但早期诊断对于预后十分重要。

（一）病史与体验

早期患者可出现尿频、尿急、尿痛及血尿等症状，严重上尿路梗阻可出现腰腹部肿块和疼痛，体检肾区可触及肿大的肾脏。既往手术史也可以提示输尿管狭窄的可能。

（二）超声检查

B超检查具有简单、无创的特点，对于怀疑上尿路梗阻的患者应当做为首选检查，尤其适用于肾衰竭的患者。B超检查可以发现有无肾脏或输尿管扩张或积水，同时可显示出输尿管狭窄的部位，也可以对病因做出初步判断，如结石、肿瘤、某些先天畸形等。彩色多普勒超声检查除具有上述诊断价值外，还可评估肾脏血流供应和剩余肾脏功能，通过测量肾脏的阻力指数可反映肾脏的梗阻程度，当 RI＞0.7 时说明肾脏对血流的阻力增加，表明存在梗阻性肾积水的可能性大。

（三）静脉尿路造影

又称为排泄性尿路造影，以往被认为是诊断上尿路梗阻的金标准，目前逐渐被其他无创的检查方法替代。IVU 能够显示双侧上尿路的解剖结构，对于判断输尿管狭窄的部位、程度和积水情况具有重要价值，还可对尿路的功能进行估计。IVU 对于肾衰竭的患者应慎用，禁用于造影剂过敏者。

（四）逆行肾盂造影

又称上行性尿路造影，是在膀胱镜下将输尿管导管插入输尿管并注入造影剂，使肾盂、肾盏和输尿管充分显影。当梗阻严重时，肾小球滤过率明显减少，IVU 可出现显影不佳或不显影，此时可选择逆行肾盂造影。逆行肾盂造影需要通过膀胱镜检查和输尿管插管，增加患者痛苦及尿路感染风险，故应严格掌握适应证和无菌操作。

（五）放射性核素肾图

放射性核素肾图是一种有效的非侵入性检查，可用于怀疑上尿路梗阻的患者。常用聚集于肾小球的药物 TcDTPA 和聚集于肾小管的药物 TcMAG3 来评估肾脏的梗阻程度。梗阻程度可以通过测量药物清除曲线的半衰期来评估。一般半衰期小于 10 分钟为正常，半衰期大于 20 分钟表现存在上尿路梗阻，半衰期在 10～20 分钟时不能明确有无上尿路梗阻。

（六）CT 和 MRU

CT 和 MRU 对于上尿路梗阻的病因诊断具有重要价值，其意义在于可清楚地显示肾脏的轮廓大小、肾结石、肾积水、肾实质病变及剩余肾实质的形态，还可鉴别肾积水与肾囊肿；可以辨认尿路外有无引起尿路梗阻的病变；增强扫描可以了解肾脏的功能状态。

（七）输尿管镜检查

输尿管镜检查包括硬性、软性和软硬结合输尿管镜检查，可对输尿管内多种疾病进行诊断的同时予以治疗，甚至可以观察到肾盂、肾盏的病变。主要并发症包括出血、感染、输尿管黏膜损伤、输尿管穿孔等[4]。

五、输尿管吻合术

多数输尿管病变切除后，在肾脏保存的情况下，需重建输尿管的解剖连续性和通畅性以及恢复输尿管输送尿液等功能。输尿管吻合术是输尿管外科技术中最基本的操作技术，因此，正确掌握输尿管常见的几类吻合术显得十分重要。

SChopf（1886）首先应用的输尿管端端环形吻合法，因口径较小，术后纤维组织增生后，很易导致吻合口狭窄，目前基本已被淘汰。

斜形吻口术，即将输尿管断端按45°角修剪，其斜面长度近1 cm，使之成为椭圆形口径，吻合后效果良好。

HAMM（1949）提出匙形吻合，是一种更长的椭圆形吻合线，更扩大了吻合口径，效果良好。方法是在输尿管游离后，在损伤的上下两端健康的管壁上剪成对应的斜面。再在斜面上各做一对应的纵形切口，长约1 cm，端输尿管瓣中央处和另一端纵切口的顶端缝合在一起，两断端间断缝合，使输尿管全层连接。

Deweered（1965）采用Z形吻合法，即在上述输尿管端端吻合术斜面上相对应的部分各做一Z形吻合切口，长约1 cm，继而在两断端切开的对侧输尿管瓣中央处先缝合1针，然后在一端切口的顶部与对端切开瓣的尖端各缝合一针，最后在三针缝合的相间处各缝合数针，使输尿管两断端完成全层连接，并形成Z形切口缝合，使吻合口更为宽阔。

输尿管任何一种吻合术均需遵循吻合处无张力，吻合近端和远端均为正常输尿管组织或为接近正常的输尿管组织的原则。为使吻合对应，正常应在吻合开始前缝线标志出输尿管之前、后壁部位，以避免吻合对位不正，在保证切除病变段之长度情况下，勿过多游离输尿管和其外膜以减少损伤吻合口血液供应。由于输尿管正常情况下腔小，壁较薄，故对吻合所用之针、线相对严格，小圆针，4-0或5-0可吸收缝合线。吻合针距一般情况下在3~4 mm。术终常规伤口区安放引流管以减少外渗尿液和创面渗血等对吻合口愈合的不利影响。

（张佳伟　王文佳）

第2节　开放输尿管吻合术

一、概述

输尿管上段或中段因损伤、病变段切除致部分缺损，宜尽可能施行吻合术。缺损段较短者可将两端游离，然后做端端吻合；缺损段较长，则需将肾脏游离、下降，甚至需将右肾静脉移至低位与下腔静脉吻合，才能获得无张力的吻合；输尿管中、下段缺损，无法与膀胱或膀胱瓣吻合时，可与对侧输尿管做端侧吻合，此种情况只适合肾脏无炎症、结核、结石病变且对侧输尿管腔较宽者，输尿管肿瘤作中下段输尿管切除者亦不宜作做此种手术。输尿管吻合术可保存输尿管的生理功能，比肠代输尿管更为满意[5]。

　　游离输尿管时必须保存其血液供应；吻合口应无张力；须做斜形吻合以扩大吻合口，防止术后狭窄；将断端对准，用可吸收缝线做不漏水的间断缝合，不应内翻或外翻；一般宜放置支架引流管。

二、手术适应证与禁忌证

（一）适应证

（1）输尿管损伤（断裂、切断、部分切除或压榨伤）。
（2）输尿管损伤性、先天性或炎症性狭窄。

（二）禁忌证

（1）合并严重的全身其他系统疾病，不能耐受麻醉及手术。
（2）存在无法纠正的凝血功能障碍。
（3）患者同时合并有输尿管恶性肿瘤。
（4）手术部分存在感染，如开放外伤导致输尿管断裂合并严重感染，或未能控制的结核导致的输尿管狭窄。

三、术前准备

（1）常规术前检查，心电图、血常规、凝血象、生化系列等评估全身状态。
（2）CTU/MRU 检查，评估输尿管狭窄或损伤的部位、长度，根据狭窄或缺损的长度部位决定具体手术方式；同时评估有无结石及肿瘤等合并疾病。
（3）肾动态显像检查　判断分肾功能，评估输尿管狭窄梗阻程度。
（4）对于伴有一些特殊情况的患者应在手术前数天开始给予适当的处理，诸如伴有尿路感染患者的抗生素应用、抗结核药物的应用，高血压、糖尿病患者术前的药物控制等均应列入术前准备。

四、麻醉与体位

全身麻醉或腰硬联合麻醉；根据具体手术方式选择平卧位及侧卧位。

五、手术步骤与操作要点

（一）手术步骤

（1）按照不同疾病及病变部位采取不同的手术入路。在输尿管损伤时，腹膜后常有大血肿及尿外渗，在腹膜外寻找输尿管比较困难，往往耗费时间，增加创伤，并遗漏可能存在的腹腔损伤。因此，宜经腹腔探查。输尿管在解剖上是附着于腹膜后，至髂动脉分叉内侧处才向下穿行于盆腔疏松组织。在找到输尿管后，即向着血肿及尿外渗最显著的方向追踪其行程，直达损伤部位。输尿管狭窄患者则可取腹膜外途径探查。

（2）为了获得无张力的吻合，需将输尿管两端作做适当游离，注意勿损伤输尿管外膜及其营养血管。切除两断端的病变组织后，在两断端相反位置的管壁纵行切开约 0.8 cm，剪去创缘尖角部分，形成宽阔的斜形吻合口（图 20-1）。

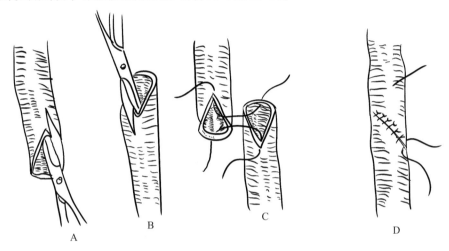

图 20-1　斜形吻合输尿管（A～D）

（3）将 8～10 F 号导尿管经输尿管远端插入膀胱，导尿管的另一端从输尿管近端插入肾盂，作为支架引流。为保证肾盂尿液通畅引流，可用 12～14 F 导尿管做肾造瘘。输尿管支架亦可经膀胱、经肾盂或经未游离的扩张的上段输尿管引出。从上方引出的支架引流管应在离出口约 2 cm 处开一小侧孔，以保证尿液引流。在出口处用 4-0 号丝线将引流管固定。使用双 J 管作肾盂输尿管支架引流，可避免做外造瘘。若有必要，可放置 2 条双 J 管，按具体情况留置 2～4 周后，从膀胱内拔除双 J 管。

（4）用 4-0 号可吸收缝线将输尿管断端间断缝合，缝合最好不穿过黏膜，创缘须对合整齐，切勿内翻或外翻。用脂肪组织覆盖输尿管吻合口。

（5）腹膜外放置引流管，缝合腹部或腰部切口。

（二）操作要点

游离输尿管时必须保存其血液供应；吻合口应无张力；须作斜形吻合以扩大吻合口，防止术后狭窄；将断端对准，用可吸收缝线作不漏水的间断缝合，不应内翻或外翻；一般宜放置支架引流管。

六、术后处理

（1）术后体位多取半卧位或平卧位，给予患者补充液体、热量、电解质。

（2）严格记录患者出入量，术后第一个 24 小时、72 小时伤口更换敷料。

（3）留置导尿，输尿管膀胱吻合术需 7～8 天外，其他一般 72 小时内可拔除，伤口引流管于术后 3～4 天后拔除，输尿管支架管于术后 4～6 周拔除。

（4）使用抗生素防治感染。

七、主要并发症的预防与处理

（一）尿瘘和尿性假囊肿形成

输尿管手术后发生尿瘘是最常见的并发症之一，输尿管切断吻合术后比单纯输尿管管壁切开取石术后更容易发生尿瘘，在尿外渗漏量较多的情况下如同引流不畅，还可形成吻合口处尿性假性囊肿。认真分析尿瘘形成的原因对预防尿瘘发生有重要的临床实用价值。归纳起来有以下几种诱发原因：①吻合处缝合不严密或暴露欠佳漏缝合 1～2 针；②吻合处缝合过密、过紧，造成吻合口接缘缺血坏死形成瘘孔；③吻合口处局部发生较为严重感染；④支架管或造瘘管、引流管因堵塞或位置不当使引流尿液不通畅，加重吻合口渗、漏尿液等。如前所诉，临床医生充分了解这些诱发原因，就会在手术操作的每一个步骤上严格规范、慎重行事，从而减少尿瘘发生。

（二）输尿管吻合口狭窄

引起狭窄常见的原因是局部感染后过多的肉芽组织形成导致切口或吻合口未能一期愈合最终形成狭窄。狭窄可以是输尿管管腔为主，亦可因局部结缔组织瘢痕压迫或瘢痕体质为主。一旦狭窄形成，目前常用的解决措施为输尿管扩张、输尿管镜下激光或冷刀切开等。当以上措施失败时，即应选择适当手术方式切除狭窄再吻合或手术去除周围外源瘢痕压迫。

（三）术后输尿管反流

输尿管术后反流多发生在输尿管口成形术后或输尿管膀胱吻合或输尿管与肠管某段吻合术后。在类似的这些手术操作中，为防止术后尿反流回输尿管造成积水、感染以及肾功能损害，均采用黏膜下隧道式吻合。当然，人工隧道虽然操作技巧不断改善，但在每例具体患者中达到完全相同的生理抗反流结构尚有困难，故在少数患者中出现术后反流。确定有无反流形成，进行膀胱造影可确诊。轻度可随诊观察能否好转，严重者如Ⅱ级以上反流出现时应考虑再次手术纠正。

（四）一些少见的非输尿管手术独有的并发症

如术后伤口区渗血、血肿形成、经腹腔输尿管手术后发生粘连性肠梗阻等，术中严格遵循轻巧规范操作、严密止血、术后应用适量抗生素等常可避免。

八、术式评价

由于微创技术的发展，很多输尿管狭窄可以在腹腔镜或机器人辅助的腹腔镜下完成。

但是，在基层医疗单位的条件、技术以及患者经济因素不能接受微创技术治疗的情况，开放性输尿管吻合术治疗输尿管狭窄仍然存在价值。在特殊情况下，由于炎症或多次手术造成输尿管与周围组织、器官粘连严重，不能建立腹腔镜操作空间时，开放手术可以由浅入深地达到手术部位。输尿管被纤维组织包绕，在腹腔镜下难以辨认时，开放手术可以在输尿管导管指引下，以手的触觉分辨输尿管可以减少输尿管的损伤，保护有效的输尿管长度，对于输尿管的修复颇有益处。

（张佳伟　王文佳　李胜文）

第 3 节　腹腔镜输尿管吻合术

一、概述

输尿管狭窄并不少见，但致病因素却不尽相同。常见病因包括输尿管周围存在压迫（如腹膜后纤维化、腹膜后肿大淋巴结等），以及输尿管本身的疾病。后者常见的原因包括：输尿管结石长期嵌顿刺激、激光碎石过程中的热损伤、放射性损伤、外科手术引起的缺血，还有输尿管创伤、炎症（如泌尿系结核）、子宫内膜异位症等。文献报道，输尿管镜下激光碎石术相关的输尿管狭窄发生率为 3%～24%[6-7]。输尿管狭窄所致尿路梗阻可引起肾功能损伤，需及早发现并进行及时有效的治疗。

目前，常用的输尿管狭窄的外科治疗手段很多，常见的包括输尿管支架置入、逆行或顺行球囊扩张术、内镜下狭窄切开术、开放或腹腔镜输尿管吻合术以及机器人辅助输尿管吻合术等。本节将主要为大家介绍腹腔镜输尿管吻合术的技术要点及相关内容。

二、手术适应证与禁忌证

（一）适应证

（1）单纯的中上段输尿管狭窄段＜2.0 cm，既往腔内治疗失败者；或中上段输尿管狭窄段＞2.0 cm 但＜4.0 cm 者。

（2）除外输尿管恶性肿瘤或其他部位恶性肿瘤侵犯输尿管所致输尿管狭窄。

（二）禁忌证

（1）中上段输尿管狭窄＞4.0 cm。

（2）患侧肾脏无功能或几乎无功能者。

（3）输尿管原发性或继发性恶性肿瘤无法行输尿管节段切除者。

（4）既往腹部手术、外伤或炎症致腹腔内脏器粘连严重者。

第20章　继发性输尿管狭窄

（5）靠近膀胱的输尿管下段狭窄。

（6）一般情况差，严重的心、肺疾病无法耐受手术。

三、术前准备

实验室检查包括血、尿常规，肝肾功能，电解质，出凝血功能及感染筛查。建议常规进行尿培养和药物敏感试验，特别是对于先期留置了输尿管支架管或肾造瘘管的患者。

影像学检查需要包括胸部 X 线片、腹部超声、泌尿系增强 CT 等，术前还应进行 IVU、顺行或者逆行肾盂造影以了解输尿管狭窄的位置、长度等信息。逆行肾盂造影检查后可预防性给予抗生素治疗，以减少患者感染发热的机会。CTU 及 MRU 对术前了解病变周围组织、器官情况，评估手术难度和风险有一定帮助。

术前还需通过肾脏核素扫描评估肾脏功能，充分了解患侧肾脏功能对于手术方案的选择，以及术后随访均有重要意义。

对于重度肾积水或者狭窄段闭锁的患者，术前放置肾穿刺造瘘管有助于肾脏功能的保护及恢复。术前一天行肠道准备，术前一天的晚上行清洁灌肠，并预防性给予抗生素。

四、手术步骤与操作要点

虽然腹腔镜输尿管吻合术可以选择经腹腔入路或者经后腹腔入路，但越来越多的术者选择经腹腔入路操作，因为相较于经后腹腔入路，经腹腔下入路的手术操作空间更大，术者在术中身体更舒适，更便于进行切开、缝合等精细操作[8]。因此，本章节主要介绍经腹腔腹腔镜下输尿管吻合术。以下为具体手术步骤。

（一）麻醉与手术体位

采用气管插管全身麻醉。麻醉成功后，患者侧卧位，患侧在上，身体平面与手术床大致呈 45°～60° 角，背后垫厚琼脂垫或海绵垫，上肢固定于体位架上。这样有利于腹腔脏器向健侧移位，更好地暴露结肠旁沟和手术野。术前，常规留置导尿管一根。

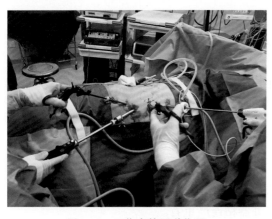

图 20-2　工作套管通道位置

（二）手术过程（以患者右侧卧位为例）

1. 制备气腹和放置工作套管　通常采用四套管技术。首先使用气腹针技术制备气腹，穿刺点选在锁骨中线肋缘下 2 cm 左右，气腹制备满意后经此穿刺点置入 12 mm 套管，引入腹腔镜镜头。于脐上 3 cm 腹直肌旁置入 5 mm 套管，于脐下 3 cm 腹直肌旁置入 12 mm 套管。髂前上棘内上方 3 cm 处置入 5 mm 套管（图 20-2）。

2. 显露输尿管　使用超声刀或者电钩将手术野内影响操作的腹腔粘连进行松解。沿着结肠旁沟打开侧腹膜，离断肝（脾）结肠韧带，向内下游离升（降）结肠，充分显露肾脏中下极，寻找到目标部位的输尿管。游离输尿管时注意保护输尿管血运，避免误伤健康的输尿管。部分前期做过输尿管支架置入或者球囊扩张手术的患者，输尿管周围常常粘连严重，需要耐心、仔细地分离，建议钝锐结合进行分离。

3. 辨认输尿管病变部位　腹腔镜下准确定位狭窄段，是获得良好手术效果的关键步骤之一。过多的切除输尿管会导致吻合口张力增加影响愈合，过少的切除则可能残留病变使得再狭窄的比例升高。腹腔镜下可以首先通过以下几点初步判断病变位置：①狭窄段以上输尿管会积水扩张，狭窄段输尿管变细，因此输尿管粗细交接的位置往往是狭窄的起始处。②狭窄段输尿管往往周围粘连比较严重，分离时与正常输尿管周围有明显区别。另外，狭窄段输尿管常常会出现管壁水肿增厚。③与正常输尿管相比，狭窄段输尿管组织增生、质硬，腹腔镜下以分离钳接触狭窄段输尿管会有"僵硬"的触觉反馈。且裁剪时也可见到该处输尿管明显增厚、管腔变窄甚至闭锁（图 20-3、图 20-4）。

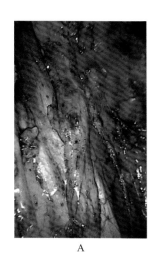
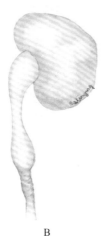

A　　　　　　　　　　B

图 20-3　狭窄输尿管变细、僵硬，以上输尿管
　　　　　　积水扩张（A、B）

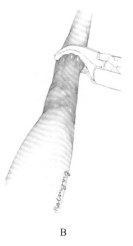

A　　　　　　　　　B

图 20-4　腹腔镜下用分离钳接触有"僵硬"感
　　　　　　（A、B）

4. 切除狭窄段，吻合输尿管　在初步辨别、确认狭窄段后，使用腔镜剪刀在前壁横行剪开输尿管管壁的 3/4，注意不要将输尿管完全离断。然后在第一个切口的基础上呈 S 形相对向剪开输尿管，分别向两端小心裁剪直至见到正常的输尿管组织（图 20-5）。使用 4-0 可吸收线进行输尿管端端吻合，在缝合第一针打结后再切除狭窄段的输尿管，之后吻合后壁，向输尿管内置入 F6 输尿管支架管，然后完成前壁吻合。

在操作过程中，我们应该注意以下几点：①尽量降低吻合口张力，必要时可以将肾脏游离使其下移；②避免过度钳夹正常输尿管，特别是吻合口附近的正常输尿管，以避免破坏血运；③选用 4-0 的可吸收线严密缝合，减少术后漏尿的可能。保证以上几点对于预防输尿管再狭窄很重要（图 20-6）；④后离断输尿管，对控制吻合张力，避免张力很有帮助。

5. 吻合口旁放置腹腔引流管，关闭侧腹膜

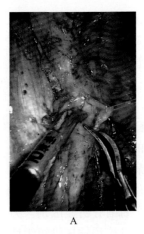
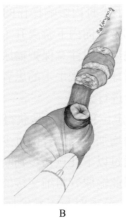
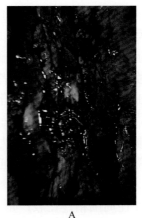
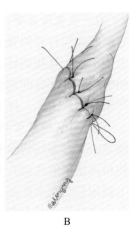

图 20-5 在前壁横行剪开输尿管管壁的 3/4 后向输尿管两端仔细裁剪，直至正常输尿管组织（A、B）

图 20-6 采用 4-0 可吸收线间断、严密缝合（A、B）

五、术后处理与护理要点

（1）术后常规心电监护，静脉补液支持治疗。

（2）常规使用抗生素预防感染。

（3）术后第 1 天开始下床活动，排气后逐步开始恢复正常饮食。

（4）腹腔引流管留置 3～4 天，一般在无明显引流液体后第 2 天拔除。

（5）导尿管一般保留 1 周后拔除。

（6）输尿管支架管一般在术后 2～3 个月经膀胱镜取出。

（7）术后第 3 个月、6 个月、12 个月、24 个月复查泌尿系超声、CT 或者静脉肾盂造影，早期发现吻合口狭窄等问题。

六、手术并发症与处理要点

1. 出血　输尿管手术中的大出血很少见。但是下段输尿管与盆腔血管毗邻，在手术过程中要注意避免误伤，通常不需要打开血管鞘。右侧输尿管还与下腔静脉关系密切，分离过程要尤其小心谨慎，特别是对于一些手术区域粘连严重的病例。手术过程中的明显出血比较容易发现，对于手术野的渗血可以通过双极电凝烧灼（但为避免对输尿管组织造成热损伤，建议尽量少用）、增加气腹压力或采用纱布卷压迫止血等。对于涉及较大血管的出血，直接进行腹腔镜下血管缝合需要非常丰富的手术经验和强大的心理素质，对于大部分医生，一旦遇到这种情况，在没有把握进行腹腔镜下处理的情况下，建议直接开放，并请血管外科协助处理。保证患者安全，避免灾难性后果。

2. 漏尿　术后早期出现少量漏尿较为常见，此时应充分保证引流管和尿管的通畅。一般情况下，术后 1 周左右会逐渐减少。对于引流量持续数天较大的情况，应该想到漏尿发生的可能。首先必须确定尿管是否通常，引流管及输尿管支架管是否位置良好。引流液和尿液的肌酐测定有助于明确诊断。增强 CT 检查可以帮助确定引流管位置、漏尿位置以及是否形成尿性囊肿。持续大量的尿液漏出时，需要调整引流管位置，使引流液尽量流出，又不影响吻合口愈合。如果 CT 检查发现有尿性囊肿形成则需要重新放置引流管。尿管拔除的时间也应该晚于引流管拔除的时间。

3. 吻合口狭窄　输尿管支架管拔除后，在复查过程中发现肾盂、输尿管扩张，或者出现手术一侧的腰背部胀痛，要考虑输尿管吻合口狭窄的可能。通过静脉肾盂造影、增强 CT 或 MRU 可以诊断。对于 1 cm 以下的狭窄可以考虑尝试球囊扩张、输尿管镜下内切开等微创治疗方式，必要时重新置入输尿管支架管。对于长段狭窄，可能需要再次手术进行治疗。

七、术式评价

输尿管狭窄的治疗个体化差异很大，存在诸多因素影响。对于简单的、较短的输尿管狭窄，选择腔内微创治疗，如球囊扩张、输尿管镜下内切开等，短期以内可获得相对不错的疗效，但远期效果尚待观察。腔内治疗方式因为直视扩张或切开狭窄的输尿管，无法去除瘢痕化的输尿管，面临远期狭窄复发率较高的问题，因此复杂的或＞2 cm 的输尿管狭窄，一般不考虑腔内治疗[5, 9]。

输尿管吻合术能够将缺乏血运的病变输尿管切除，将两端正常的输尿管进行再吻合，相对较腔内治疗，其输尿管再狭窄率相对较低。手术过程中应注意避免过度钳夹吻合口周围正常的输尿管，尽量降低吻合口张力，吻合时采用较细的可吸收线严密缝合，这些都是为了提高手术成功率、降低再狭窄的风险。

（王建峰　李学松）

第 4 节　阑尾炎相关输尿管梗阻处理

一、概述

阑尾炎相关输尿管梗阻是阑尾炎引起输尿管周围组织纤维化，导致输尿管受压而出现梗阻的一种疾病，此疾病也被认为是病因明确的腹膜后纤维化疾病[10]。阑尾炎所致输尿管梗阻是阑尾炎治疗后的一项少见并发症，患者通常因不明原因的腰部胀痛、泌尿系感染或肾积水而就诊[11-13]。

阑尾炎相关输尿管梗阻的治疗首选是手术治疗，需解除梗阻部位的压迫。此类输尿管梗阻为纤维性瘢痕压迫所致，采用腔内治疗往往无法达到根治目的，通常需手术切除瘢痕性狭窄段。梗阻段较短者常用输尿管端 - 端吻合术（ureteroureterostomy）或输尿管膀胱再植术，梗阻段较长者常用输尿管 -Boari 膀胱瓣吻合术（ureteroneocystostomy），联合膀胱腰大肌悬吊术，一般可取得较好的临床效果。腹腔镜以其创伤小、恢复快的特点，在治疗阑尾炎所致输尿管梗阻上已得到广泛应用，本节重点介绍经腹途径的腹腔镜输尿管端 - 端吻合术。

二、手术适应证与禁忌证

（一）适应证

（1）影像学确诊存在阑尾炎病变及其附近输尿管梗阻，排除结石或输尿管内占位者。

（2）输尿管梗阻相关的、反复发作的腰痛、腰胀。

（3）进展性肾积水伴反复泌尿系感染者。

（4）因梗阻造成肾功能低于正常值 40% 的患者或进行性下降者。

（5）孤立肾患者。

（6）既往放置双 J 管或内镜手术治疗失败者。

（二）禁忌证

（1）存在全身性疾病，如出血性疾病、严重心脏疾病、呼吸系统疾病以及不能耐受麻醉者。

（2）存在危及生命的内科急症未解除等，如高血钾、感染性休克等。

（3）合并阑尾类癌或其他盆腔肿瘤的患者，需评估肿瘤是否缓解以及复发风险。

（4）妊娠期患者，建议放置双 J 管或肾造瘘，待生产后再行处理。

三、术前准备

（1）术前完善血尿常规、血生化、凝血功能及感染筛查，重点评估患肾功能。

（2）完善顺行或逆行插管造影、CTU 及利尿肾图等检查，评估输尿管狭窄情况、阑尾炎严重情况及腹腔内状况，必要时请普外科医生协助手术。

（3）做好心理护理及术前沟通，讲解麻醉、手术相关知识及术后康复过程，并签署医疗文书。

（4）手术准备　400 mL 红细胞和 200 mL 血浆。

（5）腹部备皮及胃肠道准备，建议口服缓泻剂清洁肠道。

四、手术步骤与操作要点

（一）腹腔镜下输尿管端 - 端吻合术（ureteroureterostomy）

1. 体位及 Trocar 布局　全身麻醉后，45°～60° 斜卧位（左侧卧位），患侧在上，注意做好体位固定（图 20-7）。于右锁骨中线肋缘下 1～3 cm 处（Palmer 点）取 1.0 cm 小切口，采用 Veress 气腹针刺入腹腔，连接气腹机，建立气腹后，拔出气腹针。于右腹直肌外缘脐上 3 cm 处，小刀切开皮肤约 1.2 cm 及皮下组织，穿刺置入 12 mm 套管作为腔镜套管，引入腔镜，腔镜直视下于 Palmer 点置入 10 mm 操作套管，右髂嵴内上 3 cm 置入 15 mm 操作套管，手术主要步骤示意图见图 20-8。

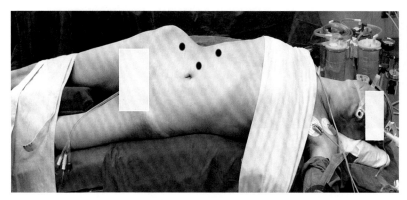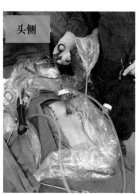

图 20-7　体位及 Trocar 布局

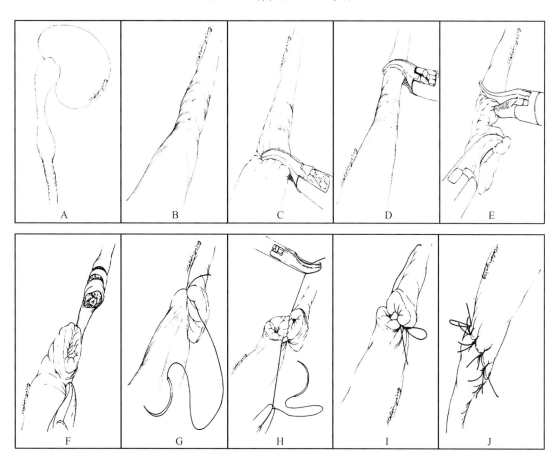

图 20-8　手术主要步骤示意图

2. 游离输尿管狭窄段　由于患者腹腔内脂肪少，髂血管处即可见积水扩张的输尿管，于髂血管处打开后腹膜，显露输尿管。向盆腔游离输尿管，跨髂血管后可见性腺静脉位于输尿管之上，输尿管周围存在明显瘢痕（图 20-9、图 20-10）。

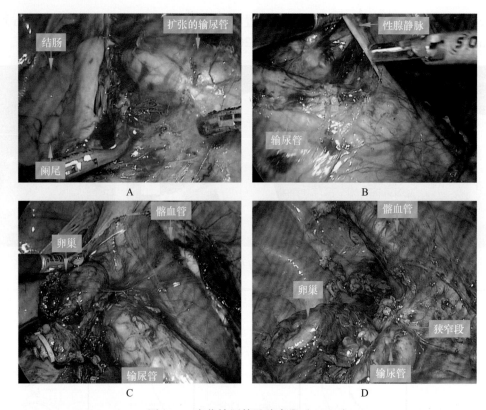

图 20-9　定位输尿管及狭窄段（A～D）

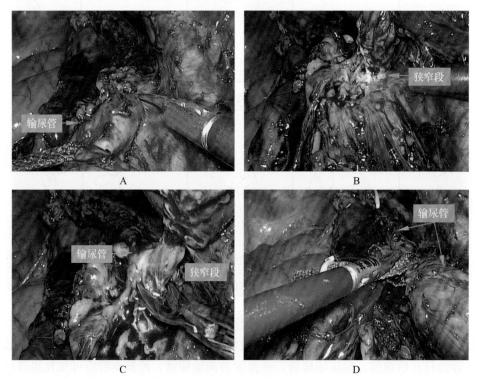

图 20-10　分离输尿管狭窄段（A～D）

3. 分离并切除阑尾　因阑尾和输尿管存在明显粘连，建议由阑尾根部开始分离阑尾，同时需注意避免误伤结肠。切断阑尾时，需做好保护措施，避免阑尾内容物污染腹腔（图20-11）。

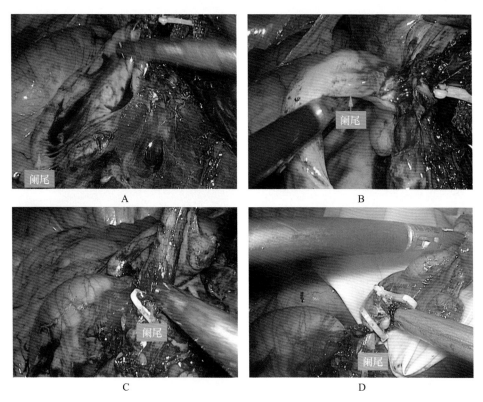

图 20-11　处理阑尾（A～D）

4. 裁剪输尿管　将输尿管狭窄段周围的瘢痕组织尽量剔除，尽量保护输尿管血供。于狭窄环处剪开输尿管，尽量不要一次性剪断输尿管，以避免后续吻合（图20-12）。在本例裁剪过程中，因狭窄段长度不确切，故将输尿管完全剪断，剪断输尿管后可于上段输尿管置入 D-J 管。

5. 缝合输尿管　4-0 可吸收缝线完成斜面缝合。应做到上段输尿管最高点与下段输尿管的最高点对位，此缝合线作为吻合的第一针，更重要的是作为后续吻合的标记线，以防止离断后输尿管方向扭转，进而保证准确的吻合方向（图20-13）。第一针缝合尤为关键，精细化缝合，避免扭转；完成第一针吻合后，连续缝合法吻合肾盂和输尿管后壁，吻合时注意尽量避免用力夹持过多开口黏膜以免引起吻合口黏膜坏死，另外，注意避免针距过大，保证针距 3～5 mm（图20-14）。

6. 大网膜包裹输尿管吻合区域　输尿管周围存在较多的瘢痕组织，剔除瘢痕组织会一定程度损失输尿管的血供，为避免术后输尿管瘢痕性地贴附于周围结构，输尿管吻合后常采用大网膜包裹吻合区域，为吻合区域的输尿管提供充足的血供，并为其提供疏松、柔软的脂肪组织依靠，减少瘢痕性贴附造成的输尿管动力性功能障碍（图20-15）。

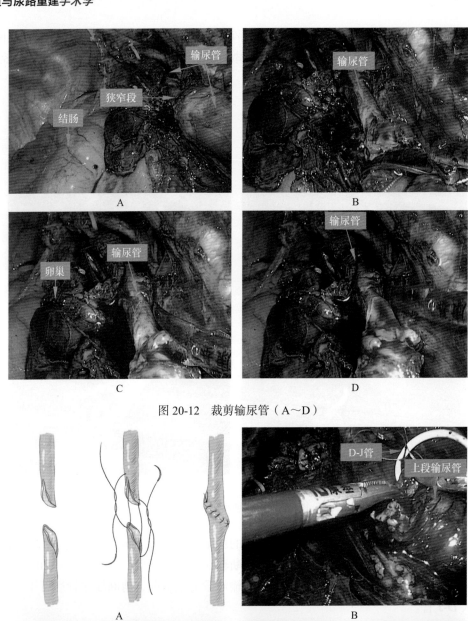

图 20-12　裁剪输尿管（A～D）

图 20-13　缝合示意图（A～D）

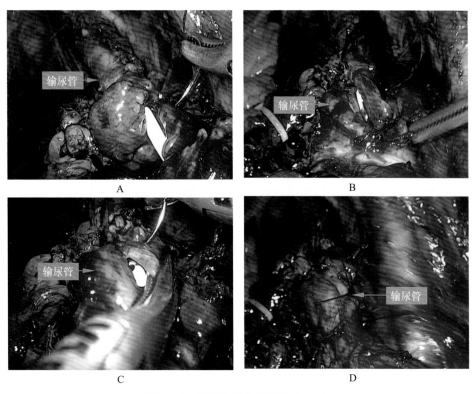

图 20-14　精细化缝合输尿管（A～D）

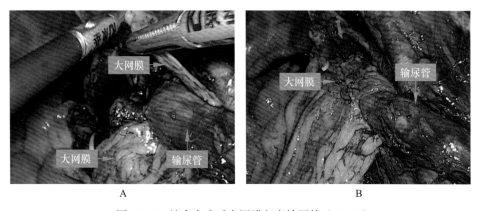

图 20-15　缝合完成后大网膜包裹输尿管（A、B）

（二）腹腔镜输尿管 -Boari 膀胱瓣吻合术（ureteroneocystostomy）

部分患者可因阑尾炎导致长段输尿管狭窄，无法采用输尿管端端吻合解除梗阻，此时可考虑行输尿管 Boari 膀胱瓣吻合术。手术方法可参照第 8 章具体内容。

五、术后处理与护理要点

（1）术后常规心电监护，注意观察引流量及尿量变化情况。

（2）术后预防性使用抗生素，对症补液，静脉营养支持。

（3）术后恢复排气后可饮水，观察无碍后可进流食。

（4）鼓励患者及早下床活动，术后第 1 天复查 KUB 确定双 J 管位置。

（5）有血栓风险者，建议术后监测 24 小时，若无出血可开始低分子肝素抗凝。

（6）术后引流正常，2～3 天可拔除引流管，6～7 天可拔除尿管。

（7）术后 2～3 个月可拔除双 J 管。

六、术后并发症与处理要点

腹腔镜输尿管端端吻合术可能出现的并发症有感染、尿漏、支架位置异常、术后再狭窄等。下面介绍主要并发症的处理要点。

1. 感染　因术中通常需处理阑尾，术后感染风险高。表现为发热及感染指标异常。建议术后使用抗生素应覆盖肠道菌群：如头孢哌酮舒巴坦、哌拉西林舒巴坦等，并联合抗厌氧菌抗生素。若体温超过 39.5℃，应留取血培养、尿培养及引流液培养，并及时调整抗生素。

2. 尿漏　尿漏的发生可能因吻合口不确切、输尿管支架管位置不佳及输尿管管腔堵塞所致。为了避免此类问题发生，需术中保证吻合不漏水，并在术后早期明确支架管位置。一旦发生尿漏，患者会合并腹痛、发热和尿量减少等症状，B 超或 CT 检查常提示患者合并大量腹腔积液或尿液囊肿，通过延长引流管留置时间、调整双 J 管位置并应用抗生素治疗等保措施处理。如上述症状持续恶化或不缓解，需增加肾造瘘引流尿液，同时在 B 超引导下向腹腔积液或尿液囊肿部位重新置管引流。

3. 支架管位置异常　术后第 1 天复查 KUB 确定双 J 管位置是否到位，若发现位置异常则应及时在膀胱镜下调整位置直至最佳。

4. 术后再狭窄　输尿管再梗阻常表现为拔除双 J 管后原有腰部症状不缓解或随访复查时发现患侧肾积水较术前加重。首先应进行影像学检查明确吻合口是否狭窄，同时需要进行利尿肾动态，确定患肾功能以及梗阻情况。如果出现需要治疗的再梗阻，需要综合多方面条件，选择相对适宜的治疗方法，比如球囊扩张、内镜下切开手术或者再次手术以解除梗阻。

七、术式评价

阑尾炎引起的输尿管梗阻，对于狭窄段较短的患者，最简单有效的手术方法为输尿管端端吻合术，手术成功率高[5]。定位输尿管及狭窄段的位置后，应先处理阑尾，后处理输尿管狭窄。输尿管端端吻合术要求吻合后输尿管吻合口张力小、不漏水。为避免输尿管对位不正而造成输尿管吻合扭转，建议输尿管后离断。为降低术后瘢痕形成导致再狭窄的风险，建议尽量剔除输尿管周围的瘢痕组织，并在吻合后采用大网膜包裹输尿管吻合区域。对于长段的阑尾炎相关输尿管狭窄，输尿管 Boari 膀胱瓣吻合为首选方法。

不管采用何种式式，我们都强调个体化制订修复方案，精细的手术操作、规律的围手术期管理是获得手术成功的关键。

（黄炳伟　李　喆）

参 考 文 献

［1］ 吴阶平. 吴阶平泌尿外科学 [M]. 济南: 山东科学技术出版社, 2004: 1563-1575.

［2］ FAM X I, SINGAM P, HO C C, et al. Ureteral stricture formation after ureteroscope treatment of impacted calculi: a prospective study [J]. Korean J Urol, 2015, 56 (1): 63-67.

［3］ GUANDALINO M, DROUPY S, RUFFION A, et al. The Allium ureteral stent in the management of ureteral stenoses, a retrospective, multicenter study [J]. Prog Urol, 2017, 27 (1): 26-32.

［4］ LI J, WANG X F. Application of ureteral realignment under the guidance of ureteroscope in iatrogenic ureteral injuries [J]. Beijing Da Xue Xue Bao Yi Xue Ban. 2011, 43 (4): 570-5733.

［5］ KNIGHT R B, HUDAK S J, MOREY A F. Strategies for open reconstruction of upper ureteral strictures [J]. Urol Clin North Am, 2013, 40 (3): 351-361.

［6］ CHEN S, ZHOU L, WEI T, et al. Comparison of holmium: YAG laser and pneumatic lithotripsy in the treatment of uerteral stones: an update meta-analysis [J]. Urologia Internationalis, 2017, 98: 125-133.

［7］ FAM X I, SINGAM P, HO C C K, et al. Ureteral stricture formation after ureteroscope treatment of impacted calculi: A prospective study [J]. Korean Journal of Urology, 2015, 56 (1): 63.

［8］ GANZER R, FRANZ T, RAI B P, et al. Management of ureteral strictures and hydronephresis [J]. Urology, 2015, 54 (8): 1147-1156.

［9］ GNESSIN E, YOSSEPOWITCH O, HOLLAND R, et al. Holmium laserendoureterotomy for benign ureteral stricture: A Single center experience [J]. Journal of Urology, 2009, 182: 2775-2779.

［10］ VAGLIO A, MARITATI F. Idiopathic Retroperitoneal Fibrosis. [J]. Am Soc Nephrol, 2016, 27 (7): p. 1880-1889.

［11］ KHALLOUK A, AHALLAL Y, AHSAINI M, et al. Appendiceal abscess revealed by right renal colic and ydronephrosis. [J]. Reviews in urology, 2011, 13 (1): 53-55.

［12］ 崔大伟, 桂士良, 郭玉刚等. 腹膜后慢性阑尾炎所致右输尿管狭窄 1 例. [J]. 临床泌尿外科杂志, 2016. 31 (10): 960.

［13］ RAJKUMAR J S, GANESH D, RAJKUMAR A, et al. Inflammatory stricture of the right ureter following perforated appendicitis: The first Indian report. [J]. Minim Access Surg, 2016, 12 (4): p. 375-377.

第21章

补片法输尿管狭窄修复术

第1节　输尿管狭窄修复概述

输尿管位于腹膜后，位置较深，医源性损伤、外伤和盆腔放疗等因素均可能使输尿管受损致其管腔狭窄。对于受损程度较轻，狭窄段<1 cm 的病例，可尝试放置输尿管支架管、输尿管镜下球囊扩张或内切开等微创治疗方式。对于长段而复杂的输尿管狭窄，临床上可根据输尿管狭窄部位及其长度选择手术修复方法[1]。输尿管下段狭窄，即使范围较长，也可尝试行输尿管膀胱再植术（联合膀胱腰大肌悬吊或 Boari 瓣技术，以获得额外的长度）[1-2]。对于肾盂输尿管连接部的狭窄，可以采用肾盂成形术将输尿管重新连接至肾盂。然而，临床上处理输尿管上段和中段较长段的狭窄仍然是一个挑战，当因瘢痕挛缩致使输尿管端端吻合术无法施行时，临床上可采用的修复方式包括肾下降固定术、自体肾移植术、肾切除术以及输尿管替代手术[1]。

目前，关于输尿管替代手术报道越来越多，临床上常用的输尿管替代组织包括回肠、口腔黏膜和阑尾[3-5]。1912 年，Melnikoff 报道了第一例使用阑尾进行端端吻合替代输尿管管腔的病例。此后，陆续有外科医生报告了采用此技术修复输尿管的病例，尤其用于儿童输尿管狭窄的修复。据报道，修复的输尿管最长狭窄段为 8 cm[5]。Goyanes 在 1983 年描述了第一例使用阑尾端端吻合替代左侧输尿管的病例[6]。对于具有合适阑尾条件的病例，使用阑尾管腔与输尿管端端吻合修复输尿管狭窄段是可行的。此外，几项研究还报道了使用阑尾进行小儿肾移植患者左侧或右侧输尿管狭窄的重建[7-9]。前述报道的病例数不多，是对输尿管修复重建方式的一种探索，虽然阑尾管腔与输尿管端端吻合是解决输尿管狭窄的一种方法，但吻合口瘘和吻合口狭窄是常见的并发症。

1996 年，国外学者报道补片技术用于治疗尿道狭窄，随后补片概念便被应用于输尿管狭窄的修复领域。Reggio 等人于 2009 年报道首例腹腔镜阑尾补片输尿管成形术修复输尿管狭窄的病例。[10] 此后，Duty 于 2015 年报道了一项针对 6 例腹腔镜阑尾补片输尿管成形术患者的研究，其中 6 例患者术后影像学均显示尿路通畅，但 2 例术后仍存在腰痛。[11] 相比于早期的阑尾管腔端端吻合技术，阑尾补片技术可以维持输尿管后壁的血液供应并扩大输尿管管腔，对于输尿管狭窄段的修复效果更佳。随着此类技术的不断开展和推广，阑尾作为自体材料修复输尿管狭窄的疗效也逐渐受到肯定，且目前在腹腔镜或机器人辅助下均可完成此类手术，在取得良好修复效果的同时，实现更加微创的目的。

回肠代输尿管术是修复长段输尿管缺损或双侧输尿管狭窄的终极方式。对于 2～6 cm

长的输尿管中上段狭窄，相比于回肠代输尿管术，采用阑尾补片输尿管成形术进行修复有许多潜在的优势：避免截取回肠，减小创伤且无需承担术后肠道并发症的风险；阑尾黏膜的吸收和分泌功能均弱于回肠，从而大大降低了术后全身性酸中毒和肠液瘀滞管腔的风险，从这一角度来说，阑尾补片输尿管成形术是肾功能不全患者的一种合适的输尿管重建方法。当然，阑尾在人体中的长度是较为固定的，所以对输尿管狭窄的修复长度是有限的，但是该技术失败后并不影响患者再接受肠代输尿管手术。

有学者报道使用口腔黏膜补片修复输尿管狭窄，尤其是颊黏膜补片修复输尿管狭窄的病例。Zhao 等报道使用颊黏膜补片修复了 8 cm 长的输尿管缺损，其中涉及输尿管后壁加强重建技术，即对于输尿管管腔完全闭塞的病例，首先切除闭索段，将两断端的后壁进行缝合，再将颊黏膜补片覆盖在前壁进行吻合以扩大输尿管修复段的管腔[12]。值得一提的是，已经报道的使用阑尾补片技术进行输尿管狭窄段修复的病例较少，因此没有足够的数据来比较这两种自体补片的优缺点。目前，可以确定的是阑尾补片和口腔黏膜补片可修复的输尿管狭窄长度是基本一致的。由于解剖位置，阑尾补片主要用于修复右侧输尿管狭窄，口腔黏膜则可用于两侧。阑尾系膜的完整保留保证了阑尾补片的血液供应优于口腔黏膜。关于这两种自体补片的选择以及各自利弊的问题，需要更多的临床研究来提供答案。

阑尾补片输尿管成形术为泌尿科医生修复长段且复杂的输尿管狭窄提供了解决方案。对于不适合直接吻合的 2～6 cm 输尿管狭窄，尤其是输尿管上中段的狭窄或缺损，可以使用阑尾补片进行修复。当然，目前尚未有使用阑尾补片修复左侧输尿管狭窄的报道，这值得我们继续探索。

（王　杰　李学松）

第 2 节　腹腔镜及机器人舌黏膜输尿管修复术

一、概述

输尿管位于腹膜后，是平滑肌和黏膜组成的管状结构，上起于肾盂，下止于膀胱。输尿管损伤的常见原因包括外伤、腹部盆部手术、体外或内镜碎石手术、放射性损伤等。随着腔内泌尿外科的发展和普及，输尿管损伤的发病数逐渐增多。

输尿管损伤后临床表现多样，如血尿，损伤近端尿路梗阻，腰痛，尿外渗，感染等。泌尿系增强 CT 或排泄性尿路造影是主要的影像学诊断方式。输尿管损伤后，如未得到及时合理的治疗，局部瘢痕形成可导致管腔狭窄，继而发生肾积水及肾功能损害甚至丧失。

根据损伤的位置，程度，性质，损伤后间隔时间等，治疗手段有所不同。常见治疗手段包括球囊扩张，内镜下切开，狭窄段切除端端吻合，输尿管膀胱再植，回肠代输尿管，自体肾移植等。目前，近端长段输尿管狭窄修复面临着巨大的挑战。常用的方法包括自体肾移植、回肠代输尿管等，但往往手术难度较大或术后并发症较多，这一定程度上限制了其在临床上的广泛应用。2016 年，李兵教授首先报道了舌黏膜用于近端长段输尿管狭窄的修复[13]。2018 年 Beysens M 将机器人辅助腹腔镜下舌黏膜输尿管成形术用于近端长段输尿管狭窄修复[14]。上述报道中手术均顺利完成，未见明显围手术期及手术后并发症。

二、手术适应证与禁忌证

（一）适应证

输尿管近端长段狭窄，无法行输尿管狭窄段切除端端吻合术。当术中发现狭窄长度输尿管狭窄段切除后无法实现无张力吻合时，考虑使用舌黏膜修复术。至于多长的狭窄段应该选择该术式，目前很难给出一个准确数值，它受输尿管弹性、近端和远端输尿管活动程度等多种因素的影响。根据笔者的经验，一般狭窄长度大于 2 cm，可选用本术式。

（二）禁忌证

（1）基础心、肺、肝、肾功能不全失代偿，出凝血功能障碍，存在麻醉禁忌。
（2）急性泌尿系感染未控制。
（3）膀胱功能障碍或膀胱出口梗阻。
（4）可供选择舌黏膜不足。
（5）舌黏膜取材部位局部感染等病变。
（6）妊娠期妇女。

三、术前准备

全身常规检查包括血、尿、便常规，生化系列，血糖，出凝血功能，胸部 X 线、心电图检查等。

术前诊断主要依靠影像学检查，超声、CT、MRU、肾核素显像等检查有助于明确诊断，IVU、逆行肾盂输尿管造影有助于明确病变部位及程度，必要时还需行输尿管镜检查，此外三维重建影像技术对明确诊断及指导治疗有一定价值，可以选择应用。

1. 口腔准备　检查口腔、舌黏膜有无溃疡，明确舌黏膜可取材范围能够满足手术需要。手术前 3 天应用醋酸氯己定漱口液，分别于晨起、三餐后、睡前漱口，每日 5 次。

2. 泌尿道准备　完善尿培养检查，明确无尿路感染存在，如存在尿路感染需先行抗感染治疗。如条件允许，建议术前患侧常规放置输尿管 D-J 管，有助于术中寻找、分离输尿管。

3. 肠道准备　术前 1 天无渣流质饮食，术前晚普通灌肠。

4. 皮肤准备　常规术区备皮。

5. 药物准备　术前预防性应用抗生素。

四、手术步骤与操作要点

1. 麻醉、体位及 TROCAR 位置　选择经鼻气管插管，全身麻醉，留置尿管、胃管，眼睛、鼻孔、耳孔注意保护，避免面部消毒时损伤。对于腹腔镜手术，患侧 70° 斜卧位（以左患侧为例），可将患侧适当垫高（图 21-1），套管标记可参看图 21-2，取右侧锁骨中线肋缘下 1.0 cm 小切口，切开腹壁各层，置入气腹针，注气压力至 14 mmg。脐下 3 cm 右侧腹直肌旁 1 cm 小切口，穿刺 12 mm 套管（套管 1），引入腹腔镜。监视下分别于脐上 3 cm 右侧腹直肌旁，麦氏点取 1.0 cm（套管 2）和 0.5 cm 小切口（套管 3），另置入 2 个套管。右侧锁骨下置入 1 个 1.0 cm 套管（套管 4）。由助手持镜，套管 4 处可置入超声刀，由术者右手操作，套管 3 处置入辅助器械，术者左手操作。

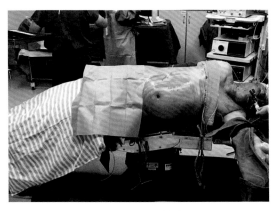

图 21-1　患者体位

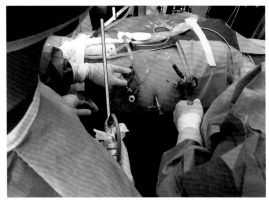

图 21-2　腹腔镜 Trocar 布局

如选择机器人辅助下手术，患者取 45° 斜卧位，常规消毒铺巾，腰部垫起，腹部常规消毒铺无菌巾，面部及口腔常规消毒铺无菌巾（以左患侧为例）。取左锁骨中线肋缘下 1 cm 小切口，切开腹壁各层，置入气腹针，建立腹腔气腹，注气压力选择 14 mmHg，于脐上 3 cm 左侧腹直肌旁置入 12 mm 套管（后续置入 Camera 臂），引入机器人腹腔镜，监视下，依次在左侧肋缘下穿刺点置入 8 mm 机器人套管（置入 2 臂），反麦氏点处置入 8 mm 机器人套管（置入 1 臂），脐下 4 cm 左侧腹直肌旁置入 8 mm 机器人套管（后续置入 3 臂），脐下 1 cm 处置入 10 mm 套管（助手通道 1），脐正上 5 cm 处置入 5 mm 套管（助手通道 2），将机器人机械臂逐一引入腹腔，调整机械臂位置到位后开始手术。套管标记可参看图 21-3。

2. 分离并显露输尿管狭窄段　小心分离肠管粘连。在肾下极水平游离结肠，并从结肠旁沟向上游离肝结肠韧带处，将结肠翻至内侧。在肾下极水平游离显露输尿

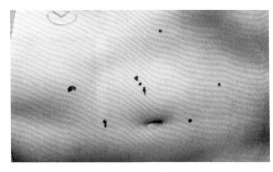

图 21-3　机器人辅助下的 Trocar 布局

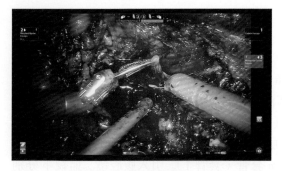

图 21-4　祛除瘢痕组织

管及肾盂，锐性及钝性分离暴露肾门周围结构。在肾下极水平游离显露输尿管及肾盂，狭窄以上尿路可见扩张，粘连较重部位提示病变位置，仔细游离，剪除周围瘢痕组织（图 21-4），完全游离狭窄段及上下 2 cm 正常输尿管，注意保留滋养血管及输尿管鞘。纵行剪开僵硬狭窄输尿管管壁，带内镜腕的机器人剪刀可为该操作带来极大便利（图 21-5）。通过观察输尿管弹性、黏膜色泽及血运情况有助于判断输尿管活性，如遇到狭窄处管腔闭锁，预计长度在 2 cm 以内可予以离断，切除闭锁管腔段，将输尿管后壁予以 4-0 可吸收线间断缝合，腹腔镜下置入 F6 D-J 管，放置输尿管导管测量缺损输尿管范围，以此判断所需舌黏膜取材长度（图 21-6）。

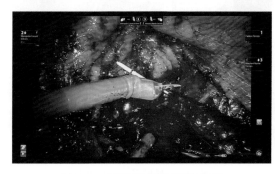

图 21-5　纵行剪开输尿管狭窄段

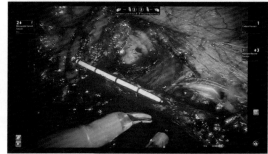

图 21-6　测量输尿管缺损范围

3. 取材并修剪自体舌黏膜组织　开口器撑开口腔，以 0.5% 活力碘消毒面部及口腔，3-0 可吸收线在舌尖及舌两侧牵引，根据实际情况以记号笔标记所需取材范围，注意两端呈卵圆形取材，以 1∶100 000 肾上腺素沿切缘注入舌黏膜下，以小圆刀沿标记线切开舌黏膜深达黏膜下组织，可应用丝线牵拉分离的舌黏膜组织，避免用力，仔细沿黏膜下分离，避免取材过厚或离断，所取材新鲜舌黏膜组织需置入 4℃生理盐水中保存，以 3-0 可吸收线缝合舌部创面，眼科剪小心修剪取材舌黏膜上多余的肌肉组织后置于生理盐水中备用（图 21-7）。

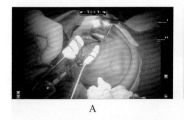

A

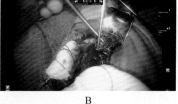

B

C

图 21-7　取材舌黏膜补片（A～C）

4. 补片式重建输尿管　将舌黏膜经 12 mm Trocar 引入体内，以 5-0 薇乔线将舌黏膜两端与劈开输尿管开口上下两顶点缝合固定，注意将黏膜面面向管腔。舌黏膜未充分固定期间避免使用吸引器，以防误将舌黏膜吸入吸引器内。而后 5-0 薇乔线连续全层缝合舌黏膜和输尿管管壁，确保无张力，修补输尿管前壁（图 21-8）。

5. 网膜包裹技术在上尿路修复中的应用　近术侧横结肠下方游离并裁剪，取宽 4～7 cm（根据修复段长度，要求完全覆盖修复的输尿管）血供良好的带蒂大网膜，将大网膜从成形段输尿管后方穿过，继而向前方环绕包裹该段输尿管，并用 4-0 可吸收线缝合固定游离大网膜远、近端（图 21-9），后将该部分网膜外与腰大肌缝合固定，远、近心端与输尿管外膜缝合固定，缝合过程中应避免损伤网膜血管，固定后观察大网膜有无局部出血、缺血改变。生理盐水冲洗创面，于吻合口附近留置 F20 腹膜后引流管 1 根。

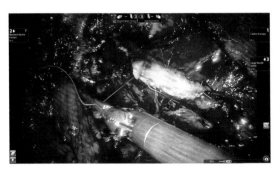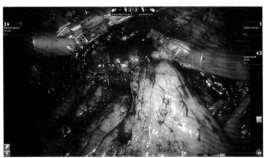

图 21-8　补片式舌黏膜输尿管成形　　　　　　　图 21-9　网膜包裹技术

五、术后处理与护理要点

术后第二天可鼓励患者下床适度活动，以减少下肢静脉血栓形成的风险。注意避免患者过度活动，以免引起出血或吻合口瘘。

术后第二天可适量饮水，之后根据舌黏膜取材部位愈合情况恢复流食、半流食，再逐步过渡到普通饮食。推荐使用口腔清洁药品清洁口腔，避免取材部位局部感染。

术后应保持切口敷料干燥，按时换药并观察有无渗液，直至拔管后伤口愈合。一般引流管留置 2 天，若引流液过多，颜色变浅或为血性液体，应警惕漏尿或术后出血。正确应用抗生素预防术后感染。

1 周后可拔除尿管，术后 3 个月更换 D-J 管，术后 6 个月拔除 D-J 管。拔管后注意观察有无腰痛及发热，拔除 D-J 管后 2 周行血肌酐、B 超或利尿肾动态显像检查。拔管后第 3、6、9、12 个月各做一次，后半年一次，共计 2 年，期间若出现症状亦需检查。

六、术后并发症与处理要点

术后常见并发症包括漏尿、感染、吻合口狭窄、麻木、吐字不清等。漏尿的出现与黏膜对合不佳、缝合间距大、尿液反流等因素相关，表现为术后腹腔引流出较多的尿性引流液，且漏尿会导致术后感染发生的概率增加。吻合口狭窄与愈合后局部缺血愈合不佳、局部瘢痕形成有关，漏尿及局部感染会增加术后吻合口狭窄的风险。术后常规留置 D-J 管，保留尿管及引流管通畅可减少反流及吻合口漏尿的风险。对于已经发生的漏尿，应首先排除吻合口远端梗阻的因素，积聚在吻合口周围的尿液一般可经引流管引流或者逐渐吸收。同时应加强抗感染治疗。留置 D-J 管，可在一定限度上减少术后吻合口狭窄的风险。术后吻合口狭窄，应具体情况具体分析，一般可首先可考虑行腔内治疗，如球囊扩张等。必要时可行二次肾盂成形术。术后取材部位可出现水肿疼痛，流食、半流食逐渐过渡到普通饮食，注意口腔卫生，可选用口腔含漱液等清洁口腔。大多数口腔并发症在术后 1 年内逐渐消失[15]。

七、术式评价

近端长段输尿管狭窄的治疗在泌尿外科领域仍是一项严峻的挑战，目前尚无统一的治疗手段。舌黏膜补片技术为近端长段输尿管狭窄提供了一种安全有效的选择，围手术期风险低且术后并发症少，一定限度上避免了更具侵入性的手术方式。在黏膜选择方面，舌黏膜与颊黏膜均可以应用于输尿管狭窄的修复。相比较而言，舌黏膜取材方便且取材部位并发症相对较少[16]。二者应用于输尿管狭窄修复的临床效果仍需进一步探讨。在平台选择方面，此项技术对于输尿管狭窄部位缝合技术要求较高，机器人辅助腹腔镜手术可以提供更加清晰立体的视野，更加灵活精准的操作，这在有限的操作空间里优势更加明显，从这个角度来讲，机器人平台更加有利于舌黏膜补片式输尿管狭窄修复。目前因经济等因素，机器人平台的普及率和使用率不高，但这是未来发展的趋势。

（樊书菠　张　雷　李学松）

第 3 节　腹腔镜及机器人阑尾补片输尿管修复术

一、概述

输尿管位于腹膜后腔，因位置深在，一般不易受外力损伤。随着内镜手术的发展和增多，相应的医源性损伤所致的输尿管狭窄也开始增多。对于轻微的输尿管损伤，可尝试放置 D-J 管、输尿管镜下球囊扩张等微创方式治疗，但其远期成功率目前尚待进一步验证[17]。而复杂、长段的输尿管损伤是目前临床上治疗的重点和难点，采用何种治疗方式需根据受损的部位、受损后的狭窄程度等因素综合考虑，采用的方式包括肾盂成形术、输尿管端端吻合术、输尿管膀胱再植术及自体肾移植术等手术方式[1]。除此之外，自体组织替代修补也是重要的修复手段，常用的替代物包括肠管、口腔黏膜、阑尾[3]。1912 年，国外学者首次报道使用阑尾进行输尿管管腔替代，随着替代技术的成熟，这种手术逐渐从单纯的管腔端 - 端吻合演变为阑尾补片式修补技术[10-11]。本节重点介绍采用自体阑尾修复输尿管狭窄的关键技术。随着此类技术的不断开展和推广，阑尾作为自体材料修复输尿管狭窄的疗效也逐渐受到肯定。

二、手术适应证与禁忌证

（一）适应证

成人右侧的中上段输尿管狭窄，长度 2～6 cm，无法采用腔内微创治疗或输尿管狭窄切除端端吻合术式治疗者，可考虑该术式。因阑尾系膜牵拉的原因，在成人，一般选择右侧替代，左侧很少采用阑尾修复。

（二）禁忌证

（1）心肺基础疾病失代偿，严重出血倾向疾病等麻醉或手术禁忌证。
（2）严重的泌尿系感染。
（3）既往合并阑尾炎或存在其他阑尾病变情况。
（4）无手术备选方案（如无法使用口腔黏膜或小肠替代等情况），不可贸然尝试使用阑尾。因为是否选择阑尾最后还需术中探查阑尾长度和质量而定，有时因阑尾较细、管腔狭窄或者闭锁，阑尾剖开后无法使用。

三、术前准备

1. 心理准备　了解患者对于此种复杂尿路修复手术效果的心理预期，以适当的语言告知其手术必要性、实施过程、风险与获益、术中备选方案、输血可能、术后随访及失败后的补救措施等情况，鼓励安慰患者以正常心态面对手术。签署手术相关的医疗文书。填写生活质量调查问卷。

2. 生理准备　术前常规查血尿等实验室指标及评估基础疾病，排除手术禁忌证。完善必要的影像学检查（如 IVP、逆行造影、造瘘管造影以及 CT 等），定位输尿管狭窄部位并评估程度，指导手术实施。控制已存在的上尿路感染，同时按外科手术预防性使用抗生素，原则于术前 30 分钟使用抗生素。术前 1 天开始进流食并服用泻药清理肠道，术前 12 小时禁食、水。腹部及患侧腰部备皮，检查肾造瘘管并连接三通管路以备术中注水用。术前留置导尿管。

四、手术步骤与操作要点

阑尾补片输尿管成形术（appendiceal onlay flap ureteroplasty）可经腹腔镜或机器人辅助腹腔镜下完成。相比于机器人，传统腹腔镜器械对于组织的快速游离有优势，且除视觉外还可利用触觉反馈判断组织性质，但是机器人拥有高清的三维视野以及精细的缝合优势。

1. **手术步骤** 以达芬奇机器人手术为例。患者取左侧卧位，右侧垫高 45°～60°，于右锁骨中线肋缘下 2 cm 处插入 Veress 针，建立气腹，并于此处（A 点）置入一个 8 mm 的套管。于右腹直肌外缘 A 点下方 10 cm 处置入 12 mm 腹腔镜套管（B 点），通过此处置入腹腔镜系统，在腹腔镜直视下，于右腋前线 B 点下方 5～8 cm（C 点）和右锁骨中线 B 点下方 10～12 cm（D 点）处分别置入 8 mm 套管，置入达芬奇机器人操作臂。最后，将两个套管（通常一个 12 mm 和一个 5 mm）分别放置在 E 点（距 A 点和 B 点的距离相等，且均 >5 cm）和 F 点（距 B 点和 D 点的距离相等且均 >5 cm）（图 21-10）。

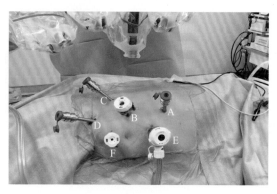

图 21-10　体位和 Trocar 布局

打开后腹膜，于肾下极游离升结肠，游离显露出输尿管狭窄段（图 21-11）。

探查阑尾，观察阑尾形态，测量长度后于其根部离断，注意保持阑尾系膜完整（图 21-12）。

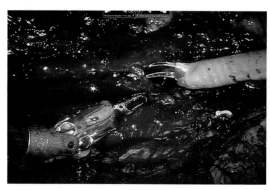

图 21-11　游离输尿管狭窄段

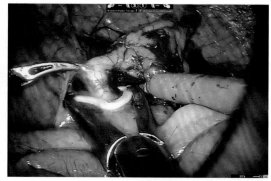

图 21-12　截取阑尾

沿腹侧剖开狭窄段输尿管并准确测量狭窄段长度（图 21-13），将阑尾沿其对系膜缘剖开（图 21-14）。

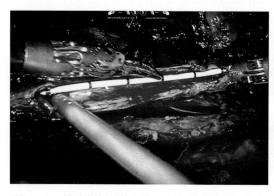

图 21-13　沿腹侧剖开输尿管狭窄段并准确测量长度

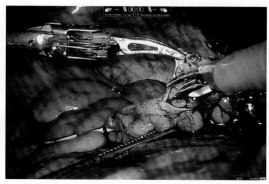

图 21-14　沿阑尾对系膜缘剖开

将阑尾补片覆盖于剖开的输尿管，以扩大输尿管管腔，留置 D-J 管后将两者吻合（图 21-15），吻合完成后使用大网膜包裹吻合口，最后留置吻合口周围引流管。

腹腔镜阑尾补片输尿管成形术，除 Trocar 布局采用四点钻石型布局（图 21-16）外，其余步骤同机器人手术。

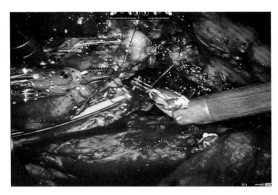
图 21-15　阑尾补片与输尿管狭窄段吻合

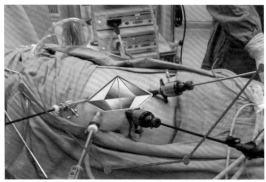
图 21-16　四点钻石型布局

2. 操作要点

（1）输尿管狭窄段与周围组织粘连，难以游离显露。可通过以下几种方法确定狭窄段　①根据术前尿路造影及三维重建判断其位置；②术中从肾造瘘管注入 20 mL 生理盐水，可使狭窄段上方的输尿管扩张，便于显露及辨别；③术中使用腹腔镜器械夹持狭窄段，狭窄段通常比正常输尿管质地更硬（机器人手术因无触觉反馈功能，此办法不太适用）；④静脉注射或肾造瘘管内注入吲哚菁绿（ICG），使用近红外荧光成像观察正常输尿管灌注，以确定狭窄段范围。

（2）后壁加强重建技术　对于输尿管完全闭锁的病例，若闭锁段长度为 2～3 cm，可行闭锁段切除，在张力适中的前提下行输尿管背侧断端连续缝合（我们称之为"后壁重建技术"）（图 21-17），再将阑尾补片覆盖于前壁完成吻合。注意在完全切断后壁之前，应在张力适中的情况下对合牵拉两断端并缝合一针，避免离断后输尿管断端皱缩无法完成吻合。

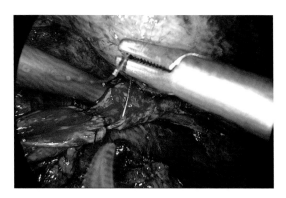
图 21-17　后壁加强重建技术

（3）提前探查阑尾是必要的，若发现阑尾长度不够或炎症较重，则果断放弃阑尾补片，改用口腔黏膜补片或肠代输尿管术。

（4）关于吻合的一些注意事项　①保留阑尾系膜，保护输尿管血供；②尽量无张力，保持吻合口宽大不漏水；③使用较细的可吸收线吻合，一般采用 4-0 或 5-0 的薇乔线或单乔线吻合。

五、术后处理与护理要点

术后患者通常会佩戴 3 根至 4 根管路，D-J 管、尿管、肾造瘘管（术前已行者则继续保留，术前未造瘘者无需留置）和吻合口周围引流管。术后注意事项包括：

（1）术后第 1 天，鼓励患者下床活动，增加肠道蠕动，循序渐进恢复饮食。

（2）术后保证足够热量供应，饮食不佳者注意补液，术后 3 天内常规静脉使用抗生素，有感染征象或存在高危因素者可酌情增加使用天数。

（3）尿管保留 1～2 周后拔除。

（4）引流量小于 50 mL 则拔除引流管，一般保留 4～6 天。如果引流液持续较多，怀疑尿漏时可查引流液肌酐值，并延长保留引流管的时间。

（5）出院前行 KUB 检查，确定 D-J 管位置合适。

（6）术后 2 周可尝试夹闭肾造瘘管。

（7）术后 2 个月复查输尿管镜，根据吻合口愈合情况决定拔除 D-J 管还是更换 D-J 管。

（8）术后 3～4 个月，拔除 D-J 管后，若有肾造瘘管，笔者团队建议经肾造瘘行顺行尿路造影及上尿路影像尿动力检查（whitaker test）、CTU 及动态 MR 等检查，观察尿路通畅性。术后半年检查利尿肾动态及患侧肾功能情况。

六、术后并发症与处理要点

阑尾补片输尿管成形术后常见的并发症包括尿路感染、吻合口漏、吻合口狭窄、膀胱刺激症状等，其他意外情况包括肾造瘘管意外脱落等。处理措施如下：

1. 尿路感染　比较常见，与手术破坏尿路完整性、留置管路有关，多数患者感染不重，对静脉注射或口服抗生素反应良好。感染反复且较重者需行尿培养及药敏检测，必要时请抗感染科会诊，指导使用抗生素，必要时更换 D-J 管。

2. 吻合口漏　吻合口漏通常因为吻合不严密或局部组织缺血坏死所致，有引起尿性囊肿可能，行 CTU 检查可见造影剂外溢，此种情况若术后早期出现需延长引流管保留时间及肾造瘘留置时间。复查肾造瘘管造影或 CTU 漏口愈合后可拔除管路，若保守治疗无效者可需考虑再次手术。

3. 吻合口狭窄　术中常规留置 D-J 管，术后 2 个月行输尿管镜检查评估吻合口愈合情况，若存在狭窄，可同期行狭窄部位内切开或球囊扩张，更换 D-J 管后继续留置观察，择期行尿路造影评估输尿管通畅性。

4. 膀胱刺激症状　因下尿路感染或 D-J 管末端刺激膀胱所致，一般口服抗生素或拔除 D-J 管后可缓解。

七、术式评价

（1）相比于阑尾输尿管端端吻合的管状替代技术，阑尾补片技术可降低少术后吻合口狭窄的概率。相比于口腔黏膜补片，阑尾系膜提供丰富的血供，理论上可降低因组织缺血坏死而致吻合口狭窄及吻合口漏的风险。

（2）笔者所在团队改良的输尿管后壁加强重建技术可有效地解决输尿管管腔完全闭锁的情况，避免被迫采用肠代输尿管术，减少手术创伤。

（3）阑尾修复输尿管可在腹腔镜下实施，也可在机器人辅助腹腔镜下完成。

（王　杰　李学松）

参 考 文 献

［1］ ENGEL O, RINK M, FISCH M. Management of iatrogenic ureteral injury and techniques for ureteral reconstruction [J]. Curr Opin Urol, 2015, 25 (4): 331-335.

［2］ LI Y, LI C, YANG S, et al. Reconstructing full-length ureteral defects using a spiral bladder muscle flap with vascular pedicles [J]. Urology, 2014, 83 (5): 1199.

［3］ ZHONG W, DU Y, YANG K, et al. Ileal Ureter Replacement Combined With Boari Flap-Psoas Hitch to Treat Full-Length Ureteral Defects: Technique and Initial Experience [J]. Urology, 2017, 108: 201-206.

［4］ AGRAWAL V, DASSI V, ANDANKAR M G. Buccal mucosal graft onlay repair for a ureteric ischemic injury following a pyeloplasty [J]. Indian J Urol, 2010, 26 (1): 120-122.

［5］ ASHLEY M S, DANESHMAND S. Re: Appendiceal substitution following right proximal ureter injury [J]. Int Braz J Urol, 2009, 35 (1): 90-91.

［6］ GOYANES AD, VILLANUEVA AG, ECHAVARRIA JAL, et al. Replacement of the left ureter by autograft of the vermiform appendix [J]. Br J Surg, 1983, 70 (7): 442-443.

［7］ CORBETTA J P, WELLER S, BORTAGARAY J I, et al. Ureteral replacement with appendix in pediatric renal transplantation [J]. Pediatr Transplant, 2012, 16 (3): 235-238.

［8］ MARTIN S, POWELL R, ILYAS M, et al. Use of appendix for renal transplant urinary diversion after complete transplant ureteral necrosis: a 12-year follow-up [J]. Urology, 2015, 85 (3): 674-675.

［9］ ADANI G L, PRAVISANI R, BACCARANI U, et al. Extended Ureteral Stricture Corrected With Appendiceal Replacement in a Kidney Transplant Recipient [J]. Urology, 2015, 86 (4): 840-843.

［10］ REGGIO E, RICHSTONE L, OKEKE Z, et al. Laparoscopic Ureteroplasty Using On-Lay Appendix Graft [J]. Urology, 2009, 73 (4): e640-e647.

［11］ DUTY B D, KRESHOVER J E, RICHSTONE L, et al. Review of appendiceal onlay flap in the management of complex ureteric strictures in six patients [J]. BJU Int, 2015, 115 (2): 282-287.

［12］ ZHAO L C, WEINBERG A C, LEE Z, et al. Robotic Ureteral Reconstruction Using Buccal Mucosa Grafts: A Multi-institutional Experience [J]. Eur Urol, 2018, 73 (3): 419-426.

［13］ LI B, XU Y, HAI B, et al. Laparoscopic onlay lingual mucosal graft ureteroplasty for proximal ureteral stricture: initial experience and 9-month follow-up [J]. Int Urol Nephrol, 2016, 48 (8): 1275-1279.

［14］ BEYSENS M, GROOTE R, VAN HAUTE C, et al. Robotic lingual mucosal onlay graft ureteroplasty for proximal ureteral stricture [J]. European Urology Supplements, 2018, 17 (2): e1935-e1935.

［15］ XU Y M, XU Q K, FU Q, et al. Oral complications after lingual mucosal graft harvesting for urethroplasty in 110 cases [J]. BJU Int, 2011, 108 (1): 140-145.

［16］ MAAROUF A M, ELSAYED E R, RAGAB A, et al. Buccal versus lingual mucosal graft urethroplasty for complex hypospadias repair [J]. J Pediatr Urol, 2013, 9 (6): 754-758

［17］ RAZDAN S, SILBERSTEIN I K, BAGLEY D H. Ureteroscopic endoureterotomy [J]. BJU Int, 2005, 95 Suppl 2 (s2): 94-101.

第 22 章

膀胱瓣输尿管修复重建术

第 1 节　膀胱瓣输尿管修复概述

输尿管狭窄可由多种原因引起，包括创伤、医源性损伤、肿瘤、结石或先天性疾病等。输尿管远端是最易受损伤的部位。为了防止进一步积水加重、肾功能损伤等严重后果，输尿管重建修复术是必要的。输尿管重建手术需要建立在一系列手术原则的基础上，其中包括无张力、不漏水的吻合、好的组织血供，进而才能提高手术成功率、减少围手术期并发症以及术后复发狭窄等不良预后的发生。根据输尿管损伤的病因、部位和长度，需采用不同的手术策略。当下段输尿管缺损过长，输尿管端端吻合术、输尿管膀胱再植术、腰大肌悬吊术仍不能满足上述原则时，可采用膀胱瓣输尿管成形术（Boari flap）。膀胱瓣的优点在于可满足长达 15 cm 以内的输尿管损伤修复，此外，膀胱瓣组织结构与输尿管组织结构同源，血供为网状结构，血液循环丰富，利用膀胱翻瓣替代缺损输尿管易于成活，是理想的替代材料。但是神经性无功能膀胱和小膀胱不宜行膀胱瓣输尿管成形术。膀胱瓣技术的核心要点为裁取膀胱肌瓣并管状化替代输尿管缺损，瓣的长度与基底部长度比一般不要大于 3：1，以降低膀胱瓣缺血的风险。

膀胱瓣技术最初于 1894 年由 Boari 提出，在实验动物中成功修复了长达 8 cm 的输尿管缺损。直到 1947 年，膀胱瓣输尿管成形术成功应用于 1 例子宫切除术后输尿管病变的患者，术后随访 10 年未见明显异常[1]。此后，膀胱瓣技术逐渐成为下段输尿管重建修复的标准治疗方式之一。2001 年，3 例输尿管狭窄患者成功接受了腹腔镜膀胱瓣手术，未见并发症发生，平均随访 11 个月后未观察到狭窄复发，证明了腹腔镜膀胱瓣输尿管成形术治疗输尿管狭窄的可行性[2]。机器人手术平台的出现为术者提供了三维立体视野、更加精细灵活的机械臂，方便了腔内游离缝合等操作。机器人膀胱瓣输尿管成形术的效果满意，同时可缩短术后恢复时间[3]。

在传统膀胱瓣输尿管成形术的基础上，有研究者根据输尿管病变的具体情况对膀胱瓣技术进行了相应的改良，包括将膀胱肌瓣的裁剪形状由梯形改为三角形缩减膀胱瓣尖部的大小，以改善膀胱肌瓣血供，提高肌瓣存活率，减少并发症的发生[4]。国内外有采用 S 形螺旋状带血管蒂的膀胱肌瓣修复长段甚至全段输尿管缺损的报道，该术式在切取膀胱肌瓣时不破坏其血供，且最大限度增加了膀胱肌瓣的长度，重建的输尿管长度可达 20 cm 以上，术后长期随访肾功能正常，无明显并发症发生[5]。

对于膀胱瓣与输尿管断端吻合时是否需要抗反流结构，较为公认的观点为输尿管缺损长度较短时，推荐行乳头再植等抗反流吻合；输尿管缺损长度较长时，可直接行输尿管膀胱吻合，术后需定期复查泌尿系超声等检查评估肾积水情况。

尽管膀胱瓣技术成熟，效果满意，在进行输尿管重建之前必须详细了解病灶的具体情况，并掌握多种修复方法，根据病情选择适当的术式。术前应行静脉肾盂造影、逆行造影、泌尿系超声、泌尿系 CT 等检查评估输尿管缺损长度及膀胱容量。若术中发现膀胱瓣长度不足，较为棘手。首先，可尝试适当延长膀胱瓣的长度，同时警惕过度延长可能引起膀胱瓣血供不足最终导致手术失败；其次，可尝试游离肾脏并向下固定，减少输尿管缺损长度，减少吻合口张力；再次，必要时可行肠代输尿管联合膀胱瓣 - 腰肌悬吊术，但手术难度较大，术后并发症发生概率较高。

（李新飞　李学松）

第 2 节　膀胱瓣输尿管修复术

一、概述

输尿管狭窄是造成肾积水的常见病因，及时、有效的手术治疗有助于缓解症状，保护患者的肾功能。在输尿管狭窄的病因中，医源性损伤是造成输尿管狭窄的常见病因[6-7]。由于下段输尿管邻近子宫、直肠等盆腔脏器，所以下段输尿管是医源性损伤中最常见的损伤部位[8-9]。

基于输尿管狭窄的位置、长度、病因，临床医生需要选择不同的输尿管重建方式[10]。输尿管重建手术旨在达到无张力、不漏水、血供好的输尿管吻合，从而使得尿液顺利从肾脏排出，保护患者肾功能[11-12]。对于小于 4.5 cm 的下段输尿管狭窄，临床医生可选择输尿管吻合术、输尿管膀胱再植术[13]。然而，面对长段、复杂的中下段输尿管狭窄，临床医生则需要选择如膀胱腰肌悬吊术、膀胱瓣术、回肠代输尿管术、自体肾移植术等复杂的输尿管重建术式。

1894 年，Boari A 首次完成了膀胱瓣术的动物实验，但是由于术后漏尿及输尿管狭窄等并发症，直到 1936 年膀胱瓣术才应用于临床[14]。目前膀胱瓣术已广泛应用于治疗中下段输尿管狭窄[12]。基于患者术前膀胱容量，膀胱瓣可以修复相应长度的输尿管狭窄。一般来说，膀胱瓣术可修复 12～15 cm 的输尿管中下段狭窄[11, 15]。对于部分患者，膀胱瓣术可以修复输尿管全长的缺失[5]。膀胱瓣术通过患者自身尿路组织完成了输尿管修复。相较于回肠代输尿管术，膀胱瓣术避免了回肠代输尿管术后代谢性酸中毒等一系列并发症的发生。

二、手术适应证与禁忌证

（一）适应证

长段中下段输尿管狭窄。

膀胱瓣手术没有明确的手术适应证，根据实际情况而定，多用于中下段输尿管狭窄，修复的长度与患者膀胱容量相关，也有文献成功报道用于整段输尿管缺损的患者。

（二）禁忌证

绝对禁忌证：膀胱挛缩。

相对禁忌证：高龄；合并多种慢性疾病，手术风险较高。

三、术前准备

（1）术前根据静脉麻醉要求禁食、禁水。

（2）根据不同中心的习惯可予以口服缓和制剂进行肠道准备，无须清洁洗肠。

（3）术前需留置尿管。

四、手术步骤与操作要点

（一）体位及套管（Troca）布局

开放手术与腹腔镜手术均采用经腹手术入路。患者取平卧位，患侧垫高（以左侧为例）。开放手术选择腹部正中线作为手术切口。腹腔镜手术可根据各中心常规方式建立气腹。待气腹压升至 14 mmHg，于脐上 2 cm 置入 10 mm 套管，引入腹腔镜。腹腔镜监视下于脐上 5 cm 与左腹直肌旁置入 5 mm 套管，再于肚脐下约 5 cm 处置入 10 mm 套管。

（二）游离膀胱与输尿管

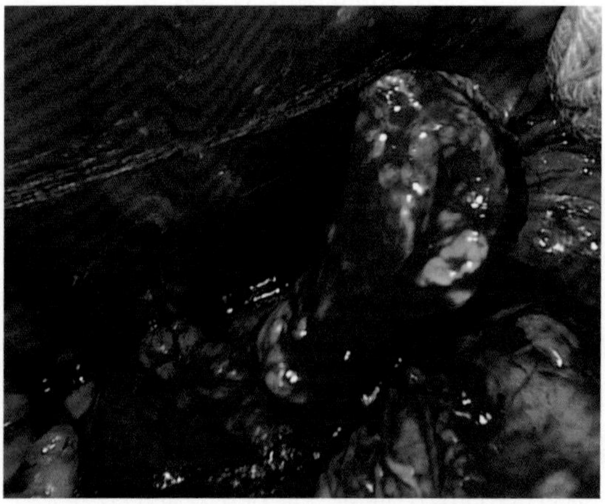

在髂总动脉水平寻找输尿管，于输尿管表面切开后腹膜以显露输尿管。随后游离输尿管下段，寻找输尿管狭窄位置。于狭窄段近端离断输尿管，纵向剪开 1.5～2.0 cm 输尿管以备吻合，可用一针 4-0 可吸收线于输尿管断端处标记（图 22-1）。向膀胱中注入 300 mL 生理盐水以显露膀胱，充分游离膀胱的患侧壁与前壁减少吻合张力。

图 22-1　纵向剪开 1.5～2.0 cm 输尿管以备吻合

（三）制作膀胱瓣

于膀胱前壁选取 4～5 cm 作为膀胱瓣的底部，并用 4-0 可吸收缝线于膀胱瓣底部两端标记。可利用带刻度的输尿管导管等测量膀胱瓣底部中点至输尿管断端的距离（图 22-2），根据笔者的经验，膀胱瓣的长度应比此距离长 2～3 cm。膀胱瓣为一梯形瓣，顶部宽 2～3 cm（图 22-3）。若输尿管中下段缺损长

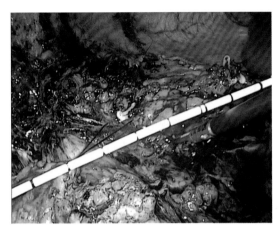

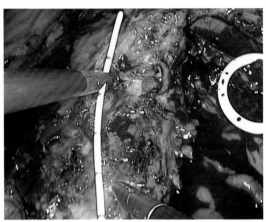

图 22-2　测量膀胱瓣底部中点距离输尿管断端距离　　　　图 22-3　测量膀胱瓣长度

度较长，可制作一 S 形膀胱瓣以延长膀胱瓣可用长度。在膀胱瓣制作过程中应保护对侧输尿管开口，可于对侧留置 D-J 管避免损伤。

（四）膀胱输尿管吻合

向上翻转膀胱瓣与输尿管行膀胱输尿管吻合术。此时可行输尿管黏膜下隧道再植术、输尿管乳头再植术等抗反流术式，也可行无张力的端端吻合。根据笔者的经验，对于复杂的中下段输尿管狭窄建议行无张力的端端吻合，可通过 4-0 可吸收缝线间断缝合输尿管断端与膀胱瓣上缘，吻合完成后留置 F7～26 cm 输尿管支架管（图 22-4、图 22-5）。

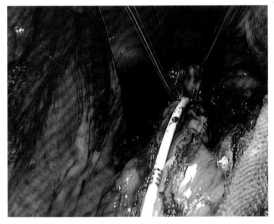

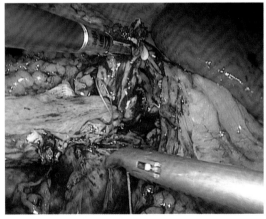

图 22-4　开放手术中吻合输尿管断端与膀胱瓣上缘　　图 22-5　腹腔镜手术中吻合输尿管断端与膀胱瓣上缘

（五）关闭膀胱瓣、网膜包裹吻合口

用 3-0 可吸收倒刺线连续全层缝合关闭膀胱 2 遍（图 22-6）。最后大网膜包裹吻合口，并用 3-0 可吸收缝线间断缝合固定，此过程中注意保护大网膜中的血管，避免损伤。关闭

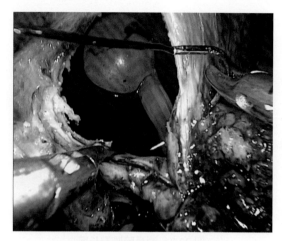

图 22-6　连续缝合关闭膀胱瓣

膀胱瓣后可于膀胱中注入 300 mL 生理盐水观察有无渗漏。

五、术后处理与护理要点

（1）术后常规心电监护。

（2）对症静脉补液支持。

（3）6 小时后可撤除心电监护，予以流食。

（4）予以抗生素预防性抗感染治疗。

（5）24 小时后可恢复正常饮食。

（6）对于高凝风险的患者，若无抗凝禁忌术后 24 小时开始低分子肝素抗凝。

（7）根据患者引流量拔除引流管，一般术后 1 周拔除尿管。

（8）术后 1～3 个月门诊拔除输尿管支架管。

六、术后并发症与处理要点

膀胱瓣手术术后短期特异性并发症主要以尿漏为主，一旦发生尿漏主要考虑与膀胱瓣及膀胱输尿管吻合处相关，需要观察患者体温、腹部体征及引流管每日引流量，做到充分引流，尿管及引流管的留置时间均应相应延长，待引流量减少后予以完善膀胱造影检查后，确认无尿漏后可拔除引流管及尿管。

膀胱手术术后远期并发症以膀胱输尿管吻合处狭窄为主，患者通常以术后拔除 D-J 管后肾积水症状及影像学表现加重为主。一旦发生膀胱输尿管吻合处狭窄，患者需要留置 D-J 管或肾造瘘管保护患侧肾功能。部分患者可考虑行输尿管球囊扩张术，术后拔除 D-J 管观察症状及影像学变化。经过对患者进行影像学评估，二次膀胱瓣术、回肠代输尿管术等输尿管重建手术是可行的处理方式。

七、术式评价

膀胱瓣输尿管修复术是一种灵活的手术方式，其手术适应证广泛，目前多用于治疗多种类型的中下段输尿管狭窄。膀胱瓣术也可用于治疗输尿管全长缺失与自体肾移植术后输尿管吻合处的狭窄[5, 16]。此外，该术式可联合多种手术方式进行输尿管重建。在回肠代输尿管术中，膀胱瓣的使用可有效减少回肠的使用长度，减少回肠代输尿管术后并发症的发生率。[17]在自身肾移植术中，膀胱瓣也可以与肾盂吻合以替代输尿管全长[18]。

输尿管重建手术旨在达到无张力、不漏水、血供好的输尿管吻合，从而使得尿液顺利排出肾脏。[11]对于膀胱瓣输尿管修复术适合治疗的输尿管狭窄长度一直没有定论，其可替代的输尿管长度取决于患者的膀胱容量[12]，笔者建议术前行膀胱造影检查，以判断患者的膀胱容量。对于无法单独用膀胱瓣术完成的输尿管重建手术，膀胱瓣输尿管修复术可以联合腰肌悬吊术，这样的手术方式一方面增加膀胱瓣的稳定性，另一方面可以降低膀胱吻合的张力，根据报道，膀胱瓣腰肌悬吊术最多可以替代 18 cm 中下段输尿管狭窄[11]（图 22-7、图 22-8）。在此过程中注意保护走行与腰大肌表面的生殖股神经。

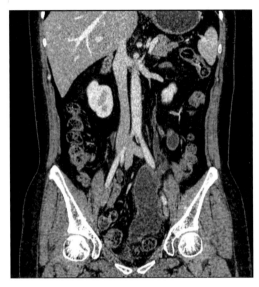
图 22-7　术后 CT 影像

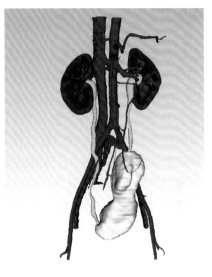
图 22-8　术后 CT 三维重建影像

　　术中无张力、血供好的吻合有助于降低膀胱瓣输尿管修复术后膀胱输尿管吻合狭窄与漏尿等并发症的发生率。为达到无张力的术中吻合，术中测量准确制作膀胱瓣有助于达到无张力的膀胱输尿管吻合。对于膀胱瓣的具体长度不同的研究团队及中心报道了自身的经验，目前没有统一的定论。膀胱瓣的具体长度取决于输尿管狭窄的长度与输尿管膀胱的吻合方式。根据笔者的经验，膀胱瓣的长度较输尿管断端距膀胱瓣底部的距离长2～3 cm 以用于输尿管与膀胱的吻合。膀胱瓣多为梯形瓣，其底部与顶部的比例不应超过3∶1，膀胱瓣底部的长度不应小于 4 cm，以确保输尿管膀胱吻合处的血供[12]。此外，笔者推荐在完成关闭膀胱瓣、膀胱输尿管吻合后进行大网膜包裹。这样的处理方式一方面有助于保护膀胱输尿管吻合处的血供，另一方面有助于大网膜包裹有助于减少早期尿漏的发生。

　　膀胱瓣输尿管修复术是一种复杂的输尿管下段修复手术，其手术适应证广泛。对于有经验的泌尿外科医生，膀胱瓣术是一项灵活的手术方式，可以单独或联合多种手术方式应用于输尿管重建术中。临床医生需要在术前及术中需要对患者进行综合的评估，选择适合的患者才能使得膀胱瓣术达到最好的手术效果。

（丁光璞　吴宇财　李学松）

第 3 节　螺旋状带蒂膀胱瓣输尿管成形术

一、概述

　　长段输尿管缺损是指缺损长度＞20 cm 的输尿管缺损。外伤、输尿管镜操作、放疗、外科及妇产手术等均可导致该病的发生[7]。传统膀胱瓣成形术在取瓣过程中行梯形裁剪，主要适用于中段和下段输尿管缺损的修复，对缺损长度超过 15 cm 的输尿管病变常常不能满足无张力吻合。目前临床上多采用回肠代输尿管成形术等传统手术治疗长段输尿管缺损，但电解质紊乱、代谢性酸中毒、肾功能恶化等并发症可导致手术治疗效果不佳，因此长段输尿管损伤的修补仍存在一定的困难。螺旋状带蒂膀胱瓣输尿管成形术是利用带血管蒂的 S 形膀胱肌瓣行输尿管重建，可适用于损伤长度超过 20 cm 的输尿管缺损[5, 15, 19-20]。

二、手术适应证与禁忌证

（一）适应证

传统膀胱瓣无法修复的长段中下段输尿管狭窄。

（二）禁忌证

1. 绝对禁忌证
（1）膀胱挛缩。
（2）神经源性无功能膀胱。
（3）手术区域存在感染灶。
2. 相对禁忌证
（1）高龄。
（2）合并多种慢性疾病，手术风险较高。
（3）妊娠或哺乳期妇女。

三、术前准备

（1）术前根据静脉麻醉要求禁食、禁水。
（2）根据不同中心的习惯可予以口服缓和制剂进行肠道准备，同时无须清洁灌肠。
（3）术前需留置尿管。

四、手术步骤与操作要点

目前报道螺旋带蒂膀胱瓣手术（spiral pedunculated bladder muscle flap）均为开放手术，要点总结如下。

（一）体位及手术入路

患者采取平卧位，术前留置导尿管，取患侧下腹部 Gibson 切口或者腹部正中切口必要时可向上或向侧腹部延长。

（二）游离膀胱与输尿管

循腹膜外途径暴露腹膜后间隙，离断脐韧带、膀胱腹膜粘连及输精管或圆韧带等以充分游离膀胱。顺髂内动脉前干向下辨识膀胱上动脉，充分游离对侧膀胱上动脉以增大膀胱移动度。于髂血管处向下沿输尿管入膀胱走向辨识远端输尿管残段，仔细了解输尿管损伤部位，修剪损伤断段成斜面，以利于膀胱肌瓣成形输尿管吻合。沿输尿管向上仔细游离至肾盂输尿管连接部，以 1 号丝线标记作定位及牵引。经尿管注入 400 mL 生理盐水充盈膀胱，用 1 号丝线标记膀胱前壁。

（三）制作膀胱瓣

循髂内动脉前干向下仔细辨识患侧膀胱上动脉及其分支，牵拉丝线紧张膀胱壁，循血管行径依肌瓣设计 S 形螺旋状带蒂膀胱肌瓣，膀胱肌瓣基底宽度 ≥2 cm（2~3 cm），肌瓣长度以长于输尿管损伤 1~2 cm 为宜。（此部分数据应符合临床应用情况）

（四）螺旋带蒂膀胱瓣的缝合

以 F12 普通硅胶导尿管为支架，螺旋卷绕膀胱肌瓣，用 5-0 可吸收缝线连续缝合膀胱肌瓣，间断包埋缝合浆膜层，使缝合处保持自然螺旋状态并自动形成一类似瓣膜的抗反流结构。拔除用于支撑的导尿管，置入 7 F 双 J 管，可吸收线斜行吻合管状肌瓣至肾盂输尿管连接处，同时行膀胱腰大肌固定，并将管状肌瓣沿腰大肌走向以丝线固定 3 针于腰大肌肌膜上。

（五）关闭膀胱瓣、网膜包裹吻合口

留置三腔导尿管及耻骨后引流管，采用可吸收线缝合膀胱壁切口，常规缝合关闭切口。关闭膀胱瓣后可于膀胱中注入 300 mL 生理盐水观察有无渗漏。

五、术后处理与护理要点

（1）术后常规心电监护。
（2）对症静脉补液支持。
（3）6 小时后可撤除心电监护，予以流食。

（4）予以抗生素预防性抗感染治疗。

（5）24 小时后可恢复正常饮食。

（6）对于高凝风险的患者，若无抗凝禁忌术后 24 小时开始低分子肝素抗凝。

（7）根据患者引流量拔除引流管，一般术后 1 周拔除尿管。

（8）术后 8 周膀胱镜下拔除输尿管支架管。

六、术后并发症与处理要点

螺旋带蒂膀胱瓣手术术后并发症与传统膀胱瓣相似，短期并发症主要以膀胱刺激征或下尿路症状等为主，经抗感染对症治疗可有效控制。术后尿漏是需要引起重视的特异性并发症，一旦发生尿漏主要考虑与膀胱瓣及膀胱输尿管吻合处相关，需要观察患者体温、腹部体征及引流管每日引流量，做到充分引流，尿管及引流管的留置时间均应相应延长，待引流量减少后予以完善膀胱造影检查后，确认无尿漏后可拔除引流管及尿管。

术后远期并发症以膀胱输尿管吻合处狭窄为主，处理方式同前。此外，因切取螺旋带蒂膀胱肌瓣所致膀胱容量缩小，可引发尿频、尿急和夜尿多等下尿路症状，一般情况下均可耐受，不影响生活质量，且随着术后恢复时间延长，相关下尿路症状呈减轻或消失趋势。

七、术式评价

膀胱瓣输尿管成形术主要适用于下段输尿管损伤的修复，手术疗效确切。一般来讲，膀胱瓣的修复长度不超过 15 cm，否则吻合口张力过大，术后容易发生狭窄、积水、尿瘘等并发症。回肠代输尿管术在输尿管缺损的修复重建中没有长度的限制。但由于肠道组织的特殊性，术后肠梗阻、电解质紊乱、代谢性酸中毒、肾功能受损等并发症的发生均可影响手术疗效。而自体肾脏移植术操作复杂，创伤较大，一般不作为首选治疗手段。

长段输尿管损伤的修复原则应满足无张力、不漏水的吻合以及好的组织血供，进而才能提高手术成功率、减少围手术期并发症，以及术后复发狭窄等不良预后的发生。螺旋带蒂膀胱瓣采用自体膀胱肌瓣组织，与原有输尿管组织同属尿路上皮组织，容易取材，术中保护膀胱上动脉以保证重建输尿管的血供，是良好的输尿管修复的替代材料。同时，由于膀胱上动脉这一主要血供来源的存在，在切取肌瓣的过程中不必像传统膀胱瓣那样刻意遵循一定的长宽比。S 形裁剪不仅有效保证了重建输尿管的血运，还可最大限度地延长修复的距离[15, 20]。由于膀胱肌瓣平滑肌的自主收缩，加之螺旋状管状缝合，使得成形输尿管具备一定的顺行性蠕动节律，还能在肌瓣底部和膀胱顶壁之间因螺旋缝合而形成一自然夹角，可有效抗膀胱输尿管反流。因此，在重建输尿管的过程中无须加做黏膜下隧道缝合以抗反流。术中同行的肾脏下降固定术和膀胱腰大肌悬吊术亦能明显降低吻合张力，防止术后狭窄的发生。

螺旋带蒂膀胱瓣手术巧妙的应用自身尿路组织重建输尿管，单独或联合肾脏下降固定术、腰肌悬吊术应用修复长段输尿管缺损可取得不错的效果。对于有经验的泌尿外科医生，应用螺旋带蒂膀胱瓣手术可避免回肠代输尿管或自体肾移植带来的巨大创伤以及严重并发症。临床医生需要在术前及术中需要对患者进行综合的评估，选择适合的患者才能使得螺旋带蒂膀胱瓣术达到最好的手术效果。

（李新飞　李学松）

参 考 文 献

［1］ OCKERBLAD, NELSE F. Reimplantation of the ureter into the bladder by a flap method [J]. J Urol, 1947, 57 (5): 845.

［2］ FUGITA O E, DINLENC C, KAVOUSSI L. The laparoscopic boari flap [J]. J Urol, 2001, 166 (1): 51-53.

［3］ MUSCH M, HOHENHORST L, PAILLIART A, et al. Robot-assisted reconstructive surgery of the distal ureter: single institution experience in 16 patients [J]. BJU Int, 2013, 111 (5).

［4］ RADTKE J P, KORZENIEWSKI N, HUBER J, et al. Ureterocystoneostomy in complex oncological cases with an "Uebelhoer" modified Boari bladder flap [J]. Langenbecks Arch Surg, 2017, 402 (8): 1271-1278.

［5］ LI Y, LI C, YANG S, et al. Reconstructing full-length ureteral defects using a spiral bladder muscle flap with vascular pedicles [J]. Urology, 2014, 83 (5): 1199-1204.

［6］ DOBROWOLSKI Z, KUSIONOWICZ J, DREWNIAK T, et al. Renal and ureteric trauma: diagnosis and management in Poland [J]. BJU Int, 2002, 89 (7): 748-751.

［7］ SUMMERTON D J, KITREY N D, LUMEN N, et al. EAU guidelines on iatrogenic trauma [J]. Eur Urol, 2012, 62 (4): 628-639.

［8］ ABBOUDI H, AHMED K, ROYLE J, et al. Ureteric injury: a challenging condition to diagnose and manage [J]. Nat Rev Urol, 2013, 10 (2): 108-115.

［9］ SELZMAN A A, SPIRNAK J P. Iatrogenic ureteral injuries: a 20-year experience in treating 165 injuries [J]. J Urol, 1996, 155 (3): 878-881.

［10］ RASSWEILER J J, GOZEN A S, ERDOGRU T, et al. Ureteral reimplantation for management of ureteral strictures: a retrospective comparison of laparoscopic and open techniques [J]. Eur Urol, 2007, 51 (2): 512-522; discussion 522-513.

［11］ STIEF C G, JONAS U, PETRY K U, et al. Ureteric reconstruction [J]. BJU Int, 2003, 91 (2): 138-142.

［12］ KNIGHT R B, HUDAK S J, MOREY A F. Strategies for open reconstruction of upper ureteral strictures [J]. Urol Clin North Am, 2013, 40 (3): 351-361.

［13］ STOLZENBURG J U, RAI B P, DOM, et al. Robot-assisted technique for Boari flap ureteric reimplantation: replicating the techniques of open surgery in robotics [J]. BJU Int, 2016, 118 (3): 482-484.

［14］ GRAZIANO M E, THOMPSON P M. The story of the Boari flap [J]. J Urol, 2008, 179 (4): 309-309.

［15］ GRZEGOLKOWSKI P, LEMINSKI A, SLOJEWSKI M. Extended Boari-flap technique as a reconstruction method of total ureteric avulsion [J]. Cent European J Urol, 2017, 70 (2): 188-191.

［16］ BOONJINDASUP A, SMITH A, PARAMESH A, et al. A Rationale to Use Bladder Boari Flap Reconstruction for Late Kidney Transplant Ureteral Strictures [J]. Urology, 2016, 89: 144-149.

［17］ ZHONG W, DU Y, YANG K, et al. Ileal Ureter Replacement Combined With Boari Flap-Psoas Hitch to Treat Full-Length Ureteral Defects: Technique and Initial Experience [J]. Urology, 2017, 108: 201-206.

［18］ 程嗣达, 李万强, 穆莉, 等. 全腹膜外途径膀胱瓣肾盂吻合自体肾移植术在上尿路尿路上皮癌治疗中的应用 [J]. 北京大学学报 (医学版), 2019, 51 (4): 758-763.

［19］ LI Y W, YANG S X, ZHANG X B, et al. Curative effect analysis of spiral pedunculated bladder muscle flap in repairing long segment ureteral defects [J]. Chin Med J (Engl). 2013; 126 (13): 2580-2581.

［20］ CHANG S S, KOCH M O. The use of an extended spiral bladder flap for treatment of upper ureteral loss [J]. J Urol. 1996; 156 (6): 1981-1983.

第 23 章

回肠代输尿管手术

第 1 节　回肠代输尿管概述

治疗输尿管损伤的方法很多，因损伤部位、损伤长度、损伤原因、患者自身体质和要求等，采用不同的治疗方法，膀胱翻瓣术适合输尿管中下段损伤，也有文献报道用于输尿管全段损伤的病例，但由于膀胱容量和膀胱活动度的不同，因此很难适用于所有患者，尤其对于放疗引起的双侧输尿管损伤的患者，膀胱翻瓣术就更显得力不从心。肾结核导致的输尿管长段狭窄往往合并膀胱挛缩，使得可以利用的膀胱瓣有限。自体肾移植手术也要求有 10 cm 左右连续正常的输尿管与肾盂或者膀胱相连续，过短则无法采用该手术方式，如为双侧病变，就需要两边手术，创伤较大，对肾功能影响也大。而理论上回肠代输尿管可用于任何部位、任何长度的输尿管损伤，临床上往往用于适用于长段（大于 5 cm），多段输尿管损伤，或者膀胱条件不好，需要同期膀胱扩大的患者。因此肠代输尿管手术（简称：肠代手术）是输尿管损伤的最终治疗方法[1]。

肠代输尿管手术最常用的是回肠，文献也有报道应用阑尾、胃和结肠代输尿管的病例。但由于长度、位置等因素的限制，回肠代输尿管应用最广泛。早在 1906 年，Shoemaker 首次报道回肠代输尿管术的应用。1959 年 Goodwin 成功将这一术式推广，并将回肠代输尿管术广泛应用于临床[1]。Aram 等应用回肠治疗双侧、单侧和孤立肾输尿管狭窄和梗阻均取得良好效果[2]。Matlaga 等采用两段独立回肠袢分别替代双侧梗阻输尿管，取得良好疗效[3]。Armatys 等则分别采用回肠与双侧输尿管及膀胱"7"形和"倒 7"形吻合替代双侧梗阻输尿管，从而实现一段肠管替代双侧输尿管[4]。国内李学松教授等采用回肠代输尿管术治疗长段输尿管病变，从技术上又进行了改良，安全有效[5]。

肠代手术可以是单侧肠代，双侧肠代，回肠近端可以和肾盂、输尿管上段吻合，也有和肾下盏吻合。在单侧肠代中，因为左侧需要从降结肠系膜下穿出，操作也相对右侧复杂一些，因此统计发现左侧肠代的并发症发生率略高。与肾下盏吻合的手术，由于肾盏、肾盂蠕动方向和肠液阻塞等原因，效果往往不如和肾盂或输尿管吻合的患者。双侧肠代操作复杂，因此双侧肠代多采用开放手术完成。

肠代手术作为上尿路修复的最终手术方案，手术难度大，风险高，并发症相对较多，因此围手术期管理很重要，术前慎重评估、术后严密随访，这些都与预后有很大关系。

手术时机的选择很重要，对于恶性肿瘤术后行放疗患者，要求放疗术后 2 年以上，放疗区域组织相对稳定，原肿瘤稳定，没有复发转移时，才能考虑肠代手术。另外对于既往放支架管的患者最好改为肾造瘘，有研究显示肾造瘘对于保护肾功能比支架管更好，更利于病变输尿管的修复和术后随访，因此为提高手术效果，建议肾造瘘术后 2 个月以上再行肠代手术为佳。研究显示患者肌酐小于 150 nmol/L 时，术后效果明显提高，因此术前尽可能将患者肌酐调整至 150 nmol/L 以下；BMI 低于 25 kg/m² 时，术后效果明显提高，因为此手术为择期手术，因此建议在前期准备期间，将患者 BMI 降至 25 kg/m² 以下。

回肠代输尿管手术常见的并发症有感染、黏液形成梗阻、高氯性酸中毒、肠梗阻、吻合口狭窄等。研究显示并发症的发生率与回肠输尿管的长度有明显关系，如何在保证无张力吻合的前提下，尽可能缩短所需回肠的长度，很多学者采用多种方法，目前多数肠代输尿管手术的回肠输尿管长度在 15～30 cm。

回肠代输尿管后，尿液在肠道内吸收，易造成高氯性酸中毒发生。而双侧长段输尿管缺损，往往需要更长的肠段进行替代，增加了对于尿液的吸收面积和代谢性酸中毒发生的风险。术后养成定时排尿的习惯，白天 2～3 小时排尿一次，不要憋尿，夜间起夜 1～2 次，减少尿液在肠道潴留的时间。术后每个月复查血常规、尿常规、生化全项、动脉血气，根据检查结果可以口服一些药物，比如碳酸氢钠片，每天 2～3 次，每次 2 片。

输尿管反流是感染的主要原因之一，对于手术是否需采用抗反流设计仍存在一定争议。Waldner 等前瞻性研究了反流和肾功能受损的关系，认为当替代肠管足够长时，肠道的顺向蠕动即可达到一定的抗反流作用，当肠管大于 15 cm 时可避免反流至肾盂，因此认为抗反流设计并非必要[6]。Verduyckt 等则回顾性研究了使用抗反流设计与术后反流之间的关系，抗反流组采用回肠远端乳头设计，抗反流组及未抗反流组发生反流的比例分别为 43% 及 45%，并无明显差异，且在发生反流的患者中，并未出现肾功能的恶化，但未抗反流组发生反流的患者发生泌尿系感染的概率增加[7]。采用抗反流乳头设计，按 IUPU 法吻合，可有效预防因反流导致的感染。因此采取回肠末端抗反流设计还是有必要的，在远端吻合时保留足够宽度，避免远端吻合口狭窄问题。

肠代输尿管手术虽然复杂，只要严格掌握手术适应证，精细操作，严格管理，绝大多数患者都能拔除肾造瘘管，达到无症状和肾积水稳定的目的，实现临床和影像检查方面的双成功。回肠代输尿管术是一种安全有效的上尿路重建方式，可不受损伤输尿管长度限制，对于长段，多发输尿管病变的治疗效果满意，并有效改善患者生活质量。

（朱宏建）

第 2 节　开放回肠代双侧输尿管手术

一、概述

对于长段输尿管损伤或狭窄，肠代手术被认为是输尿管修复手术最后的防线，其使用范围甚至超过了自体肾移植手术。1906 年，Shoemaker 首次报道采用回肠代输尿管手术治疗因结核导致的长段输尿管狭窄[8]。1959 年，Goodwin 将这一术式进行了进一步推广使用[1]。因该术式出现远期并发症的概率较其他术式高，故术者应严格把握该术式的适应证及禁忌证。

双侧输尿管同时存在长段狭窄，多见于腹盆腔放疗后（女性宫颈癌放疗后）、血液病骨髓移植术后，这种输尿管病变多为放疗及炎症刺激引起输尿管瘢痕化狭窄，输尿管原有的蠕动性极大的减少或丧失，组织变得僵硬而质韧，进而造成病变部位的梗阻，继发病变部位以上的输尿管以及肾盂扩张，造成肾功能损害。这种病变通过放置 D-J 管、输尿管球囊扩张等微创治疗很难从根本上解决，因而，回肠代双侧输尿管术常常成为解决这一问题的最终方案。

二、手术适应证与禁忌证

（一）适应证

（1）双侧输尿管不可逆病变，且病变较长（长度超过 5 cm）。

（2）无法行其他手术进行修复，如膀胱瓣、肾盂瓣、输尿管 - 输尿管吻合及口腔黏膜替代。

（3）肾功能尚可，单侧 GFR＞10 mL/（min·1.73 m^2）或肾造瘘尿量＞500 mL/d。

（4）原发肿瘤（或疾病）稳定，无新发、转移病变。

（5）预期寿命大于 5 年。

（二）禁忌证

（1）肠道存在自身疾病，如炎症性肠病或者放射性小肠炎。

（2）基础肾功能不全，血清肌酐＞2.0 mg/dL（176.8 μmol/L），包括单侧 GFR＜10 mL/（min·1.73 m^2）或肾造瘘尿量＜500 mL/d。

（3）患者自身基础疾病不能耐受麻醉和手术等。

三、术前准备

（1）肠道准备　包括物理性肠道准备和抗生素肠道准备两个方面，术前 1 天无渣饮食，使用缓泻剂进行肠道排空，一般不需清洁洗肠。

（2）备血（800 mL 红细胞，400 mL 血浆）。

（3）肾造瘘造影　判断输尿管病变位置。

（4）膀胱造影　明确膀胱容量，对于膀胱容量较小者可同时行回肠膀胱扩大，比如泌尿系结核引起输尿管狭窄合并膀胱挛缩者。

（5）手术当天麻醉前或术中放置胃管，有助于术后胃肠功能恢复。

四、手术步骤与操作要点

1. 体位及切口　采用平卧位，必要时臀部垫高。腹正中左绕脐切口，下至耻骨联合上缘。

2. 手术操作步骤

（1）寻找双侧正常输尿管　显露盆
腔，可见粘连明显，沿左侧结肠旁沟分离
（图 23-1），于髂血管分叉上方腰大肌表面
找到左侧输尿管（图 23-2），可见输尿管颜
色苍白，触之僵硬，无明显蠕动，继续向上
分离至正常柔软的输尿管组织（图 23-3），
于此处离断输尿管（图 23-4），剔除输尿管
断端周围的瘢痕组织，保证输尿管血供的
同时观察尿液可从输尿管断端无阻力地自
行流出，切除的断端送病理检查。降结肠
系膜上打开一个小孔洞（图 23-5），将左侧

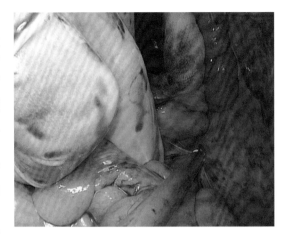

图 23-1　沿左侧结肠旁沟分离

输尿管拉至降结肠内侧（图 23-6），内侧面纵向剖开约 2 cm 斜面，留置输尿管支架引流尿
液（图 23-7）。同法处理右侧输尿管（图 23-8 至图 23-11）。

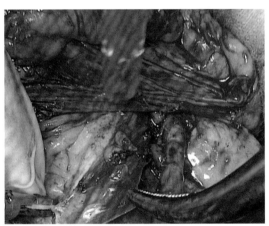

图 23-2　显露左侧输尿管

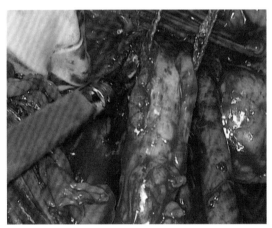

图 23-3　游离出左侧输尿管

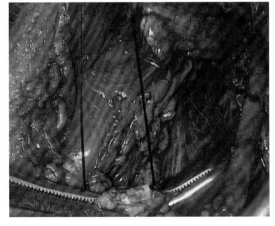

图 23-4　离断左侧输尿管

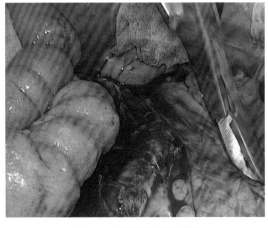

图 23-5　降结肠系膜开洞

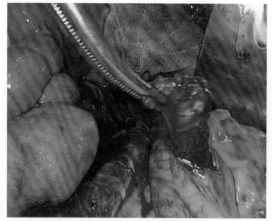

图 23-6　左侧输尿管拉至降结肠内侧

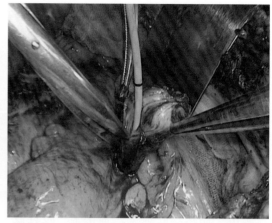

图 23-7　剖开左侧输尿管

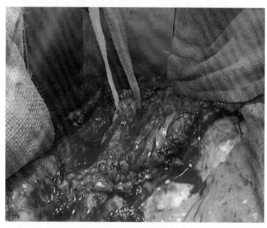

图 23-8　游离出右侧输尿管

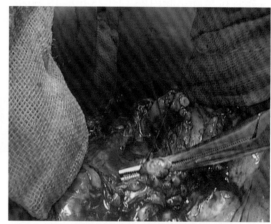

图 23-9　离断右侧输尿管

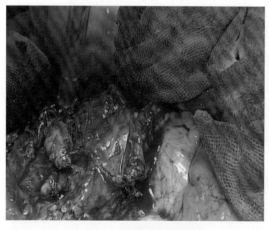

图 23-10　右侧输尿管喷尿

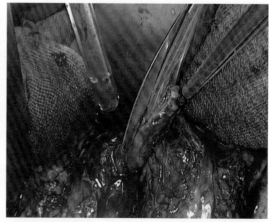

图 23-11　纵向剖开输尿管

（2）测量所需肠管长度，制备抗反流肠管乳头　充盈膀胱，测量两侧输尿管断端之间及右侧输尿管断端至膀胱的距离，分别为 10 cm（以实际测量为准，本文以 10 cm 为例）（图 23-12、图 23-13）。距回盲部约 20 cm 处，截取带有小肠系膜血管弓充足供血的回肠约 25 cm（总测量距离＋5 cm）（图 23-14、图 23-15），使用切割闭合器行回肠侧侧吻合恢复肠道连续性（图 23-16、图 23-17）。截取的回肠以稀释碘伏水反复冲洗至清洁（图 23-18），再次测量截取肠管的长度（图 23-19），截取回肠的远端外翻制作抗反流乳头结构（图 23-20），最后关闭回肠系膜（图 23-21）。

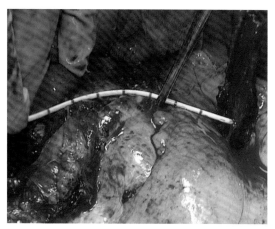

图 23-12　测量两侧输尿管之间距离

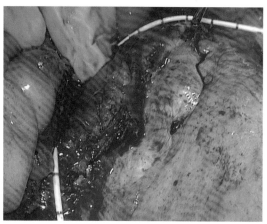

图 23-13　测量右侧输尿管与膀胱之间距离

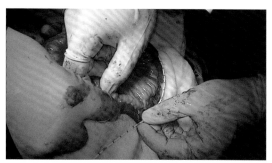

图 23-14　测量需截取肠管长度

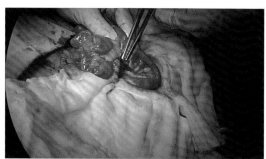

图 23-15　截取肠管

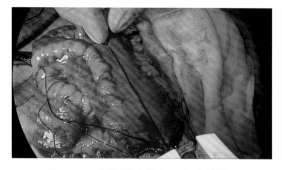

图 23-16　侧侧吻合恢复回肠连续性 1

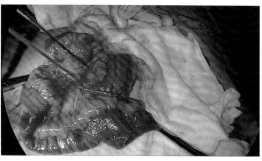

图 23-17　侧侧吻合恢复回肠连续性 2

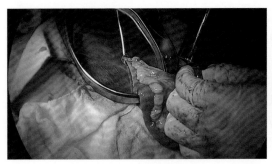

图 23-18　冲洗截取肠管

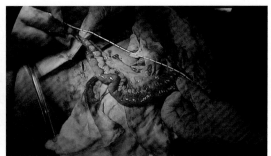

图 23-19　延展截取回肠，测量长度

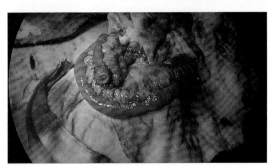

图 23-20　截取肠管末端缝制乳头

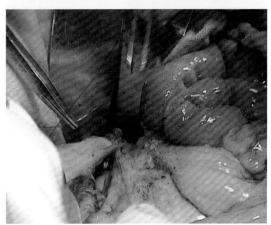

图 23-21　关闭肠系膜裂孔

（3）完成输尿管回肠吻合及回肠膀胱吻合　将截取回肠近端与左侧输尿管行端端吻合（图 23-22），将左侧输尿管内支架远端自肠管远端拉出（图 23-23、图 23-24）。在靠近肠管近端约 10 cm 处（左右侧输尿管间距离），横向剖开肠系膜对侧缘约 1 cm（图 23-25），与右侧输尿管行端侧吻合（图 23-26、图 23-27），将右侧输尿管内支架远端自肠管远端拉出（图 23-28、图 23-29）。自膀胱右顶部切开 2～3 cm 开口（图 23-30），将双侧输尿管支架远端和回肠末端抗反流乳头植入膀胱内（图 23-31～图 23-33）。

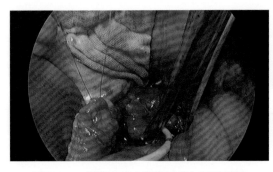

图 23-22　端端吻合左侧输尿管与回肠近端

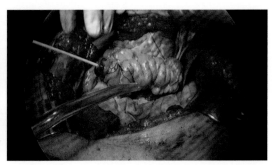

图 23-23　拉出左侧输尿管内支架管

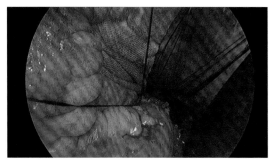

图 23-24　完成回肠与左侧输尿管吻合

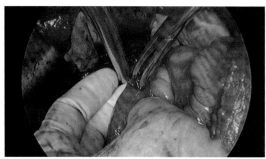

图 23-25　右侧输尿管相对回肠对系膜缘开口

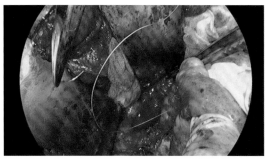

图 23-26　吻合右侧输尿管与回肠

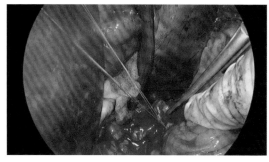

图 23-27　吻合右侧输尿管与回肠

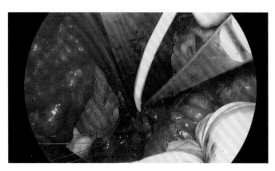

图 23-28　右侧输尿管内置管

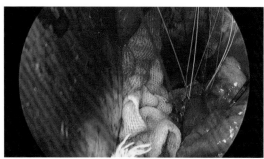

图 23-29　完成右侧输尿管与回肠吻合

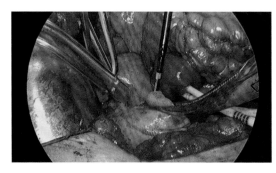

图 23-30　打开膀胱

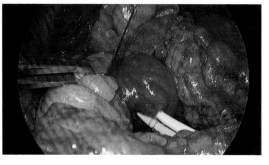

图 23-31　吻合回肠与膀胱

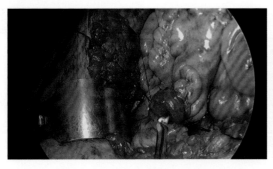

图 23-32 吻合回肠与膀胱

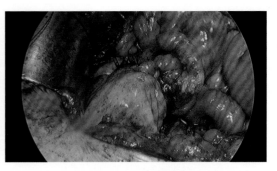

图 23-33 回肠与膀胱吻合口

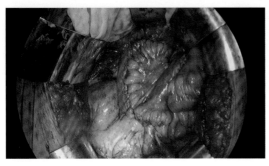

图 23-34 吻合后全貌

（4）测试各吻合口并放置引流　膀胱及肾造瘘注水，观察有无上、下吻合口漏尿（图 23-34）。于输尿管回肠吻合口处放置腹腔引流管 1 根，放置盆腔引流管 1 根。

五、术后处理与护理要点

（1）术后常规心电监护；禁食、水，对症补液，静脉补液支持。

（2）术后第 1 天鼓励患者正常下床活动。

（3）患者排气之后复查立位腹平片，若无明显气液平可以开始饮水及流食。

（4）腹腔引流量少于 50 mL/d，3 天后可夹闭肾造瘘。

（5）导尿管持续开放至少 2 周，观察肠代输尿管分泌物的排出情况，可做适当膀胱冲洗。

六、术后并发症与处理要点

（1）吻合口漏　吻合口漏可引起尿囊肿，通过泌尿系增强 CT 或肾造瘘管造影可诊断，应延长引流管留置时间。

（2）回肠输尿管梗阻　术后早期的梗阻常由于水肿或肠管黏液产生过多引起，但需排除回肠扭曲的情况，必要时做泌尿系 CT 或肾造瘘管造影明确，可通过肾造瘘管缓慢低压冲洗解决；术后远期的梗阻多因为输尿管回肠吻合口狭窄，可通过吻合口球囊扩张尝试解决，若依旧狭窄，必要时需再次手术修复。

（3）肠梗阻　术后早期及远期均有可能发生。

（4）系膜血管受压　可致肠段缺血坏死，若发生肠段缺血坏死应请普外科急会诊。

（5）电解质紊乱　对于肠管使用长度较长者需要定期复查，行静脉血气分析。

（6）术后复查发现膀胱出口梗阻者，需行膀胱颈内切开治疗，男性多见。

七、术式评价

开放回肠代输尿管术主要用于治疗其他输尿管修复术式无法治疗的长段输尿管狭窄或损伤。该手术因创伤大、术式复杂，围手术期需要做好患者的护理工作[9]。术前应做好充分的准备以降低术后并发症发生的概率。大宗的临床研究资料表明，回肠代输尿管术有较好的长期疗效。[10] 出现远期并发症的患者大多因患者疏于管理及定期随访所致，故该术式需患者具有很好的依从性，并且能坚持术后长期随访，这些对于保证良好的手术效果至关重要。

该手术因风险较大、并发症较多，常需要经验较为丰富的医生完成，术者需在术前严格把握好适应证及禁忌证，并对患者做好充分的术前宣教及指导。

（张　鹏　黄炳伟　李　喆　李学松）

第3节　腹腔镜及机器人回肠代输尿管术

一、概述

对于长段输尿管不可逆病变，肠代输尿管手术被认为是输尿管损伤修复的终极手术。因其存在潜在的代谢性酸中毒、电解质紊乱等风险，所以治疗输尿管病变时，首选自体尿路上皮组织进行重建修复。不同部位输尿管狭窄可采用的治疗方案不同：狭窄部位在上段，可以采用肾盂成形术或肾盂瓣技术；狭窄部位在中段，可以采用输尿管端端吻合术；狭窄部位在输尿管下段，可以采用膀胱输尿管再植术或膀胱瓣及腰大肌悬吊技术。对于长段输尿管狭窄，当自身尿路组织无法替代修复时，亦可采用自体口腔黏膜（舌黏膜或颊黏膜）进行尿路修复，但当上述技术均无法对尿路进行修复或修复效果不满意时，无疑回肠代输尿管术成为最终的解决办法[1, 10-11]。因其出现远期并发症的概率较其他术式略高，故对于该术式的适应证及禁忌证相对比较严格。

随着微创外科技术的逐渐普及，2000年Gill等人首次成功应用腹腔镜进行回肠代输尿管术，并于此后证实腹腔镜下肠代输尿管术相较开放手术在术后恢复方面有明显优势，在术后并发症发生率上无显著差异[12]。此后，一些作者也对腹腔镜回肠代输尿管手术进行过报道。2006年Kamat等人先后对3例成功的腹腔镜回肠代输尿管手术进行了报道，2014年Sim等报道4例患者完成了腹腔镜回肠代输尿管手术。近年来，机器人辅助下回肠代输尿管术亦开始应用于临床[13]。

2018～2020年，北京大学第一医院泌尿外科李学松团队已经完成22例微创回肠代输尿管手术，其中7例机器人辅助回肠代输尿管手术、15例传统腹腔镜辅助回肠代输尿管手术（包括1例腹腔镜辅助肠代输尿管联合膀胱扩大术）。在大约1年的随访中，所有患者肾功能较术前好转，未出现严重术后并发症[14]。

二、手术适应证与禁忌证

（一）适应证

（1）输尿管病变部位过长（长度超过 5 cm）。

（2）无法行其他手术予以修复，如膀胱瓣、肾盂瓣、输尿管输尿管吻合及口腔黏膜替代。

（3）患侧肾功能尚可，GFR＞10 mL/min 或患侧尿量＞500 mL/d。

（4）心肺功能等要求同其他手术。

（二）禁忌证

（1）肠道自身疾病，如炎性肠病或者放射性小肠炎。

（2）基础肾功能不全，血清肌酐＞2.0 mg/dL（176.8 μmol/L），还包括患侧肾小球滤过率小于 10 mL/min 或患侧尿量小于 500 mL/d。

（3）自身基础疾病不能耐受麻醉和手术等。

三、术前准备

术前泌尿系顺行及逆行影像学检查，了解其解剖及估计患侧输尿管病变长度；行膀胱造影检查，明确膀胱容量，必要时行尿动力检查，了解膀胱功能。术中必要时同时行膀胱扩大；评估肝肾功能，双肾功能动态显像检查，明确患侧分肾功能情况，若术前肾功能不全、肾积水时，需通过肾造瘘等方式，待肾功能改善后再行手术治疗；术前积极控制感染，纠正水、电解质失衡和酸碱平衡紊乱，常规给予肠道准备，术前留置胃管，包括机械性肠道准备和抗生素肠道准备两个方面。在术中留置尿管时，建议使用 F20 三腔尿管。

四、手术步骤与操作要点

（一）机器人辅助回肠代输尿管手术（robot-assisted laparoscopic ileal ureter）（右侧病变手术为例）

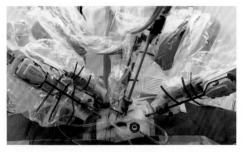

图 23-35　机器人机器臂布局

（1）患者取 45° 斜卧位，常规消毒铺巾，取右侧锁骨中线肋缘下 1 cm 小切口，置入气腹针，注气压力至 14 mmHg，脐旁 3 cm 穿刺 12 mm 套管，引入机器人腹腔镜。监视下分别于锁骨中线肋缘下，腋前线髂棘部位以及锁骨中线右下腹分别置入 3 个机器人套管，引入机器人臂（图 23-35）。

（2）纵行切开结肠旁沟外的后腹膜，游离升结肠，将结肠游离至内侧，切开肾周筋膜，找到输尿管或肾盂，确认病变位置，于病变上方剪开输尿管或肾盂，确认尿液可自行流出（图 23-36）。

（3）充盈膀胱，测量正常输尿管或肾盂至膀胱顶部距离（图 23-37）。

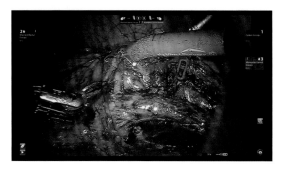
图 23-36　分离病变输尿管

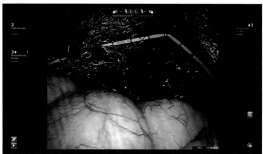
图 23-37　测量病变输尿管长度

（4）镜下找到回盲部，做好标记。暂时松开各机械臂，取下腹部正中或右侧旁正中小切口，逐层切开进入腹腔。

（5）找到回盲部标记，距回盲部 15～20 cm，取回肠组织。截取回肠的长度，建议在之前测量的长度基础上，多取 5 cm 回肠为宜；保留肠血供，予以离断。断端回肠可以使用直线切割闭合器（GIA75～80×2）进行吻合，恢复肠道连续性。对于吻合薄弱区域，可以使用 3-0 可吸收线予以加固缝合。可吸收线连续缝合关闭回肠系膜（图 23-38）。

（6）截取的肠管以 10% 稀释碘伏反复冲洗至清洁，注意顺肠蠕动方向摆放。截取的肠管远端用可吸收线间断外翻缝合，形成回肠乳头，内放置 F7 或 F8 D-J 管一根，并将 D-J 管两端用可吸收线固定于肠管内（图 23-39）。

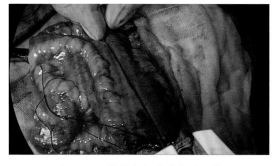
图 23-38　体外侧侧吻合构建肠管

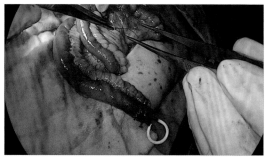
图 23-39　抗反流乳头

（7）将截取的肠管重新放入腹腔，置于升结肠外侧，关闭腹部切口。

（8）再次建立气腹，重新对接机器人手术器械。将 D-J 管上端置入肾盂或近端输尿管内，病变近端与回肠输入袢用 4-0 可吸收线行端端吻合，可将截取的回肠固定于侧腹壁以减轻吻合口张力（图 23-40）。

（9）充分游离膀胱后，将截取的回肠向下延展至膀胱顶部，于膀胱顶壁切开膀胱，D-J管尾端放置膀胱内，将回肠乳头置入膀胱内并用 3-0 可吸收线与膀胱壁间断吻合（图 23-41）。

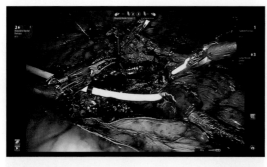
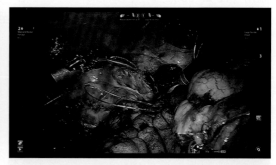

图 23-40　肾盂回肠吻合　　　　　　　　　图 23-41　回肠膀胱吻合

（10）膀胱及肾造瘘注水，观察有无上、下吻合口漏尿。

（11）在输尿管回肠吻合口处及盆腔分别留置引流管。

（二）腹腔镜肠代输尿管术（laparoscopic ileal ureter）（左侧病变手术为例）

患者取右 60° 斜卧位，常规消毒铺单，取左侧锁骨中线肋缘下 0.5 cm 小切口，置入气腹针，注气压力至 14 mmHg。脐下 3 cm 左侧腹直肌旁切 1 cm 小口，穿刺 12 mm 套管，引入腹腔镜。监视下分别于脐上 3 cm 左侧腹直肌旁，左侧反麦氏点取 1.0 cm 和 0.5 cm 小切口，另置入两个套管。

余步骤与机器人辅助肠代输尿管大致相同，需注意的是，对于左侧病变，因可能会受到左半结肠干扰，直接吻合存在一定难度。需要在左半结肠系膜上做小切口，将截取的回肠肠管通过结肠系膜裂孔至于左侧腹膜后，再进行后续的吻合操作。在切开左半结肠系膜时，注意不要损伤结肠的血供，在吻合操作完成后，如有可能，需检查结肠系膜上是否存在较大的缺损，如果有较大缺损建议用可吸收线缝合将其封闭，以免术后内疝形成。

五、术后处理与护理要点

术前下胃管，术后常规禁食，观察患者体温、引流量、排气情况及腹部体征变化情况检测肾功能、能电解质变化。保持引流通畅，定时检查导尿管，必要时可用生理盐水冲洗，以防血块或肠道分泌物堵塞。待肠道恢复通气后拔除胃管，术后 4～8 周进行泌尿系顺行造影检查，检查中未见造影剂外漏可拔除双J管。

六、术后并发症与处理要点

（1）吻合口漏　吻合口漏可引起尿囊肿或瘘道形成，通过肾造瘘造影可诊断，持续开放肾造瘘管，应适当延长肾造瘘和输尿管支架管的留置时间。

（2）回肠输尿管梗阻　梗阻常由于水肿或肠管产生过多黏液引起，但需排除回肠的扭曲，留置造瘘管或支架管缓慢低压冲洗可解决此问题。

（3）肠梗阻　由于手术对小肠组织行切除、吻合，故部分患者存在肠梗阻的可能性，这些患者均可通过保守治疗方式缓解，极少需要外科干预处理。

（4）系膜血管受压致肠段缺血坏死　若发生肠段缺血坏死应立即手术。

（5）电解质紊乱　如术前肾功能良好，肠段的长度与并发症的发生率有明显相关性，术后需定期复查动脉血气，必要时口服碳酸氢钠片。术后随访若发现膀胱出口梗阻，宜行膀胱颈电切，对老年男性患者应积极处理前列腺增生。

七、术式评价

手术要点包括：①游离输尿管至正常位置，患者既往经常有多次手术史，甚至放疗史，输尿管往往被厚重的纤维组织包裹，因此游离输尿管时注意辨认，防止损伤周围血管等重要脏器组织；②肠段以顺蠕动方式替代输尿管，注意分辨肠段的近端和远端；③保证无张力吻合，吻合前近端输尿管内尿液必须达到可无阻力流出这一标准；④术后代输尿管段放置合适的支架管及膀胱放置引流。目前对于手术是否需要采用抗反流设计仍存在一定争议，我们认为对于非结石患者远端吻合采取轻度抗反流设计是有必要的。代输尿管膀胱吻合抗反流技术主要是乳头法等，我们采用乳头套叠缝合技术。采用乳头法抗反流在技术上，因为不需切割浆膜层、肌层，且不需避开膀胱黏膜，乳头法更易进行，且可提高成功率，减少操作时间。在吻合过程中需特别警惕远端吻合口狭窄问题。针对机器人及腹腔镜辅助肠代输尿管手术，采用体外构建肠管技术，不仅节约了手术时间，减少了术后肠道相关并发症的发生，同时也提高了手术安全性。

（朱伟杰　李新飞　李学松　朱宏建）

第 4 节　回肠输尿管替代及膀胱扩大术

一、概述

泌尿系结核或盆腔肿瘤放疗后输尿管损伤导致的长段输尿管狭窄，通常无法行膀胱再植，若患者膀胱容量正常，临床上可以选择行膀胱翻瓣术、膀胱腰大肌悬吊术、回肠代输尿管术或自体肾移植术等[15]，但若患者合并膀胱挛缩，膀胱容积减少而缺少足够膀胱组织行膀胱翻瓣，而单纯行回肠代输尿管术容易出现膀胱内压增高，尿液发生反流，易出现泌尿系感染和肾功能损伤，此时需考虑联合膀胱扩大术[16]。回肠代输尿管术联合膀胱扩大术可同时解决长段输尿管缺损和膀胱挛缩。2015 年 Jeong[16] 等报道了回肠代输尿管联合膀胱扩大术治疗 7 例宫颈癌放疗后输尿管狭窄合并膀胱挛缩患者，术后肾功能稳定。贺焕章等[17] 报道了 1 例腹腔镜回盲肠代输尿管联合膀胱扩大术治疗结核性膀胱挛缩合并输尿管下段闭锁的患者，术后膀胱容量扩大满意，肾功能稳定。在尿路修复手术经验丰富的中心，回肠代输尿管联合膀胱扩大术治疗长段输尿管狭窄合并膀胱挛缩是一种安全可行的手术方式，腹腔镜技术也可在患者中选择性尝试。

二、手术适应证与禁忌证

（一）适应证

（1）泌尿系结核所致输尿管狭窄及膀胱挛缩（前提是患侧肾结核本身已经得到有效控制，病变稳定；尚保留有足够的正常肾组织）。

（2）可用于局部巨大浸润盆腔恶性恶性肿瘤，如结直肠癌、肉瘤、妇科恶性肿瘤等侵犯泌尿生殖系统，做根治性手术时切除长段输尿管及部分膀胱后泌尿生殖系统修复。

（3）盆腔恶性肿瘤放疗后所致长段输尿管狭窄合并膀胱挛缩（放疗后早期不宜行此手术，建议待局部组织炎症水肿消退之后再进行）。

（二）禁忌证

（1）患侧肾功能严重受损（患侧肾小球滤过率在 10 mL/min 以下，或每日患肾尿量 <500 mL）。

（2）合并膀胱功能障碍或膀胱出口梗阻性疾病。

（3）炎症性肠病。

（4）肾结核未得到有效控制，存在活动性泌尿系结核或炎症。

（5）肿瘤复发风险高，患者预期寿命短。

三、术前准备

术前检查：明确患者有强烈改善生活质量的意愿；明确患者具有良好的精神状态和行动能力；完善肝肾功能检查；明确患者无严重肠道疾病；完善尿流动力学检查；完善肾造瘘管造影、膀胱造影、逆行造影检查评估输尿管狭窄长度及膀胱容量；结核患者完善结核相关血清学检查，确认结核无活动性；肿瘤患者完善肿瘤相关检查，排除肿瘤短期复发进展可能；完善其他常规术前检查。

肠道准备同回肠代膀胱术。未行肾造瘘者强烈建议术前留置肾造瘘管，对于改善肾功能、提高手术安全性有极大的帮助。其他术前准备同常规手术。

四、手术步骤与操作要点

（一）回肠代输尿管联合膀胱扩大术（**ileal ureter replacement combined with augumentation cystoplasty**）[18]

（1）全身麻醉后取平卧位，常规消毒铺巾，取 20～30 cm 腹正中绕脐切口。

（2）切开结肠旁沟，在肾下极水平的腰肌表面游离出输尿管，暴露输尿管至病变处，于病变处近端 1 cm 处离断输尿管，将保留的输尿管近端纵行劈开 2～3 cm。游离膀胱顶壁及侧壁，纵行切开膀胱顶壁（图 23-42），测量输尿管近端至膀胱吻合口处的距离（图 23-43），根据其长度决定所取回肠的长度。

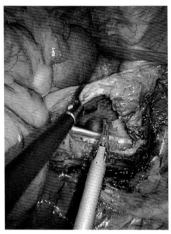

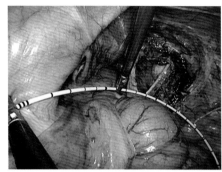

图 23-43　术中输尿管导管测量输尿管替代长度

图 23-42　纵向切开膀胱

（3）在距离回盲部近端 15～20 cm 截取所需的肠管。截取肠管的长度由两部分构成。第一部分为之前测量的长度，该段肠管用以制作肠代输尿管。第二部分为构建扩大膀胱所需长度，根据膀胱挛缩情况及扩大后的膀胱容量，一般截取 15～25 cm。缝线标记肠管远端，有条件的单位可使用直线切割闭合器（GIA 80×2）吻合肠管。对于吻合薄弱区域，使用 3-0 可吸收线加固缝合。

（4）稀释碘伏水冲洗之后，对系膜缘切开截取的肠管远端，一般长度取 15～25 cm，所需肠管长度根据术前膀胱容量和目标容量综合考虑。U 形对折剖开之肠管后，使用可吸收线连续缝合相邻的小肠边缘，用于扩大膀胱。于肠管输入袢末端行肠管套叠技术做抗反流乳头（图 23-44）。

（5）吻合肠管输入袢和近侧输尿管，将 U 形折叠肠代膀胱壁与剖开的膀胱做连续吻合，扩大膀胱（图 23-45，图 23-46）。肠管输入袢之内留置 D-J 管。

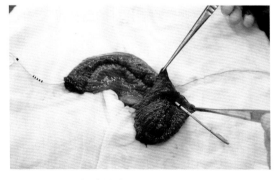

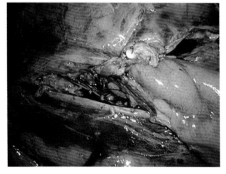

图 23-44　构建替代输尿管及扩大膀胱的回肠

图 23-45　吻合肠代输尿管及输尿管近端

（6）双侧输尿管病变者，将肠管摆成反"7"字形，左侧输尿管近心端与肠管做端端吻合，右侧输尿管近心端与肠管做端侧吻合（图23-47）。

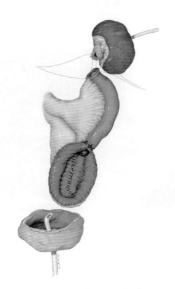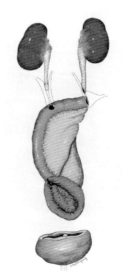

图23-46　单侧回肠代输尿管联合膀胱扩大术手术模式图，输尿管近心端与肠管做端端吻合

图23-47　双侧回肠代输尿管联合膀胱扩大术手术模式图，左输尿管近心端与肠管做端端吻合

（7）严密止血，于各吻合口附近各留置一根引流管。逐层关腹。留置膀胱造瘘管与三腔导尿管。

（二）腹腔镜回肠代输尿管联合膀胱扩大术（laparoscopic ileal ureter replacement combined with augmentation cystoplasty）

腹腔镜手术时，基本步骤大致相同，以左侧病变为例，全麻后取健侧45°斜卧位，分别于脐上3 cm左侧腹直肌旁、脐下3 cm左侧腹直肌旁、反麦氏点处、左锁骨中线与肋缘交点下1 cm处置入套管，首先在腔镜下进行游离输尿管和膀胱。游离完成之后，在下腹正中取6 cm切口，将肠管牵出体外，在体外进行肠管的截取、切开、缝合等操作，步骤和原则同开放手术。待肠袢制作完成之后，重新建立气腹，将制作好的肠袢置入腹腔，在腹腔镜下完成后续的吻合步骤[19]。

五、术后处理与护理要点

术后留置胃管行胃肠减压，给予全胃肠外营养，排气后拔除胃管后逐步恢复饮食。

术后腹腔引流管引流量明显减少，进食后无异常情况发生可逐步拔除腹腔引流管。术后3天夹闭肾造瘘管。术后留置膀胱造瘘管及三腔导尿管4周。术后每4～6小时生理盐水低压冲洗膀胱1次。术后3周行膀胱造影检查确认无漏尿后拔除导尿管并夹闭膀胱造瘘管，拔除导尿管后记录排尿日记，术后 4 周拔除膀胱造瘘管。术后 2 个月复查膀胱镜，拔除输尿管支架管后行肾造瘘管造影及膀胱造影检查，造影后可拔除肾造瘘管[18]。

患者在拔除尿管后，大多数患者不需要行间歇性清洁导尿。只需逐渐延长排尿间隔，一般半年后回肠扩大膀胱可完全伸展至最大容积。可适当给予抗胆碱药物以维持原膀胱的顺应性和协助新膀胱完全伸展。患者需要定期超声检查记录排尿后的残余尿量，以预防填补的肠道过度伸展至破裂或伸展至容积过大导致无功能膀胱。术后注意观察回肠扩大膀胱内的黏液排出情况，尤其在术后数月内。术后定期行电解质、肌酐、血尿素氮和上尿路等常规检查。

六、术后并发症与处理要点

患者术后可出现肠梗阻，严格遵守术中操作规范，轻柔细致操作，仔细止血，准确切割组织，谨慎使用电凝，严格控制手术范围，避免不必要的扩大手术范围而加重组织损伤，严格无菌操作降低感染的风险，缩短手术时间，保持组织湿润，发生肠梗阻时应明确肠梗阻类型，保守治疗无效时可考虑手术解除梗阻。少数患者术后可出现膀胱结石，通常结石形成以肠黏液为核心。肠管膀胱冲洗、多饮水和控制感染能减低结石形成的风险。膀胱穿孔是术后严重的并发症，急性外伤可导致回肠扩大膀胱破裂，非外伤因素包括反复发作性的尿路感染、反复牵拉导致的肠壁缺血等。膀胱穿孔可经膀胱造影明确诊断。标准治疗方法是开放手术修补术。该手术存在多处吻合，术后可出现吻合口瘘或吻合口狭窄。术中吻合要严密，达到不漏水的缝合，吻合口尽量扩大，吻合采用细线，可采用 4-0 可吸收线[18]。操作过程中尽量不用有创钳钳夹吻合的输尿管黏膜或膀胱黏膜边缘，采用无创镊子或细线牵引，腔镜手术可采用定制的无损伤抓钳，游离输尿管时应避免损伤其血供，取肠管时注意保护肠系膜血管[18]。患者术后可出现代谢性酸中毒和维生素 B_{12} 缺乏，故术中应保证肠管长度合适，避免肠管冗长。其他并发症包括肾积水、肾功能损伤、肿瘤的发生及切口相关的并发症等。

七、术式评价

回肠代输尿管联合膀胱扩大术技术复杂，国内外鲜有报道。在选择该术式时需要考虑以下几个方面：①术者能够熟练掌握使用常规的尿路重建技术；②需排除患者有活动性泌尿系结核及肿瘤复发的可能，患者有较长时间的预期寿命；③患者需有强烈了的意愿改善生活质量。对于手术操作需注意以下几点[18]：①保证肠管长度合适，并避免肠管冗长；②吻合严密，吻合口尽量宽大，吻合采用细线；③操作过程中尽量不用有创钳钳夹吻合的输尿管黏膜或膀胱黏膜边缘；④避免游离输尿管时损伤其血供，取肠管时注意保护肠系膜血管以尽量保证输尿管及肠管的血运[11]。肠管与输尿管蠕动方向相同时可抗反流，但放射性膀胱损伤及结核性膀胱炎导致膀胱间质改变，容易形成膀胱内高压，顺应性差，故该术式采用抗反流术式有可能防止肾功能损害[18]。腹腔镜技术可在患者中选择性尝试。

（鲍正清　蔡宇坤　李学松）

参 考 文 献

［1］ GOODWIN W E, WINTER C C, TURNER R D. Replacement of the ureter by small intestine: clinical application and results of the ileal ureter [J]. J Urol, 1959, 81 (3): 406-418.

［2］ ARAM K, WOOK N, SANG H, et al. Use of the Ileum for Ureteral Stricture and Obstruction in Bilateral, Unilateral, and Single-Kidney Cases [J]. Urology, 2017, 111.

［3］ MATLAGA B R, SHAH O D, HART L I, et al. Ileal ureter substitution: a contemporary series [J]. Urology, 2003, 62: 998-1001.

［4］ ARMATYS S A, MELLON M J, BECK S D, et a1. Use of ileum as ureteral replacement in urological reconstruction [J]. J Urol, 2009, 181: 177-181.

［5］ 李学松, 钟文龙, 吴帅, 等. 回肠代输尿管术临床应用及手术技巧 (附光盘) [J]. 现代泌尿外科杂志, 2016, 21 (4): 245-248.

［6］ WALDNER M, HERTLE L, ROTH S. Ileal ureter substitution in recon-structive urological surgery: is an antireflux procedure necessary? [J]. J Urol, 1999, 162 (2): 323-326.

［7］ VERDUYEKT F J, HEESAKKERS J P, DEBRUYNE F M. Long-term results of ileum interposition for ureteral obstruction [J]. Eur Urol, 2002, 42 (2): 181-187.

［8］ BOXER R J, FRITZSCHE P, SKINNER D G, et al. Replacement of the Ureter by Small Intestine: Clinical Application and Results of the Ileal Ureter in 89 Patients [J]. J Urol, 1979, 121 (6): 728-731.

［9］ ZHONG W, DU Y, YANG K, et al. Ileal Ureter Replacement Combined with Boari Flap-Psoas Hitch to Treat Full-Length Ureteral Defects: Technique and Initial Experience [J]. Urology, 2017, 108: 201-206.

［10］ 刘沛, 吴鑫, 朱雨泽, 等. 回肠代输尿管术治疗医源性长段输尿管损伤 [J]. 北京大学学报 (医学版), 2015, 47 (4): 643-647.

［11］ ZHONG W, HONG P, DING G, et al. Technical considerations and outcomes for ileal ureter replacement: a retrospective study in China [J]. BMC Surg, 2019, 19 (1): 9.

［12］ GILL I S, SAVAGE S J, SENAGORE A J, et al. Laparoscopic ileal ureter [J]. J Urol, 2000, 163 (4): 1199-1202.

［13］ BRANDAO L F, AUTORINO R, ZARGAR H, et al. Robotic ileal ureter: a completely intracorporeal technique [J]. Urology, 2014, 83 (4): 951-954.

［14］ ZHU W, XIONG S, FANG D, et al. Minimally Invasive Ileal Ureter Replacement: Comparative Analysis of Robot-assisted Laparoscopic versus Conventional Laparoscopic Surgery [J]. Int J Med Robot, 2021.

［15］ KNIGHT R B, HUDAK S J, MOREY A F. Strategies for Open Reconstruction of Upper Ureteral Strictures [J]. Urol Clin North Am, 2013, 40 (3): 351-361.

［16］ JEONG I G, HAN K S, PARK S H, et al. Ileal Augmentation Cystoplasty Combined with Ileal Ureter Replacement After Radical Treatment for Cervical Cancer [J]. Ann Surg Oncol, 2016, 23 (5): 1646-1652.

［17］ 贺焕章, 张永升, 赵慧, 等. 腹腔镜下回盲肠代输尿管扩大膀胱术治疗结核性膀胱挛缩对侧肾积水一例报告 [J]. 中华泌尿外科杂志, 37 (1): 70-71.

［18］ 杨昆霖, 吴昱晔, 丁光璞, 等. 回肠代输尿管联合膀胱扩大术治疗输尿管狭窄合并膀胱挛缩的初步研究 [J]. 中华泌尿外科杂志, 40 (6): 416-421.

［19］ HONG P, CAI Y, LI Z, et al. Modified laparoscopic partial ureterectomy for adult ureteral fibroepithelial polyp: technique and initial experience [J]. Urol Int, 2019, 102 (1): 13-19.

一、概述

医源性因素是输尿管损伤的主要原因，而因为输尿管与女性卵巢及子宫动脉解剖关系密切，妇产科手术导致的输尿管损伤最为常见[1-2]，据报道妇产科手术相关的输尿管总体损伤率为 0.5%～1.5%，包括子宫切除手术、卵巢肿瘤切除术、剖宫产等，其中子宫切除术占所有医源性损伤的 50% 以上[3]，而有 67%～87% 的损伤不能在术中及时发现。随着技术的进步，腹腔镜和机器人手术逐渐成为主流，但相比于开放手术，至少 1/3 的输尿管损伤在腹腔镜手术中很少能够及时发现[4]。输尿管损伤后短期可表现为发热、无尿、腹膜炎、尿性囊肿、血尿等，长期可表现为输尿管狭窄乃至闭塞、输尿管缺损、输尿管瘘等。

这些患者由于损伤重、诊断迟等原因反复就医，治疗过程曲折，D-J 管置入术往往不能达到满意治疗效果，多数患者最终面临患肾造瘘的选择，对生活质量造成较大影响。国外有限的文献报道妇产科手术导致输尿管损伤且延迟诊断的病例，手术修复方式主要有输尿管膀胱再植（可联合膀胱瓣或腰肌悬吊技术）、回肠代输尿管及自体肾移植术等，可在开放或腹腔镜条件下完成。本章主要介绍本中心对于延迟诊断的妇科手术所致输尿管损伤的初步探索经验。

二、手术适应证与禁忌证

（一）适应证

（1）存在上尿路梗阻相关临床症状或输尿管瘘相关症状。

（2）影像学诊断明确存在上尿路梗阻或输尿管瘘。

（3）存在上尿路梗阻相关肾功能损伤证据，如 eGFR 异常或正常但进行性降低。

（4）距妇科手术损伤时间 6 周以上。

（5）已行 D-J 管置入术但失败、效果不佳或已行肾造瘘术。

（6）输尿管膀胱再植术（可联合膀胱瓣或腰肌悬吊技术）应用于下段输尿管损伤及损伤长度小于 3 cm 的中段输尿管损伤。

（7）回肠代输尿管术及自体肾移植术应用于输尿管全长损伤及损伤长度大于 3 cm 的上中段输尿管损伤。

（8）输尿管端端吻合术应用于损伤长度小于 3 cm 的上中段输尿管损伤。

（二）禁忌证

（1）全身性疾病：出血性疾病，严重心脏疾病，呼吸系统疾病，不能耐受麻醉者。

（2）损伤时间处于 3～42 天的炎症期。

三、术前准备

（1）术前完善血尿常规，明确患者是否合并泌尿系感染，如有应予以治疗。

（2）完善 CTU 及三维重建，明确狭窄部位和长度，个性化设计手术方案。

（3）完善利尿肾动态等检查，评估分肾功能。

（4）与患者做好心理护理及术前沟通，讲解麻醉、手术相关知识及术后康复过程。

（5）预防性抗生素的使用　选择第二代或第三代头孢菌素，涵盖需氧及厌氧菌，在皮肤切开前 30～60 分钟输注完毕。

四、手术步骤与操作要点

输尿管的血供较为薄弱，且未及时修复的损伤输尿管除了存在狭窄及瘘的可能性，还会因为既往手术破坏了周围血供或在分离严重粘连过程中对血供有新的破坏，因此在充分游离输尿管之后，如何在术中识别输尿管活性及血供来决定裁剪长度，成为这一类修补手术的关键所在。

1. 手术基本原则

（1）小心游离损伤段输尿管，保留血管外膜。

（2）通过裁剪创面的血供、输尿管蠕动来判断输尿管活性。

（3）修复应遵循"4TB"原则，即无张力且不漏水的缝合、减少钳夹输尿管组织、尽量保留血供。

（4）修复完成后将输尿管重新置于后腹腔且关闭后腹膜或使用大网膜包裹。

（5）最新研究显示，术中应用吲哚菁绿实时荧光显影技术有助于寻找输尿管，判断输尿管活性。

妇科手术造成的输尿管损伤主要为下段输尿管或长段输尿管损伤，对于下段输尿管损伤可采用输尿管膀胱再植术，根据输尿管损伤长度，可同时联合使用腰肌悬吊、膀胱瓣（详见第 8 章）等技术；而对于长段输尿管损伤无法应用上述式式进行修补时，可考虑采用肠代输尿管术（详见第 6 章）、自体肾移植术等。式式可选用开放、腹腔镜或机器人辅助的方式进行。本章着重介绍输尿管膀胱再植术治疗妇产科手术所致严重输尿管损伤的经验。

2. 手术步骤与操作要点

（1）麻醉、体位　采用气管插管全身静脉复合麻醉，患者采取头低脚高位，患侧垫高 30° 卧位。建立气腹并穿刺套管。消毒后插入 Foley 导管。

（2）显露狭窄段输尿管　辨认腹腔内解剖标志，充分松解术野内腹腔内粘连。沿结肠旁沟打开侧腹膜，移开结肠直至暴露腰大肌，在跨越髂血管位置辨认输尿管，输尿管狭窄段常位于之前手术瘢痕下方，向近端及远端充分显露狭窄段输尿管，注意保护输尿管血供，性腺血管应尽量保留（图 24-1）。

（3）离断输尿管　观察输尿管蠕动收缩情况及狭窄程度，在狭窄段与正常输尿管处离断输尿管，并观察断面血供情况以判断切除范围是否足够（图 24-2）。根据缺损段长度决定是否采用腰肌悬吊及膀胱瓣技术。并置入 D-J 管，近端置入肾盂，远端留在输尿管断端以备置入膀胱（图 24-3，图 24-4）。

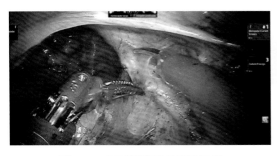

图 24-1　打开侧腹膜显露输尿管

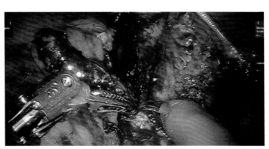

图 24-2　离断输尿管并判断输尿管活性

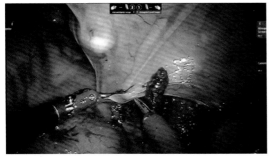

图 24-3　测量缺损段长度，决定是否行腰肌悬吊及膀胱瓣

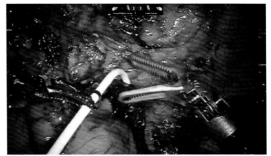

图 24-4　从输尿管断端置入 D-J 管

（4）游离膀胱　用 200～300 mL 生理盐水充满膀胱，向膀胱侧方和中线钝性分离手术空间，直至在盆底部看到两侧的纤维性盆腔内筋膜。然后离断脐尿管并继续分离至耻骨后方的腹膜外间隙直至膀胱完全分离（图 24-5）。

（5）腰肌悬吊与膀胱瓣　在膀胱侧方确定悬吊最高点，将可吸收缝线经浆膜下穿过膀胱逼尿肌与浅表腰大肌，并做间断缝合使膀胱固定在腰大肌上（图 24-6）。膀胱瓣技术详

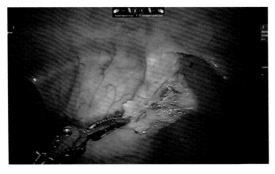

图 24-5　游离膀胱

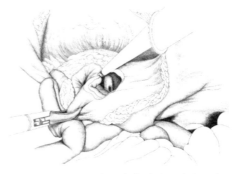

图 24-6　三张针针间断缝合使膀胱固定在腰大肌上

见第 22 章。

（6）裁开膀胱壁　在膀胱侧顶壁做一 1 cm 切口，使用电刀切开膀胱全层（图 24-7）。

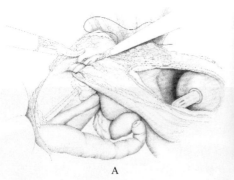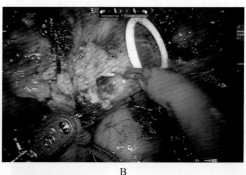

A

B

图 24-7　于膀胱侧顶壁做膀胱切口

A：示意图；B：手术图

（7）输尿管膀胱吻合　将输尿管从阔韧带后方隧道走行至膀胱侧后方（图 24-8），将 D-J 管远端延膀胱切口置入膀胱内，用 4-0 可吸收线将输尿管断端最低点背侧与膀胱切口背侧顶点缝合第一针（图 24-9）。然后打结完成第一针定位，降低吻合张力，防止输尿管扭转。随后用 4-0 可吸收线间断全层吻合膀胱及输尿管（图 24-10～图 24-12）。

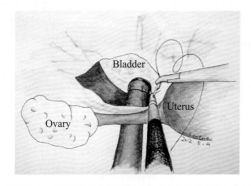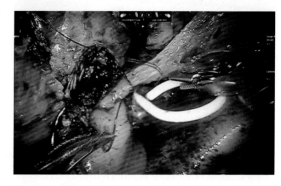

图 24-8　输尿管从阔韧带后方走行至膀胱侧后方

图 24-9　输尿管断端最低点背侧与膀胱切口背侧顶点缝合第一针

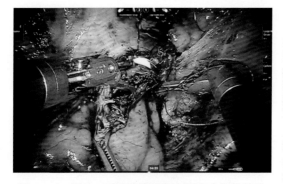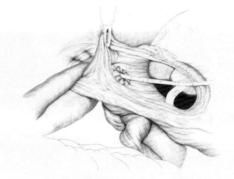

图 24-10　用 4-0 可吸收线间断全层吻合膀胱及输尿管

图 24-11　输尿管膀胱吻合完成

（8）关闭后腹膜或大网膜包裹　用可吸收线连续缝合切开的后腹膜。将大网膜拉至输尿管膀胱吻合口处进行包绕，并将大网膜固定于膀胱上（图24-13）。

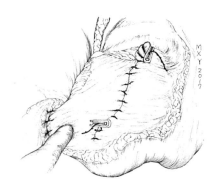

图24-12　最终效果图（合并腰肌悬吊及
膀胱瓣技术）

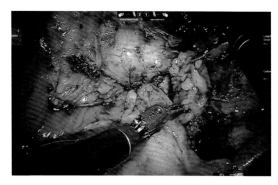

图24-13　大网膜包裹

（9）吻合口旁放置引流管。

五、术后处理与护理要点

（1）术后常规心电监护。
（2）对症补液，静脉补液支持。
（3）术后鼓励患者早期下床活动。
（4）如无抗凝禁忌，建议术后24小时开始使用低分子肝素抗凝。
（5）术后1周可拔除尿管。
（6）术后2~3个月可拔除D-J管。

六、术后并发症与处理要点

（一）输尿管膀胱再植术后并发症

1. 发热及尿路感染　多数因梗阻或反流引起，可应用广谱抗生素，同时做好尿路清洁护理工作，并保持各引流管通畅。

2. 肠梗阻　由于多数患者腹腔内粘连重，修复难度高炎症反应重，容易导致术后肠梗阻，多数为非机械性梗阻，可通过胃肠减压、静脉营养支持等保守治疗缓解症状。

3. 输尿管瘘　输尿管瘘的发生可能来源于如下因素，D-J管位置不佳、管腔堵塞等因素造成的引流不畅，导致输尿管内压力较高而造成吻合口瘘；膀胱逼尿肌痉挛造成膀胱内压及吻合口处压力升高，造成吻合口瘘；吻合口黏膜内或黏膜下血肿成形或黏膜水肿，愈合不良而造成吻合口瘘。

因此术后应及时复查腹平片确定D-J管位置，同时密切监测患者是否出现腹痛、发热、尿少等症状，同时监测腹腔引流液性状及量来判断是否存在输尿管瘘。多数可通过调整 D-J 管位置、延长置管时间、应用抗生素等保守措施缓解。如出现上述症状持续恶化或不缓解，则应考虑重新探查。

（二）膀胱瓣及肠代输尿管相关并发症

并发症详见相关章节。

七、术式评价

妇科开放手术中的输尿管损伤诊断率约为 1/3[5]，而在腹腔镜手术中大多难以发现输尿管损伤[4]。因此绝大部分的输尿管损伤难以在术中进行直接修补，造成了妇科手术所致输尿管损伤大多为延迟诊断的复杂损伤。

对于 72 小时之内发现的损伤，在患者身体状况允许、不合并结直肠等其他器官损伤的情况下，可以进行早期修补。如果损伤超过这一时间段，则建议行输尿管 D-J 管置入术或肾造瘘术，待 6 周的炎症期过去之后可考虑行延迟手术修补[6-7]。

往往因为输尿管完全梗阻或输尿管断端距离较远，单纯 D-J 管植入术失败率较高[8]，因而在逆行及顺行放置 D-J 管均失败的患者中，推荐行开放或腹腔镜尿路重建手术。根据损伤部位、损伤长度及单双侧损伤的不同，在妇产科手术相关输尿管损伤的患者中可采用不同术式。单侧下段损伤可酌情选择输尿管膀胱再植术、膀胱瓣术，单侧长段损伤可选用肠代输尿管术，双侧下段损伤可采用双侧输尿管膀胱再植术、双侧膀胱瓣术、联合膀胱扩大术等，双侧长段损伤可采取双侧肠代输尿管术，均有较好的手术效果及长期预后。

（程嗣达　唐　琦　张　建）

参 考 文 献

［1］ DOWLING R A, CORRIERE J N, SANDLER C M. Iatrogenic ureteral injury [J]. The Journal of Urology, 1986, 135: 912-915.

［2］ ST LEZIN M A, STOLLER M L. Surgical ureteral injuries [J]. Urology, 1991, 38: 497-506.

［3］ BAŠIĆ D, IGNJATOVIĆ I, POTIĆ M. Iatrogenic ureteral trauma: a 16-year single tertiary centre experience. Srpski Arhiv Za Celokupno Lekarstvo, 2015, 143: 162-168.

［4］ NEZHAT C, NEZHAT F R. Ureteral injuries at laparoscopy: insights into diagnosis, management, and prevention. [J]. International Journal of Gynecology & Obstetrics, 1990, 33 (4): 385-385.

［5］ GHALI A M, EL MALIK E M, IBRAHIM A I, et al. Ureteric injuries: diagnosis, management, and outcome [J]. Journal of Urology, 1999, 162 (3): 976.

［6］ WITTERS, S, CORNELISSEN, M, VEREECKEN, R. Iatrogenic ureteral injury: Aggressive or conservative treatment [J]. American Journal of Obstetrics & Gynecology, 1986, 155 (3): 582-584.

［7］ GHALI A M, EL MALIK E M, IBRAHIM A I, et al. Ureteric injuries: diagnosis, management, and outcome [J]. Journal of Urology, 1999, 162 (3): 977.

［8］ CORMIO L, BATTAGLIA M, TRAFICANTE A, et al. Endourological treatment of ureteric injuries [J]. British Journal of Urology, 1993, 72 (2): 165-168.

第 25 章

输尿管肠吻合口狭窄的再手术

第 1 节　输尿管肠吻合术概述

输尿管肠吻合术是尿流改道的重要技术之一。1850 年 Simon 完成第一例输尿管乙状结肠造瘘术，对于当时的技术条件，这无疑是为膀胱外翻等膀胱功能丧失的患者带来了新的希望。由于输尿管肠造瘘尿液反流等并发症使手术效果不能达到预期的目标，由此输尿管肠吻合技术也成为当时外科探索的热点领域。最早的输尿管肠吻合术可以追溯到 1879 年，伦敦的 Thomas Smith 医生实施了输尿管结肠吻合术。他采用双层缝合法，首先将输尿管和结肠做黏膜 - 黏膜吻合，然后再做结肠浆肌层和输尿管缝合。为实现生理状态下的输尿管开口功能，防止吻合口狭窄及尿液反流，外科医生做了长久的探索，开创了许多输尿管肠吻合方法。至今，输尿管肠吻合仍然是一个具有挑战性的技术，在尿流改道中输尿管的吻合是否抗反流上还没有达成共识。下面介绍典型的输尿管肠吻合方法。

一、非抗反流输尿管肠管吻合

1. 单层吻合法（Nesbit）　在结肠带上或回肠上纵行切开肠壁全层，长约 1.5 cm。将输尿管断端纵向切开 1.0 cm，用 5-0 或 4-0 可吸收线将输尿管与肠壁做全层吻合（图 25-1）。

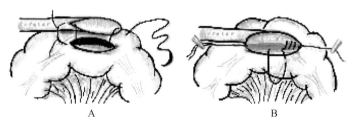

图 25-1　Nesbit 吻合法（A、B）

2. 双层吻合法（Cordonnier）　在肠管对系膜缘切开肠壁全层，输尿管与肠壁缝合两层。第一层，用 5-0 可吸收线将输尿管断端全层与肠黏膜吻合。第二层，用 4-0 或 5-0 可吸收线将肠管浆肌层与输尿管浆肌层做间断缝合（图 25-2）。

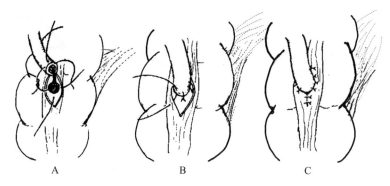

图 25-2　Cordonnier 吻合法（A～C）

3. 双侧输尿管侧侧合并吻合法（Wallace Ⅰ型）　将双侧输尿管断端各纵行剖开 2.5～
3.0 cm（长度与肠段断端相近），将剖开的两输尿管平行合并，相邻缘用 4-0 可吸收线做侧
侧缝合，再将合并的输尿管与肠管断端以连续缝合的方式吻合（图 25-3）。

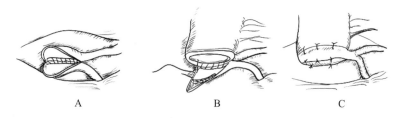

图 25-3　Wallace Ⅰ型吻合法（A～C）

4. 双侧输尿管交叉合并吻合法（Wallace Ⅱ型）　将双侧输尿管断端纵行剖开
2.5～3.0 cm，将剖开的两输尿管交叉合并，相邻缘用 4-0 可吸收线做连续缝合，再将合并
的输尿管与肠管断端以全层连续缝合的方式吻合（图 25-4）。

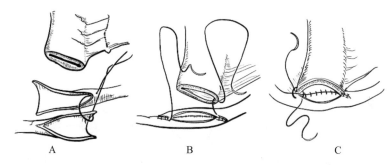

图 25-4　Wallace Ⅱ型吻合法（A～C）

5. Bricker 吻合法　用 3-0 可吸收线连续缝合，闭合回肠段近侧断端。距回肠近侧断
端 1.0 cm 在系膜肠壁上做圆形切口，左侧输尿管断端纵行剖开 0.5 cm，用 5-0 可吸收线间
断缝合输尿管全层和肠壁全层。距离第一个切口 1.0 cm 在对系膜缘肠壁上做同样的切口，
以同样的方法做右输尿管与回肠的端侧吻合（图 25-5）。

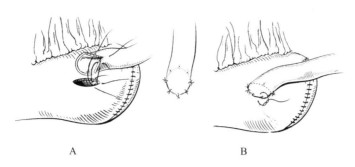

图 25-5　Bricker 吻合法（A、B）

二、抗反流式输尿管肠吻合

（一）黏膜下隧道法

1. Leadbetter 吻合法　沿结肠带纵行剖开肠壁浆肌层 3～4 cm，由黏膜下层向切口两侧游离 1.0～1.5 cm，在切口远端黏膜做小切口。将输尿管断端做斜形修剪，5-0 可吸收线将输尿管全层与肠黏膜切口间断缝合。4-0 可吸收线间断缝合肠壁浆肌层切口，将输尿管远端包埋在黏膜下隧道内。在切口近端，输尿管与肠壁做浆肌层间断缝合。注意输尿管穿出部位不要过紧，防止输尿管受压（图 25-6）。

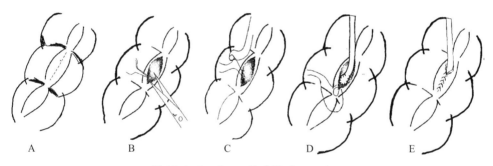

图 25-6　Leadbetter 吻合法（A～E）

2. Goodwin 吻合法　剖开肠管后，在肠后壁做横行切口至黏膜下层，长 1.0 cm。用弯钳向上做黏膜下分离，形成 3～4 cm 长黏膜下隧道，将弯钳向后旋转穿过肠壁至浆膜外。扩大肠壁裂口，用弯钳将双侧输尿管牵引至肠黏膜切口内。纵行切开输尿管末端 0.5～1.0 cm，相邻两缘用 5-0 可吸收线做全层间断缝合。用 5-0 可吸收线将输尿管全层与肠黏膜间断缝合（图 25-7）。

3. Goodwin-Hohenfellner 吻合法　在肠后壁做横行切口至黏膜下层，长 1.0 cm，用剪刀向下做黏膜下隧道，长约 3.0 cm，并于下端将黏膜剪开。用长弯钳由第一个黏膜切口处穿过肠壁全层，扩大肠壁裂口，将右侧输尿管牵入肠腔内 3.5～4.0 cm，5-0 可吸收线将输尿管与肠壁固定缝合 2 针。再将输尿管游离段穿过黏膜下隧道由下方的黏膜切口引出。将输尿管断端纵行剖开 0.5～1.0 cm，用 5-0 可吸收线做输尿管全层与肠黏膜做间断缝合。以同样方法做左侧输尿管黏膜下隧道吻合（图 25-8）。

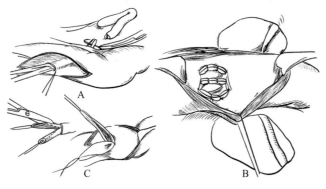

图 25-7　Goodwin 吻合法（A～C）

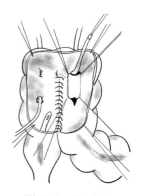

图 25-8　Goodwin-Hohenfellner 吻合法

（二）浆膜隧道法（Ghoneim）

适用于肠管去管状化 W 储尿囊的抗反流吻合。在形成 W 储尿囊中，在折叠的肠管做侧 - 侧缝合时，距肠壁切缘 0.5～1.0 cm 用 3-0 可吸收线间断缝合浆肌层，形成两个浆膜沟。输尿管置于浆膜沟内，断端剪成斜面，与浆膜沟末端用 4-0 可吸收线做间断缝合。在输尿管前方，用 3-0 可吸收线将两侧肠壁切缘做全层间断缝合，形成储尿囊后壁。这样，形成了浆膜隧道法的输尿管抗反流吻合（图 25-9）。

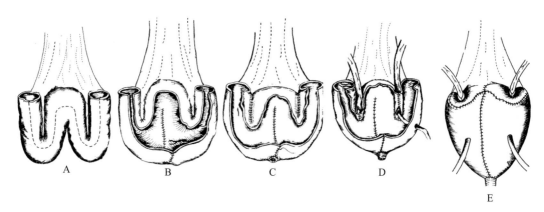

图 25-9　Ghoneim 浆膜隧道法（A～E）

（三）黏膜沟法

1. Le Duc 吻合法　肠祥后壁距近端 1.5 cm 纵行切开黏膜 3.0～3.5 cm，分离黏膜形成黏膜沟槽，宽度与输尿管直径相当。用大弯钳在黏膜沟起始端由内向外穿透肠壁全层，扩大肠壁裂口，将输尿管牵引入肠腔内 3.0 cm。用 4-0 可吸收线在肠管外将输尿管与肠壁浆肌层固定 2～3 针。输尿管断端剪成斜面，用 5-0 可吸收线与黏膜沟远端黏膜缝合。输尿管与黏膜沟边缘用 5-0 可吸收线间断缝合（图 25-10）。

2. 输尿管反折吻合法　这种方法适用于输尿管较长的情况，操作类似于黏膜沟法。肠祥后壁距断端 1.5 cm 纵行切开黏膜 3.0～3.5 cm，分离黏膜形成黏膜沟槽，宽度与输尿管直径相当。用大弯钳在黏膜沟起始端由内向外穿透肠壁全层，扩大肠壁裂口，将输尿管

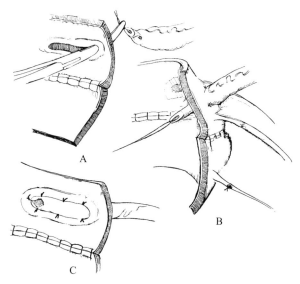

图 25-10　Le Duc 吻合法（A～C）

牵引入肠腔内 6.0 cm。用 4-0 可吸收线在肠管外将输尿管与肠壁浆肌层固定 2～3 针。纵行剪开输尿管后壁 3.0 cm，将剪开部分向上翻转形成半乳头结构，前端后缘用 5-0 可吸收线与黏膜沟远端黏膜缘间断缝合。翻转的输尿管壁边缘与黏膜沟边缘用 5-0 可吸收线间断缝合（图 25-11）。

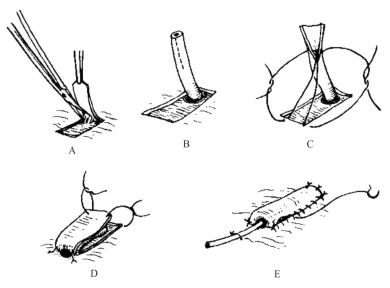

图 25-11　输尿管反折吻合法（A～E）

（四）乳头法

1. 结肠输尿管乳头法（Mathisen）　首先将 3.0 cm 长的输尿管远端固定于肠壁浆膜上，在输尿管两侧平行切开肠壁全层，长 2.0～3.0 cm，宽度与输尿管周长相当。在输尿管断端水平横行切开肠壁全层，用 4-0 可吸收线将肠瓣包绕输尿管末端做间断缝合，输尿管断端与肠瓣缘间断缝合。3-0 可吸收线缝合切开的肠壁切开，将突出的乳头置于肠腔内（图 25-12）。

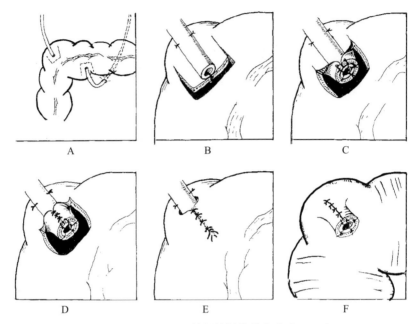

图 25-12　Mathisen 结肠输尿管乳头法（A～F）

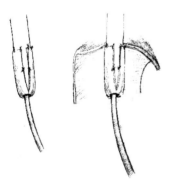

图 25-13　输尿管乳头法

2. 输尿管乳头法　纵行剖开输尿管断端 1.5～2.0 cm（或 4 倍于输尿管直径），向上翻转剖开部分并用 5-0 可吸收线间断缝合输尿管边缘与输尿管壁浆肌层，形成输尿管乳头。肠壁切开小口，由此将输尿管乳头拉入肠腔内（或储尿囊内）。5-0 可吸收线间断缝合将输尿管乳头固定于肠黏膜。用 5-0 可吸收线将肠壁浆肌层与输尿管浆肌层做间断缝合 2～4 针（图 25-13）。

三、利用肠管构建的抗反流方法

这类抗反流形式是为了克服输尿管与肠壁抗反流吻合易于产生狭窄的缺点。用肠管形成抗反流机制，在其近端输尿管与肠管做非抗反流吻合。

1. 回肠单向蠕动抗反流法　在回肠原位膀胱重建中利用回肠单向蠕动来达到抗反流的目的。要达到良好的抗反流效果，从输尿管吻合端到达储尿囊的回肠段在 17～20 cm。输尿管与回肠吻合可采用非抗反流吻合法，如端 - 侧吻合（Nesbit 或 Bricker）或合并后的端 - 端吻合（Wallace）。Studer 在 1985 年首先介绍了这种方法（图 25-14）。

2. 回肠套叠乳头法　完成去管状化的储尿囊部分后将完整的输入段回肠向储尿囊内拉入，形成 5 cm 长的套叠乳头。采用吻合器固定套叠部分防止乳头滑脱。输尿管与输入段回肠近端做反流法吻合（图 25-15）。

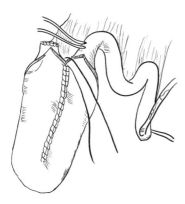

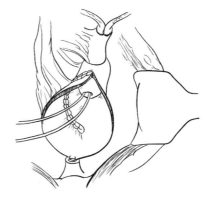

图 25-14　回肠单向蠕动抗反流法　　　　　图 25-15　回肠套叠乳头法

3. 回盲瓣抗反流法　以盲肠升结肠形成储尿囊,保留回盲瓣及回肠段。将输尿管以反流吻合法与回肠近端吻合。利用回盲瓣及回肠的单向蠕动来实现抗反流的目的(图 25-16)。

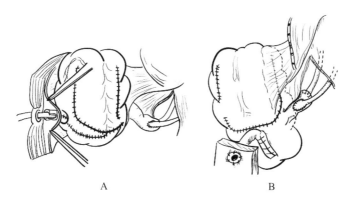

图 25-16　回盲瓣抗反流法(A、B)

第 2 节　输尿管肠吻合口狭窄

　　根治性膀胱切除尿流改道是肌层浸润性和高危的非肌层浸润性膀胱肿瘤经典治疗方法。由于手术技术和多学科联合治疗的进步,局部进展的膀胱癌在根治术后 10 年的生存率达到了 65%～78%。也正是生存期的延长,尿流改道的术后并发症引起了重视。有文献报道,尿流改道后 5 年的并发症发生率高达 60%[1]。并发症的出现降低了患者术后的生活质量,严重的并发症甚至威胁到患者的生命。回肠通道(Bricker)是经典的非可控性尿流改道方法。由于操作简单,以及集尿袋的不断改进,术后生活质量有了进一步的提高,其作为尿流改道的金标准至今应用了 70 多年。但是,在长期随访中其并发症发生率并不低于可控性尿流改道,其中造瘘口狭窄为 3%～13%、造瘘口旁疝为 3%～48%、输尿管肠吻合口狭窄为 1.4%～15.0%[2]。输尿管肠吻合口狭窄一般发生在术后 2 年内,中位诊断时间 7～25 个月[3]。由于约 30% 的患者没有临床症状,很长时间得不到诊断,甚至肾功能严重受损时才发现。因此，对于尿流改道的患者应该保持终身随访。

一、输尿管肠吻合口狭窄的风险因素

临床医生试图明确输尿管肠吻合口狭窄的危险因素，以便更好地预防狭窄的发生。但是，吻合口狭窄除了外科分离和缝合技术外，还有更复杂的原因。Viers 的研究显示狭窄形成与高 BMI 有一定关联[4]。过度肥胖的患者进行输尿管吻合通常是具有挑战性的。往往需要游离更长的左侧输尿管以克服骨盆深度和内脏脂肪导致输尿管肠吻合口张力增加的问题。游离过程可能会损害输尿管的血液供应，肥胖患者腹腔内压力的增加也可能使吻合口张力进一步增加，影响组织愈合。

患者的营养状态也会响吻合口的愈合。术前曾接受过放疗或化疗的患者输尿管肠吻合口狭窄的风险会增加。患者合并其他疾病，如周围血管疾病、糖尿病、吸烟和营养不良，可能会损害微血管循环，从而影响组织的愈合[5]。但是，尚无研究证明这些因素与输尿管肠吻合口狭窄之间的关系。需要进一步的研究来确定患者特定的危险因素。

输尿管肠吻合口狭窄的发生与选择回肠或结肠、选择可控与非可控性尿流改道，以及储尿囊的成形方式和通道的类型无明显关系[6]。在这类整形手术中，临床经验和外科技术起着重要的作用。回肠用于尿流改道较为常见，结肠相对厚的管壁更容易创建高质量的黏膜下隧道的抗反流方式。

理论上讲，输尿管肠吻合术中抗反流吻合更接近于生理状态，是泌尿外科医生追求的目标。支持抗反流吻合的医生认为，潜在感染的尿液回流到肾盂导致反复发生的肾盂肾炎对肾功能产生影响[6]。尤其是可控性尿流改道和原位膀胱重建，储尿囊的黏液增加了微生物生长的机会，从而发生反流性肾盂肾炎的机会增加。同时，尿液反流的压力也是影响肾脏功能的因素之一。这也是为什么先天性膀胱输尿管反流要进行手术矫治的原因。支持非抗反流吻合法的医生认为，与非抗反流吻合法相比，抗反流吻合法的狭窄率更高，并且将狭窄的发生归因于远端输尿管的机械压迫[8-9]。认为反流对肾脏的危害小于梗阻。以避免梗阻为首要原则，而选择非抗反流的吻合方式。关于尿流改道中输尿管吻合是否需要抗反流机制，仍存在争论。既能有效地抗反流又避免狭窄的方法无疑是理想的，目前还没有公认的理想方式。在原位膀胱重建中，应用结肠形成储尿囊，可以形成较宽大的黏膜下隧道。保证隧道在黏膜下层和肌层之间形成，隧道平直，与输尿管平行，穿过肠壁的裂口足够宽大，这些条件可以减少吻合口狭窄的发生概率。然而，几项前瞻性随机研究表明，非抗反流吻合技术与抗反流吻合技术之间发生输尿管吻合口狭窄的概率没有显着差异[8-10]。在没有更好的技术之前，外科医生应该根据自己的擅长技术和经验选择抗反流或非抗反流吻合技术。

输尿管肠吻合手术时置入支架对防止吻合口狭窄有重要作用。在可控性尿流改道中保留输尿管支架管期间一定要保持储尿袋引流通畅。吻合口愈合期，支架管可提供机械支撑和引流尿液，防止水肿产生的梗阻并减少因尿液渗漏引起狭窄的概率。支架管保留 1 周以上，可以确保输尿管游离部分以顺直的形态固定在腹膜后，减少迂曲、折叠引起的梗阻。但是，在输尿管肠吻合术中使用输尿管支架是有争议的。Regan 和 Barrett 认为支架管的应用对输尿管肠吻合术后狭窄或尿漏发生率没有显著影响[11]。也有研究表明，输尿管支架作为异物诱发感染而增加狭窄形成的风险[12]。

连续缝合和间断缝合对吻合口的影响也各不相同。Large 等在连续 266 例由同一医生完成的根治性膀胱切除术和尿流改道手术系列中，评估了在 Bricker 端侧吻合连续缝合与间断缝合对狭窄形成的影响[13]。在多变量分析连续缝合与狭窄形成有关。在一项较大的随访时间较长的研究中，2 名医生实施 519 例尿流改道手术，在回肠通道和回肠原位膀胱重建中，采用 Bricker 端侧吻合技术[14]。未校正分析表明，在左侧输尿管肠吻合中，行连续缝合会增加狭窄形成的风险。但是，在多变量分析中，缝合技术不再是狭窄形成的重要预测指标。连续缝合使狭窄风险增加的原因为连续缝合的缝合线环如果松弛，将导致松弛的吻合，导致潜在的尿液渗漏和不良的组织愈合。输尿管与肠道的端侧吻合，吻合管径较小，更适合于间断缝合。Wallace 吻合法可以采用连续缝合的方式。

目前越来越多采用机器人辅助技术来实施膀胱癌根治术，明显提高了手术质量，减少术中损伤和术后的并发症。但是，是否可以降低输尿管肠吻合口狭窄的风险尚无定论。有学者认为，因为缺乏触觉反馈会导致机器人重建的吻合口容易发生输尿管过度创伤。在体外进行尿流改道的情况下，输尿管通过一个小的切口被取出，过度牵拉输尿管可能会进一步损害其血液供应[15]。

Desai 等研究了在 132 例根治性膀胱切除术后使用机器人辅助技术来构建体内原位回肠新膀胱的方法[16]。术后 90 天的狭窄发生率为 3.8%，与 Anderson 报道的中位随访时间为 5.3 个月的机器人体外重建及开放手术 9.4% 的狭窄发生率相比，具有优势[17]。体内重建所致吻合口狭窄率较低的原因为：体内重建要比体外重建需要的输尿管长度更短，避免了输尿管外膜剥离，否则会损害输尿管的血液供应，从而导致纤维化和狭窄发展的风险增加。

目前，机器人辅助的根治性膀胱切除术的总体数量不多，术后的输尿管肠吻合口狭窄发生率在 1.5%~17.6%[18-21]。Andersen 等对 478 例尿流改道患者采用开放手术和机器人辅助腹腔镜进行输尿管肠吻合进行对比分析，平均随访时间为 8.2 个月，发现输尿管肠吻合口狭窄发生率没有显著差异[17]。机器人辅助的腹腔镜技术在防止输尿管肠吻合口狭窄方面的优势，还需要更多的病例和更长时间的随访来证实。

二、输尿管肠吻合口狭窄的诊断

输尿管肠吻合口狭窄产生的梗阻症状表现为腰痛、反复发作的尿路感染，少部分患者可出现上尿路结石。1/3 的输尿管肠吻合口狭窄没有临床症状，在影像学检查中偶然发现为肾积水，或隐匿性肾功能受损。如果怀疑有狭窄，则最初的影像学检查应包括肾脏超声检查检测肾积水，CTU 尿路成像（图 25-17），以确定梗阻部位及是否存在肿瘤复发。如果肾脏功能严重受损，可以选择肾穿刺造瘘顺行尿路造影（图 25-18）。还需要进行尿液细胞学检查，以帮助评估潜在的肿瘤复发。在行反流法输尿管肠吻合的患者中，还应以肠襻造影或膀胱造影的形式进行对比研究，以确认是否存在反流。在透视引导下，通过通道造口或新膀胱注入造影剂，以观察造影剂是否向输尿管内反流。若没有反流，高度怀疑吻合口狭窄。在部分反流的情况下，这些检查还可以提供有关狭窄长度和位置的相关信息。

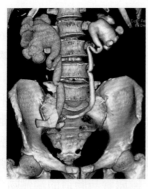
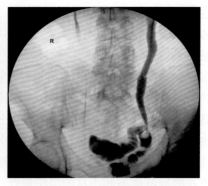

图 25-17　CT 三维重建显示　　图 25-18　造瘘管造影提示左侧输尿
双侧输尿管肠吻合口狭窄　　　　　　管肠吻合口狭窄

　　巯基乙酰基三甘氨酸（MAG3）肾图也可用于评估输尿管肠吻合狭窄，以量化输尿管梗阻的程度并得到分侧肾功能。行非抗反流法输尿管肠吻合的患者，首先通过肠管通道或储尿囊插入导尿管以利于引流，然后注射放射性同位素 ^{99m}Tc-MAG3。应用利尿剂后，再测量肾脏中同位素的排泄量。从肾脏清除同位素的曲线可衡量肾脏功能和梗阻程度。如果存在严重肾积水或肾脏功能不全，则需要通过经皮肾造瘘进行引流，然后进行 CT 尿路造影或 MAG3 肾图检查及顺行输尿管造影以明确输尿管肠吻合口狭窄的具体情况。

　　大多数输尿管肠吻合口狭窄发生在根治性膀胱切除、尿流改道术后 2 年内，并且约有 30% 的患者没有明显的临床症状[22-23]。因此严密的术后监测，及早发现和及时处理是十分重要的。目前尚无公认的最佳随访指南，首次随访一般会安排在术后 3 个月。Lobo 推荐对于反流法输尿管肠吻合的腹壁造口的患者，在手术后 3 个月复查时将通道造影（回肠或结肠通道）或膀胱造影（原位新膀胱）作为常规随访检查的一部分[3]。如果发现输尿管肠吻合口狭窄或者可疑有狭窄的患者，需要做 MAG3 肾动态显像和 CT 尿路造影（CTU）检查以明确诊断。对于造影剂过敏的患者，可以选择磁共振尿路成像（MRU）作为补充性检查。通道造影证实输尿管肠吻合口无狭窄的患者，将进行肿瘤相关影像学检查。原位膀胱重建或可控性尿流改道的患者也要在术后约 3 个月接受 CTU 检查，在此阶段，可以确定明显的输尿管肠吻合口狭窄，对可疑存在狭窄者做 MAG3 肾图通常很有意义。如怀疑恶性狭窄（增强 CT 提示或有血尿症状），建议行尿液细胞学检查和 FISH 检查以及内腔镜检查。明确狭窄的相关诊断后，将根据狭窄的性质、程度和长度等具体情况制订进一步的治疗方案。

第 3 节　输尿管肠吻合口狭窄修复术

一、适应证

（1）输尿管肠吻合口狭窄引起的腰痛、发热临床症状不缓解或持续加重。

（2）吻合口狭窄引起的肾功能损伤并持续性进展。

（3）吻合口狭窄经过留置支架管或肾造瘘处理的患者，反复出现尿路感染，或患者坚决要求取出引流管者。

（4）吻合口狭窄经过输尿管镜腔内治疗再次复发者。

二、禁忌证

（1）由于重要器官功能不全，不能耐受手术。

（2）患者存在无法纠正的凝血功能障碍。

（3）肿瘤出现不能控制的转移或复发。

（4）严重感染导致输尿管纤维化严重者。

三、术前准备

（1）常规术前检查。

（2）分肾功能检查　肾动态显像评估分肾功能，同时可以量化输尿管梗阻的程度。

（3）影像学检查　首先选择超声检查，然后进行 CTU/MRU 检查（根据医疗条件可选择尿路造影）。对于肾功能不全或需要肾脏引流的情况可选择肾穿刺造瘘，顺行尿路造影等方法。通过影像学分析明确输尿管狭窄的部位、长度及狭窄以上输尿管情况。还应该获取有无结石、肿瘤等信息。

（4）对于需要肠代输尿管的患者需要做肠道准备。

（5）包括尿瘤细胞在内的肿瘤术后相关的复查。

（6）肾穿刺造瘘，顺行置入输尿管支架管或导丝通过或达到狭窄段。

四、麻醉与体位

全身麻醉。平卧位，臀部垫高。

五、手术步骤与操作要点

（一）反流法输尿管肠吻合口狭窄的修复

1. 留置导尿管，去掉集尿袋底盘　术区常规消毒，将造口保护好，贴皮肤保护膜。

2. 切口　采用原切口或下腹正中切口，或接近输尿管肠吻合口的切口。

3. 显露输尿管肠吻合口　小心分离腹壁与肠管的粘连。经肠造口放入 F24 肛管至肠通道末端，在肛管辅助下分离、显露肠通道与输尿管吻合口（图 25-19）。如果吻合口粘连严重，术前没有输尿管支架管，寻找吻合口困难可以在肛管辅助下切开肠通道末端，在亚甲蓝及输尿管导管引导下寻找。

4. 输尿管肠再吻合

（1）双侧吻合口狭窄（图 25-20）于吻合口切开回肠前壁，在输尿管支架管引导下找到双侧输尿管开口，游离粘连的输尿管。纵行切开输尿管末端至管腔正常水平，尽可能再延长 1.0～1.5 cm。两侧输尿管分别留置 F7 单 J 管。如果两侧输尿管末段可以拉近合并，用 5-0 可吸收线做平行侧侧吻合（Wallace Ⅰ）。再用 3-0 可吸收线将合并的输尿管与肠管通道近端吻合。如果输尿管不能拉近做平行侧侧吻合，可以做交叉侧侧吻合（Wallace Ⅱ）。如果两侧输尿管不能合并，则采用分别于肠管吻合（Nesbit）。

（2）单侧吻合口狭窄（图 25-21） 于吻合口切开回肠前壁，在输尿管支架管引导下找到狭窄侧输尿管开口，切除吻合口狭窄段后行输尿管肠 Nesbit 端侧吻合。

（3）如一侧为良性狭窄，另一侧吻合口肿瘤导致狭窄且该侧肾功能较差时（图 25-22）：可考虑切除肿瘤所致狭窄侧全长输尿管及肾脏。良性狭窄的一侧将末端输尿管纵行切开 1.0～1.5 cm，与回肠 Nesbit 端侧吻合（图 25-23）。

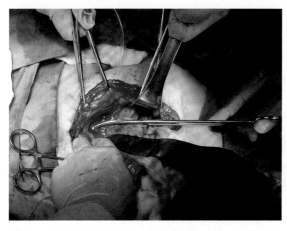

图 25-19　肛管指引找到回肠通道肠段，锐性分离粘连

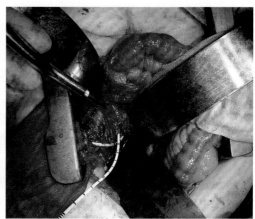

图 25-20　双侧吻合口狭窄

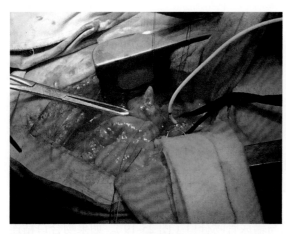

图 25-21　单侧吻合口狭窄

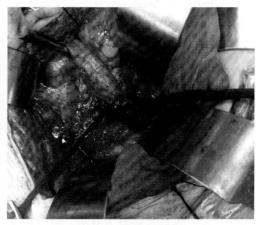

图 25-22　恶性吻合口狭窄

（二）抗反流式输尿管肠吻合口狭窄的修复

可控性尿流改道或原位膀胱重建术中抗反流输尿管肠吻合更符合生理状态。理想的抗反流吻合应该是即无狭窄，也无反流。有效解决尿液排出，保护肾脏功能。如果抗反流吻合出现狭窄，修复的目标应该是重新建立抗反流机制。在结肠储尿囊或原位膀胱重建中更适合采用抗反流吻合技术。

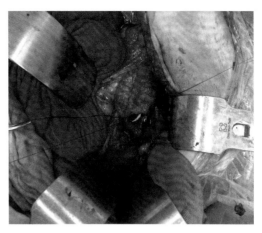

图 25-23　输尿管肠段 Nesbit 端端吻合

1. 切口　应该根据初次手术的尿流改道方式和术前影像学检查，确定输尿管肠吻合口的位置。以此来选择手术切口的位置。原位膀胱重建可选择下腹正中切口或腹直肌外缘切口。

2. 显露输尿管肠吻合口

（1）逆行法　分离粘连的肠管，显露储尿囊。切开储尿囊，寻找狭窄的输尿管吻合口。由输尿管口插入导丝或输尿管导管。在导管引导下游离输尿管远端，切除狭窄段。注意保护输尿管血液供应，尽可能保留长的输尿管。

（2）顺行法　在术前顺行放入的输尿管导管引导下分离输尿管下段至进入储尿囊的狭窄处。切除狭窄段。

3. 重新吻合输尿管

（1）黏膜下隧道法　如果输尿管长度允许，可以在新膀胱上部重新进行黏膜下隧道。将输尿管经过隧道上方切口引入隧道。在隧道远端黏膜切口引出。输尿管末端纵行切开 0.5～1.0 cm。4-0 可吸收线将输尿管全层与储尿黏膜及黏膜下层间断缝合 5～6 针（图 25-8）。

（2）储尿囊肠瓣法　对于输尿管长度不能满足隧道法吻合的情况，可以参考膀胱瓣输尿管吻合技术。在储尿囊前壁剪取肠瓣，向上翻转。设计肠瓣时，要考虑肠瓣的血管走行，避免肠瓣缺血（图 25-24A）。自肠瓣上端边缘向下做 3.0 cm 长的黏膜下隧道，隧道下端黏膜剪孔（图 25-24B）。将输尿管拉入隧道，输尿管末端纵行剖开 0.5 cm。用 4-0 可吸收线将输尿管全层与肠黏膜及黏膜下层做间断缝合（图 25-24C）。4-0 可吸收线将输

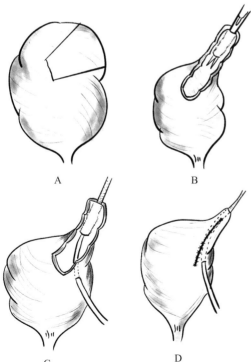

A　　　　　　　　B

C　　　　　　　　D

图 25-24　储尿囊瓣法

尿管浆肌层与肠瓣上端边缘浆肌层做间断缝合 3 针。4-0 可吸收线间断缝合肠瓣成管状。继续缝合储尿囊切口（图 25-24D）。

六、术后处理与护理要点

（1）应用抗生素 2~3 天。

（2）保持导尿管或肾造瘘管引流通畅，以减少尿外渗。尿管可在术后 7~10 天拔除，这样才有足够的时间保证吻合口的愈合。肾造瘘管保留到输尿管支架管拔除之后，顺行造影证实输尿管吻合口通畅之后拔除。

（3）对于可控性尿流改道的输尿管支架管一般保持 2 周左右。对于非可控性尿流改道，确认输尿管通畅后拔除。否则，定期更换双 J 管。

（4）对所有患者出院后严密随访。随访内容应该包括吻合口通畅情况；通畅保持的时间；并发症；肾功能状态；排泄系统形态等。手术后 2 周拔除输尿管支架管；每 3 个月复查一次肾功能、泌尿系 B 超或 CT，共计 2 年，以后每半年复查一次肾功能及泌尿系 B 超，如发现异常，进一步检查。输尿管吻合术的患者应该建立长期随访计划，根据随访结果决定随访间隔时间。

七、术后并发症与处理要点

1. **吻合口漏尿** 保持输尿管支架、膀胱导尿管或肾造瘘管引流通畅。经过置入输尿管支架管和导尿管的引流，尿液外渗的可能会被降到最低。

2. **输尿管肠吻合口再狭窄** 拔除输尿管支架管后，经肾造瘘管做顺行造影，如发现吻合口狭窄需要顺行再次置入支架管，定期更换。3~6 个月后狭窄经保守治疗不能解除，应考虑再次手术修复。

八、评价

随着尿流改道手术数量的增加，输尿管肠吻合口狭窄并不少见。由于再次手术的复杂性和效果的不确定性，使之成为泌尿外科具有挑战性的手术，需要有丰富经验的专科医生来完成。到目前为止，开放手术修复被认为是治疗输尿管肠吻合口狭窄的金标准，长期通畅率 68%~95%[24-26]。开放性手术修复输尿管吻合狭窄可以应对各种术中不测状况，尤其是对多次复发的吻合口狭窄的治疗成功率更高，效果更确切。术中寻找输尿管肠吻合口是手术的关键步骤，也是复杂的过程。对于腹壁造口的尿流改道病例，笔者采用由造瘘口置入 F24 的肛管作为引导的方法，可以更快地确认吻合口的位置，减少盲目分离产生的副损伤。Gin 等报道在初次尿流改道术中用丝线缝合回肠近端浆肌层并保留 3 in（1 in=2.54 cm）的线尾，以便于在吻合口狭窄时辨认[27]。吻合口狭窄修复过程中，在保护血液供应的情况下，根据需要，尽量多地分离肠段近端，以便使其容易接近输尿管。尤其是左侧输尿管吻合口的修复，应该尽量少分离输尿管部分，以防止新的吻合口缺血再次出现狭窄。如果术前不能确定狭窄的性质，术中应该做快速冰冻病理检查。对于输尿管狭窄段过长，可以取新的回肠段来延长通道，以减少吻合的张力。文献报道，使用机器人行输尿管回肠吻合口狭窄治疗的经验不断积累，有望提高治疗效果，减少并发症的发生[28]。初期成功率令人鼓舞，但是，远期效果还有待进一步积累经验和随访。

第4节　输尿管肠吻合口狭窄的内镜手术

对于输尿管肠吻合口狭窄，开放手术远期成功率可达 80% 以上，但由于先前手术形成的粘连，再次手术难度大，创伤大，术后需要更长时间恢复，发生并发症的概率增加。此外，全膀胱切除术后患者，由于之前大手术的打击对再次手术往往顾虑较大，部分患者不愿意接受再次开放手术。随着腔内技术的发展，腔内手术成为我们治疗输尿管肠吻合口狭窄的另一个选择。

一、适应证

输尿管肠吻合口狭窄的腔内治疗的远期效果不理想，并且由于内镜操作加重了局部的纤维化，增加了再次开放手术的难度。在下列情况下可以选择内腔镜治疗输尿管肠吻合口狭窄：

（1）输尿管吻合口狭窄段长度≤1.5 cm。

（2）开放手术前顺行置入输尿管支架管。

（3）患者健康状况不适合开放手术或患者不接受开放手术。

（4）患者接受内镜的高失败率。

二、禁忌证

（1）输尿管肠吻合口狭窄段长度>2.0 cm。

（2）吻合口狭窄部位紧邻大血管。

（3）管腔完全闭塞，不能通过导丝。

（4）其他不适合内腔镜操作的情况。

（5）相对禁忌证　初次手术行输尿管抗反流吻合；肾功能严重受损（GFR<25%）。

三、术前准备

（1）常规术前检查。

（2）分肾功能检查　肾动态显像评估分肾功能，同时可以量化输尿管梗阻的程度。

（3）影像学检查　首先选择超声检查，然后进行 CTU/MRU 检查（根据医疗条件可选择尿路造影）。对于肾功能不全或需要肾脏引流的情况可选择术前肾穿刺造瘘，顺行尿路造影。通过影像学分析明确输尿管狭窄的部位、长度及狭窄以上输尿管情况。还应该获取有无结石、肿瘤等信息。

（4）对于初次手术是尿路上皮癌的患者应该做包括尿瘤细胞在内的肿瘤术后相关的复查。

四、麻醉与体位

全身麻醉。可采用侧卧位或半侧卧位。有条件的单位可以用泌尿外科多功能诊疗台，便于操作。

五、手术步骤与操作要点

输尿管肠吻合口狭窄内镜治疗（endourological techniques for the treatment of ureteroileal anastomosis strictures）包括：球囊扩张，置入金属支架，腔内切开（钬激光、冷刀切开）（图 25-25）。因腔内切开术式包括球囊扩张及支架置入操作，以下重点介绍腔内切开手术步骤。

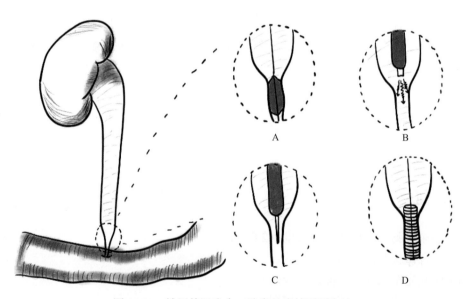

图 25-25　输尿管肠吻合口狭窄的内镜干预方法
A：球囊扩张；B：激光内切开；C：冷刀内切开；D：支架置入

1. 建立肾造瘘通道　选择肾中盏或上盏为目标，经皮肾穿刺建立通道，使输尿管软镜以最小的角度进入输尿管。

2. 采集影像　进行顺行造影以评估狭窄的部位及长度。保留原始影像，以备治疗后确认治疗效果。

3. 置入安全导丝和操作导丝　扩张通道至合适的直径，以便于设备容易通过。透视下插入亲水混合导丝，两根导丝通过狭窄部位进入肠段。如果置入困难，可以置入输尿管软镜，直视下寻找狭窄的吻合口。使用软膀胱镜由造口从肠段取出导丝（图 25-26）。

4. 扩张法　可以通过工作导丝使用输尿管扩张器依次扩张狭窄段。也可以选用标准的 30 F 球囊扩张器，球囊扩张器沿着导丝通过狭窄段，使狭窄段正好位于扩张球囊的中央。球囊注水保持 10 分钟，扩张压力为 20～30 atm（1 atm＝101 kPa），然后把球囊放水并退出，留下导丝在原位。

5. 切开法　通过工作导丝放置软镜工作鞘，软镜工作鞘应距离狭窄段的 2 cm 以上，以允许输尿管软镜充分偏转以完成内镜切开。输尿管软镜通过工作鞘到达狭窄处（图 25-27）。同时在整个过程中将安全导丝保持的适当的位置。使用钬激光或电灼设备切开。钬激光的设定一般为功率 1～2 J，频率为 10～20 Hz。狭窄处瘢痕需要全层切开，穿过狭窄段切至肠段。切开前应该认真观察术前影像资料，避开与狭窄段相邻的血管和肠管。切开完成后，输尿管软镜应该容易进出通道或储尿囊。

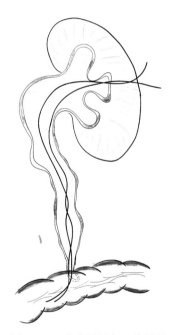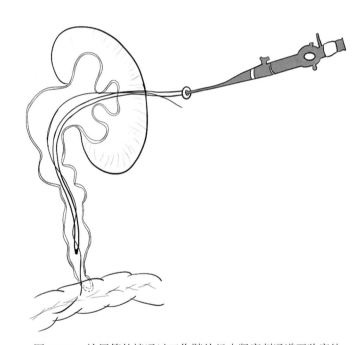

图 25-26　安全导丝与工作导丝通过输尿管肠管吻合口狭窄处　　　图 25-27　输尿管软镜通过工作鞘从经皮肾穿刺通道至狭窄处

6. 置入支架管　退出输尿管软镜，导丝引导下置入输尿管支架管，建议保持肾造瘘管，便于术后 4～6 周拔除输尿管支架时进行顺行尿路造影。

六、术后处理与护理要点

（1）应用抗生素 2～3 天。

（2）保持导尿管或肾造瘘管引流通畅，以减少尿外渗和避免腹膜后输尿管肠再吻合处肾周积液的发展。尿管可在术后 7～10 天拔除，这样才有足够的时间保证吻合口的愈合。肾造瘘管保留到输尿管支架管拔除之后，进行顺行造影证实输尿管通畅之后拔除。

（3）对于可控性尿流改道的输尿管支架管一般保持 6～8 周。对于非可控性尿流改道，确认输尿管通畅后拔除。否则，定期更换双 J 管。

（4）对所有患者出院后严密随访。随访内容应该包括吻合口通畅情况；通畅保持的时间；并发症；肾功能状态；排泄系统形态等。手术后 6～8 周拔除输尿管支架管；每 3 个月复查一次肾功能、泌尿系 B 超或 CT，共计 2 年，以后每半年复查一次肾功能及泌尿系 B 超，如发现异常，进一步检查。输尿管吻合术的患者应该建立长期随访计划，根据随访结果决定随访间隔时间。

七、术后并发症与处理要点

1. 输尿管穿孔或吻合口漏尿　保持输尿管支架、膀胱导尿管或肾造瘘管引流通畅。经过输尿管内置入支架管和导尿管引流，减少尿液外渗。保持引流管通畅，直到没有尿液渗出才能去掉引流管。

2. 输尿管肠吻合口再狭窄　拔除输尿管支架管后，经肾造瘘管做顺行造影，如发现吻合口狭窄需要顺行再次置入支架管，定期更换。6 个月后狭窄经保守治疗不能解除，应考虑再次手术修复。

3. 血管损伤　内镜下输尿管狭窄段内切开时误伤到附近的大血管，应及时转为开放手术修复血管。

4. 肠管损伤　内镜下输尿管狭窄段内切开时损伤到附近粘连的肠管，应及时转为开放手术修复。

八、评价

如今，内镜技术发展迅速，输尿管镜成为普及技术，也是侵袭性小的输尿管手术方法。越来越多的外科医生将内镜干预作为输尿管肠吻合口狭窄的首选治疗，损伤小，住院时间短，很快缓解临床症状，改善患者的生活质量。但内镜干预复发率高，常需多次手术，反复更换输尿管支架管甚至留置肾造瘘，增加了感染的风险，长时间会导致患者生活质量下降和治疗成本增加。输尿管肠吻合口狭窄分为良性或恶性，多数为良性。良性输尿管 - 肠吻合口狭窄的主要病理改变不单纯是管腔本身的狭窄，同时有输尿管肠吻合口局部及周围纤维化和瘢痕形成。内镜治疗不能去除纤维组织，只是在纤维组织中切开（或扩张）裂口。即使切得很深，在去掉支架管后会再次瘢痕愈合。所以，在长期随访中有40%～70% 的患者需要再次手术[29-31]。对于肾功能严重受损的情况，患者不能承受长时间的反复操作。即使是初次修复，也应该首选开放手术修复，最大限度保证成功率和长期的治疗效果。

（陈　彪　李胜文）

参 考 文 献

［1］ ALFRED WITJES J, LEBRET T, COMPÉRAT E M, et al. Updated 2016 EAU Guidelines on Muscle-invasive and Metastatic Bladder Cancer [J]. Eur Urol, 2017, 71 (3): 462-475.

［2］ VAN SON M J, LOCK MTWT, PETERS M, et al. Treating benign ureteroenteric strictures: 27-year experience comparing endourological techniques with open surgical approach [J]. World J Urol, 2019, 37 (6): 1217-1223.

［3］ LOBO N, DUPRÉ S, SAHAI A, et al. Getting out of a tight spot: an overview of ureteroenteric anastomotic strictures [J]. Nat Rev Urol, 2016, 13 (8): 447-455.

［4］ VIERS B, KRAMBECK A, RIVERA M, et al. Incidence and risk factors of ureteroenteric anastomotic stricture following radical cystectomy with urinary diversion [J]. J Urol, 2015, 193 (4): e345.

［5］ STEINBERG, G. Response to Anderson's article: ureteroenteric strictures after radical cystectomy—does operative approach matter? [J]. J. Urol, 2013, 189: 541-547.

［6］ KRISTJÁNSSON A, MÅNSSON W. Refluxing or nonrefluxing ureteric anastomosis [J]. BJU Int, 1999, 84 (8): 905-910.

［7］ MÅNSSON W, AHLGREN G, WHITE T. Glomerular filtration rate up to 10 years after urinary diversion of different types. A comparative study of ileal and colonic conduit, refluxing and antirefluxing ureteral anastomosis and continent caecal reservoir [J]. Scand J Urol Nephrol, 1989, 23 (3): 195-200.

［8］ PANTUCK A J, HAN K R, PERROTTI M, et al. Ureteroenteric anastomosis in continent urinary diversion: long-term results and complications of direct versus nonrefluxing techniques [J]. J Urol, 2000, 163 (2): 450-455.

［9］ SHAABAN A A, ABDEL-LATIF M, MOSBAH A, et al. A randomized study comparing an antireflux system with a direct ureteric anastomosis in patients with orthotopic ileal neobladders [J]. BJU Int, 2006, 97 (5): 1057-1062.

［10］ HARRAZ A M, MOSBAH A, ABDEL-LATIF M, et al. Impact of the type of ureteroileal anastomosis on renal function measured by diuretic scintigraphy: long-term results of a prospective randomized study [J]. BJU Int, 2014, 114 (2): 202-209.

［11］ REGAN J B, BARRETT D M. Stented versus nonstented ureteroileal anastomoses: is there a difference with regard to leak and stricture? [J]. J Urol, 1985, 134 (6): 1101-1103.

［12］ MATTEI A, BIRKHAEUSER FD, BAERMANN C, et al. To stent or not to stent perioperatively the ureteroileal anastomosis of ileal orthotopic bladder substitutes and ileal conduits? Results of a prospective randomized trial [J]. J Urol, 2008, 179 (2): 582-586.

［13］ LARGE M C, COHN J A, KIRILUK K J, et al. The impact of running versus interrupted anastomosis on ureterointestinal stricture rate after radical cystectomy [J]. J Urol, 2013, 190 (3): 923-927.

［14］ RICHARDS K A, COHN J A, LARGE M C, et al. The effect of length of ureteral resection on benign ureterointestinal stricture rate in ileal conduit or ileal neobladder urinary diversion following radical cystectomy [J]. Urol Oncol, 2015, 33 (2): 65, e1-65, e658.

［15］ DANGLE PP, ABAZA R. Robot-assisted repair of ureteroileal anastomosis strictures: initial cases and literature review [J]. J Endourol, 2012 Apr, 26 (4): 372-376.

［16］ DESAI MM, GILL IS, DE CASTRO ABREU AL, et al. Robotic intracorporeal orthotopic neobladder during radical cystectomy in 132 patients [J]. J Urol, 2014 Dec, 192 (6): 1734-1740.

［17］ ANDERSON C B, MORGAN T M, KAPPA S, et al. Ureteroenteric anastomotic strictures after radical cystectomy-does operative approach matter? [J]. J Urol, 2013, 189 (2): 541-547.

[18] HAYN M H, HELLENTHAL N J, HUSSAIN A, et al. Defining morbidity of robot-assisted radical cystectomy using a standardized reporting methodology [J]. Eur Urol, 2011, 59 (2): 213-218.

[19] BUTT Z M, FAZILI A, TAN W, et al. Does the presence of significant risk factors affect perioperative outcomes after robot-assisted radical cystectomy? [J]. BJU Int, 2009, 104 (7): 986-990.

[20] KAUFFMAN E C, NG CK, LEE M M, et al. Critical analysis of complications after robotic-assisted radical cystectomy with identification of preoperative and operative risk factors. BJU Int, 2010, 105 (4): 520-527.

[21] NG C K, KAUFFMAN E C, LEE M M, et al. A comparison of postoperative complications in open versus robotic cystectomy [J]. Eur Urol. 2010, 57 (2): 274-281.

[22] SHAH S H, MOVASSAGHI K, SKINNER D, et al. Ureteroenteric Strictures After Open Radical Cystectomy and Urinary Diversion: The University of Southern California Experience [J]. Urology. 2015, 86 (1): 87-91.

[23] TAL R, SIVAN B, KEDAR D, et al. Management of benign ureteral strictures following radical cystectomy and urinary diversion for bladder cancer [J]. J Urol, 2007, 178 (2): 538-542.

[24] SCHÖNDORF D, MEIERHANS-RUF S, KISS B, et al. Ureteroileal strictures after urinary diversion with an ileal segment-is there a place for endourological treatment at all? [J]. J Urol, 2013, 190 (2): 585-590.

[25] LAVEN B A, O'CONNOR R C, GERBER G S, et al. Long-term results of endoureterotomy and open surgical revision for the management of ureteroenteric strictures after urinary diversion [J]. J Urol, 2003, 170 (4): 1226-1230.

[26] HELFAND A M, BEACH R, HADJ-MOUSSA M, et al. Treatment of ureteral anastomotic strictures with reimplantation and survival after cystectomy and urinary diversion [J]. Uro Oncol, 2017, 35 (1): 33. e1-33. e9.

[27] GIN G E, RUEL N H, PARIHAR J S, et al. Ureteroenteric anastomotic revision as initial management of stricture after urinary diversion [J]. Int J Urol, 2017, 24 (5): 390-395.

[28] TOBIS S, HOUMAN J, MASTRODONATO K, et al. Robotic repair of post-cystectomy ureteroileal anastomotic strictures: techniques for success [J]. J Laparoendosc Adv Surg Tech A. 2013, 23 (6): 526-529.

[29] LIN D W, BUSH W H, MAYO M E. Endourological treatment of ureteroenteric strictures: efficacy of Acucise endoureterotomy [J]. J Urol, 1999, 162 (3 Pt 1): 696-698.

[30] LAVEN B A, O'CONNOR R C, STEINBERG G D, et al. Long-term results of antegrade endoureterotomy using the holmium laser in patients with ureterointestinal strictures [J]. Urology, 2001, 58 (6): 924-929.

[31] POULAKIS V, WITZSCH U, DE VRIES R, BECHT E. Cold-knife endoureterotomy for nonmalignant ureterointestinal anastomotic stricture [J]. Urology, 2003, 61 (3): 512-517.

第 4 篇

尿道修复重建手术

第 26 章

尿道修复重建手术发展与演变

尿道成形手术发展经历了一系列的演变，不仅仅表现在手术技术与方法，还包括治疗理念的更新。在外科技术未得到发展的早期，人们对尿道狭窄缺乏足够的认识以及处理方法，尿道狭窄的手术处理仅局限于会阴切开排尿技术。随着狭窄导致患者排尿困难程度逐渐加重，晚期往往会伴有一系列并发症的发生。一些情况非常常见，比如尿道周围脓肿、尿外渗以及尿瘘形成等。在此情况下，依靠单纯的尿道扩张已经无法解决患者排尿高度困难甚至不能的情况。此时经会阴切开脓肿引流脓液和尿液是最直接可靠的方法。会阴切开以后还可以沿尿瘘向尿道解剖游离，找到并打开近端尿道。还可以用尿道探子等引导辅助尿道切开。一旦切开，脓液以及尿液就会流出，而大部分伤口随着时间会逐渐愈合。

19 世纪末 20 世纪初随着外科麻醉技术的发展，会阴区域的脓肿切开引流变得更加简单，也允许当时的泌尿外科医生对局部创口的处理更加深入以及精细化。他们开始慢慢由单纯的引流脓液逐渐发展到开始尝试切除周围增生的瘢痕。但是局限于对尿道狭窄及其并发症本身的认识水平，当时并没有进行吻合尿道的尝试，而只是做到切开会阴部暴露尿道后敞开伤口并留置尿管以促进局部愈合。尿管拔除后会再进行间断尿道扩大以保持尿道的通畅性。

1915 年 Hamilton Russell 发表文章阐述尿道狭窄手术处理时采取狭窄部位纤维化组织瘢痕切除后进行吻合尿道的手术方式，当时称之为"尿道下裂样手术"。切除尿道狭窄后做尿道断端间背侧的缝合而腹侧敞开。该术式的重大意义在于首次提出切除尿道狭窄瘢痕，通过切除纤维化的瘢痕并行半环状吻合使得尿道狭窄治愈成为了可能[4]。1926 年美国巴尔的摩 Davis 和 Traut 在 *JAMA* 杂志发表有关皮片埋藏管状化以及袋状成形的动物实验研究结果。在犬（狗）的腹部皮下腹直肌前埋植全厚皮片，20~40 天后杀死实验犬后做病理分析，显示埋植皮肤管状化和袋状化良好，有的还会分泌皮脂以及生长毛发。1936 年 Dennis Browne 将此技术用于治疗尿道下裂，1953 年 Johanson 将此技术应用于尿道狭窄的治疗，从此尿道成形进入分期手术的阶段。第一个阶段将尿道狭窄段"袋状化（marsupialization）"。腹侧切开皮肤及皮下，沿尿道纵轴劈开狭窄段尿道将尿道彻底敞开。如此切开的尿道将会与两侧的阴茎皮肤愈合。狭窄段近端尿道造口，尿液从此处排出。第二个阶段保留尿道板处约 1.5 cm 长尿道皮片（中间由尿道构成，两侧为阴茎皮肤），然后留置尿管后将双侧阴茎皮肤吻合。根据皮片埋植的原理，3~4 周后该处将会形成新的尿道。该二期手术的缺点在于由于阴茎皮肤直接贴覆在尿管上，新尿道腹侧组织覆盖不够容易导致尿瘘以及憩室形成。

鉴于以上皮片埋植形成新尿道的二期手术的缺点，20 世纪 70~80 年代有学者开始在二期手术中将尿道板处皮片进行管状化成形，如此新尿道腹侧的组织厚度加大，相应尿瘘、憩室形成的等并发症发生率降低。同样在儿童尿道狭窄治疗中狭窄切除背侧吻合的方法逐渐被腹侧皮瓣覆盖所替代。同期还有学者的观点是对于短的尿道狭窄可以做狭窄切除后做背侧半圈尿道吻合；而对于长段的尿道狭窄，1968年美国明尼苏达的Orandi提出了阴茎和会阴带蒂皮瓣一期尿道扩大修补成形术。根据狭窄的部位的不同选择不同的皮瓣。尿道悬垂部以远的狭窄可以选择阴茎皮瓣，近端包括球部的狭窄可以选择会阴皮瓣，如果存在多段或者长段狭窄可以根据情况选择两种皮瓣的结合的方法进行尿道成形修补。Orandi在 Journal of Urology 发表了该术式并报道了3例典型病例，效果良好。此外他还提出该术式还可以跟Johanson-Denis Browne二期术式进行结合，部分患者一期术后尿道远端开口狭窄的可以采用Orandi的方法进行修补后同期行新尿道成形。

以上所阐述的各种尿道狭窄治疗的方法均是早期从事尿道修复与重建的前辈所做的开创性的工作。Johanson-Denis Browne二期尿道成形手术目前在临床的地位是明确的，仍不失治疗复杂的尿道狭窄患者的一个不二法宝；Johanson一期尿道或会阴造口也可以作为一些不愿继续行新尿道成形的患者提供了一个妥协但是能够大大提高生活质量的做法；而皮片埋植技术目前已经不大常用。但是一些会阴区，阴茎阴囊皮瓣等组织移植技术仍在前尿道狭窄扩大成形术中广泛使用。

当代尿道成形术的原则基于两点：一是切除尿道狭窄；二是重建尿道的连续性。有两种方法能够完成尿道连续性重建：如果狭窄切除后尿道端端之间能够吻合，则远近断端扩大劈开后行远近端尿道吻合；如果狭窄切除后不能够吻合，则需行局部皮瓣或皮片移植，行尿道扩大成形重建尿道连续性。成人尿道狭窄成形术的许多方法均借鉴于儿童尿道下裂修补成形术。比如尿道下裂修补中常用的全厚包皮或阴茎皮片或者皮瓣。在尿道成形术中全厚皮片移植效果较韧厚皮片好。韧厚皮片虽然贴覆效果良好但是成活后容易挛缩。而全厚皮片皮下胶原保留较多愈合后不容易挛缩。

一般意义上皮瓣移植的效果要优于皮片移植，因为皮瓣移植时带有血管蒂，血运较好。然而美国亚利桑那大学的Wessells教授通过Meta分析显示，考虑到皮瓣采集部位并发症、局部取皮后的瘢痕效果以及手术时间等因素，针对尿道狭窄的治愈率来讲，皮片的使用以及皮瓣的使用二者没有差异。在一些复杂情况下皮瓣的使用还是效果比较明确的，比如尿道狭窄周围瘢痕增生血供差，有多次手术史甚至放疗的病史等。

尿道狭窄成形的手术方法有许多种。方法的选择取决于狭窄的部位、狭窄的长度、狭窄的病因以及既往处理情况等。其中狭窄的长度是选择手术方式的重要决定因素。前后尿道狭窄的处理方法是不同的，既往手术失败的病史会使得局部瘢痕范围更大，局部皮肤皮瓣的选择处理更加困难。此外一些特殊病例，比如苔藓样硬化不建议采用局部皮肤进行扩大成形。

口腔黏膜用于组织修补最早见于1873年，奥地利维也纳的眼科大夫Stellwag von Carion采取患者唇部口腔黏膜修补患者结膜缺损。一直到20世纪的早期，口腔黏膜作为替代材料在眼科手术中被广泛使用。至于口腔黏膜在泌尿领域的手术使用一般认为最早是在1941年，参考眼科医生的经验，伦敦的小儿泌尿外科医生Graham Humby教授在治疗儿童尿道下裂时采用下唇黏膜完成了尿道成形修补。但是 European Urology 在2012年发表的一篇文章指出，首先应用口腔黏膜进行尿道成形修补手术的医生是乌克兰的Kirill Sapezhko（1857—1928）。该医生曾经做过眼科住院医生，更为严谨的是他在狗身上做了动物实验，观察并详细记录了游离黏膜移植后的5个连续的期相变化，这些观察结果跟现代移植技术的观点是一致的。在19世纪末期，他先后完成了4例游离口腔黏膜尿道成形术，失败1例，其余3例均获得了成功。

　　根据Barbagli教授的观点，口腔黏膜应用于尿道成形修补手术里程碑式的研究是20世纪初2篇小儿泌尿外科文章。一篇是1992年发表在*Journal of Urology*杂志由德国Bürger教授撰写的文章；另一篇是1个月之后发表在该杂志由意大利Dessanti教授报道的关于口腔黏膜修补儿童尿道下裂的文章。从此以后此类研究日益增多。Bürger教授先期做了2例动物实验。将8 cm管状化的狗口腔黏膜埋置在腹部皮下腹直肌前，3个月后检查发现其管状化良好；另一只狗去掉4 cm长尿道后取口腔黏膜管状化后替代尿道，术后10天因严重感染被杀死，病理显示口腔黏膜在尿道生长良好。在完成以上2个试验后，Bürger教授开始应用口腔黏膜修补儿童尿道下裂，远期效果良好。Dessanti教授报道了8例应用口腔黏膜治疗儿童尿道下裂的病例，使用了上下唇的口腔黏膜，对于近端型尿道下裂还联合使用了膀胱黏膜，效果良好[5]。

　　1993年，埃及开罗的El-kasaby医生同样在*Journal of Urology*杂志发表了使用口腔黏膜移植修补成人尿道狭窄的文章。这是较早使用口腔黏膜修补成人尿道狭窄的规模性报道。20例患者均取下嘴唇黏膜移植修补，18例患者效果良好。此研究也堪称成人尿道狭窄治疗领域的一个里程碑。1996年旧金山的Morey和McAninch教授改进了口腔黏膜替代尿道扩大成形的方法。泌尿科和口腔科两组医生上台（two-team approach），一组游离尿道一组取口腔黏膜，大大缩短了手术时间。采用一种叫Steinhaüser的专用于展平黏膜的器械稳定颊黏膜，通常可以取2.5 cm宽，5～7 cm长的黏膜。在此之前广泛流行的是取嘴唇的黏膜做游离移植，此后诸多欧美专家，包括Barbagli等均开始倾向于使用颊黏膜做一期或者分期尿道成形手术。此后口腔黏膜游离移植技术修补尿道狭窄迎来了春天，而且随着技术的广泛使用，各种新的方法及治疗理念在不断更新，直至今日。

　　前尿道成形的手术有多种，比较经典的有McAninch、Barbagli、Asopa、Palminteri，以及Kulkarni法[6]。1996年Morey和McAninch教授治疗尿道球部狭窄采用了腹侧路径，即腹侧切开球部海绵体后将片状游离口腔黏膜修补在球部尿道的腹侧后再关闭海绵体。1998年Barbagli则采用片状游离口腔黏膜背侧修补的方法。Barbagli法是游离前尿道后再背侧纵行切开前尿道后将替代物固定在背侧阴茎海绵体上后与腹侧尿道板缝合。2001年Asopa在*Urology*杂志发表文章，描述了一种前尿道扩大修补的方法。该方法不用游离前尿道，在腹侧纵行切开尿道后在尿道背侧进行替代物修补的技术。后来Pisapati在*European Urology*发表文章并对应用Asopa技术进行口腔黏膜尿道替代修补进行了详细的报道。2008年Palminteri在Asopa法的基础上提出了Palminteri法，即在尿道腹侧纵行切开后背侧修补的基础上腹侧再行口腔黏膜替代修补。根据作者的报道，Asopa技术以及Palminteri技术一期修补的成功率能达到87%和89%。Kukarni法是在尿道外侧方进行修补的一种方法，避免了完整游离尿道，保护了侧方的血管供应。2009年Kulkarni等人报道了24例前尿道修补的效果，该方法的成功率可达92%，值得一提的是该报道中苔藓样硬化患者占50%。

　　游离片状口腔黏膜究竟修补在尿道哪个位置为佳？背侧？腹侧？还是直接修补在侧方？不同学者有不同的观点。对于该问题的讨论Barbagli教授在2006年给予了总结并发表在*European Urology*。简单说他的观点是应用口腔黏膜进行尿道扩大成形各种修补的位置和方法的选择对患者术后治疗效果差别不大，成功率均在83%～85%。Barbagli教授等还提倡使用生物蛋白胶来促进游离黏膜皮片跟组织床的贴覆效果。

以上提到的口腔黏膜大多数为口腔颊部黏膜，有一些为上下唇部的黏膜。而舌黏膜跟颊黏膜在胚胎来源上同源，其侧方与底部黏膜与口腔其他部位黏膜一样，具有表皮厚基底膜薄的特点，而且弹力纤维含量及血供丰富[7]。此外，舌黏膜较颊黏膜取材更为容易且移植后更易成活。所以近年来舌黏膜的使用得到了广泛认可。2006年意大利米兰的Simonato教授在 Journal of Urology 首先报道了使用舌黏膜进行前尿道的扩大成形手术。8例患者采用背侧修补的方法，平均随访18个月，7例手术成功。此后Barbagli等人纷纷仿效采用舌黏膜进行尿道扩大成形，效果良好[8]。

舌黏膜的取材一般位于舌的腹侧偏外的位置。Simonato的建议是取材时避开舌头外侧的味蕾区域，而Barbagli等人的取材有时会累及舌的边缘，部分包含侧方的味蕾。一般来讲，一侧可以取6～8 cm长的黏膜片，必要时可以双侧取材或者舌黏膜结合颊黏膜组合使用[9]。

尿道球部狭窄最常用的成形方法是传统的狭窄切除端端吻合成形术。但是此方法最大的缺点是术中将尿道海绵体球部完全离断，包括其中的海绵体血管。这种尿道海绵体的彻底离断将会带了一系列术后并发症。此外，大多数非创伤性尿道狭窄局部瘢痕化轻微，大部分仅累及球部尿道的浅层。比如特发性尿道狭窄、医源性尿道狭窄以及感染性尿道狭窄。其瘢痕大约累及尿道海绵体的10%厚度。此外，球部尿道横断成形有可能因术中损伤勃起功能神经而导致术后性功能障碍，其比例为18%～22.5%。球膜部尿道在解剖上有三个特点：一是其背侧没有海绵体覆盖，为尿道唯一的裸区，而且是一个无血管平面；二是其位于阴茎海绵体融合处的下方并呈凹形弯曲；三是其球膜部组织弹性好，能够接受一定程度的牵拉。这三个特点是非离断瘢痕切除尿道吻合成形术的理论基础。

基于此，2007年美国东弗吉尼亚医学院的Jordan教授最早提出了非离断尿道球部狭窄成形术，此后Mundy等人对该方法进行了改进，并在2011年发表了改进的非离断尿道球部狭窄吻合成形技术[2]。共报道22例患者，会阴切口游离尿道海绵体至尿道膜部。背侧纵行切开狭窄段，切除瘢痕扩大吻合口，保留腹侧球部海绵体完好。腹侧在尿道内吻合断端，背侧纵行切口横行吻合，类似胃肠Heinecke-Mickulicz狭窄吻合的方法以保证吻合口足够宽大。必要时切开尿道海绵体纵隔以降低吻合口张力。Mundy的方法跟Jordan的不同之处在于Mundy法没有完全从会阴体上游离球部尿道，损伤更小。将尿道球部完全游离，特别是接近膜部游离时容易损伤球部动脉。远端尿道的血供主要有3组，分别是球部动脉、阴茎背动脉以及海绵体动脉的环形分支。Mundy的方法可以进一步保护远端尿道的血供。

需要注意的是，非离断尿道成形术不是为了提高非创伤性尿道狭窄手术的成功率而是为了降低手术导致的损伤以及并发症。Mundy采用非离断尿道成形治疗球部狭窄43例患者随访1个月主观成功率高达97.7%，考虑到大部分尿道成形术后狭窄最容易在术后1～2年内复发的特点，该组数据还是比较乐观的。此外，该组患者的ED发生率仅为2.4%，远低于报道的球部吻合成形术的18%～22.5%。

后尿道包括尿道膜部以及前列腺部，在解剖上位于耻骨联合的正后方，即耻骨下弯的位置。骨盆骨折导致的后尿道离断（pelvic fracture urethral distraction defect，PFUDD）主要发生在此位置。在行后尿道瘢痕切除及吻合成形时，有两个路径可以到达，一是经耻骨途径，即取下腹部切口切除耻骨暴露瘢痕及尿道狭窄远近端。二是经会阴途径，先解剖远端尿道球部，再进一步向近端推进，切除瘢痕，吻合远近端尿道并恢复其连续性。这两种手术途径或方法正是后尿道吻合成形术发展的两个阶段。

早在 20 世纪 50 年代，英国医生 Badenoch 针对后尿道离断过长，无法吻合的患者发明了"尿道套入"的术式，即将尿道远端固定在导尿管上直接牵引到尿道前列腺部待其愈合。1953 年瑞典医生 Johanson 报道了使用阴囊皮瓣的分期尿道狭窄成形术。因为他观察到了一期成形术的缺点，比如手术并发症高、勃起功能障碍以及尿失禁等发病率也不低。因此他建议先期行膀胱造瘘，延期尿道狭窄成形。随后 Turner-Warwick 等学者给予改进并应用在膜部尿道狭窄的修补。其基本原则是首先切开尿道狭窄将阴囊皮肤铺在狭窄处，后期再行卷管成形。在当时此种分期尿道成形的术式非常盛行。

然而，该方法的缺点也很明显，经会阴暴露后尿道非常困难，所以此种方法在处理后尿道离断时最后的吻合较困难。但是值得注意的是当时还有一种处理后尿道的手术方式正在兴起，那就是经下腹切口切除耻骨暴露后尿道。1962 年密歇根韦恩州立大学的 Pierce 等学者在 *Journal of Urology* 上发表全耻骨切除暴露后尿道的方法。为完美暴露后尿道采用了经腹途径切除耻骨的方法。随后 Waterhouse 以及 Turner-Warwick 等人分别进行了各种尝试。虽然暴露后尿道的效果非常好，但是患者承受的创伤大，术后的并发症也不少，一些病例的治疗效果也不理想导致了后来逐渐放弃了此方法[10]。

1968 年 Paine 以及 Coombes 描述了下腹部单一切口直接经耻骨切除尿道狭窄段一期尿道端端吻合的术式。1973 年 Waterhouse 等人提出了双切口的办法行尿道成形。会阴部切口游离前尿道结合下腹部切口在尿道球部和前列腺尖部之间进行吻合成形。在 20 世纪 70～80 年代该术式被认为是治疗成人和儿童 PFUDD 的金标准[11]。

1977 年 Turner-Warwick 在 *Journal of Urology* 上发表的题为 "Complex traumatic posterior urethral strictures" 的文章，成为这个时代的代表作。阐述了耻骨切除在后 PFUDD 治疗中的地位及意义。在治疗一些复杂病例，比如尿道直肠瘘、尿道皮肤瘘、复杂膀胱颈部瘘口等均可采用经腹会阴切口，耻骨切除的方法获得良好的手术视野。而且当时流行的观点是大于 2 cm 的 PFUDD 均需要切除耻骨。

后来，美国杜克大学的 Webster 对切除耻骨吻合尿道的方法给予了改进。不再经腹切口暴露耻骨并切除，而是会阴部切口游离尿道球部后纵向切开阴茎海绵体纵隔 3～5 cm，暴露耻骨联合后做下方楔形切除，利于更好地暴露前列腺尖部，降低尿道吻合口的张力。通过此方法可以完成长达 5 cm 的 PFUDD。1986 年，Webster 和 Goldwasser 对这种新的后尿道吻合成形的方法进行了报道，即经会阴耻骨下楔形切除后吻合尿道成形术[12]。

此后 Webster 教授进一步改进了经会阴后尿道离断吻合成形的方法，也就是目前最为广泛应用的经会阴多步骤后尿道吻合成形术。1991 年 Webster 和 Ramon 发表文章阐述了进一步改进的经会阴尿道狭窄切除吻合成形的方法。提出通过阴茎海绵体纵隔劈开、耻骨下切除以及尿道海绵体改道等一些辅助的操作能够减少尿道球部与前列腺尖部的间隙距离，使得进一步的吻合成形没有张力。此方法在 20 世纪 90 年代开始至今仍是治疗创伤性后尿道狭窄的金标准[13]。

到目前为止，采用阴囊皮瓣修补后尿道狭窄的技术已经很少使用，而最为广泛使用的创伤性后尿道狭窄或闭锁手术治疗方法包括两种：一种是 Webster 的经会阴多步骤尿道吻合成形术；一种是尿道离断较长所采用的 Waterhouse 方法，使用线锯整块切除耻骨暴露后尿道。当然有些非常困难的手术仍可以经腹会阴联合切口来解决。

（满立波　王建伟）

参 考 文 献

［1］ BARBAGLI G. History and evolution of transpubic urethroplasty: A lesson for young urologists in training [J]. Eur Urol, 2007, 52: 1290-1292.

［2］ BARBAGLI G, BALÒ S, MONTORSI F, et al. History and evolution of the use of oral mucosa for urethral reconstruction [J]. Asian J Urol, 2017, 4 (2): 96-101.

［3］ MARKIEWICZ M R, LUKOSE M A, MARGARONE Ⅲ J E, et al. The oral mucosa graft: a systematic review [J]. J Urol, 2007, 178: 387-394.

［4］ KORNEYEV I, ILYIN D, SCHULTHEISS D, et al. The first oral mucosal graft urethroplasty was carried out in the 19th century: the pioneering experience of Kirill Sapezhko (1857—1928) [J]. Eur Urol, 2012, 62: 624-627.

［5］ BARBAGLI G, PALMINTERI E, GUAZZONI G, et al. Bulbar urethroplasty using buccal mucosa grafts placed on the ventral, dorsal or lateral surface of the urethra: are results affected by the surgical technique? [J]. J Urol, 2006, 174: 955-958.

［6］ ANDRICH D E, MUNDY A R. Non-transecting anastomotic bulbar urethroplasty: a preliminary report [J]. BJU Int, 2011, 109: 1090-1094.

［7］ ASOPA H S, GARG M, SINGHAL G G, et al. Dorsal free graft urethroplasty for urethral stricture by ventral sagittal approach [J]. Urology, 2001, 58: 657-659.

［8］ KULKARNI S, BARBAGLI G, SANSALONE S, et al. One-sided anterior urethroplasty: a new dorsal onlay graft technique [J]. BJU Int, 2009, 104: 1150-1155.

［9］ WEBSTER G D, PETERSON A C. Simple perineal and elaborated perineal posterior urethroplasty [J]. Arab J Urol, 2015, 13: 17-23.

［10］ MUNDY A R. Reconstruction of posterior urethral distraction defects [J]. Atlas Urol Clin N Am, 1997, 5: 139-143.

［11］ MCANINCH J W. Pubectomy in repair of membranous urethral stricture [J]. Urol Clin North Am, 1989, 16: 297-302.

［12］ ANDRICH D E, GREENWELL T J, MUNDY A R. Treatment of pelvic fracture-related urethral trauma: a survey of current practice in the UK [J]. BJU Int, 2005, 96: 127-130.

［13］ MUNDY A R. Surgical atlas: anastomotic urethroplasty [J]. BJU Int, 2005, 96: 921-944.

第 27 章

尿道手术的术前准备

第 1 节　尿道手术的术前检查与评估

一、尿道造影

　　尿道成形术前准备包含诸多内容，其中最为重要的是明确尿道狭窄的状况，包括尿道狭窄的位置、尿道狭窄的长度以及有无其他并存的尿道狭窄相关问题。尿道造影检查是目前尿道狭窄诊断中最为重要的手段[1]。尿道造影是尿道狭窄诊断最古老的方法，至今仍可谓尿道狭窄诊断的金标准。尿道造影包括逆行尿道造影（retrograde urethrography，RUG）和顺行尿道造影（antigrade urethrograhy，AUG）两种，后者又称为排泄性膀胱尿路造影（voiding cystourethrography，VCUG）。有时候此两类尿道造影技术还需结合起来使用，以明确尿道狭窄或闭锁的远近端情况[2]。

（一）逆行尿道造影

　　所谓逆行尿道造影指自尿道外口注入造影剂，使造影剂逆着正常尿流方向流动，依次通过尿道外口、阴茎部尿道、膜部尿道以及前列腺部尿道，最后进入膀胱（图 27-1）。通过观察造影剂所反映的尿道各部腔径的变化判断尿道通畅情况。当尿道任何部位存在严重狭窄甚至闭锁时，造影剂可能会在该处停滞。此时需要顺行造影结合逆行造影来进一步明确尿道狭窄或闭锁的长度。

　　成功的逆行尿道造影可以清晰显示前尿道的解剖状况以及狭窄情况。通常从尿道外口到阴茎根部是管径粗细大体一致的腔，在阴茎阴囊交界处耻骨前下方尿道开始向下方弯曲。而球部尿道呈膨大状态，明显较阴茎部分增粗。其后方延续为膜部时逐步皱缩在膜部呈线装状或不可见。在逆行造影状态前列腺部尿道往往呈线状，

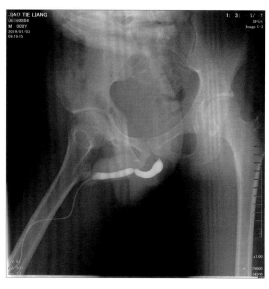

图 27-1　逆行尿道造影

可见精阜痕迹。

单纯前尿道狭窄行逆行尿道造影患者可以采用立位或者平卧位，保持骨盆向右侧倾斜35°～45°。站立位时患者身体向右侧倾斜后两腿稍分开，保持右膝关节稍屈曲左膝关节伸直，即所谓"前腿弓后退蹬"的姿势，可以得到满意的前尿道造影效果。平卧位时患者身体向右侧倾斜后左侧膝关节伸直，右侧膝关节保持弯曲状态。将右侧小腿压在左侧肢体下方，可以帮助患者保持倾斜的体位及更好暴露尿道显影。为缓解患者长时间体位要求造成腰背部不适可以在患者臀部或背部放置靠垫或枕头以增加患者的舒适性。

造影前先拍摄一张斜位的骨盆平片，可以作为一个初始对照，有时会发现尿路结石等一些尿路异常情况。一般需要准备 10～20 mL 造影剂，操作前需要对尿道外口、阴茎及会阴区做仔细地消毒准备。因为尿道外口容易造成造影剂的泄漏，诸多学者发明了各种尿道外口专用的造影器械，比如普通阴茎夹、Knutsson 阴茎夹以及 Brodney 阴茎夹等[3]。笔者所在科室近期因地制宜设计了一款简单的尿道逆行造影的方法，跟国外的上述专用设备比非常简单也经济实用。我们也曾尝试用橡皮条勒住冠状沟的方法防止造影剂外泄来进行逆行造影，虽然效果明确但是因患者局部不适甚至疼痛感明显而放弃。上述准备完毕缓慢注入造影剂，可以动态观察尿道充盈的情况。需要注意的是当尿道狭窄严重或者闭锁状态时，尿道腔充盈完全后不宜再继续加压造成尿道腔过度充盈，此时的高压状态容易增加造影操作逆行感染的机会。如果尿道有损伤或者感染高压也会增加造影剂自黏膜破损处外渗的可能。

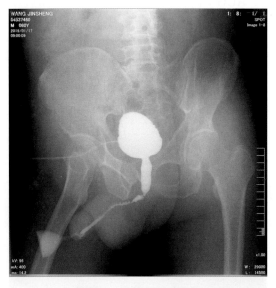

图 27-2　排泄性尿路造影

（二）排泄性膀胱尿道造影

膀胱造影分动态造影和静态造影两种，动态膀胱造影也就是所谓的排泄性膀胱尿道造影，指向膀胱内注入造影剂后，给予患者排尿的指令使造影剂模拟正常排尿情况流动，依次通过膀胱颈尿道内口、前列腺部尿道、膜部尿道、球部尿道以及阴茎部尿道最后自尿道外口排出（图 27-2）。可以动态观察膀胱颈口开放的情况以及整个尿道通畅情况。对评价膀胱功能，膀胱颈口功能以及后尿道狭窄有着重要的作用。排泄性尿路造影也是术后患者复查常用的方法之一。

患者通常取立位或者平卧位。因大部分患者不习惯平卧位排尿，所以建议患者在行 VCUG 时尽量采取立位。但是一些骨盆骨折导致的后尿道狭窄患者，往往存在多发复合伤，比如骨盆或四肢骨骨折。在这种情况下患者站立困难或存在跌倒风险，而只能采取卧位造影。同样为了保证患者的尿道走行尽量与射线方向垂直，可以让患者骨盆向右侧倾斜。

保持患者体位，调整 X 线视窗。先拍摄一张斜位骨盆平片，作为造影结果的基线对照并观察骨盆的骨折情况，左右侧耻骨支的对称情况。有些粉碎性的耻骨骨折可以观察到有碎的骨片嵌入尿道周围。通过膀胱造瘘口导尿管注入造影剂 350～400 mL 或者缓慢注入造影剂当患者有较强尿意后停止造影剂注入。如果没有造瘘也可以通过静脉注射造影剂或者通过细尿管或输尿管插管等经尿道插入膀胱注射造影剂。采用输尿管插管等较细较硬的管子插入时要小心注意不要造成进一步的尿道损伤或者假道等意外情况。所以建议先插入一根安全导丝，顺着导丝再置入尿管或细的输尿管支架管。

注入造影剂后先观察静态的膀胱情况，比如膀胱的黏膜是否平滑；膀胱在骨盆中的位置，有没有因后尿道完全离断导致前列腺上移；有没有神经源性膀胱松塔样表现；有没有存在膀胱憩室或者瘘的形成等。此时重点还需要观察膀胱颈口开口情况，如果存在静态下的膀胱颈口非主动开放多提示内括约肌较松弛。有研究证实此类患者术后发生尿失禁的比例约为53%。此外，如果患者存在膀胱瘘此时可以看到造影剂外渗[4-5]。

静态观察膀胱完毕，嘱患者做排尿动作。一般来讲，如果膀胱足够充盈且功能正常，我们可以看到膀胱颈口缓慢打开，造影剂逐渐充盈后尿道，通过尿道膜部进入前部尿道并排出。当然由于尿道狭窄或闭锁的位置不同我们可以观察到造影剂在前进过程中受阻的状况。此时我们需要结合逆行尿道造影联合对尿道闭锁的长度进行明确判断。需要注意的是好多患者尽管内括约肌功能正常，但在行造影检查时也不能够做到完全配合打开膀胱颈口。此种情况会使得后尿道狭窄长度的评估变得不确定，此时我们可以借助尿道探子自造瘘口顺行插入后尿道或者软膀胱镜顺行观察后尿道并停留在断端，在逆行造影的配合下明确尿道闭锁或狭窄的情况。如果患者的膀胱颈口打开良好，我们可以清晰地辨识后尿道狭窄的近端位置以及整个后尿道情况[6]。

（三）尿道造影注意事项

（1）尿道造影需术者亲自操作进行，如此方能更好地了解尿道狭窄的状况，更加准确地判断尿道狭窄的细节以及所要采用的尿道成形手术式。有研究表明术者亲自进行尿道造影检查，然后分析尿道造影结果跟放射科医生独立阅片所做出的诊断内容是有明显差异的。所以强烈建议术者在术前最好自己完成尿道造影检查。当然在比较大的尿道手术诊治中心，这种模式的可行性存在一定困难，但是进一步探索尿道造影检查的规范化可能会弥补这种缺陷并提高术者解读尿道造影平片的统一性及准确性[7]。

（2）尿道造影时患者的体位非常重要，一般要求身体向侧方倾斜35°～45°，保证尿道走行方向与摄影平面平行或者与射线方向垂直，从而能够最大限度接近真实状况暴露尿道，观察各段尿道的细节。如果摄影平面的角度与尿道走行方向成角，角度越大对狭窄长度的判断与估计则越偏小。

（3）不建议在造影前使用利多卡因胶浆等局麻润滑药物，虽然此种作法可以提高患者在造影过程中的舒适度，但是胶浆会使尿道腔显影不清，局部组织水肿等影响对造影结果判断的情况。通过尿道造影检查我们可以明确以下三个基本问题：狭窄的位置、狭窄的长度以及有无其他并发的问题比如尿瘘、假道形成等。

（4）造影前需向患者交代本次检查的目的及方法并需签署有创检查知情同意书，缓解患者紧张情绪并完善医疗文书。尿路感染患者不建议立即行尿道造影检查，需抗菌处理，病情稳定后再行此类检查。建议患者在尿道造影检查前行软膀胱镜检查，以排除膀胱或尿道，特别是尿道闭锁近端存在结石可能并影响造影结果的判读。

二、膀胱镜检查

膀胱镜检查特别是软膀胱镜检查在尿道狭窄的诊断与明确中有着重要的意义。跟尿道造影一样，膀胱镜检查包括顺行膀胱镜检查以及逆行膀胱镜检查。

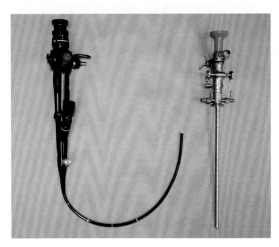

图 27-3　膀胱硬镜与软镜

逆行膀胱镜检查使用硬膀胱镜或软膀胱镜均可，但是目前膀胱软镜粗细为 16 F，较大多数硬镜细，所以在使用时优势明显（图 27-3）。当然，当尿道狭窄较严重，必要时也可以使用软输尿管镜或者儿童膀胱镜来检查。我们知道膀胱镜下的尿道操作，比如镜下扩张是一种安全的治疗方式。有一些患者在行尿道成形术前需要膀胱造瘘。此时，使用膀胱镜引导下置入导丝，沿导丝置入细尿管或者输尿管支架，然后注水充盈膀胱再行穿刺造瘘是比较安全的。

顺行膀胱镜检查大多采用软膀胱镜。需注意的是有些后尿道狭窄患者，先期行膀胱造瘘时没有考虑到后期手术的需要，造瘘位置非常低，有些甚至紧贴耻骨联合上方。不仅后期手术时顺行置入尿道探子困难，行硬膀胱镜检查几乎不能进入后尿道。而软膀胱镜则灵活的多，可以在观察完膀胱后顺利进入后尿道。有些患者在行膀胱镜检查时可以观察到后尿道结石，尿道假道等。有些患者在行尿道造影时膀胱颈口打开困难，使用软膀胱镜自尿道内口置入顺行观察尿道，结合逆行造影可以进一步明确尿道闭锁或者狭窄的长度。当然更为重要的时膀胱镜检查是一种直观的观察，对尿道信息的了解较造影更为真实。

当然不可否认膀胱镜检查不适用于一些严重的尿道狭窄。尽管我们可以使用管径较细的软输尿管镜，甚至儿童膀胱镜，但是一些尿道狭窄比如苔藓样硬化的患者尿道外口狭窄严重，无法进行膀胱检查。

三、尿道超声

尿道超声检查是由美国的 McAninch 教授在 1988 年提出的一种检查尿道狭窄的方法。该方法并未在尿道狭窄的诊断中得到广泛使用。尿道超声检查主要用于前尿道狭窄的检查。尿道超声检查的优势在于不仅能够较准确判断狭窄的长度，还能够判断尿道海绵体纤维化的程度。有时候尿道腔关闭状态下超声检查结果判断不够明晰，笔者所在科室尝试利用尿道造影的技术，将生理盐水注入尿道腔内并保持，然后观察尿道狭窄情况效果显著[8-9]。

（王建伟）

第 2 节　尿道狭窄手术区域术前准备及术中体位

一、术前皮肤准备

尿道成形手术对无菌要求非常高，因为手术区域的感染是导致术后尿道狭窄复发的重要危险因素之一。尿道狭窄患者由于局部排尿困难，膀胱内残余尿会逐渐增多，甚至发生尿潴留。此外局部排尿时正常尿流动力学的改变导致了尿线异常，比如变细，呈喷洒状，使得尿道口周围经常处于潮湿状态。如此状况则容易导致局部或下尿路感染的机会增多。此外会阴区切口靠近肛门，各种肠道细菌感染机会也增大。根据笔者的经验，术前 3 天淋浴并采用碘伏棉球进行手术区域的消毒及擦拭可以有效减低术后感染。此外，尿道狭窄患者术前需常规进行尿液培养以及药敏实验，并酌情使用抗生素[10-11]。

二、术前口腔黏膜准备

需获取口腔黏膜的患者，术前需安排口腔科会诊以明确患者口腔卫生状况，下颌关节有无异常病变等。对口腔卫生条件差的患者，建议术前洗牙并对明显的口腔卫生问题进行必要的干预。我们会建议患者术前至少 1 周每天使用氯己定等口腔洗液或漱口水进行漱口以改善和维持口腔的卫生条件。患者的漱口行为将会一直保持至术后口腔黏膜完全愈合。

三、尿道狭窄手术体位

尿道手术的体位是根据患者的尿道狭窄的位置以及复杂程度来决定的。一般来讲单纯的位于阴茎阴囊结合部以远的尿道狭窄，比如 LS 导致的尿道外口狭窄、舟状窝狭窄，甚至延伸到阴茎部尿道而未到达球部尿道时，行尿道成形手术时患者可以采取平卧位或者截石位。截石位的优点在于术者可以正对狭窄的尿道，尿道海绵体纵行于视野前方，在进行纵行劈开尿道等手术操作时动作感觉顺畅。缺点在于截石位手术操作助手的手术站位配合较平卧位舒适感差。平卧位时助手可以站在主刀的对侧以及旁侧。所以手术切口在阴茎阴囊结合部以前的单纯尿道狭窄完全可以通过平卧体位来完成。尿道球部以及后尿道等深部尿道手术一般采用膀胱截石位。采用 Allen 腿架或者普通腿架均可，但是 Allen 腿架的优点是非常明显的。它可以在患者固定良好后进行方向及体位的微调，较普通腿架灵活方便。此外 Allen 腿架对患者的下肢进行包裹固定后使其悬空状态，能够降低患者在使用普通腿架时因时间过长或局部压迫造成的各种不适感以及一些术后并发症的发生。也有学者主张深部尿道狭窄手术患者手术时采用过度截石位。即髋关节屈曲的角度大于 90°。如此则可以更加充分暴露会阴区域，术者在操作时更容易接近手术野，会感觉更加舒适及顺手。笔者的经验是患者截石位摆放完成后，向下移动患者臀部，使其下缘接近或稍突出于手术床。然后再用垫子垫高患者的臀部。如此患者的会阴区会稍微向患者行头侧倾斜，手术野跟术者更近，术者操作起来会更加顺手。在截石位状态下，术者可以一个人坐在患者抬起的两腿之间进行手术操作，有两个助手分别站立在手术床两侧来辅助手术。也可以有一名助手跟术者并排坐在一起，另一名站在手术台旁侧辅助操作。需要指出的是有些患者需要同期处理前尿道狭窄和后尿道狭窄，此时通过截石位是完全可以满足手术要求的。

（王建伟）

参 考 文 献

［1］ ANGERMEIER K W, ROURKE K F, DUBEY D, et al. SIU/ICUD consultation on urethral stricture: evaluation and follow-up [J]. Urology, 2014, 83 (Suppl. 3A): S8-S17.

［2］ MACIEJEWSKI C, ROURKE K. Imaging of urethral stricture disease [J]. Transl Androl Urol 2015, 4 (1): 2-9.

［3］ BERNA'-MESTRE D, BERNA'-SERNA JD, APARICIO-MESO'N M, et al. Urethrography in men: conventional techniques versus clamp method [J]. Radiology, 2009, 252: 240-246.

［4］ BARBAGLI G, SANSALONE S, LAZZERI M. Oral mucosa and urethroplasty: It's time to change [J]. Eur Urol, 2012, 62: 1071-1075.

［5］ CHAPPLE C, ANDRICH D, ATALA A, et al. SIU/ICUD consultation on urethral strictures: The management of anterior urethral stricture disease using substitution urethrpplasty [J]. Urology, 2014, 83 (Supplement 3A): S31-S47.

［6］ DUGI III D D, SIMHAN J, MOREY A F. Urethroplasty for stricture disease: contemporary techniques and outcomes [J]. Urology, 2016, 89: 12-18.

［7］ BACH P, ROURKE K. Independently interpreted retrograde urethrography does not accurately diagnose and stage anterior urethral stricture: the importance of urologist-performed urethrography [J]. Urology, 2014, 83 (5): 1190-1194.

［8］ MCANINCH J W, LAING F C, JEFFREY R B. Sonourethrography in the evaluation of urethral strictures: a preliminary report [J]. J Urol, 1988, 139: 294-297.

［9］ BUCKLEY J C, WU A K, MCANINCH J W. Impact of urethral ultrasonography on decision-making in anterior urethroplasty [J]. BJU Int, 2012, 109: 438-442.

［10］ HAMPSON L A, MCANINCH J W, BREYER B N. Male urethral strictures and their management [J]. Nat Rev Urol, 2014, 11: 43-50.

［11］ SMITH T G. Current management of urethral stricture disease [J]. Indian J Urol, 2016, 32: 27-33.

第 **28** 章

前尿道狭窄修复与重建

第 1 节　球部尿道狭窄切除端端吻合术

一、概述

男性前尿道狭窄的病因众多，主要包括医源性狭窄、创伤性狭窄、苔藓样硬化、感染性狭窄、尿道下裂术后狭窄以及特发性狭窄等。男性前尿道又称海绵体部尿道，根据尿道解剖，将前尿道分为舟状窝段尿道、阴茎段尿道、球部尿道三部分。对于前尿道狭窄的治疗，以往多采用尿道扩张和尿道内切开治疗，但这两种方法不能去除尿道瘢痕，尿道狭窄极容易复发，长期效果并不理想。尿道狭窄切除端端吻合术仅适用于球部尿道狭窄，球部尿道比较宽大组织弹性好，完全游离后对于 2～3 cm 长度的尿道狭窄可以做到无张力吻合。球部尿道狭窄切除吻合手术的成功率在 90% 以上。尿道狭窄切除吻合的方法不适用于阴茎段尿道以及尿道舟状窝。因为这些部位的尿道海绵体切除吻合后会导致患者术后痛性勃起以及阴茎下弯。当然，在采用狭窄段切除端端吻合技术时还需要考虑该技术对患者术后勃起功能的影响，所以对于较为年轻的患者在术前选择手术方式时需充分考虑与沟通[1]。

同后尿道狭窄吻合一样，球部尿道狭窄需遵循三个原则：

一是尿道海绵体瘢痕切除干净。我们常规采用尿道造影观察评估尿道狭窄的长度，但需要注意的是一些类型的尿道狭窄，特别是创伤性的尿道狭窄，比如尿道球部的骑跨伤。受伤时局部血肿明显，愈合后导致伤处瘢痕较为广泛，往往局部尿道海绵体全层以及周围的球海绵体肌完全被瘢痕组织替代。所以在行切除吻合时需要广泛切除完全去除尿道海绵体及其周围的瘢痕组织。

二是吻合口足够宽大。我们可以将吻合口设计成一个斜面来增大吻合口。必要时可以在远端尿道背侧以及近端尿道腹侧纵行切开，适当修剪尿道并形成一个斜形切口以增大吻合口面积。

三是无张力吻合。吻合口张力过大会导致吻合口缺血影响组织愈合，愈合不良的组织往往会形成瘢痕导致再次狭窄。保证无张力吻合首先选择尿道狭窄切除吻合的长度适中，长于 3 cm 的尿道球部狭窄一般不建议行切除吻合手术。有些位置靠近膜部的球部狭窄，当吻合张力过大时，可以采用尿道海绵体切开等方法减少吻合口之间的距离以保证无张力吻合[2]。

二、手术适应证与禁忌证

（一）适应证

各种原因导致的 2～3 cm 单纯球部尿道狭窄。

（二）禁忌证

长段球部尿道狭窄切除后无法行无张力吻合。

三、手术步骤与操作要点

1. 切口　患者取截石位，可稍垫高臀部或调节手术床呈头低脚高位。从尿道外口置入尿道探子至狭窄位置，然后从膀胱造瘘口插入尿道探子经尿道内口滑入后尿道经过膜部进入球部，初步判断狭窄位置和长度。用记号笔标记，取会阴部倒 Y 形切口或会阴正中直切口，根据狭窄位置取合适大小的切口，分层逐步切开皮肤、皮下组织，暴露球海绵体肌，纵行切开球海绵体肌，显露其包绕的球部尿道。可以采用会阴区拉钩充分暴露手术切口或者局部采用缝针固定牵拉。

2. 分离暴露狭窄段尿道　用无齿镊或纱布包绕提起球部尿道，在尿道海绵体与阴茎海绵体之间，用剪刀作锐性分离。注意尿道球部两侧被球海绵体肌包绕很容易分离，腹侧与球海绵体肌粘连紧密需要锐性分离。尿道球部背侧与阴茎海绵体以及阴茎脚之间的三角韧带的连接更为致密，需要用剪刀或电刀剪开或切开。局部尿道海绵体与阴茎海绵体分离后，穿入尿道牵引带，进一步充分分离狭窄段远近段尿道。

3. 切除狭窄段尿道，修剪远近端健康尿道　从尿道外口插入尿道探子，进一步确认尿道远端的狭窄位置，再从膀胱造瘘口插入尿道探子，经膀胱颈口滑入，尖端受阻部位即为尿道狭窄的近端。于狭窄远端横断尿道，远端尿道修剪成斜面，然后用组织钳全层夹住以暂时止血；切除并修剪近端尿道的瘢痕，显露正常的近端尿道，并使尿道黏膜能够外翻。可以术前自尿道外口置入导丝，沿导丝切开尿道狭窄段后再做切除（图 28-1）。

4. 尿道吻合　用 4-0 可吸收线，分别依次在远近端尿道的 1、2、4、5、7、8、10、11 点钟位置缝合 8 针（外进外出），依次打结。吻合完毕后留置 14 或 16 F 硅胶尿管（图 28-2）。

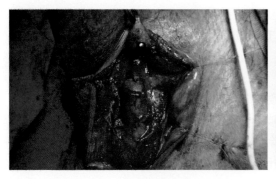 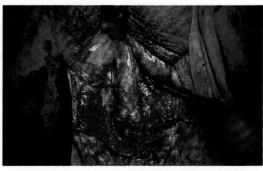

图 28-1　切除狭窄段尿道　　　　　　　　　图 28-2　吻合远近端健康尿道

5. 关闭切口 将远端尿道两侧分别缝合固定于阴茎海绵体上，尿道周围放置橡胶引流条，用4-0可吸收线依次关闭球海绵体肌、深筋膜、皮下组织及皮肤，皮片末端留置于切口外，并用缝线固定，会阴部加压包扎24小时。术后缝合球海绵体肌可以促进患者术后射精功能恢复。

四、术后处理及护理要点

术后第2天换药并观察切口愈合情况创面渗血引流情况。视情况拔除橡皮引流条。拔除引流条后可以去除敷料包扎，保持局部干燥清洁。术后4周拔除引流条并行造影和或膀胱镜，检查切口愈合以及尿道通畅情况。

五、术后并发症及处理要点

1. 尿瘘 是球部尿道狭窄切除端端吻合术后常见并发症，主要因局部组织血供差、坏死或感染、覆盖组织薄以及尿液引流不畅引起。尿瘘发生在吻合口处，瘘口大小不一，较大的瘘口在拆线前或血痂去除时发现，小的瘘口则在患者排尿时才能发现。对于首次术后早期的小的瘘孔，行尿液转流并保留细的尿道支架，清除线头及坏死组织，瘘孔予生理盐水湿敷。只要尿道外口宽大，瘘口远心端无梗阻，排尿通畅，小的瘘口可能自行闭合。如果以上处理无效，择期行尿瘘修补术。

2. 尿道憩室 尿道憩室常见于吻合口处，可由以下因素引起：远端尿道狭窄，造成近端尿道成憩室样状扩张；吻合口缝合不严密，引起尿外渗、感染，使周围组织上皮化。尿道憩室常因成形尿道过宽或远端尿道狭窄使近端尿道呈囊性扩张。对于无远端尿道梗阻的的憩室，可行单纯憩室切除和尿道修补。对于有尿道远端梗阻的尿道憩室，需先解除尿道梗阻，再行憩室切除和尿道修补。

3. 吻合口狭窄 吻合口狭窄因吻合口处瘢痕增生导致，其次局部血运差也会导致不同程度的组织增生反应。尿道狭窄是一个渐进过程，如果患者术后，尿流率进一步下降，应考虑尿道外口狭窄可能。对于轻度的狭窄可以考虑尿道扩张或内切开，一般效果良好。对于扩张或内切开无效的需再次开放尿道成形处理。

六、术式评价

球部尿道狭窄采用瘢痕切除端端吻合的方法处理效果显著，成功率可在95%以上。但需注意球部尿道弹性虽然较大，但如果瘢痕长度超过球部尿道长度1/3再行无张力吻合困难。术中黏膜对黏膜的精确吻合也很重要，保持吻合口足够宽大，适当斜形裁剪扩大吻合口也是避免术后狭窄的技巧之一。

（王建伟）

第 2 节　口腔黏膜前尿道扩大成形术

一、概述

前尿道狭窄中除短段的球部狭窄适用于狭窄段切除端端吻合外，大部分患者需要通过狭窄段尿道腔的扩大成形手术修复狭窄。可以选择扩大尿道腔使用的材料很多，包括各种黏膜，比如口腔黏膜（舌黏膜，颊黏膜）、结肠黏膜、膀胱黏膜等，以及皮肤、皮瓣（阴茎皮肤、阴茎局部皮瓣、阴囊皮瓣）等。其中口腔黏膜扩大成形术目前被认为是前尿道狭窄修复的金标准。主要因为口腔黏膜上皮层较其他组织厚、组织致密，使其重建尿道后抗感染和抗创伤能力较其他移植物强。另外，它还具有取材方便、操作简单、黏膜剥离容易、富有弹性、轻度皱缩、抗感染能力强等特点。口腔黏膜作为尿道替代物，最早由 Humby 在 1941 年应用于尿道下裂，近 10 年来此种术式被广泛应用于尿道疾病。随访发现，口腔黏膜重建尿道的远期效果明显由于其他替代移植物，因此其作为重建尿道的替代物已被广大泌尿外科学者所接受。舌黏膜与颊黏膜组织结构相似，但是颊黏膜较厚，舌黏膜较薄。遇到长段狭窄患者，如果采用颊黏膜修补有时需要取双侧颊黏膜。舌黏膜取材更为方便，对于超长段的狭窄患者也可以考虑同时取材舌黏膜和颊黏膜[2-3]。

作为游离移植物，口腔黏膜尿道扩大成形术的关键点在于移植物避免感染和移植成活。口腔黏膜主要由上皮、固有层构成。其中上皮为复层扁平上皮，类似于皮肤的表皮；固有层结缔组织突向上皮形成乳头，其内富含毛细血管，类似于皮肤的真皮。口腔被覆黏膜固有层以下有黏膜下层，是一层疏松的结缔组织，根据部位不同内可能含有小涎腺、较大的血管、淋巴管、神经及脂肪组织。口腔黏膜游离移植物类似于游离皮肤移植物中的全厚皮片，其移植后的存活与游离皮肤移植物的血管再生和血循环建立类似。相比于全厚皮片，由于口腔黏膜具有更好的毛细血管网，在移植后血管化更迅速而更容易存活。Baskin 等认为移植物重建血液循环的过程可分为 3 期：第 1 期，移植物与接受床的黏合期，至少有 48 小时；第 2 期，是移植物与接受床的血供重建期，一般在移植后的 3～4 天；第 3 期，移植物的淋巴回流开始恢复，一般在移植后 4～5 天。所以我们在围手术期需要注意以下几点：①术中注意组织保护及无菌原则；②术中尽可能做到切除所有尿道床瘢痕组织，保证游离移植物良好接受床血供；③口腔黏膜取下后立即在生理盐水浸泡，尽量缩短移植物的缺血时间；④修补前用剪刀片在游离口腔黏膜上戳几个洞，并将游离黏膜条间断固定在阴茎海绵体上如此可以充分引流和消除死腔[4-5]。

二、手术适应证与禁忌证

（一）适应证

原则上口腔黏膜前尿道扩大成形术适用于修补各种前尿道狭窄。一般不建议用口腔黏膜卷管成形修补成人前尿道，因为卷管成形尿道腔不仅取材困难而且有研究证实该手术并发症高。

（二）禁忌证

（1）口腔黏膜疾病无法获取健康口腔黏膜。

（2）尿道海绵体瘢痕化程度极重无法行一期口腔黏膜尿道扩大成形。

（3）尿道感染或泌尿系感染控制不佳。

三、口腔黏膜的取材方法

（一）舌黏膜取材

经鼻插管，麻醉师配合充分让肌肉放松，便于患者充分张开下颌提供足够手术取材空间。常规消毒铺巾，使用口腔撑开器牵开口腔，用碘伏作口腔内消毒。注意用吸引器吸净积聚在患者咽喉部位的碘伏，避免术后患者咽喉部不适。用4号线在舌前贯穿缝合一针作牵引，根据尿道缺损所需的长度和宽度，用记号笔在舌侧下方做标记（图28-3）。有些患者需要修复尿道狭窄长度较长，取材时可以越过舌尖，连续切取两侧舌黏膜。将2滴肾上腺素加入20 mL 1%盐酸利多卡因中，并注入需切取的黏膜下与舌肌之间，可以将所取黏膜鼓起并可减少取材部位出血，降低取材难度。用15号小球刀片沿着标记线切取黏膜，用4号丝线在切开的黏膜边缘缝合数针作牵引，逐步取下黏膜条，一般取材宽度为1.5～2 cm（图28-4）。取材后用4-0可吸收缝线缝合创面。游离黏膜条用生理盐水湿润并修剪去除肌肉组织，黏膜附带的脂肪和纤维组织。

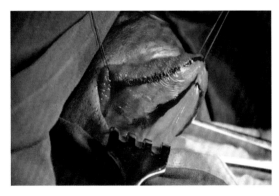

图28-3 标记裁取舌黏膜

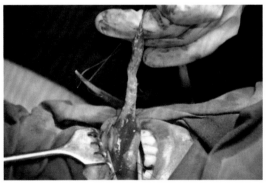

图28-4 裁取舌黏膜

（二）颊黏膜取材

经鼻插管将患者头部稍微偏向取材侧，麻醉师配合充分让肌肉放松，便于患者充分张开下颌提供足够手术取材空间。常规消毒铺巾，使用口腔撑开器牵开口腔，用碘伏做口腔内消毒。注意用吸引器吸净积聚在患者咽喉部位的碘伏，避免术后患者咽喉部不适。可用甲状腺拉钩拉开取材侧口腔以便充分暴露取材区域。根据缺损尿道所需的长度和宽度，用记号笔在颊黏膜上做好标记，注意避开位于上颌第二磨牙的腮腺导管开口。将2滴肾上腺素加入20 mL 1%盐酸利多卡因中，并注入需切取的黏膜下与肌肉之间，可以将所取黏膜鼓起并可减少取材部位出血，降低取材难度。用15号小球刀片沿着标记线切取黏膜，用4号丝线在切开的黏膜边缘缝合数针作牵引，逐步取下黏膜条，一般取材宽度为1.5～2 cm（图28-5）。取材后用4-0可吸收缝线缝合创面。游离黏膜条用生理盐水湿润并修剪去除肌肉组织，黏膜附带的脂肪和纤维组织（图28-6）。取材后用碘伏纱布压迫止血，注意手术完成后在患者出手术室时取出并观察有无出血。

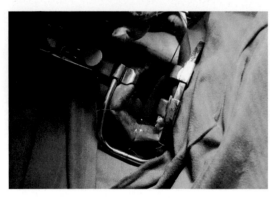

图 28-5　裁取颊黏膜

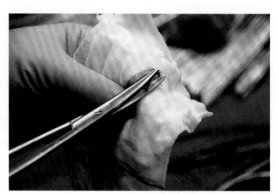

图 28-6　修剪口腔黏膜

四、手术步骤与操作要点

（一）切口选择

根据患者不同的狭窄部位及具体情况可以选择不同的手术切口。位于尿道外口，舟状窝以及阴茎部尿道远端的狭窄可以采用冠状沟环形切口阴茎脱套的方法和直接在阴茎腹侧切开。但是阴茎脱套的方法优点在于皮肤切口小且隐蔽，术后患者发生尿瘘的可能性小。位于阴茎部尿道后方或者尿道球部的狭窄通常会选择经阴囊或会阴部切口，根据患者狭窄的具体情况可考虑是否经会阴切口将阴茎脱套后再行修补。有些前尿道长段或超长段的狭窄通畅会选择冠状沟环形切口结合会阴区切口再将阴茎完全经会阴脱套后手术。

（二）切开狭窄段尿道海绵体

尿道外口插入尿道探子，初步判断狭窄位置。自尿道外口置入导丝，沿导丝切开狭窄段尿道至远近端正常尿道黏膜约0.5 cm处。根据不同的修补方式，可以选择尿道海绵体腹侧切开、背侧切开以及侧方切开。Asopa式修补采用的是腹侧切开背侧镶嵌式修补，而Barbagli式修补采用的是侧方切开修补。如果局部瘢痕严重或闭锁可以考虑切除病变尿道海绵体。

（三）口腔黏膜取材

具体方法同上所述。需根据患者的尿道狭窄情况，口腔黏膜健康状况而定，有些患者罹患口腔溃疡时需避免使用患处颊黏膜。

（四）成形新尿道

在无张力条件下，用5-0可吸收线将口腔黏膜条与已分离、修剪好的尿道作侧侧缝合，缝合成管状；或将尿道背侧阴茎海绵体剖开，口腔黏膜条间断固定在阴茎海绵体白膜上，补片式替代尿道，扩大管腔，再将已剖开、修整好的尿道作侧侧间断吻合（图28-7）。

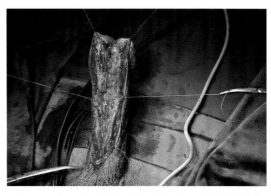

图28-7　将口腔黏膜修补在狭窄段尿道海绵体背侧

（五）留置引流，加压包扎

置入14 F硅胶尿管，逐层缝合经会阴切口需留置引流，加压包扎。阴茎部尿道修补需弹力绷带加压包扎。

五、术后处理及护理要点

（1）术后一般5～7天（加压包扎至少96小时）解除包扎并观察切口愈合情况。
（2）切取口腔黏膜患者术后即可流质饮食，定期漱口，观察口腔黏膜愈合情况。
（3）术后2周拔除尿管，行膀胱镜检查和（或）尿道造影，明确口腔黏膜愈合情况及尿道通畅情况。
（4）定期尿道外口清洁护理。

六、术后并发症与处理要点

1. 尿道憩室　尿道憩室是口腔黏膜前尿道扩大成形术的常见并发症之一。

常见于黏膜修补处，可由以下因素引起：远端尿道狭窄，造成近端尿道成憩室样状扩张；新尿道构建过宽，腹侧组织薄弱；吻合口缝合不严密，引起尿外渗、感染，使周围组织上皮化。尿道憩室常因成形尿道过宽或远端尿道狭窄使近端尿道呈囊性扩张。对于无远端尿道梗阻的的憩室，可行单纯憩室切除和尿道修补。对于有尿道远端梗阻的尿道憩室，需先解除尿道梗阻，再行憩室切除和尿道修补。

2. 尿瘘　主要因局部组织血供差、坏死或感染、覆盖组织薄以及尿液引流不畅引起。尿瘘可以发生在新尿道任何部位，以吻合口多见。瘘口大小不一，较大的瘘口在拆线前或血痂去除时发现，小的瘘口则在患者排尿时才能发现。对于小的瘘孔，行尿液转流并保留细的尿道支架，清除线头及坏死组织，瘘孔予生理盐水湿敷。只要尿道外口宽大，瘘口远心端无梗阻，排尿通畅，小的瘘口可能自行闭合。如果以上处理无效，择期行尿瘘修补术。

3. 狭窄复发　前尿道到口腔黏膜扩大成形术后尿道狭窄复发较为常见，原因复杂。

常见于新尿道与原尿道吻合口处。新尿道末端缺血或原尿道末端背侧游离过多，引起缺血坏死也是吻合口狭窄的原因。此外龟头海绵体血运障碍也会导致尿道外口狭窄。对于轻度的狭窄可以考虑尿道扩张或内切开，一般效果良好。对于扩张或内切开无效的以及长段狭窄需再次开放尿道成形处理。

4. 阴茎海绵体损伤与龟头坏死　阴茎海绵体坏死主要由于手术局部粘连严重，操作时切破阴茎白膜损伤阴茎海绵体组织。如果损伤较大，可能形成海绵体硬结，影响阴茎勃起。龟头坏死则常因游离冠状沟海绵组织手术层次不清或过多分离造成缺血或敷料包扎过紧导致龟头缺血引起。术后应密切观察，如发现龟头出现水疱，颜色变成灰白色或者深紫色，应立即解除压迫敷料，用湿盐水湿敷。已经发生龟头坏死征象者，应加强抗感染，保持局部清洁干燥。

5. 口腔黏膜取材相关并发症　如创面渗血或血肿，口周麻木，张口困难，唾液腺分泌功能受损等。一旦怀疑腮腺导管被缝扎需要及早解除结扎，必要时在口腔科辅助下切开。局部肿胀及开口困难等不适术后 3～7 天一般会自行缓解。

七、术式评价

口腔黏膜前尿道扩大成形术是目前应用最为广泛的前尿道扩大成形术。在选择口腔黏膜时需注意颊黏膜与舌黏膜的优缺点。颊黏膜取材量较舌黏膜相对少，一般一侧颊黏膜可以取材 4～5 cm，而环形裁取舌黏膜可以取材长达 15～17 cm。游离移植物一般术后需加压包扎以利成活，一般需加压 96 小时。对于长段的前尿道狭窄，术前行膀胱造瘘可以让前尿道处于充分休息状态，有利于游离移植物的成活以及降低术后感染的风险。前尿道口腔黏膜的修补方式较多，有研究证实各种修补方式成功率以及并发症发生率相差不大，术者可以根据自己的技术情况决定术式的选择。

（王建伟）

第 3 节　阴茎皮瓣前尿道扩大成形术

一、概述

阴茎皮瓣前尿道扩大成形术是一种非常经典的前尿道扩大成形术式。阴茎皮肤薄而活动，疏松的浅筋膜允许阴茎皮瓣转移到阴茎段尿道的任何部位，而且其皮肤无毛发生长、抗尿液刺激、血运丰富、操作简单，是阴茎段尿道狭窄较理想的重建材料。阴茎皮瓣尿道扩大成形技术种类非常丰富，1968 年 Orandi 描述了阴茎纵行带蒂皮瓣尿道成形术；1980 年 Duckett 提出了背侧包皮皮瓣转移治疗尿道下裂的方法；1983 年 Duckett 报道了用包皮或阴茎皮瓣转移治疗尿道狭窄的方法。随着阴茎皮瓣技术在修复尿道狭窄以及尿道下裂治疗中不断推广，尽管近年来各种新技术新方法不断涌现，该术式在尿道修复与重建中的地位依然非常重要。本小结将以经典的 Orandi 皮瓣为例阐述阴茎皮瓣尿道扩大成形的相关手术细节及要点。阴茎皮瓣尿道扩大成形的手术要点在于保证皮瓣的充分血运及成活，避免感染、阴茎皮肤坏死及尿瘘发生[5-6]。

二、手术适应证与禁忌证

（一）适应证

阴茎段尿道狭窄，阴茎皮肤组织充裕、条件良好。

（二）禁忌证

（1）苔藓样硬化导致的前尿道狭窄。
（2）既往手术等原因导致局部皮肤状况差或可供取材的皮瓣量严重不足。
（3）局部存在尿瘘等皮肤软组织感染状况。

三、手术步骤与操作要点

1. 皮肤切口设计　用4号丝线贯穿龟头做牵引或采用会阴部手术拉钩固定阴茎。参考尿道造影自尿道外口插入尿道探子，初步判断狭窄远端位置。阴茎腹侧切口起点位于此处远端（图28-8）。

2. 取阴茎腹侧纵行切口，逐层切开至尿道海绵体　自尿道外口插入导丝，沿导丝切开尿道狭窄段，并且远近端至正常尿道0.5～1.0 cm处，如果病变段尿道闭锁，则可以完整切除。对同时伴有阴茎头尿道

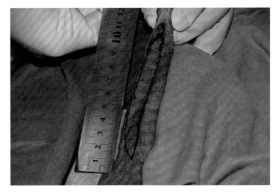

图28-8　标记阴茎皮肤皮瓣

狭窄者，翼状解剖阴茎头，以便将成形尿道远端开口于阴茎头正位。

3. 纵行阴茎皮瓣设计及裁取　测量尿道缺损的长短，标记需转移的皮瓣大小，皮瓣长度应超过尿道缺损0.5～1 cm。皮瓣的宽度需结合尿道狭窄具体情况，一般来讲，保证新尿道周径在2.0～2.5 cm为宜。皮瓣宽度设计过窄容易导致皮瓣吻合口处张力过大，皮瓣设计过宽术后尿道憩室发生风险增高。沿记号笔标记小心切开阴茎皮肤，在皮肤深面的浅筋膜、深筋膜层之间做分离，游离蒂的长度以能将皮瓣转至狭窄段尿道处而不致于游离蒂的张力过大为宜。同时保证皮瓣血液供应（图28-9）。

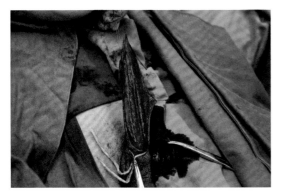

图28-9　准备阴茎皮肤皮瓣

4. 成形新尿道 在无张力条件下，用5-0可吸收线，将切取的阴茎皮瓣与邻近切开狭窄段尿道做侧侧缝合，其远近端应超过狭窄段分别与正常尿道黏膜吻合（图28-10）。然后将阴茎皮瓣覆盖切开尿道海绵体并将另外一侧与尿道海绵体对侧缝合形成新尿道（图28-11）。也可将皮瓣连续缝合成管状，替代闭锁的尿道，并将其固定于海绵体上，两端修剪成斜面，分别于正常尿道作端端吻合。检查缝合严密，可以自尿道外口注入生理盐水检查切口吻合严密。取对侧阴茎皮下肉膜加盖在吻合切口上方，有利于吻合口愈合和降低术后尿瘘发生。

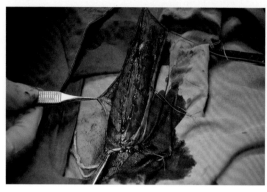

图 28-10　阴茎皮肤皮瓣一侧与切开尿道海绵体缝合

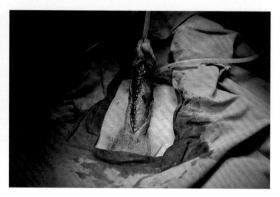

图 28-11　阴囊肉膜加盖

5. 关闭阴茎切口 4-0可吸收线缝合阴茎皮下浅筋膜层覆盖新尿道，关闭腹侧皮肤切口。如果腹侧皮肤切口闭合困难或张力过大，可以在阴茎背侧纵行切开包皮减压后完成腹侧阴茎切口皮肤缝合。背侧切口旷置，覆盖油沙自行愈合。敷料覆盖，可用弹力绷带适当加压包扎。

四、术后处理及护理要点

（1）术后一般5~7天解除包扎并观察切口愈合情况。

（2）术后2周拔除尿管，行膀胱镜检查和（或）尿道造影，明确口腔黏膜愈合情况及尿道通畅情况。

（3）定期尿道外口清洁护理。

五、术后并发症与处理要点

1. 皮瓣坏死 局部组织水肿和皮下血肿可引起伤口感染并进一步引起皮瓣或移植物坏死。因此要积极采取有效措施，防止严重并发症发生。小的血肿可自行吸收，如果去除敷料后发现痂皮或血痂形成，或伤口感染和皮瓣坏死，需拆除缝线，盐水纱布湿敷伤口，从而促进伤口愈合。

2. 尿道憩室 可由以下因素引起：远端尿道狭窄，造成近端尿道成憩室样状扩张；新尿道构建过宽，腹侧组织薄弱；吻合口缝合不严密，引起尿外渗、感染，使周围组织上皮化。尿道憩室常因成形尿道过宽或远端尿道狭窄使近端尿道呈囊性扩张。对于无远端尿道梗阻的的憩室，可行单纯憩室切除和尿道修补。对于有尿道远端梗阻的尿道憩室，需先解除尿道梗阻，再行憩室切除和尿道修补。

3. 尿瘘　主要因局部组织血供差、坏死或感染、覆盖组织薄以及尿液引流不畅引起。尿瘘可以发生新尿道任何部位，以吻合口多见。瘘口大小不一，较大的瘘口在拆线前或血痂去除时发现，小的瘘口则在患者排尿时才能发现。对于小的瘘孔，行尿液转流并保留细的尿道支架，清除线头及坏死组织，瘘孔予生理盐水湿敷。只要尿道外口宽大，瘘口远心端无梗阻，排尿通畅，小的瘘口可能自行闭合。如果以上处理无效，择期行尿瘘修补术。

4. 狭窄复发　原因复杂，常见于新尿道与原尿道吻合口处。新尿道末端缺血或原尿道末端背侧游离过多，引起缺血坏死也是吻合口狭窄的原因。此外龟头海绵体血运障碍也会导致尿道外口狭窄。对于轻度的狭窄可以考虑尿道扩张或内切开，一般效果良好。对于扩张或内切开无效的以及长段狭窄需再次开放尿道成形处理。

5. 阴茎海绵体损伤与龟头坏死　阴茎海绵体坏死主要由于手术局部粘连严重，操作时切破阴茎白膜损伤阴茎海绵体组织。如果损伤较大，可能形成海绵体硬结，影响阴茎勃起。龟头坏死则常因游离冠状沟海绵组织手术层次不清或过多分离造成缺血或敷料包扎过紧导致龟头缺血引起。术后应密切观察，如发现龟头出现水疱，颜色变成灰白色或者深紫色，应立即解除压迫敷料，用湿盐水湿敷。已经发生龟头坏死征象者，应加强抗感染，保持局部清洁干燥。

六、术式评价

阴茎皮瓣前尿道成形术是经典的前尿道扩大成形技术，参考儿童尿道下裂修补有诸多术式可供选择。纵行岛状皮瓣仍是目前最为常用的术式之一。术前需充分仔细检查患者局部皮肤情况，有些疾病比如苔藓样硬化不适宜采用此方法。尽量避免新尿道形成后阴茎皮肤缝合困难或张力较大等情况。利用阴茎肉膜多层覆盖可以降低术后尿瘘以及憩室形成等并发症的发生[8-9]。

（王建伟）

第 4 节　非离断尿道扩大成形术

一、概述

非离断尿道扩大成形术主要用于短段的球部尿道狭窄重建修补。我们知道尿道球部狭窄常采用狭窄切除端端吻合术治疗，该术式的优点在于手术成功率高，但是在操作过程中需要切断患者的尿道海绵体后再行尿道吻合，该术式不可避免地损伤以及影响尿道海绵体的血供，从而容易引起术后患者性功能的受损。所以狭窄切除端端吻合技术对于一些患者，特别是年轻育龄男性，术后造成性功能障碍的可能性偏大，甚至造成性功能丧失。因此，寻找一种改良的手术方案，最大限度保护球部尿道狭窄患者的性功能具有重要的意义。而非离断尿道扩大成形术的出现正是在这种背景下出现的。尿道海绵体非离断尿道吻合术最早由美国 Gerald H Jordan 教授提出，主要应用于非创伤性球部尿道狭窄的患者。其技术发展背景主要是有研究显示非创伤性前尿道狭窄组织瘢痕纤维化程度轻，仅占尿道海绵体腔内表面约 10% 的组织深度。

其次尿道球部背侧尿道海绵体薄且有弧度弯曲，适合切开显露，所以在技术层面上非离断尿道扩大成形有可行性。非离断尿道扩大成形的技术主要为两种，一为球部尿道腹侧瘢痕切除吻合和背侧 Heinke-Mikulicz 吻合（纵切横缝），二为背侧口腔黏膜修补扩大成形，其中又包括腹侧狭窄段尿道瘢痕旷置和切除缝合两种情况。该术式保护了阴茎和尿道海绵体的血供，因此，与传统的尿道端端吻合手术相比，更有利于保护尿道患者的性功能。球部尿道狭窄切除吻合成功率为 90%～98.6%，球部尿道非离断成形技术的成功率为 81.8%～100%。所以二者在手术效果上成功率相当。需要强调的是本术式仅适用于短段（狭窄段<2 cm）球部尿道非创伤性狭窄[2]。

二、手术适应证与禁忌证

（一）适应证

球部尿道狭窄段长度较长，年轻患者。

（二）禁忌证

（1）口腔黏膜疾病无法获取健康口腔黏膜。
（2）尿道海绵体瘢痕化程度极重无法行一期口腔黏膜尿道扩大成形。
（3）尿道感染或泌尿系感染控制不佳。

三、手术步骤及操作要点

（一）手术切口

如果患者有可能裁取口腔黏膜则麻醉采取经鼻插管全麻，否则可以采用硬膜外麻醉。从尿道外口和（或）膀胱造瘘口插入尿道探子，初步判断狭窄位置和长度。取会阴部倒 Y 形切口或会阴正中直切口，根据狭窄位置取合适大小的切口。

（二）游离狭窄段尿道

沿切口分层逐步切开皮肤、皮下组织，暴露球海绵体肌，沿着尿道海绵体表面钝性分离并纵行切开球海绵体肌，显露其包绕的球部尿道。用无齿镊或纱布包绕提起球部尿道，在尿道海绵体与阴茎海绵体以及阴茎脚之间的三角韧带之间，用剪刀作锐性分离，局部尿道海绵体与阴茎海绵体分离后，穿入红尿管等牵引下进一步分离狭窄段远近段尿道。游离范围应该超过狭窄段远近端 1 cm 左右，便于有充分的空间进行后续非离断操作。

（三）切开狭窄段尿道

从尿道外口插入尿道探子，进一步确认尿道远端的狭窄位置，再从膀胱造瘘口插入尿道探子，经膀胱颈口进入，尖端受阻部位即为尿道狭窄的近端。在狭窄段尿道海绵体背侧用 4 号丝线缝合 2～3 针并牵引旋转尿道，暴露尿道海绵体背侧正中以利后续操作。自尿道外口置入导丝，沿导丝切开尿道狭窄段，直至远近端健康尿道黏膜。

（四）切除狭窄段尿道

在丝线牵引下，暴露狭窄段尿道。保持尿道海绵体非离断情况下，切除狭窄段瘢痕组织。

（五）缝合

将尿道腹侧切除瘢痕后远近端正常尿道黏膜用 5-0 可吸收线缝合。背侧做背侧 Heinke-Mikulicz 吻合（纵切横缝）（图 28-12）。有时背侧切口过长，行纵切横缝困难或张力较大，可以取口腔黏膜修补在背侧（图 28-13）。

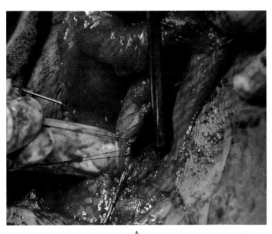
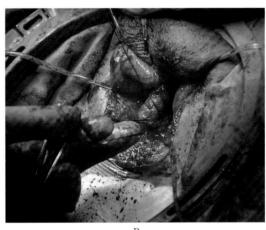

A   B

图 28-12　背侧纵向切开狭窄段球部尿道（A）；横向缝合切开狭窄段球部尿道（B）

（六）关闭切口

将远端尿道两侧缝合固定于阴茎海绵体上，尿道周围放置引流条，用 4-0 可吸收线依次关闭球海绵体肌、深筋膜、皮下组织及皮肤，皮片末端留置于切口外，并用缝线固定，会阴部加压包扎。如果采用游离口腔黏膜修补，则术后局部加压包扎需持续96 小时。

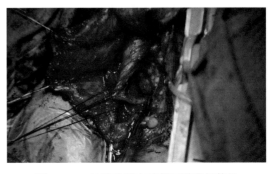

图 28-13　口腔黏膜在球部尿道背侧修补

四、术后处理及护理要点

（1）单纯纵切横缝患者术后第 2 天换药并观察切口愈合情况创面渗血引流情况。视情况拔除橡皮引流条。拔除引流条后可以去除敷料包扎，保持局部干燥清洁。口腔黏膜修补患者局部加压包扎 5～7 天后拆除并观察手术切口愈合情况。

（2）切取口腔黏膜患者术后即可流质饮食，定期漱口，观察口腔黏膜愈合情况。

（3）术后 2～4 周拔除导尿管，并行造影和（或）膀胱镜检查切口愈合及尿道通畅情况。

五、术后并发症与处理要点

1. 尿道憩室　尿道憩室是口腔黏膜修补的常见并发症之一。常见于黏膜修补处，可由以下因素引起：远端尿道狭窄，造成近端尿道成憩室样状扩张；新尿道构建过宽，腹侧组织薄弱；吻合口缝合不严密，引起尿外渗、感染，使周围组织上皮化。尿道憩室常因成形尿道过宽或远端尿道狭窄使近端尿道呈囊性扩张。对于无远端尿道梗阻的的憩室，可行单纯憩室切除和尿道修补。对于有尿道远端梗阻的尿道憩室，需先解除尿道梗阻，再行憩室切除和尿道修补。

2. 狭窄复发　常见于新尿道与原尿道吻合口处。新尿道末端缺血或原尿道末端背侧游离过多，引起缺血坏死也是吻合口狭窄的原因。此外龟头海绵体血运障碍也会导致尿道外口狭窄。对于轻度的狭窄可以考虑尿道扩张或内切开，一般效果良好。对于扩张或内切开无效的以及长段狭窄需再次开放尿道成形处理。

3. 口腔黏膜取材相关并发症　如创面渗血或血肿，口周麻木，张口困难，唾液腺分泌功能受损等。一旦怀疑腮腺导管被缝扎需要及早解除结扎，必要时在口腔科辅助下切开。局部肿胀及开口困难等不适术后 3～7 天一般会自行缓解。

六、术式评价

非离断尿道扩大成形主要用于球部尿道非创伤性狭窄。根据狭窄的长度不同以及具体局部情况也有多种方式选择。因为此方法没有离断尿道海绵体，对患者尿道血运的破坏较小，能够有效保障患者术后尿道的血供，降低术后并发症。因此，目前在国际上较为流行。但需注意非离断技术对手术医生技术要求较高，需在充分把握切除吻合等技术的基础上才能够更好地体会和利用非离断技术。

（王建伟）

第5节 口腔黏膜结合阴茎带蒂皮瓣尿道扩大成形术

一、概述

传统意义上，游离口腔黏膜和阴茎带蒂皮瓣是前尿道狭窄最常用的修补材料。当前尿道狭窄程度较为严重或近乎闭锁时，常采用二期手术处理，也有人选择游离口腔黏膜或阴茎带蒂皮瓣卷管技术形成新尿道。也就是针对尿道板破坏严重甚至闭锁患者尝试管状化黏膜或带蒂皮瓣一期形成新尿道。但此方法不仅要求修补材料取材量大，而且手术成功率低。其主要原因是重建管状化新尿道侧方血供差不易成活。此外完全重建管状尿道容易发生环状挛缩，导致术后再狭窄。二期或者多期修复是治疗复杂前尿道狭窄常用方法。但其治疗时间长、花费高，患者承受的心里压力也较大。而口腔黏膜背侧游离移植结合阴茎带蒂皮瓣腹侧覆盖尿道扩大成形术能够达到一期修复复杂前尿道狭窄的目的，不失为治疗复杂前尿道狭窄开创性思路。

此时不仅对游离口腔黏膜以及阴茎带蒂皮瓣的取材要求高，而且诸多研究表明该技术的并发症高、成功率低。采用口腔黏膜背侧游离移植结合阴茎带蒂皮瓣腹侧覆盖形成新尿道的技术是治疗复杂前尿道狭窄又一个思路[7-8]。

该技术最早源于美国 Morey 教授，在进行前尿道重建时遇到患者尿道板近乎消失或者缺乏的4例患者。为了创建1 cm宽的尿道板，其中3例行阴茎海绵体腹侧游离口腔黏膜修补，新尿道腹侧采用阴茎带蒂皮瓣覆盖，从而完成一期修复。结果显示手术全部成功。这种一期处理前尿道狭窄的方法的优点：首先，由于采用游离黏膜和带蒂皮瓣两种材料构建新尿道，保证了两种不同来源血供营养。背侧口腔黏膜依靠局部组织渗透营养，腹侧依靠局部皮肤带蒂皮瓣内血供提供营养供应。口腔黏膜游离移植物类似于游离皮肤移植物中的全厚皮片，其移植后的存活与游离皮肤移植物的血管再生和血液循环建立类似。口腔黏膜成活的关键在于血管再生和血液循环建立，因此尽量切除局部瘢痕，让口腔黏膜贴附在血管丰富的健康组织上生长是组织成活的关键。其次，背侧游离口腔黏膜以及腹侧带蒂皮瓣均可牢固固定在尿道海绵体腹侧，能够有效避免管状化尿道术后组织挛缩导致的再狭窄。再次，选用两种不同来源的材料重建新尿道，可以根据患者口腔黏膜情况以及局部皮肤组织情况调整取材尺寸，材料选择余地增加。最后，阴茎带蒂皮瓣完整覆盖新尿道腹侧，能够降低皮肤瘘形成[9-10]。

二、手术适应证与禁忌证

（一）适应证

前尿道狭窄严重、尿道板条件差，阴茎皮肤皮瓣组织充裕条件良好。

（二）禁忌证

苔藓样硬化患者导致的前尿道狭窄。

三、手术步骤与操作要点

1. 皮肤切口设计　用4号丝线贯穿龟头做牵引或采用会阴部手术拉钩固定阴茎（图28-14）。参考尿道造影自尿道外口插入尿道探子，初步判断狭窄远端位置。阴茎腹侧切口起点位于此处远端。

2. 取阴茎腹侧纵行切口，逐层切开至尿道海绵体　自尿道外口插入导丝，沿导丝切开尿道狭窄段，并且远近端至正常尿道0.5～1.0 cm处，如果病变段尿道闭锁，则可以完整切除。在尿道狭窄段背侧纵行切开尿道板至正常尿道0.5 cm处，修整切开尿道板暴露口腔黏膜镶嵌修补区域（图28-15）。如果局部瘢痕严重后尿道闭锁则完整切除尿道海绵体，直接将口腔黏膜修补在阴茎海绵体腹侧。

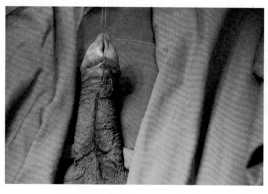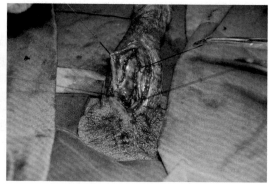

图28-14　标记阴茎皮肤皮瓣　　　　　　　图28-15　切开尿道海绵体狭窄段

3. 口腔黏膜取材及修补　根据步骤2具体情况决定需要切取口腔黏膜大小，具体步骤参考本章第二节内容。完成口腔黏膜修补获得新尿道背侧部分。

4. 纵行阴茎皮瓣设计及裁取　测量尿道缺损的长短，标记需转移的皮瓣大小，皮瓣长度应超过尿道缺损0.5～1 cm（图28-16）。皮瓣的宽度需结合尿道狭窄具体情况，一般来讲，保证新尿道周径在2.0～2.5 cm为宜。沿记号笔标记小心切开阴茎皮肤，在皮肤深面的浅筋膜、深筋膜层之间作分离，游离蒂的长度以能将皮瓣转至狭窄段尿道处而不至于游离蒂的张力过大为宜。同时保证皮瓣血液供应。

5. 成形新尿道　在无张力条件下，用5-0可吸收线，将切取的阴茎皮瓣与邻近切开狭窄段尿道做侧侧缝合，其远近端应超过狭窄段分别与正常尿道黏膜吻合（图28-17）。然后将阴茎皮瓣覆盖切开尿道海绵体，并将另外一侧与尿道海绵体对侧缝合形成新尿道。如果病变尿道海绵体已完全切除则将皮瓣直接与固定在阴茎海绵体上的口腔黏膜缝合。检查缝合严密，可以自尿道外口注入生理盐水检查切口吻合严密。取对侧阴茎皮下肉膜加盖在吻合切口上方，有利于吻合口愈合和降低术后尿瘘发生。

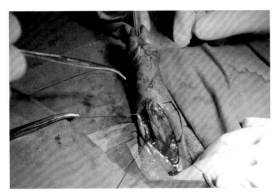

图 28-16　裁取阴茎皮瓣

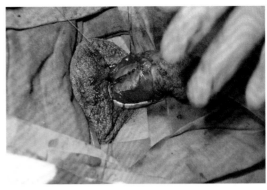

图 28-17　阴茎皮瓣与近侧切开尿道腔吻合

6. 关闭阴茎切口　4-0 可吸收线缝合阴茎皮下肉膜层覆盖新尿道（图 28-18），关闭腹侧皮肤切口。如果腹侧皮肤切口闭合困难或张力过大，可以在阴茎背侧纵行切开包皮减压后完成腹侧阴茎切口皮肤缝合。背侧切口旷置，覆盖油纱自行愈合。敷料覆盖，可用弹力绷带适当加压包扎。

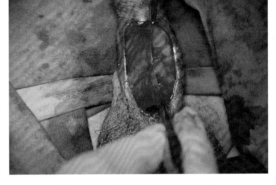

图 28-18　阴茎肉膜覆盖新尿道

四、术后处理与护理要点

（1）术后弹力绷带加压包扎 5～7 天。
（2）术后可流质饮食，定期漱口，观察口腔黏膜愈合情况。
（3）术后 4 周拔除尿管，并行造影和（或）膀胱镜检查切口愈合及尿道通畅情况。

五、术后并发症与处理要点

1. 皮瓣坏死　局部组织水肿和皮下血肿可引起伤口感染并进一步引起皮瓣或移植物坏死。因此要积极采取有效措施，防止严重并发症发生。小的血肿可自行吸收，如果去除敷料后，发现痂皮或血痂形成，或伤口感染和皮瓣坏死，需拆除缝线，盐水纱布湿敷伤口，从而促进伤口愈合。

2. 尿道憩室　常见于黏膜修补处或皮瓣缝合处，可由以下因素引起：远端尿道狭窄，造成近端尿道成憩室样状扩张；新尿道构建过宽，腹侧组织薄弱；吻合口缝合不严密，引起尿外渗、感染，使周围组织上皮化。尿道憩室常因成形尿道过宽或远端尿道狭窄使近端尿道呈囊性扩张。对于无远端尿道梗阻的憩室，可行单纯憩室切除和尿道修补。对于有尿道远端梗阻的尿道憩室，需先解除尿道梗阻，再行憩室切除和尿道修补。

3. 尿瘘　主要因局部组织血供差、坏死或感染、覆盖组织薄以及尿液引流不畅引起。尿瘘可以发生新尿道任何部位，以吻合口多见。瘘口大小不一，较大的瘘口在拆线前或血痂去除时发现，小的瘘口则在患者排尿时才能发现。对于小的瘘孔，行尿液转流并保留细的尿道支架，清除线头及坏死组织，瘘孔予生理盐水湿敷。只要尿道外口宽大，瘘口远心端无梗阻，排尿通畅，小的瘘口可能自行闭合。如果以上处理无效，择期行尿瘘修补术。

4. 狭窄复发　复合皮瓣技术术后尿道狭窄较为常见，原因复杂。常见于新尿道与原尿道吻合口处，也可见于不同皮瓣吻合处。对于轻度的狭窄可以考虑尿道扩张或内切开，一般效果良好。对于扩张或内切开无效的以及长段狭窄需再次开放尿道成形处理。

5. 阴茎海绵体损伤与龟头坏死　阴茎海绵体坏死主要由于手术局部粘连严重，操作时切破阴茎白膜损伤阴茎海绵体组织。如果损伤较大，可能形成海绵体硬结，影响阴茎勃起。龟头坏死则常因游离冠状沟海绵组织手术层次不清或过多分离造成缺血或敷料包扎过紧导致龟头缺血引起。术后应密切观察，如发现龟头出现水疱，颜色变成灰白色或者深紫色，应立即解除压迫敷料，用湿盐水湿敷。已经发生龟头坏死征象者，应加强抗感染，保持局部清洁干燥。

6. 口腔黏膜取材相关并发症　如创面渗血或血肿，口周麻木，张口困难，唾液腺分泌功能受损等。一旦怀疑腮腺导管被缝扎需要及早解除结扎，必要时在口腔科辅助下切开。局部肿胀及开口困难等不适术后 3～7 天一般会自行缓解。

六、术式评价

复合皮瓣技术结合了口腔黏膜修补技术的灵活性以及局部阴茎皮瓣修补技术的有效性，临床效果明确。但需注意该手术方式技术要求高，既要掌握局部皮瓣修补的技巧又需熟悉口腔黏膜修补技术。对于尿道板条件差，单纯背侧修补无法获得足够宽新尿道的情况下是一个不错的选择。同时需注意，口腔黏膜前尿道修补技术方法众多，采用复合皮瓣技术只是灵活替代的一种方法。

（王建伟）

第 6 节　复杂前尿道狭窄二期手术

一、概述

一些比较复杂的前尿道狭窄需要二期甚至多期处理，比如前尿道长段尿道狭窄伴局部尿道床严重瘢痕化、阴茎硬化性苔藓样变、尿道下裂多次手术失败者、尿道及周围严重感染者等。二期或者多期修复是治疗复杂前尿道狭窄常用方法，分期手术虽然步骤烦琐但是降低了手术风险，提高手术最终成功的概率[11-12]。

二、手术适应证与禁忌证

（一）适应证

（1）尿道海绵体瘢痕化严重无法一期成形。
（2）尿道感染状况严重无法一期成形。
（3）局部合并尿瘘、尿道憩室伴难控制性反复感染等。

（二）禁忌证

一般无特殊禁忌。

三、手术步骤与操作要点

（一）第一期：尿道狭窄劈开

1. **切口选择** 结合尿道造影结果，取阴茎腹侧纵行直切口。自尿道外口插入尿道探子判断狭窄远端位置并计划切口长度。

2. **切开尿道海绵体并修整** 取阴茎腹侧纵行切口，逐层切开皮肤及皮下组织自尿道外口置入导丝后沿导丝切开狭窄段尿道直至超出正常黏膜0.5~1 cm。切除尿道瘢痕，创建足够宽度的新尿道床，大约2 cm（图28-19）。

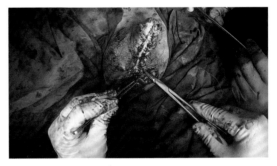

图28-19　劈开狭窄段尿道

3. **游离切口两侧皮肤及皮下组织并缝合** 于海绵体白膜两侧分离皮肤及皮下组织，注意保留足够的皮下组织以利皮肤成活和防止术后挛缩。用5-0可吸收线连续缝合皮下组织，最后缝合皮肤。

4. 尿道内植入F14~F16硅胶尿管结束手术。为了防止尿道渗漏促进愈合，建议耻骨上膀胱造瘘分流尿液。

（二）第二期：新尿道成形

一期术后至少6个月，观察局部愈合情况。视情况给予再次局部瘢痕切除以及修整，特别阴茎有弯曲或瘢痕化严重患者，最终新尿道成形前应完全切除尿道及周围瘢痕，并伸直阴茎，直至阴茎腹侧尿道狭窄段无感染，组织愈合良好，能够满足重建新尿道的需要。

1. **切口选择** 在重建尿道床的两侧用记号笔标记重建切取阴茎腹侧皮瓣的位置。重建新尿道设计宽度以2 cm为宜（图28-20）。

2. **游离新尿道并成形** 沿着两侧标记切开皮肤、皮下组织，切口环绕远近两端尿道开口（图28-21）。置入F14硅胶导尿管，用5-0可吸收线连续缝合两侧尿沟切缘，加盖一层皮

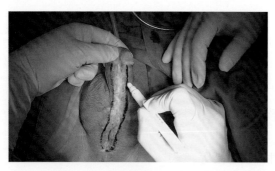

图 28-20　标记阴茎皮瓣裁取范围

下肉膜，最后缝合切口皮肤（图 28-22）。

3. 当局部尿道成形腔道较窄或缺损时可以考虑使用口腔黏膜修补　具体参考本章第 2 节。

四、术后处理及护理要点

（1）一期术后局部加压，定期换药观察创面愈合情况。

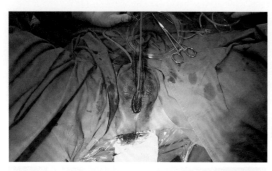

图 28-21　裁取组织皮瓣

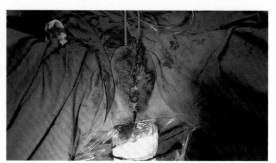

图 28-22　缝合皮瓣形成新尿道

（2）一期术后如果局部愈合不良或组织挛缩严重可考虑再次手术修整，保证拟行成新尿道的皮肤健康。

（3）二期卷管形成新尿道如果组织宽度不够，可以在背侧用口腔黏膜加宽。

（4）二期术后 4 周拔除尿管观察排尿状况。

五、术后并发症与处理要点

1. 皮瓣坏死　局部组织水肿和皮下血肿可引起伤口感染并进一步引起皮瓣或移植物坏死。因此要积极采取有效措施，防止严重并发症发生。小的血肿可自行吸收，如果去除敷料后，发现痂皮或血痂形成，或伤口感染和皮瓣坏死，需拆除缝线，盐水纱布湿敷伤口，从而促进伤口愈合。

2. 尿道憩室　常见于黏膜修补处或皮瓣缝合处，可由以下因素引起：远端尿道狭窄，造成近端尿道成憩室样状扩张；新尿道构建过宽，腹侧组织薄弱；吻合口缝合不严密，引起尿外渗、感染，使周围组织上皮化。尿道憩室常因成形尿道过宽或远端尿道狭窄使近端尿道呈囊性扩张。对于无远端尿道梗阻的憩室，可行单纯憩室切除和尿道修补。对于有尿道远端梗阻的尿道憩室，需先解除尿道梗阻，再行憩室切除和尿道修补。

3. 尿瘘　主要因局部组织血供差、坏死或感染、覆盖组织薄以及尿液引流不畅引起。尿瘘可以发生新尿道任何部位，以吻合口多见。瘘口大小不一，较大的瘘口在拆线前或血痂去除时发现，小的瘘口则在患者排尿时才能发现。对于小的瘘孔，行尿液转流并保留细的尿道支架，清除线头及坏死组织，瘘孔予生理盐水湿敷。只要尿道外口宽大，瘘口远心端无梗阻，排尿通畅，小的瘘口可能自行闭合。如果以上处理无效，择期行尿瘘修补术。

4. 狭窄复发　复合皮瓣技术术后尿道狭窄较为常见，原因复杂。常见于新尿道与原尿道吻合口处，也可见于不同皮瓣吻合处。对于轻度的狭窄可以考虑尿道扩张或内切开，一般效果良好。对于扩张或内切开无效的以及长段狭窄需再次开放尿道成形处理。

六、术式点评

复杂前尿道狭窄修补是个巨大的挑战，选择一期还是二期处理需综合考虑。通俗的说，凡是一期处理成功没有把握或把握不大均建议二期处理，可以降低手术并发症以及提高手术成功率。分期处理对患者时间、精力以及经济均是大的负担，因此术前需充分沟通。一期处理需充分切开狭窄段尿道以及瘢痕组织，必要时配合膀胱造瘘或会阴造瘘，保证切开尿道的愈合。当切开尿道没有达到预期愈合效果，需进一步手术修补以达到二期卷管的手术要求[13-14]。

（王建伟）

参 考 文 献

［1］ BAYNE D B, GAITHER T W, AWAD M A, et al. Guidelines of guidelines: a review of urethral stricture evaluation, management, and follow-up [J]. Transl Androl Urol, 2017, 6: 288-294.

［2］ GREENWELL T J, VENN A F, MUNDY A R. Changing practice in anterior urethroplasty [J]. BJU Int, 1999, 83: 631-635.

［3］ ERICKSON B A, BREYER B N, MCANINCH J W. Single-stage segmental urethral replacement using combined ventral onlay fasciocutaneous flap with dorsal onlay buccal grafting for long segment strictures [J]. BJU Int, 2012, 109: 1392-1396.

［4］ HORIGUCHI A. Substitution urethroplasty using oral mucosa graft for male anterior urethral stricture disease: current topics and reviews [J]. Int J Urol, 2017, 24: 493-503.

［5］ JIAN-WEI WANG, LI-BO MAN. Transurethral resection of the prostate stricture management [J]. Asian Journal of Andrology, 2020, 22: 140-144.

［6］ MCANINCH J W, MOREY A F. Penile circular fasciocutaneous skin flap in 1-stage reconstruction of complex anterior urethral strictures [J]. J Urol, 1998, 159: 1209-1213.

［7］ DJORDJEVIC M L, MAJSTOROVIC M, STANOJEVIC D, et al. Combined buccal mucosa graft and dorsal penile skin flap for repair of severe hypospadias. Urology, 2008, 71: 821-825.

［8］ GELMAN J AND SOHN W. 1-stage repair of obliterative distal urethral strictures with buccal graft urethral plate reconstruction and simultaneous onlay penile skin flap [J]. J Urol, 2011, 186: 935-938.

［9］ SOLIMAN M G, FARHA M A, EL ABD A S, et al. Dorsal onlay urethroplasty using buccal mucosa graft versus penile skin flap for management of long anterior urethral strictures: a prospective randomized study [J]. Scand J Urol, 2014, 48: 466-473.

［10］ 王建伟, 满立波, 黄广林等. 口腔黏膜背侧移植结合阴茎带蒂皮瓣腹侧覆盖治疗阴茎部尿道狭窄 [J].

北京大学学报 (医学版), 2019, 51 (4): 641-645.

［11］ MOREY A F. Urethral plate salvage with dorsal graft promotes successful penile flap onlay reconstruction of severe pendulous strictures [J]. J Urol, 2001, 166: 1376-1378.

［12］ WESSELLS H, ANGERMEIER K W, ELLIOTT S, et al. Male urethral stricture: American urological association guideline [J]. J Urol, 2017, 197: 182-190.

［13］ 王建伟, 满立波, 黄广林等. 永久会阴造瘘在成人复杂前尿道狭窄治疗中的价值 [J]. 中华泌尿外科杂志, 2019, 40 (8): 606-610.

［14］ 满立波, 王建伟. 图解尿道成形术 [J]. 北京: 人民卫生出版社, 2018, 52-59.

第 29 章

后尿道狭窄修复与重建

第 1 节　后尿道狭窄切除吻合术

一、概述

　　大部分后尿道损伤由骨盆骨折引起，耻、坐骨支断裂移位使尿生殖膈下筋膜产生剪切样暴力，在使尿道断裂的同时，挤压暴力又使膀胱及离断的近端尿道向头侧移位，所以后尿道断裂产生的是两断端的分离性移位，远近两断端间并不存在实际的尿道结构，仅存在致密的瘢痕组织，手术目的是切除两断端间的瘢痕组织，将正常的尿道远近端吻合在一起，以达到重建尿道的目的[1]。

　　后尿道吻合术需遵循三个原则：①瘢痕切除彻底；②吻合口宽大；③吻合口无张力。多数后尿道狭窄患者尿道缺损段较短，通过充分游离球部尿道，借助尿道海绵体的弹性即可达到无张力吻合；但也有的患者尿道缺损段较长，需要采取一系列的手术技巧来降低尿道吻合的张力，使手术能够顺利完成[2-3]。

二、手术适应证与禁忌证

　　1. 适应证　狭窄段小于 3 cm 的膜部或球膜部的尿道狭窄。

　　2. 禁忌证　尿道狭窄合并急性或亚急性尿路感染者，以及伴有尿瘘者。

三、手术步骤与操作要点

　　1. 手术切口　一般取会阴部倒 Y 形切口（图 29-1）。经耻骨上膀胱造瘘口置入尿道探子，抵达尿道狭窄近端，在会阴部感受探子尖的抖动，以探子尖对应的会阴部皮肤为 Y 形切口的交汇点，用无菌画线笔描画手术切口。同时经尿道外口置入尿道探子抵达尿道狭窄远端，两探子尖之间的距离就是大概的尿道狭窄长度。如果为再次

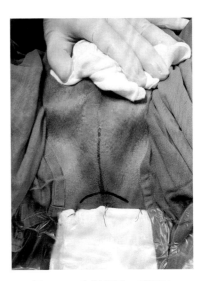

图 29-1　会阴部倒 Y 形切口

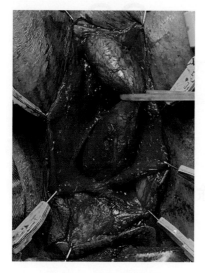

图 29-2　游离球部尿道

手术，为避免不同切口间切开导致皮肤缺血坏死，一般选择经原切口切开。

2. **游离并切断远端尿道**　沿切口切开皮肤及皮下组织，显露球海绵体肌，用剪刀沿中线纵行剪开球海绵体肌，暴露球部尿道。小心游离球部尿道，注意看清球部尿道与背侧的阴茎海绵体之间的解剖间隙，在此间隙内游离可以避免海绵体损伤引起出血，如果海绵体不慎损伤可以用电凝或缝扎止血。彻底游离出一段尿道后用牵引带提起，继续将尿道向远侧及近侧游离（图 29-2）。尿道远端游离至阴茎悬韧带水平，近端尽量向上游离，不要急于离断尿道，应尽量向头侧游离，最好能带一部分瘢痕组织切断，这样可以最大限度地保留正常的远端尿道组织，游离足够后横断尿道。

3. **彻底切除瘢痕显露近端尿道**　通过膀胱造瘘口插入的尿道探子抵达尿道狭窄近端并轻轻向会阴部顶起，此时在会阴部切口隔着瘢痕组织可以感觉到探子尖的抖动，先用小圆刀片对着探子尖端进行十字切开，然后用剪刀剪去切开的瘢痕组织。注意不要一次切透瘢痕，可以采取逐层切开的方式逐渐去除局部瘢痕，直至尿道探子尖端自然显露，这样可以将覆盖尿道近端的瘢痕组织切除干净。修剪尿道近端，直至露出粉红色柔软健康的黏膜组织为止（图 29-3）。一般来说，需游离出 5 mm 长度近端尿道以备吻合。此时还需检查近端尿道吻合口的宽度，一般至少要能轻松通过 F24 号尿道探子。为避免损伤直肠，切除瘢痕时术者可以将左手示指插入肛门内做引导。

4. **吻合尿道**　尿道吻合前需先对远端尿道进行修剪，首先将局部瘢痕组织切除干净，显露出正常尿道管腔后，于尿道背侧正中纵行剪开尿道 1 cm，以扩大尿道吻合口

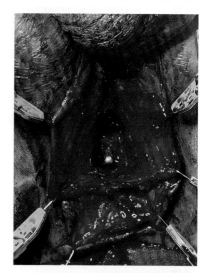

图 29-3　显露近端尿道

（图 29-4），并将尿道黏膜边缘与周围的尿道海绵体外膜间断缝合 4～6 针使黏膜外翻，以利吻合。一般用 4-0 可吸收线进行尿道吻合，首先在操作难度较大的近端尿道吻合口进行进针缝合操作，由尿道腔外向腔内进针穿透尿道壁全层，均匀缝合 6～8 针（图 29-5），进针时一定要注意带上尿道黏膜层。近端尿道吻合口缝合操作完毕，再用同一针线缝合对应点位的远端尿道吻合口，此时进针方向改为由尿道腔内向腔外进针穿透尿道壁全层。先缝合尿道背侧半圈的尿道壁，然后将 F16 号气囊导尿管从尿道外口插入穿过远近端尿道吻合口进入膀胱内，然后再缝合腹侧半圈的尿道壁，如此可避免在插入导尿管时将缝线搞乱。注意将远近端尿道吻合口拉近靠拢后再进行打结操作，如此可避免打结时缝线撕脱尿道壁。打结时缝线一定要能拉动再进行打结，松紧要适当。此时再将尿道海绵体的下缘与下方对应的周围组织进行缝合固定，可以达到减张止血和加固吻合口的目的（图 29-6）。

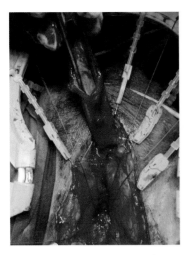

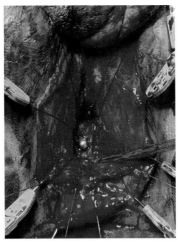

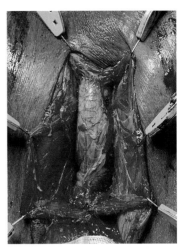

图 29-4　修剪远端尿道吻合口　　　图 29-5　近端尿道吻合口的　　　图 29-6　减张缝合加固吻合口
　　　　　　　　　　　　　　　　　　　　　　缝合操作

　　5. 关闭切口　尿道吻合完毕后，先用抗生素盐水或者稀碘伏溶液仔细冲洗伤口和膀胱，伤口放置橡皮引流条或引流管，缝合球海绵体肌（图 29-7），逐层关闭会阴部切口。

四、术后处理及护理要点

　　会阴部伤口加压包扎，抗感染治疗，伤口橡皮引流条或引流管一般于术后 48 小时拔除。导尿管留置 3～4 周，拔除导尿管前最好行尿道造影检查，如无尿外渗时可以拔除。夹闭膀胱造瘘管嘱患者排尿，待排尿通畅 1～2 周后，可以拔除耻骨上膀胱造瘘管[4-6]。

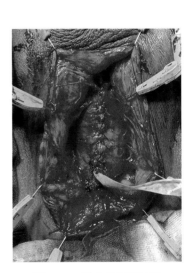

图 29-7　缝合球海绵体肌

五、并发症与处理要点

　　1. 尿道狭窄　尿道狭窄是后尿道吻合术后常见的并发症，主要见于吻合口处，常由于术中瘢痕切除不彻底或吻合口张力大引起，术后感染也是造成尿道狭窄的重要原因。小于 1 cm 的短段尿道狭窄可以行尿道扩张或者尿道内切开治疗，如果狭窄段较长或局部瘢痕较重，则需要再次行尿道吻合术治疗。

　　2. 尿失禁　骨盆骨折导致后尿道损伤时，其损伤部位常位于尿道球膜部，尿道外括约肌常已受到不同程度的损害，术中为了将瘢痕切除彻底，尿道外括约肌有可能进一步受损，所以术后常会发生不同程度的尿失禁。但只要位于膀胱颈部的内括约肌功能完好，则不致发生严重的完全性尿失禁。术前的膀胱尿道造影及膀胱镜检查对评估尿道内括约肌功能意义重大，如果造影剂充盈膀胱时膀胱颈可以保持关闭以及膀胱镜检查时膀胱颈黏膜光滑无瘢痕，都提示尿道内括约肌功能完好。尿失禁的治疗包括提肛训练、服用 M 受体阻滞剂、尿道周围注射疗法、球部尿道悬吊术以及人工尿道括约肌置入术等。

3. **勃起功能障碍**　骨盆骨折导致的后尿道损伤可以造成勃起功能障碍，往往在受伤当时已经发生。支配阴茎勃起的海绵体神经由盆丛出发，走行于前列腺的后外侧，在前列腺尖部水平随膜部尿道穿过尿生殖膈进入阴茎海绵体，阴茎深动脉经尿生殖膈从阴茎脚内侧进入海绵体内，所以骨盆骨折有可能造成支配海绵体的神经和血管损伤导致勃起功能障碍。同样，术中如果切除耻骨或者瘢痕切除范围过大，也可能导致神经性和血管性勃起功能障碍。另外，后尿道吻合术时，如果远端尿道游离过多，可以造成阴茎短缩及阴茎下弯，造成痛性勃起。勃起功能障碍的治疗包括口服 PDE5 抑制剂、外用真空负压装置、阴茎海绵体注射血管活性药物等，如无效可以考虑行阴茎假体置入术治疗。

4. **尿瘘**　后尿道吻合术后可以发生尿道会阴瘘和尿道直肠瘘。尿道会阴瘘可由吻合口周围组织感染、局部伤口愈合不佳以及吻合口狭窄高压排尿导致，尿道直肠瘘则常由术中直肠损伤引起。小的瘘口可通过尿液转流、留置细导尿管、清除坏死组织、局部生理盐水湿敷等方法治疗，大多可以自愈，大的瘘口则很难自愈，一般均需手术治疗。尿道会阴瘘修补时应注意以下几点：①如果局部存在感染，应先行耻骨上膀胱造瘘转流尿液，并控制感染，绝不能在感染存在时手术，否则极易失败；②如果合并远端尿道狭窄，术中要同时予以处理；③尽量游离多层组织覆盖瘘口并错层缝合。尿道直肠瘘修补时应注意：①术前应先行乙状结肠造瘘及耻骨上膀胱造瘘术，使尿粪改道；②术中彻底切除瘘管周围不正常的瘢痕组织；③充分游离瘘口周围正常的直肠前壁组织，使瘘口关闭时无张力；④尿道在彻底切除瘢痕组织后，无张力下行端端吻合术；⑤尿道吻合口与直肠吻合口需要在不同平面错开缝合；⑥尿道与直肠之间要有组织隔开，经会阴切口时可选用球海绵体肌、睾丸鞘膜、股薄肌等填充，经腹会阴联合切口时，可以选用大网膜、腹直肌等组织作为填塞局部腔隙、隔开直肠瘘孔与尿道吻合口的屏障。

5. **直肠损伤**　后尿道手术时有可能损伤直肠，尤其在游离及切除局部瘢痕组织时较易发生，这主要缘于该手术部位与直肠距离较近。有时直肠前壁在外伤时已受损，愈合后的瘢痕与尿道周围瘢痕成为一个整体，将尿道瘢痕切净势必连带损伤直肠。术中用金属探子探查近端尿道，用力较大时也可穿入直肠内，甚至误将远端尿道与直肠前壁吻合，导致手术失败。此外，局部过频的电凝止血操作也可能造成直肠灼伤。直肠损伤一旦发生，后果较为严重。如果术中发现直肠损伤，可以考虑直接将直肠瘘口缝合，用周围组织将瘘口隔开，根据情况决定是否行结肠造瘘，术后充分引流并用抗生素控制感染。如果术后伤口感染时才发现直肠损伤，只能局部切开引流，同时行结肠造瘘，半年后再行尿道直肠瘘修补。

6. **尿道假道**　大部分是由术后不适当的尿道扩张引起的。此外，盲目的尿道内切开、粗暴的尿道会师术及后尿道吻合术时未将尿道探子置入正确的近端尿道内，均可以形成尿道假道。假道形成后，会出现反复的排尿困难，常需要频繁的尿道扩张来维持排尿，故有"弹力性尿道狭窄"之称。假道的处理原则是恢复真尿道的解剖连续性，假道常常因此而自行闭锁愈合，如果术中能将假道一并切除，则效果更好。后尿道假道位置深，处理困难，可将其搔刮或将内口封闭，待其自愈。术中通过膀胱镜找到精阜是确定真尿道的重要手段[7-9]。

六、术式评价

手术成功的关键在于彻底切除瘢痕，并做黏膜对黏膜的无张力吻合，术中应注意以下几点：

（1）摆体位时预先垫高臀部，术中头低脚高位，均有助于显露深部手术野，方便手术操作。

（2）经膀胱造瘘口抵达尿道狭窄近端的探子尖所对应的会阴部皮肤位置可选为倒 Y 形切口的交汇点，如此术中的切口下缘较接近尿道近端平面，有利于近端尿道的显露。注意不要以尿道狭窄远端的探子尖为描画切口的依据，否则会造成切口位置选择不当，导致手术操作困难。

（3）游离切断远端尿道时应尽量靠近尿道狭窄近端，这样可以最大限度保留远端正常尿道，同时瘢痕封闭的远端尿道也会减少不必要的尿道海绵体出血，建议在吻合开始前再修剪远端尿道，去除瘢痕组织。

（4）切除瘢痕显露近端尿道是手术的难点，术中稍有不慎就会损伤下方的直肠前壁，尤其是在游离尿道近端后缘时。可将左手示指伸入直肠内作引导，可以清楚地扪及抵达尿道狭窄近端的探子尖、探子尖与前列腺及耻骨联合的关系、直肠前壁的厚度以及瘢痕的厚度。可让助手用鼠齿钳将瘢痕提起，术者用剪刀紧贴直肠前壁将瘢痕去除，一直向近端剪到组织柔软处再横断，此时往往已经暴露出正常柔软的近端尿道下缘黏膜。

（5）瘢痕切除彻底不是指要将局部的瘢痕全部去除，这样不仅没有必要，而且会延长手术时间、加重损伤及并发症的发生率。瘢痕切除彻底是指要将待吻合的尿道远近端的瘢痕组织全部去除，即尿道的远近端通过修剪后均显露出正常的黏膜结构。

（6）近端尿道吻合口修剪完成后一定要能轻松通过至少 F24 号尿道探子，远近端尿道吻合口均可剪成"匙状"以扩大吻合口，避免术后尿道狭窄。吻合口张力大时不能强行吻合，应采取 Webster 无张力吻合"四步法"降低张力后再进行吻合。

（7）尿道吻合时必须确保近端尿道是真道，为避免与假道吻合，术中可以使用膀胱镜检查，如看到近端尿道腔内有精阜结构，则可以明确为真道。

第 2 节　后尿道狭窄切除吻合辅助术式

一、概述

骨盆骨折的暴力较大，强大的剪切暴力在引起尿道断裂的同时，挤压暴力又使断裂的近端尿道及膀胱向上移位。大多数情况下，随着局部血肿的吸收，近端尿道和膀胱的位置会逐渐下移，二期尿道重建时，尿道断端间只会产生较短的缺损。但在一些外伤时暴力严重、血肿较大的病例，尿道两断端往往分离较远，最终形成较长段的缺损，甚至膀胱位于盆腔高位，出现"pie in the sky"征，此时尿道远近端已无法对合，需要采用一系列的手术方法和技巧来降低尿道远近端的张力，使后尿道吻合能够顺利完成[10-11]。

二、手术适应证与禁忌证

1. 适应证 高位或长段后尿道缺损（大于 3 cm）以及合并尿道直肠瘘的患者。
2. 禁忌证 合并急性或亚急性尿道感染者[4-6]。

三、手术步骤与操作要点

（一）Webster 四步法技术

如果尿道远近端相距较远，此时需要采取一系列手术技巧来缩短尿道远近端的距离以降低吻合口张力，Webster 将其总结为无张力吻合"四步法"，绝大多数患者进行前两步即可满足无张力吻合的要求。第一步，充分游离球部尿道，利用尿道海绵体组织本身的弹性，可以延长尿道 2～3 cm。第二步，切开阴茎海绵体中隔，使尿道从分开的阴茎海绵体之间穿过，如此可以缩短尿道远近端距离 1～2 cm（图 29-8）。第三步，切除耻骨联合下缘，切除部分耻骨联合下缘后，可以将尿道的耻骨下弯弧度变直，使尿道远近端之间的距离变短，取捷径进行吻合，此步骤缩短尿道远近端的距离长短取决于去除耻骨联合下缘的多少，一般会缩短尿道远近端距离 1～2 cm（图 29-9）。第四步，尿道绕阴茎海绵体脚，此步骤是将远端尿道从一侧阴茎海绵体脚绕过，再与近端尿道进行吻合，可以缩短尿道远近端距离 1 cm 以上。通过 Webster "四步法"，可以缩短尿道远近端距离 5～8 cm，基本上可以满足绝大多数的后尿道无张力吻合要求[2, 12]。

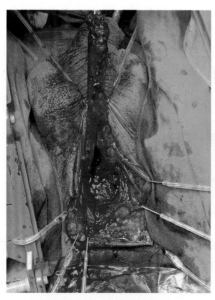

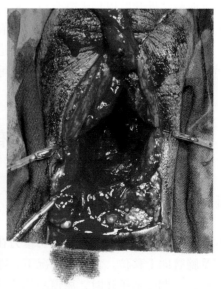

图 29-8　切开阴茎海绵体中隔　　　　图 29-9　楔形切除耻骨联合下缘

（二）切除耻骨联合技术

由于后尿道正位于耻骨联合后方，去除耻骨联合后不仅可以提供满意的手术野，在直视下进行尿道吻合，还可以最大限度地缩短尿道远近端的距离，降低吻合口的张力。

1. 切口　下腹正中切口，抵阴茎根部后向两侧延伸使整个切口呈人字形，会阴部倒Y形切口同经会阴后尿道吻合术。

2. 暴露并切除耻骨联合　下腹正中切口切开腹壁各层，暴露膀胱前间隙，阴茎根部切口一直切至耻骨联合骨膜表面，沿骨膜表面向下分离，于耻骨联合下缘切断阴茎悬韧带，必要时结扎切断阴茎背静脉，使阴茎根部与耻骨联合下缘分开成一间隙，结合会阴部切口显露整个耻骨联合前表面。于膀胱前间隙向耻骨联合后面进行分离，紧贴耻骨联合后面骨膜表面向下分离膀胱及前列腺，一直游离至前列腺尖部水平，将大号止血钳紧贴耻骨联合下缘穿过尿生殖膈，使钳尖伸入耻骨后与手指会合，剪开尿生殖膈，充分游离耻骨后表面，使耻骨联合游离出4 cm宽度。引入线锯，分别将两侧耻骨联合距中线2 cm处切断，移除耻骨联合，断端用骨蜡封闭止血（图29-10）。

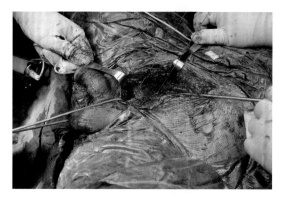

图29-10　用线锯切除部分耻骨联合

3. 切除尿道狭窄段吻合尿道　移除耻骨联合后，下面就是尿道狭窄段，分别从尿道外口和膀胱造瘘口置入尿道探子，抵达尿道狭窄远近端，直视下切除尿道狭窄段，显露正常的尿道远近断端。经会阴部切口暴露球部尿道，充分游离球部尿道，用4-0可吸收线进行无张力吻合。一般先吻合尿道后壁，然后尿道内放置F16或F18号气囊导尿管，再吻合尿道前壁。

4. 关闭切口　留置膀胱造瘘管，耻骨后间隙用耻骨前方的脂肪组织、腹直肌瓣或大网膜组织填充，放置抗压引流管，逐层关闭切口[13-15]。

（三）直针吻合技术

后尿道吻合术时近端尿道的缝合操作是吻合术的难点。由于后尿道手术空间狭小、手术野显露不佳，进出针不易、操作不便、吻合难度大。对于大多数病例，经会阴切口用小圆针操作可以完成后尿道吻合，但对于高位的近端尿道，后尿道吻合的操作极其困难。1961年，金锡御提出直针吻合法，术中需切开膀胱，腹会阴切口同时操作，先经会阴部切口在尿道远侧断端3、6、9、12点钟处各穿过一针较长的可吸收线，然后可吸收线换以直针，直针穿过尿道近侧断端相应部位后进入膀胱内，然后经膀胱切口将线拉出在膀胱内打结。北京积水潭医院泌尿外科在此基础上提出了内镜辅助下直针法后尿道吻合术，术中无须切开膀胱，仅需通过膀胱造瘘口和会阴部切口进行操作。操作时将带针4-0可吸收线的弯针调直，将直针经会阴部切口穿过近端尿道口边缘进入尿道腔内（图29-11），此时将经皮肾镜通过膀胱造瘘口置入膀胱并进入后尿道进行寻找，找到直针后用取石钳将直针夹住并拖入膀胱内（图 29-12、图 29-13），再由会阴部切口经近端尿道口置入持针器进入膀胱将直针或线夹住拖出近端尿道口（图 29-14），即完成一次近端尿道的缝合。

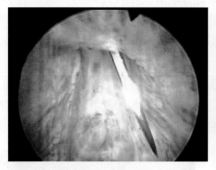
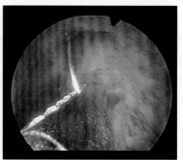

图 29-11　直针穿过近端尿道吻合口 　　图 29-12　经膀胱造瘘口用取石
　　　　　　边缘进入尿道内 　　　　　　　　　　钳夹住针尖

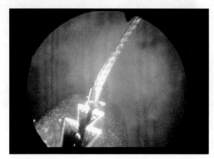
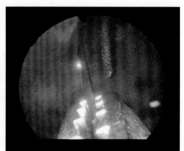

图 29-13　将直针拖入膀胱内 　　　图 29-14　用持针器将直针拖出近
　　　　　　　　　　　　　　　　　　　　　　　　端尿道口

（四）会阴皮瓣尿道成形技术

如果会阴部皮肤条件较好，长段后尿道缺损可以考虑采用会阴皮瓣尿道成形技术进行重建。

手术需分两期进行，具体方法如下：

第一期，作会阴部舌形切口，彻底切除远近端尿道之间的瘢痕组织，将远端尿道拉出与近阴囊底部的皮肤边缘间断缝合形成远端尿道造瘘口。将舌形皮瓣围绕 F18 导尿管，用 4-0 可吸收线间断缝合皮瓣两侧缘，皮肤面朝里形成皮管，将皮瓣游离缘形成的皮管开口与近端尿道间断吻合，皮瓣底部形成的皮管开口与近肛门会阴部皮肤边缘间断缝合形成近端尿道造瘘口。

第二期，一期手术后 6 个月，局部瘢痕已软化，可以行二期手术。在远近端尿道造瘘口之间拟形成新尿道的会阴部皮肤两侧分别作纵行切口，切口环绕远近端尿道造瘘口，纵行切口间形成的皮条宽 2 cm。尿道内留置 F16 球囊导尿管，用 4-0 可吸收线连续缝合皮条边缘形成尿道，新尿道腹侧加盖缝合一层皮下肉膜组织，最后缝合皮肤[10-11, 16]。

（五）肠管或胃壁瓣桥接尿道技术

对于多次手术失败后的高位后尿道闭锁，会阴部皮肤往往存在严重的瘢痕，无法采用会阴皮瓣尿道成形，此时可以考虑采用肠管或胃壁瓣桥接尿道技术重建尿道。

一般采用经腹会阴联合手术径路，最常用的肠管是乙状结肠，为使转移的肠管具有足够长的血管蒂，往往需要切除部分乙状结肠。具体操作如下：游离靠近直肠的一段乙状结肠（肠段 A）后，紧贴肠管将肠系膜血管结扎切断，将此肠段 A 切除，目的是获得肠段 A 的血管蒂。游离肠段 A 近端的一段乙状结肠（肠段 B），作为转移肠管，根据尿道缺损的长度决定肠段 B 的长度，游离足够长的肠系膜血管蒂并切断肠管使肠段 B 可以降至会阴部。吻合远近段肠管恢复肠道的连续性。将转移肠管剪裁缝合成口径 F26～30 大小，近端与前列腺尖部尿道吻合，远端与球部尿道吻合。

如果乙状结肠难以利用，可以考虑采用近端横结肠，方法同前。也可以考虑游离一段带胃网膜右动脉的胃大弯侧胃壁组织，将胃壁瓣组织缝合成管状转移至会阴部桥接远近端尿道[17-18]。

四、术后处理与护理要点

1. **一般处理** 同经会阴后尿道狭窄切除吻合术。

2. **防治感染** 伤口感染是尿道修复手术失败的主要原因之一。术后应该根据药敏结果选用敏感抗生素或者选择两种以上广谱抗生素联合静脉用药预防感染，持续 1～2 周后改为口服给药，一直持续用药到拔除尿管后。

3. **预防血栓** 高位及长段尿道狭窄的手术难度较大，手术时间较长，长时间截石位导致术后深静脉血栓形成的可能性加大。术中术后均应采取措施防止血栓形成，如使用弹力袜、间歇性压力梯度仪等；对于高危人群，建议术后使用低分子肝素预防血栓形成。

4. **胃肠道手术后的护理** 术后早期禁食、补液，待肠蠕动恢复开始进流质饮食，并逐步恢复正常饮食。如有胃管，应妥善固定，避免扭曲、受压、阻塞等情况发生，每日少于 10 mL 引流液可考虑拔管[19-20]。

五、术后并发症与处理要点

1. **一般并发症** 同经会阴后尿道狭窄切除吻合术。

2. **耻骨骨髓炎** 经耻骨途径行后尿道吻合手术时需去除部分耻骨联合，耻骨骨髓腔会开放暴露于伤口内，术后如果被吻合口或膀胱造瘘口渗出的尿液污染，或者局部组织存在感染坏死的情况，可以导致耻骨骨髓炎的发生。所以术中在切除耻骨后建议用骨蜡封闭骨髓腔，切除的耻骨也不主张再放回原位，以免坏死的骨组织成为感染源。

3. **肠瘘及肠梗阻** 使用肠管桥接尿道时有可能发生，如果保守治疗无效，应及时手术探查，予以缓解[7-9]。

六、术式评价

后尿道狭窄手术的解剖部位较深，显露近端尿道及吻合操作均较困难，所以一直是泌尿外科的一个手术难题。历史上曾有多种术式用于后尿道狭窄的治疗，包括尿道套入术、会阴皮瓣尿道成形术、经会阴后尿道吻合术以及经耻骨后尿道吻合术等。经过不断改进和总结，目前使用最为广泛的后尿道狭窄手术主要有两种，即经会阴和经耻骨途径后尿道吻合术。通过 Webster 四步法技术，小于 5 cm 的大部分后尿道狭窄患者均可以通过经会阴途径完成后尿道的无张力吻合，实在操作困难时，还可以使用直针吻合技术使吻合能够顺利完成。对于膀胱位于盆腔高位，具有"pie in the sky"征的患者，将耻骨联合切除，经耻骨途径显露后尿道是不错的选择，不仅可以轻易暴露尿道狭窄部位，还可通过捷径像空中架桥般将尿道进行无张力吻合。分期会阴皮瓣尿道成形术现在已很少使用，只有在经过多次后尿道手术失败的患者，局部可用尿道已越来越少，才使用局部皮瓣与后尿道进行吻合。对于多次手术失败后的高位后尿道闭锁，会阴部皮肤存在严重瘢痕时，可以考虑采用肠管或胃壁瓣桥接尿道技术重建尿道。

（黄广林）

参 考 文 献

［1］ FU Q, ZHANG J, SA Y L, et al. Recurrence and complications after transperineal bulboprostatic anastomosis for posterior urethral strictures resulting from pelvic fracture: a retrospective study from a urethral referral centre [J]. BJU Int, 2013, 112 (4): E358-363.

［2］ KORAITIM M M. Post-traumatic posterior urethral strictures: preoperative decision making [J]. Urology, 2004, 64 (2): 228-231.

［3］ KULKARNI S B, BARBAGLI G, KULKARNI J S, et al. Posterior urethral stricture after pelvic fracture urethral distraction defects in developing and developed countries, and choice of surgical technique [J]. J Urol, 2010, 183 (3): 1049-1054.

［4］ SINGH A, PANDA S S, BAJPAI M, et al. Our experience, technique and long-term outcomes in the management of posterior urethral strictures [J]. J Pediatr Urol, 2014, 10 (1): 40-44.

［5］ FU Q, ZHANG J, SA Y L, et al. Transperineal bulbo-prostatic anastomosis for posterior urethral stricture associated with false passage: a single-centre experience [J]. BJU Int, 2011, 108 (8): 1352-1354.

［6］ MANIKANDAN R, DORAIRAJAN LN, KUMAR S. Current concepts in the management of pelvic fracture urethral distraction defects [J]. Indian J Urol, 2011, 27 (3): 385-391.

［7］ HOSSEINI S J, REZAEI A, MOHAMMADHOSSEINI M, et al. Supracrural rerouting as a technique for resolution of posterior urethral disruption defects [J]. Urol J, 2009, 6 (3): 204-207.

［8］ GUPTA NP, MISHRA S, DOGRA PN, et al. Outcome of end-to-end urethroplasty: single-center experience [J]. Urol Int, 2009, 82 (2): 179-182.

［9］ KORAITIM M M. The combined perineo-abdominal transpubic urethroplasty [J]. Arab J Urol, 2015, 13 (1): 24-26.

［10］ GUPTA N P, MISHRA S, DOGRA P N, et al. Transpubic urethroplasty for complex posterior urethral strictures: a single center experience [J]. Urol Int, 2009, 83 (1): 22-26.

［11］ SAINI D K, SINHA R J, SOKHAL A K, et al. Analysis of anastomotic urethroplasty for pelvic fracture urethral distraction defect: Decadal experience from a high-volume tertiary care center [J]. Urol Ann, 2019, 11 (1): 77-82.

［12］ GARG G, SINGH M, KUMAR M, et al. Outcome of patients with failed pelvic fracture-associated urethral injury repair: A single centre 10-year experience [J]. Turk J Urol, 2018, 45 (2): 139-145.

［13］ GELMAN J. Tips for successful open surgical reconstruction of posterior urethral disruption injuries [J]. Urol Clin North Am, 2013, 40 (3): 381-392.

［14］ KORAITIM M M. Complex pelvic fracture urethral distraction defects revisited [J]. Scand J Urol, 2014, 48 (1): 84-89.

［15］ 沈文浩, 张恒, 李新, 等. 男性创伤性复杂性后尿道狭窄的手术治疗 [J]. 中华创伤杂志, 2011, 27 (10): 933-936.

［16］ 张炯, 徐月敏, 金三宝, 等. 后尿道狭窄的诊断和治疗——20 年经验总结 [J]. 中华泌尿外科杂志, 2009, 30 (9): 635-638.

［17］ 撒应龙, 徐月敏, 金三宝, 等. 后尿道狭窄外科治疗 191 例临床分析 [J]. 中华外科杂志, 2006, 44 (18): 1244-1247.

［18］ 吴国英, 王凯, 贺金传. 经耻骨径路治疗骨盆骨折后复杂性后尿道狭窄 [J]. 中华创伤杂志, 2009, 25 (3): 251-253.

［19］ 满立波, 王建伟. 图解尿道成形术 [M]. 北京: 人民卫生出版社, 2018, 43-51.

［20］ 王建伟, 满立波, 黄广林, 等. 经会阴三步法手术策略治疗单纯性男性骨盆骨折后尿道离断 [J]. 北京大学学报 (医学版), 2018, 50 (4): 617-620.

第29章 后尿道狭窄修复与重建

第**30**章

儿童尿道下裂修复与重建手术

第1节　尿道下裂的解剖与分型

一、胚胎与解剖

尿道下裂系胚体期外生殖器发育异常所致。正常的外生殖器在胚胎的第12周发育完成。人胚第6周时，尿生殖窦的腹侧出现一个突起，称为生殖结节。不久在生殖结节的两侧各发生一个生殖窦。在生殖结节的尾侧正中线上有一个浅沟，称为尿道沟。尿道沟两侧隆起部分为生殖褶。尿道沟底部即为尿生殖窦膜，此时仍为未分化期的外生殖器。到第7～8周以后开始向男性或女性分化。第10周时可分辨胚胎的外生殖器性别。男性外生殖器的发育在双氢睾酮的作用下，生殖结节增长形成阴茎。尿生殖窦的下端伸入阴茎并开口于尿道沟，以后尿道沟两侧的尿生殖褶由近端逐渐向远端融合，表面留有融合线为阴茎缝，所以尿道是由近端向远端形成，尿道口外移到阴茎头冠状沟部。在胚胎期由于内分泌的异常或其他原因致尿道沟融合不全时，即形成尿道下裂。

尿道下裂阴茎的解剖结构与正常阴茎比较，其腹侧尿道、尿道海绵体及包皮发育不全或缺乏。尿道口异位、包皮及系带缺损、阴茎下弯是尿道下裂的典型临床表现。

尿道下裂类型与阴茎下弯程度相关：尿道口位置越在近端，阴茎下弯越明显，阴茎海绵体腹侧表面纤维索带样组织由排列相对整齐的纤维组织组成，阴茎海绵体腹侧表面组织的病理学基础为纤维索带，是尿道下裂阴茎下弯的发生原因。尿道下裂和正常阴茎的神经分布类似，阴茎背神经集中于阴茎海绵体背侧向阴茎远端分布。尿道下裂阴茎头与尿道海绵体末梢之间分布的血管数量减少、血管腔增大，而正常阴茎分布的毛细血管管腔细小、呈扇形沿着尿道分布至阴茎头[1]。

二、临床表现和分型

（一）临床表现

1. **尿道口位置异常**　阴茎头正常位置无尿道开口，尿道口位于阴茎头下方至会阴之间任何部位，尿道外口狭窄，其远端有黏膜样浅沟，尿道远端海绵体缺损呈膜性尿道。无明显排尿困难。

2. **尿道下弯**　阴茎向下弯曲畸形，多是轻度下弯。尿道下裂合并阴茎下弯约占35%。

阴茎下弯主要原因是尿道口远端尿道板纤维组织增生、阴茎体尿道腹侧皮下各组织缺乏及阴茎海绵体发育不对称。

3. 包皮系带异常　阴茎腹侧包皮系因未能在中线融合，故呈 V 形缺损，包皮系带缺如，阴茎头背侧包皮呈"帽状"堆积。

（二）分型

传统上尿道下裂按原始开口位置分为四型：1 型，阴茎头型和冠状沟型；2 型，阴茎体型；3 型，阴茎阴囊型；4 型，会阴型。

尿道下裂合并严重阴茎下弯与尿道口位置不成正比，阴茎下弯纠正后尿道开口位置明显退缩后移，单纯根据原始尿道口的位置不能正确地评估尿道下裂的程度。Barcat 提出按阴茎下弯矫正后尿道下裂开口位置进行分型的方法（表 30-1）[2]。Marek Orkiszewski 主张在阴茎完全勃起后以尿道海绵体分叉部相对于耻骨联合的位置为主要标准进行分型（表 30-2）[3]。

表 30-1　尿道下裂的临床分型（Barcat 法）

前型	阴茎头型（尿道口位于阴茎头下方）
	冠状沟型（尿道口位于冠状沟水平）
	前阴茎型（尿道口位于阴茎体前 1/3）
中间型	阴茎体中间型（尿道口位于阴茎中间 1/3）
	阴茎体后型（尿道口位于阴茎体后 1/3）
后型	阴茎阴囊型（尿道口位于阴茎阴囊交界处）
	阴囊型（尿道口位于阴囊部位）
	会阴型（尿道口位于会阴位）

表 30-2　Marek Orkiszewski 新型分类

阴茎型	阴茎头型及冠状沟型
	阴茎远端型：尿道位于阴茎干远 1/3
	阴茎中段型：尿道口位于阴茎干中段 1/3
	阴茎近端型：尿道口位于阴茎干近端 1/3
近体型	阴囊型
	会阴

（周辉霞　陶　天）

第 2 节　阴茎弯曲 < 30° 尿道下裂手术

一、概述

约有 10% 的远端型尿道下裂及 1/3 近端型尿道下裂经阴茎脱套后仍有一定程度的阴茎

下弯（＜30°）。对于阴茎下弯＜30°的尿道下裂，通常可以采用尿道板纵切卷管术（TIP）修复，不需要离断尿道板，只需将阴茎脱套，两侧阴茎头侧翼分离即可矫正下弯。如通过上述方法还不能矫正阴茎下弯，可采用背侧折叠方法将阴茎矫治，即 Snodgraft 手术。Snodgrass 等对连续 70 例近端型尿道下裂进行阴茎脱套后，约 19% 的患者可完全矫直，31% 的患者仍有＜30° 的弯曲[4]。如术中发现尿道板发育差、宽度＜8 mm，可采用游离包皮内板或口腔黏膜镶嵌（inlay）海绵体上再行 TIP 手术。

二、手术适应证与禁忌证

（一）适应证

（1）尿道板发育良好、阴茎弯曲小于 30° 的近段与远段型尿道下裂。
（2）尿道板发育良好且无阴茎弯曲的尿道下裂。

（二）禁忌证

（1）尿道板发育不良、宽度＜14 mm。
（2）阴茎弯曲大于 30° 的尿道下裂。

三、术前准备

（1）术前 1 天用生理盐水或呋喃西林溶液泡洗阴茎。
（2）术前 2 小时预防性使用抗生素。

四、手术步骤与操作要点

1. 尿道板发育良好，宽度＞8 mm　对于初次手术、尿道板发育良好、阴茎弯曲小于 30° 的近段与远段型尿道下裂均可采用 TIP 修补。自从 1994 年首次描述了 TIP 尿道成形术用于远段尿道下裂修复以来，已有很多学者报道了其在远段与近段型尿道下裂中的临床应用。据报道，使用 TIP 尿道成形术初次修复尿道下裂的并发症发生率为 1%～5%。TIP 尿道成形术在再次手术及复杂尿道下裂修复术中的应用也取得了较好疗效[5-6]。

具体方法为，于阴茎头正中线及两侧侧翼分别用 5-0 滑线缝合阴茎头用作牵引固定，根据阴茎的尺寸标出 7～9 mm 宽的尿道板。在预定的切口表面注入稀释的肾上腺素，于阴茎头顶部至尿道下裂开口处做纵形平行的切口，划出尿道板的界限。横行切开尿道表面皮肤，完成尿道板的 U 形切口（图 30-1），沿尿道板两侧分离阴茎头侧翼（图 30-2）。在靠近冠状沟边缘 5～7 mm 处环形切开包皮外板，剥脱阴茎体至根部。将阴茎完全脱套、去除异常纤维索带后行人工勃起试验，如脱套后仍有阴茎下弯（小于 30°）则行阴茎背侧折叠。如术中发现尿道卷管有张力可在尿道下裂口至阴茎顶端纵行切开尿道板中线（图 30-3）。根据患儿阴茎发育情况采用合适的导尿管，并用 7-0 PDS 线间断缝合尿道板使其在 6 F

硅胶导尿管上形成管道（图30-4），第二层用7-0 PDS线连续缝合加固尿道。将血供良好的皮下（背侧包皮和阴茎体皮肤）组织或睾丸鞘膜覆盖于新尿道表面，6-0可吸收线间断缝合固定。阴茎头侧翼两层无张力对缝合，形成一个正常外观的阴茎，尿道口位于腹侧，呈裂隙状（图30-5）。然后覆盖皮肤完成修复，将导尿管固定于阴茎头上。

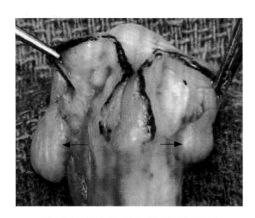

图30-1 沿标记线U形切开尿道板

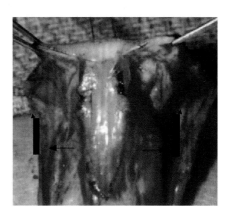

图30-2 沿尿道板两侧分离阴茎头侧翼

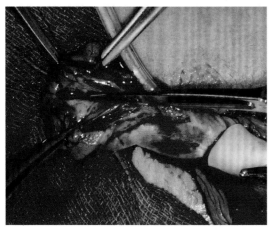

图30-3 纵行切开尿道板

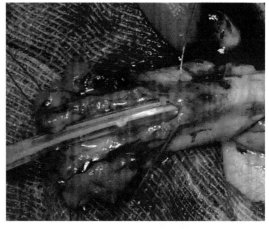

图30-4 置入合适大小的硅胶导尿管，7-0 PDS线间断缝合成形尿道

2. 尿道板发育较差，宽度<8 mm 有研究表明对于尿道板宽度<8 mm的尿道下裂直接采用TIP修复会增加术后并发症发生率[7-8]。对于尿道板发育欠佳、阴茎弯曲小于30°的近段与远段型尿道下裂均可以采用游离包皮内板或口腔黏膜镶嵌（Inlay flap）＋TIP修补。

具体方法为为，于阴茎头正中线及两侧侧翼分别用5-0滑线缝合阴茎头作为牵引固定，根据阴茎的尺寸标出7～9 mm宽的尿道板。在预定的切口表面注入稀释的肾上腺素，于阴茎头顶部至尿道下裂开口处做纵形平行的切口，划出尿道板的界限。横行切开尿道表面皮肤，完成尿道板的U形切口，沿尿道板两侧分离阴茎头侧翼（图30-6）。在靠近冠状沟边缘5～7 mm处环形切开包皮外板，剥脱阴茎体至根部。将阴茎完全脱套、去除异常纤维索带后行人工勃起试验，如脱套后仍有阴茎下弯（小于30°）则行阴茎背侧折叠。于

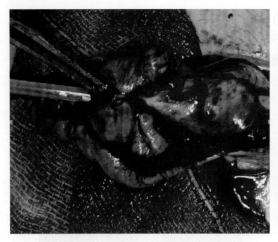

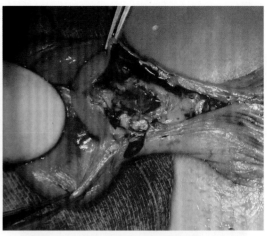

图 30-5　阴茎头侧翼两层无张力对缝合，形成一个
正常外观的阴茎，尿道口位于腹侧，呈"裂隙状，
关闭切开尿道板的远端部分（尿道口）时不要太紧

图 30-6　U 形切开尿道板，沿尿道板两侧分离阴
茎头侧翼

尿道下裂口至阴茎顶端纵行切开尿道板中线（图 30-7）。根据尿道板纵行裂开缺损长度与宽度分离游离包皮内板（图 30-8）或口腔黏膜，将游离组织去脂肪化，贴附于海绵体上，6-0 可吸收线间断缝合游离组织与正常尿道板，并将其固定于海绵体上，用 50 mL 注射器针头将游离皮瓣网格化（图 30-9），有利于术后分泌物排出，根据患儿阴茎发育情况采用合适的导尿管，并用 7-0 PDS 线间断缝合尿道板使其在硅胶导尿管上形成管道（图 30-10），第二层用 7-0 PDS 线连续缝合加固尿道。将具有良好血供的皮下（背侧包皮和阴茎体皮肤）组织或睾丸鞘膜覆盖于新尿道表面，6-0 可吸收线间断缝合固定（图 30-11）。阴茎头侧翼两层无张力对缝合，形成一个正常外观的阴茎，尿道口位于腹侧，呈裂隙状。然后覆盖皮肤完成修复，将导尿管固定于阴茎头上（图 30-12、图 30-13）。

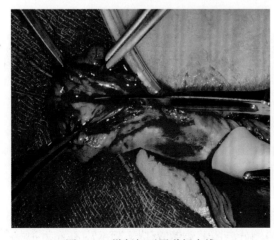

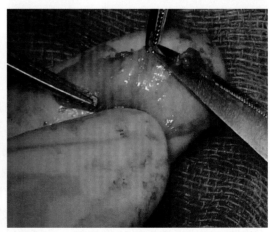

图 30-7　纵行切开尿道板中线

图 30-8　取合适大小的游离包皮内板去脂肪化

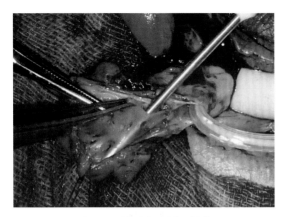
图 30-9 将游离皮瓣网格化

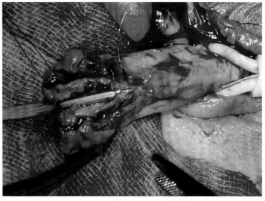
图 30-10 7-0 PDS 线间断缝合尿道板使其在硅胶导尿管上形成管道

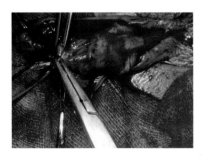
图 30-11 从阴茎体侧面或者背侧来的皮下（肉膜）组瓣作为第二层，覆盖在新尿道上

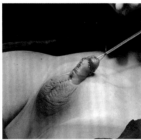
图 30-12 覆盖皮肤完成修复，固定好留置的膀胱导尿管（侧面观）

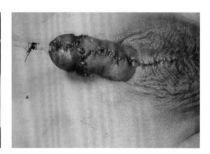
图 30-13 覆盖皮肤完成修复，固定好留置的膀胱导尿管（正面观）

五、术后处理与护理要点

（1）禁食 4～6 小时。肠蠕动恢复后进流质饮食。

（2）早期活动　早期下床可促进呼吸系统、胃肠系统、肌肉和骨骼等多器官系统功能恢复，并可预防肺部感染、压疮和下肢深静脉血栓形成等，建议患者术后恢复清醒即可采用半卧体位或适量床上活动。

（3）尿管的护理　尿管一般留置 3 周，指导患者每周更换尿袋 1 次。

（4）伤口的护理　术后 5 天拆除伤口敷料，每日清洁伤口，观察阴茎局部皮肤的血运情况，如出现苍白、青紫或发黑，及时处理。

六、术后并发症与处理要点

1. 出血　出血是尿道下裂修复术最常见的并发症。持续渗出只需简单的敷料压迫即可，如有严重的术后出血则需要手术探查并处理出血来源。血肿可能为持续的出血所致，如血肿较大需要探查切口和清除血肿。

2. **尿道口狭窄** 尿道口狭窄的并发症最有可能是修复时的技术问题所致。例如形成尿道口的管腔太窄或阴茎头成形太紧。对于最轻度的尿道口狭窄仅行尿道（尿道口）扩张或尿道口切开即可。然而对于复杂的累及尿道口的远段尿道狭窄可能需要再一次行手术治疗。

3. **尿道皮肤瘘** 尿道皮肤瘘通常由患者父母或照料者发现。排尿或不排尿时的体格检查，或者逆行注射染料如亚甲蓝加或不加甘油都可证实尿道皮肤瘘的存在。尿道皮肤瘘可能由远段尿道狭窄或尿道口狭窄引起，或与其有关。其他危险因素包括行尿道成形术时未能翻转所有上皮缘，组织失活，以及尿道成形术未能恰当地加盖第二层。如瘘口较小可在术后半年行尿瘘修补，有时较大的或多发的尿道皮肤瘘需切开完整的皮肤桥，并推迟再次尿道下裂修复术的时间。

4. **感染** 感染是尿道下裂修复术的一种不常见的并发症。当怀疑发生感染时，可进行培养，切开和引流，需要时清创并同时应用抗生素。严重感染可导致整个修复手术失败。

5. **尿道憩室** 尿道下裂修复术后形成尿道憩室并不常见。与尿道皮肤瘘相似，尿道憩室可能与远段尿道狭窄或尿道口狭窄有关。如发生尿道憩室，可行憩室切除，闭合尿道。

6. **尿道狭窄** 尿道狭窄（除外尿道口狭窄）是近段尿道下裂修复术的一个并发症。成管修复术例如 TPF 术的近端吻合部位特别容易发生狭窄。这种类型的狭窄可通过微创方法解决，如内镜下尿道冷刀切开术，对于广泛的狭窄需要利用游离移植物或用更适宜的带血管蒂皮瓣尿道成形术来修复。

7. **阴茎弯曲复发** 阴茎弯曲后期复发已被认为是阴茎弯曲矫形术（伴或不伴尿道下裂修复术）的一种并发症。伴有严重阴茎弯曲的尿道下裂患者需行第二次手术。

8. **修复失败** 修复失败可能是在尿道下裂修复术中用于尿道成形或其他部分的局部组织或皮瓣去血管化所引起的，也可能是尿道成形术和（或）阴茎头对拢缝合时（阴茎头成形术）有张力引起的，也可能是手术中过多使用电灼、误伤血管蒂、血肿形成引起组织失活而导致修复失败。不管原因如何，在再次修复术前必须清除去血管化的坏死组织。

七、评价

对于大部分尿道下裂来说，TIP 尿道成形术得到广泛普及。在我们机构中，已成为中段及前段尿道下裂初次及再次行修复手术的选择，也有人将其作为远段尿道下裂修复的理想术式。创新的观念与技术在尿道下裂学领域不断涌现。

随着时间的推移，可以预测成功的尿道下裂修复术所需的最基本原则方面的改进。在这片不断发展的尿道下裂领域中，术者必须清楚尿道下裂修复的基本原则，针对各种程度的尿道下裂熟练掌握几种恰当的手术方式。

（周辉霞　曹华林）

第3节　阴茎弯曲＞30°尿道下裂手术

一、概述

重度尿道下裂多伴有不同程度的阴茎下弯，对于阴茎弯曲程度重（阴茎下弯＞30°）、尿道板发育过窄、膜状尿道板的病例，在行阴茎脱套后或阴茎背侧折叠等方法仍会发现阴茎矫直不理想，需离断尿道板，并行分期改良 Bracka 手术，以减少术后阴茎下弯、尿道狭窄、憩室等并发症的发生[9]。

二、手术适应证及禁忌证

1. 适应证　分期手术适用于阴茎皮肤脱套至阴茎根部，剪除了阴茎腹侧肉膜及阴茎阴囊的纤维索带后，仍存在阴茎＞30°下弯，这类病例需离断尿道板来纠正阴茎下弯。

2. 禁忌证　该术式没有禁忌证。对于阴茎下弯＜30°的病例采用一期完成即可取得良好的效果，所以无需采用分期手术[10]。

三、术前准备

1. 皮肤准备　术前注意外阴部清洁，如皮肤有潮红、破溃者，需局部坐浴泡洗。
2. 肠道准备　术前 6～8 小时禁食水，晚间或晨起开塞露清肠。

四、手术步骤与操作要点

（一）一期手术

在阴茎冠状沟下方 4 mm 处环形切开阴茎皮肤至阴茎筋膜，阴茎背侧钝性分离，腹侧用锐性方法分离、切除全部纤维索带，包括阴囊中间凹陷处黏膜，使阴茎海绵体完全裸露伸直，在背伸牵拉时阴茎腹侧根部无任何牵拉感。阴茎勃起试验见矫直不理想，离断尿道板，取包皮内板或口腔黏膜镶嵌预铺尿道板。然后，在阴茎背侧中线纵行剪开皮肤直至背侧皮肤长度稍长于阴茎海绵体背侧长度，用 6-0 可吸收线将阴茎背侧中线剪开边缘缝合于阴茎冠状沟切缘，阴茎背侧皱褶皮肤和包皮内板移向腹侧，经 Z 字形减张后左右对缝，置于阴茎腹侧和阴囊中部与尿道外口相衔接，以备二期手术重建尿道。根据尿道直径置入相应粗细的导尿管，阴茎体用纱布包裹，术后 1 周拆除纱布，拔出导尿管。

缝合前，需要用游标卡尺量取阴茎头最大径线。距离冠状沟 4 mm 环切包皮内板（图 30-14A），剩余的包皮可用做皮瓣。沿阴茎腹侧尿道板切割的部位皮下注射 1 : 100 000

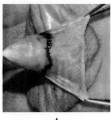 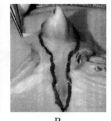

图 30-14A　距离冠 图 30-14B　设计尿
状沟 4 mm 环切包皮 道板切口
内板

稀释的肾上腺素，这样有利于皮肤更好地贴合在尿道海绵体上。在切开腹侧皮肤时应避免损伤尿道海绵体，减少出血的风险，沿 Buck 筋膜将阴茎背侧包皮脱套至阴茎根部（图 30-14B）。

龟头两翼的皮下需要注射 1∶100 000 的肾上腺素，沿 3 点和 9 点位置牵开的平面切开。龟头两翼需要充分展平，分离出两侧阴茎头翼瓣（图 30-15），分离皮瓣时，注意保护尿道口基底血运。再分离出尿道板两侧（图 30-16）。这样可以为二期手术时保证尿道板足够宽，以减少出现尿道口狭窄的可能（图 30-17）。

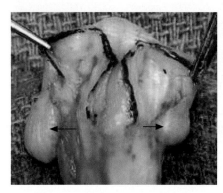 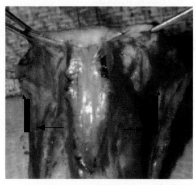

图 30-15　分离出两侧阴茎头翼瓣　　　图 30-16　分离出尿道板两侧

如果行勃起试验见阴茎下弯＞30°，可将阴茎腹侧横向切开三处解决：第一处位于弯曲最凸点，依次向远侧约 4 mm 处行第二和第三处切开，每处均沿 4 点至 8 点方向切开，深度仅在白膜被膜，避免损伤勃起组织（图 30-17）。

用 6-0 Polypropylene 线将包皮两顶角牵引，将阴茎阴囊交界处皮肤分别向 2 点和 10点位置切开，将阴囊皮肤从阴茎包皮上分离下来，把包皮内板展开，内板下肉膜游离，标记出所需尿道板移植物的大小后将其切下，并泡在生理盐水溶液里备用。阴茎充分伸直状态下，冠状沟位置做包皮环切。

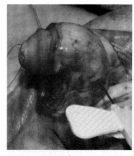 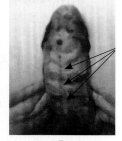

图 30-17A　行人工勃起 图 30-17B　阴茎体
试验　　腹侧白膜切开 3 处

取包皮内板作为游离移植物[11]（图 30-18）。

取口腔黏膜做游离移植物[12]（图 30-19）。

阴茎伸直状态下，在龟头 12 点位置为中点，将游离的包皮与包皮内板"围领"缝合，直至龟头两翼。

游离的包皮皮瓣，将其充分展平后，贴合在原尿道板上，7-0 可吸收线依次将其边缘与龟头两翼、尿道板两侧、尿道外口处皮膜缝合，其中部可加固数针，以利于游离移植物

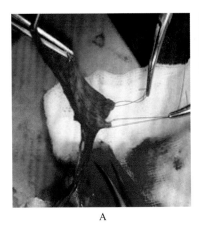

A

图 30-18A　获取游离包皮内板

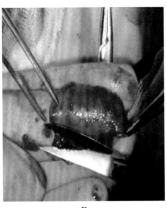

B

图 30-18B　Graft- 去除表面脂肪

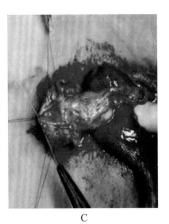

C

图 30-18C　Graft 移至腹侧作尿道板

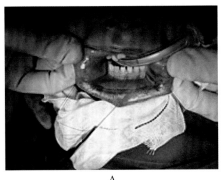

A

图 30-19A　取口腔黏膜作 Graft

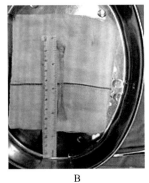

B

图 30-19B　剔除口腔黏膜下脂肪组织

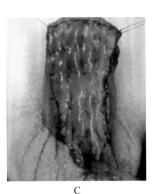

C

图 30-19C　游离移植物术中外观

有丰富的血液供养。该游离移植物的末端要超过尿道口约 1 cm，剪成倒 V 形，这样可避免尿道吻合口狭窄。

插好导尿管后，油纱条衬垫在预铺的新的尿道板上，用 4-0 Polley 线将龟头翼、包皮两侧及尿道口周皮肤包绕油纱条并间断缝合固定数针，松紧要适度。大约保留 1 周后拆除，观察尿道板血运情况（图 30-20）。

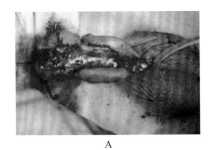

A

图 30-20A　游离移植物预铺尿道板

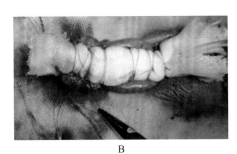

B

图 30-20B　油纱加压包扎

选取包皮内板做游离移植物的优点在于，它比口腔黏膜更薄，尤其龟头直径＜12 mm 的患者。对口腔黏膜条件差的病例更是提倡选用自己的包皮作为移植物[13]。拆除了油纱条后，Johal 等医生建议局部涂抹氯霉素软膏，2 次 /d，使用 2 周。而 Ferro 等局部涂抹 0.05% 倍他米松，3 次 / 天，使用 2 个月。

（二）二期手术

自正常尿道开口位置到当前尿道开口做 U 形切口，作为重建新尿道的组织，宽约 15 mm，充分剪除尿道板周围的瘢痕组织使阴茎充分伸直，尿道板正中劈开，深达阴茎白膜，尿道板包绕导尿管，使用 7-0 可吸收线缝合成形新的尿道。游离阴囊肉膜或鞘膜覆盖新尿道。成形阴茎阴囊角后，转移部分阴囊皮瓣覆盖于尿道腹侧，并与阴茎背侧包皮缝合。

在一期手术后半年后更长的时间，如果尿道板血运良好、组织弹性好的情况下即可行二期手术（图 30-21）。

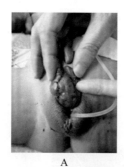
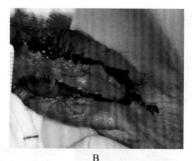

图 30-21A　游离包皮　　图 30-21B　游离包皮内板一期矫
内板一期矫直术后 7 天　　　　直术后半年

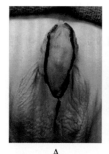
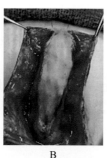

图 30-22A　二期　　图 30-22B　尿道板
尿道板 Y 形切口　　　充分松解

在龟头两翼至尿道口之间做 U 形切开，并且沿阴囊中线向下延伸，这样有利于游离完整的睾丸鞘膜来覆盖至新尿道上。龟头两翼皮下注射稀释的 1 : 100 000 肾上腺素，沿 3 点和 9 点方向将两翼充分游离，如果龟头横径＜14 mm，可以向深处再游离。剪除尿道板两侧的纤维索带及瘢痕组织，将尿道板充分松解。如果尿道板缩窄明显，常常可采用 TIP 方法镶嵌如口腔黏膜游离移植物与尿道板耦合（图 30-22）。

尿道口成形时，在龟头两翼各 4 mm（3～5 mm）处对缝第 1 针，该距离最接近正常男孩子尿道口长度。

尿道板包绕导尿管，7-0 PDS Ⅱ线缝合成形新的尿道，共缝合 2 层（图 30-23A）。缝合的针距不要过大，以免出现狭窄。游离较完整的睾丸鞘膜覆盖在新尿道（图 30-23B），并用 7-0 PDS Ⅱ线将其与尿道板缝合固定，同时睾丸也需固定在阴囊，以免出现移位。适当修剪包皮及阴囊皮肤，覆盖阴茎腹侧及关闭阴囊切口。

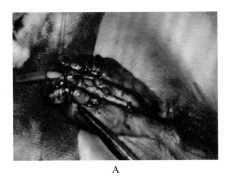 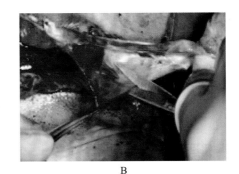

图 30-23A　缝合成形新的尿道，共缝合 2 层　图 30-23B　游离较完整的睾丸鞘膜覆盖在新尿道

五、术后处理及护理要点

导尿管保留 2 周即可拔除。

六、术后并发症与处理要点

1. 伤口感染　因游离移植物与尿道板贴合不佳，造成移植物血运差甚至感染、坏死。术中将移植物中部与尿道海绵体加固数针，以利于游离移植物有丰富的血液供养。术后局部垫压油纱条可保留 7～10 天再拆除。

2. 尿瘘　是尿道下裂常见并发症，术中注意保留皮瓣血运。术后加强抗生素使用。

3. 尿道狭窄　是尿道下裂常见并发症，术中注意保持尿道板良好血运、减少瘢痕组织增生，并且无张力缝合。

七、评价

根据笔者所在中心的临床经验，伴有难矫治阴茎下弯的尿道下裂，采取离断尿道板、行分期手术治疗，不仅可以彻底纠正阴茎弯曲，而且取包皮内板或口腔黏膜组织，尿道板材料相对丰富，组织相容性能好，术后出现尿瘘、尿道狭窄等并发症的发生率相对较低。

（周辉霞　周晓光）

第 4 节　残废尿道下裂术后再手术

一、概述

尿道下裂手术后治疗效果与患儿尿道开口部位、阴茎下曲程度和尿道板局部发育情况以及术者手术方案选择等多因素相关，即使再好的医疗中心，经验丰富的医生进行尿道下裂手术也并非能 100% 成功，必然会有一部分患儿需要接受多次手术[14]。初次手术失败后的术后残废尿道下裂患儿再次手术修复治疗一直是一个难题，其手术难度远比上次手术增加，具有挑战性的风险是重复多次失败的手术过程后导致重要的局部组织产生瘢痕和尿道修复材料缺乏的问题[15-16]。

二、手术适应证与禁忌证

1. 适应证　术后残废尿道下裂再手术应选择在前次手术失败 6 个月以后进行，同时需要重建尿道伤口完全愈合。

2. 禁忌证　阴茎术区包皮水肿、感染、炎症等应考虑延期手术。

三、术前准备

术前 1 天注意加强预手术区域皮肤消毒护理。术者可以从患儿家庭背景、前次手术情况、阴茎弯曲度、局部组织情况等多个因素来评估尿道下裂恢复情况，特别关注阴茎弯曲度的充分矫直、尿道板的发育情况、局部组织的质量（主要看血运、瘢痕情况、纤维挛缩等）[17-18]。

四、手术步骤与操作要点

（一）手术方案设计

（1）阴茎弯曲＜30°，尿道板发育良好，局部血运较好且没有瘢痕，可采用尿道板纵切卷管（TIP）技术修复尿道。

（2）阴茎弯曲＜30°，尿道板发育不良，可采用背侧游离组织镶嵌卷管（inlay with TIP）技术重建尿道。

（3）阴茎弯曲＞30°，尿道板瘢痕增生、合并干燥性闭塞性龟头炎（BXO）、尿道狭窄、尿道毛发等患儿，可采用分期镶嵌口腔黏膜技术完成尿道成形手术。

（二）单纯卷管技术（Re-TIP）

Re-TIP 的适应证：①TIP 手术后尿瘘；②无残余阴茎弯曲或仅轻度弯曲＜30°；③Duckett 手术后的尿道全程裂开；④阴茎头开裂 / 尿道开口后移（图 30-24）。

技术优点：保留尿道板或分期的尿道板镶嵌体移植物紧贴尿道板，通过对尿道板纵切卷管成形尿道，无纤维结缔组织产生瘢痕愈合，尿道板较平整。

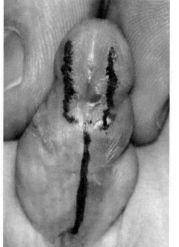

图 30-24　设计 Y 形切口

关键点：①注意选择合适的组织瓣覆盖新尿道，防止术后尿瘘。②通过阴茎皮肤改形可获得良好的术后外观。

（三）背侧游离组织镶嵌卷管技术（inlay with TIP）

该术式的主要适应证：①复杂尿瘘；②尿道部分瘢痕形成；③尿道狭窄（图30-25～图30-27）。

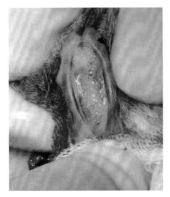
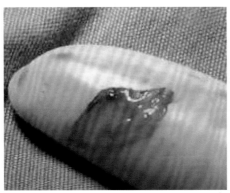
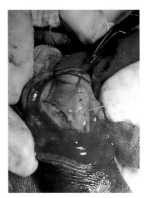

图 30-25　纵行切开尿道板　　　　图 30-26　修剪口腔黏膜　　　　图 30-27　将口腔黏膜镶嵌于尿道板裂隙

手术注意事项：①移植床的准备必须彻底和保证健康；②裁取合适的口腔黏膜，并去除脂肪层；③转移部分精索内筋膜组织覆盖新尿道的腹侧，减少尿瘘发生的机会；④如出现包皮外板材料缺乏，可通过皮肤改形来修正。

（四）游离移植物＋局部带蒂皮瓣耦合

该术式的适应证：①阴茎残余弯曲＞30°；②长段型尿道狭窄（瘢痕尿道）；③尿道顺应性差导致的"阴茎活动范围受限"（图30-28，图30-29）。

手术注意事项：①切口的选择和手术整体设计（特别带蒂皮瓣的设计）；②获取口腔黏膜时注意保护其血供，充分去除脂肪层；③对于部分严重尿道材料缺乏者，可采用预先"策略造瘘"，6个月后再行尿道二期卷管成形术。

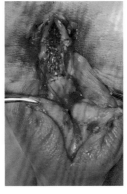
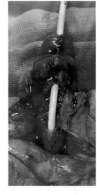

图 30-28　镶嵌部分口腔黏膜　　　图 30-29　局部带蒂皮瓣耦合

（五）分期手术

该术式的适应证：①尿道板发育差，局部严重瘢痕形成；②多次手术后局部皮肤材料严重缺乏病例；③感染；④尿道狭窄排尿困难。

1. 一期手术　去除瘢痕＋阴茎伸直＋Snodgraft 镶嵌充分去除瘢痕后，阴茎伸直仍不满意者，可于阴茎腹侧行三个平行小切口，切开阴茎海绵体白膜，裂隙之间不需要用游离移植物镶嵌或耦合修补，不需要做阴茎背侧折叠，不做腹侧单一大切口延长阴茎，不用游离移植物耦合（图 30-30～图 30-39）。

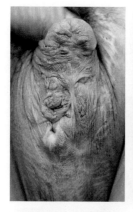

图 30-30　尿道瘢痕
　　　　　增生

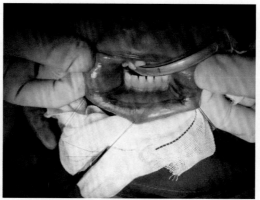

图 30-31　裁取口腔黏膜

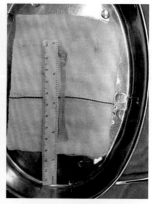

图 30-32　游离口腔黏膜

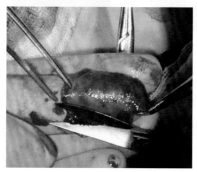

图 30-33　修剪口腔黏膜

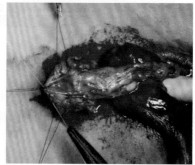

图 30-34　将口腔黏膜镶嵌于尿道板

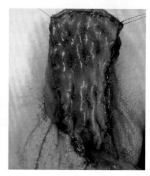

图 30-35　游离移植物术中
　　　　　外观

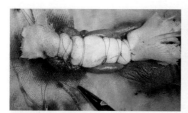

图 30-36　油纱加压包扎

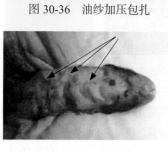

图 30-37　术后 1 周外观

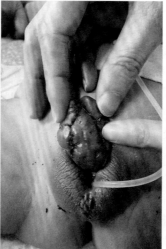

图 30-38　阴茎体腹侧白膜切开
3 处

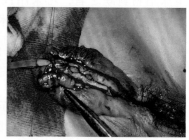

图 30-39　尿道板二期卷管重建尿道

2. 二期尿道成形术（TIP技术）　该术式无需游离脱套阴茎背侧皮肤，减少了创伤，降低了手术难度，增加了手术成功率（图30-40～图30-42）。

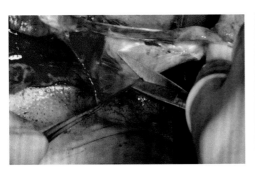
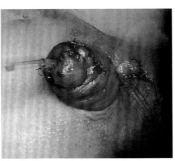
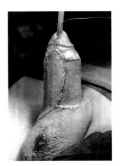

图30-40　游离精索内筋膜　　　　　图30-41　二期术后外观　　　　图30-42　阴囊皮瓣覆盖阴茎腹侧皮肤缺损

手术关键点：①阴茎伸直和瘢痕的彻底切除；②阴茎头完全劈开和皮瓣预置需要尽可能宽大；③对于阴茎腹侧皮肤严重缺乏者，可选择转移部分阴囊皮瓣覆盖腹侧尿道。

五、术后处理及护理要点

术后注意保持导尿管通畅，防止尿管堵塞导致的急性尿潴留。保持阴茎术区敷料包扎固定3～5天，注意观察阴茎头部颜色及转移皮瓣血供情况。保持排便通畅，防止便秘。导尿管留置2～4周。

六、术后并发症与处理要点

早期并发症包括术区疼痛、伤口感染、出血等。术后有效的镇痛、镇静能使患儿减少躁动、减少出血，促进伤口愈合。根据病原学及药敏结果，术后及时应用有效抗生素能降低伤口感染的发生率。

远期并发症包括尿瘘、尿道狭窄、残留阴茎下弯、尿道憩室等。术后半年以上，排除急性炎症、包皮水肿、瘢痕增生等情况，可考虑再次手术治疗。术中注意保护新尿道及转移组织瓣的血供，尽可能无张力缝合，有利于预防和减少此类并发症的发生。

七、术式评价

根据我们的临床经验总结，尿道下裂再次修复手术的成败，关键在于阴茎弯曲的矫正、局部组织的成活、组织的防水性和感染问题的恰当解决。组织成活需要良好的血供，较低的张力和可靠的固定包扎；组织的防水性依赖于良好的缝合技术、多层次的覆盖；感染的问题解决方案关键在于充分的引流，可以采用术前充分的消毒、术中经常的冲洗、术后早期的尿液引流——内冲洗疗法、再造尿道支架引流、早期排尿冲刷尿道和合理应用抗生素等措施。

伤口全长放置无创引流条和有效彻底的引流，可防止诱发感染的积液与血肿形成。

（周辉霞　马立飞）

参 考 文 献

［1］ 黄澄如, 孙宁, 张潍平. 实用小儿泌尿外科学 [M]. 北京: 人民卫生出版社, 2006: 325-326.

［2］ KEATING M A, DUCKETT J W. Recent advance in the repair of hypospadias. In Nyhus L. Surgery Annuals, Vol 22 [M]. Norwalk CT: Appleton-Century-Crofts, 1991.

［3］ MAREK ORKISZEWSKI. A standardized classification of hypospadias [J]. Journal of Pediatric Urology (2012) 8, 410-414.

［4］ SNOGRASS W AND PRIETO J. Straightening ventral curvature while preserving the urethral plate in proximal hypospadias repair [J]. J Urol, 2009, 182: 1720.

［5］ SNODGRASS W, KOYLE M, MANZONI G, et al: Tubularized incised plate hypospadias repair: Results of a multicenter experience [J]. J Urol, 1996, 156: 839-841.

［6］ SNODGRASS W, LORENZO A. Tubularized incised-plate urethroplasty for proximal hypospadias [J]. BJU Int, 2002, 89: 90-93.

［7］ HOLLAND AJA, SMITH GHH. Effect of the depth and width of the urethral plate on tubularized incised plate urethroplasty [J]. J Urol, 2000, 164: 489.

［8］ SARHAN O, SAAD M, HELMY T, et al. Effect of suturing technique and urethral plate characteristics on complication rate following hypospadias repair: a prospective randomized sudy [J]. J Urol, 2009, 182: 682.

［9］ SNODGRASS W, BUSH NC. 2-stage graft repair for proximal hypospadias with >30"ventral curvature modifications to improve outcomes [M]. Abstract presented to ESPU, 2015.

［10］ HUTTON K A, Babu R. Normal anatomy of the external urethral meatus in boys: implications for hypospadias repair [J]. BJU Int, 2007, 100 (1): 161.

［11］ JOHAL N S, NITKUNAN T, O'MALLEY K, et al. The two-stage repair for severe primary hypospadias [J]. Eur Urol, 2006, 50: 366.

［12］ FERRO F, ZACCARA A, SPAGNOLI A, et al. Skin graft for 2-stage treatment of severe hypospadias: back to the future? [J]. J Urol, 2002, 168: 1730.

［13］ SPRINGER A, SUBRAMANIAM R. Split dorsal dartos flap transposed ventrally as a bed for prepucial skin graft in primary staged hypospadias repair [J]. Urology, 2012, 79: 939.

［14］ CAMBARERI G M, YAP M, KAPLAN G. Hypospadias Repair with OnlayPreputial Graft: A 25-year experience with long-term followup [J]. BJU Int, 2016, 1111: 1341.

［15］ BRACKA A. Hypospadias repair: the two-stage alternative [J]. Brit J Urol, 1995, 76: 31.

［16］ GILL NA, HAMEED A. Management of hypospadias cripples with two-staged Bracka, s technique [J]. J plast Reconstr Aesthet Surg, 2011, 64: 91.

［17］ LESLIE B, LORENZO A J, FIGUEROA V, et al. Critical outcome analysis of staged buccal mucosa graft urethroplasty for prior failed hypospadias repair in children [J]. J Urol, 2011, 185: 1077.

［18］ PFISTERMULLER KLM, MCARDLE A J, CUCKOW P M. Meta-analysis of complication rates of the tubularized incised plate (TIP) repair [M]. Pediatr Urol, 2015, e-pub.

第 1 节　尿道上裂概述

尿道上裂多与膀胱外翻并存，单纯尿道上裂少见，在膀胱外翻 - 尿道上裂复合畸形中占 30% 左右。尿道上裂可见于女性或男性，畸形变化范围包括简单的单纯阴茎头部缺陷，直至伴有完全性尿失禁的阴茎耻骨分裂型。伴有膀胱外翻的患儿，尿道上裂修补可以与缝合膀胱或截骨术同时一期进行。

一、男性尿道上裂

单纯的尿道上裂是一种罕见的畸形，据报道在男性中其发病率为 1/117 000[1]。大多数的男性尿道上裂（约 70%）为合并尿失禁的完全性尿道上裂。尿道上裂是指尿道背侧壁的缺失，阴茎背侧被广泛的黏膜所覆盖形成尿道沟，一直延伸至括约肌功能不全的膀胱。畸形尿道沟可出现在阴茎头、阴茎或是阴茎耻骨区。所有类型的尿道上裂均合并不同程度的阴茎背侧弯曲。因髋骨外翻引起尿道上裂存在不同程度的耻骨联合分离。男女尿道上裂的比例在 3 : 1～5 : 1。

根据裂开程度，男性尿道上裂分为 3 个类型。①阴茎头型：是尿道开口于阴茎头或冠状沟，自尿道口至阴茎头尖部有一裂隙，阴茎头呈扁平状，阴茎体较短，包皮在背侧裂开，临床上无尿失禁现象；②阴茎型：是尿道口位于阴茎体背侧，阴茎体尖部至尿道口间形成槽沟，为黏膜所覆盖。阴茎较小，包皮悬垂在阴茎的腹侧。根据膀胱括约肌的发育情况不同，可以合并尿失禁；③阴茎耻骨型：是尿道全长均向背侧开放，有的缺损范围向上扩展，涉及下腹壁，耻骨均呈分离状态，仅有纤维束带互相连接，可因尿道括约肌缺损而呈尿失禁。Kramer 等总结了其治疗 82 例男性尿道上裂的经验。其中 49 例为阴茎耻骨型，21 例为阴茎型，12 例为阴茎头性尿道上裂。阴茎耻骨型尿道上裂患者有 46 例存在尿失禁，而阴茎型患者有 15 例，而阴茎头型患者中无尿失禁者[2]。

完全性尿道上裂的合并异常通常包括外生殖器的畸形、耻骨联合的分离、控尿机制的缺失。Campbell 报道 11 例尿道上裂患者因左肾发育不良出现肾功能不全[3]。Arap 等报道其治疗的 38 例尿道上裂患者中有 1 例肾缺如，1 例异位肾[4]。完全性尿道上裂患者的膀胱输尿管连接部存在先天异常，而膀胱输尿管反流的发生率在 30%～40% 之间[2]。Ben-Chaim 及其同事在 1995 年的一篇报道中分析了其单位治疗的 15 例完全性尿道上裂患者，与典型膀胱外翻患者相比，其膀胱输尿管反流的发生率较低（100% *vs.* 82%），腹股沟斜疝的发生率同样低（33%），一个可能的解释是完全性尿道上裂的患者其道格拉斯陷窝不是特别的宽和深，使其输尿管远端进入膀胱时有一个更加倾斜的角度[1, 10]。

二、女性尿道上裂

女性尿道上裂也是一种罕见的先天畸形，其发病率为 1/484 000[1]，使用 Davis 分类法，可以将女性尿道上裂分为三度，最严重的尿道上裂耻骨联合分离，尿道及括约肌完全裂开，多伴有尿失禁。中度则是尿道沿着尿道背侧大部分裂开，轻度则是尿道基本完整，仅阴蒂裂开。典型女性尿道上裂外生殖器可见阴蒂分裂，阴阜处凹陷，由光滑无毛的皮肤覆盖，也可能有适量的皮下组织和脂肪组织，这部分皮肤也可能存在于耻骨联合的前下方，小阴唇发育不良，分别于两侧终止于分裂的阴蒂，可能伴有退化不完全的包皮皱褶。阴道和内生殖器通常是正常的。有些患儿生殖器外观变化可能很小，而是因为存在尿失禁而确诊[6]。

尿道上裂患儿输尿管膀胱连接处多数存在先天性发育不良，而且输尿管一般呈直线型进入膀胱，所以往往出现膀胱输尿管反流，据报道反流率 30%～75%[7]。由于流出道没有阻力，尿道上裂患儿的膀胱壁薄而且容积小，经过初步的尿道重建，膀胱容量可以适当增加，从而使我们能够进一步行膀胱颈重建术。女性尿道上裂患者拥有一个外观满意的外生殖器，同时具有良好的尿流机制，这对外科领域来说是一个挑战。

第 2 节　男性尿道上裂修复术

一、概述

历史上，膀胱颈的重建一般在阴茎和尿道修复之前进行。而阴茎耻骨型尿道上裂尿失禁的治疗应与关闭膀胱外翻同时进行。Young 1992 年报道其首次治愈一例男性完全性尿道上裂的尿失禁[8]。后来尿道上裂的重建手术逐步改善。具有良好膀胱容量的完全性尿道上裂患者可以一期进行尿道上裂和膀胱颈的重建。最初尿道上裂的修复都是在重建膀胱颈之后进行的。然而，随着小膀胱的膀胱容量增加，合并膀胱外翻的尿道上裂可以先进行尿道成形术，再进行膀胱颈的重建。存在尿失禁和反流的小容量膀胱，不适合进行膀胱颈的重建和输尿管膀胱再植术。在进行膀胱颈重建手术前，完成尿道成形术可以使膀胱容量增加，可以使这类合并尿道上裂的小膀胱患者避免进行膀胱扩大术[9]。膀胱外翻患儿经过初始的膀胱闭合后，仅有一个小容量的膀胱，尿道上裂修复术后 22 个月内，膀胱容量提升约 55 mL。通过对一系列完全性男性尿道上裂的研究，Ben-Chaim 及其同事发现，患者进行尿道修复术后 18 个月，其膀胱容量平均增加 42 mL[10]。对于合并膀胱外翻的尿道上裂患者，膀胱容量是尿流控制的主要指标[11]。Arap 和同事（1988）报道在进行在膀胱颈重建之前，膀胱容量较大的患者比膀胱容量不足者有较高的尿控率（71% *vs.* 20%）[4]。所以现在对于合并膀胱外翻的尿道上裂治疗多采取分阶段的功能性重建，第一阶段在出生时实施，关闭膀胱外翻；第二阶段为阴茎重建，即尿道上裂的修补；第三阶段则是膀胱颈的重建。因为多数合并膀胱外翻的患儿存在阴茎短小和皮肤软组织不足的问题，所以在尿道修复和阴茎重建之前，所有患者接受睾酮刺激治疗[12]。

尿道上裂的尿道成形手术与尿道下裂手术方式相似，手术方式多种多样，以往的手术方式包括：① Thiersch-Duplay 术（尿道板成管术）；②阴茎腹侧岛状皮瓣转移尿道成形术。这些手术方式逐渐被淘汰，目前较流行的手术方法为：① Cantwell-Ransley 法；②改良 Cantwell-Ransley 法；③ Mitchell 法（拆开再组装）。

二、手术适应证与禁忌证

1. 适应证　①阴茎上弯严重患者；②海绵体分离严重患者。
2. 禁忌证　对于单纯性尿道上裂，患儿年龄不宜过小，手术多选择在生后 6～12 个月进行。早期治疗可减轻患儿的心理负担，同时 3 岁以内患儿阴茎增长幅度小。对合并膀胱外翻的尿道上裂修复，手术时间的选择多在一期关闭膀胱外翻后 6～9 个月进行。

三、术前准备

（1）手术前 1 天，术野皮肤用 1∶500 苯扎溴铵溶液或 75% 酒精消毒，尿道注入 1∶2 000 新洁尔灭溶液 2～3 mL 消毒尿道。

（2）备血 200～400 mL。

（3）麻醉前及至少术后 48 小时内静脉应用抗生素。

（4）清洁灌肠，排空宿便。

（5）尿道上裂手术为精细手术，应准备整形外科器械，必备小持针器、有齿整形镊、眼科剪等，最常用的是合成可吸收线（5-0，6-0，7-0 等），如 Dexon 等，此类缝线有组织反应小，可吸收、抗感染等优点。

（6）配备 1∶100 000 肾上腺素溶液及双极电凝，以减少术中出血。

（7）如患儿为合并膀胱外翻行尿道上裂修复，术前常规留置膀胱造瘘。

四、麻醉与体位

全麻或基础麻醉加硬膜外麻醉，仰卧位，整个下半身行术前准备，双腿无菌巾包裹，手术野可充分变动，另外用 0-0PDS 荷包缝合肛门以防止手术过程中粪便溢出，缝线术后即拆除。

五、手术步骤与操作要点

（一）改良 Cantwell-Ransley 法

（1）在尿道板两侧各做一纵形切口，上方绕过尿道口，可以向上延伸直至能充分松解海绵体为止，下方绕过冠状沟（图 31-1）。

（2）MAGPI 手术使尿道开口靠近龟头腹侧。纵行切开位于龟头顶端的远端尿道板，用细的可吸收线横向缝合切口，为尿道口前移并转向腹侧准备条件（图 31-1）。

（3）自切口两侧游离阴茎皮肤，使其全部与海绵体分离（图 31-2）。

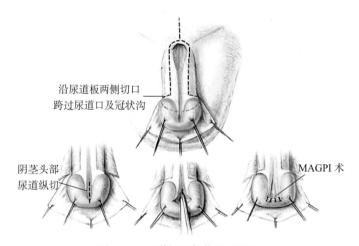

图 31-1　尿道板两侧作纵形切口

上至尿道口，下方绕过冠状沟。MAGPI 术前移尿道口。（©. Brady Urological Institute.）

（4）尿道板两侧切口向远端延伸至阴茎头，切除部分阴茎头海绵体，使之足以包埋新尿道（图 31-3）。

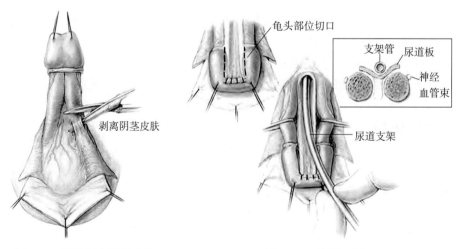

图 31-2　脱套剥离阴茎皮肤　　　图 31-3　预制尿道板

（5）6-0 可吸收线连续缝合尿道板，成形新尿道（图 31-4）。

（6）在海绵体背侧最凹陷处做菱形切口（Ransley 切口），切除部分海绵体白膜（图 31-5）。

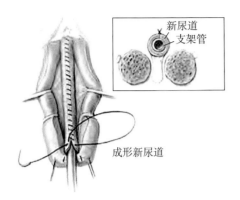

图 31-4　卷管成形新尿道

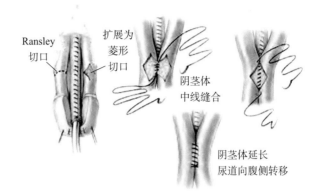

图 31-5　海绵体背侧最凹陷处做菱形切口，并切除部分海绵体白膜

（7）将两侧海绵体对向旋转，使两菱形裸面靠拢，用 5-0 可吸收线缝合菱形的四边，中线加强缝合，使两侧海绵体靠拢，并将新尿道转移至海绵体腹侧（图 31-5、图 31-6）。

（8）分两层缝合成形阴茎头部，一层间断缝合，一层皮下连续缝合（图 31-6）。

（9）腹侧包皮纵切翼状覆盖阴茎体背侧，阴茎腹侧中轴线间断缝合固定腹侧包皮，同时成形阴茎阴囊连接部，Z 形皮瓣关闭阴茎背侧皮肤（图 31-7～图 31-9）。

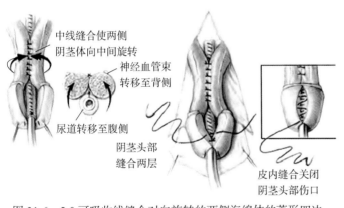

图 31-6　5-0 可吸收线缝合对向旋转的两侧海绵体的菱形四边，中线加强缝合，将新尿道转移至海绵体腹侧

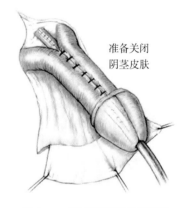

图 31-7　阴茎海绵体及阴茎头部缝合后外观

（二）Mitchell 法

Mitchell 等报道在 Cantwell-Ransley 术式基础上改进的阴茎解体技术[13]，该技术的解剖学基础是基于阴茎的三个部分（尿道板、右侧和左侧阴茎海绵体）分别有自己单独的血供。该手术方法是在阴茎体修补前先充分游离分解，同时使龟头和尿道板完全独立，也可以使两侧阴茎海绵体分离，最后通过旋转松解来纠正背曲，最后尿道板成形后，尿道外口在腹侧尿道下裂的位置（70%）。故该方法多数需经过二次的尿道下裂尿道成形术来修复余下尿

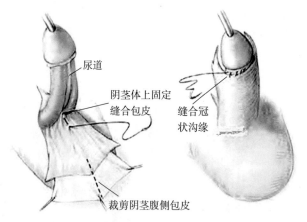

图 31-8　腹侧包皮纵切翼状覆盖阴茎体背侧，成形阴茎阴囊角　　图 31-9　Z 型皮瓣关闭阴茎背侧皮肤

道。术后并发症包括尿瘘及阴茎头缺血情况。该手术方式适合于阴茎过于短小的患儿。

（1）阴茎头分裂的左右两部分分别做水平牵引线，阴茎脱套切口位于阴茎腹侧（图 31-10）。

（2）背侧尿道板切开宽约 1.5 cm，近端切口延伸至尿道外口周围（图 31-11）。

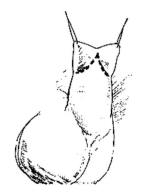

图 31-10　预留牵引线，腹侧冠状沟切口

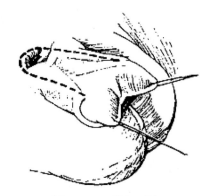

图 31-11　预制尿道板

（3）从阴茎两外侧及腹侧脱套剥离阴茎皮肤，注意保护阴茎海绵体外侧的血管神经束（图 31-12）。

（4）将尿道板从阴茎海绵体上剥离，从阴茎腹侧和中部解剖有助于确定剥离平面。因整个尿道板的血运依赖其近端血供，所以尿道板应尽可能厚实。同时尿道板远端切口向阴茎头两侧延伸（图 31-13）。

（5）左右阴茎海绵体被垂直分开为两部分，其分别有自己的神经血管束（图 31-14）。

（6）尿道板卷管成形新尿道，旋转左右两部分海绵体，水平牵引线成垂直位，使新尿道转移至阴茎海绵体腹侧沟内，同时纠正阴茎背曲（图 31-15）。

（7）5-0 不可吸收线缝合两侧海绵体，成形阴茎头及尿道外口。如新尿道较短，则一期或二期行尿道下裂尿道成形术（图31-16）。

（8）腹侧包皮纵切翼状覆盖阴茎体背侧（图31-17）。

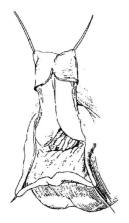

图 31-12　脱套阴茎皮肤

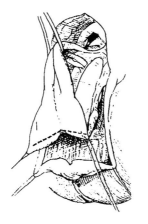

图 31-13　剥离尿道板

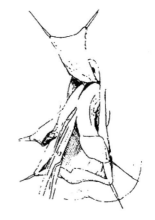

图 31-14　纵向分离左右阴茎海绵体

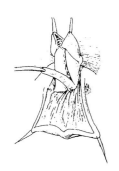

图 31-15　尿道板卷管
成形新尿道，同时转移
至阴茎腹侧

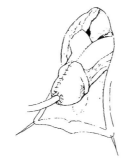

图 31-16　5-0 不可吸收线
缝合两侧海绵体，成形阴
茎头及尿道外口

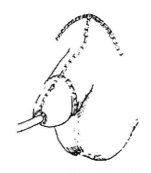

图 31-17　腹侧包皮纵切翼状覆
盖阴茎体背侧

六、术后处理及护理要点

卧床 1 周，敷料包扎阴茎 1 周，如留置导尿管应保持 2 周，应用抗生素，耻骨上膀胱造瘘保持通畅，术后 3 个月行 8 F 膀胱颈检查。

七、术后并发症与处理要点

1. 伤口感染　因创面大、止血不彻底，可形成局部积血，容易并发感染，严重者可造成伤口全部裂开。

2. 尿道坏死　尿道黏膜缝合成管状后，尿道内留置导尿管可压迫尿道，至压迫性坏死，一般不留存导尿管。

3. 尿道狭窄　尿道外口要足够大，如外口偏小，术后往往要行尿道扩张术，术后尿道感染、尿道坏死均可并发尿道狭窄，术后 3 个月内尿道狭窄可试行尿道扩张术治疗，若无效则行手术治疗。

4. 尿道瘘　尿道瘘发生的主要原因是做尿道成形术的材料，血液供应差，局部组织缺血、坏死、感染，也有因尿道狭窄、尿液引流不畅增加了切口张力，使其裂开及尿道覆盖层次少等原因。

八、术式评价

改良 Cantwell-Ransley 术式适合阴茎上弯和阴茎海绵体分离严重患儿，术中尿道板游离必须足够广泛，使缝合成形的尿道能充分移位至腹侧，海绵体能在其上方紧密靠拢而恢复正常的解剖结构。同时游离尿道板时注意紧贴阴茎白膜，如深及海绵体，可有难以控制的出血。解剖尿道板游离阴茎海绵体时，注意保护腹侧至肉膜血管蒂以及神经血管束，避免阴茎头血运障碍。由于海绵体向两侧分离，阴茎背神经亦远离正常位置而转向外下方，术者应熟悉这种变异，在游离阴茎两侧皮肤时，应注意加以保护，避免神经损伤。术中应止血彻底，黏膜创面渗血，可用温盐水纱布压迫止血，尽量少做结扎，减少线头。术后保持引流通畅，并合理使用抗生素。

运用改良的 Cantwell-Ransley 术式治疗大量的尿道上裂患儿，相对于以前的手术，这种方法的并发症明显减少。Ransley 和同事获得了非常好的结果，尿道瘘的发生率为 4%，尿道狭窄的发生率为 5.3%[15]。Baird 和同事报道了其对 129 例尿道上裂患儿实施改良的 Cantwell-Ransley 术，其中阴茎耻骨型尿道上裂 32 例，一期修复 24 例，二期修复 8 例，一期修复后尿道瘘发生率为 13%，二期为 25%，其中一例出现尿道狭窄情况[16]。

第 3 节　女性尿道上裂修复术

一、概述

已报道有许多手术方法用来治疗尿失禁，但是结果都不尽如人意。这些手术方法包括经阴道尿道及膀胱颈折叠、肌肉移植、尿道扭曲、尿道烧灼、成形膀胱瓣及 Marshall-Marchetti 膀胱尿道悬吊术，这些方法可能增加尿道阻力，但不能矫正尿失禁或尿道、膀胱颈和生殖器的畸形。与合并膀胱外翻的男性尿道上裂相似，合并膀胱外翻的女性尿道上裂患儿，应首先闭合尿道，膀胱容量增加的同时不会导致肾积水。许多研究证实，尿道上裂尿道成形手术在膀胱颈重建手术前进行具有更加重要的优势。女性尿道上裂的手术目标与男性尿道上裂相似，正常尿控机制的创建，保护上尿路，重建外观、功能均可接受的外生殖器。

二、手术适应证与禁忌证

（一）适应证

（1）伴有尿失禁的典型尿道上裂。

（2）合并膀胱外翻尿道上裂的 1 期修复。

（二）禁忌证

对于单纯性尿道上裂，患儿年龄不宜过小，手术多选择在生后 6～12 个月进行。

三、术前准备

同男性尿道上裂术前准备。

四、麻醉与体位

全麻或基础麻醉加硬膜外麻醉，截石体位，双腿分别无菌巾包裹，充分暴露手术野，另外用 0-0PDS 荷包缝合肛门以防止手术过程中粪便溢出，缝线术后即拆除。

五、手术步骤与操作要点

（1）典型女性尿道上裂有比较明显的缺陷，阴蒂的两半广泛分离，尿道顶部在 9 点和 3 点位置之间的裂开，光滑的尿道黏膜向上延伸，与薄而无毛的阴阜相连（图 31-18），从阴阜基底向上做垂直切口，而后向下沿九点和三点位置切开尿道壁全层（图 31-18、图 31-19）。

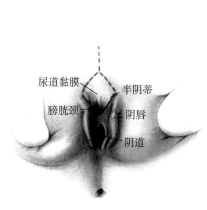

图 31-18　典型女性尿道上裂外观

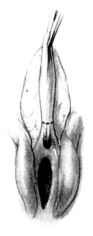

图 31-19　阴阜基底向上做垂直切口，沿九点和三点位置切开尿道壁全层

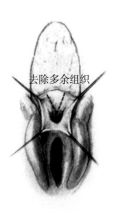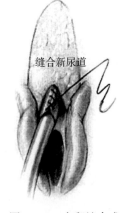

图 31-20　预制尿道板　　图 31-21　内翻缝合成
形新尿道

（2）放置 10F 尿管后，行尿道内翻缝合，从膀胱颈部开始缝合尿道直至远端，成形新尿道（图 31-20、图 31-21）。

（3）剥离阴蒂及小阴唇的内侧面，阴阜和皮下脂肪覆盖尿道的缝线处，填充耻骨联合前面的空隙（图 31-22、图 31-23）。

（4）用 6-0 合成可吸收线间断缝合两侧的阴蒂和小阴唇，使其在中线对合。用 4-0 可吸收线间断缝合关闭皮下层，用 6-0 合成可吸收线关闭皮肤（图 31-24）。

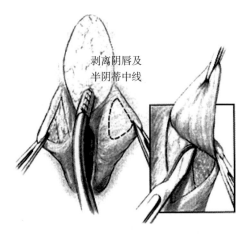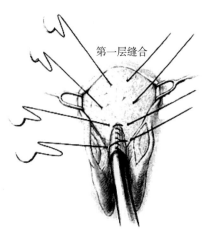

图 31-22　剥离阴蒂及小阴唇的内侧面　　　图 31-23　阴阜和皮下脂肪覆盖新尿道，填充耻骨联合前空隙

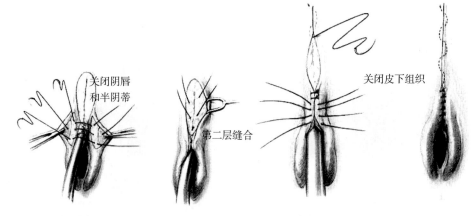

图 31-24　关闭半阴蒂及小阴唇，4-0 可吸收线关闭皮下层，6-0 合成可吸收线关闭皮肤

六、术后处理及护理要点

术后带尿管 5～7 天，如果患儿要进行膀胱颈重建，可不保留尿管，患者呈仰卧位，有利于接下来的腹部手术操作。参照男性尿道上裂部分。

七、术后并发症与处理要点

与其他尿道上裂手术一样可以见到尿道瘘、尿道狭窄等并发症，处理与男性尿道上裂类似。

八、术式评价

缝合成形新尿道时，在尿道上缝一牵引线，使得尿道可以向下牵引，这样尿道的顶部可以切除至膀胱颈部为止。经常我们解剖至耻骨联合之下，以 10 号尿管作为支架，剥离阴蒂及小阴唇的内侧面时应小心谨慎，这样可以使两边的外生殖器很好的结合起来。成形新尿道以后，我们可以用阴阜和皮下脂肪覆盖尿道的缝线处，也可以用其填充耻骨联合前空隙。将海绵体从耻骨前支部分剥离，有利于关闭尿道。另外，将这些组织缝合在一起对增加尿道阻力有帮助，动员旁边的皮下组织，使其向中间靠拢填充前面的缺损，可以进一步帮助阴阜的闭合。

（吴　勇　关　勇　王　欣　孟庆娅）

参 考 文 献

[1] GEARHART J P, JEFFS R D. The bladder exstrophy-epispadias complex. In: Walsh PC, et al. editors. Campbell's urology [M]. 7th ed. Philadelphia: WB Saunders, 1998, 1939.

[2] KRAMER S A, KELALIS P P. Assessment of urinary continence in epispadias: review of 94 patients [J]. J Urol, 1982, 128 (2): 290-293.

[3] CAMPBELL M. Epispadias: A report of 15 cases [J]. J Urol, 1952, 67: 988.

[4] ARAP S, NAHAS W C, GIRON A M, et al. Incontinent epispadias: surgical treatment of 38 cases [J]. J Urol, 1988, 140 (3): 577-581.

[5] YENI E, UNAL D, VERIT A, et al. An adult female epispadias without exstrophy was presented with urinary incontinence: a case report [J]. Int Urogynecol J Pelvic Floor Dysfunct. 2004, 15 (3): 212-213.

[6] SHETTY M V, BHASKARAN A, SEN T K. Female epispadias [J]. Afr J Paediatr Surg, 2011, 8 (2): 215-217.

[7] KRAMER S A, KELALIS P P. Surgical correction of female epispadias [J]. Eur Urol, 1982, 8 (6): 321-324.

[8] YOUNG H H. An operation for the cure of incontinence associated with exstrophy [J]. J Urol, 1922, 7: 1.

[9] PETERS C A, GEARHART J P, JEFFS R D. Epispadias and incontinence: the child with a small bladder [J]. J Urol, 1988, 140: 1199.

［10］ BEN-CHAIM J, PEPPAS D S, JEFFS R D, et al. Complete male epispadias: genital reconstruction and achieving continence [J]. J Urol, 1995, 153 (5): 1665-1667.

［11］ RITCHEY M L, KRAMER S A, KELALIS P P. Vesical neck reconstruction in patients with epispadias-exstrophy [J]. J Urol, 1988, 139 (6): 1278-1281.

［12］ GEARHART J P, JEFFS R D. The use of parenteral testosterone therapy in genital reconstructive surgery [J]. J Urol, 1987, 138 (4 Pt 2): 1077-1078.

［13］ MITCHELL M E, BÄGLI D J. Complete penile disassembly for epispadias repair: the Mitchell technique [J]. J Urol, 1996, 155 (1): 300-304.

［14］ GEARHART J P, LEONARD M P, BURGERS J K, et al. The Cantwell-Ransley technique for repair of epispadias [J]. J Urol, 1992, 148 (3): 851-854.

［15］ KAJBAFZADEH A M, DUFFY P G, RANSLEY P G. The evolution of penile reconstruction in epispadias repair: a report of 180 cases [J]. J Urol, 1995, 154 (2 Pt 2): 858-861.

［16］ BAIRD A D, GEARHART J P, MATHEWS R I. Applications of the modified Cantwell-Ransley epispadias repair in the exstrophy-epispadias complex [J]. J Pediatr Urol, 2005, 1 (5): 331-336.

第5篇
展　望

组织工程技术在尿路重建中的应用研究

第 1 节　组织工程技术研究与发展概况

一、组织工程源起和定义

外科手术切除局部病损组织后植入自体或异体组织，依靠患者自体组织的再生能力来修复组织或器官的局部缺损，鉴于组织来源有限，严重限制了修复缺损的尺寸范围，往往难以满足临床需求。因此，采用工程学的技术手段，针对伤残病损组织、器官进行修复、替代与康复，是现代泌尿外科学的重要研究和发展方向。生物医学工程学正是这样一门用工程学方法解决医学问题、服务临床、多学科协同发展、交互创新的新兴学科；而组织工程学作为生物医学工程学的关键分支，有望为恢复缺损组织与器官的结构与功能提供新的临床解决方案。

回顾组织工程技术的发展历程，由金属、无机材料和高分子材料制成的各类人工组织和器官代用品（又称人工器官）曾成为伤残组织或器官的主流替代物，虽一度恢复和保存了多种组织与器官的功能，但长期使用常会导致免疫反应或因并发症导致其功能的丧失。随着生物技术、细胞培养技术的发展，许多科学家尝试开展人工培养组织的研究，系统组织工程已成为最有生命力和临床应用前景的重要研究方向。为了推动人工培养组织的技术，20 世纪 80 年代初，美国国家科学基金重点支持了这些方向的基础研究，特别在活性细胞制备皮肤组织替代物的方向上取得了较大的进展。

1987 年，美国国家科学基金会首次提出了"组织工程（tissue engineering）"的概念，将其定义为"利用生命科学和工程学的原理与技术，在正确认识哺乳动物正常及病理两种状态下组织结构与功能关系的基础上，研究与开发用于修复、维护和促进人体各种组织或器官损伤后的功能和结构生物替代物的新型学科"[1]。1993 年，美国著名的组织工程专家 Langer 在《科学》杂志发表文章，对组织工程定义为"一门利用工程学和生命科学的原理，研究和开发具有生物活性的人工替代物，以恢复、维持或提高人体受损组织和器官功能重建的交叉学科"[2]。1999 年中国香山会议，我国科学家经过研讨确定，以美国国家科学基金会 1987 年提出的"组织工程"的概念作为组织工程学的定义。

进入 21 世纪，组织工程学科在组织工程产业化与临床应用上遇到了较大困难。2007 年，针对 2003 年后美国组织工程研究进展减缓、产业化降温这一现象，经过政府、管理者、学术界的反复思考、认真调研，美国国家科学技术委员会于 2007 年 6 月推出了《推动组织科学与工程：多机构参与的战略计划》，旨在通过定义、发展目标、主持项目、组织工程应用、相关改革，解决组织工程发展过程中遇到的瓶颈问题。该计划在"组织工程"概念基础上提出了"组织科学与工程（tissue science and engineering）"的概念，并定义其为"利用物理、化学、生物和工程学方法控制和调控细胞的聚集行为"的学科。

由上述定义可知：①组织工程学是一门利用工程学与生命科学的原理与技术，多学科交叉研究修复、维持或改善机体损伤组织功能的生物替代物的学科；②这类生物替代物旨在修复、维护和促进人体各种组织和器官损伤后功能和结构的康复；③组织工程学科必须在了解人体（或哺乳动物）正常和病理状态下组织结构与功能关系的基础上开展设计与研究工作（图 32-1）。

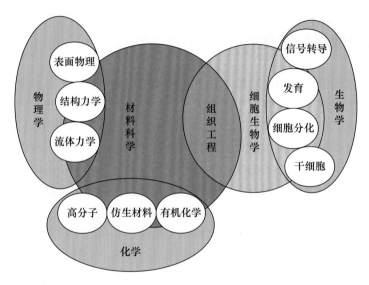

图 32-1 组织工程是利用生命科学与工程学原理和方法的多学科发展的交叉学科

二、组织工程技术与输尿管重建的临床意义

因先天性异常、创伤、炎性病变、恶性肿瘤、医源性损伤等原因导致输尿管损伤或缺损过大，患者甚至会失去一个功能正常的肾脏，医师不得不采取尿流改道技术。提示应用组织工程培养技术，遵循细胞移植及材料科学原理，有选择地移植细胞，并采用工程化技术手段构建生物替代物，更换或替代一段缺损的输尿管或尿道，重建与恢复正常的尿液输送和排出通路，有望避免因尿流改道或缺损过大所致患侧肾脏的被动切除，减轻患者的精神、心理负担，提高患者的生活质量和参与社交活动的能力。

目前，组织工程研究已在膀胱、输尿管、尿道等多种组织和器官的替代领域广泛展开。利用组织工程系统的自然生物属性，提升治疗策略，以更换、修复、维护和（或）增强泌尿系统组织的生理功能为目标，涉及研发的生物材料应保持尿路系统组织生理、解剖结构和功能，并具有适当的机械和结构性能，还能够提供一个支持尿路组织中各类细胞的微环境，以支持细胞依据其原有组织来源分化和再生成新的尿路组织，包括将平滑肌细胞

（smooth muscle cells，SMCs）、尿路上皮细胞（urothelial cells，UCs）等种子细胞接种到支架上，参与或促进组织再生，细胞经一段时间后产生新的细胞外基质。在此过程中，支架材料逐渐降解，细胞外基质则逐渐取代最初的支架结构，进一步引发愈合和组织再生。

近年来，一些组织工程技术已应用于临床，包括将细胞作为充填剂治疗膀胱输尿管反流、尿失禁等。泌尿系统组织工程产品也将在不久的将来广泛应用于临床，给众多患者带来福音。

三、组织工程技术的基本方法及要素

组织工程学将具有特定生物活性的细胞与生物材料相结合，在体外构建特定的组织或器官，经过一段时间培养后，将它们移植到体内以达到具有新的功能性组织或器官的目的，其核心是建立由种子细胞与生物材料相容的三维复合体。图 32-2 是以膀胱组织工程为例，包括其组织工程研究的四要素及泌尿系统组织工程技术的基本思路。

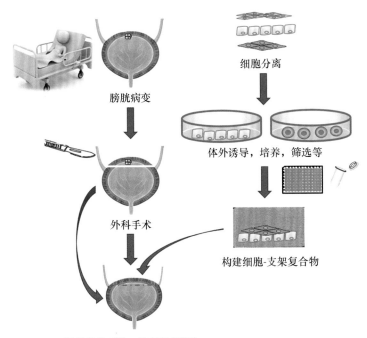

膀胱病变

细胞分离

体外诱导，培养，筛选等

外科手术

构建细胞-支架复合物

诱导组织再生，修复病变部位

图 32-2　膀胱组织工程的基本技术思路

（一）种子细胞

泌尿系统组织工程理想的细胞来源应无免疫原性、易于获得、能快速增殖，并有高度的生物功能。一般来说，自体细胞不会引起免疫排斥，不太可能传播疾病，因具有生物相容性优势而成为首选。目前，用于泌尿系统组织工程的两个主要的细胞来源是 UCs 和 SMCs。人 UCs 可从膀胱上皮成功分离，并在无血清条件下增殖为单层膜。但是，细胞在活检、导管存在或结石的情况下会被电烙术损伤，并且仅传代 5 次以内的细胞具有实现膀胱或尿道重建的最佳功能，而 UCs 在体外通常能够传 4～10 代，SMCs 最多只能在体外传 5 代。此外，在组织培养的过程中，细胞衰老的结果是培养的细胞最终失去其表型和（或）功能（称为去分化），或在早期传代时衰老，且在炎症、结石、异物存在等疾病的情况下，经膀胱活检获得的 UCs 和 SMCs 很难培养。

作为组织工程的细胞来源，干细胞具有自我更新、长期体外扩增的能力、多向分化的潜能、免疫调节特性以及旁分泌效应。因此，基于 UCs 和 SMCs 的上述短板，泌尿系统组织再生和细胞治疗更倾向于采用多能干细胞、新生干细胞和骨髓间充质干细胞（mesenchymal stem cells，MSCs）。目前，多种类型的干细胞已经被用于治疗泌尿系统疾病，包括多能胚胎干细胞和诱导多能干细胞（induced pluripotent stem cells，iPSCs）、羊水及胎盘来源的新生儿干细胞，和从骨髓、脂肪组织、骨骼肌、外周血及尿液中分离出来的 MSCs（表 32-1）。

表 32-1　应用于泌尿系组织工程的细胞

细胞类型	细胞类型	细胞更新（PD/P）	分化能力	旁泌性效应	免疫调节特性
多功能干细胞	ESCs	200PD/80P	多能性，并形成畸胎瘤	未知	未知
	iPSCs	120PD/40P	多能性，并形成畸胎瘤	未知	未知
新生儿干细胞	PLSCs	30PD/20P	多能性，不形成畸胎瘤	IL-6、VEGF、HGF、FGF、TGF-β、IGF	IL-8、IL-10 和 HGF
	AFSCs		多能性，不形成畸胎瘤	IL-8、IL-6、TGF-β、TNFRI、VEGF、和 EGF	IL-10、TGF-β、IDO、PGE-2
间充质干细胞	USCs	60～70PD/20P	多向分化潜能；产生三种真皮细胞谱系	VEGF、IGF-1、FGF-1、PDGF、HGF、NGF 和 MMP-9	IL-6 和 IL-8
	BMSCs	25～30PD/10P	多向分化潜能，但主要限于中胚层的细胞谱系	VEGF、HGF、FGF、MCP-1、G-CSF、M-CSF、GM-CSF、IL-7、PDGF、IL-1、IL-6、SDF-1 和 MMP-9	IFN-γ、TNF-α 和 IL-1α 或 -1β
	ADSCs		多向分化潜能，但主要限于中胚层的细胞谱系	VEGF、HGF、G-CSF、M-CSF、GM-CSF、IL-7	IFN-γ、NF-α 和 IL-1α 或 -1β
	skMPCs	70PD			
	HFSCs				
成熟的功能细胞	UCs	4～10P	无	无	无
	SMCs	10P	无	无	无

注：脂肪干细胞（adipose-derived stem cells，ADSCs）；羊水干细胞（amniotic fluid stem cells，AFSCs）；胎盘干细胞（placental stem cells，PLSCs）；骨髓间充质干细胞（bone marrow stem cells，BMSCs）；胚胎干细胞（embryonic stem cells，ESCs）；骨骼肌祖细胞（skeletal muscle progenitor cells，skMPCs）；尿液干细胞（urinary stem cells，USCs）；毛囊干细胞（hair follicle stem cells，HFSCs）；尿路上皮细胞（urothelial cells，UCs）；平滑肌细胞（smooth muscle cells，SMCs）；倍增（population doublings，PD）；传代（passage，P）；白细胞介素（interleukin，IL）；血管内皮生长因子（vascular endothelial growth factor，VEGF）；肝细胞生长因子（hepatocyte growth factor，HGF）；成纤维细胞生长因子（fibroblast growth factor，FGF）；转化生长因子（transforming growth factor，TGF）；胰岛素样生长因子（insulin-like growth factor，IGF）；肿瘤坏死因子受体 I（tumor necrosis factor receptor I，TNFRI）；表皮生长因子（epidermic growth factor，EGF）；吲哚-2，3 双加氧酶（indoleamine 2, 3-dioxygenase，IDO）；前列腺素 E2（prostaglandin E-2，PGE2）；血小板衍生生长因子（platelet derived growth factor，PDGF）；神经生长因子（nerve growth factor，NGF）；基质金属蛋白酶（matrix metalloprotein，MMP）；膜辅蛋白（membrane cofactor protein，MCP）；粒细胞集落刺激因子（granulocyte-colony stimulating factor，G-CSF）；巨噬细胞集落刺激因子（macrophage colony-stimulating factor，M-CSF）；粒细胞-巨噬细胞集落刺激因子（granulocyte-macrophage colony stimulating factor，GM-CSF）；基质细胞衍生因子（stromal cell-derived factor，SDF）；肿瘤坏死因子（tumor necrosis factor，TNF）；干扰素（interferon，IFN）

在输尿管、膀胱、尿道等器官缺损重建治疗的种子细胞中，须提前建立适宜的动物模型。使用最合适的动物模型，将有助于加快对疾病发生、发展机制的理解，并最终找到治疗方法。表 32-2 是当前用于研究特定的泌尿系统疾病的动物模型。

表 32-2　用于不同组织工程研究的干细胞种类和动物模型

	输尿管	膀胱	尿道	尿道括约肌（压力性尿失禁）
干细胞种类	ADSCs、BMSCs、USCs	BMSCs、ADSCs、AFSCs、USCs	BMSCs、ADSCs、USCs	skMPCs、BMSCs、ADSCs、AFSCs、USCs
实验动物	犬、猪	犬、猪	兔、犬	大鼠、犬、猪

（二）多能干细胞及新生儿干细胞

ESCs 和 iPSCs 具有较强的自我更新能力和显著的分化能力，可体外进行 80 次传代及 200 次倍增。然而，尽管 ESCs 和 iPSCs 是多能干细胞，其分化成特定的泌尿系细胞类型的能力很有限，且受到伦理问题和体内致瘤性问题的阻碍。胎儿的干细胞，如羊水和胎盘干细胞，产生于内胚层、中胚层和外胚层，可以传代 250 次以上，保持了长端粒，且体内实验发现其核型正常、无致瘤性，在临床有较为乐观的应用前景；然而，泌尿系疾病以老年患者居多，自体细胞的获取显然需要寻求新生儿干细胞以外的细胞来源，才能实现泌尿系组织工程广泛的临床应用。

（三）间充质干细胞

MSCs 可从多种类型的组织中成功分离，通常在 10 代内可达到 20～40 倍增，并以多种方式促进组织修复和再生。如在适宜条件下，BMSCs 在体外和多种动物模型中均可被成功诱导为具有膀胱 SMCs 特性的细胞。经诱导的 BMSCs 具有与膀胱 SMCs 接近的增殖率、类似的组织学表现和收缩表型。然而，找到有活力的 MSCs 的稳定而有效的细胞来源，是需要解决的关键问题。MSCs 的分化能力通常局限于中胚层细胞谱系，BMSCs 的来源更是稀缺，每 1.0×10^4～1.5×10^4 个骨髓细胞中，仅有 1 个是 BMSCs，且只有 5%～10% 的 BMSCs 可被有效诱导为具有特异谱系标记表达的 UCs 或 SMCs。此外，一方面随着人口老龄化的日益严重，泌尿系疾病越发普遍，临床对 MSCs 的需求量高达平均 10^9 个 / 例，特别是膀胱重建的需求量很大；而另一方面，虽然老化对 MSCs 的作用仍存在争议，但一些研究表明，供体的基质血管成分（stromal vascular fraction，SVF）的数量降低、增殖率下降、寿命缩短、分化潜能减弱以及 MSCs 的免疫表型表达降低，均与供体的衰老相关。

（四）尿源性干细胞

USCs 可在体外诱导分化为多个细胞谱系。经基因、蛋白和细胞水平的研究证实，在一定条件下，单一克隆的 USCs 可分化为脂肪细胞、成骨细胞、软骨细胞和成肌细胞系，以及 SMCs（内胚层）和神经细胞（外胚层）。将分化的 USCs 接种于猪小肠黏膜下层支架后植入裸鼠皮下，可成功构建具有功能的脂肪组织、骨、软骨、血管内皮和尿道上皮，且未发现畸胎瘤在体内生成，表明 USCs 是基于细胞的泌尿外科组织工程疗法中很有应用前景的细胞来源。

USCs 可以分化为 UCs、SMCs 以及内皮细胞（endothelial cells，ECs）等泌尿系组织特异性细胞系：① USCs 分化为 UCs：USCs 具有比 BMSCs 分化为 UCs 更高的分化频率。在相同条件下诱导 7 天，多达 60%～70% 的 USCs 可分化为尿路上皮细胞系，而 BMSCs 的诱导分化率仅 5%；诱导 14 天，多达 90% 的 USCs 分化的细胞形态呈鹅卵石状，且表达 UCs 特异性标记物（尿溶蛋白-Ⅲ、尿溶蛋白-ⅠA）和上皮细胞标记物（CK7、AE1/AE3）。分化的 USCs 的紧密连接标记物 ZO-1、E-cadherin，cingulin 等还呈剂量依赖和时间依赖性。这些细胞比未诱导的细胞降低了 60% 的尿液泄漏率，屏障作用增强。有研究将向 UCs 分化的 USCs 接种于猪小肠黏膜下层（small intestinal submucosal，SIS）支架，体外培养 14 天后植入裸鼠，发现细胞在裸鼠体内形成分层结构，且新生组织表达 UCs 特异性标记物（尿溶蛋白 -III，尿溶蛋白 -IA）。② USCs 分化为 SMCs：USCs 与 BMSCs 具有类似的向 SMCs 分化潜能，采用平滑肌分化培养基体外诱导 14 天，多达 80% 的 USCs 会表达早期分化标记物（α- 平滑肌肌动蛋白和肌钙蛋白）、收缩性 SMCs 标记物（结蛋白、肌球蛋白）以及平滑肌特异性标记物。细胞在猪 SIS 支架上植入体内，在多层 UC 的下方构建了多层 SMCs，并表达 SMCs 标记物（结蛋白、肌球蛋白、α- 平滑肌肌动蛋白）。③ USCs 分化为 ECs：USCs 也能分化为具有屏障功能的内皮细胞。经体外诱导，ECs 诱导的 USCs 在固化胶表面呈血管样结构，表达 ECs 特异性基因（vWF、CD31）、蛋白（CD31、WF、KDR、FLT1、eNOS）以及内皮紧密连接标记物 VE-cadherin。在裸鼠皮下植入后，ECs 诱导的 USCs 有效构建了新生血管结构。④ USCs 分离提取的优点：A. 得率高：经培养的 USCs 在 20 代内可发生 60～70 倍增，而其他无端粒酶活性的 USCs 可保持 8～10 代，34 次倍增。基于这个比例，两份包含 20～30 个 USCs 克隆的尿样，可经 4～5 个星期在第四次传代结束时至少产生 1.5×10^9 个 USCs。B. 省血清：对尿样进行离心后，将细胞接种于由无血清角化细胞培养基与胚胎成纤维细胞培养基 1∶1 混合的培养基中，增殖后的 USCs 相对均匀，在体外培养仅需 2%～5% 的血清即可，而相比之下，大多数 MSCs 需要 10%～20% 的血清。C. 易操作：将尿液收集的细胞在 USCs 培养基中培养，仅 USCs 在培养瓶中黏附和增殖，过程快捷、经济，也可实现临床试验对细胞大量增殖的需求。

因此，USCs 因供给量大，分离方法简单，具有体外扩增和寿命优势，以及可高分化为尿路上皮细胞的特点，在多种泌尿系疾病的治疗中可作为一种泌尿系统组织再生的细胞来源。

（五）间充质干细胞的旁泌性作用

多种供体来源的 MSCs 被证实具有旁泌性作用，可产生局部细胞因子和生长因子等生物活性因子，且不受年龄和健康状况的影响，而受分化以及局部环境的影响。这些因素或直接影响（即诱导细胞内信号），或间接影响（即刺激相邻细胞分泌其他生物活性因子），或两种影响同时发生。由于 MSCs 不自我分化，而是其分泌的生物活性因子介导细胞行为，因而间接活性被称之为营养。营养作用包括局部免疫抑制、促进血管生成、抑制细胞凋亡和纤维化，以及促进组织特异性和组织本身固有的前体分化和有丝分裂。

组织中的 MSCs 被认为可以替代因老化、疾病或创伤而死亡的细胞，而外源性 MSCs 则通过引导受损组织、分泌旁分泌和自分泌信号以影响局部细胞动力学来进行组织修复。这种效应在脊髓损伤、心肌梗死、半月板、软骨和骨修复以及 Crohn 病等领域的研究已有报道。将植入的 BMSCs 接种于适宜生物的可降解支架上，可抗纤维化、促血管生成、抗细胞凋亡及促进有丝分裂。但有些情况下，自体和外源性 MSCs 并不具有等效的功能，Chopp 等[3]研究表明，大鼠自体骨髓 MSCs 可促进受损脑组织的内源性神经前体细胞再生出功能性神经通路，但外源细胞不能通过分化为神经元或神经元支持细胞来介导这些效应。

（六）尿源性干细胞的旁泌性作用

USCs 在适宜的微环境下可分泌促血管生长因子和细胞因子。通过 VEGF 转基因后，USCs 很容易分化为肌源性细胞类型，并进一步促进血管生成和神经分布；然而，所需的病毒转染会引起充血、出血甚至死亡。另一种较理想的方法是高效诱导基因转染而不产生严重副作用：采用海藻酸钠水凝胶微球，可在 3 周内稳定释放具有活性的 FGF-1，刺激新血管生成并在体内无副作用，成功地支持了组织再生和修复。此外，USCs 还可局部释放 VEGF、IGF-1、FGF-1、PDGF、HGF 和 NGF 等多种生长因子，可诱导 USCs 肌源性分化、血管重建和神经支配，并在体内刺激细胞生长。

（七）组织工程细胞的免疫调节特性

1. 间充质干细胞 MSCs　在免疫调节中扮演多重角色，其免疫抑制作用使它们可用于同种异体移植。MSCs 调节 T 细胞、B 细胞、自然杀伤（natural killer，NK）细胞、单核细胞和树突状细胞（dendritic cells，DCs）等主要免疫细胞的功能，抑制 T 细胞增殖、细胞毒性 T 淋巴细胞的形成以及干扰素 -γ 的产生，从而诱导调节 T 细胞（Treg 细胞）的扩增。MSCs 还抑制 B 细胞的增殖、分化、趋化功能和 IgG 分泌，抑制 NK 细胞的增殖、NK 细胞介导的细胞溶解以及 NK 细胞生产干扰素 -γ，抑制 DCs 的成熟和活化，抑制单核细胞分化为 DCs，从而增加 T 细胞的无反应性。因此，MSCs 目前被用来降低免疫排斥反应。

由于 MSCs 的免疫抑制作用通过可溶性因子介导，在免疫细胞和 MSCs（人和鼠 BMSCs，胎盘及牙髓 MSCs）中发现包括干细胞因子、多种白细胞介素（IL-1β、IL-6、IL-8、IL-10、IL-12）、干扰素 -γ、转化生长因子 -β1、VEGF、前列腺素 E2、巨噬细胞集落刺激因子、HGF 和 IDO。然而，MSCs 如何与免疫细胞相互作用的机制尚不明确。

2. 尿源性干细胞　USCs 可通过抑制 T 细胞和 B 细胞等外周血单个核细胞（peripheral blood mononuclear cells，PBMNCs）的增殖并分泌 IL-6 和 IL-8，来发挥重要的免疫调节作用，参与诱导外周耐受、抑制促炎性免疫反应并降低免疫反应。PBMNCs 在免疫刺激下与其他细胞混合时发生增殖，但 PBMNCs 和 USCs 混合后比与 BMSCs 混合后浓度更低。在抗原呈递细胞表面表达的 CD80 和 CD86，与活化的 T 细胞表达的细胞毒性 T 淋巴细胞相关抗原 4 相互作用，介导了 T 细胞的关键抑制信号。人细胞因子释放芯片表明，与 BMSCs 上清中的 PBMNCs 相比，USCs 上清中的 PBMNCs 经刺激可提高 IL-6 和 IL-8 的浓度。因此，IL-6 和 IL-8 可能是未来主要研究的免疫调节细胞因子，旨在预防和治疗糖尿病膀胱组织损伤、其他免疫系统紊乱或移植器官的排斥反应。

（八）支架材料

支架材料可为合成材料或天然可降解材料，是组织工程技术的关键要素之一。组织工程方法既可仅采用基质本身作为支架，使机体发挥启动或引导新组织生长的天然功能；又可采用基质与细胞相结合构建细胞 - 支架复合物。细胞外基质（extrocellular matrix，ECM）为细胞的黏附、增殖、迁移、分化和实现功能提供了结构支撑和生理环境，而生物支架模拟 ECM 的功能，赋予组织力学性能，为调节细胞活性提供生物活性信号，并为血管化和新组织构成提供动态环境。因此，支架设计应以激发和指导组织构成为目的，以代替部分或全部组织结构；其材料应具有合适的孔隙率和微孔结构（孔间形成互联），以加快细胞的黏附、迁移、渗透、分化、组织生长与整合。理想的组织替代物应由具有与天然组织类似的物理和机械特性的材料构成，且降解速率与新组织形成的速度相当。孔隙率应足以促进养分转递和细胞黏附，且不影响机械强度。基于此，理想的泌尿组织再生支架，应在孔隙率、生物相容性、机械强度、物理性能等方面与膀胱接近，以利于尿液的存储及传输。

虽然支架是支持细胞从 2D 生长过渡到 3D 生长所必需的，但我们对研发设计生物材料和支架的合理方法所需的特定生物系统的具体要求的认知并不足够清晰。目前，作为细胞载体的四类泌尿系统组织工程支架包括合成材料支架、胶原基质、带有缓释生长因子的纳米微球以及可控释细胞因子的水凝胶。

1. 可降解支架材料 由生物可降解的天然或合成材料构成的具有生物相容性的多孔结构支架，是目前较为流行的一种支架设计方案。采用静电纺丝、相分离法、气体发泡，颗粒浸出，喷墨印刷和化学交联等技术可制造出大尺寸的合成材料，且在制造过程中可调整其强度、降解速率和微观结构。支架可以具有不同的形状和孔隙率，以促进细胞的植入，或者通过掺入、表面吸附或化学附着生物活性因子进行进一步修饰。根据美国食品药品监督管理局（Food and Drug Administration，FDA）法规，合成支架必须具有优良的生物相容性，即良好的血液相容性、最低的细胞毒性、致敏性、热原、遗传毒性、致癌性、生殖毒性和发育毒性。目前，一些合成生物材料已被 FDA 批准用于医疗器械，如聚乙醇酸（polyglycolic acid，PGA）、聚乳酸（polylactic acid，PLA）、聚乳酸 - 羟基乙酸［poly（lactic-co-glycolic acid），PLGA］和聚己内酯（polycaprolactone，PCL）。这些材料的降解代谢产物无毒，并以二氧化碳和水为终产物排出体外[4]。

2. 天然基质材料 天然基质材料包括脱细胞天然基质和天然材料提取的聚合物基质，作为组织工程三维支架广泛应用于组织再生。脱细胞天然 ECM 保留了组织特异性架构，并在很大范围内提供了原生组织特定的生物和物理性质。此外，这些基质材料的基质蛋白种类高度保守，如非免疫原性的胶原、层黏连蛋白和纤维连接蛋白，有望应用于再内皮化和组织整合。特别是胶原蛋白作为人体内最丰富的结构蛋白，是 FDA 批准的用于各种医疗用途的生物相容性材料。目前已有多项研究表明天然基质组织工程支架在泌尿系统组织再生中的应用前景：Wu 等[5]采用 USCs 分化出 UCs 和 SMCs，以猪 SIS 为支架，在体外和体内均形成多个均匀层，表明该细胞三维基质可构建类似天然尿路组织的多层黏膜结构；Pei 等[6]证实 USCs 分泌的 ECM 可大大提高 BMSCs 后续向软骨细胞分化的能力；

Bodin 等[7]将 USCs 接种于细菌纤维素支架后，在体外和体内均形成多层尿路上皮并实现细胞长入，证实了该技术应用于尿路导管的前景。但需要重视的问题是，脱细胞基质可能被异种因子污染，如宿主细胞脱细胞不完全、完全脱细胞和脱蛋白导致的组织特性的改变，均会产生临床应用风险。

3. 水凝胶及微球　水凝胶支架可通过对天然或合成材料进行物理或化学交联的方法构建，并依据适应证进行定制。在构建支架载体时，需要考虑组织特异性和再生组织的大小。如海藻酸钠是从海藻中提取的多糖，因其凝胶形成条件温和、微球性质可调，已广泛用于天然水凝胶细胞支架，可以通过控释分子促进组织修复和再生。由于携带负电荷，海藻酸钠微球可排斥蛋白吸附，稳定释放活性 FGF-1，并在体内促进新生血管形成且无副作用；Moya 等[8-10]观察到海藻酸微球可在体外控制肌源性、血管生成性和神经源性生长因子的水平，并在体内诱导 USCs 分化为增强血管、神经支配且刺激宿主细胞生长的肌源性细胞，有望用于压力性尿失禁的细胞治疗。又如 Harrington 等[11]采用两亲性肽分子家族纳米纤维在 PGA 支架表面形成自组装膜，并促进 SMC 在人膀胱上的黏附，这类纳米材料在提高细胞排列和组织构成方面具有乐观的应用前景。

四、结语

泌尿系统组织再生包括基于细胞的、基于生物材料的、以及将细胞与材料结合的组织再生方法，而是否需要将细胞与支架结合，则取决于临床的具体情况，例如损伤组织的大小等。在过去 20 年中，泌尿系统组织工程取得了重大进展，结合细胞和支架技术，利用细胞-细胞以及细胞-基质之间相互作用的复杂性，体现出大大优于现有治疗方法的应用前景。特别是三维生物反应器为细胞-支架复合物提供了一个动态的培养环境，显著提高细胞的黏附、增殖、浸润、分化和同源性分布，促进新生组织养分吸收、气体交换和废物的清除，增加 ECM 沉积。与传统的静态培养条件相比，三维动态培养系统可大幅提升力学性能，改善代谢和营养环境，促进组织再生。

然而，组织工程技术成为泌尿系统组织重建的广泛的临床解决方案，仍有很长的路要走，特别应着重在下述领域展开研究：

（一）有效的血运重建

迄今为止，组织工程产品使用受限的关键问题是养分供应和气体交换问题。为实现功能性复杂的泌尿组织的重建，组织工程产品的血运重建至关重要。研究者已采用了多种方法来加强血运重建。血管生成因子，如 VEGF，与移植细胞一同植入，可促进移植细胞的存活，募集宿主细胞并促进 USCs 向成肌表型分化。在细胞接种前，基质的预血管化可提高细胞存活率、促进其功能化。

（二）神经分布

应用于体外实验的工程化组织应尽可能模拟天然组织的关键形态、生理和生化特性。组织工程产品还需具有感觉神经供应。为实现组织修复，组织工程组织需要与宿主神经整合以实现功能协调。USCs 表达 VEGF，可促进神经再生，有益于恢复膀胱和其他泌尿系统组织的功能，并因促进血管生成而提高了天然神经组织的营养供应。

（三）抵抗纤维化的影响

膀胱纤维化会减少膀胱壁的平滑肌成分，对膀胱壁的构成不利，降低膀胱柔顺性。改善膀胱功能的主要机制是防止或修复纤维化、恢复膀胱结构。MSCs 本身不能直接或完全替代受损组织，但它们能分泌生长因子或细胞因子，如 HGF、NGF、脑衍生营养因子（brain-derived growth-factor，BDGF）、神经胶质源神经营养因子（glial-derived neurotrophic factor，GDNF）、IGF、VEGF，以及睫状神经生长因子（ciliary neurotrophic factor，CNTF），有助于减少纤维化。但保持或提高 MSCs 治疗膀胱纤维化的最佳方法尚需进一步研究。

（四）理想的生物材料的获得

理想的生物材料支架不一定是模仿天然组织基质，但必须提供一个合适的生物物理微环境，以指导细胞行为利于功能性组织的构建。此外，合适的生物材料应无炎症、可生物降解和吸收。每种生物材料都应根据具体的治疗应用进行选择。

总之，泌尿系统组织工程领域在（干）细胞治疗和生物材料研究等方面发展迅速，有望在不久的将来应用于临床的多种类型的细胞，其细胞治疗和应用于组织工程技术的验证研究正在广泛开展。其中，USCs 作为细胞来源，具有易获得、存活时间长、引人注目的多能性（尤其是泌尿系统组织特异性的细胞）、营养作用以及良好的免疫调节特性，在多种泌尿系疾病的治疗中表现出极佳的潜能。设计适宜的生物材料和生物反应器也是构建泌尿系组织所必需的。组织再生为多种泌尿系统损伤及缺损疾病的治疗以及膀胱及尿道组织重建提供了乐观的临床解决方案。将组织工程技术应用于泌尿外科仍然期待着生物材料和干细胞的研究新进展。

第 2 节　组织工程输尿管的临床前研究

一、组织工程输尿管研究概述

输尿管的主要生理功能是保持尿液从肾脏到膀胱的安全运输。输尿管是一个主动的、可收缩的组织，产生蠕动波，对维护正常的肾功能、避免肾积水起至关重要的作用。肾结石、慢性炎症及肌层浸润输尿管癌等易导致的外伤或机能失调，引起输尿管损伤或病理学改变，往往会导致输尿管狭窄，大多数输尿管损伤是由于外科手术或放射治疗导致的医源性损伤，约 73% 的输尿管损伤病例发生于妇科手术中，以子宫切除术最为多发，因此上述病症（病例中的 33%～87.5%）往往在手术期间被忽视。此外，肿瘤和血管手术以及普外科手术也可导致术中输尿管损伤。近年来，随着输尿管镜在世界范围内普及，诊断或治疗的病例增加，输尿管镜检查导致输尿管撕脱 0.3%，穿孔 2%～6%。腔内术后并发症的例数也不断增加；但目前缺乏有关腔内手术形成狭窄的长期数据；由外部原因如枪伤、刀伤或钝性损伤导致的输尿管损伤相对少见（＜1%），且在大多数情况下合并有其他器官损伤；穿透性创伤导致的输尿管损伤两倍于钝性创伤导致的输尿管损伤，穿透性和钝性输尿管损伤的死亡率分别为 6% 和 9%。如果病情发现及时，输尿管损伤往往可在早期进行修复，但如果未被发现或不能正常修复，则会导致肾功能丧失或脓毒症。

输尿管的受损部位或切除长度对于外科手术修复方法的选择非常重要。如果输尿管损伤、局限性炎症或肿瘤切除后缺损段过长，不能实施原位吻合，甚至需要做尿流改道或切除肾和输尿管。因此，研究与开发输尿管损伤、缺损的尿路重建替代组织工程输尿管已成为临床亟需解决的重大问题。

目前的外科技术可以用来修复较短的输尿管缺损，而组织工程技术有望通过开发新的合适的管状生物材料作为长段输尿管的替代物，以实现长段的输尿管缺损的重建，从而恢复正常的尿液输送通路，保留患侧正常的肾功能。与目前的手术重建技术和潜在的并发症相比，组织工程技术构建一个支持基质（细胞黏附的底物）以控制组织工程细胞 - 支架复合物结构的配置和组织再生的方向，很可能成为微创治疗长段输尿管缺损的替代方案。

组织工程输尿管能否成功替代部分或完整的输尿管段，取决于输尿管再生过程能否确保细胞从原始的输尿管迁移到组织工程支架上并迁移入支架中。再生技术与嵌体 onlay 技术相比，需要细胞发生长距离迁移，这对支架实现全段输尿管的三维再生提出了挑战。天然输尿管由两层平滑肌层构成，内层呈纵向，外层为环形，且实验表明，在猪的输尿管中段，蠕动波的传播速度为 2.1 cm/s±1 cm/s，压力峰值的长度为 5.9 cm±1.3 cm。因此，再生的组织应尽可能呈现出上述解剖结构和生物力学功能。

二、组织工程输尿管的种子细胞

（一）种子细胞与组织工程输尿管

组织工程支架 / 复合物接种种子细胞的必要性一直备受争论。对于小段输尿管的修补，尿路上皮很容易从周边组织中实现自我再生，种子细胞并不是必需的。然而当输尿管缺损或植入支架的长度增加时，脱细胞支架的细胞生长和再生能力降低，需依靠支架接种细胞或负载生长因子解决这一问题；另一方面，尿液具有细胞毒性且对组织再生有负面影响，而在腔内表面接种 UCs，可保护原位植入后的细胞长入和组织重塑，因此，如果需要实现大面积输尿管组织的重建，UCs 很可能会起到促进组织再生的作用。

输尿管组织工程的早期研究大多使用裸支架，但几乎所有的研究结果都发现了支架的纤维化，这表明接种细胞是必要的。这一观点也与大面积缺损（从损伤边缘开始＞1.0 cm）需要接种种子细胞以促进组织再生和防止瘢痕形成的观点得到了相互印证。

（二）种子细胞接种到组织工程输尿管支架的方法及细胞接种支架的构建步骤

细胞的提取、培养以及接种到支架上。理想情况下，支架在生物反应器中应进行机械性能测试，以确保植入后有足够的机械强度，从而避免支架内及术后并发症。拉伸和流动等力学指标虽然增加了研发成本，但使输尿管正常受力状态下的细胞反应研究成为可能。接种后的细胞分布是植入前必须探明的另一个问题。Sun 等[12]将细胞接种于不同浓度胶原[（0.3%～0.8%）w/v]的混合材料支架，发现胶原浓度为 0.4% 的支架通过编结增加强度后，细胞分布效果最佳。此外，接种细胞的技术应使活细胞均匀分布。用于种子细胞的技术应能对活细胞进行较为均一的干预，因而静态、动态以及旋转接种是目前较为常见的方法。

（三）组织工程种子细胞的选择

就种子细胞的选择而言，胚胎干细胞由于其来源和肿瘤形成的风险而备受争议，而自体细胞则更安全、争议更小，因其生物相容性好和炎性反应最低的优势成为接种细胞的首选。组织活检可以产生分化的原代细胞或 MSCs、ADSCs 等多能细胞。原代细胞，特别是对于 UCs，其主要缺点之一是在可能发生恶性肿瘤的情况下不能安全地获得，且不一定能得到用于分离细胞的适宜组织。而 MSCs 和 ADSCs 可以分化成肌细胞和上皮细胞等多种细胞谱系，且没有肿瘤形成的风险，并具有抗炎特性以及产生与伤口愈合相关的多种细胞因子的能力。因此，目前 MSCs 和 ADSCs 作为细胞来源是输尿管组织工程研究的重点[13]。

Zhao 等[14]最早报道了利用 ADSCs 实现全段输尿管的完整修复。分离兔 ADSCs 并将其分化为 SMCs 表型，接种于脱细胞的兔腹主动脉上，制备血管 ECM，替代 3.0 cm 长的兔输尿管缺损。术后 16 周，缺损部位形成良好的肌层和类似天然组织的分层尿路上皮，未见狭窄和肾积水。研究人员认为这归功于 ADSCs 对 SMCs 增殖和分化的刺激作用，以及使用了富含天然生长因子的移植物所致。Shi 等[15]研究证实，在裸鼠皮下植入后，人源 ADSCs 表型可至少持续增殖 2 周，表明干细胞及时发挥了刺激再生的特性。

从骨髓中分离出来的 BMSCs 与 ADSCs 有相似的特性。Liao 等[16]最早报道了采用 BMSCs 实现全段输尿管的完整修复。将 MSCs 和 SMCs 联合接种于膀胱脱细胞基质（bladder acellular matrix，BAM）上可修复兔 4.0 cm 长的输尿管缺损。BAM 一面接种骨髓来源的 MSCs，另一面接种膀胱来源的 SMCs，以产生组织工程管状移植物（tissue-engineered tubular grafts，TETGs）。TETGs 在导管周围卷成管状，并预先植入兔子的网膜，于 2 周后发现 MSCs 分化并形成单层上皮。再将此支架应用于修复输尿管缺损，术后 16 周后观察到新生成的输尿管具有新生血管、平滑肌组织和多层尿路上皮，且即使术后 6 周取出输尿管导管后，也未观察到狭窄和肾积水，但如不接种 MSCs，其输尿管修复术后则会发生疤痕形成和严重肾积水。研究者推断，在预植入期间形成的单层上皮保护了周围组织免受尿液的侵害。然而，BMSCs 的缺点是获取过程会增加患者的痛苦，且其分化潜能随着年龄的增长而减少，分离数量较 ADSCs 也有限[13]。

上述研究显示，干细胞可作为一种供体组织不足时输尿管组织工程的替代细胞来源，但也说明在绝大多数情况下，获得自体细胞需要单独进行手术，导致并发症的发生率额外增高。此外，接种种子细胞构建细胞 - 支架复合物所需的时间可能会限制其技术转化及临床应用。因此，应综合权衡细胞 - 支架复合物的优势以及成本的增加和临床应用的受限等不足。

三、生长因子在组织工程输尿管构建中的作用

生长因子可诱导细胞进入输尿管支架内，促进多种细胞的长入和血管生成，从而提高了组织工程支架的再生能力。生长因子可利用结合位点以及基质共价键捕获入凝胶基质、疏水支架或微球，与生物材料相结合，主要优点是在紧急情况下可以随时使用。

在输尿管组织工程中，不同的生长因子对不同的细胞有刺激作用：VEGF 和 FGF-2 参与血管生成和血管成熟，EGF 则促进尿路上皮的再生。这些生长因子由肝素键合，而肝素可与多种不同的生物材料结合，构建控制释放系统。采用负载生长因子 VEGF、FGF-2 和 EGF 的管状胶原支架，可实现兔模型的尿道重建。Nuininga 等[17]人研究发现，尿路上皮长入会导致输尿管管腔狭窄，而在管腔内侧负载 EGF 可有效避免狭窄的发生。另有多项研究证实，IGF-1 在骨骼肌、心肌、神经、软骨和骨等组织上的作用，正如 Lorentz 等[18]的研究发现，合成的 IGF-1 可促进 SMCs 的再生，但 IGF-1 的主要缺点是不与肝素结合。此外，自体 USCs 增殖较快，且具有较强的分化成 UCs 和 SMCs 的能力。Liu 等[18]研究证实，在植入组织工程复合物时补充生长因子，可促进 USCs 的存活、向肌细胞的分化、神经再生和招募自体细胞。但对 USCs 的增殖速率、分化为所需的细胞系以及长期的生理行为的控制，尚需进一步研究。

四、组织工程输尿管研究的动物模型

总地来说，在一项新技术被广泛应用于临床前须进行临床试验，然而，组织工程技术尚未建立治疗的金标准。因此，选择正确的动物模型对于尽可能准确地预判临床结果至关重要。短段的输尿管损伤可通过现有的外科技术修复，而对于较长的输尿管缺陷，应模拟临床情境并推断尽可能多的临床前期数据，以研究组织工程构建物对输尿管再生的影响。这提示，建立具有类似于人类腹部和输尿管解剖结构的输尿管缺损动物模型进行实验是必要的，这有利于测试技术的可行性、支架的适用性以及再生过程的有效性。

输尿管替代修复的动物研究模型包括兔、犬、猪，同时也有在大鼠或小鼠中进行的皮下植入研究。猪和人的腹部解剖结构相似，是首选的动物模型。然而，由于使用的大多是生长迅速的幼猪，动物纤维化的高发可能与快速生长相关，而这往往会影响组织再生，并在组织结构上引起机械应力。理想的动物应该与人类有相似的尺寸、腹部解剖结构和相似的伤口愈合特征。因此，较为适宜的候选动物也包括山羊、绵羊、牛和马。从伦理学的视角看，在进行动物实验前，应开展广泛的体外实验，例如，进行压力 - 流动实验以表征力学性能和结构的饱和性等，而进入动物研究阶段，则应先进行小动物研究再进行大动物研究。

五、组织工程输尿管支架材料

理想的组织工程支架应具有较高的再生能力，易于构建，并在紧急情况下可直接使

用。管状支架应用于输尿管重建技术，可简化手术操作，以期最终实现微创，降低并发症发生率，并减少医疗保健成本，但目前不论采用何种材料，动物实验均普遍发生纤维化，这也是限制组织工程输尿管向临床应用转化的重要原因。因此，对于治疗长段输尿管损伤的最佳组织工程方法并没有定论，且与膀胱、尿道等器官的组织工程研究相比，输尿管组织工程研究相对小众。

（一）脱细胞基质构建输尿管替代物的研究

脱细胞组织可保持天然组织结构，并包含组织特异性生长因子和其他信号分子，因而起初大多数有关输尿管替代技术的研究多使用脱细胞组织，但重建效果不佳。如 Osman 等[20]将异体犬输尿管经细胞裂解后获得的管状基质移植于犬模型后，发现肾积水、移植物挛缩、移植物管腔发生狭窄。研究人员继而将支架材料集中在未进行种子细胞接种的管状或卷成管状的 SIS，取得了一些进展：Liatsikos 等[21]采用 SIS 对猪模型中 7 cm 的输尿管的 2/3 长度进行替代，发现明显的黏膜下血管新生，支持了上皮再生；而作为对照的原始输尿管，SMCs 未生成正常的组织。Smith 等[22]采用 SIS 对猪模型进行腹腔镜嵌体 onlay 修补术，替代了直径为 2 cm 的输尿管的 50% 长度，9 周后，主要在 SIS 移植物发现移行上皮并伴有局灶性肠上皮化生，黏膜下层和输尿管肌肉组织组织学正常。

虽然 SIS 一直是脱细胞输尿管支架的首选材料，但其在输尿管组织工程中的效果并不理想。Shalhav 等[23]采用小型猪或本土猪脱细胞基质或管状 SIS，经腹腔镜对 1.5~2.8 cm 长的输尿管段进行重建，发现尿路上皮再生，但所有动物均发现致密纤维化的骨上皮化生，且新生输尿管发生梗阻；Sofer 等[24]采用 2 cm 管状 SIS 构建 10F 输尿管支架应用于猪模型，虽观察到支架表面尿路上皮和平滑肌层再生，但伴随严重的纤维化和炎性反应，导致术后 12 周发生完全的输尿管梗阻和继发肾积水，还出现上皮细胞的黏液化生、化生骨、管腔碎片脱落产生营养不良性钙化，且形成黏膜溃疡；El-Assmy 等[25]采用管状单层 SIS 对杂种犬模型的 4 cm 的输尿管段进行替代，发现尿路上皮和平滑肌层的生成，但伴随有严重的纤维化和炎性反应，导致输尿管积水性肾病。

研究人员进一步对 SIS 支架材料的形态及复合物成分进行比较，发现 SIS 补片优于管状材料：Duchene 等[26]采用 SIS 对猪模型进行腹腔镜 2 cm 输尿管段替代研究，使用管状 SIS 的所有动物均出现输尿管积水性肾病或肾萎缩，而部分带有 SIS 补片作为嵌体（onlay）的输尿管壁导致上皮再生，且肾脏形态正常。El-Hakim 等[27]进行了三项实验：①采用猪模型，对 5 cm 的无细胞管状 SIS 与自体 UCs 和 SMCs 接种的管状 SIS 进行对比；②采用比格犬模型，对 3 cm 自体膀胱细胞接种的脱细胞猪输尿管与单纯脱细胞猪输尿管进行了对比；③将 4 cm 去表皮小肠段种植自体细胞，再横向卷曲后形成管状（命名为 Monti），应用于 1 例杂种犬模型。这些实验研究仅最后一项获得了成功。

除 SIS 外，近来也有研究人员尝试采用羊膜作为组织工程输尿管支架材料，但效果存在争议：虽然 Koziak 等[28]人尝试用羊膜作为 onlay 移植物，显示出令人鼓舞的结果，但 Salehipour 等[29]使用具有抗炎特性的羊膜作为支架材料来替代修复 7 只犬的 3.0 cm 长段输尿管缺损，其中 2 只死于漏尿，1 只出现严重的肾积水、急性和慢性炎症以及肉芽组织的形成，其余 4 只出现轻微的肾盂扩张、淋巴及粒细胞在重建段浸润以及纤维化，类似于

Osman 等[20]的研究结果，并提出羊膜不适用于全段输尿管修复的观点。

此外，脱细胞血管和膀胱脱细胞基质近期的研究结果较为乐观：如本节二中（3）所述，Zhao 等[14]采用兔腹部主动脉的血管 ECM，脱细胞后接种诱导 ADSCs，成功修复约 3 cm 输尿管段；Liao 等[16]将 MSCs 和 SMCs 联合接种于 BAM 上成功修复兔 4.0 cm 长输尿管缺损。但是这些结果也可能是由于干细胞和预植入技术的使用，而 SIS 尚未进行同样的研究，因此脱细胞支架的重建效果尚需在今后的研究中进一步改进及论证。

（二）胶原支架构建输尿管替代物的研究

胶原目前是小口径管状组织工程支架首选的生物材料。牛源性胶原蛋白等异体胶原具有良好的生物相容性，且对于人体具有低免疫原性。I 型胶原为组织提供强度和结构完整性，是人体器官中最丰富的胶原类型。高度纯化的 I 型胶原蛋白已商品化，目前的技术可用于制备长达 10 cm 的管状支架。Tachibana 等[30]较早报道了将约 5 cm 长的管状胶原海绵修复犬输尿管，发现实验组 6 只犬使用输尿管支架，无严重肾积水发生，且在原生输尿管和移植物的吻合口发生了 UCs 和 SMCs 的再生；而对照组未使用支架的 2 只犬则发生吻合口重度狭窄。Dahms 等[31]在大鼠模型上使用无细胞胶原管状支架，10 周发现 SMCs，12 周发现神经纤维，3 个月时，SMCs 构造正常，呈平行纵向排列，但与正常对侧输尿管相比密度较低，从支架末端向中央逐渐减少；然而，替代的输尿管片段仅在 0.3～0.8 cm 之间，标本检查也显示不同程度的肾积水。

胶原支架材料除上述缺陷外，另一明显的缺点是强度较差，需要采用化学交联方法提高其力学性能。目前，体外实验已采用猪输尿管模型证实了此类支架优良的可缝合性和通畅性，且无并发症发生。此外，降解性能优良的聚合物 - 胶原支架可以提高机械强度，利于应用，但尚需对小口径混合支架材料的其他性能和重建效果需进行进一步研究。De Jonge 等[32]和 Simaioforidis 等[33]从猪膀胱活检中分离出 UCs 和 SMCs，均匀接种于含 0.5% I 型胶原的、长 5.0 cm 的多孔管状细胞 - 支架复合物，修复 11 头雌性长白猪的输尿管缺损，再放置 6F 双 J 支架促进尿流，术后观察 4 周。7 只实验动物术后 2～3 周发生尿液渗漏引起的肿胀，其余动物发生再狭窄及肾积水。经分析，尿液泄漏显然是由于胶原支架的机械强度不足而发生破裂所致。因此，在试图修复输尿管这样不受支持的活动器官时，需要生物可降解的合成材料作为支架骨架来承受机械载荷。

（三）Gore-Tex 支架构建输尿管替代物的研究

Gore-Tex 材料发明于 1969 年，由拉伸的聚四氟乙烯（poly tetra fluoroethylene，PTFE）构成，是一种防水透气的织物膜，因其排斥液态水同时允许水蒸气通过的特性，被设计成一种轻质防水织物，广泛应用于宇航、军事、医疗等多个领域。Gore-Tex 为其发明人 Gore 及其合伙人使用的品牌商标，但其材料更常见的普通商标则为 Teflon，这种膜材在体内几乎呈惰性，且其孔隙率允许身体自身的组织通过该材料生长，并将移植的材料整合到循环系统中，因而被广泛应用于各种医疗领域，包括缝合线、血管移植物、心脏补片和人工膝关节韧带。此外，Gore-Tex 膨体 PTFE 膜材近来还作为植入物应用于青光眼手术[34]。

鉴于 Gore-Tex 的上述特性，研究人员也对其用于输尿管重建进行了多种尝试，但效果不佳。Baltaci 等[35]采用犬动物模型研究 5～8 cm 的 Gore-Tex 输尿管的移植效果，发现肾积水、肾实质萎缩并伴有钙沉积，且所有 5 例动物未见细胞生长。虽然近端和远端输尿管管腔未发生阻碍，但近端和远端吻合口发生严重的纤维化和狭窄。Gore-tex 管状移植物的近端输尿管黏膜发现鳞状细胞化生。Sabanegh 等[36]也采用 10 cm 的 Gore-Tex 管状移植物修复犬输尿管，术后观察 6 个月或 12 个月，发现虽然管腔直径得以保持，细胞通过支架向管腔发生少量的迁移，但 8 例犬中的 3 例发生肾积水，且组织学显示移植物周围发生明显的急性和慢性炎症反应。

（四）非原位预植入构建组织工程支架

组织工程支架或细胞 - 支架复合物植入修复输尿管损伤，往往缺乏有功能的尿路上皮的再生和充分的血管化，在体内环境中，组织工程复合物会暴露于尿液的毒性效应和各种机械力中，尿液很容易损伤再生组织，导致狭窄形成和纤维化。Onlay 支架只能用于狭窄修复，通常不可能实现完整输尿管的移植修复。因此，大多数研究集中在使用管状或卷成管状的支架修复长段（相对于全段输尿管而言）的缺陷，特别是在修复前将支架预植入体内，使机体发挥生物反应器的作用，可促进血管生成，并有助于在植入后维持种子细胞的活性。Matsunuma 等[37]采用裸鼠皮下组织或大鼠网膜作为天然生物反应器，构建了接种有分层尿路上皮和骨髓单核细胞的犬脱细胞输尿管基质。Baumert 等[38]在雌猪网膜上用硅胶引流管塑形，将自体细胞接种于 SIS 补片上，也成功在多层平滑肌结缔组织上实现了尿路上皮再生。

近年来，多项研究采用预植入皮下组织构建的组织工程复合物对输尿管损伤动物模型进行修复。Zhang 等[39]将 8 级阻燃硅胶管植入雌比格犬腹膜腔中，3 周内硅胶管已完全被管状组织被膜充填，形成 3.0 cm 长的结缔组织，组织学分析表明，横向排列的肌成纤维细胞嵌入同源胶原纤维束和间皮细胞外层；再将硅胶管植入保留 1/3 自体输尿管的犬模型，在维持血供的情况下成功地构建了类似于天然输尿管的新组织。术后 12 周，管状结构完全被多层尿路上皮包裹，生成与正常输尿管壁类似的尿路上皮、平滑肌束和周围的纤维外膜。然而，虽然这些结果非常乐观，但实际临床应用时，患者往往会出现严重黏连或长时间无血管的情况，保留 1/3 健康输尿管的可能性不大。目前研究人员普遍发现，新生组织长入超过 1.0 cm 以上就会变得越来越困难，并可能伴随纤维化。

采用合成高分子支架材料聚（L- 乳酸）[poly（L-lactide），PLLA] 预植入动物体内构建组织工程输尿管的报道更为多见。合成高分子支架材料的优点是具有较高的可塑性，良好的机械性能，大多数材料可以以任何形状（如扁平、薄膜状或管状）或尺寸制备，并且可以添加不同的蛋白质和生物活性分子，如使用螺旋型 PLLA 支架结合胶原蛋白和管状胶原支架。当需要提高机械强度等性能时，与脱细胞组织相比，这些合成材料支架可以很容易地定制。Xu 等[40]将螺旋 PLLA 支架植入 Wistar 大鼠皮下组织，1、2、3 周后取出支架，脱细胞后接种自体 UCs，发现预植入的支架周围产生组织绒毛，将新形成的组织去细胞化，用原代膀胱 UCs 重新接种后，细胞生长良好，各时间点的 UCs 均连续排列成一层。此外，还观察到了新生血管的生成，但这些基质的功能还有待进一步评估。

Fu 等[41]采用静电纺丝技术构建的复合 PLLA- 胶原支架，接种人源 UCs 后植入裸鼠皮下，并检测了离心和静态接种方法对细胞分布的影响，证实离心技术接种的支架可作为

UCs 生长的生物基质。Shi 等[15] 将 PLLA 支架与电纺胶原蛋白结合，以改善细胞附着和细胞增殖。在裸鼠皮下植入之前，将人源 ADSCs 接种于支架上，发现在植入后 2 周检测到 ADSCs 向尿路上皮细胞分化，且将该支架移植于裸鼠皮下 2 周，尿路上皮细胞得以保持，证实了皮下移植适于构建生成血管前的管状自体组织，可避免输尿管修补时产生纤维化。

这些研究表明，植入前构建的组织工程支架或复合物有望进行输尿管置换，但仍缺乏有关输尿管置换效果的研究数据。在理想的情况下，获得预植入材料时，新形成的血管应该保持完整，且由于皮瓣在大部分情况下很容易移动，如大网膜等靠近输尿管缺损修复部位且为可以移动的预植入部位，这可能更利于临床应用。

六、结语

输尿管组织工程迄今为止仍然是一个未被充分讨论和应用于临床的研究领域。输尿管重建应注重维持尿液从肾脏到膀胱的安全运输。因此，构建供血系统、具有功能的平滑肌及尿路上皮屏障，对于输尿管重建的成功至关重要，否则很可能导致狭窄和肾积水，即使使用输尿管支架也是如此。

近年来，细胞来源、植入技术和新型生物材料的发展，推动输尿管组织工程取得了明显的进展。目前的文献表明，使用 MSCs 和 ADSCs 接种在多种在多种机械强度适宜的生物活性材料上，更有利于输尿管再生；加入天然蛋白质和其他分子的脱细胞组织或支架可能比简单的组织工程支架性能更好。但相对于尿道、尿流改道以及膀胱的重建，在输尿管组织工程领域发表的研究依然稀缺。接种细胞的支架、负载生长因子的支架，以及干细胞的使用进展，尚未在输尿管重建方面进行有效评估，许多研究没有涉及输尿管替代环境下组织工程复合物的重建效果。为了增加我们对不同材料、细胞来源和植入技术效果的了解，未来的研究应该尝试修复完整的输尿管缺损。此外，在网膜中预先植入组织工程复合物可以通过增加血管形成和触发干细胞分化来改善最终结果；但当使用机体作为体内生物反应器时，培养时间过长在输尿管修复中可能会有问题。最后，在开始不同动物临床试验之前，应对模型进行评估，以防止物种相关的结果偏差。

第 3 节 组织工程技术在膀胱重建中的应用研究

一、组织工程膀胱的应用前景

（一）组织工程膀胱的适应证

近年来，干细胞生物技术、生物材料科学、生物反应器等关键技术领域不断发展，为膀胱组织工程技术从膀胱再生的实验研究向临床应用转化带来了勃勃生机。而确定膀胱组织工程的目标和具体的适应证，是将组织工程技术广泛应用到临床，以修复严重的膀胱缺损或扩大、替代挛缩小膀胱的前提。

判断膀胱疾病的恶性程度，是确定患者是否需要接受膀胱替代术的重要指标之一[42]。高恶性浸润性膀胱尿路上皮癌的主要治疗手段是根治性膀胱切除术（radical cystectomy，RC）。目前全球95%的膀胱切除手术病例均为浸润性膀胱癌，具有公认的高风险特征（即多病灶、腔内治疗后复发）、广泛的肌层浸润以及原位癌（carcinoma in situ，CIS），早期的根治性方案也有助于降低疾病进展的风险。

此外，影响肾功能的神经源性膀胱疾病、辐射引起的严重的膀胱损伤、女性顽固性尿失禁、慢性骨盆疼痛综合征以及膀胱先天性异常疾病的患者，通常需要利用自身的肠道成形扩大膀胱的容量或替代切除的膀胱，即回肠膀胱和新膀胱术。这也为组织工程膀胱的研究与开发提供了广泛的应用前景。

长期以来，人们采用多种材料和肠管用于替代切除的膀胱，实现膀胱重建的研究层出不穷，但采用患者自体肠管替代切除的膀胱仍是尿流改道的金标准。

尽管如此，利用肠道实现尿流改道等新膀胱术也存在着与肠代膀胱的功能和结果上一致的局限性，特别是肠代膀胱术后产生严重并发症，也给研发组织工程化膀胱实现尿路重建提供了创新动力。理想的组织工程化膀胱有望实现具有完整的上皮、神经和肌肉成分的功能膀胱壁，即功能性膀胱重建的科学愿景，因而得到了泌尿科学领域的广泛关注和支持。

（二）组织工程膀胱与向应用转化的可行性

在泌尿外科重建领域，组织工程目前还只是一个仅在实验领域可行、却尚未成功进行临床转化的技术。在这种情况下，更应对组织工程解决方案及优势的潜在可行性加以论证。如能使用现成的组织工程植入物进行尿流改道，结束肠管代膀胱的历史，这无疑是泌尿外科尿流改道与膀胱重建领域具有里程碑式的进展。随着生物医学工程技术、组织细胞工程培养技术的不断创新与应用，由组织工程制备的生物材料有望完成尿流改道和膀胱重建，将需要大量非标准化步骤的传统重建手术，转化为一步手术。也就是说，只需要将输尿管与组织工程预制的膀胱 - 尿道相吻合，即可完成尿路重建手术。尽管组织工程化膀胱在尿流改道中的应用还有很长的路要走，但它已经成为众多科学家为之奋斗的方向。

理想的组织工程膀胱应能实现膀胱细胞外基质的重建和替代并恢复膀胱功能，因而需要尽可能地模拟天然膀胱的解剖学结构。

膀胱由外膜层、肌层、黏膜下层和尿路上皮层构成（图32-3）。肌层主要由SMCs构成，称为膀胱逼尿肌，收缩时排出尿液。黏膜下层是结缔组织，与逼尿肌和尿道上皮结合，主要由Ⅰ型胶原和Ⅲ型胶原纤维、弹性纤维和无髓鞘的神经末梢构成，连接肌层和上皮层，以保持尿道上皮的组织完整和功能。黏膜下层和肌层保持着膀胱的结构完整性和收缩能力，实现尿液的储运和排出。天然膀胱的内腔为周围富含胶原结缔组织（黏膜下层）的上皮构成。膀胱上皮是移行上皮细胞，附着在细胞外基质（Ⅳ型胶原和层粘连蛋白）的基底层。尿路上皮由基底细胞、中间细胞和伞细胞构成。基底细胞是祖细胞，分化率极低。伞细胞位于组织工程化膀胱壁表层，是完全分化的UCs，表达UCs特异性标志物——尿溶蛋白血小板（uroplakin plaque）。尿溶蛋白的表达以及细胞之间的紧密连接，确保了膀胱的抗渗性。

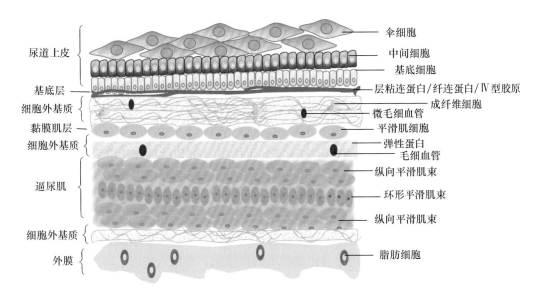

图 32-3　膀胱壁的组织学结构

图中标注：

尿道上皮
- 伞细胞
- 中间细胞
- 基底细胞

基底层 —— 层粘连蛋白/纤连蛋白/Ⅳ型胶原

细胞外基质
- 成纤维细胞
- 微毛细血管

黏膜肌层 —— 平滑肌细胞

细胞外基质
- 弹性蛋白
- 毛细血管

逼尿肌
- 纵向平滑肌束
- 环形平滑肌束
- 纵向平滑肌束

细胞外基质

外膜 —— 脂肪细胞

　　由于膀胱是贮尿和排尿的器官，其水密性和柔韧性是未来替代组织的两大要求。膀胱必须在液体体积变化时无明显的压力变化，否则易产生膀胱输尿管反流损伤肾脏。在储尿过程中，膀胱也必须能安全的适应尿液的有毒成分，防止其在储尿过程中再吸收进入血液循环，因此，组织工程化膀胱应起到感知储尿、排空尿液和天然屏障的作用。

二、膀胱组织工程的种子细胞

（一）种子细胞来源与生物学特性

　　从生物体的某个部位获得组织特异性自体细胞，经体外培养得到扩增，接种到支架，重新引入体内修复受损组织。这种自体来源的细胞是膀胱和尿道组织工程的理想选择。

　　1. 祖细胞　祖细胞存在于每一个器官内，具有有限的自我更新能力，并可分化为一个明确的细胞类型。祖细胞在自然更新、老化和组织创伤的组织再生过程中，对新生细胞的分化和组织构成起重要作用。

　　（1）自体 UCs　经典方法是从膀胱得到这些细胞，用于尿道和膀胱重建。将从少量的膀胱活检组织来源的细胞进行尿路细胞培养，已经有很多成功的方案。然而，这种方法涉及泌尿生殖道的手术和创伤。因此，为实现微创，研究人员已经开发了尿路细胞提取技术，即从尿液中和膀胱冲洗过程中获得自体膀胱上皮细胞。

　　（2）自体表皮细胞　这些细胞可从阴茎包皮中获取，取材来源较丰富。研究表明，当这些细胞接种于脱细胞胶原基质并植入兔体内，尿道造影显示尿道口径宽、无狭窄发生，且组织学观察可见细胞过渡层。然而，在包皮环切术和外科手术不足以获得种子细胞，以及细胞呈非特异性时，这种方法则受到限制。

　　（3）自体口腔角质形成细胞　如颊角质形成细胞和舌侧角质形成细胞，也是上皮细胞的来源。然而，通过颊黏膜活检获得上皮细胞，虽然降低了创伤程度，但会提高操作过程中的发病率。

2. SMCs　自体 SMCs 除了实现血管生成和上皮成熟外，还具有提高 ECM 顺应性和组织弹性的潜能。对于膀胱来说，SMCs 对于工程化的组织实现收缩和排出尿液的功能十分关键。

（1）干细胞　干细胞是未分化的细胞，具有自我更新潜能，并能分化为成熟的非再生的细胞和效应细胞。当病变或恶性的膀胱祖细胞不能用于工程化复合物时，干细胞可成为组织工程膀胱或尿道的细胞成分的来源。干细胞有望替代自体膀胱细胞应用到组织工程技术中，这些有望应用于组织工程的自体干细胞来源于骨髓、脂肪组织、皮肤和毛囊[43]。BMSCs 能够分化成多种类型的细胞，其中就包括 SMCs、上皮细胞、内皮细胞和神经元[44]。

目前利用干细胞进行膀胱组织工程研究有两种常用方法：将干细胞直接植入体内而无须预分化，或对干细胞在体外诱导分化成特定的靶细胞，再植入体内。宿主的组织环境可诱导干细胞分化成膀胱细胞。这种方法通常在需要对一半膀胱进行重建或采用干细胞接种的移植物进行膀胱壁扩大时使用。周围的膀胱组织的平滑肌或膀胱上皮会分泌营养因子，使 MSCs 分化为 SMCs 或 UCs。然而，当组织受到疾病影响时，植入的非诱导干细胞可能无法分化成理想的靶细胞。第二种方法利用全膀胱重建或重大缺陷重建的概念，需要在体外将干细胞分化为平滑肌表型的细胞。如何在体外将干细胞诱导分化为特定的细胞类型依然是面临的主要问题[45]。

（2）ESCs　虽然 ESCs 可作为 UCs 的来源，但出于伦理学因素、潜在恶性风险以及细胞调控问题，其使用受到限制。骨髓来源、脂肪组织来源以及尿液来源的成体干细胞可以避免这些问题。

（3）BMSCs　BMSCs 可以分化为 SMCs 和 UCs，但由于骨髓中干细胞的含量低、体外培养时间长和骨髓抽吸时患者的不适感，BMSCs 的使用依然受到限制。

（4）ADSCs　ADSCs 来源丰富，微创手术即可获得，在可调节可复制的方式下以多个不同的细胞系的途径分化。Brzoska 等[45] 和 Liu 等[46] 的研究表明，ADSCs 可在全反式维甲酸作用下或在与 UCs 共培养条件下，成功分化成 UCs。人源 ADSCs 分化为 SMCs，接种于复合膀胱支架中。接种种子细胞的支架植入裸鼠体内，可保持膀胱容量和顺应性。

（5）USCs　USCs 亚群具有多向分化的能力。Bharadwaj 等[47] 的研究表明，USCs 表达周细胞和 MSCs 标记，且经体外诱导后可分化为膀胱相关细胞类型，包括功能性尿路上皮及 SMCs 谱系。上尿路提取的 USCs 细胞可诱导分化为 UCs 和 SMCs，表明了其作为膀胱组织工程种子细胞的可行性。

（6）AFSCs　人类羊水已经用于产前诊断 70 余年，是一种安全、可靠和简单的筛查工具，可以用于多种发育和遗传疾病的预防。Atala 团队[48] 于 2006 年首次提出可采用冷冻保存的 AFSCs 和 ESCs 来重建病损组织。2013 年，Ghionzoli 等[49] 报道了 AFSCs 诱导分化为 SMCs，Chung 等[50] 报道了 AFSCs 在旁分泌 FGF 10 信号作用下诱导分化为 UCs 的研究，为 AFSCs 作为种子细胞奠定了基础。

3. 膀胱组织工程种子细胞的影响因素　包括选择合适的细胞来源、使用最佳细胞密度以及采用有效的干细胞分化技术，这些对使用组织工程技术成功实现膀胱再生起决定性作用。此外，尿路环境也会对种子细胞的存活与增殖起重要影响。

（1）自体膀胱活检细胞　Atala 等[51]研究表明，从神经源性膀胱患者的体内提取 UCs 及 SMCs，可在体外有效增殖并用于膀胱扩大术。然而，从尿路中分离的自体分化的细胞系作为细胞来源，主要因患病细胞的存在而受到限制。从尿路上皮癌患者自体分离的正常的 UCs 很可能含有活跃的癌基因，会增加组织工程新膀胱的肿瘤发生风险，因而不宜使用这类细胞实现膀胱重建。肌层浸润性膀胱癌患者的自体膀胱细胞不能用于膀胱重建，而恰恰是此类患者，在需要进行下尿路重建的泌尿系统患者中人数最多。神经源性膀胱分离的 SMCs 呈异常增长，收缩能力降低，和正常细胞对照相比黏附性差，神经源性膀胱 SMCs 基因表达谱也发生了改变。因此，从患病膀胱提取的 SMCs 可能不适用于组织工程技术。一些泌尿系统良性疾病，如间质性膀胱炎或其他慢性膀胱炎、间质性囊肿、神经源性膀胱、后尿道瓣膜症、尿道上裂以及非神经源性膀胱功能障碍等，患者体内提取的自体 UCs，在体外的增殖和分化能力也会显著降低。此外，对于细胞增殖能力降低的老年患者，膀胱活检往往不能提取足够的正常细胞用于扩增和移植。

（2）MSCs　MSCs 参与的膀胱再生将会克服上述自体活检细胞的问题。干细胞对调节病损组织的愈合过程不可或缺，能实现移植物的逐渐重塑，有望最终形成分层的再生新膀胱壁的结构。针对膀胱再生的更先进的干细胞技术仍在开发中。随着成熟的分离和体外增殖技术的发展，MSCs 逐渐成为膀胱再生最常用的干细胞[52]，其主要功能作用：① MSCs 再生调节因子：MSCs 再生过程受各种 MSC 旁分泌因子的调节而产生不同的结果。创伤后的膀胱环境可激活 MSCs，使其在膀胱重建过程中上调抗炎细胞因子 IL-10 和 TGF-β，同时抑制促炎信号 IL-1α、IL-6、TGF-α、INF-γ，防止纤维化，促进平滑肌再生。此外，VEGF 和 Ang1/Ang3 等血管生成因子的产生和释放，可刺激新血管生成，并诱导再生组织的成熟。② MSCs 的种类及其特定优势：MSCs 可以从羊水或毛囊中分离出来，而骨髓和脂肪组织由于有足够的细胞生成能力，是膀胱再生研究中最常用的细胞来源。MSCs 能分化成多种细胞类型，包括 UCs 和 SMCs。组织再生的速度和效率是决定新膀胱恢复机械耐力和不受尿液损伤的关键。为此，研究者评估了多种 MSCs，包括 ADSCs、HFSCs 和来源于羊膜 MSCs 的可行性，但尚未得到任何一种干细胞优于其他细胞类型的结论。③ MSCs 作为种子细胞的重建机制尚不明确：MSCs 的分化可以在使用条件培养基进行接种的前后实现。MSCs 经细胞增殖和植入即可参与膀胱再生，无需预分化。较小的缺损尤其不需要干细胞的体外预分化，这是因为植入膀胱的微环境后，在 UCs 和 SMCs 分泌的营养因子的影响下，干细胞会在体内分化为所需的细胞类型。而全膀胱再生则复杂得多。干细胞预分化有助于膀胱结构的恢复，但分化效率很低，其机制有待解析，且目前植入后干细胞来源的 UCs 和 SMCs 的表型稳定性尚不清楚。大多数研究对接种于支架并植入膀胱的细胞的命运并未做深入表征探讨。Adamowicz 等[44]发现，虽然在接种细胞的移植物后往往会观察到部分或完整的平滑肌再生，但其形态和功能并不完全等同于原生膀胱平滑肌。在体外对培养中的细胞进行电刺激，可能会诱导细胞在体内生成具有正常结构和功能的平滑肌纤维。然而，即使再生的 SMCs 在生理学上与天然 SMC 相比处于劣势，但其很可能足够确保膀胱壁的顺应性。与之相比，回肠新膀胱不能产生协调收缩，但可以获得足够的低压存储容量。此外，细胞在支架上的接种密度是另一个重要问题。该团队发现当支架上的细胞接种密度较高时，即 $10 \times 10^6/cm^2$ 相对于 $4 \times 10^6/cm^2$，可以获得明显更好的再生结果。因此，细胞数量是决定再生结果的关键因素。④尿液对 MSCs 的不利影响：特定的尿路细胞应激因素包括尿液、血液灌注减少、病原体等，都将影响膀胱微环境而不利于诱导再生。尿液是决定植入细胞是否存活的最重要因素之一。对 UCs 和 MSCs 进行的体外研究显示了尿液可导致严重的细胞毒性。特别是接种在面向膀胱腔的支架上、位于生物支架材料内表面的细胞，暴露于膀胱储存的尿液中，会受到尿液中富含的阳离子物质、硫酸鱼精蛋白和低分子量产物等细胞毒性较高物质的影响。当起保护作用的尿路上皮屏障功能失调时，尤其是在尿路上皮再生的早期阶段，具有细胞毒性的物质会自发地结合到膀胱黏膜内层的阴离子环境中。因此，尿液的深入渗透会严重影响植入的干细胞的存活。由于尿液对组织工程膀胱的细胞成分有害，而支架起到了一定的隔离屏障的作用，因而支架的渗透性得当是很重要的。另一方面，低孔隙率的支架具有优异的抗流体渗透能力，并可防止尿液从移植物中泄漏，然而，低孔隙率支架又会抑制种子细胞的迁移。

以上研究结果从多角度说明：寻找确定的种子细胞的替代来源，是膀胱组织工程发展的关键。

（二）组织工程支架材料与膀胱组织再生

1. 组织工程支架材料　组织工程支架有利于将细胞传递至人体所需的部位，为新组织生成适宜的结构构建一个三维空间，并为新生组织提供机械支持。因此，支架选择的生物材料应可生物降解和吸收，支持非炎性正常组织的重建过程。生物材料的这种性质可避免永久性异物在体内引起的炎症或异物反应的风险，且其降解产物非但不应引起炎症或毒性反应，还应可通过身体的正常代谢途径排出。在植入物周围组织中，降解率和降解产物的浓度应在人体耐受允许的范围。此外，用于膀胱与尿道再生的理想的生物材料，应使成熟的上皮细胞层在管腔表面实现平整连续的黏附，并外附多层 SMCs，还应提供足够的机械支撑，防止其在新生组织形成前在体内过早塌陷。

（1）合成聚合物支架　这类支架材料包括可生物降解的高分子材料 PGA 和 PLGA，是用共价键组装的大分子生物材料。合成聚合物的主要优点是能以定量和具有重现性的方法制造任何三维形态的器官，而且成本相对较低，不仅解决了组织获得的问题，还可控制孔隙度和机械性能等许多特性参数。这类生物材料通过水解降解，降解片段可通过机体代谢途径除去，且不影响有关指导细胞活动和命运的分子信号。

（2）生物源性支架　组织工程支架模仿再生过程中，天然 ECM 因协调参与组织再生的多个步骤而更受青睐。这类支架材料为化学方法和机械方法脱细胞的组织，以 SIS 和 BAM 等为代表。他们具有固有的生物活性，且由于生长因子和 ECM 蛋白的存在而与天然 ECM 具有力学相似性。然而，这类材料的一个主要缺点是不同批次的蛋白质组成成分的差异。其获得途径也往往涉及伦理问题，且大多数自然衍生的支架是猪异种移植物，具有一定的动物源性疾病传播的可能性。

2. 组织工程支架与膀胱独立再生的论证　不接种细胞的支架技术，意味着不需要收集和体外培养细胞，而是利用植入的无细胞组织工程支架，将机体的干细胞招募至植入部位，参与组织构成，促进组织再生。然而，由于异种移植物或异体移植物支架早期与尿液接触，移植物中会形成广泛的瘢痕，尿液对被招募的祖细胞和干细胞有毒性作用，肌细胞层的缺乏也会降低膀胱壁的弹性，阻碍膀胱收缩与充盈，无细胞支架在很多研究中未能实现膀胱替代。因此，组织工程领域的多项研究围绕无细胞支架的可行性展开了论证。

Atala 团队的 Oberpenning 等[53] 早在 1999 年即采用犬膀胱活检组织分离培养的尿路上皮和 SMCs，接种到 PGA/PLGA 膀胱组织工程支架上，对犬行膀胱部分切除术后，保留膀胱初始容量的 22%，展开构建膀胱肌层的研究。研究的影像学结果表明：单纯行大部分切除术与仅采用无细胞聚合物支架进行膀胱重建的两组对照，膀胱顺应性分别大幅降低至 10% 和 42%，无细胞支架组保留初始容量 46%；而膀胱大部切除术后移植组织工程细胞 - 支架复合物，则可保留初始容量的 95%，且顺应性较术前检测的天然膀胱的顺应性（106%）无显著差异。组织学检查表明，无细胞支架膀胱出现正常尿路细胞，纤维化黏膜下层增厚，并出现肌纤维薄层。而重建的组织工程膀胱呈现尿路上皮、肌层和黏膜下层构成的三层正常细胞组织结构。Atala 团队的这项研究首次证明了利用组织工程方法重建自主中空器官的可能性，且表征了种子细胞在组织工程技术中的关键作用。

组织工程导管在新膀胱上的主要优势是其结构不像中空的组织工程膀胱那样复杂。2007 年，Drewa 等[54] 在大鼠模型上采用将成纤维细胞接种于 SIS 支架上构建组织工程支架导管进行尿流改道，6 例大鼠中的 5 例输尿管和导管吻合紧密，3 例无输尿管积水。术后一个月无细胞导管甚至观察到新生血管。五年后，Geutjes 等[55] 采用猪模型，以 I 型胶原蛋白和 Vypro II 网为支架材料，以原代猪膀胱 UCs 为种子细胞，报道了类似研究。这两项研究均未观察到接种种子细胞与否的差异。

然而，也有一些研究给出了不一样的结论，认为种子细胞对组织工程复合物的构建起到了关键性作用。Adamowicz 等[56] 将 BMSCs 作为种子细胞接种于固定在 Tachosil 海绵的羊膜上，构建大鼠模型中的膀胱壁，发现无细胞支架未能显示完整的再生膀胱壁，仅约 30% 的再生 SMCs 能够长入。Basu 等[57] 将猪自体脂肪和外周血来源的 SMCs 植入可生物降解的 PGA/PLGA 支架管状支架结构，并将这些支架植入猪膀胱切除术模型中，成功地重新再生了管状新器官。Liao 等[58] 在体外培养和扩增兔膀胱上皮细胞，以 BAM 为支架材料构建组织工程复合物，成功实现了兔根治性膀胱切除术后的尿流改道。这些研究均显示了 BAM 和 PGA/PLGA 支架在接种种子细胞后比单纯的脱细胞基质可获得更好的组织再生效果。

近年来，越来越多的研究证实了种子细胞在膀胱再生中的作用。使用实验模型发现，多种脱细胞支架仅适用于小面积缺损的再生，但这对临床并无重要意义，因为受损区域或切除膀胱区域可以通过细胞在正常组织损伤反应下通过周围天然组织迁移来实现再生；而膀胱壁较大缺损的扩大术，再生主要发生于移植物的吻合口边缘，若无种子细胞的参与，移植物的中部则被过度生长的纤维化组织覆盖。因此，目前学术界普遍认为含种子细胞的组织工程复合物比组织工程支架材料本身对膀胱壁再生的诱导更为有效，对临床也具有更加深远的转化意义。

（三）自组装技术在膀胱组织工程中的应用

用于膀胱与尿道再生的理想的生物材料，应使成熟的上皮细胞平展而连续地黏附于管腔表面，并包含外在的多层 SMCs，且应在新生组织形成前，提供足够的机械支撑以避免塌陷。天然 ECM 作为组织工程支架虽然有结构和成分优势，但即使脱细胞基质去除了细胞并经过灭菌，外源性 ECM 材料中仍可能残存 DNA，会影响材料的生物相容性。而自组装方法完全由成纤维细胞生成致密 ECM，即由细胞构建内源性组织，可消除生物相容性风险，降低免疫应答，从而降低炎症和纤维化反应，进而提高组织工程技术构建新生组织的成功率。

自组装技术最早作为一种组织工程技术用于烧伤患者的治疗手段，随后又被证明可用于从皮肤到血管的多种组织的重建。近几年来，类似方法应用于泌尿系统组织重建的研究逐渐展开，基本技术思路明确（图 32-4）。

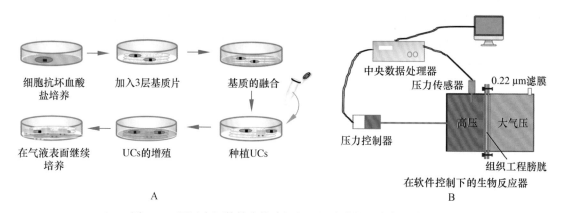

图 32-4　通过自组装技术构建组织工程膀胱的两个主要步骤

A. 沉积细胞外基质，形成薄片，然后接种 UCs；B. 使用定制的生物反应器模拟膀胱的流动和排空，并进行 UCs 增殖和分化

细胞必须从患者的活检组织中进行提取：成纤维细胞从真皮或口腔黏膜中提取，ADSCs 从皮下组织提取，SMCs 和膀胱成纤维细胞从膀胱提取。为了尽可能降低这一步骤的损伤程度，目前已开发了几项从活检组织中最大限度地提高细胞数量和纯度的技术。例如，Bouhout 等[59] 从猪皮提取真皮成纤维细胞（dermal fibroblasts，DFs），接种于定制的组织培养板上，在含 10% 小牛血清和抗生素的 DMEM 培养液中培养，并添加 L- 抗坏血酸钠到培养基中刺激 ECM 的合成。DFs 培养 21 天左右增殖铺满组织培养板，且其新生成的 ECM 蛋白自组装成一个贴壁活组织片，即由膀胱中最常见的 I 型和 III 型胶原构成的自组装基质。此外，当接种 UCs 时，层粘连蛋白会形成 UCs 细胞下方的基底膜。该研究通过电子显微镜观察，证实了 UCs 的正常形态，并获得了对 ^{14}C 尿素的渗透值与天然猪膀胱相似且极限拉伸强度等机械性能优于天然猪膀胱的表征数据。

Magnan 等[60] 将 DFs 扩增后用抗坏血酸钠培养，再将形成的 DFs 薄片缠绕于管状支架上形成圆柱体。培养成形后，将 UCs 接种到 DF 管中，并将构建的复合物置于生物反应器中进一步培养。该研究在组织学、免疫组织化学、Western 印迹、细胞生存力、缝合阻力和破裂压力等方面都获得了令人鼓舞的数据，破裂压力甚至达到猪尿道平均抗性的三倍，显示了自组装组织工程技术的应用前景。

完整的膀胱壁的生成，不仅需要多层细胞支架，还需要整个平滑肌结构的血管化和神经分布的再生。生长因子（如 VEGF 和 NGF 等）的加入，可提高脱细胞基质的再生。为了继续改善自组装技术应用于膀胱重建，也有研究对脂肪来源的基质细胞进行了探讨。此类细胞不仅易于从小体积活检组织大量获得，还可分泌 VEGF、HGF、FGF 和 SDF-1 等对于内皮细胞培养和血管再生非常重要的递质，而 SDF-1 可通过吸引内皮细胞构建新生毛细血管。血管再生是移植效果的重要因素，其过程需提供给移植物养分和氧气，以减少移植细胞的坏死、纤维化和凋亡。此外，在呼吸模型中，脂肪来源的基质细胞可降低对 Th2 的免疫应答。即使在 TNF-α 激活免疫应答后，这些细胞的条件介质对 U937 细胞仍有抗炎作用。脂肪来源的基质细胞中存在干细胞亚群，约占细胞总数的 2%。这些细胞可增加自组装模型的可塑性，且 ADSCs 在移植后主要在 SMCs 中分化。这些优点对于移植物的功能至关重要，尚需深入研究。

自组装方法因其充分尊重细胞的微环境，构建的组织工程细胞 - 支架复合物在生物功能和细胞分化方面效果优异。然而，这一技术产生足够的 ECM 对应的组织量，所需要的时间消耗是比较关键的问题，而临床对组织工程产品的等候时间往往非常有限。Chabaud 等[61] 采用天然生物活性脂质溶血磷脂酸，提高了胶原蛋白基质的沉积速率，同时，这种天然生物活性脂质不会改变细胞培养上清液中胶原蛋白的积累量，因而不会引起成纤维细胞过度增殖和组织纤维化。当然，自组装组织工程技术依然需要不断升级换代，以推进基于自组装技术的膀胱组织工程的临床转化。

三、组织工程膀胱的临床研究

组织工程技术实现组织或器官再生，包括使用无细胞的支架和含细胞的细胞 - 支架复合物两种方法。无细胞支架包括天然生物材料支架或合成生物材料支架，通过作为体内生长的固体支持物，刺激患者体内的天然细胞自发再生。含细胞支架由生物材料和患者自体细胞在体外构建新的组织，而后植入患者体内，以完成体内的再生过程。

直至 2017 年，已有患膀胱癌、神经性膀胱功能障碍、先天膀胱畸形、泌尿生殖道结核及间质细胞炎等疾病的共 141 例患者接受了组织工程膀胱重建。其中，使用无细胞支架 124 例，含细胞的细胞 - 支架复合物 17 例[62]。

（一）无细胞支架在膀胱组织工程中的应用研究

利用组织工程方法进行膀胱再生临床研究的雏形，可以追溯至 20 世纪 50 年代。为了引导组织的自发再生，临床医师和科学家尝试了多种膀胱再生材料。

1. 非生物材料的改性及临床尝试

（1）塑料模具　1957 年，Bohne 等[63] 将塑料模具制成膀胱形状，对 2 例严重的慢性间质性膀胱炎、4 例弥漫性膀胱癌以及 1 例结核病导致的小挛缩性膀胱患者行全膀胱切除术后的膀胱重建。将模具原位植入数周后移除，形成的膀胱假体主要由纤维化组织构成，可随时间发生收缩，但伴随膀胱输尿管反流、上尿路扩张、复发性尿路感染以及肾功能的最终恶化等并发症，所有的病例均告试验失败。

1958 年和 1964 年，Portilla Sanchez 等[64] 和 Tsulukidze 等[65] 又相继报道了有关膀胱

切除术后采用塑料植入物作为临时膀胱替代物的临床试验，同样因为术后并发症和高死亡率宣告失败。虽然这种技术被最终放弃，但这些早期研究发现了一个重要现象：尽管用该方法治疗的 36 例患者中未发现膀胱平滑肌再生，但尿路上皮具有完全再生的倾向，甚至在根治性膀胱切除术后从输尿管发生迁移，表明了上皮细胞的高增殖潜能和自我更新能力。

（2）表面处理的明胶海绵　明胶海绵作为膀胱再生的临时支架材料，膀胱重建效果并不理想。但经酒精或合成树脂"nobecutane"处理后，重建效果显著改善。nobecutane 喷雾是皮肤移植物或手术伤口的敷料，含有在有机溶剂（乙酸乙酯）和手术伤口塑料敷料喷剂二硫化四甲基秋兰姆中进行特殊改性的丙烯酸树脂，具有很强的抗菌能力。

1967 年，Tsuji 等[66]用明胶海绵对因膀胱癌接受膀胱全部切除或大部切除术的各 2 例患者进行膀胱重建术，证实了这种表面改性的积极作用。虽然在术后 1～2 个月形成容量为 80～100 ml 的新膀胱，但所有患者均出现中度到重度的尿失禁，其他并发症还包括漏尿、膀胱输尿管反流以及输尿管口缺陷等。此外，所有病例均发生新膀胱容量逐渐下降，并最终无法避免收缩性的问题，需进行尿流改道。1970 年，Tsuji 团队的 Orikasa[67]将明胶海绵经酒精或 nobecutane 处理后，在膀胱全切术和膀胱大部分切除术后植入，形成另一种用于膀胱再生的、可随时间推移发生重塑和降解的临时支架材料。该研究获得了更好的结果：5 例患者（4 例膀胱结核感染，1 例先天性玻璃膀胱）中，除 1 例因明显的纤维化导致膀胱失去再生空间而失败，其余 4 例获得成功。其中 1 例患者，术后 1 个月时，膀胱容量从 50 ml 升至 250 ml，术后 8 个月时升至 350 ml。膀胱造影显示形态正常且无反流，新膀胱壁活检可见完整的上皮覆盖和良好的肌肉再生，无炎症反应。患者的泌尿系统并发症得以完全缓解，排尿无残留。

然而，尽管上述结果较为喜人，但明胶海绵的使用可靠性仍存疑虑：上述报道中"显著的"肌肉再生，很可能因肌组织再生能力弱而并不可能实现；而肌细胞由周边膀胱组织迁移入 9 cm×9 cm×10 cm 的移植物的肌细胞实现细胞化也是不可能的，尤其是在膀胱收缩的情况下，肌纤维的数量明显减少。此外，后续的研究表明，海绵状物质体内分解成小块脱落，其中一小部分会影响膀胱壁的重建；经 nobecutane 处理的明胶具有合成树脂的性状，2 年后依然不降解，可能导致结石形成等不良反应。因此，明胶海绵未在临床试验中进一步使用。

（3）表面处理的日本纸　将宣纸厂（Tetrapanax papyrifer）生产的日本纸制成最大直径约 8～10 cm、长 3 cm、顶部呈圆形的植入物，灭菌后喷上 nobecutane，可为组织生长提供一个临时支架。1977 年，Taguchi 等[68]报道采用此法对多种病理因素导致的 13 例小膀胱、挛缩性膀胱患者行膀胱扩大术。术后 1 个月后，支架经尿道完整移除；5 个月，膀胱形态接近正常。其中 11 例结核性膀胱挛缩患者，膀胱容量在术后 1～5 年内从重建术前的约 3～70 ml 提高到术后的 200～300 ml，恢复了正常的膀胱容量和尿道排尿功能；但此疗法对另外 2 例间质性膀胱炎患者无显著改善。

1978 年，Fujita 等[69]将直径 20 cm 的日本纸喷上 nobecutane 后对 2 例结核性膀胱及 2 例膀胱癌患者行膀胱重建术。其中 3 例患者取得满意的疗效。另 1 例长期膀胱挛缩患者未能恢复膀胱容量。然而，此研究仅作了 3 个月的短期随访，并未能对此重建术的临床效果提供充分依据。此外，在这些初步的乐观结果之后，无进一步的相关临床研究报道。

2. 异体/异种组织移植物　采用异体/异种组织重建新膀胱的研究同样经历了半个多世纪，但效果并不比非天然材料有很大改观。

（1）异种膀胱　1963 年，Tsuji 等[70]采用福尔马林保存的犬膀胱，对接受膀胱次全切或全切的 10 例膀胱癌患者进行膀胱重建。移植的犬膀胱为组织生长提供临时支架，术后 2～3 周移除。除 1 例患者膀胱功能良好、仅伴有轻度的压力性尿失禁外，其他患者膀胱次全切后膀胱重建效果不理想，需 6～8 个月后接受尿流改道术；膀胱全切术后膀胱重建效果也不理想。虽然新膀胱假体在短期内可以生成，但其容量会发生大幅降低，此外，还会频发新输尿管口狭窄、尿失禁及膀胱输尿管反流等并发症。

（2）异体硬脑膜　1970 年，Kelâmi 等[71]采用冻干的人硬脑膜作为组织重建基质，对 34 例患者行膀胱成形术，其中膀胱挛缩患者 6 例，膀胱肿瘤导致的膀胱壁切除 28 例。这种冻干的人硬脑膜尺寸为 6 cm×14 cm，植入 10～12 周后完全吸收。经 2～6 年的随访，6 例患者术前挛缩膀胱的容量为 60～80 ml，而术后膀胱容量扩大了 2～3 倍，其中 1 例患者从术前的 30 ml 增大到术后的 180～220 ml。5 例患者在术后 2 年内未见复发迹象，但第 3 年起未继续随访；13 例术后 2～6 年无复发，膀胱保持大容量，排空后无残留尿液。膀胱镜下观察发现再生与天然上皮无显著区别，再生膀胱实现血管化，无挛缩迹象。然而，膀胱癌患者中，9 例在术后第 1 年发生癌症复发，1 例术后 14 天死亡。术后膀胱镜可见植入的硬脑膜材料穿孔导致的腹膜炎，对过世患者进行尸检，未发现平滑肌再生。

1995 年，Arikan 等[72]报道了采用脱水处理的人硬脑膜对神经源性膀胱功能障碍患者行膀胱扩大术，其中脊髓损伤 7 例，脊髓脊膜膨出 3 例。硬脑膜尺寸仍为 6 cm×14 cm。患者接受改良的 Bramble-Clamp 技术进行的硬脊膜成形术后，随访 28 个月，10 例患者中有 7 例实现完全尿控，膀胱容量及膀胱内压等尿动力学参数显著改进。通过穿刺活检进行组织学检查，可见正常的移行上皮。然而，如上文所述，平滑肌仅发生微弱再生，生成的肌肉束不规则。

（3）异种心包组织　2011 年，Moon 等[73]采用牛心包对 1 例肠膀胱瘘患者进行膀胱修复。该患者曾接受放疗、多次剖腹手术且长期留置导尿管。瘘口部位切除后缺损较大，须采用扩大术使膀胱闭合。因以往接受放疗，不宜进行肠膀胱扩大术。膀胱壁缺损采用由牛心包制成的 Supple Peri-Guard®（Synovis）进行修补。重建的区域仅 2.4 cm×2 cm，且研究者未提供膀胱容量和顺应性的数据，因而疗效受到质疑。有关牛心包作为移植材料应用于膀胱扩大术的安全性和有效性尚需进一步研究论证。

（4）脱细胞黏膜下层　2012 年，Caione 等[74]采用胶原 ECM 对经修复全膀胱外翻后膀胱容量小且顺应性差的膀胱外翻患者行膀胱扩大术。共 5 例平均年龄 10.4 岁的患者参与研究。将尺寸为 5 cm×4 cm 的 SIS（Surgisis®，Cook Urological Sencer）做成钻石型移植入膀胱，缝线喷洒纤维蛋白胶，且扩大的膀胱由膀胱周围软组织或大网膜瓣覆盖。膀胱成形术后 6 个月，膀胱活检显示正常移行黏膜和浆膜层，并含有稀疏的平滑肌纤维、小神经和血管，膀胱容量及顺应性术后 6 个月略有提高，且在术后 18 个月保持稳定，SIS 在此过程中消失。总之，膀胱再生是可行的，但患者的膀胱容量和顺应性并未显著提高。这同上文所述采用无细胞聚合物支架进行膀胱成形术且膀胱容量未增加的动物实验结果相吻合。

（二）细胞 - 支架复合物在膀胱组织工程中的临床研究

上述临床试验，说明了一个关于膀胱重建的非常重要的事实，即脱细胞支架可实现尿路上皮的自发再生，但不能实现平滑肌的自发再生。人类膀胱再生研究的失败，源于成年哺乳动物组织的再生能力有限。由于膀胱的贮尿功能主要依靠其顺应性和逼尿肌的伸缩力，平滑肌的再生是膀胱重建的关键。上述临床试验表明，大部分器官的移植上皮组织和基底膜在切除后会自发再生，但平滑肌腔室则通过瘢痕生成进行修复；大量的基础实验研究表明，成年哺乳动物的平滑肌再生可以诱导，但功能性膀胱组织只能通过种子细胞参与的组织工程技术得以实现。

2006 年，Atala 等[51]首次报道了将种子细胞接种于支架材料上构建复合移植物，应用于泌尿系统组织工程的临床研究，对 7 例平均年龄 11 岁、膀胱内压高、顺应性差的脊髓脊膜膨出患者行膀胱扩大术。种子细胞采用每位患者膀胱顶部进行活检（1 cm^2～2 cm^2）后提取的 UCs 和 SMCs 分离培养 7～8 周获得，以 $5 \times 10^7/cm^3$ 的密度接种于面积 70～150 cm^2 的膀胱支架上。支架材料分为两类：自体 BAM 构建的组织工程膀胱，无大网膜包裹 3 例、大网膜包裹 1 例；大网膜包裹的胶原和 PGA 复合支架 3 例。术后平均随访 46 个月结果表明：上述三组膀胱容量分别为术前的 56%、1.58 倍和 2.79 倍。大网膜包裹对组织再生有利，网膜具有丰富的血供，可促进移植物的血管化。以大网膜包裹的胶原复合 PGA 组织工程膀胱平均充盈漏点压降幅、平均体积和顺应性增幅为最佳，其中 2 例患者接受的膀胱再生术，采用接种细胞的胶原 -PGA 复合支架以大网膜包裹植入，术后膀胱顺应性、充盈末压力和容量均提高。膀胱活检显示，再生的膀胱壁形态结构正常，组织工程膀胱壁与天然膀胱壁之间无明显界限。但应注意到，7 例患者中仅此 2 例（28.6%）疗效满意，采用 BAM 重建的膀胱发生更普遍的纤维化，再生效果有限，患者不得不接受清洁间歇导尿。尚不清楚没有网膜包裹重建的膀胱是由于使用 BAM 支架所致还是缺乏网膜包裹所致。这一前瞻性研究表明，组织工程细胞 - 支架复合物可安全植入，但构建功能化膀胱尚需进一步的基础实验和临床试验研究。

2011 年，Atala 团队[75]报道了组织工程新膀胱扩大术的安全性和有效性研究，10 例平均年龄 8.2 岁的小儿脊柱裂致神经源性膀胱患者参与。经膀胱镜活检取自体细胞在体外增殖接种于组织工程支架，采用生物反应器构建细胞 - 支架复合物植入患者体内。患者术前膀胱压力≥40 cm H$_2$O 或发生上尿路改变，术后对支架植入耐受良好，其中 6 例患者的尿动力学检查、放射线照相和排尿日记结果证实临床改善。另有 6 例成人脊髓损伤致神经源性膀胱患者接受此手术，2 年后随访发现其中 4 例患者对组织工程膀胱的反馈良好。这两项研究表明在生物反应器中构建的膀胱组织可改善临床效果，但具有正常膀胱循环功能（充盈和排空）的病例可成功实现植入物再生，而因膀胱颈开放或其他生理原因所致膀胱循环功能失常的患者则无此疗效。

2014 年，另有 Joseph 等[76]对 10 例脊柱裂患者行膀胱扩大成形术，采用患者自体 UCs 和 SMCs 体外培养 5～7 周，然后在定制的生物反应器中接种到聚乙交酯 / 聚乳酸（PGA/PLA）复合材料制备的无菌杯状支架的外部（SMCs）和内腔（UCs）表面，构建组织工程膀胱支架复合物。术后 12～36 个月，临床数据统计上并未体现患者膀胱容量有所改善，且 4 例受术患者发生肠梗阻和（或）膀胱破裂的严重不良事件，5 例患者被报道已接受或计划接受传统膀胱成形术。

尽管上述两个团队的临床研究具有类似的试验设计、相同的临床背景和细胞类型，细胞数量、生物材料类型或移植物表面积的可变性依然会影响结果，因此，需要进一步的研究来证实组织工程移植物用于膀胱扩大成形术的安全性和有效性。

（三）组织工程膀胱应解决的关键技术问题

1. 组织工程膀胱的机械强度　实现膀胱再生的移植物，其机械性能接近天然膀胱是非常关键的，因而组织工程膀胱壁的机械特性是重要参数。膀胱特定的生理功能决定了膀胱的标准机械性能是被动和主动行为共同作用、以及排空和充盈阶段动态变化的结果，而现有的技术条件还不足以模拟这样复杂的生物力学特性要求，来实现生物材料的设计和制造。目前，在泌尿外科重建过程中作为金标准应用的肠壁的机械特性，可作为目前组织工程膀胱研究的起点。在此基础上，组织工程膀胱的研究工作应该致力于制造一种肠壁的机械特性参数有所提高的移植物，以适用于尿路的特定环境，继而将这种优于肠壁的生物材料作为泌尿外科重建的新的金标准。

组织工程膀胱支架应能承受低幅但连续的体积变化。不管患者是否接受回肠膀胱尿流改道术或原位回肠代膀胱术，尿路梗阻是长期肾功能损害的主要原因。因此，新膀胱需要维持低肾盂压力，以尽量避免产生输尿管后部压。考虑到尿路的流体力学特征，生物材料长期疲劳的抵抗能力是其使用寿命的决定因素，即连续流动和尿液存储阶段的体积可扩展性：功能良好的新膀胱应在排尿后含有少于 100 ml 的尿液，不会增加感染的风险，且应能实现每日反复几次将膀胱容量增加到 500 ml。特别是对预期寿命较长的年轻患者而言，疲劳分析是膀胱重建治疗中最重要的部分，显然在组织工程复合物植入之前，应对新构建的组织进行疲劳测试以揭示其耐用性。

新膀胱对弹性和顺应性的要求，向支架材料的生物力学性能提出了挑战。然而，预测植入后再生组织对生物材料基质重塑的影响，是评估组织工程支架的主要困难，因而目前尚未见有关临床前组织工程移植物的疲劳测试的相关报道。移植物应在新组织构建形成后获得预期的机械特性，而体外构建的新膀胱的机械性能由生物材料和细胞成分决定，因此，应在结缔组织和再生肌肉细胞产生的张力结构的基础上设计移植物的结构[77]。为了获得组织工程膀胱壁的最佳机械特性，需要进行动物模型和生物反应器等临床前研究，通过为新组织成熟过程提供泌尿道的特定生理环境不断改进技术参数，以更好地应用于临床。

2. 组织工程膀胱的血管化　新膀胱壁仅靠扩散作用不足以维持组织的氧合，需要大量的血管网络保证血液供应，以维持膀胱壁的代谢活性，充分实现组织重建的功能。组织工程膀胱应该具有至少约 100 ml 的容量，以适应临床应用的要求，因而若将构建的新膀胱视为厚度为几毫米的不规则球体，其表面积应达到约 130 cm^2，这样的大面积是血管化的主要障碍，而血管化是大体积移植物存活的重要前提。

生物材料和细胞培养技术可实现组织工程细胞 - 支架复合物的结构设计，但植入后形成布满再生组织的血管网的障碍一直未被攻坚。研究表明，大网膜覆盖、内皮细胞接种或采用外源性血管生成因子，可促进毛细血管长入移植物，但仍可能不足以对大型的移植物持续提供足够的血管供应。尽管生物材料植入后发生自发性的血管形成和血管新生，但这些过程用于治疗并不算有效和快捷[78]。由于耗时且缺乏血管网络形态的定型能力，试图通过用促血管生成因子富集植入物来刺激血管生成的方法的应用前景受限，这些生长因子包括 VEGF、MMP、碱性成纤维细胞生长因子（basic fibroblast growth factor，bFGF）、PDGF、血管紧张素（angiotensin，Ang）和 HGF 等。

在移植前构建含毛细血管网络的组织复合物，实现预血管化以避免移植物坏死，应用前景较为乐观。目前最好的方案是使用三维（3 dimensions，3D）生物打印技术重新设计和生成可定制的血管网络。2014 年，Bertassoni 等[79]采用 3D 微模塑技术，利用琼脂糖模板纤维在光交联水凝胶结构中制造具有各种结构特征的微通道网络，供内皮细胞长入以实现血管化，以甲基丙烯酸酯明胶模型展示了所构建的血管网络在改善细胞负载组织结构内的质量运输、细胞生存能力和分化方面的功能，并证实了微通道内可成功形成内皮单层。2016 年，Atala 团队的 Huling 等[80]采用血管腐蚀铸造的方法为模板，制造胶原仿生微血管支架，用于工程组织构建体的预血管化并经组织学分析表明了胶原血管支架的仿生结构，可以被灌注、内皮化并嵌入水凝胶组织结构中。但这些方案还需进一步的动物实验进行有效性验证。

预血管化新膀胱植入后的关键阶段是与宿主的动脉和静脉进行吻合。血管网融合应该在几分钟内发生，以提高细胞存活率并防止坏死。这个关键问题仍然有待解决，然而，提供可缝合血管蒂的移植物更受泌尿外科医师青睐。因而在局部膀胱重建过程中，研究者提出通过将支架植入身体中有利于新生血管形成的局部区域来实现支架的血管化。遵循这一想法，腹腔可以作为天然的生物反应器[81]，在宿主体内进行动脉和静脉血管吻合来诱导血管生成。未来，这些策略可以通过移植脂肪组织来源的微血管片段或通过复杂的微型技术和微流体系统体外生成高度有序的微血管网络来实现。这些预血管化概念的进一步发展及其对个体治疗干预的适应，将显著促进组织工程技术在临床实践中的广泛应用。

此外，目前还有研究将组织工程技术与药理学相结合，采用一些药物实现促血管生成的目的。如众所周知的用于治疗勃起功能障碍的 5 型磷酸二酯酶抑制剂（phosphodiesterase type 5 inhibitors，PDE5Is），因具有促血管生成活性，可能用于组织工程的泌尿外科重建。Sahara 等[82]对小动物的模型进行研究，发现口服 PDE5Is 有助于从血液和骨髓中招募内皮祖细胞，并有助于促进新膀胱内新毛细血管的形成。

3. 组织工程膀胱的神经分布　膀胱组织工程的最终目标是全面构建具有生理功能的膀胱组织，而神经分布是功能性膀胱再生最具挑战性的困难。膀胱的存储功能取决于自体神经系统：下尿路由周围自主神经和体神经系统的胆碱能、肽能和氮能神经纤维支配，这些神经元网络的活性相互作用，参与膀胱功能的正常调节。由此可见，人工膀胱可以通过神经元成分的再生以及神经网络的构建来实现神经支配的恢复；而人工膀胱壁的神经网络再生效果不佳，则会导致术后膀胱功能障碍。

组织工程已经开发了神经元的培养技术，可能应用于在新膀胱壁内创建神经元网络。2004 年，Ma 等[83]率先证明了在 3D 基质中培养的神经祖细胞可自发地形成有功能的突触；Ban 等[84]继而证明了经培养的神经元可保留产生信号转导网络的能力。关于生长因子促进神经再生的研究也层出不穷：Kikuno 等[85]采用脊髓损伤导致的大鼠神经源性膀胱模型，证实了外源性 NGF 和 VEGF 可诱导再生膀胱的神经分布。Adamowicz 等[56]从大鼠周围神经中分离培养了施万细胞，并提出将其作为种子细胞以提供神经营养因子，促进膀胱壁和网膜的神经元在移植物中伸长和分支。但这些研究依然停留于细胞水平，需要应用于构建的动物模型以验证其有效性。

然而，实现组织工程膀胱的神经分布，最大的障碍是在人体内形成一个可以提取神经元细胞又不导致损伤的细胞来源，目前引起学界兴趣的方案是从保存神经发生的成人中枢神经系统的 niches 中通过立体定向活检采集神经元前体，或者考虑将多种干细胞分化为神经元。这些方案需由神经元模型专家设计组织工程支架，由支架提供的生物化学、生物物理学和局部解剖学信号来指导构建神经元网络，如 Moe 等[86]采用聚二甲基硅氧烷多结构芯片控制神经元祖细胞的分化。但目前，组织工程膀胱研究仍然重点关注尿路上皮和平滑肌层的诱导再生，而任何其一都不能独立实现膀胱的功能。在进一步的研究中，将会出现神经网络替代物，重建上升和下降的神经传递以及新膀胱的自主性活动，但目前的实验研究鲜有涉及这个关键问题的解决方案。

组织工程化移植物神经支配的进一步发展，本质上依赖于对膀胱神经组织学的研究，而这一领域仍需要进一步探索。虽然组织工程技术的发展远远不及神经网络再生本身的水平，但可由其他方案实现膀胱再生的神经分布。例如，新膀胱和宿主神经系统之间的信号由计算机单元进行耦合：即在体内植入由计算机控制的刺激器，产生动作电位，采用具有生物相容性的导电材料对动作电位进行传导，作为神经元网络的替代品。此外，还应注意到，即使是利用组织工程技术构建被动的尿液贮存器以代替回肠段，也能大幅提升患者生活质量，意义依然重大。这种情况下，神经分布并非必须，只要重建的膀胱保持其形态、位置及足够的容量即可。

4. 纤维化反应的控制 生物材料植入体内往往触发异物反应，该过程通过长期炎症和伤口愈合的重叠持续发生，形成纤维组织过度生长，推动生物材料植入物逐渐发生纤维化包裹，限制植入物的体内功能和寿命[87]。新膀胱作为异物，表面积可能达到数百平方厘米，因此存在局部疤痕多发的风险。此外，广泛的局部纤维化可能最初在骨盆扩散，并逐渐上升到腹腔导致严重粘连，不仅会引发慢性腹痛，还可能导致机械性肠梗阻和肠坏死，甚至危及生命。

目前改变组织工程新膀胱的纤维化反应，依然是个需要攻关的难题。关于减轻过度的组织反应的研究，已提出多个不同的概念：①鉴于信号结构调节纤维化过程的信号结构不断明朗，多个潜在的靶点已有研究报道[88]。多因素调节是一项重大挑战，选择性靶向 TGF-β 作为因子途径未能阻止临床环境中的纤维化反应[89]；而类似地，使用 IFN-γ 内皮素激动剂或 IL-17 拮抗剂作为抗纤维化的治疗方法未获成功。这说明有必要对不止一个促纤维化级联进行协调抑制[90]。②从泌尿科医师的角度来看，克服生物材料相关纤维化的最有效的一线疗法应是药理学疗法。尽管临床医师从肺纤维化的研究中获得了抗纤维化治疗的方法，经验已较为丰富，仍有一些方法上的选择可能会影响新膀胱周围纤维包膜的形成。吡非尼酮是一种具有多向抗纤维化功效的药物，可在采用生物材料进行尿流改道术时用于围手术期治疗；而类固醇和非类固醇药物可使许多临床环境下的病理性纤维化减慢，但不幸的是这些药物可能会影响癌细胞的行为，所以在进行正确的临床评价出台之前，必须避免使用。

通过分析与疾病相关的病理性纤维化产生的研究数据，植入新膀胱应在以下几方面做进一步探索：首先，植入程序应具有计划性，从一开始就有机会干预，并对抗纤维化机制的激活；第二，可以将抗纤维变性剂掺入植入的支架中，有望对宿主愈合过程产生强烈的局部影响；第三，开发微创腹腔镜或机器人腹膜外移植技术，也有可能限制手术部位结疤，降低严重腹部粘连的风险。

5. 组织工程膀胱的微环境　组织工程移植物的微环境由细胞和生物材料共同构成，并影响受术者机体系统[91]。组织工程膀胱及尿流改道术涉及的仿生学方法，是以积极的方式加速移植物的摄入并诱导随后的重塑，旨在构建一个与新生组织所处的生理环境类似的移植环境。植入前，细胞种子移植物在环境严格可控的培养箱中生长，为培养细胞提供了最佳的微环境；植入后，这些细胞突然暴露在一个富含促炎介质和活化免疫反应细胞的、复杂得多的微环境中。在这种情况下，微环境应可对细胞的自我更新、生存和分化起到支持作用，并作为损害因素的屏障。因此，组织工程方法应在复合物植入后为植入的细胞提供稳定的、友好的微环境。为满足这一要求，生物材料基质需具有类似蚕茧的结构，以保护移植物的细胞成分免受破坏性物质的侵害。免疫调节剂与生物材料支架的结合，可能会构建能够主动塑造宿主反应的"免疫调节型"生物材料。随着对旁分泌信号通路的深入探索，引导宿主免疫细胞的行为并引导它们支持移植物的摄入将成为可能。

6. 组织工程膀胱的动物模型　目前，几乎所有的临床前动物实验均采用健康膀胱进行膀胱再生。这样的动物模型中，再生膀胱组织功能不全时，天然膀胱会发生代偿性扩张。因此，代偿性扩张或膀胱扩大术均会影响膀胱功能的最终研究结果，不能得到确切的研究结论。此外，大量实验研究中，重建的缺损太小、术后观察时间过短或实验例数太少，也对得出有意义的结论不利。

组织工程领域近期的研究进展提出，体外构建的工程化膀胱壁可能在不久的将来应用于扩大的临床研究，但仍需要利用膀胱缺损的大动物模型进行临床前实验研究，以优化临床试验中的组织工程膀胱重建方法。

四、结语

泌尿外科组织工程可能形成对全膀胱切除术新的适应证的认识，替代膀胱的组织工程移植物也很有可能成为未来泌尿外科重建新的金标准。如能更好地实现再生或替代膀胱的功能，良性膀胱疾病的治疗方案也有可能优先考虑这种方法。非浸润性膀胱癌患者"预防性膀胱切除术"的概念也有可能成立并逐渐引起关注。

在过去的 20 年中，大量的实验研究采用组织工程膀胱壁替代物，证实了种子细胞是构建具有理想的组织结构和功能的组织工程膀胱的关键。细胞与支架复合后植入，可发挥多种功能：增强支架的力学性能、使支架发挥不透水的屏障作用以防止渗尿、刺激支架重塑，同时还分泌营养因子促进再生。然而，尽管 Atala 等[51]早在 2006 年就对动物体内进行的膀胱重建进行了报道，目前仍无类似的商业化治疗方案。除了如前所述的科学问题和技术挑战之外，还有许多其他的临床问题需要解决，特别是临床前实验大都在壮年大型动物模型上进行，因而人类衰老对再生尿路容量影响的不确定性是组织工程膀胱向临床转化的挑战。由此可见，组织工程技术实现尿控的尿流改道仍然是一个需要长远规划的项目，培育一种组织工程膀胱以取代天然膀胱的目标，必须在生物技术达到适当的发展水平后才能实现。

目前，在转化研究的初始阶段，科学家和临床泌尿科医师应组成协作团队，在未来治疗发展的每一步中保持多学科的综合见解，以降低研究成本、避免进入任何潜在的死胡同，更好地满足患者的需求。此外，组织工程技术应为需要接受膀胱替换的患者建立一个备选的解决方案，如先构建人工导尿管并形成产品，以大大降低膀胱切除术后尿路重建的严重程度，并能为不同年龄组的患者提供有利的治疗选择。

第4节　组织工程技术在尿道重建中的应用研究

一、目前尿道成形术的局限性及并发症

尿道狭窄一直是泌尿系统的疑难病症，导致的尿路感染率高达41%，尿失禁率11%[92]。早期尿道狭窄分为医源性（33%）、特发性（33%）、创伤性（19%）和炎性（15%）狭窄[3]，但总体而言，海绵体中的血管组织形成瘢痕是尿道狭窄的最主要原因，导致尿道发生缺血性海绵体纤维化、较低的组织合规性并使尿道腔变窄；也有少数情况是因硬化性苔藓导致的狭窄[93]。

尿道成形术是目前治疗尿道狭窄最有效的治疗选择。根据不同的发病原因，临床治疗尿道狭窄的手术方法也不尽相同：

1. 短段的尿道狭窄主要采用尿道切开术或尿道吻合术　尿道切开术及尿道扩张是标准的微创疗法，但仅应用于短段（<2 cm）的尿道狭窄患者，7个月内随访报告表明狭窄复发率超过90%，60%的患者术后48个月内失败率达到100%。尿道吻合术是将狭窄清除后简单吻合尿道两端，对于较短的狭窄和尿道球部可行，成功率高于尿道切开术，但也会导致纤维化和慢性炎症，继而引起狭窄复发[3, 93]。

2. 较长的狭窄（>2 cm）或阴茎部尿道狭窄，则需要进行替代尿道成形术　即不切除狭窄部，但纵向切开，用皮瓣或移植物扩大尿道腔，并将移植物与尿道的切口边界进行缝合。皮瓣是可保证自体血供的组织，可从包皮、阴茎或阴囊皮肤，以及睾丸鞘膜取材构建；而移植物为无完整血供的组织，以耳后皮肤、膀胱和口腔（特别是颊黏膜）为首选材料。目前，临床主要采用从包皮、颊黏膜或睾丸鞘膜、膀胱黏膜和腹膜等自体移植物或皮瓣进行尿道重建[3, 93]。使用皮瓣发病率较高，选择的患者更少，且采用带毛阴囊或阴茎的皮肤会导致尿道内毛发生长和毛发结石的生成。因此，虽然尚未发现皮瓣和移植物的成功率有差异，但是许多医师将焦点从皮瓣转移到各类的移植物上。

在过去的20年里，颊黏膜已成为应用于尿道成形术的首选移植物。颊黏膜具有很多优点：口腔黏膜易于获得、供区发病率低、常接触潮湿环境、没有毛囊、可抵抗机械力、

热和化学刺激，具有抗菌免疫能力，且从脸颊取材获得移植物也较易操作，患者满意率高。目前，临床已成功采用口腔（颊）黏膜修复复杂性尿道狭窄和尿道下裂，取得了良好的效果，不仅可治疗原发性尿道狭窄，还可治疗再狭窄和硬化性苔藓。大多数报道表明，从颊黏膜取材后供区发病率低，尤以从脸颊或舌腹表面取材发病率更低；且对于大多数患者而言，取材方法简单、重复性和耐受性良好。此外，有观点认为从双侧颊黏膜及舌腹表面足以提取构建 16 cm 尿道移植物的材料，也一度挑战了口腔黏膜作为不足以做为尿道修复的供体组织的观点。

然而，虽然颊黏膜具有许多优点，但其使用仍需解决一系列问题。第一，获得移植物的任何方法都会导致一定程度的供区发病率，而且不论发病率多低，仍会给患者带来负面影响，且供区移除的组织越大，负面影响越大。第二，长段的狭窄可能需要从几个供区获得移植物，这增加了手术时间和术中及术后并发症发生率。第三，再狭窄需要进行第二次尿道成形术，口腔黏膜取材和长段移植物的缺乏会带来组织损伤和疾病，因为脸颊、舌和唇黏膜作为移植物供体量有限，移植物越长，取材量越大，发病风险越高。且口腔黏膜取材对于吸烟、嚼烟以及口腔卫生状况不佳的患者不适用。长段置换所需的供体组织更是十分有限，且不论初始效果多么理想，超过 10 年的长期疗效表明，所有从生殖器或外阴来源的组织，无论是用做移植或皮瓣，似乎都会出现并发症或再狭窄[94]。

此外，不仅是尿道狭窄，尿道炎症、尿道下裂以及其他尿道缺损（如尿道瘘）、先天性缺陷和恶性肿瘤等多种疾病通常也需要进行大面积的尿道重建。而在狭窄的复发病例中，尿道成形术采用的补丁往往会卷成管状，失败率超过 50%，使移植组织伴随炎症性狭窄和尿道瘘等严重的并发症。由此可见，构建适宜的移植物，解决目前临床的移植组织来源，是尿道成形术发展的重要环节。

二、临床对尿道组织工程技术的要求

泌尿外科临床对选择和设计理想的尿道替代材料提出了巨大挑战，也成为组织工程尿道不断深入研究的初衷：完善组织工程技术，采用生物可降解支架与采用无创技术（如尿液来源）获得的细胞构建的组织工程复合物，即使对于长段狭窄的患者和以往接受过尿道成形术的患者，亦可消除供体部位的发病率、缩短手术时间、降低术中及术后的并发症风险。

在过去的几十年中为了改善甚至避免传统尿道成形术来源于患者不同组织的替代物出现的诸多弊端，采用功能支架更换尿道组织，一直是尿道重建和修复领域的挑战。而组织工程尿道成形术可采用非自体组织来源的基质材料构建组织工程替代品，致力于解决上述难题，为重建外科手术提供了新的选择。在传统的成形方法对长段复杂的狭窄修复失败时，采用生物材料或人工材料构建组织工程支架，已成功地应用于动物实验和临床研究。虽然采用组织工程支架尿道修复的临床研究依然稀缺，但大量的临床前研究数据和有限的临床证据均表明，采用天然或人工材料构建组织工程支架可以进行尿道修补。

组织工程技术采用细胞和支架复合物实现生物替代，以恢复和维持组织的正常功能。用于尿道修复的支架，在植入后应促进天然的尿路上皮的再生和覆盖，随后支架逐渐完全降解，最终被宿主的细胞外基质取代，理想情况下还应伴随平滑肌纤维的形成。因此，理想的支架材料应为细胞提供利于黏附、增殖、迁移和分化的环境，促使功能化组织的形成，因而应具有良好的生物相容性、吸附性和生物降解性，且其分解产物必须无毒。此外，用于尿道重建的支架或细胞 - 支架复合物在植入后应不发生收缩、纤维化或排斥反应，并且不透水、价格低廉且易于使用，这种临床解决方案避免了同种异体移植后发生的排斥反应和长期用药。在已开展的动物和临床研究中，含种子细胞的组织工程支架往往用于大段尿道缺损的修复，如管状尿道成形术；而无细胞支架更倾向于在缺损较小的情况下应用。接种于支架上的自体细胞和所有类型的干细胞，为重建手术提供了多种选择。

目前，组织工程尿道支架的研究主要集中在具有最低的免疫原性及毒性的天然或人工生物降解材料上，为组织重建提供理想的支架环境，并保留自体尿道组织的主要结构和拉伸性能：ECM 支架结合高孔隙率与机械完整性，促进细胞长入和血管生成；而合成材料可提供具有适当的机械强度的 3D 结构，可以模仿天然 ECM，促进细胞附着、增殖和迁移。这些支架在体内降解缓慢，可逐渐被向内生长的细胞分泌的 ECM 蛋白取代。

寻找理想的尿道替代品和解决方案，在尿道修复领域仍然是一个巨大的挑战。在已开展的动物尿道修复的研究结果，可以为进一步应用于临床试验提供线索。本章将介绍目前关于组织工程尿道重建的研究，特别是关于在动物模型和人体使用的脱细胞支架和细胞 - 支架复合物的应用研究，并对这一领域可能的发展前景进行讨论。

三、组织工程尿道的临床前研究

尿道重建需使用移植到尿道壁的不同补片（通常称为基质、支架或底物）形成一个稳定的尿道腔。传统的尿道成形术替代物采用来源于患者的不同组织，而组织工程尿道成形术可采用天然和合成材料来完成。

尿道组织工程的基本思路分为采用无细胞基质作为组织工程支架，以及将种子细胞接种于基质材料构建细胞 - 支架复合物两大类（图 32-5）。

（一）尿道组织工程支架的种类

开发组织工程尿道首先是构建一个支持基质，作为细胞黏附的底物，以控制组织工程移植物的结构和组织再生的方向。按材料成分、是否接种种子细胞及支架形态，尿道组织工程支架分为以下几类：

1. 支架材料的成分

（1）天然材料　①天然聚合物：应用于组织工程的天然聚合物主要为胶原蛋白或丝素蛋白，如高密度胶原管（high-density collagen gel tubes，hdCGT）、丝素蛋白基质等。②脱细胞基质。脱细胞基质可以从尸体材料（同种异体来源）或动物器官（异种来源）开发获得组织，采用脱细胞的方法，即通过去除所有的细胞及其成分的工艺，

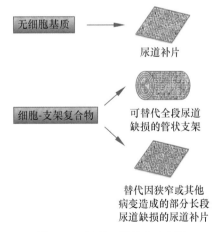

无细胞基质 → 尿道补片

细胞 - 支架复合物 → 可替代全段尿道缺损的管状支架

替代因狭窄或其他病变造成的部分长段尿道缺损的尿道补片

图 32-5　组织工程技术实现尿道替代的基本策略

获得主要成分为胶原蛋白的脱细胞基质产物。脱细胞基质理论上应无免疫原性，不引起过敏反应，并可生物降解、被宿主自身的 ECM 所取代。应用于尿道组织工程的脱细胞基质主要包括：BAM、SIS、异体脱细胞尿道海绵体基质（acellular corpus spongiosum matrix，ACSM）、异体尿道脱细胞基质（urethral acellular matrix，UAM）、异体脱细胞主动脉基质、脱细胞真皮基质（acelluar dermal matrix，ADM）、脱细胞羊膜基质（denuded human amniotic scaffold，dHAS）、包皮脱细胞基质等。

（2）合成材料　一些含 α- 羟基酸的合成聚合物已被 FDA 批准应用于多种产品，在组织重建领域有广泛的应用。用于尿道组织工程的此类合成聚合物包括 PGA 和聚 L- 丙交酯 - 己内酯［poly（L-lactide-co-ε-caprolactone），PLCL］等，可生物降解，降解产物为二氧化碳和水。这些聚合物是热塑性材料，易于塑形成具有所需孔隙率和孔径大小的 3D 支架，如通过静电纺丝支架制备技术，可快速生产具有特定形状和结构的高孔隙率的支架。

（3）复合材料　复合材料支架由合成聚合物与天然基质相结合构成：①无细胞基质支架：无细胞基质移植成功需要满足以下 3 个条件——A. 整个腔外表面可由宿主 UCs 浸润；B. 所替代的尿道缺损较短；C. 待修补的尿道具有较好的血供。因此，使用无细胞基质往往会引起患者尿道的复发性狭窄、明显的海绵体纤维化或长狭窄。②自体细胞 - 基质复合物。这种支架是由自体细胞体外接种于无细胞基质构成组织工程复合物。对患者进行活检后，在专用的无菌实验室中，从活检组织中提取所需类型的细胞进行培养。根据细胞类型和培养的方法，这个过程可能短至 4～12 天，长至 3～6 周。获得所需数量的细胞后，将其作为种子细胞接种到基质中，1～7 天之后，细胞 - 基质复合物被植入到动物或患者体内。③作为种子细胞的自体细胞主要有：A. 来源于膀胱、尿道或输尿管的 UCs；B. 颊黏膜上皮细胞；C. 包皮、阴茎等的角质形成细胞；D. 成纤维细胞；E. SMCs。

2. 自体细胞的种类　根据接种于基质材料的自体细胞的种类，我们将组织工程构建的细胞 - 支架复合物分为两种类型：

（1）采用培养单一类型细胞的方法构建组织工程细胞 - 支架复合物，自体细胞接种到支架的单表面，且只使用一个特定类型的上皮细胞。

（2）采用两种以上细胞培养的方法构建组织工程细胞 - 支架复合物。这类支架结构较为复杂，腔外表面接种上皮细胞，而对侧接种成纤维细胞或 SMCs。

3. 支架形态

根据组织工程支架的宏观参数，细胞 - 支架复合物可分为两大类：

（1）补片结构　通常采用较为常规的替代方法实现尿道重建，因而这种方法重建的尿道狭窄的长度通常较为有限。

（2）管状结构　这种结构的细胞 - 支架复合物通常利用共培养方法构建，可用于整个尿道的重建。

有关组织工程尿道支架或细胞 - 支架复合物的分类如下（图 32-6）。

（二）不含细胞的组织工程支架实现尿道重建的研究

组织工程支架的作用是引导尿路上皮和结缔组织再生。在一部分健康的尿道壁保留时，可以将不含种子细胞的组织工程尿道替代物作为支架移植至缺损部位，从边缘到完

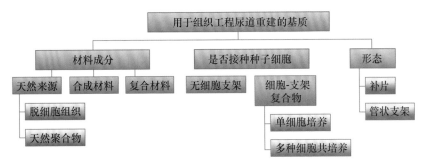

图 32-6　组织工程尿道支架或细胞 - 支架复合物的分类

整的尿道腔逐渐完成组织再生。组织工程尿道重建的基础研究通常采用雄兔作为大动物模型，大多数研究都采用纵向尿道缺损模型，长度从 10～20 mm 不等；也有一些研究采用管状缺损，长度 5～30 mm 不等。无细胞基质在动物模型中的应用效果显著，植入术后4～12 周，移植物内表面上完整形成尿路上皮层，不论 SMCs 还是再生的平滑肌层均在植入术后 2～12 个月出现。然而，虽然多项研究未发现关于移植物排斥反应的报道，但无细胞支架的应用也受到尿道缺损的大小限制。

1. SIS 支架　SIS 是经典的尿道移植物之一，可通过胶原和平滑肌组织促进正常兔上皮的再生。多个组织工程团队采用不同的无细胞基质为对照，评估了 SIS 的尿道重建效果，并得到以下结论：① SIS 补片可用于尿道修补：Kropp 等[95]采用 SIS 补片作为尿道成形术基质，以兔全层包皮作为对照组，进行尿道修补。经研究发现两种基质促进尿道UCs 再生的效果类似，但所有接受包皮移植术的动物均形成尿道憩室。Villoldo 等[96]改进了动物模型，在尿道成形术前 1 个月构建尿道狭窄模型，并在切除 15 mm 尿道壁后采用 SIS 进行尿道成形术，发现术后 15 天移植物上皮化，6 个月观察到平滑肌束。②无细胞SIS 尿道修补：效果优于单层无细胞 SIS。Nuininga 等[97]采用单层 SIS 和 4 层 SIS 为替代物，以牛腱来源的胶原基质作为对照组，发现单层 SIS 和胶原基质的尿道上皮再生时间短于 4 层 SIS 组，但四层 SIS 比单层 SIS 和胶原基质更适合尿道修补。Kawano 等[98]继而观察到 4 层 SIS 与单层 SIS 再狭窄的发生率几乎相同，但 4 层 SIS 组的 Ⅲ / Ⅰ 型胶原表现出较高的水平，使得纤维化程度较低，进一步印证 4 层 SIS 更比单层 SIS 和颊黏膜更利于尿道修补。③ SIS 管状移植物：可实现上皮再生，但有再狭窄的风险。Huang 等[99]对比了管状 SIS 移植物和腹部补片进行家兔尿道重建术的可行性，发现术后 6 周，移植物均被上皮细胞完全覆盖；但 El-Assmy 等[100]采用管状 SIS 移植物进行尿道修补，发现管状 SIS中，丰富的胶原结缔组织替代了平滑肌肌束，导致尿道瘘或尿道狭窄。④无细胞 SIS 的免疫原性大于丝素蛋白基质。Chung 等[101]将无细胞丝素蛋白基质进行尿道成形术的结果与SIS 进行比较，发现术后 3 个月两种基质尿道重建的成功率相同，未见狭窄或并发症；但SIS 会在 3 个月内发生慢性炎症反应，而丝素蛋白基质则显示出较小的免疫原性。总之，SIS 支架虽可实现尿道重建，但具有炎性反应及再狭窄的风险。

2. BAM 支架　BAM 是泌尿系统组织工程的主流支架材料，对于无细胞 BAM 在尿道修补方面的研究结论如下：

（1）可用于修补短距离的尿道　Wang 等[102]采用人尸体来源冻干脱细胞的 BAM 修

补 14 只新西兰兔 1.0 cm×0.5 cm 的腹侧尿道缺损，术后均未观察到明显的尿道狭窄，且组织学检查显示细胞和血管逐渐浸润，2 周后获得完全上皮化，胶原纤维在吻合口取向随时间趋于规则。Dorin 等[103]将猪源 BAM 卷成管状，对不同长度的腹侧尿道缺损（0.5 cm、1 cm、2 cm 和 3 cm）雄兔进行尿道成形术，确定了采用管状无细胞基质实现正常组织再生的最长距离。术后 4 周，仅 0.5 cm 组尿道腔内有正常的上皮细胞层，并围绕有平滑肌。在所有缺陷较长的分组中，术后 4 周均发现狭窄。

（2）术后失败及发生的并发症　Chen 等[104]从猪膀胱黏膜下层得到并脱细胞处理制备 BAM 补片，尿道成形术后 2 个月完成移植物的上皮化，术后 6 个月检测到组织化的肌束迁移，无并发症，并可维持尿道的宽口径而没有任何尿道狭窄迹象。但后续多个对于 BAM 支架的研究发现尿道再狭窄和并发症的发生。Fu 等[105]采用 1.5 cm×1 cm 的管状 BAM 修复兔腹侧尿道缺损，组织学显示移植后 1 个月黏膜下层单层上皮细胞有杂乱的肌纤维束，2 个月和 6 个月时细胞过渡层被杂乱的肌纤维束包围。Li 等[106-107]发现 BAM 补片在尿道修补中会普遍引起狭窄，还出现过瘘管和感染致死。Gu 等[108]采用未接种细胞的 BAM 管状基质对 9 只 15 mm 腹侧尿道缺损的家兔进行尿道成形术，实验动物均出现尿道狭窄。Orabi 等[109]进行了长段尿道替代的大动物模型实验，采用管状 BAM 对雄犬行 6 cm 尿道段切除建立的缺损模型进行尿道成形术，术后观察 12 个月，单纯 BAM 组狭窄和瘘的发生率为 100%，上皮细胞层形成但很少形成肌肉纤维。De Filippo 等[110]采用单纯 BAM 管状移植物作为对照，对雄兔阴茎前尿道切除的 30 mm 缺损进行替代。术后持续观察 6 个月陆续出现尿道坍塌并形成狭窄。

（3）经化学处理或与其他基质结合的 BAM 可提升尿道成形术效果　Huang 等[111]采用 5% 过氧乙酸处理的 BAM 修复 1.5 cm×0.8 cm 兔腹侧尿道缺损，尿路上皮再生速度、平滑肌与胶原的比率和平滑肌含量均优于未经处理的 BAM，说明经过氧乙酸优化的 BAM 更能促进尿路细胞再生和新生血管形成。

Chun 等[112]切除 5 mm×20 mm 家兔尿道组织构建尿道狭窄模型，再将狭窄尿道近端的正常尿道手术切除的健康尿道肌肉和 3 mm×3 mm 内皮组织切碎，放置在 5 mm×25 mm BAM 移植物上，并用 20 μl 纤维蛋白胶固定，用于尿道成形术。术后 12 周，与单纯 BAM 行尿道成形术的效果相比，自体尿道组织细胞结合 BAM 促进了 UCs 和 SMCs 的再生，新生组织具有正常的尿道腔面积、致密的肌肉层、完全的上皮化以及再生尿道中血管的渐进浸润；而单纯 BAM 组仅显示角化上皮，大量胶原纤维结缔组织，没有圆形平滑肌束。

3. UAM 支架　无细胞 UAM 作为尿道成形术支架的效果有争议。Sievert 等[113]人报道，采用异种和同种 UAM 进行尿道修补，尿道功能无显著差异。采用无细胞管状 UAM 进行尿道成形术，未出现尿道瘘。然而，Shokeir 等[114]报道了不同的结果。他们的结果表明，所有使用管状 UAM 的动物均出现尿道瘘或狭窄，并且恶化，甚至导致尿潴留。这些均为 21 世纪初的研究报道，随后未见相关研究进展。

4. 丝素蛋白基质　Liu[115]和 Chung[101]先后报道，无细胞丝素蛋白支架用于兔尿道成型术，植入后可完全降解，最终由 SMCs 和 UCs 取代，不会引起尿道狭窄；但 Xie 等[116]采用犬尿道黏膜缺损模型研究发现，无细胞丝素蛋白基质移植后会出现不同程度的尿道狭窄。Zhang 等[117]将丝素蛋白支架用于修复尿道缺损，观察至术后 6 周，丝素蛋白支架组尿道狭窄和瘘的发生率为 23.07%，明显优于不采用移植物的对照组的 76.92%；且丝素蛋白支架中角蛋白阳性细胞呈类似于正常尿道上皮的分层柱状结构，而对照组缺乏分层柱状上皮结构。可见丝素蛋白基质用于修补尿道缺损具有一定的再狭窄及并发症风险。

5. 其他脱细胞基质

（1）ACSM　Yang 等[118]采用无细胞 ACSM 补片修补雄兔 10～15 mm 的腹侧尿道缺损。术后 3 周，移植物发生完整的上皮化，术后 6 周可见平滑肌细胞形态良好，无狭窄或并发症发生。Huang 等[119]采用无细胞 ACSM 对家兔行尿道成形术，术后第 2 周开始观察到血管，第 4 周观察到平滑肌再生，但第 24 周平滑肌依然很有限。Feng 等[120]采用猪 ACSM 修复尿道缺损，术后观察 6 个月，出现狭窄的问题，并伴有纤维化和炎症。

（2）包皮脱细胞基质　Kajbafzadeh 等[121]探索了包皮脱细胞基质对尿道重建的效果。包皮取材于接受包皮环切术的男童，脱细胞处理后形成基质，用于兔腹侧尿道成形术，并使用纤维蛋白黏合剂对比修复效果，术后 9 个月证实了修复的有效性，且使用纤维蛋白黏合剂促进了血管化和平滑肌层的构建。

然而，这些脱细胞基质的研究未形成气候，修复效果和临床转化的可行性仍有待商榷。

6. 合成材料　Kanatani 等[122]将 PLCL 纤维编织成血管支架状或网状结构，分别对 I 型胶原海绵管状移植物进行加固，构建管状移植物，修补 15 mm 腹侧尿道缺损。血管支架状 PLCL- 胶原海绵管移植后 1 个月遂发生上皮化，但出现狭窄、瘘管或结石形成等多种并发症；而网状 PLCL- 胶原海绵管无并发症发生，仅出现尿道组织轻微纤维化，移植物可实现完全上皮化，并在 6 个月时由再生的平滑肌层支撑。这些发现表明，构建适合尿道组织再生的支架不仅取决于生物材料成分，还取决于制造技术。

（三）单一类型种子细胞 - 支架复合物的研究

用于尿道重建的种子细胞主要有自体 UCs、SMCs、表皮细胞、间皮细胞、BMSCs、上皮分化的 ADSCs、角质形成细胞和成纤维细胞。将种子细胞接种于组织工程支架材料构建细胞 - 支架复合物应用于尿道成形术的动物实验研究，普遍采用家兔构建 1～3 cm 的腹侧尿道缺损模型，但也有个案采用犬构建背侧尿道缺损模型。依据缺损模型的形态，组织工程复合物分为补片和管状两种形态，分别对尿道缺损进行修补或断端吻合。研究大多采用不接种细胞的基质作为对照组，均显示接种细胞的基质狭窄和并发症的发生率降低，修复效果提高，术后平均 4 周在手术部位发现 UCs 和 SMCs。

1. 种子细胞 -BAM 复合物　De Filippo 等[110]率先采用管状 BAM 作为组织工程支架，将开放活检获得的自体膀胱 UCs 接种于支架材料上，对家兔 10 mm 长的腹侧尿道缺损进行尿道成形术。术后 6 个月未出现狭窄，而对照组支架未接种 UCs，在手术部位出现狭窄。

Li 等[123]进行了类似的研究，但采用的不是膀胱 UCs 而是口腔角质形成细胞（oral kerinocytes，OKCs）构建 BAM 支架复合物，修复兔 20 mm 长的腹侧尿道缺损，未见狭窄或并发症发生；而对照组移植物未接种 OKCs，则 2 例死于感染，2 例出现瘘管，其余 8 例出现狭窄。

Fu 等[124]先后采用自体包皮上皮细胞和包皮角质形成细胞接种异体兔来源的管状 BAM，对雄兔 15 mm 腹侧尿道缺损进行修复，证实均优于单纯 BAM 支架的修复效果：接种表皮细胞的 BAM 移植物术后观察 6 个月，黏膜下层有几层表皮细胞和丰富的血管；接种角质形成细胞的 BAM 移植物术后观察 12 个月所有受试动物尿道口径无任何狭窄迹象，移植物和宿主组织之间没有边缘。

Gu 等[108]通过大网膜活检分离间皮细胞，并接种于 BAM 上形成管状复合物，对 9 只家兔的 15 mm 腹侧尿道长缺损畸形替代术，术后 6 个月，未观察到狭窄的形成，尿道组织学观察不能区分新生尿道和宿主尿道；而对照组采用未接种细胞的 BAM 基质，9 只家兔均出现狭窄。

Li 等[107]将向上皮分化前或分化后的兔 ADSCs 接种于 BAM。36 只家兔被分为 3 组（12 只 / 组），建立 20 mm 腹侧尿道缺损模型。发现仅向上皮分化后的 ADSCs-BAM 复合物可实现完整的上皮化，而单纯采用 BAM 和分化前的 ADSCs-BAM 复合物几乎使所有的受术动物发生狭窄。

Li 等[106]采用 OKCs 接种于 BAM，用于家兔 2.0 cm×0.8 cm 腹侧尿道黏膜缺损的修复。术后观察 6 个月，单纯 BAM 移植后出现狭窄、纤维化及炎症；而接种种子细胞的移植物术后未出现狭窄，OKCs-BAM 组分层上皮层再生，而在研究期间未观察到在上皮下层形成毛细血管。

2. 种子细胞 -ECM 复合物

（1）脱细胞主动脉基质　Parnigotto 等[125]利用成管状脱细胞主动脉基质接种 UCs 后修复尿道缺损，重建术后连续观察至 12 个月，新尿路上皮变薄、炎症反应的迹象消失，胶原纤维和平滑肌束的方向与正常尿道相似且植入物显示出丰富的血管化；但 21% 的受试动物出现尿道瘘并死亡。

（2）ACSM　Huang 等[119]将 BMSCs 接种于 ACSM 对家兔行尿道成形术，术后 2 周观察到 UCs 和小血管，第 24 周观察到光滑的尿道腔面，较无细胞 ACSM 修复尿道缺损有更好的上皮形成和平滑肌层形成效果。Feng 等[120]将自体 OKCs 接种于猪 ACSM 表面，修复尿道缺损。术后观察 6 个月，出现狭窄的问题，且只出现简单的上皮层再生，而无证据表明 SMCs 长入移植物。

（3）UAM　Han 等[126]将体外培养的兔膀胱 SMCs 与 UAM 体外复合培养用于修复 2 cm 尿道缺损。术后观察 12 周，发现移植物能够诱导 UCs 和 SMCs 再生，修复区再生出结构完整的新生尿道组织，与正常兔尿道组织近似。

（4）dHAS　Wang 等[127]将尿道 UCs 接种于 dHAS 用于雄兔 5 mm×10 mm 尿道缺损的重建，6 只仅采用 dHAS 移植的对照组动物出现 1 例感染及 1 例瘘管，而 dHAS＋UCs 组无并发症及狭窄发生，仅发生轻度的免疫应答，术后 3 个月可明显观察到光滑的平滑肌层和丰富的血管。

3. 种子细胞 - 丝素蛋白基质复合物　Zhang 等[117]将 ADSCs 接种于丝素蛋白支架修复兔尿道缺损，观察至术后 6 周，尿道狭窄和瘘的发生率为 15.38%，低于单纯基质组的 23.07%，巨噬细胞浸润较单纯基质组轻微，组织学检查显示血管形成和尿道上皮、平滑肌再生效果优于单纯基质组。

Xie 等[116]采用丝素静电纺支架，并接种经分离和增殖的膀胱 UCs 细胞。该研究建立的雌犬背侧尿道缺损 30 mm 模型，缺损仅为黏膜水平，未涉及平滑肌层。植入术后 6 个月，组织学观察无法区别新尿道和天然尿道，成功实现上皮再生。

4. 种子细胞-合成材料支架复合物　Micol 等[128]将自体膀胱 SMCs 接种于 hdCGT 作为移植物修补雄兔 1 cm 尿道缺损，16 只受术动物中 7 只出现尿道部分狭窄，其中 3 只出现尿道瘘，另有 2 只完全狭窄也均与瘘管相关，仅 5 只无术后并发症及狭窄，移植后 3 个月，形成类似正常尿道的组织。

（四）多类型种子细胞-支架复合物的研究

多类型种子细胞接种于组织工程支架构建复合物，其结构与天然尿道的结构更为相似。下述 7 项研究中，除一项采用自组装方法构建自体移植物外，均采用两种种子细胞分别接种于基质材料的内外表面：内表面接种 OKCs 或膀胱 UCs；而外表面的基质接种 SMCs 或成纤维细胞。每项研究均采用未接种细胞的单纯基质作为对照组。由于构建的复合物有望提升尿道缺损修复的效果，动物模型也更倾向于采用大动物或较长的缺损，雄兔尿道缺损为 1.5～3 cm，犬为 2～6 cm。

1. BAM　Orabi 等[95]进行了临床前长段尿道替代的大动物模型实验，在管状 BAM 外表面接种 SMCs，而在内表面接种自体 UCs 构建组织工程复合物，对雄犬行 6 cm 尿道段切除建立的缺损模型进行尿道成形术。术后观察 12 个月，单纯 BAM 组狭窄和瘘的发生率为 100%，上皮细胞层形成但很少形成肌肉纤维；而双种子细胞移植物术后均未发生狭窄，保持了尿道宽口径，肉眼可见健康的尿道黏膜，未见纤维化和憩室形成。组织学检查显示细胞存活，并对尿道壁的形成起明显作用。

Li 等[106]提出，TGF-β1 在纤维化中起非常重要的作用，因而采用 OKCs 和 TGF-β1-siRNA 转染的成纤维细胞接种于 BAM，降低 TGF-β1 的活性，避免纤维化。构建的复合物用于家兔 2.0 cm×0.8 cm 尿道黏膜缺损的修复。术后观察 6 个月，单纯 BAM 移植后出现狭窄、纤维化及炎症；而接种种子细胞的移植物术后未出现狭窄，OKCs-BAM 组分层上皮层再生，而在研究期间未观察到在上皮下层形成毛细血管，双种子细胞术后 6 个月可观察到明显的上皮分层和上皮下层毛细血管。

De Filippo 等[110]将膀胱 UCs 和 SMCs 分别接种于 BAM 管状基质腔体表面和外表面，以单纯 BAM 管状移植物作为对照，对雄兔阴茎前尿道切除的 30 mm 缺损进行替代。术后持续观察 6 个月，单纯 BAM 组动物陆续出现尿道坍塌并形成狭窄；而双种子细胞-支架复合物植入后维持了较宽的尿道口径，未出现狭窄，在移植物中观察到由肌肉包围的细胞过渡层以及上皮和平滑肌表型，新生组织存在生理收缩性和神经递质。

2. ACSM　Feng 等[120]采用静态-动态接种法，将自体 OKCs 和 SMCs 分别接种于猪 ACSM 的两个表面，构建双种子细胞移植物，修复 15 mm 尿道缺损。术后观察 6 个月，单纯 ACSMs 和仅接种 OKCs 的 ACSMs 术后出现狭窄的问题，单纯 ACSMs 显示纤维化和炎症，仅接种 OKCs 的移植物只出现简单的上皮层再生，而未观察到 SMCs 长入移植物；而双种子细胞移植物未出现上述并发症，且可见分层的上皮层和有组织的肌纤维束。

3. 胶原蛋白基质　Mikami 等[129]通过打孔活检获得口腔组织，分成黏膜和肌肉切片。将黏膜切片中的 UCs 培养成 UCs 片，同时将肌源性细胞接种到胶原网基质上形成肌细胞片；两周后，将两种 UCs 片接合并卷成管状，形成双层细胞 - 支架复合物用于 10 只犬的 20 mm 尿道缺损。术后观察 12 周，不采用复合物的对照组严重纤维化，没有上皮层形成，而实验组尿道造影证实尿道通畅、无狭窄，黏膜下层分化良好，新生上皮层覆盖其上。

Xie 等[130] 将自体 OKCs 和成纤维细胞接种于丝素蛋白静电纺基质上，对母犬行 5 cm×1.5 cm 腹侧尿道黏膜缺损进行修复。术后观察 6 个月，未接种种子细胞的对照组出现排尿困难及尿道狭窄，仅 1~2 层 UCs 发育；而双种子细胞复合物无狭窄的迹象，组织学染色显示上皮细胞逐渐发育，术后 6 个月呈现分层上皮层。

（五）自组装技术应用于尿道组织工程

与自组装技术应用于膀胱组织工程的技术思路类似，采用生物反应器或自体腹腔作为生物反应器，构建用于尿道再生的内源性组织，具有生物相容性好，免疫应答低，炎症和纤维化反应风险小的优点，有望提高组织工程技术构建新生尿道组织的成功率。

Gu 等[131] 尝试采用动物腹腔作为生物反应器构建组织工程复合物，将 8F 硅胶管植入 9 只雄性兔子的腹腔 2 周，发现覆盖其上的管状组织中，嵌入胶原纤维的成肌纤维细胞被间皮细胞的外层细胞覆盖。取出并翻转管状组织，以断端吻合的方式用于 1.5 cm 长完全切除尿道段的尿道成形术。术后 1、2 和 6 个月，尿道造影显示无狭窄或憩室形成；新尿道的组织学分析显示，术后 1 个月尿道结构正常，由多层尿路上皮组成，周围有平滑肌束，术后 6 个月，新尿道几乎无法与宿主尿道区分开来，表明在受术动物腹腔内生长的自体组织可以成功地用于雄性兔子的管状尿道重建。

Magnan 等[60] 取动物自体皮肤成纤维细胞，在体外用抗坏血酸钠培养扩增形成细胞片层，卷成管状，结构稳定后再接种 UCs 于其内表面，置于生物反应器中，持续 1 周以流体刺激接种的 UCs 分化，构建细胞 - 支架复合物（图 32-3）。采用组织学、免疫组织化学、Western 印迹、细胞生存力、缝合阻力和破裂压力对组织工程复合物进行表征，结果表明自组装组织工程复合物细胞片层已合并，尿路上皮覆盖在管腔表面，未缝合的复合物破裂压力为猪尿道的 3 倍，无缝合困难。可见生物反应器构建的组织工程复合物可确保机械特性和组织完整性，有望应用于生物工程尿道或输尿管移植，为其尿路重建开启新的可行性（图 32-7）。

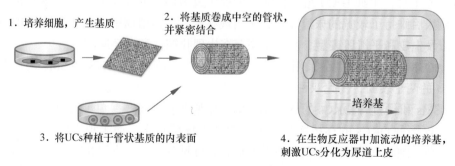

1. 培养细胞，产生基质　　2. 将基质卷成中空的管状，并紧密结合

3. 将 UCs 种植于管状基质的内表面　　4. 在生物反应器中加流动的培养基，刺激 UCs 分化为尿道上皮

培养基

图 32-7　采用自组装技术构建接种细胞的管状尿道支架

Cattan 等[132]研究了生物反应器机械刺激对人体组织工程管状泌尿生殖移植物功能和形态特性的影响。采用与 Magnan 等[60]类似的工艺方法，对人源真皮成纤维细胞和 UCs 在动态流体刺激下构建复合物，发现动态刺激可建立分层的尿路上皮和基膜，诱导体外终末尿路上皮分化，表现出与天然泌尿导管相当的形态和功能特性。

Imbeault 等[133]在上述方法基础上，从皮肤活检组织中分离人成纤维细胞，并在体外培养 4 周后构建成纤维细胞片，将脐静脉内皮细胞接种在成纤维细胞片上，并包裹在管状支架上形成内皮化管状组织，对照组不接种内皮细胞。3 周后将 UCs 接种到上述管状组织的内表面，固定于生物反应器中，管材内部灌注 UCs 培养基、外部采用内皮细胞和成纤维细胞特异性培养基培养 1 周。组织学上，两种管材都显示了由成纤维细胞产生的 ECM，以及假复层尿路上皮。将管状移植物植入裸鼠皮下 2 周，两种管材均有良好的血管分布，在整个管壁上都有毛细血管样结构，但仅接种内皮细胞的管状移植物内壁上存在小鼠内皮细胞，且有更好的血管生成。这一研究表明，经生物反应器构建的内皮化的移植物比非内皮化的移植物更早发生血管内皮化，可减少体内早期移植组织坏死的风险。

四、组织工程尿道的临床研究

目前，手术仍是针对尿道损伤引起的狭窄、感染或尿道下裂的首选疗法。对于较短的狭窄，断端吻合切除术切除病变组织是可行的，但较长的节段性缺损，需要使用额外的组织进行修复。使用颊黏膜移植的开放式尿道成形术是治疗尿道狭窄的既定方法，但由于移植物在口腔部位的长度有限，不利于大量组织移植，因而用颊黏膜重建的狭窄长度受到限制；此外，从患者自体生殖器、皮肤皮瓣或颊黏膜取材通常会引起并发症；而不可降解的移植物往往带来糜烂、瘘和狭窄等。因此，理想的尿道重建材料依然是组织工程领域的攻坚重点。

（一）无细胞支架构建尿道替代物的研究

1. BAM 支架　Atala 是将组织工程技术应用于泌尿外科临床的领军人物，早在 1999 年即探讨了 BAM 胶原惰性基质作为游离移植替代物用于尿道下裂患者尿道修复的可行性[134]。其团队采用人源 BAM 补片，对 4 例以往接受过修复治疗的尿道下裂的 4～20 岁男性患者进行再修复，修复长度为 5～15 cm。修复后，4 例患者均功能正常，无明显狭窄；术后活检进行病理诊断，并经 22 个月的随访，手术部位生成典型的尿道复层上皮；仅有 1 例患者出现尿道瘘，成功率为 75%。

2003 年，El-Kassaby 等[135]大幅扩大了上述临床试验的规模，采用人源 BAM 对 28 例尿道狭窄患者进行腹侧重建，修复长度为 1.5～16 cm。术后随访 37 个月，成功率达 86%；受术患者中 4 例在后尿道吻合口有轻微的口径减小，其中 1 例术后 1 年出现冠状瘘，这 4 例患者又接受了二次手术。

5 年后，该团队又报道了 15 例 BAM 补片对早期尿道狭窄的患者进行修补的临床试验结果，并与颊黏膜修补效果进行了比较[136]：平均随访 25 个月，以往接受尿道手术次数不多于 2 次的患者，BAM 修补的手术成功率为 89%；而多于 2 次的患者，BAM 修补的成功率仅为 33%。无论何种手术史，采用颊黏膜修补的成功率均为 100%。这些结果表明，在生殖器皮肤或颊黏膜来源不足的情况下，采用 BAM 补片修复是一种可行的方法，但更适用于拥有健康的尿道床的患者。

2. 猪 SIS 支架　2003 年，Mantovani 等[137]采用 SIS 补片对 1 例患有阴茎和尿道球部长距离狭窄的 72 岁患者进行背侧尿道修补。术后随访 16 个月，显示良好的尿流动力学结果和主观疗效，最大尿流率为 14 ml/s，术中及术后无并发症，SIS 移植促进了修补区周围组织的生成。

该团队继而在 6 年内陆续对 36 例男性患者和 4 例女性患者进行了 SIS 补片的背侧尿道移植，另有 16 例为腹侧移植。经 10 年的随访，通过排尿尿道学、尿流测定法、国际前列腺症状评分和对患者生活质量感知进行评估，两种手术方法都有令人满意的尿动力学和主观结果，在尿道镜和组织检查中证实了移植物与天然组织的一致性，仅少数阴茎尿道再狭窄的患者需要定期扩张[138]。

Le Roux 等[139]将管状 SIS 支架应用于内窥镜尿道重建术，治疗 9 例尿道球部狭窄患者，修复的长度为 1～4 cm。仅 2 例患者在术后 1 年和 2 年随访时均保持尿道腔通畅，无需任何干预；6 例患者在 3 个月内出现尿道再狭窄，1 例患者失访。研究结论为不推荐使用未接种细胞的 SIS 移植物进行内镜术。

Hauser 等[140]采用 4 层 SIS 补片对 5 例尿道狭窄患者行背侧尿道成形术，术后观察到外渗，严重的尿道炎及尿路感染等并发症，12 个月随访时成功率仅为 20%，4 例患者均复发狭窄，其中 1 例膀胱结石。

Donkov 等[141]采用 4 层 SIS 移植物对 9 例尿道球部狭窄的患者从背侧进行了尿道扩张术，修复长度 4～6 cm。手术强调从补片边缘向尿道黏膜内缝合 2～3 mm，并将尿道海绵体组织与边缘缝合，这样有助于实现更好的再生效果，使尿道上皮在补片表面铺展，尿道海绵体组织的长入和再生呈圆周状，并覆盖新生尿道黏膜。术后随访 18 个月，9 例患者中仅 1 例在 6 个月时因尿道感染再次狭窄，其他 8 例患者的尿流率均值为 20～21 ml/s；6 例患者报告排尿后流涎，7 例患者术后 35～69 天没有晨勃。可见使用 SIS 较为安全有效，但仍需长期跟踪观察印证短期成果。

Fiala 等[142]人对 50 名年龄在 45～73 岁之间的前尿道狭窄患者采用 4 层 SIS 胶原基质进行尿道成形术，其中狭窄部位位于尿道球部 10 例、阴茎球部 31 例，阴茎远端尿道 9 例。平均随访 31.2 个月，40 名患者预后良好，成功率 80%；术后 6 个月共 10 例再狭窄发生，其中球部狭窄 1 例、阴茎球狭窄 5 例、阴茎狭窄 4 例，需进一步治疗，无瘘管、伤口感染、尿路感染或排斥等其他并发症。证实使用惰性猪 SIS 基质对患有尿道球部和阴茎球狭窄的患者有较好的疗效，与皮瓣和黏膜移植相当。

Palminteri 等[143]采用 SIS 补片对 20 例尿道狭窄患者行尿道成形术，其中背侧移植术 14 例、腹侧 1 例、背侧加腹侧 5 例，修补长度均值为 3 cm，21 个月随访数据表明成功率为 85%，无并发症发生；其中 3 例手术失败，为 1 例阴茎尿道再狭窄和 2 例阴茎尿道球部狭窄，平均修补长度为 5.7 cm。该团队 5 年后报道了相关方法对尿道球部狭窄患者使用 SIS 行尿道成形术[144]，其中腹侧（覆盖式）移植术 6 例、背侧（填充式）移植术 8 例、背侧（覆盖式）3 例、背侧（填充式）加腹侧（覆盖式）8 例。随访时间 71 个月，成功率 76%：狭窄<4 cm 时，失败率 14%；狭窄>4 cm 时失败率为 100%。

Farahat 等[145] 采用 SIS 补片对 10 例复发性炎性尿道球部狭窄患者进行尿道重建。患者尿道狭窄长度为 0.5~2 cm，无致密的海绵状纤维化。采用窥镜下尿道内切开术，将带有 SIS 贴片的 12Fr 硅导管通过预先准备好的超硬导丝引入尿道，通过 15Fr 尿道镜进行监测进展，导管在体内留置 2 周。术后随访 3 个月，2 例显示轻微的复发性狭窄，每月定期接受尿道扩张术后反映良好；对其余尿道功能正常的 8 个病例继续随访 12~18 个月，结果显示所有病例均无复发狭窄迹象，不需要进一步临床干预。上述研究结果表明，使用 SIS 贴片的内镜尿道成形术可以被认为是一种微创的解决方案，可用于伴有轻度海绵状纤维化的复发性短尿道狭窄的治疗。

3. DAM 支架　Lin 等[146] 采用自体 DAM 移植物，对 16 例年龄为 18~46 岁的尿道狭窄患者进行尿道成形术，其中盆骨骨折 13 例、前尿道狭窄 2 例、尿道下裂 1 例。手术将 DAM 缝合到支撑再造尿道的 18~22Fr 硅树脂导尿管上，4~6 周形成管状后拔除导尿管。16 例患者拔除导尿管后排尿良好，尿道造影显示重建尿道得以保持口径，尿道镜检查显示移植尿道被上皮组织覆盖，并生长到原生组织中。患者随访 12~72 个月（平均 45.6 个月），未见排斥反应，除 4 例需要定期尿道扩张外，其余患者排尿正常，成功率 88%，证实自体 DAM 可作为复杂尿道狭窄或缺损的理想替代材料。

4. 小结　从上述 13 项临床试验研究的结果可见，在尿道成形术采用的不含种子细胞的脱细胞基质支架材料中，猪 SIS 因厚度适中、强度良好、免疫原性小，成为最经常采用的组织工程支架材料；而 BAM 及 DAM 也有移植成功的病例，但因取材于自体或同种异体，取材来源受到限制。但无论上述何种支架材料，尿道狭窄的长度越短、移植部位既往手术次数越少、狭窄部位生理结构越简单，越有利于组织重建的成功。这些临床研究中，有 5 项进行了活组织切片及病理分析，结果表明：手术部位呈现正常尿道组织特征，成功率均在 75% 以上；而治疗失败的病例通常为长段尿道狭窄（>4 cm）、以往接受过尿道成形术（尿道床不健康、血管分布不理想），以及阴茎或阴茎 - 球部狭窄的患者。

上述因素已然成为泌尿外科医师的共识，而尿道成形术的成功率还很可能与组织工程支架的形态（补片 / 管材）及手术方式（开放 / 腔镜）密切相关，但因临床试验很难设置单因素进行试验分组，这些因素孰优孰劣目前尚无明确结论。

有 2 项研究采用了 SIS 管状移植物，均未见移植物排斥反应的报道。其中，le Roux 等完成的腔镜下尿道成形术仅 22% 的成功率，平均狭窄长度为 2.2 cm；而 Lin 等同年报道的开放尿道成形术为 88% 成功率，但并未讨论尿道狭窄的长度对手术效果的影响。相对管状移植物而言，Farahat 等[145] 采用 SIS 补片也完成了腔镜下尿道成形术，获得 80% 的成功率，但平均狭窄长度为 1.47 cm，普遍短于 le Roux 报道的病例，因此不足以推论补片和管状移植物的疗效差异。

此外，Donkov 等[141] 和 Hauser 等[140] 均采用 SIS 补片以背侧覆盖式完成尿道成形术，但成功率分别为 89% 和 20%：Donkov 等将补片固定于白膜，黏膜与移植物边缘缝合，患者尿道狭窄长度为 4~6 cm；而 Hauser 等仅将 SIS 与切开的尿道吻合，并不固定到白膜，患者尿道狭窄长度为 3.5~10 cm。因此，两个试验尿道狭窄长度显著不同，也不好判断成功率是否受修补术具体操作方法的影响。由此可见，组织工程支架应用于尿道成形术的多个影响因素，尚需更多的临床实践及数据进行进一步讨论。

（二）细胞–支架复合物构建尿道替代物的研究

1. 采用上皮细胞为种子细胞　Fossum 等[147]在 21 世纪初采用膀胱灌洗方法获得患者自体 UCs，接种于 DAM 构建组织工程复合物，对 6 例患阴囊或会阴尿道下裂及舞蹈症，平均年龄在 14～44 个月的男性患儿进行尿道修复。2007 年，该团队报道了术后随访 3～5.5 年的临床试验结果：6 例患儿均可通过新尿道排尿，无拉伤及排尿后尿液残余；其中 5 例患儿可采用站姿排尿，另 1 例患者在近端吻合处出现梗阻，接受了尿道内切开术治疗，经保守治疗后随访 5 年效果良好；2 例患者出现了瘘管，经手术矫正后无碍[148]。尿道成形术后随访 6～8 年后再次发表临床试验结果：经外观、排尿功能、尿流、人工勃起、尿道镜检查和活检的术后综合评估，所有患者受术部位外观良好、勃起正常；除 1 例男童习惯坐姿排尿、后接受光学尿道切开术改善排尿外，其余患者排尿正常。鉴于患有严重尿道下裂的患者并发症发生率高，该研究的结果明显高于预期，但仍需要更多的临床数据支持。

Engel 等[149]将颊黏膜上皮细胞扩增后接种于自体胶原基质（MukoCell®），对 10 例尿道狭窄患者进行开放式尿道成形术。受术患者年龄为 31～75 岁，狭窄长度为 10～30 mm，有接受 1～7 次尿道切开术的病史，其中 2 例患者还接受过尿道扩张治疗及经尿道前列腺切除术。取 1 cm² 颊黏膜分离培养上皮细胞制备复合物，3 周后作为对尿道球部（$n=9$）的覆盖式补片或远端尿道（$n=1$）的填充式补片进行尿道成形术。术后 3 周移除导尿管，所有患者排尿正常，尿道造影表明吻合口口径较宽，水密性好，最大尿流率从术前 0～15 ml/s 提升至 16～32 ml/s，且无残余尿液，仅 1 例多次手术的患者出现非常短的再狭窄。此研究用组织工程化移植物替代了颊黏膜移植，大幅降低了颊黏膜取材部位的并发症风险，但组织工程移植对比采用颊黏膜移植的优势，需要更长的随访时间来验证。

2. 采用两种种子细胞　Bhargava 等[150]于 2008 年报道了将 OKCs 和成纤维细胞接种于脱表皮的真皮基质构建组织工程复合物，治疗 5 例因硬化性苔藓导致尿道狭窄，平均年龄 53 岁的患者。对每例患者取颊黏膜活检组织分离和培养 OKCs 和成纤维细胞，接种于同种异体来源的脱表皮真皮基质上，并在气液界面培养 7～10 天以获得移植物。这些移植物用于一期（2 例）或二期（3 例）尿道成形术，修复长度为 4.5 cm 至尿道全长。术后平均随访 33.6 周，其中 1 例患者因发生组织纤维化需完全切除移植尿道，另 1 例患者因过度增生而需部分切除移植尿道，另 3 例患者因再狭窄需要使用仪器干预。Osman 等对该临床试验研究后续平均随访时间至 111.8 个月的结果进行了报道，上述患者中，4 例可自发排尿，但其中 3 例因再狭窄接受了手术。下尿路症状（lower urinary function symptoms，LUTS）评分均值为 5.75，4 例患者中 2 例认为不影响生活质量、1 例认为影响较小，另 1 例认为有所影响。

除上述天然基质作为组织工程支架材料完成的临床试验外，接种种子细胞的人工合成材料作为组织工程复合物也有临床研究报道。Raya-Rivera 等[151]采用自体组织活检分离培养 SMCs 和膀胱 UCs，在管状 PLGA 支架的内表面接种 UCs，外表面接种 SMCs，构建组织工程复合物，对 5 例 10～14 岁（平均年龄 11 岁）尿道膜部创伤后闭锁的未成年患者进行尿道修复。术后平均随访 71 个月（36～76 个月），最大尿流率达 16～28 ml/s，影像学和内镜检查显示尿道口径较宽，无憩室及狭窄发生。尿道活检显示，植入后 3 个月，组织工程移植物已经形成了正常的外观结构，表明这一临床解决方案可使重建的组织工程尿道保持长达 6 年的生理功能，可应用于需要复杂尿道重建的患者。

3. 小结　上述 4 项研究中，采用上皮细胞作为种子细胞的尿道修复术成功率分别为 83% 和 90%，而采用两种种子细胞的尿道修复术成功率分别为 60% 和 100%。由临床前多项动物实验研究结果推断，接种种子细胞的组织工程移植物可以修复更长的尿道狭窄，且两种种子细胞较单一种子细胞而言能更好地模拟天然尿道组织结构。但上述临床试验的成功率显然未直观地体现出这样的差异。

由此可见，不含种子细胞的组织工程支架实现尿道修复的临床试验受多因素的影响，细胞 - 支架组织工程复合物应用于尿道成形术的影响因素则更为复杂。由于研究报道有限，修复的病损尿道发病部位、患者年龄及受术史均不同，因此无法设置单一影响因素差异的试验分组来进行判据。但不争的事实是不论是幼儿、少年还是成人，均有成功率 83%～100% 的临床数据支持，说明采用组织工程细胞 - 支架复合物对于尿道膜部创伤后闭锁的未成年患者、尿道球部狭窄的成年患者、阴囊或会阴尿道下裂及舞蹈症的幼儿患者均有乐观的疗效，展示了组织工程细胞 - 支架复合物技术应用于治疗毁损型尿道下裂、膀胱外翻以及复杂的、长段的尿道狭窄等疑难病症的前景。而对患有硬化性苔藓的成人患者，尿道修复的成功率仅 60%，采用两种种子细胞且其他技术手段也与高成功率的研究相似，说明组织工程尿道重建尚需探讨不同适应证提出的瓶颈问题，进行进一步的技术改进，以更全面地覆盖多种尿道病变。

此外，采用两种种子细胞构建组织工程复合物的临床研究，接受了修复更长尿道缺损的挑战。人工合成材料的管状移植物修复了 4～6 cm 的尿道，并报道了最优的尿道修复效果，成功率为 100%；而脱细胞基质补片移植物修复硬化性苔藓的长度为 4.5 cm 至尿道全长，成功率为 60%。因此，尚需更多的临床试验结果不断对移植物成分、形态及适应证进行综合评价。

总之，采用不同类型细胞的组织工程复合物可应用于尿道成形术的移植替代物。组织工程复合物可应用于下述患者：长段狭窄（＞2 cm）、多发狭窄、几乎全段或全段狭窄、具有不健康的尿道床（严重海绵体纤维化、多处尿道切开及扩张后的复发狭窄、以往接受过尿道成形术）以及手术部位软组织缺损（尿道下裂、尿道下裂修复失败）。使用组织工程复合物可以将供区发病率最小化；而采用无创技术获得自体细胞则可消除供区发病率，缩短手术时间，降低术中及术后并发症的风险。然而，这些临床效果需要进一步的研究证明。

五、结语

毫无疑问，尿道组织工程是一个具有乐观前景的再生医学领域。将尿道组织工程应用于临床，虽然取得了一些喜人的进展，但仍有很多问题需要解决和完善。构建一个接种有不同类型的自体细胞的组织工程复合物是一个复杂的生物技术过程，需要洁净实验室和高度专业化的人员。如果缺少上述设施和专业人员，缺乏临床研究的科学性和完备性，则会限制组织工程应用于尿道修复。

由于天然尿道由内部上皮和阴茎海绵体构成，包含 UCs 及 SMCs，研究人员进一步构建了一种包含 1 种基质和 2 种类型细胞的组织工程复合物：基质内表面接种 UCs，而外表面则接种 SMCs。如在内表面接种膀胱上皮细胞或颊黏膜细胞，其不足之处在于其获得方法是开放的膀胱活检，因此，颊黏膜上皮细胞取材创伤小，似乎是一个更好的选择。采用膀胱冲洗方法获得 UCs 构建组织工程复合物应用于临床，随访 87 个月，成功率高达83%，且膀胱冲洗微创、简单，应用前景乐观。近年来，有报道表明，干细胞也可以从尿液中获得，使组织工程复合物技术更具吸引力。

另一个重要问题是关于移植物的手术植入位置。在近端尿道球部，尿道管腔为背侧偏心，阴茎海绵体的周围组织的腹侧较厚，具有足够的血液供应血管移植。因而对于近端尿道球部狭窄的患者，移植物的位置宜在腹侧。而随着狭窄部位向远端移动，尿道管腔位置更为居中，尿道海绵体变薄，选取腹侧移植物的位置很可能导致血管生成缺乏和狭窄复发。因此，狭窄位于尿道球部远端的患者，移植物应选择背侧。这也是为什么在组织工程复合物的临床研究评估中，移植物的位置应首选背侧。

尿路组织结构的相似性，决定了组织工程尿道虽然不用达到组织工程膀胱相当的机械强度和神经分布水平，但同样面临实现血管化、控制纤维化反应及构建组织工程微环境的关键技术问题，而这些问题的解决也有望突破短段尿道缺损采用断端吻合即可修复，而长段尿道缺损采用组织工程尿道依然发生并发症的临床应用瓶颈。此外，基质的构建方法、自体细胞的获得和扩增方法以及生产组织工程复合物的各种复杂性方法等（补片移植物和管状移植物），种种问题还需要更多的临床研究加以验证和解决。

第 5 节　问题与展望

组织工程是一个将生物工程和生命科学交叉融合的学科领域，旨在构建恢复、维持或改善受损组织或器官的功能的生物替代物。组织工程技术有两种重建器官或组织的基本思路：第一种方法是采用天然或合成的生物材料作为固态支撑基质（支架）以促进机体内细胞的长入，实现体内再生过程；第二种方法是提取患者的自体细胞作为种子细胞以降低同种异体细胞的免疫排斥反应风险，接种于生物材料上构建细胞 - 支架复合物，继而移植回患者体内以完成组织再生过程。

组织工程在泌尿系统重建领域有乐观的应用前景。泌尿系统组织工程旨在提供一系列经研发可商业化的组织工程移植物，在全球范围内提供可复制且高度标准化的个体化治疗方案，已被认为是组织工程市场增长最快的领域之一。Parmer 等[152]预测，到 2022 年，泌尿外科组织工程产品将迅速扩张至价值 115 亿美元。然而，相较于已有多种产品上市的组织工程皮肤及被广泛研究的组织工程骨、软骨等领域，泌尿系统组织工程目前仍处在不成熟阶段，安全性、有效性和组织工程移植物的性价比尚需进一步研究：组织工程膀胱和尿道已有多项临床研究报道，组织工程输尿管和压力性尿失禁疗法是更为小众的方向，但无论是何种适应证，均面临多个科学问题和关键瓶颈依然没有定论和明确解决方案的现状。

在技术瓶颈方面，组织工程技术应用于泌尿外科临床，还应解决组织工程复合物的灭菌、生物材料相关血栓形成的预防、大型人造移植物内脓肿形成的危险因素排查、移植物对机器人或腹腔镜植入的适应性、评估移植物重塑的成像方式等问题。在我们能够安全地将基于组织工程技术的解决方案转化为泌尿外科重建技术并产生确定的疗效之前，这些问题也需要广泛并充分地讨论。因此，在临床应用推广前，泌尿系统组织工程还应做更多的基础性研究，以优化组织工程技术，使最精细的外科手术技术与最好的移植方案相结合，从而得到更可靠的组织重建结果。

在临床推广方面，每一种组织工程解决方案在未来的临床应用中都应保证具有持久的功能和可持续的结果，减少对高度专业化的学术部门的依赖，即组织工程技术向泌尿外科的临床转化应该在组织工程技术人员和泌尿外科医师共同合作的基础上，在双方共同构建的基础设施上来实现。例如，在充分论证干细胞采集、培养，以及构建并移植组织工程复合物安全性和有效性的基础上，还需要专属机构（如泌尿外科的组织工程亚专业等）来建立良好的工作程序，协调细胞培养与生物支架材料制备同步等一系列与临床对接的具体操作。

在质量控制方面，对应用于泌尿外科的生物材料的质量控制，是组织工程行业面临的关键挑战。组织工程技术归类为先进的医学治疗手段，需要通过国家机构授权。欧洲医药管理局联盟机构出台了一项有关先进疗法的管理条例。类似地，在美国，生物制品评价和研究中心（Center for Biologics Evaluation and Research，CBER）对细胞和生物材料的治疗方法进行管理。CBER 同时使用《公共卫生服务法》和联邦食品药品和化妆品法案作为监管法规。我国国家药品监督管理局（National medical products administration，NMPA）目前也在酝酿出台相应的监管方案。2018 年，由中国生物医学工程学会承接的 NMPA 项目《组织工程类医疗器械注册管理制度设计及评估标准》，由南通大学顾晓松院士作为项目负责人，中国医学科学院曹雪涛院士、中国医学科学院整形外科医院曹谊林教授、中国医学科学院医学信息研究所池慧教授、中国人民解放军空军军医大学金岩教授、中国食品药品检定研究院王春仁及袁宝珠教授、浙江大学欧阳宏伟教授、天津医科大学顾汉卿教授等国内多个组织工程研发团队参加，为我国组织工程技术向临床转化起到了有力的推动作用。

（胡恒颖　顾汉卿）

参 考 文 献

［1］ FOX C F, SKALAK R. Tissue Engineering: Proceedings of a Workshop Held at Granlibakken [C]. Lake Tahoe, California, 1988, 26-29.

［2］ LANGER R, VACANTI J P. Tissue engineering [J]. Science, 1993, 260 (5110): 920-926.

［3］ ZHANG N, ZHANG Y, ATALA A. Translating Regenerative Medicine to the Clinic, Chapter 9-Urologic Tissue Engineering and Regeneration [M]. Academic Press, 2016: 121-138.

［4］ ATALA A. Tissue engineering of human bladder [J]. Br Med Bull, 2011, 97: 81-104.

［5］ WU S, LIU Y, BHARADWAJ S, et al. Human urine-derived stem cells seeded in a modified 3D porous small intestinal submucosa scaffold for urethral tissue engineering [J]. Biomaterials, 2011, 32 (5): 1317-1326.

［6］ PEI M, LI J, ZHANG Y, et al. Expansion on a matrix deposited by nonchondrogenic urine stem cells strengthens the chondrogenic capacity of repeated-passage bone marrow stromal cells [J]. Cell Tissue Res, 2014, 356 (2): 391-403.

［7］ BODIN A, BHARADWAJ S, WU S, et al. Tissue-engineered conduit using urine-derived stem cells seeded bacterial cellulose polymer in urinary reconstruction and diversion [J]. Biomaterials, 2010, 31 (34): 8889-8901.

［8］ MOYA M L, CHENG M H, HUANG J J, et al. The effect of FGF-1 loaded alginate microbeads on neovascularization and adipogenesis in a vascular pedicle model of adipose tissue engineering [J]. Biomaterials, 2010, 31 (10): 2816-2826.

［9］ MOYA M L, GARFINKEL M R, LIU X, et al. Fibroblast growth factor-1 (FGF-1) loaded microbeads enhance local capillary neovascularization [J]. J Surg Res, 2010, 160 (2): 208-212.

［10］ MOYA M L, LUCAS S, FRANCIS-SEDLAK M, et al. Sustained delivery of FGF-1 increases vascular density in comparison to bolus administration [J]. Microvasc Res, 2009, 78 (2): 142-147.

［11］ HARRINGTON D A, CHENG E Y, GULER MO, et al. Branched peptide-amphiphiles as self-assembling coatings for tissue engineering scaffolds [J]. J Biomed Mater Res Part A, 2006, 78 (1): 157-167.

［12］ SUN W, TIEMESSEN D M, SLOFF M, et al. Improving the cell distribution in collagen-coated poly-caprolactone knittings [J]. Tissue Eng Part C Methods, 2012, 18 (10): 731-739.

［13］ ATALA A. Tissue engineering, stem cells and cloning: current concepts and changing trends [J]. Contemporary Urology, 2002, 14 (12): 42.

［14］ ZHAO Z, YU H, XIAO F, et al. Differentiation of adipose-derived stem cells promotes regeneration of smooth muscle for ureteral tissue engineering [J]. J Surg Res, 2012, 178 (1): 55-62.

［15］ SHI J G, FU W J, WANG X X, et al. Tissue engineering of ureteral grafts by seeding urothelial differentiated hADSCs onto biodegradable ureteral scaffolds [J]. J Biomed Mater Res A, 2012, 100 (10): 2612-2622.

［16］ LIAO W, YANG S, SONG C, et al. Construction of ureteral grafts by seeding bone marrow mesenchymal stem cells and smooth muscle cells into bladder acellular matrix [J]. Transplant Proc, 2013, 45 (2): 730-734.

［17］ NUININGA J E, KOENS M J, TIEMESSEN D M, et al. Urethral reconstruction of critical defects in rabbits using molecularly defined tubular type I collagen biomatrices: key issues in growth factor addition [J]. Tissue Eng Part A, 2010, 16 (11): 3319-3328.

［18］ LORENTZ K M, YANG L, FREY P, et al. Engineered insulin-like growth factor-1 for improved smooth muscle regeneration [J]. Biomaterials, 2012, 33 (2): 494-503.

［19］ LIU G, PARETA R A, WU R, et al. Skeletal myogenic differentiation of urine-derived stem cellsand angiogenesis using microbeads loaded with growth factors [J]. Biomaterials, 2013, 34 (4): 1311-1326.

［20］ OSMAN Y, SHOKEIR A, GABR M, et al. Canine ureteral replacement with long acellular matrix tube: is it clinically applicable [J]. J Urol, 2004, 172 (3): 1151-1154.

［21］ LIATSIKOS E N, DINLENC C Z, KAPOOR R, et al. Ureteral reconstruction: small intestine submucosa for the management of strictures and defects of the upper third of the ureter [J]. J Urol, 2001, 165 (5): 1719-1723.

［22］ SMITH TGⅢ, GETTMAN M, LINDBERG G, et al. Ureteral replacement using porcine small intestine submucosa in a porcine model [J]. Urology, 2002, 60 (5): 931-934.

［23］ SHALHAV A L, ELBAHNASY A M, BERCOWSKY E, et al. Laparoscopic replacement of urinary tract segments using biodegradable materials in a large-animal model [J]. J Endourol, 1999, 13 (4): 241-244.

［24］ SOFER M, ROWE E, FORDER D M, et al. Ureteral segmental replacement using multilayer porcine small-intestinal submucosa [J]. J Endourol, 2002, 16 (1): 27-31.

[25] EL-ASSMY A, HAFEZ A T, EL-SHERBINY M T, et al. Use of single layer smal lintestinal submucosa for long segment ureteral replacement: a pilot study [J]. J Urol, 2004, 171 (5): 1939-1942.

[26] DUCHENE D A, JACOMIDES L, OGAN K, et al. Ureteral replacement using small-intestinal submucosa and a collagen inhibitor in a porcine model [J]. J Endourol, 2004, 18 (5): 507-511.

[27] EL-HAKIM A, MARCOVICH R, CHIU K Y, et al. First prize: ureteral segmental replacement revisited [J]. J Endourol, 2005, 19 (9): 1069-1074.

[28] KOZIAK A, SALAGIERSKI M, MARCHELUK A, et al. Early experience in reconstruction of long ureteral strictures with allogenic amniotic membrane [J]. Int J Urol, 2007, 14 (7): 607-610.

[29] SALEHIPOUR M, MOHAMMADIAN R, JAHANBINI S, et al. Is amniotic membrane a suitable biomaterial for reconstruction of long ureteral defects [J]. Saudi J Kidney Dis Transpl, 2013, 24 (1): 135-138.

[30] TACHIBANA M, NAGAMATSU G R, ADDONIZIO J C. Ureteral replacement using collagen sponge tube grafts [J]. J Urol, 1985, 133 (5): 866-869.

[31] DAHMS S E, PIECHOTA H J, NUNES L, et al. Free ureteral replacement in rats: regeneration of ureteral wall components in the acellular matrix graft [J]. Urology, 1997, 50 (5): 818-825.

[32] DE JONGE P, SIMAIOFORIDIS V, GEUTJES P J, et al. Recent Advances in Ureteral Tissue Engineering [J]. Curr Urol Rep, 2015, 16: 465.

[33] SIMAIOFORIDIS V, DE JONGE P, SLOFF M, et al. Ureteral tissue engineering: where are we and how to proceed [J]. Tissue Engineering, 2013, 19 (5): 413-419.

[34] WIKIPEDIA. Gore-Tex [EB/OL]. https: //en. wikipedia. org/wiki/Gore-Tex.

[35] BALTACI S, OZER G, OZER E, et al. Failure of ureteral replacement with Gore-Tex tube grafts [J]. Urology, 1998, 51 (3): 400-403.

[36] SABANEGH E S, DOWNEY J R, SAGO A L. Longsegment ureteral replacement with expanded polytetrafluoroethylene grafts [J]. Urology, 1996, 48 (2): 312-316.

[37] MATSUNUMA H, KAGAMI H, NARITA Y, et al. Constructing a tissue engineered ureter using decellularized matrix with cultured uroepithelial cells and bone marrow-derived mononuclear cells [J]. Tissue Eng, 2006, 12 (3): 509-518.

[38] BAUMERT H, MANSOURI D, FROMONT G, et al. Terminal urothelium differentiation of engineered neoureter after in vivo maturation in the "Omental Bioreactor" [J]. Eur Urol, 2007, 52 (5): 1492-1498.

[39] ZHANG J, GU G L, LIU G H, et al. Ureteral reconstruction using autologous tubular grafts for the management of ureteral strictures and defects: an experimental study [J]. Urol Int, 2012, 88 (1): 60-65.

[40] XU Y D, FU W J, LI G, et al. Autologous urothelial cells transplantation onto a prefabricated capsular stent for tissue engineered ureteral reconstruction [J]. J Mater Sci Mater Med, 2012, 23 (4): 1119-1128.

[41] FU W J, XU Y D, WANG Z X, et al. New ureteral scaffold constructed with composite poly (L-lactic acid)-collagen and urothelial cells by new centrifugalseeding system [J]. J Biomed Mater Res A, 2012, 100 (7): 1725-1733.

[42] ALFRED WITJES J, LEBRET T, COMPÉRAT EM, et al. Updated 2016 EAU guidelines on muscle-invasive and metastatic bladder cancer [J]. Eur Urol 2017, 71 (3): 462-475.

[43] POKRYWCZYNSKA M, ADAMOWICZ J, SHARMA A K, et al. Human urinary bladder regeneration through tissue engineering-an analysis of 131 clinical cases [J]. Exp Biol Med (Maywood) , 2014, 239 (3): 264-271.

[44] ADAMOWICZ J, JUSZCZAK K, BAJEK A, et al. Morphological and urodynamic evaluation of urinary bladder wall regeneration: muscles guarantee contraction but not proper function--a rat model research

study [J]. Transplant Proc, 2012, 44 (5): 1429-1434.

［45］ BRZOSKA M, GEIGER H, GAUER S, et al. Epithelial differentiation of human adipose tissue-derived adult stem cells [J]. Biochem Biophys Res Commun, 2005, 330 (1): 142-150.

［46］ LIU J, HUANG J, LIN T, et al. Cell-to-cell contact induces human adipose tissue-derived stromal cells to differentiate into urothelium-like cells in vitro [J]. Biochem Biophys Res Commun, 2009, 390 (3): 931-936.

［47］ BHARADWAJ S, LIU G, SHI Y, et al. Multipotential differentiation of human urine-derived stem cells: potential for therapeutic applications in urology [J]. Stem Cells, 2013, 31 (9): 1840-1856.

［48］ DELO D M, DE COPPI P, BARTSCH G J R, et al. Amniotic fluid and placental stem cells [J]. Methods in Enzymology, 2006, 419, 426-438.

［49］ GHIONZOLI M, REPELE A, SARTIANI L, et al. Human amniotic fluid stem cell differentiation along smooth muscle lineage [J]. FASEB J. 2013, 27 (12): 4853-4865.

［50］ CHUNG S S, KOH C J. Bladder cancer cell in co-culture induces human stem cell differentiation to urothelial cells through paracrine FGF10 signaling [J]. In Vitro Cell Dev Biol Anim. 2013, 49 (10): 746-751.

［51］ ATALA A, BAUER S B, SOKER S, et al. Tissue-engineered autologous bladders for patients needing cystoplasty. Lancet, 2006, 367 (9518): 1241-1246.

［52］ JUNDZIŁŁ A, POKRYWCZYNSKA M, ADAMOWICZ J, et al. Vascularization potential of electrospun poly (L-Lactide-co-Caprolactone) scaffold: The impact for tissue engineering [J]. Med Sci Monit, 2017, 23: 1540-1551.

［53］ OBERPENNING F, MENG J, YOO J J, et al. De novo reconstitution of a functional mammalian urinary bladder by tissue engineering [J]. Nat Biotechnol, 1999, 17 (2): 149-155.

［54］ DREWA T. The artificial conduit for urinary diversion in rats: A preliminary study [J]. Transplant Proc, 2007, 39 (5): 1647-1651.

［55］ GEUTJES P, ROELOFS L, HOOGENKAMP H, et al. Tissue engineered tubular construct for urinary diversion in a preclinical porcine model [J]. J Urol, 2012, 188 (2): 653-660.

［56］ ADAMOWICZ J, DREWA T, TWORKIEWICZ J, et al. Schwann cells-a new hope in tissue engineeredurinary bladder innervation. A method of cell isolation [J]. Cent Eur J Urol, 2011, 64 (2): 87-89.

［57］ BASU J, JAYO M J, ILAGAN R M, et al. Regeneration of native-like neo-urinary tissue from nonbladder cell sources [J]. Tissue Eng Part A, 2012, 18 (9-10): 1025-1034.

［58］ LIAO W, YANG S, SONG C, et al. Tissue-engineered tubular graft for urinary diversion after radical cystectomy in rabbits [J]. J Surg Res, 2013, 82 (2): 185-191.

［59］ BOUHOUT S, PERRON E, GAUVIN R, et al. In vitro reconstruction of an autologous, watertight, and resistant vesical equivalent [J]. Tissue Eng Part A, 2010, 16 (5): 1539-1548.

［60］ MAGNAN M, LÉVESQUE P, GAUVIN R, et al. Tissue engineering of a genitourinary tubular tissue graf resistant to suturing and high internal pressures [J]. Tissue Eng Part A, 2009, 15 (1): 197-202.

［61］ CHABAUD S, MARCOUX T L, DESCHÊNES-ROMPRÉ MP, et al. Lysophosphatidic acid enhances collagen deposition and matrix thickening in engineered tissue [J]. J Tissue Eng Regen Med, 2015, 9 (11): E65-75.

［62］ ADAMOWICZ J, POKRYWCZYNSKA M, VAN BREDA SV, et al. Concise Review: Tissue Engineering of Urinary Bladder, We Still Have a Long Way to Go? [J]. Stem Cell Transl Med, 2017, 6 (11): 2033-2043.

［63］ BOHNE A W, URWILLER K L. Experience with urinary bladder regeneration [J]. J Urol, 1957, 77 (5): 725-732.

［64］ PORTILLA SANCHEZ R, BLANCO F L, SANTAMARINA A, et al. Vesical regeneration in the human after total cystectomy and implantation of a plastic mould [J]. Br J Urol, 1958, 30 (2): 180-188.

［65］ TSULUKIDZE A, MURVANIDZE D, DVALI R, et al. Formation of a bladder by a plastic shell after total cystectomy [J]. Br J Urol, 1964, 36: 102-105.

［66］ TSUJI I, KURODA K, FUJIEDA J, et al. Clinical experiences of bladder reconstruction using preserved bladder and gelatin sponge bladder in the case of bladder cancer [J]. J Urol, 1967, 98 (1): 91-92.

［67］ ORIKASA S, TSUJI I. Enlargement of contracted bladder by use of gelatin sponge bladder [J]. J Urol, 1970, 104 (1): 107-110.

［68］ TAGUCHI H, ISHIZUKA E, SAITO K. Cystoplasty by regeneration of the bladder [J]. J Urol, 1977, 118 (5): 752-756.

［69］ FUJITA K. The use of resin-sprayed thin paper for urinary bladderregeneration [J]. Invest Urol 1978, 15 (5): 355-357.

［70］ TSUJI I, KURODA K, FUJIEDA J, et al. A clinical and experimental study on cystoplasty not using the intestine. J Urol, 1963, 89: 214-225.

［71］ KELÂMI A, LÜDTKE-HANDJERY A, KORB G, et al. Alloplastic replacement of the urinary bladder wall with lyophilized human dura [J]. Eur Surg Res, 1970, 2 (3): 195-202.

［72］ ARIKAN N, OZDILER E, YAMAN O, et al. Augmentation duracystoplasty in neurogenic bladder dysfunction [J]. Int J Urol, 1995, 2 (3): 172-175.

［73］ MOON S J, KIM D H, JO J K, et al. Bladder reconstruction using bovine pericardium in a case of enterovesical fistula [J]. Korean J Urol, 2011, 52 (2): 150-153.

［74］ CAIONE P, BOLDRINI R, SALERNO A, et al. Bladder augmentation using acellular collagen biomatrix: a pilot experience in exstrophic patients [J]. Pediatr Surg Int, 2012, 28 (4): 421-428.

［75］ YOO J J, OLSON J, ATALA A, et al. Regenerative medicine strategies for treating neurogenic bladder [J]. Int Neurourol J, 2011, 15 (3): 1091-1119.

［76］ JOSEPH D B, BORER J G, DE FILIPPO R E, et al. Autologous cell seeded biodegradable scaffold for augmentation cystoplasty: Phase II study in children and adolescents with spina bifida [J]. J Urol, 2014, 191 (5): 1389-1395.

［77］ KHERADMANDI M, VASHEGHANI-FARAHANI E, GHIASEDDIN A, et al. Skeletal muscle regeneration via engineered tissue culture over electrospun nanofibrous chitosan/PVA scaffold [J]. J Biomed Mater Res A, 2016, 104 (7): 1720-1727.

［78］ SUN X, ALTALHI W, NUNES S S. Vascularization strategies of engineered tissues and their application in cardiac regeneration [J]. Adv Drug Deliv Rev, 2016, 96: 183-194.

［79］ BERTASSONI L E, CECCONI M, MANOHARAN V, et al. Hydrogel bioprinted microchannel networks for vascularization of tissue engineering constructs [J]. Lab Chip, 2014, 14 (13): 2202-2211.

［80］ HULING J, KO I K, ATALA A, et al. Fabrication of biomimetic vascular scaffolds for 3D tissue constructs using vascular corrosion casts. Acta Biomater, 2016, 32: 190-197.

［81］ LASCHKE M W, MENGER M D. Prevascularization in tissue engineering: Current concepts and future directions [J]. Biotechnol Adv, 2016, 34 (2): 112-121.

［82］ SAHARA M, SATA M, MORITA T, et al. A phosphodiesterase-5 inhibitor vardenafil enhances angiogenesis through a protein kinase Gdependent hypoxia-inducible factor-1/vascular endothelial growth factor pathway [J]. Arterioscler Thromb Vasc Biol, 2010, 30 (7): 1315-1324.

［83］ MA W, FITZGERALD W, LIU Q Y, et al. CNS stem and progenitor cell differentiation into functional neuronal circuits in three-dimensional collagen gels [J]. Exp Neurol, 2004, 190 (2): 276-288.

［84］ BAN J, BONIFAZI P, PINATO G, et al. Embryonic stem cell-derived neurons form functional networks in

第32章 组织工程技术在尿路重建中的应用研究

vitro [J]. Stem Cells, 2007, 25 (3): 738-749.

［85］ KIKUNO N, KAWAMOTO K, HIRATA H, et al. Nerve growth factor combined with vascular endothelial growth factor enhances regeneration of bladder acellular matrix graft in spinal cord injury-induced neurogenic rat bladder [J]. BJU Int, 2009, 103 (10): 1424-1428.

［86］ MOE A A, SURYANA M, MARCY G, et al. Microarray with micro-and nanotopographies enables identification of the optimal topography for directing the differentiation of primary murine neural progenitor cells [J]. Small, 2012, 8 (19): 3050-3061.

［87］ PORRAS A M, HUTSON H N, BERGER A J, et al. Engineering approaches to study fibrosis in 3D in vitro systems [J]. Curr Opin Biotechnol, 2016, 40: 24-30.

［88］ BOCCAFOSCHI F, MOSCA C, CANNAS M. Cardiovascular biomaterials: When the inflammatory response helps to efficiently restore tissue functionality? [J] J Tissue Eng Regen Med, 2014, 8 (4): 253-267.

［89］ MENG X M, NIKOLIC-PATERSON D J, LAN H Y. TGF-β: The master regulator of fibrosis [J]. Nat Rev Nephrol, 2016, 12 (6): 325-338.

［90］ MIOSSEC P, KOLLS J K. Targeting IL-17 and TH17 cells in chronic inflammation [J]. Nat Rev Drug Discov, 2012, 11 (10): 763-776.

［91］ WANJARE M, HUANG N F. Regulation of the microenvironment for cardiac tissue engineering [J]. Regen Med, 2017, 12 (2): 187-201.

［92］ ATALA A, DANILEVSKIY M, LYUNDUP A. The potential role of tissue-Engineered urethral substitution: clinical and Studies [J]. J Tissue Eng Regen Med. 2017, 11 (1): 3-19.

［93］ QI N, LI W J, TIAN H. A systematic review of animal and clinical studies on the use of scaffolds for urethral repair [J]. J Huazhong Univ Sci Technolog Med Sci, 2016, 36 (1): 111-117.

［94］ ORABI H, BOUHOUT S, MORISSETTE A, et al. Tissue Engineering of Urinary Bladder and Urethra: Advances from Bench to Patients [J]. Sci World J, 2013, 24: 1545-1557.

［95］ KROPP B P, LUDLOW J K, SPICER D, et al. Rabbit urethralregeneration using small intestinal submucosa onlaygrafts [J]. Urology, 1998, 52 (1): 138-142.

［96］ VILLOLDO G M, LORESI M, GIUDICE C, et al. Histologic changes after urethroplastyusing small intestinal submucosa unseededwith cells in rabbits with injured urethra [J]. Urology, 2013, 81 (6): 1380. e1-5.

［97］ NUININGA J E, VAN MOERKERK H, HANSSEN A, et al. Rabbiturethra replacement with a defined biomatrix or smallintestinal submucosa [J]. Eur Urol, 2003, 44 (2): 266-271.

［98］ KAWANO P R, FUGITA O E, YAMAMOTO H A, et al. Comparative study between porcine small intestinalsubmucosa and buccal mucosa in a partial urethrasubstitution in rabbits [J]. J Endourol, 2012, 26 (5): 427-432.

［99］ HUANG X, LUO J, LIAO Y, et al. Study on small intestinal submucosa as repair materials in urethral reconstruction [J]. Zhongguo Xiu Fu Chong Jian Wai Ke Za Zhi, 2006, 20 (3): 206-209.

［100］ EL-ASSMY A, EL-HAMID M A, HAFEZ A T. Urethralreplacement: a comparison between small intestinalsubmucosa grafts and spontaneous regeneration [J]. BJU Int, 2004, 94 (7): 1132-1135.

［101］ CHUNG Y G, TU D, FRANCK D, et al. Acellular bi-layer silk fibroin scaffolds support tissue regeneration in a rabbit model of onlay urethroplasty [J]. PloS One, 2014, 9 (3): e91592.

［102］ WANG Y Q, LI Y Q, LIU L Q, et al. Rabbiturethral defect repair with freeze-driedacellular bladder submucosa [J]. ZhonghuaZheng Xing Wai Ke Za Zhi, 2005, 21 (1): 62-65.

［103］ DORIN R P, POHL H G, DE FILIPPO R E, et al. Tubularized urethral replacement with unseeded matrices: what is the maximumdistance for normal tissue regeneration? [J]. World J Urol, 2008, 26 (4): 323-326.

[104] CHEN F, YOO J J, ATALA A. Acellular collagen matrix as apossible "off the shelf" biomaterial for urethral repair [J]. Urology, 1999, 54 (3): 407-410.

[105] FU Q, DENG C L, LIU W, et al. Urethral replacement usingepidermal cell-seeded tubular acellular bladder collagen matrix [J]. BJU Int, 2007, 99 (5): 1162-1165.

[106] LI C L, LIAO W B, YANG S X, et al. Urethral reconstructionusing bone marrow mesenchymal stem cell-and smooth muscle cell-seeded bladder acellular matrix [J]. TransplantProc, 2013, 45 (9): 3402-3407.

[107] LI H, XU Y, XIE H, et al. Epithelial-differentiated adipose-derived stem cells seeded bladder acellular matrix grafts for urethral reconstruction: an animal model [J]. Tissue Eng Part A, 2014, 20 (3-4): 774-784.

[108] GU G L, XIA S J, ZHANG J, et al. Tubularized urethralreplacement using tissue-engineered peritoneum-liketissue in a rabbit model [J]. Urol Int, 2012, 89 (3): 358-364.

[109] ORABI H, ABOUSHWAREB T, ZHANG Y, et al. Cell-seeded tubularized scaffoldsfor reconstruction of long urethral defects: a preclinical study [J]. Eur Urol, 2013, 63 (3): 531-538.

[110] DE FILIPPO R E, KORNITZER B S, YOO J J, et al. Penile urethrareplacement with autologous cell-seeded tubularizedcollagen matrices [J]. J Tissue Eng Regen Med, 2015, 9 (3): 257-264.

[111] HUANG J W, XIE M K, ZHANG Y, et al. Reconstruction of penile urethra with the 3-dimensional porous bladder acellular matrix in a rabbit model [J]. Urology, 2014, 84 (6): 1499-1505.

[112] CHUN S Y, KIM B S, KWON S Y, et al. Urethroplasty usingautologous urethral tissue-embedded acellular porcinebladder submucosa matrix grafts for the management oflong-segment urethral stricture in a rabbit model [J]. JKorean Med Sci, 2015, 30 (3): 301-307.

[113] SIEVERT K D, BAKIRCIOGLU M E, NUNES L, et al. Homologous acellular matrix graft for urethral reconstruction in the rabbit: histological and functional evaluation [J]. J Urol, 2000, 163 (6): 1958-1965.

[114] SHOKEIR A, OSMAN Y, GABR M, et al. Acellular matrix tube for canine urethral replacement: is it fact or fiction? [J]. JUrol, 2004, 171 (1): 453-456.

[115] LIU C X, LIN Y Y, LI H L, et al. Application of silk fibroin film for repairing rabbit urethral defect [J]. Nan Fang Yi KeDa Xue Xue Bao (Chinese). 2007, 27 (2): 184-187.

[116] XIE M, SONG L, WANG J, et al. Evaluation of stretchedelectrospun silk fibroin matrices seeded with urothelialcells for urethra reconstruction [J]. J Surg Res, 2013, 184 (2): 774-781.

[117] ZHANG Y, ZHOU Y, JIA L. Repairing urethral defect with adipose-derived mesenchymal stem cells seeded on a porous silk fibroin scaffold in rabbits [J]. Jiangsu Med J, 2010, 36 (2): 199-201.

[118] YANG S X, YAO Y, HU Y F, et al. Reconstruction of rabbit urethra using urethralextracellular matrix [J]. Chin Med J (Engl), 2004, 117 (12): 1786-1790.

[119] HUANG H J, ZHANG J M, CHU H H. Feasibility of constructing tissue-engineeredcorpus cavernous urethra with rabbit bonemarrow mesenchymal stem cells [J]. J Clin Rehab Tissue Eng Res, 2007, 11 (14): 2665-2668.

[120] FENG C, XU Y M, FU Q, et al. Reconstruction of three-dimensional neourethra usinglingual keratinocytes and corporal smoothmuscle cells seeded acellular corporalspongiosum [J]. Tissue Eng A, 2011, 17 (23-24): 3011-3019.

[121] KAJBAFZADEH A M, SABETKISH S, TOURCHI A, et al. The application of tissue-engineeredpreputial matrix and fibrin sealant for urethral reconstruction in rabbit model [J]. IntUrol Nephrol, 2014, 46 (8): 1573-1580.

［122］ KANATANI I, KANEMATSU A, INATSUGU Y, et al. Fabrication of an optimal urethral graft using collagen-sponge tubes reinforced with Copoly (L-lactide/ε-caprolactone) fabric [J]. Tissue Eng, 2007, 13 (12): 2933-2940.

［123］ LI C, XU Y M, SONG L J, et al. Urethral reconstruction using oral keratinocyte seeded bladder acellular matrix grafts [J]. J Urol, 2008, 180 (4): 1538-1542.

［124］ FU Q, DENG C L, SONG X F, et al. Longterm study of male rabbit urethral mucosa reconstruction using epidermal cell [J]. Asian J Androl, 2008, 10 (5): 719-722.

［125］ PARNIGOTTO P P, GAMBA P G, CONCONI M T, et al. Experimental defect in rabbit urethra repaired with acellular aortic matrix [J]. Urol Res, 2000, 28 (1): 46-51.

［126］ HAN P, SONG C, YANG Y R, et al. Urethral acellular matrix graft for repairing urethral defect in rabbits [J]. Nan Fang YiKe Da Xue Xue Bao (Chinese) , 2009, 29 (1): 124-127.

［127］ WANG F, LIU T, YANG L, et al. Urethral reconstruction with tissue-engineered human amniotic scaffold in rabbit urethral injury models [J]. Med Sci Monit, 2014, 20: 2430-2438.

［128］ MICOL L A, SILVA L F A D, GEUTJES P J, et al. In vivo performance of high-densitycollagen gel tubes for urethral regeneration in a rabbit model [J]. Biomaterials, 2012, 33 (30): 7447-7455.

［129］ MIKAMI H, KUWAHARA G, NAKAMURA N, et al. Two-layer tissue engineered urethrausing oral epithelial and muscle derivedcells [J]. J Urol, 2012, 187 (5): 1882-1889.

［130］ XIE M, XU Y, SONG L, et al. Tissue-engineered buccalmucosa using silk fibroin matrices for urethral reconstruction in a canine model [J]. J Surg Res, 2014, 188 (1): 1-7.

［131］ GU G L, ZHU Y J, XIA S J, et al. Peritonealcavity as bioreactor to grow autologoustubular urethral grafts in a rabbit model [J]. World J Urol, 2010, 28 (2): 227-232.

［132］ CATTAN V, BERNARD G, ROUSSEAU A, et al. Mechanical-stimuliinduced urothelial differentiation in a human tissue-engineeredtubular genitourinary graft. Eur Urol, 2011, 60 (6): 1291-1298.

［133］ IMBEAULT A, BERNARD G, ROUSSEAU A, et al. An endothelialized urothelial cell-seeded tubular graf for urethral replacement. 2013 [J]. Can Urol Assoc J, 2013, 7 (1-2): E4-9.

［134］ ATALA A, GUZMAN L, RETIK A B. A novel inert collage matrix for hypospadias repair [J]. J Urol, 1999, 162 (3 Pt 2): 1148-1151.

［135］ EL-KASSABY A W, RETIK A B, YOO J J, et al. Urethral stricture repair with an off-the-shelf collagen matrix [J]. J Urol, 2003, 169 (1): 170-173.

［136］ EL-KASSABY A, ABOUSHWAREB T, ATALA A. Randomized comparative study between buccal mucosal and acellular bladder matrix grafts in complex anterior urethral strictures. J Urol, 2008, 179 (4): 1432-1436.

［137］ MANTOVANI F, TRINCHIERI A, CASTELNUOVO C, et al. Reconstructive urethroplasty using porcine acellular matrix [J]. Eur Urol, 2003, 44 (5): 600-602.

［138］ MANTOVANI F, TONDELLI E, COZZI G, et al. Reconstructive urethroplasty using porcine acellular matrix (SIS): evolution of the grafting technique and results of 10-year experience [J]. Urologia, 2011, 78 (2): 92-97.

［139］ LE ROUX P J. Endoscopic urethroplasty with unseeded small intestinal submucosa collagen matrix grafts: a pilot study [J]. J Urol, 2005, 173 (1): 140-143.

［140］ HAUSER S, BASTIAN P J, FECHNER G, et al. Small intestine submucosa in urethral stricture repair in a consecutive series [J]. Urology, 2006, 68 (2): 263-266.

［141］ DONKOV I I, BASHIR A, ELENKOV C H, et al. Dorsal onlay augmentation urethroplasty with small intestinal submucosa: modified Barbagli technique for strictures of the bulbar urethra [J]. Int J Urol,

2006, 13 (11): 1415-1417.

[142] FIALA R, VIDLAR A, VRTAL R, et al. Porcine small intestinal submucosa graft for repair of anterior urethral strictures [J]. Eur Urol, 2007, 51 (6): 1702-1708.

[143] PALMINTERI E, BERDONDINI E, COLOMBO F, et al. Small intestinal submucosa (SIS) graft urethroplasty: short-term results [J]. Eur Urol, 2007, 51 (6): 1695-1701.

[144] PALMINTERI E, BERDONDINI E, FUSCO F, et al. Long-term results of small intestinal submucosa graft in bulbar urethral reconstruction [J]. Urology, 2012, 79 (3): 695-701.

[145] FARAHAT Y A, ELBAHNASY A M, EL-GAMAL O M, et al. Endoscopic urethroplasty using small intestinal submucosal patch in cases of recurrent urethral stricture: a preliminary study [J]. J Endourol, 2009, 23 (12): 2001-2005.

[146] LIN J, HAO J R, JIN J, et al. Homologousdermal acellular matrix graft for urethral reconstruction in man. Report of 16 cases [J]. Zhonghua Yi Xue Za Zhi, 2005, 85 (15): 1057-1059.

[147] FOSSUM M, SKIKUNIENE J, ORREGO A, et al. Prepubertal follow-up after hypospadias repair with autologous in vitro cultured urothelial cells. Acta Paediatr, 2012, 101 (7): 755-760.

[148] FOSSUM M, SVENSSON J, KRATZ G, et al. Autologous in vitro cultured urothelium in hypospadias repair [J]. J Pediatr Urol, 2007, 3 (1): 10-18.

[149] ENGEL O, RAMLIEBIG G, REIß P, et al. 15 Tissue-engineered buccal mucosa urethroplasty. Outcome of our first 10 patients [J]. J Urol, 2012, 187 (4): e6.

[150] BHARGAVA S, PATTERSON J M, INMAN R D, et al. Tissue-engineered buccal mucosa urethroplasty-clinicaloutcomes [J]. Eur Urol, 2008, 53 (6): 1263-1269.

[151] RAYA-RIVERA A, ESQUILIANO D R, YOO J J, et al. Tissue-engineered autologous urethras for patients who need reconstruction: an observational study [J]. Lancet, 2011, 377 (9772): 1175-1182.

[152] PARMAR A. Tissue Engineering Market to be Worth $11. 5 billion by 2022 [EB/OL]. Available at https://www. mddionline. com/business/tissue-engineering-market-be-worth-115-billion-2022.

英中文名词对照表

英文	中文
3 dimensions,3D	三维
acellular corpus spongiosum matrix,ACSM	异体脱细胞尿道海绵体基质
acelluar dermal matrix,ADM	脱细胞真皮基质
adreno-cortico-tropic-hormone,ACTH	促肾上腺皮质激素
Age-adjusted Clarlson Comorbidity Index,ACCI	年龄矫正查尔森合并症指数
activated partial thromboplastin time, APTT	活化部分凝血活酶时间
American Society of Anesthesiologists, ASA	美国麻醉医师协会
American College of Physicians,ACP	美国内科医师协会
antigrade urethrography,AUG	顺行尿道造影
brain-derived growth factor,BDGF	脑衍生营养因子
basic fibroblast growth factor,bFGF	碱性成纤维细胞生长因子
bone marrow stem cells,BMSCs	骨髓间充质干细胞
calculus removed,CR	取石，结石移除
carcinoma in situ,CIS	原位癌
Clarlson Comorbidity Index,CCI	查尔森合并症指数
clavien classification system clavien,CCS	并发症分级系统
co-poly(L-lactide/ ε -caprolactone,CLLC	聚（L- 丙交酯 /ε- 己内酯）
central venous pressure,CVP	中心静脉压
computed tomography,CT	计算机断层扫描
computerizedtomograph angiography,CTA	CT 血管成像
computed tomography of urography,CTU	CT 尿路成像
congenital megaloureter	先天性巨输尿管症
cystoscopy,CYS	膀胱镜检查术
erectile dysfunction,ED	勃起功能障碍
enhanced recovery after surgery,ERAS	加速康复外科
electrocardiogram,ECG	心电图
excretory urogram,XU	排泄性尿路造影
extrocellular matrix,ECM	细胞外基质

英文	中文
endothelial cells,ECs	内皮细胞
epidermic growth factor,EGF	表皮生长因子
embryonic stem cells,ESCs	胚胎干细胞
Food and Drug Administration,FDA	美国食品药品监督管理局
fibroblast growth factor,FGF	成纤维细胞生长因子
glomerular filtration rate,GFR	肾小球滤过率
granulocyte-colony stimulating factor,G-CSF	粒细胞集落刺激因子
glial-derived neurotrophic factor,GDNF	神经胶质源神经营养因子
granulocyte-macrophage colony stimulating factor,GM-CSF	粒细胞 - 巨噬细胞集落刺激因子
health related quality of life,HRQOL	健康相关生活质量
high-density collagen tubes,hdCGT	高密度胶原管
hair follicle stem cells,HFSCs	毛囊干细胞
hepatocyte growth factor,HGF	肝细胞生长因子
indoleamine 2,3-dioxygenase,IDO	吲哚 -2,3 双加氧酶
ileal conduit,IC	回肠通道术（回肠膀胱术）
interferon,IFN	干扰素
insulin-like growth factor,IGF	胰岛素样生长因子
interleukin,IL	白细胞介素
invasive blood pressure,IBP	有创血压监测
International Consultation on Urological Diseases,ICUD	联合国泌尿外科疾病咨询委员会
international normalized ratio,INR	国际标准化比值
intravenous urography,IVU	静脉尿路造影
intracorporeal orthotopic neobladder,ICNB	腹腔内原位膀胱重建
intracorporeal urinary diversion,ICUD	腹腔内尿流改道术
Institute of Urology, Peking University,IUPU	北京大学泌尿外科研究所
laparoscopic radical cystectomy,LRC	腹腔镜下根治性膀胱切除术
macrophage colony-stimulating factor,M-CSF	巨噬细胞集落刺激因子
magnetic resonance of urography,MRU	磁共振尿路成像
mainz Pouch Ⅱ	乙状结肠直肠膀胱术
Memorial Sloan Kettering Cancer Center,MSKCC	美国纪念斯隆·凯特琳癌症中心
monoamine Oxidase Inhibitor,MAOI	单胺氧化酶抑制剂
met equivalent,MET	活动代谢当量
muscle-invasive bladder cancer, MIBC	肌层浸润性膀胱癌
non muscle-invasive bladder cancer, NMIBC	非肌层浸润性膀胱癌
nonsteroidal antiinflammatory drugs,NSAIDs	非甾体抗炎药
open radical cystectomy,ORC	开放式根治性膀胱切除术

续表

英文	中文
orthotopic bladder substitution,OBS	原位膀胱替代
orthotopic neobladder substitution,ONS	原位性膀胱替代
$PaCO_2$	二氧化碳分压
passage,P	传代
pelvic fracture urethral distraction defect,PFUDD	骨盆骨折尿道离断
peripheral blood mononuclear cells,PBMNCs	外周血单个核细胞
PET CO_2	呼气末二氧化碳
population doublings,PD	倍增
phosphodiesterase type 5 inhibitors,PDE5Is	5 型磷酸二酯酶抑制剂
polyglycolic acid,PGA	聚乙醇酸
prostaglandin E-2,PGE_2	前列腺素 E_2
polylactic acid,PLA	聚乳酸
poly (lactic-co-glycolic acid),PLGA	聚（乳酸 - 羟基乙酸）
poly (L-lactide),PLLA	聚（L- 乳酸）
placental stem cells,PLSCs	胎盘干细胞
prothrombin time ,PT	血浆凝血酶原时间测定
quality of life,QoL	生活质量
renal cell carcinoma,RCC	肾细胞癌
retrograde pyelography	逆行肾盂造影
retrocaval ureter,RCU	腔静脉后输尿管
retrograde urethrography,RUG	逆行尿道造影
robotic assisted radical cystectomy,RARC	机器人辅助腹腔镜下根治性膀胱切除术
risk,injury,failure,loss,ESRD,RIFLE	急性肾损伤分级
sigmoid conduits,SC	乙状结肠通道术（乙状结肠膀胱术）
Society Internationaled'Urologie,SIU	国际泌尿外科协会
stromal cell-derived factor,SDF	基质细胞衍生因子
small intestinal submucosal,SIS	小肠黏膜下层
skeletal muscle progenitor cells,skMPCs	骨骼肌祖细胞
split renal function,SRF	分侧肾功能
split renal function study,SRFS	分侧肾功能检查
SpO_2	血氧饱和度
stromal vascular fraction,SVF	基质血管成分
the chronic kidney disease epidemiology collaboration equation,CKD-EPI equation	慢性肾脏病流行合作方程
The World Health Organization, WHO	世界卫生组织
tissue-engineered tubular grafts,TETGs	组织工程管状移植物

英文	中文
transforming growth factor,TGF	转化生长因子
transurethral resection,TUR	经尿道切除术
transverse-ascending pouch,TAP	横结肠联合升结肠储尿囊
transverse-descending pouch,TDP	横结肠联合降结肠储尿囊
transverse colon conduits	横结肠膀胱术
tubular incised plate,TIP	尿道板切开卷管成形
tumor Necrosis Factor,TNF	肿瘤坏死因子
tumor Necrosis Factor Receptor Ⅰ,TNFRI	肿瘤坏死因子受体Ⅰ
urinary diversion,UD	尿流改道
urinary undiversion,UUD	尿流复道
ureteral dilatation	输尿管扩张
ureteropelvic junction,UPJ	输尿管肾盂连接部
ureteropelvic junction obstruction,UPJO	输尿管肾盂连接部梗阻
urethral acellular matrix,UAM	异体尿道脱细胞基质
urothelial cells,UCs	尿路上皮细胞
vascular endothelial growth factor,VEGF	血管内皮生长因子
voiding cystourethrography,VCUG	排泄性膀胱尿道造影